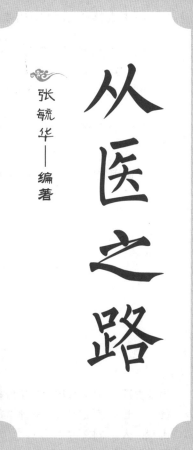

张毓华——编著

U0257229

中国海洋大学出版社

·青岛·

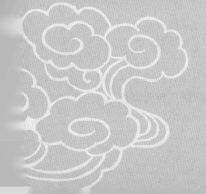

图书在版编目（CIP）数据

从医之路 / 张毓华编著 . —青岛 : 中国海洋大学
出版社，2023.5
ISBN 978-7-5670-3489-1

Ⅰ.①从… Ⅱ.①张… Ⅲ.①医学－基本知识 Ⅳ.
①R

中国国家版本馆 CIP 数据核字（2023）第 071346 号

出版发行	中国海洋大学出版社
社　　址	青岛市香港东路 23 号　　　　邮政编码　266071
出 版 人	刘文菁
网　　址	http://pub.ouc.edu.cn
电子信箱	369839221@qq.com
订购电话	0532-82032573（传真）
责任编辑	韩玉堂　　　　　　　　电　　话　0532-85902349
印　　制	青岛中苑金融安全印刷有限公司
版　　次	2023 年 5 月第 1 版
印　　次	2023 年 5 月第 1 次印刷
成品尺寸	170 mm × 240 mm
印　　张	44.75
字　　数	700 千
印　　数	1~1000
定　　价	139.00 元

发现印装质量问题，请致电 0532-85662115，由印刷厂负责调换。

序

张国屏老中医是我的恩师，是我从事中西医结合的领路人。张师为人诚恳、正直，酷爱中医，博学广览，视患者如亲人的为人态度，使我终生难忘。

张师是烟台人，青年时在小学教书。由于旧社会医学落后，庸医害人，时值烟台市传染病流行，死人甚多，这激发了张师的济世救人之心，遂立志自学成才，除白天教书外，余时则博览群书，刻苦学习，日以继夜，终有所成。张师闲时施治于人，因其疗效显著，求医者甚多，遂终弃教从医，悬壶济世。张师对每一个患者都做到细致入微，脉症互参，仔细辩证用药，治愈患者无数，故名声远播，不及而立之年即成为烟台市名医之一，因其医术高明，为人诚恳，医德高尚，37岁（1936年）即被推举为烟台市中医公会主席。

新中国成立前夕，张师全家迁居青岛，开始于保和堂坐诊，因精于临床，疗效显著，待人和善，在岛城逐步树立起影响与威信。1956年受聘于青岛医学院附属医院（原山东大学医学院）中医科任职，后晋升为中医科主任、教授、主任医师。

张师聪慧异常，在学术上博采各家之长，不拘一格，对患者则不论高下一视同仁，视患者如亲人。张师经常教导我们，来院就诊不容易，特别是外地患者，要尽量做到让患者满意。其每次门诊均延至下午2点钟。当时张师已年逾花甲，却始终和颜悦色，仔细诊病，患者均满意而归。由于时代不同，流行疾病谱也与过去不尽相同，张师破除成规，不断总结临床经验，对心血管病、脑血管病、肝硬化、呼吸道疾病、脉管炎等疾病的治疗均有极深的造诣，经常赶赴各地参加会诊，其中使我记忆最深的是有一例患"亚急性肝坏死"的患者，濒临死亡，众医束手无策，张师经过仔细辩证用药，终于使其起死回生，患者恢复后又重返工作岗位，此后十多年中，我还见到过这位患者。

张师因医术高明，医德高尚，众望所归，历任山东省人大代表、常委、青岛市人大代表、政协委员，山东省中医学会副理事长，青岛市医学会理事，青岛市中医学会主任委员等职。

张师别无嗜好，诊暇之余，即阅读各种医学经典著作，熟悉各家学说，取长补短，是一位虚怀若谷的学者。有时在诊治过程中，我们曾就患者诊断提出一些西医的看法和化验的解释，张师均欣然接受，使我辈颇为感动。

老中医张国屏先生是当代名中医，平时博学多闻，为人谦和，平易近人，深受患者称赞。他的临床经验非常丰富，疗效极其显著。但因先生日常临床与教学工作繁忙，故无暇著书立说以总结其临床经验，甚为遗憾。

今幸有其爱女张毓华同志，1966年毕业于青岛医学院医疗系，长期受其父亲言传身教，继承其父衣钵，因此对中医学术亦甚有造诣，临床经验较为丰富。张大夫数年间将其父亲的临床经验及见解论述，分门别类、整理成书，皆能直接反映张师的辨证中医药精髓，对后人学习参考很有帮助。

青岛医学院原副院长　任世英

2022年10月

前　言

　　中医药学是中华民族之瑰宝、是济世救人之慈航，为中华民族繁衍昌盛贡献了巨大的力量。如今中医药的传承成为当代中医学同仁共同面对的严峻课题，也是吾辈义不容辞的责任。为此同仁们需要勤奋实践和不懈的努力，力求将先辈名中医的宝贵临床经验与学术思想传承并发扬光大，使中医学这一伟大宝库日益丰富，给后人开辟学习的幽径，从而使人们对祖国医学疗效的了解更深入、更形象。

　　名中医张国屏先生博采历代名家之众长，中医医学知识全面扎实，尤其擅长内、外、妇、儿科等各科。先生精读温病四大名家叶天士、薛雪、吴鞠通、王孟英之温热病、湿热病的理论著作，通窍其精髓，融会贯通，在认识及治疗温热病、湿热病领域具有独到之处。先生对脉象分析造诣颇深，其在继承"难经""脉经""频湖脉学"等医学经典著作精华的基础上，汲取近代名家医案的精华并发扬光大，结合自己多年临床治疗经验，极大丰富了中医脉学分析的内容。先生提出"医者读书有眼，患者才能活命"的观点，认为中医理论要灵活运用，特别强调对诊脉要下苦功夫；只有做到手下有准，才能做到心中有数。

　　先生极重视培养年轻的医生，不仅在理论上融会贯通，而且手把手传授脉学，对徒弟孜孜不倦地讲授医学知识。即使晚年病重期间，也坚持给徒弟带教，用尽一切精力将自己毕生的经验传授给年轻一代。先生为人谦和，淡泊名利，医德高尚，对待病家无论高低贫富、远近亲疏，一律视若己病、极其负责、悉心诊治。先生兢兢业业把毕生精力献给了自己热爱的中医药事业，虽年逾古稀、依然坚守在临床第一线，其高贵品质，实为我辈之楷模！

有父如此，余之幸也。1966年我毕业于青岛医学院医疗系，带着前辈们的希望能够在西医的基础上，进一步学习祖国传统医学，以达到国家所期望的、真正的中西医结合之路。于是，我跟着父亲学习近20年，在父亲身上学习到从医、为人之道。我虽从医几十年，仍感较家父尚相差甚远，因此我不敢懈怠，每时每刻都在倍加努力。虽然我已进入耄耋之年，但仍坚持每天学习，不断提高业务水平，希冀在从医之路上继续发光发热，继续为老百姓服务。

近20年来，我将父亲释注《王孟英医案》之部分医案而成的《临证新编》整理成册，业已出版；又将父亲在20世纪50~80年代的部分医案加以整理，收集病案700余例，集之为《名中医张国屏先生医案》，又与任世英老师将父亲的临床经验整理成书为《名中医张国屏先生临床经验》，皆已出版。

近几年我又将父亲曾经教授经典医书的讲义加以整理。父亲认为，近代医学家的著作及医案精华多、糟粕少，便于学习，学者可少走弯路。其中包括《伤寒论》《金匮要略心典》《温热经纬》及《医宗金鉴》中《删补名医方论》《王氏医案》及《王氏医案续编》。因这些都是从医者所必学之书，遂命名为《从医之路》。该书记述父亲在教学中对自己临床经验的总结及对经典书籍论理的理解，其中，关于临床经验、论理及有关内容补充，用仿宋体标示。该书内容直接反映张国屏先生之辨证中医药精髓，对后人学习参考会有很大帮助。

由于本人的医疗理论水平和经验有限，书中不足之处在所难免，恳请同仁提出宝贵意见。

张毓华

2022年11月

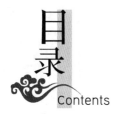

目录
Contents

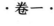
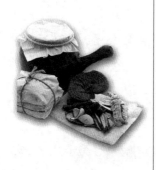

金匮要略心典

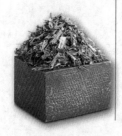

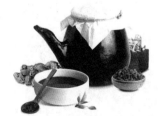

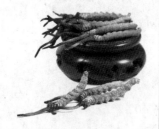

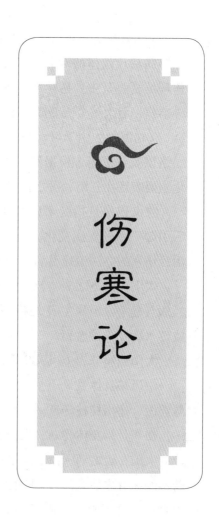

伤寒论

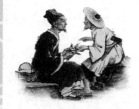

《伤寒论》是东汉张机（字仲景），所著汉书经典著作，是一部阐述外感病治疗规律的专著。张仲景原著《伤寒杂病论》在流传中，经后人整理编纂将其中外感热病内容结集为《伤寒论》，另一部分主要论述内科杂病，名为《金匮要略方论》。

《伤寒论》中学习六经，这与经络有关，但也不尽然。因为六经联系经络以及各脏腑，根据经络脏腑之间的联系以达到治疗目的。伤寒的变化主要表现在三阳，次之在三阴。

狭义伤寒是指受寒后发冷，身痛无汗，脉浮紧。广义伤寒是指受寒后引起一系列疾病变化。至元朝以来发现温病及其治疗办法，此前是以治疗伤寒的办法治疗温病，误治很多。

太阳主人体之表（表指肌腠、皮肤而言），有卫外作用。太阳病分为经病与腑病。经病主表，腑病指外邪随经入膀胱部位（膀胱为太阳之腑）或蓄水病及或蓄血病。

太阳经病分为中风及伤寒两种。

中风是身体受风（挟寒）皮表疏松无力（表虚），表现出汗、畏风，脉浮缓，适用桂枝汤证。

伤寒是指身体受寒，发冷恶寒，无汗，脉浮紧，适用麻黄汤。

太阳在表之邪，由表向里传变，或传阳明、少阳、或入三阴为传经。若本经原有之症未除，又见他经之症为并病；若两经、三经之症同时出现，为合病，这仅限于三阳经。阴经病虽有合并病，但无此病名。太阳病经过误治、失治发生病变，为坏病。

辨太阳病脉证并治第一

1. 太阳之为病，脉浮，头项强痛而恶寒。

风寒侵表，气血充盈于体表以对抗，因而出现脉浮。因为风寒外束，正气不能畅达于外，只能逆而向上，所以正气与邪交争于太阳经之头项部，故头项强痛。风寒外束于表故恶寒。内经曰："太阳之脉连风府上头项，挟背抵腰至足，循身之背故其为病。"恶寒为邪在太阳的特征，但必伴有发热，发热为气血卫外充盈体表所致。

2. 太阳病，发热，汗出，恶风，脉缓者，名为中风。

太阳病表虚，正气与邪抗争时气血容易达表，病之初可见发热，表虚则卫外不固致汗出，汗出为营阴外泄，故脉松弛而缓（浮缓）。"风干肌腠，而外不固，故汗出，恶寒之微，见风始恶而为恶风"。因病邪在肌腠，虽汗出而邪不减，热亦不退，这是中风的特点。

3. 太阳病，或已发热，或未发热，必恶寒，体痛呕逆，脉阴阳俱紧者，名为伤寒。

阴脉指尺脉，阳脉指寸脉。寒邪侵入体表，正气抗邪，气血充盈体表，故发热。但也有因为皮毛紧闭，正气受阻，气血不能外达，所以不一定马上表现发热，先表现恶寒，寒邪束表汗不出，正不得伸故身痛。寒邪使胃气下降不得，寒邪内袭，里气不纳故呕逆。因无汗故脉不缓而紧，此为与中风之区别。

4. 伤寒一日，太阳受之，脉若静者，为不传；颇欲吐，若燥烦、脉数急者，为传也。

伤寒一日，太阳受之，若初病脉象浮而不变，即为不传经。若见欲吐之势为传少阳；若见燥烦，脉数（热证）为传阳明。传经与否凭脉证而定。不局限日数。

5.**伤寒二三日，阳明、少阳证不见，为不传也。**

上条指出太阳病以见阳明、少阳证为传经，本条言及伤寒二三日不见阳明证（不恶寒反恶热，口渴等）、也不见少阳证（往来寒热，胸胁苦满，口苦等）为不传经。

6.**太阳中风，阳浮而阴弱。阳浮者，热自发；阴弱者，汗自出。啬啬恶寒，淅淅恶风，翕翕发热，鼻鸣干呕者，桂枝汤主之。**

太阳中风，人体卫阳抗邪，正盛于外故发热；因营阴弱于内不能自守，故汗出，其脉轻按见浮，重按见弱，由于感受风邪故恶风、恶寒，邪阻肺气不利，则出现鼻鸣，胃气上逆所以干呕。

桂枝汤为治疗太阳中风主方，主以调和营卫、解肌发汗。

桂枝汤：桂枝9g、白芍9g、炙甘草6g、生姜3片、大枣2枚。热粥助药力。调和营卫，解肌发汗。桂枝以宣散解肌，白芍敛阴和营，甘草以和中，姜、枣和营卫，使热退汗消。

若脉浮紧、发热无汗者，内热口渴或见血证者禁忌，酒客外感者不宜。

7.**太阳病，头痛，发热，汗出，恶风，桂枝汤主之。**

凡见发热、出汗、头痛、恶风等证的太阳病，不限于中风，可以使用该汤。它与麻黄汤区别于此方重在汗出，而汗不出不为桂枝汤证。

8.**伤寒发汗已解，半日许复烦、脉数者，可更发汗，宜桂枝汤。**

伤寒发汗后余邪已解，应该脉静身凉。今半日后复烦，身似有汗或无汗状，脉见浮数，此为余邪在表未净，可更发汗。故宜桂枝汤微发汗法。

9.**太阳病，初服桂枝汤，反烦不解者，先刺风池、风府，与桂枝汤则愈。**

由于表邪太盛，病重药轻，药不胜病，经络闭塞，故病不解，应先刺风府、风池以疏通经络来泄太阳风邪，然后用桂枝汤解肌之邪，即可痊愈。

10.**太阳病，外证未解，脉浮弱者，当以汗解，宜桂枝汤。**

太阳病，外证未解，是表证虽有减轻未痊愈，今脉弱这不是伤寒，用桂枝汤并非发汗，而是取微汗以止汗。

11. 太阳病，外证未解，不可下也，下之为逆。欲解外者，宜桂枝汤。

外证未解应用汗法，禁用下法。在里应当用下法。若表证尚在，虽有里证亦不可下，否则使邪气内陷。要解除表证，宜用桂枝汤。

12. 病常自汗出者，此为荣气和，荣气和者，外不谐，以卫气不共荣气谐和故尔。以荣行脉中，卫行脉外，复发其汗，荣卫和则愈，宜桂枝汤。

本病是由于荣（营）卫不和，卫气失去卫外作用，以致表气不固，腠理开，自汗不止，这时荣气却未病，卫气失职的原因是由于荣卫失掉联系，不能合作，所以荣自行于脉中，卫气自行于脉外，荣不助卫，卫难自和。当以桂枝汤以微汗，疏通在表的气血，使荣卫和谐，自汗可止。

一般的病证出现荣卫不和的症状，也可考虑使用桂枝汤。

13. 患者脏无他病，时发热自汗出而不愈者，此卫气不和也，先其时发汗则愈，宜桂枝汤。

一般患者内脏无病（无里证）只是发热自汗而不愈，其病不在里而在表，故为卫气不和。12条是荣卫不和，此条是荣卫自和而卫气弱，卫气弱不关内脏也不因外感，是由于发热自汗不止而致卫弱。卫愈弱而汗不止，此为病在表而有表虚的病证。宜用桂枝汤。

14. 太阳病，发热汗出者，此为荣弱卫强，故使汗出，欲救（驱）邪风者，宜桂枝汤。

在正常情况下，荣卫是相互协调的，人体一旦受到外邪，卫气即与之抵抗而发热，荣阴不能自守则汗出，因此邪盛于外，正虚于内而荣弱，故宜用桂枝汤以救邪伤，邪风去，卫气和，则荣复。

15. 太阳病三日，已发汗，若吐，若下，若温针仍不解者，此为坏病，桂枝不中与之也。观其脉证，知犯何逆，随证治之。桂枝本为解肌，若其人脉紧，发热、汗不出，不可与之也，常须识此，勿令误也。

太阳病三日，为三阳传尽之期，曾用汗、吐、下、温针等法，而病不解，此为坏病。应根据脉证，须知误治的原因，随证而治方可。

桂枝汤为治太阳中风的主方，适用于发热、汗出，脉缓的表证。如其人脉浮紧，发热，汗不出应为太阳伤寒表实证，不能用桂枝汤，应用

伤寒论

麻黄汤。

16. 太阳病，下之后，其气上冲者，可与桂枝汤，方用前法，若不上冲者，不得与之。

太阳病下之后，易使邪气内陷，误下后患者自觉气上冲，说明正气未衰，其邪仍在表，故可用桂枝汤以解肌表之邪。若邪已内陷，无气上冲之证，不可用桂枝汤。（可结合 19 条）

17. 太阳病，项背强几几，反汗出恶风者，桂枝加葛根汤主之。

太阳中风，是风邪侵袭肌表应用桂枝汤解肌，今增项背拘急，是风邪复入太阳经络，太阳之经输在背，风邪使经气不舒，经络失养，故用桂枝加葛根。以桂枝汤解肌，葛根虽是阳明之药，治经输之邪。

桂枝加葛根汤：葛根 12 g、桂枝 9 g、白芍 9 g、炙甘草 6 g、生姜 2 片、大枣 2 枚。解肌祛风调营卫，通经络。

18. 喘家作，桂枝汤加厚朴杏子佳。

素有喘疾，又患中风，引起喘息加重，应新旧病兼顾，解表以祛风邪，降肺气以治喘。以桂枝汤加杏仁、厚朴治疗。厚朴下气泄满、杏仁降逆宣肺。

桂枝汤加厚朴杏子汤：桂枝 9 g、炙甘草 6 g、生姜 3 片、大枣 2 枚、白芍 9 g、厚朴 9 g、杏仁 9 g。桂枝汤解肌发汗，杏仁降逆定喘，疏通肺气，厚朴下气泄满。

适用于原有喘咳病的桂枝汤证患者。其脉右关宜微沉。

19. 太阳病，下之微喘者，表未解故也，桂枝加厚朴杏子汤。

太阳病误下后，致表未解而见喘，与 18 条有新久之别，但病证相同，故用桂枝汤加杏仁、厚朴。

临床治疗喘证用厚朴、杏仁甚多。

20. 太阳病，发汗，遂漏不止。其人恶风，小便难，四肢微急，难以屈伸者，桂枝加附子汤主之。

太阳病发汗后汗出不止，为汗法不当，使表里受伤，表邪未解，卫阳复虚。患者出现恶风、小便难、四肢微急。治疗用桂枝汤解外，附子以扶阳，温经固表，扶阳摄阴。

桂枝加附子汤：桂枝9g、芍药9g、炙甘草9g、生姜2片、大枣2枚、附子3~9g。

21. 太阳病，下之后，脉促胸满者，桂枝去白芍汤主之。

太阳病误下后，证见脉促胸满，是正气上冲以抗邪，致邪欲下陷而不能，正邪相拒于胸中，误下后卫阳不能畅达，故以桂枝汤去芍药之酸收，专解肌散邪之力。

桂枝去芍药汤：桂枝9g、炙甘草6g、生姜2片、大枣2枚。桂枝汤去白芍的阴柔，以桂枝、生姜以解表，开达胸阳。

由此推而广之，胸满闷患者不适用芍药，内伤杂病亦是如此。

22. 若微恶寒者，桂枝去芍药加附子汤主之。

承21条，若误下后不但胸满，又感恶寒，此为卫阳虚弱，桂枝汤去芍药解肌散邪，加附子固阳。宜桂枝去芍药加附子汤。

桂枝去芍药加附子汤：桂枝9g、炙甘草6g、生姜2片、大枣2枚、附子3~9g。

23. 服桂枝汤，或下之，仍头项强痛，翕翕发热，无汗，心下满微痛，小便不利，桂枝去桂加茯苓白术汤主之。

服用桂枝汤后，或下之，仍感头项强痛，发热，无汗，心下满微痛，小便不利，是因为汗下后阻碍了气机，致表未解而水停心下，气不外达则无汗，气不下行则小便不利，水饮停于中脘（胃），故心下满痛（上腹部满闷）。宜桂枝汤去芍药，加茯苓、白术。胸闷应不用芍药。其胃脉宜滑，或弦滑，或浮滑者，适用桂枝汤去芍药，加茯苓9g、白术9g。

24. 太阳病，头痛，发热，身痛，腰痛，骨节痛疼，恶风，无汗而喘者，麻黄汤主之。

由于寒束于表，正气抗邪，故发热恶风；因正气被阻，不能畅行，故现身痛，因皮毛闭塞，肺气不畅，则无汗而喘，以麻黄汤发汗定喘。

中风与伤寒共有头痛、发热、恶风，而伤寒独有脉浮紧，项背痛，腰痛，骨节痛，无汗而喘。

麻黄汤：麻黄9g、桂枝6g、炙甘草3g、杏仁9g。麻黄解表发汗，桂枝散寒，杏仁散气解表，甘草和中。

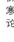

此方发汗之力甚大。表虚自汗，表热不恶寒者忌用，有表证兼阴虚、阳虚、亡血、里寒等均不宜使用。

25. 脉浮者，病在表，可发汗，宜麻黄汤。

其证与 24 条脉证相互参阅，方可全面，不可轻易使用。

26. 脉浮而数，可发汗，宜麻黄汤。

其脉应为浮而紧，有表实之症：恶寒、无汗、身疼，才可用麻黄汤。

脉浮数在温病中的治疗应辛凉解表之药，应慎之区分。

27. 太阳病，脉浮紧，无汗，发热，身痛疼，八九日不解，表证仍在，此当发其汗，服药已，微除其人发烦目瞑，剧者必衄，衄乃解。所以然者，阳气重故也。麻黄汤主之。

太阳病脉浮紧，无汗发热，身痛疼，八九日不解，为表实脉证仍在，不要拘泥日数，仍宜麻黄汤治疗。服药后轻者可病除，但也有烦躁闭目症状，重者因郁热较盛，迫血上行而鼻出血，邪从衄泄，故能解，此为阳气盛的缘故。

28. 太阳病，脉浮紧，发热，身无汗，自衄者愈。

太阳病，脉浮紧，发热，身无汗是麻黄汤证，因为热盛而致衄，虽然未有服药，亦可能邪随衄解而病愈，

29. 伤寒脉浮紧，不发汗，因自衄者，麻黄汤主之。

伤寒脉浮紧，应用麻黄汤发汗，使外邪随汗而解，今当汗而不发汗，使邪无出路迫血妄行，因而致衄，而衄后表实仍存在，仍应用麻黄汤。这与 33 条区分，不应以衄而不用麻黄汤。

30. 咽喉干燥者，不可发汗。

咽喉干燥是阴液不能上济（阴虚者），虽有表证，不可使用辛温发汗之剂，误用辛温使阴液更伤。

31. 淋家，不可发汗，汗出必便血。

小便淋沥多为下焦有热，津液素亏（内热阴虚），虽有外感不可用汗法，否则误汗伤阴，使热邪更炽，津液更亏，逼血从大便出。

32. 疮家，虽身痛疼，不可发汗，发汗则痉。

久患疮家为气血已伤，虽有表证不可发汗，否则使阴液更伤，筋脉

失养，出现筋脉强直，肢体拘挛。

33. 衄家，不可发汗，汗出必额上陷，脉急紧，直视不能眴，不得眠。

素有衄血证者阴液必不足，虽有表证，不可发汗，否则使阴液重伤，筋脉失养，出现额上脉拘急，双目直视不能转动及不得睡眠。

34. 亡血家，不可发汗，发汗则寒栗而振。

素有失血者正气必虚，阳气不足，误汗使血虚，气无所依，气血虚，阴阳虚，筋脉不能濡养，肌肤不能温熙，则显出寒栗而振摇。

35. 汗家重发汗，必恍惚心乱，小便已阴疼，与禹余粮丸。

常出汗者，其卫阳不固，若再发汗，汗为心之液，心液必亏损，以致心气失养，出现心乱不安。又因营液被劫，小便后阴部痛疼。

36. 患者有寒，复发汗，胃中冷，必吐蚘。

患者素有寒，胃阳不足，虽有太阳病，不可发汗，否则出现里寒更甚，胃中虚寒当吐蚘。

37. 脉浮数者，法当汗出而愈。若下之，身重心悸者，不可发汗，当自汗出乃解之。所以然者，尺中脉微，此里虚。须表里实，津液自和，便自汗出愈。

脉浮数者（应与温病区分），其脉宜浮紧，有表证应汗法而愈。若以下法，表邪未解而伤里气，出现身重心悸，此时虽有表证，但不能再用汗法。因为尺脉微为里气虚，不能用汗法，需待正气恢复，津液自和，自能汗出而愈。

38. 脉浮紧者，法当身痛疼，宜以汗解之。假令尺中迟者，不可发汗，何以知然，以营气不足，血少故也。

脉浮紧，身痛为表实，宜汗解。如尺脉迟，因营气不足，血少则不可发汗。

上述咽喉干燥、淋家、衄家、亡血、疮家、虚寒、汗家、尺脉微或迟，皆不可发汗。

39. 太阳中风，脉浮紧，发热恶寒，身疼痛，不汗出而烦躁者，大青龙汤主之。若脉微弱，汗出恶风者，不可服之，服之则厥逆，筋惕肉瞤，此为逆也。

太阳中风，脉浮紧，发热恶寒，身痛，不汗出而烦躁为大青龙汤主证。指外感风寒之邪，出现表实之证，故脉现浮紧，当里热扰胸故烦躁，这是因为汗不出所致。此证虽与麻黄汤证相似，但烦躁一证却是大青龙汤所独有的。以大青龙汤解表寒兼清里热。

大青龙汤：麻黄9g、桂枝6g、炙甘草6g、杏仁9g、生姜2片、大枣2枚、生石膏9g。以麻黄汤发汗解表，生石膏清里热去烦躁（寒包热）。

若脉微弱，汗出恶风为中风证，适用桂枝汤，不可用大青龙汤。因为大青龙汤发汗较峻，用于太阳病表寒里热的表里俱实实证，如果误服，必然引起大汗亡阳，脱液，筋肉失养，故手足厥冷、筋肉跳动等坏病。

40. 伤寒，脉浮缓，身不疼，但重，乍有轻时，无少阴证者，大青龙发之。

此条必须具有发热恶寒，汗不出而烦躁，大青龙汤的主要症状，肯定没有少阴证，无气血虚之证，方可使用大青龙汤。（至于脉象缓或紧，身痛可以不具备，但身重，有轻时，也可用大青龙汤。）

少阴证身重为气血虚明显，没有轻时。本方身重属于汗不得出，有轻时，两者相似，应详辨之。

41. 伤寒表未解，心下有水气，干呕，发热而咳，或咳，或利，或噎，或小便不利少腹满，或喘者，小青龙汤主之。

伤寒表邪未解，兼心下有水气，以致胃气上逆而作干呕；水气犯肺则咳嗽；表不解则发热；阳气被水气所阻则噎；水走肠则利；水停下焦气化不行则小便不利，少腹满；水气上逆则作喘。此为伤寒表证未解，水饮停胃。其脉象宜浮紧兼弦滑。

小青龙汤：麻黄9g、桂枝9g、芍药9g、炙甘草9g、干姜6g、五味子6g、半夏6g、细辛3g。解表散寒，温肺化饮。麻黄、桂枝散寒解表邪，芍药和营养血，干姜、细辛温肺化饮，半夏燥湿化痰、和胃降逆，五味子敛肺止咳，甘草和中。

42. 伤寒心下有水气，咳而微喘，发热不渴，服汤已渴者，此寒去欲解也，小青龙汤主之。

指患者心下有水气停聚，又感寒邪，表气闭塞，肺气不畅出现喘咳，发热不渴，当服用小青龙汤。若服用小青龙汤药后口渴，此寒水已去，病欲解。

临床适用寒性咳喘者，脉浮紧，以小青龙汤加生石膏，其效果较好。

43. 太阳病，得之八九日，如疟状，发热恶寒，热多寒少，其人不呕，清便欲自可，一日二三度发。脉微缓者，为欲愈也；脉微而恶寒者，此阴阳俱虚，不可更发汗、更下、更吐也；面色反有热色者，未欲解也，以其不得小汗出，身必痒，宜桂枝汤麻黄各半汤。

①太阳病得之八九日如疟状，一日二三度发，发热恶寒，热多寒少为阳气进，邪气退；其人不呕，为病未入少阳；清便欲自可，是邪未入阳明，其脉微缓者，是邪衰正复，病欲愈。

②若脉微而恶寒，脉微主正气衰，恶寒是阳气不足，阴阳俱虚，即气血皆虚，此不可更发汗、更下、更吐，指病情严重。

③病到八九天，理应表解身凉，如面色反有热色，是表未欲解，不能专用桂枝汤或麻黄汤，而用其各半取其微汗而解。如不得小汗，身必痒。因为邪郁在表，不得出之故。

桂枝麻黄各半汤：桂枝 5 g、白芍 5 g、炙甘草 5 g、生姜 2 片、大枣 2 枚、麻黄 5 g、杏仁 5 g。

44. 服桂枝汤，大汗出、脉洪大者，与桂枝汤，如前法。若形如疟，一日再发者，汗出必解，宜桂枝二麻黄一汤。

①中风服桂枝汤大汗出，脉洪大，若见烦渴，为表邪已入阳明，为白虎汤证。若无烦渴，此无里证，脉洪大，是因为大汗出阳气盛于外，非有里热，表邪仍在太阳，可用桂枝汤。

②若形似疟，一日再发者，汗出必解，较43条日二三发为轻，故用桂二麻黄一汤。为太阳发汗之轻剂。

桂枝二麻黄一汤：桂枝 6 g、芍药 6 g、生姜 2 片、杏仁 6 g、炙甘草 6 g、麻黄 3 g、大枣 2 枚。

45. 太阳病，发热恶寒，热多寒少，脉微弱者，此无阳也，不可发汗，宜桂枝二越婢一汤。

太阳病，发热恶寒，热多寒少，为表邪未解，里已有热，宜用桂枝二越婢一汤，在疏解方中加清热药。若脉见微弱，是患者正气不足，发汗则亡阳。

桂枝二越婢一汤：桂枝6g、芍药6g、麻黄3g、炙甘草3g、大枣2枚、生姜3g、石膏6g。太阳表邪未解，里已有热，以疏散方中加清热之品。临床此类病证较为少见。

· 卷二 ·

辨太阳病脉证并治第二

46. 太阳病，项背强几几，无汗，恶风，葛根汤主之。

风寒伤太阳经输，故无汗恶风，项背强，用葛根汤发汗以解表，通达经输。

葛根汤：葛根12g、桂枝9g、麻黄9g、芍药6g、生姜2片、大枣2枚、炙甘草9g。

葛根汤与桂枝加葛根汤、麻黄汤证的区别如下。

葛根汤：无汗而经输不利。桂枝加葛根汤：有汗而经输不利。

葛根汤：有项背强硬，无喘。麻黄汤：无项背强硬，而有喘。

47. 太阳病，桂枝证，医反下之，利遂不止。脉促者，表未解也；喘而汗出者，葛根黄芩黄连汤主之。

桂枝汤证误下，其表邪未解反下之，使邪内陷，阳明热致热利，因此下利不止。脉促者（数而有停顿）为表邪未解，须解表以止利；喘而汗出者，为里热偏盛，用葛根黄芩黄连汤以清里热，升达清阳，下利自止。

葛根黄芩黄连汤：葛根9 g、黄芩6 g、黄连6 g、炙甘草6 g。用于伤寒表未解兼有里热，喘而下痢。此方既解表又清里。葛根以解肌清热，升达清阳，黄芩、黄连清里热，甘草缓之。

48.太阳病，发汗后，大汗出，胃中干，烦躁不得眠，欲得饮水者，少少与饮之，令胃气和则愈；若脉浮，小便不利，微热消渴者，五苓散主之。

太阳病发汗后，大汗出使胃中津液受损，出现烦躁不得眠，如欲饮水，可少量饮之（否则水滞），使胃燥得润，津液复，病可自愈。

若汗后脉见浮，小便不利，微热消渴，为表证未解，内有水饮，气化不行故渴，小便不利。与五苓散表里双解，小便利则水去渴止。

五苓散：白术180 g、泽泻300 g、猪苓180 g、茯苓180 g、桂枝180 g。捣为散，3～9 g，日三次。白术、泽泻走水府而泄热，猪苓、茯苓淡渗通水道泻水热，白术健运脾土以输水（白术可治脾湿之消渴，因水分停滞而火上浮，而致口渴），桂枝宣散表邪，化膀胱之气。

其适应症有表证，头痛发热（中风或伤寒发汗后），烦渴饮水，入水则吐，或小便不利。其脉浮。此方不适于阴虚、亡津液导致小便不利者。

与桂枝去芍药加茯苓白术汤区别：此方用于头项强痛，发热，小便不利，上腹满闷，其胃脉滑、弦滑、浮滑者。

49.中风发热六七日，不解而烦，有表里证，渴欲饮水，水入则吐者，名为水逆，五苓散主之。

中风发热六七日，病不解，仍有发热头痛汗出，脉浮而烦躁，渴欲饮水（气化不行），水入则吐（日水逆），为有里证，胃中有水停，宜五苓散。

50.发汗已，脉浮数，烦渴者，五苓散主之。

太阳病发汗后脉浮数，为仍有表证发热、头痛、汗出；里证有烦渴，伴有小便不利，为内有蓄水，宜用五苓散表里双解。

与白虎汤区别：口渴欲饮，口干舌燥，无表证。这是因为里热盛，汗出为里热达表，其脉洪大或浮滑。

51.伤寒汗出而渴者，五苓散主之；不渴者，茯苓甘草汤主之。

伤寒汗出而渴，为水饮内蓄，表邪未解，当有其脉浮而小便不利，宜用五苓散化气行水。若汗出，口不渴，水停于胃，当有心下悸一证，宜用茯苓甘草汤，温胃散水。

茯苓甘草汤：茯苓9g、桂枝9g、生姜3片、炙甘草6g。茯苓安神利水，桂枝宣阳，甘草益中气，生姜温阳。适用于水饮停胃，口不渴而心下悸。

52. 太阳病，小便利者，以饮水多，必心下悸；小便少者，必苦里急也。

太阳病因为胃燥饮水多，若胃阳弱，即使小便利，水饮仍停于胃，必心下悸。此为茯苓甘草汤证。

若小便少，则水停下焦膀胱，自觉小腹满而急。此为五苓散证。

53. 太阳病不解，热结膀胱，其人如狂，血自下，下者愈。其外不解者，尚未可攻，当先解其外；外解已，但少腹急结者，乃可攻之，以桃核承气汤。

太阳病不解，内热郁结下焦膀胱，其人如狂，这是热盛血瘀所致。当有表证，不可以攻下，否则外邪内陷。当先解表，表证已解，只见小腹急结时，再用桃核承气汤下其瘀热。

桃核承气汤：桃仁9g、大黄12g、桂枝9g、炙甘草6g、芒硝9g。破血下瘀。桃仁破蓄血润大肠，大黄下瘀血、荡涤肠胃，芒硝走血软坚，桂枝通血脉，甘草保脾胃。用于下焦蓄血，少腹胀满，其人发狂。中焦蓄血，寒热胸满，漱水不欲咽。血结胸中，手不可近。败血留经，月事不下。

54. 太阳病六七日，表证仍在，脉微而沉，反不结胸，其人发狂者，以热在下焦，少腹当鞕满，小便自利者，下血乃愈。所以然，以太阳随经，瘀热在里故也，抵当汤主之。

太阳病六七日，若表证仍在，脉应浮，今其脉微而沉，虽有表证，其脉知其邪已陷于里，邪不在上焦，故不结胸。其人发狂，为热在下焦与血相结所致。下焦素有瘀血者，适病伤寒，太阳之邪随经入里，其脉沉微，血气阻滞，其瘀热结于小腹，故小腹急结，而小便自利（为蓄血），宜用抵当汤。应与小便不利（为蓄水、膀胱湿热证）区别。

此为太阳初病，表邪随经陷入下焦，血热相结，故曰"太阳随经瘀热在里"。

抵当汤：水蛭6g、虻虫6g、桃仁9g、大黄9g。水蛭、虻虫逐恶血，桃仁破瘀血，大黄荡涤热邪，导瘀下行。适用于下焦素有瘀血，适感伤寒，随经入里，其脉沉微，若小便自利、小腹鞕（坚、硬）满者。

55.太阳病，身黄，脉沉结，少腹鞕（坚、硬），小便不利者，为无血也。小便自利，其人如狂者，血证谛也，抵当汤主之。

太阳病，身黄，脉沉结，少腹鞕（坚、硬），小便不利者，为无血，而是湿热内蓄，黄无出路则身黄。若小便自利，少腹鞕，其人如狂者，非膀胱蓄水，而是蓄血之黄，应用抵当汤下之。

56.伤寒有热，少腹满，应小便不利，今反利者，为有血也，当下之，不可余药，宜抵当丸。

伤寒有热，少腹满，是邪在下焦。若膀胱蓄水应小便不利，今小便利此为蓄血。不可用汤药，用缓攻之法——抵当丸。

抵挡丸：水蛭、虻虫各20个、桃仁6g、大黄9g。四味捣分四丸，一丸水煮服。

57.患者身大热，反欲得衣者，热在皮肤，寒在骨髓也；身大寒，反不欲近衣者，寒在皮肤，热在骨髓也。

患者身大热，通身皆热，反欲得衣。（此为假热）热在皮表，真寒在骨髓，阴极似阳证。而身大寒不欲衣者，是寒在皮表，热在骨髓，此谓厥益深，热益深，为里热重。

58.本发汗而复下之，此为逆也，若先发汗，治不为逆；本先下之而反汗之，为逆，若先下之，治不为逆。

治疗外感应先表后里。有一些特殊情况，也可以机动。如表证急的，当先解表，里证急者当先救里。病有缓急，治疗有先后。

59.伤寒，脉浮，自汗出，小便数，心烦，微恶寒，脚挛急，反与桂枝，欲攻其表，此误也。得之便厥，咽中干，烦躁吐逆，作甘草干姜汤与之，以复其阳；若厥愈足温者，更作芍药甘草汤与之，其脚即伸；若胃气不和谵语者，少与调胃承气汤；若重发汗，复加烧针者，四逆汤主之。

伤寒，脉浮，自汗出，小便数，心烦，微恶寒，似桂枝汤证，但脉浮自汗出，微恶寒，为表阳虚。心烦（可见于阴虚、火盛、阳虚、水湿等）

此为正邪之争，正不得伸，虚烦，非属热像。脚挛急（可见于阴虚、阳虚、风热、风湿等），此为血不养筋。小便数，与桂枝加附子汤之小便难，名异实同。凡此皆表证不解，表阳已虚，似应用桂枝加附子汤解表兼回阳。如用桂枝汤以解外则坏病，便引起阳虚不达四肢而厥；阳虚不能行津，故咽中干；胃阳不足，气逆则烦躁吐逆。应以甘草干姜汤治疗。

甘草干姜汤：甘草 12 g、干姜 6 g。甘草补中，干姜温胃复阳。

服用甘草干姜汤后阳回厥愈，再用芍药甘草汤以和阴。筋得濡润，脚筋得伸。

芍药甘草汤：芍药 12 g、甘草 6～12 g。芍药养阴脉，甘草缓其力。

若用甘草干姜汤回阳太过，以致胃热，因热生燥，可少用调胃承气汤以和胃，不宜多用，多用反伤胃气。

调胃承气汤：大黄 12 g、芒硝 9 g、炙甘草 6 g。大黄、芒硝攻热泻火，甘草缓之。缓下热结。用于阳明病胃肠燥热证。大便不通，口渴心烦，蒸蒸发热，或腹中胀满，或为谵语，舌苔正黄，脉滑数。

若重发汗则亡阳，复加烧针则伤阴，故用四逆汤回阳救阴。此为救逆。

四逆汤：附子 3～6 g、干姜 6 g、炙甘草 9 g。附子、干姜回阳救逆，甘草和中缓急。

60. 伤寒，医下之，续得下利清谷不止，身疼痛者，急当救里。后身疼痛，清便自调者，急当救表。救里宜四逆汤，救表宜桂枝汤。

伤寒宜先解表，若有里证，先解表后治里证。今误下致脾胃受伤，下利清谷不止，虽表证未除，但里证虚寒已重，应急当救里（治同少阴），宜四逆汤治之。若大小便恢复正常，里证不重，应解表宜桂枝汤。

61. 病发热头痛，脉反沉，若不差，身体疼痛，当救其里，四逆汤方。

病发热，头痛是表证，脉反沉是里证，表证见里脉，当发汗温经，宜用麻黄附子细辛汤。

麻黄附子细辛汤：麻黄 6 g、附子 3 g、细辛 3 g。麻黄解表，附子扶阳，细辛温散。

服后症状不解，是里虚甚，虽有身体疼痛的表证，当先救里，宜四逆汤。

62. 太阳病，外证未除，而数下之，遂协热而利。利下不止，心下痞鞭，表里不解者，桂枝人参汤主之。

太阳病外证未除，而数下之，下后表邪未解，里虚而下利不止，致心下痞鞭，故用桂枝人参汤温里解表。

桂枝人参汤：桂枝 12 g、炙甘草 12 g、白术 9 g、人参 9 g、干姜 9 g。人参、甘草、白术以补中气，干姜温中散寒、回阳，桂枝以行阳解表、和解表里。

63. 发汗后恶寒者，虚故也；不恶寒但热者，实也，当和胃气，与调胃承气汤。

发汗后恶寒为卫阳虚，宜芍药甘草附子汤。汗后发热，为发汗太过，为胃中津液耗伤，邪热入阳明胃腑，宜调胃承气汤，以微和胃气。

芍药甘草附子汤：芍药 9 g、炙甘草 9 g、附子 3~6 g。治体虚外感，发汗后病不解，反增恶寒者。芍药配甘草，酸甘化阴，主补营阴；附子配甘草，辛甘化阳，主补卫阳。

64. 伤寒十三日，过经谵语者，以有热也，当以汤下之。若小便利者，大便当鞭，而反下利，脉调和者，知医以丸药下之，非其治也。若自下利者，脉当微厥，今反和者，此为内实也，调胃承气汤主之。

伤寒十三日，过经谵语者，表证已解，热转入阳明，曰过经。当用调胃承气汤主治。

若下后小便自利，大便当鞭而反下利，下利而脉反调和，知误用丸药所致，其治法不当。因为丸药缓和，不能除实热，反留中不去，致下利不止。凡下阳明之热宜速不宜迟，故用汤剂。

若下利者，脉当微厥（厥脉来势大，而去则小），脉反调和，此为内实，仍用调胃承气汤。

65. 凡病若发汗，若吐，若下，若亡血，亡津液，阴阳自和者，必自愈。

凡病，指一般的疾病，汗、吐、下法是治疗有余之法，而亡血、亡津液为不足之症，无论虚实疾病，若阴阳调节自和者，病必自愈。

66. 下之后，复发汗，必振寒，脉微细。所以然者，以内外俱虚故也。

下后复发汗，下之虚其里，又发汗虚其表，振寒为表里皆虚，脉微

伤寒论

细为气血不足。

治疗表里虚宜用人参、甘草、白术以补气，干姜、附子、甘草——四逆汤温里。

如果下后，复发汗，发热，其脉弦细，或弦大，此为阴虚，宜用麦冬、沙参、甘草、生地、元参等。

67. 大下之后，复发汗，小便不利者，亡津液故也，勿治之，得小便利必自愈。

大下后，复发汗，小便不利，为亡津液，一般不用治，待小便利，津回，病自愈。

此为伤津液，而未致阳亡，津液自能再生，而阳亡津虽不伤，其津无由后继，因此治疗伤寒病，最惧亡阳。

倘若津伤不能自愈者，可用滋阴药物：麦冬、知母、花粉、沙参等药治疗阴虚小便不利。

68. 下之后，复发汗，昼日烦躁不得眠，夜而安静，不呕，不渴，无表证，脉沉微，身无大热者，干姜附子汤。

本条烦躁为阳虚烦躁，白昼阳旺之时，虚阳可与阴争，故白昼烦躁不得眠，而夜间阴气盛，微阳不得与阴争，故夜间安静。不呕不属于少阳证，不渴不属于阳明证，无表证为不属于太阳证。下之后复发汗表里阳虚，所以身无大热，脉沉微。宜干姜附子汤，急复其阳。

干姜附子汤：干姜9g、附子9g。干姜、附子皆大辛大热之品，煮后一次服下，意在急救肾阳于暴衰。只服一次。阳气稍复，可用四逆汤巩固疗效。

69. 发汗病不解，反恶寒者，虚故也，芍药甘草附子汤主之。

发汗病不解，反恶寒，为阳虚，阴也不足。宜扶阳益阴。

芍药甘草附子汤：芍药、附子、甘草。芍药益阴，附子扶阳，甘草以缓中。扶阳益阴。

70. 发汗，若下之，病仍不解，烦躁者，茯苓四逆汤主之。

汗下后病不解，反增烦躁与68条同属误治，前者昼日烦躁而夜间安静为阳气大虚。而本条烦躁不分昼夜，为阴阳两虚，治疗宜扶阳救阴。

茯苓四逆汤：茯苓12g、人参6g、附子6g、干姜6g、炙甘草6g。茯苓、人参养心去水，使水下行，附子、干姜回阳，甘草缓中。

茯苓治水烦，水气凌心，其左寸脉宜浮滑，其他脉迟缓。

71. 发汗后，身疼痛，脉沉迟者，桂枝加芍药生姜各一两、人参三两新加汤主之。

汗后身痛，脉见沉迟，沉为病在里，迟为血不足，身痛为血少失其濡养，以新加汤调和荣卫兼和血益气生津。

桂枝加芍药、生姜各一两、人参三两新加汤：芍药12g、人参9g、生姜4片、桂枝9g、大枣4枚、炙甘草6g。芍药以敛阴、人参补气、桂枝和营卫、生姜宣散、大枣与甘草益气补中。

72. 发汗后，不可更行桂枝汤，汗出而喘，无大热者，可与麻黄杏仁甘草石膏汤。

热邪内迫于肺，热郁熏蒸故汗出，气逆不降故喘，因热在里而不在表，故身无大热，宜麻杏石甘汤宣肺清热定喘。

麻黄杏仁甘草石膏汤：麻黄6g、石膏15~18g、杏仁9g、甘草9g。辛凉疏散，清肺定喘。麻黄与石膏宣里除热止汗，麻黄与杏仁宣通肺气，甘草缓中。

73. 下后，不可更行桂枝汤，若汗出而喘，无大热者，可与麻黄杏仁甘草石膏汤。

与72条同为太阳病，下后汗出，身无大热，热邪于肺，热蒸汗出，肺失肃降，气逆不降故喘。因热在里不在表，故用清热宣肺的麻杏石甘汤治之。

72，73与19条桂枝加厚朴杏子汤，同有喘证，但后者因误下后表邪未解，郁遏肺气，不得外达，故治以解表为重，而本条是汗后热郁于肺，肺失肃降，故重在清宣肺气，本证若服桂枝汤是以热助热，必转为危证，故不可用桂枝汤。

74. 发汗过多，其人叉手自冒心，心下悸欲得按者，桂枝甘草汤主之。

发汗过多损伤心阳，故心下悸，喜按属虚。宜桂枝甘草汤。

桂枝甘草汤：桂枝9g、炙甘草6g。桂枝升阳、甘草缓中。治疗心阳虚，其左寸脉宜虚弱无力，缓。

治疗心阴虚用药：麦冬、沙参、大枣、炙甘草、人参。其心脉浮大或滑大。

75. 发汗后，其人脐下悸，欲作奔豚，茯苓桂枝甘草大枣汤主之。

奔豚为水气由少腹上冲至胸。本病为汗后欲作奔豚，因为其人下焦素有水气（蓄水），汗后伤了心阳，心阳不振，蓄水无制而有上冲之势，故脐下悸。用茯苓桂枝甘草大枣汤降冲利水。

茯苓桂枝甘草大枣汤：茯苓 12 g、桂枝 6～9 g、炙甘草 6 g、大枣 4 枚。茯苓、甘草利水为小腹跳动之主药，桂枝化气调阴阳，大枣、甘草以缓中。如脾虚加人参、白术；阳（气）虚加人参。

76. 发汗后，腹胀满者，厚朴生姜半夏甘草人参汤主之。

发汗后因脾胃受伤，运化失职，气滞不通故腹满，宜厚朴生姜半夏甘草人参汤，以健脾胃以除胀满。

厚朴生姜半夏甘草人参汤：厚朴 12 g、生姜 9 g、半夏 9 g、人参 6 g、炙甘草 6 g。厚朴消胀、宽中除满，半夏开结降逆，人参、甘草补中开胃，生姜宣通阳气。

此为汗后脾虚胀满，虚中夹实，其胃脉宜无力或沉滑。

汗后胀满可由脾胃受伤，以及挟食积因素引起。

77. 伤寒，若吐，若下后，心下逆满，气上冲胸，起则头眩，脉沉紧，发汗则动经，身为振振摇者，茯苓桂枝白术甘草汤主之。

伤寒吐下后，脾胃之气受伤，脾虚肝乘，水饮上逆（水在胃中），胃气不和则肝气上冲而出现气上冲胸，起则头眩。脉沉为病在里，紧为寒。因为水饮在里不在表，故不可发汗，发汗则出现经脉失养，身不能主持，则为振振摇。宜茯苓桂枝白术甘草汤。

茯苓桂枝白术甘草汤：茯苓 12 g、桂枝 9 g、白术 6 g、炙甘草 6 g。温阳健脾，利水降冲。茯苓、桂枝宣阳化气行水，白术、甘草健脾。

此为脾阳虚，膀胱气化失宣，水饮停于中焦。脾气虚甚可加人参，痰多加二陈。

眩晕多见于水饮、痰火、肝火。此为水湿作眩。

78. 太阳病，发汗，汗出不解，其人仍发热，心下悸，头眩，身瞤动，振振欲擗地者，真武汤主之。

太阳病误汗（当发汗不及时，或汗不得法）阳虚不能制水，水上泛而心下悸（为水气凌心），气不得升出现头眩。汗后病不解故发热。身瞤动为内风动，因其筋肉失养，经脉失其主持，故筋肉跳动，全身抖动站立不稳。

真武汤：附子6g、茯苓9g、白术6g、生姜9g、芍药9g。治阳虚水停。附子回阳化水、茯苓、白术健脾利水、生姜通阳散水、芍药敛阴和里。以通阳利水。

其病在少阴，用于阳虚水泛。其寸脉宜滑，关尺脉沉细或沉无力。

79. 发汗后，水药不得入口为逆，若更发汗，必吐下不止。发汗吐下后，虚烦不得眠，若剧者，必反复颠倒，心下懊憹，栀子豉汤主之。若气少者，栀子甘草豉汤主之。呕者，栀子生姜豉汤主之。

发汗后，胃气大虚致药入口即吐，为水逆，更发汗胃气更虚，必吐下不止。汗吐下后，心烦，非因实邪所致，此为虚烦，因为余热扰于胸中，热在上，睡卧不宁，烦躁，宜用栀子豉汤。

栀子豉汤：栀子9g、豆豉9g。栀子清热除烦，豆豉发散调中，以宣泄心胸无形之郁热。

此方清久郁之热，其脉两寸宜浮洪滑或浮洪。临床常用此方。

若胸中少气者，患者气短，胸中气不足，以栀子甘草豉汤。

栀子甘草豉汤：栀子、豆豉清久郁之热，炙甘草补益。

若呕者，为胃气上逆，宜栀子生姜豉汤。

栀子生姜豉汤：栀子、豆豉，加生姜。生姜辛温以降逆止呕。

80. 发汗若下之，而烦热胸中窒者，栀子豉汤主之。

汗下后，烦热不去，热壅于胸膈，窒塞不通，用栀子豉汤清胸中之热，宣上焦之热邪，使气通津布而愈。

81. 伤寒五六日，大下后，身热不去，心中结痛者，未欲解也，栀子豉汤主之。

伤寒五六日，为表邪传里之期，若病传阳明经大下后，邪在胃肠者，病即除。今热不在胃肠，大下后胃气虚，表证虽解，热邪乘虚结于胸中，故身热不去，心中结痛。宜栀子豉汤。

82. 伤寒下后，心烦腹满，卧起不安者，栀子厚朴汤主之。

伤寒下后，邪热在胸故心烦，下后邪乘气滞于腹，故腹满；胸腹壅滞，致卧起不安。宜栀子厚朴汤。

栀子厚朴汤：栀子 9 g、枳实 9 g、厚朴 12 g。栀子清胸中郁热、厚朴、枳实理气除满。其寸脉宜洪滑（宜栀子），右关沉（宜厚朴、枳实）。

83. 伤寒，医以丸药大下之，身热不去，微烦者，栀子干姜汤主之。

伤寒医者以丸药大下，虚其肠胃。身热不去而烦，为胸中有虚热，而腹中有虚寒，以栀子干姜汤。

栀子干姜汤：栀子 9 g、干姜 6 g。栀子清胸中虚热、干姜辛温肠胃之虚寒。其寸脉宜洪，右关紧而无力。

84. 凡用栀子豉汤，患者旧微溏者，不可与服之。

栀豉汤禁忌：患者胃中有寒，腹泻者禁用，虽有虚烦，因栀子性苦寒，用则更伤胃，泄泻不止。

胃中虚寒，应禁用苦寒之药，如黄连、黄芩等。反之，湿热泄泻者可以用。

栀豉汤适应证：心烦，睡卧不宁；胸闷胸痛；烦热。其寸脉浮洪滑或浮洪。

85. 病发于阳，而反下之，热入因作结胸，病发于阴，而反下之，因作痞也。所以成结胸者，以下之太早故也。结胸者项亦强，如柔痉状，下之则和，宜大陷胸丸主之。

病发于表（阳），本不当下之，而下之，使表邪内陷而作结胸。结胸病是膈间本有水饮，因太阳未解而误下，使热邪内陷与膈间水饮相结，结于胸膈之中，而作结胸，是误下之过早。

病发于阴（里），因其人胃气不健，误下后，心气郁结，上下不通，则成痞病。此证属于始终不应下者。

结胸证为邪热结胸，阻碍上升的津液，筋不得养，则项强如柔痉状（发热、汗出，而不恶寒）。宜用下法使胸中之邪实除，胸中和而项自舒。

结胸用大陷胸丸治疗。

大陷胸丸：大黄12 g、芒硝12 g、杏仁12 g、葶苈子12 g，白蜜适量。上4味，捣筛2味，杏仁、芒硝合研如脂，和散，取如弹丸一枚；另捣甘遂1.5～3 g为末，白蜜适量，水400 mL，煮取20 mL，顿服。大黄、芒硝泻热软坚，杏仁降气，葶苈子取行水而直达，白蜜润利。此方适用于邪结于胸中，项强如柔痉。

柔痉：表虚，似中风，发热，汗出，恶风而不恶寒。治宜桂枝葛根汤。

刚痉：表实，似伤寒，发热，恶寒，无汗。治宜葛根汤。

86. 伤寒六七日，结胸热实，脉沉而紧，心下痛，按之石鞕者，大陷胸汤主之。

伤寒六七日，为表邪传里之期，因热邪内传，与水结于胸。其脉沉而紧，沉主里，紧主水主痛。心下痛按之鞕，主以大陷胸汤。

大陷胸汤：大黄9 g、芒硝9 g、甘遂1.5 g。泻热逐水。大黄、芒硝苦咸，与甘遂直达胸间之饮邪，不专荡胃中之邪秽，其汤取其直达迅速。

87. 太阳病，重发汗而复下之，不大便五六日，舌上燥而渴，日晡所小有潮热，从心下至少腹鞕满而痛不可近者，大陷胸汤主之。

太阳病重发汗病不解，是因为其人胸中素有水饮，医者复下之，使表邪内陷与水饮结于心下。汗下伤阴，胃津虚生燥热，故大便不行。

舌上燥渴、日晡所潮热、腹满痛等证，虽与阳明腑实相似，但本证以水饮结胸为主，胃肠燥热为次，所以下午二三点钟小有潮热。由于结胸水热自上而下使腹部满痛。该病较阳明燥结的范围广，而且是满而痛为剧。仍以大陷胸汤治之，使胸间水热得解，肠胃之燥热以除。

88. 伤寒10余日，热结在里，复往来寒热者，与大柴胡汤；但结胸无大热者，此为水结于胸胁也，但头微汗出者，大陷胸汤主之。

伤寒10余日，表邪传里，热结于里，又见寒热往来，属于阳明少阳兼证以大柴胡汤治疗。

大柴胡汤：柴胡9 g、黄芩9 g、半夏9 g、生姜9 g、大枣4枚、枳实9 g、大黄6 g。为小柴胡汤加枳实、大黄去人参、甘草。以柴胡透达少阳之邪，黄芩清泻少阳半里之热，半夏和胃降逆，姜、枣调和营卫，大黄清结热，枳实破气祛积。

若结胸，身无大热，为水结于胸胁中，但头微汗出，为水邪结于胸不得外泄，只逆于上。用大陷胸汤以除水热之结。

89. 结胸证，其脉浮大者，不可下，下之则死。

结胸证其脉应为沉而紧，若脉浮大无力，浮为阳浮于表，脉大为阴虚于里，邪盛正虚，不足之象，故不可下，若误下，中气散故死。

90. 结胸证悉具，烦躁者亦死。

结胸证悉具，饮热结于胸中，而见正虚烦躁，为神气散乱，正虚邪实，故死。

（结胸证悉具：发热、舌燥、心下痛至少腹，满不可近，头汗出，项强似柔痉，脉沉紧有力。）

91. 小结胸病，正在心下，按之则痛，脉浮滑者，小陷胸汤主之。

小结胸部位在心下，按之痛，为痰与热结，故寸脉浮滑或洪滑，以小陷胸汤治疗。而大结胸证为水与热结在胸腹，心下至少腹鞕满而痛手不可近，脉沉而紧。

小陷胸汤：黄连 6 g、半夏 9 g、瓜蒌 15～30 g。黄连清热、半夏散结和胃、瓜蒌涤痰宽胸。以清热蠲痰开结。

92. 病在阳，应以汗解之，反以冷水潠之，若灌之，其热被劫不得去，弥更益烦，肉上粟起，意欲饮水，反不渴者，服文蛤散；若不差者，与五苓散；寒实结胸，无热证者，与三物小陷胸汤，白散亦可服。

病在表，应以汗解，反用冷水去热，表热被遏，越发烦闷，肉上起鸡皮疙瘩，口渴不欲饮水，以致外寒里热证，服文蛤散（应为金匮文蛤汤——以大青龙汤去桂枝加文蛤）。

文蛤汤：（大青龙汤去桂枝加文蛤）麻黄 9 g、杏仁 9 g、生石膏 15 g、生姜 9 g、大枣 4 枚，加文蛤 15 g。文蛤解烦躁，利小便，化痰软坚，无解表功能。

临床可用：防风、荆芥、苏叶、薄荷、甘草、文蛤、花粉等。

若用文蛤汤不效，可用五苓散，这是停水不化，其水湿所致口渴不欲饮。

五苓散：茯苓、猪苓、泽泻利水渗湿，白术健脾利水，桂枝化膀胱之气，气化则水行。

寒实结胸，是水与寒结，无热证，宜白散方。

白散方：桔梗 0.9 g、贝母 0.9 g、巴豆 0.1 g。桔梗、贝母开胸散结；巴豆温下。温通逐水。

白散方不仅用于寒实结胸，可用于肺痈、痰阻胸咽、痈脓类、呼吸困难食不下，无热证者。

在《玉函经》《千金翼方》中，均无"陷胸汤亦可服"。

93. 病如桂枝汤证，头不痛，项不强，寸脉微浮，胸中痞鞕，气上冲喉咽不得息者，此为胸中有寒也，当吐之，宜瓜蒂散。

病如桂枝汤证，头不痛、项不强，胸中痞闷，气上冲喉咽，脉浮。此为胸中有寒（痰），当吐之，以瓜蒂散。其寸脉宜浮滑，右关弦滑为多。

瓜蒂散：瓜蒂、赤小豆等量。研为散，每次 1 ~ 3 g。香豉 15 g 煮粥，取汁合散同服。得快吐为止。涌吐痰涎宿食。瓜蒂味苦涌吐、赤小豆味酸缓下利尿。香豉轻清宜泄，其汁与散合服者，增强涌吐作用，并藉谷气以保胃气。

· 卷三 ·

辨太阳病脉证并治第三

94. 脉浮而紧，而复下之，紧反入里，则作痞，按之自濡，但气痞耳。

病在表，其脉浮而紧为表寒，当汗反下之，使外邪内陷成痞，其证按之柔软，并不痛（应感胸闷不痛），此为无形之气之气结，曰气痞。病发于里，其人胃素不健，误下后心气郁结，上下不通而成痞。

痞与结胸区别：结胸病发于表而误下，表邪内陷与膈中水饮相结而成结胸；表邪内传与水饮结实于胸虽不因下，亦可结胸（应胸满而鞕痛）。痞为气结，仅感胸满闷不痛。

95. 伤寒五六日，呕而发热者，柴胡汤证具，而以他药下之，柴胡汤证仍在者，复与柴胡汤，此虽已下之，不为逆，必蒸蒸而振，却发热汗出而解。若心下满而鞕痛者，此为结胸也，大陷胸汤主之。但满而不痛者，此为痞，柴胡不中与之，宜半夏泻心汤。

伤寒五六日，出现呕而发热，少阳证，为柴胡汤证，反下之，柴胡汤证仍在，仍用柴胡汤，虽已下之，不为逆，其症状却以发热汗出病解。

若下后热邪随入，与水饮相结，出现心下满而鞕痛为结胸，应以大陷胸汤治之。

若下后心下满而不痛，此为痞。痞不宜柴胡汤，宜半夏泻心汤。

半夏泻心汤：半夏 9 g、黄连 3 g、黄芩 6 g、人参 6 g、大枣 4 枚、炙甘草 6 g、干姜 6 g。寒热平调，消痞散结。半夏、黄连、黄芩清热祛痰消痞满，人参、大枣、炙甘草补脾气，干姜补胃阳。适用于下之后热气挟痰，脾气虚并胃阳不足，此为寒热错杂之症。其脉宜右寸洪滑，右关无力。

96. 伤寒汗出解之后，胃中不和，心下痞鞭，干噫食臭，胁下有水气，腹中雷鸣下利者，生姜泻心汤。

伤寒汗解后无表证，胃中不和，为里证未除，因气滞于心下，故心下痞鞭，中焦之气不和，胃气上逆不能消食，故干噫食臭。水气不化，蓄于胁下，时有水走于肠间，故肠鸣下利，宜生姜泻心汤。

生姜泻心汤：生姜 12 g、黄连 3 g、黄芩 9 g、半夏 9 g、干姜 3 g、人参 9 g、大枣 4 枚、炙甘草 9 g。和胃消痞，散结除水。生姜宣通降逆和胃，黄连、黄芩、半夏消痰清热，干姜、人参、大枣、甘草和脾气。

临床上如胃脉弦滑者，人参、干姜、大枣、甘草之类不用，可加用消导药，有水气者加茯苓。

凡上腹部满闷，胃气滞者加槟榔、广木香；胃气痛者加广木香、香附；胃食积加陈曲、麦芽；湿热证加佩兰、滑石之类；依据脉象改变加用药物。

97. 伤寒中风，医反下之，其人下利日数十行，谷不化，腹中雷鸣，心下痞鞭而满，干呕心烦不得安。医见心下痞，谓病不尽，复下之，其痞益甚。此非结热，但以胃中虚，客气上逆，故使鞭也，甘草泻心汤主之。

误下肠胃虚，传化失职故食不化，邪气上逆致心下痞满，心烦不安，若再下之，其痞更重，胃愈虚，此非结胸，而是因两次误下造成胃虚下利，以甘草泻心汤治疗。

甘草泻心汤：炙甘草 12 g、半夏 9 g、黄连 3 g、黄芩 9 g、干姜 9 g、大枣 4 枚。益气和胃，消痞止呕。甘草补中缓急，和胃，半夏、黄连、黄芩消痰清热，大枣、干姜温补脾胃。

98. 心下痞，按之濡，其脉关上浮者，大黄黄连泻心汤主之。

心下为胃上脘，关上主诊胃部，脉浮主热，因为胃热气滞不通，热聚于心下成痞，按之软，用苦寒之药泻火，上热自除，痞热亦解。以大黄泻心汤治疗。

大黄泻心汤：大黄 6 g、黄连 3 g。大黄清胃热，黄连清心热。其脉右关浮而有力。

99. 心下痞，而复恶寒汗出者，附子泻心汤主之。

心下痞又出现恶寒汗出，先时表证已解，又见恶寒汗出此为表阳虚，卫外不固，此为心下痞（热痞）兼有表阳虚，故前方中加附子以扶阳。

附子泻心汤：大黄 6 g、黄连 3 g、黄芩 3 g、附子 3 g。大黄、黄连、黄芩清脾胃热，加附子以扶阳。

100. 伤寒大下后，复发汗，心下痞，恶寒者，表未解也，不可攻痞，当先解表，表解乃可攻痞。解表宜桂枝汤，攻痞宜大黄黄连泻心汤。

伤寒表证未解应先解表，反下之，下后又发汗，使表邪内陷，成痞证，如果仍恶寒为表未解，应先解表宜桂枝汤，不可攻痞。攻痞宜大黄黄连泻心汤以清热消痞。

101. 伤寒发汗，若吐、若下，解后，心下痞鞭，噫气不除者，旋复代赭汤主之。

伤寒汗、吐、下后，表已解，但胃气虚，所致心下痞鞭，（脾阳应升，胃气宜降）胃气上逆，噫气不除。用旋复代赭汤治疗。

旋复代赭汤：旋复花 9 g、人参 6 g、生姜 6 g、代赭石 6 g、炙甘草 6 g、半夏 9 g、大枣 4 枚。旋复花下气消痰，赭石镇虚逆以养阴血，人参、甘草、大枣补胃阳，半夏去胸中痞鞭，生姜宣通胃气。适用于表解，胃气虚气逆，胸中痞闷。

临床噫气原因如下。

消化不良：胃气滞，其胃脉弦滑，以消导治之。

胃不能降浊（胃热）：其胃脉浮弦滑，以生枇杷叶降胃气，芦根、竹茹清胃热，加消导药。

痰火：其胃脉滑或洪滑，以半夏、黄芩、黄连、生杷叶、消导药。

六脉过浮（阳气上升）：旋复花、赭石、二陈。

胃气虚：以旋复代赭汤。

102. 本以下之，故心下痞，与泻心汤，痞不解，其人渴而口燥烦，小便不利者，五苓散。

痞本以下之而成，给予泻心汤痞当解之，但未解，其人渴而口燥，小便不利，与48条小便不利，微热消渴同义。非气聚为痞，而是水蓄作痞，津液不布，则口渴烦躁。用五苓散治之。

五苓散：白术、茯苓、泽泻、猪苓健脾利湿，利小便；桂枝宣阳，宣散表证，化气利水，消痞满。五苓散用于表邪未解，水蓄。如肾阳不足可加肉桂。

猪苓散用于阴虚水停。

103. 伤寒服汤药，下利不止，心下痞鞭，服泻心汤已，复以他药下之，利不止，医以理中与之，利益甚。理中者理中焦，此利在下焦，赤石脂禹余粮主之；复不止者，当利其小便。

伤寒误下，形成下利不止，有寒热交结宜用泻心汤；有脾胃虚寒宜理中汤（人参、白术、干姜、炙甘草）；又有下焦滑脱，宜用固涩药，宜用赤石脂禹余粮汤以固脱；以上方法不效，可以渗利之药以利小便，使大小便分利则愈。

赤石脂禹余粮汤：赤石脂 15 g、禹余粮 15 g。赤石脂甘酸温涩，禹余粮甘寒重涩，固下焦。收涩固脱之功。

临床见于水利时，先健脾利湿使大小便分利，以车前子治暴利（水利），白术、茯苓健脾利湿等药。若不见好转，则可用治疗下焦虚寒所致下利的药物——赤石脂禹余粮汤。

104. 太阳中风，下利呕逆，表解者，乃可攻之。其人漐漐汗出，发作有时，头痛，心下痞鞭满，引胁下痛，干呕短气，汗出不恶寒者，此表解里未和也，十枣汤主之。

太阳病表解可攻里。表未解不可攻里。证见汗出，时有头痛，心下痞满，两胁下痛，干呕气短，汗出不恶寒，此为表解而里不和，里证有水湿之气内聚，水气攻窜，上下充斥，应以攻之。

十枣汤：芫花、大戟、甘遂等量，研为散。每服 1.5～3 g。大枣 10 枚煮汤去渣冲服。芫花大通行水，大戟大泻通脏腑之水湿，甘遂通行经络之水，大枣 10 个缓解毒性。此药适用于表邪亦解，里证有水湿之气内聚，水气攻窜。

其脉必弦滑，但不数，因为无内热。（可见于胸水、腹水者）以十枣汤逐水涤饮。

适用于肝硬化腹水者，身体强壮者稍可攻，否则不宜轻攻。如攻后应用健脾之药，如四君子汤等。

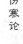

105.太阳伤寒者，加温针必惊也。

伤寒病在表，应用汗法，加用温针不解表，反使火气入营血，内扰于心，心得热则惊，甚至狂。

106.脉浮热甚，而反灸之，此为实，实以虚治，因火而动，必咽燥吐血。

脉浮热甚，以艾灸，以热治热，热火上炎，热火耗伤阴分，火攻于内，肺受火灼，以致咽燥和吐血。

107.太阳病，以火熏之，不得汗，其人必燥，到经不解，必清血，名为火邪。

太阳病应以汗解，反以火熏不得汗，邪无出路，反使阴伤助热，使人发燥，热入经络，迫血从阴络下泄必便血。

106条是火邪上炎伤阳络而吐血，此条为火邪入经络，迫血从阴络下泄而便血。

108.微数之脉，慎不可灸，因火为邪，则为烦逆，追虚逐实，血散脉中，火气虽微，内攻有力，焦骨伤筋，血难复也。脉浮，宜以汗解，用火灸之，汗无从出，因火而盛，病从腰以下，必重而痹，名火逆也。欲自解者，必当先烦，烦乃有汗而解，何以知之，脉浮故知汗出解。

脉微数为阴虚内热，妄用灸法重伤其阴，更助其热，令人心烦，以治疗虚弱方法来治实病，使虚者益虚，实者益实，使实病加重，此时血液流行失其常度，灸火其气虽微，内攻则极有力，攻到里，使筋骨受伤不得柔润，火邪伤于阴分，血润养能力难以恢复。

脉浮宜汗解，误用火灸之，其病邪无出路，因火盛而伤阴，血热奔于上，气不得周流于下，于是腰以下感麻痹重滞，此为误灸所致的变证叫火逆。

正气充实的人，仍有自愈的能力，其脉浮者为邪在表，由汗出而解，必然感到烦躁出汗。

109.火逆、下之，因烧针烦躁者，桂枝甘草龙骨牡蛎汤主之。

火逆伤阴、复下之伤心阳，因烧针使心受伤，心神被扰，出现烦躁不安，故用桂枝甘草以助心阳，牡蛎、龙骨镇逆收敛神气。

桂枝甘草龙骨牡蛎汤：桂枝、甘草收复心阳之气，龙骨、牡蛎救逆安神。此方火逆复以下之误，致心阳之气不足而烦躁使用。

临床多见火逆，烧针伤阴，营血受损而动心气，心得热必惊、烦躁。其心脉洪，因此临床治疗很少使用该方。

110. 伤寒脉浮，医以火迫劫之，亡阳，必惊狂，卧起不安者，桂枝去芍药加蜀漆龙骨牡蛎救逆汤主之。

111. 烧针令其汗，针处被寒，核起而赤者，必发奔豚，气从少腹上冲心者，灸其核上各一壮，与桂枝加桂汤，更加桂二两也。

烧针取汗，表邪未解，针处受寒，如其人下焦素有水饮，烧针引动阳气，故气从少腹上冲至奔豚。以桂枝加桂汤，以桂枝汤以解表，加桂以制上冲。本方是太阳表邪犯里发奔豚的治法。

桂枝加桂汤：桂枝汤以桂枝加量。

109、110、111条在临床上少见。

112. 太阳与阳明合病者，必自下利，葛根汤主之。

太阳表邪未解而致里热，其热内迫阳明肠间必下利。用葛根汤解表散邪，表解里热可除。

葛根汤：葛根 12 g、白芍 6 g、桂枝 9 g、麻黄 9 g、炙甘草 6 g、生姜 6 g、大枣 4 枚。葛根为阳明药，具有升提作用，解表解热，里热可除，下利自止。方中葛根升津液，濡筋脉为君；麻黄、桂枝疏散风寒，发汗解表为臣；芍药、甘草生津养液，缓急止痛为佐；生姜、大枣调和脾胃，鼓舞脾胃生发之气为使。诸药合用，共奏发汗解表，升津舒筋之功。

葛根汤正治太阳病，其证为项背强几几，无汗，恶风。

如果因为下后邪入内化热的下利，而且无表证者不能用此方。

113. 太阳与阳明合病，不下利但呕，葛根加半夏汤主之。

此条承 112 条，太阳表未解，里热不内迫肠道下利，而上逆于胃而作呕，即用葛根加半夏汤。

葛根加半夏汤：葛根 12 g、白芍 6 g、桂枝 6 g、麻黄 9 g、炙甘草 6 g、生姜 6 g、大枣 4 枚，加半夏 12 g。以葛根汤解表，半夏降逆止呕。

114. 太阳与少阳合病，自下利者，与黄芩汤；若呕者，黄芩加半夏生姜汤主之。

太阳表证又出现少阳半表半里证，以少阳证重，热邪陷于少阳，内迫于肠道故下利，与黄芩汤以清里热，里热解，表邪亦解。

若胃上逆而呕吐，以黄芩加半夏生姜汤治疗。

黄芩汤：黄芩 9 g、白芍 6 g、炙甘草 6 g、大枣 4 枚。清热止痢，和中止痛。黄芩清肠中之热，芍药舒挛止痛，甘草、大枣和中益脾。其脉浮弦者可用，若脉过浮者或弦洪者，以黄芩汤加防风。脉弦洪者，宜芍药汤（芍药、槟郎、大黄、黄芩、黄连、当归、官桂、甘草、木香）。

黄芩加半夏生姜汤：黄芩汤加半夏 12 g 祛痰降逆、生姜 6~9 g 降逆止呕。

115. 二阳并病，太阳初得病时，发其汗，汗先出不撤，因转属阳明，续自微汗出，不恶寒。若太阳病证者不罢者，不可下，下之为逆，如此可小发汗。设面色缘缘正赤者，阳气怫郁在表，当解之熏之。若发汗不撤，不足言阳气怫郁不得越，当汗不汗，其人躁烦，不知痛处，乍在腹中，乍在四肢，按之不可得，其人短气但坐以汗出不撤故也，更发汗则愈。何以知汗出不撤，以脉涩故知也。

太阳阳明并病时，初起有表证应先发其汗，如汗出不彻，致表邪不从外解，而转属阳明，此时仍出微汗，但不恶寒（恶热）。

若太阳病表证未解（仍恶寒），不可下之，下之为逆，有表证仍可发汗解表。若面色缘缘正赤者，为阳气怫郁在表当解，以熏蒸取其汗而解表。

若汗出不彻，不只是阳气怫郁不得散去，当汗不汗，邪不得出来，其邪壅于经，其人故躁烦。邪循经行，则痛不定处，按之不可得。水气停蓄，肺气上逆不得下行，而感短气，究其原因为汗出不彻，其表现为脉涩。需更发汗则愈。

116. 太阳病，发热而渴，不恶寒者，为温病。若发汗已，身灼热者，名风温。风温为病，脉阴阳俱浮，自汗出，身重，多眠睡，鼻息必鼾，语言难出。若被下者，小便不利，直视失溲；若被火者，微，发黄色，剧则如惊痫，时瘛疭，若火熏之，一逆尚引日，再逆促命期。

太阳病，发热而渴，不恶寒，为温病。温病治疗宜辛凉解表。温病误用辛温发汗，必然损失津液，全身灼热为风温。风温其脉三部皆浮，因热蒸汗出故身重，热盛神昏而多眠睡，热痰上闭，气壅不利，则鼻息必鼾，肾热移于心肺，其阴亏喉失养故语言难出。

若误下，津液被夺，津液竭于下，故小便不利，甚至目无血濡养则出现直视，膀胱气虚而失溲。

若被火（灸），以热攻热，必动其血，轻者血热而微发黄色，重则热极伤阴，阴伤筋失养，热极生风，出现四肢抽搐，皮肤黄色如火熏。

此为太阳病中温病，误汗成为风温，以及一误再误则死期立至。

临床常见：

（1）病温，心中烦，不得卧，以黄连阿胶汤主之。

黄连阿胶汤：黄连、黄芩、芍药、阿胶、鸡子黄。

（2）心中烦恼，舌上苔，以栀豉汤主之。

栀豉汤：栀子、豆豉。

（3）口渴舌燥，白虎加人参汤。

白虎加人参汤：知母、石膏、甘草、粳米、人参。

（4）脉浮发热，渴欲饮水，小便不利，以猪苓汤主之。

猪苓汤：猪苓、茯苓、泽泻、阿胶、滑石。

117. 伤寒八九日，风湿相搏，身体疼烦，不能自转侧，不呕不渴，脉浮虚而涩者，桂枝附子汤主之。若其人大便鞕，小便自利者，去桂加白术汤。

伤寒八九日表现身体疼痛，烦躁不安，没有呕吐口渴，表示没有里证，此时脉浮虚而涩，此为伤寒兼有阳气虚寒湿，为风寒湿之邪结于肌表，寒邪所胜在表故体痛，湿邪所胜则身重难转侧，风邪所胜则身烦痛。故以桂枝附子汤主之。

桂枝附子汤：桂枝12 g、附子9 g、生姜9 g、大枣4枚、炙甘草6 g。桂枝祛风，附子去寒湿扶阳，生姜宣散，大枣、甘草和中。以温散风湿。

若用药后，患者风去湿存，湿淫于里，而见大便鞕，小便自利，应用去桂加白术汤。

去桂加白术汤：附子9 g、白术12 g、生姜9 g、大枣4枚、炙甘草6 g。

服此药，患者如冒状（朦胧状）是由于附子、白术并走皮内，逐水气未得除，当加桂枝以散之。如大便鞭，小便自利，这是湿淫于里，应用去桂枝加白术汤，崇土化湿，温经扶阳。

注：湿性口渴或湿性便鞭应加白术，皆可以自调。

118. 风湿相搏，骨节疼烦，掣痛不能屈伸，近之则痛剧，汗出短气，小便不利，恶风不欲去衣，或身微肿者，甘草附子汤主之。

风湿相搏兼有阳虚，风湿伤筋骨，故骨节烦痛不得屈伸，今汗出恶风不欲去衣，身微肿，为湿滞于外；短气，小便不利为湿郁于内，应用甘草附子汤。

甘草附子汤：甘草 6 g、附子 6 g、白术 6 g、桂枝 12 g。温阳散寒，祛湿止痛。甘草以和中、附子助阳气去寒湿、白术祛湿、桂枝祛风邪。

119. 伤寒脉结代，心动悸，炙甘草汤主之。

伤寒由于里虚血少，心阳不振，以致脉结代，心动悸，以炙甘草汤通阳复脉，滋阴补血。

炙甘草汤：炙甘草 12 g、人参 6 g、大枣 12 枚、生地 12 g、麦冬 12 g、阿胶 9 g、麻仁 12 g、桂枝 9 g、生姜 9 g。甘草、人参、大枣益气建中，生地、麦冬、阿胶、麻仁养心血滋心营，桂枝、生姜行阳气调营卫。

如心阴亏、发热，不能用桂枝及生姜。发冷、肢凉，心脉无力，为心阳不足，宜用桂枝、生姜。心阴不足重用党参，更加用沙参滋养肺阴。

120. 脉按之来缓，时一止复来者，名曰结，又脉来动而中止，更来小数，中有还者反动，名曰结，阴也。脉来动而中止，不能自还，因而复动者，名曰代，阴也。得此脉者，必难治。

脉来缓，时一止，为结脉。脉在跳动时忽而中止，再来时的跳动稍微快点，这是结脉，属阴。脉跳动时忽而中止，一时不能自还，稍停复至这是代脉，属阴。见到这样的阴脉都属于难治。

辨阳明病脉证并治

阳明病是里热燥实的疾病，分为经病、腑病。热入阳明又分为入胃足阳明经，入肠手阳明经（肺与大肠相表里）。

阳明病经证：为无形之热邪，聚于体内，弥漫全身，津液被伤，热未到胃肠，未形成燥粪。表现为口渴欲饮，身热不恶寒，面赤等，治以清法，主用白虎汤。如津液损耗加人参以助津液。

阳明病腑证：热邪已达胃肠，因热生燥，因燥成实，肠胃气滞，大便燥结。表现为潮热，腹满，便硬，汗出，恶热等。轻者用调胃承气汤。已形成气结，用小承气汤。热已结实，痞满燥实，出现潮热，谵语，用大承气汤。但有表证者，不可用承气汤。

121.阳明之为病，胃家实是也。

阳明病是由于胃家实所形成，除阳明腑证有肠胃燥热结实外，还包括阳明病经证未形成肠胃燥结，但两者皆为里热实证。

122.问曰: 阳明病，外证云何？答曰: 身热，汗自出，不恶寒，反发热也。

阳明外证表现为身热，汗出，不恶寒，反恶热。这是由于里热太甚发扬于外而致。这是阳明病必见之证。

123.伤寒三日，阳明脉大。

伤寒三日传经至阳明，正邪俱盛的里热证，热实于里，气蒸于外，其脉为洪大有力。

124.问曰: 何缘得阳明病？答曰: 太阳病，若发汗、若下、若利小便，此亡津液，胃中干燥，因转属阳明。不更衣，内实，大便难者，此名阳明也。

阳明病的成因是太阳病误治，若发汗，下、利小便，皆可使津液亡失，津伤胃中燥，热实于里，形成胃实。此因误治后，由太阳病化热转为阳明病。

125. 本太阳初得病时，发其汗，汗先出不撤，因转属阳明也。伤寒发热无汗，呕不能食，而反汗出濈濈然者，是转属阳明也。

太阳病发汗不彻，邪热未净出，病邪转属于阳明。

伤寒发热无汗，呕不能食，反而汗出，为太阳少阳证未罢，而转属阳明。

126. 阳明病下之，其外有热，手足温，不结胸，心中懊憹，饥不能食，但头汗出者，栀子豉汤主之。

阳明病腑病下之当愈，今下之，胃中实热虽去，但胸中之热未除，出现心烦（虚烦），饥不欲食，头汗出。胸中无水饮，故手足温而不结胸。胸热上蒸，故头汗出。宜栀子豉汤以清除胸中余热。

虚烦：表现烦躁不适，难受不安，治疗用栀子豉汤。

实烦：表现急躁，烦躁易怒，治疗除用栀豉，还要用清热药物。

127. 三阳合病，腹满，身重，难以转侧，口不仁，面垢，谵语，遗尿。发汗则谵语，下之则额上生汗，手足逆冷；若自汗出者，白虎汤主之。

三阳合病热势内盛，胃热胃气不畅通则腹满；热盛伤气故身重，难以转侧；胃热津液被灼，故口不仁（口失去知觉）；胃热熏蒸故面垢；胃热扰神明出现谵语；热迫膀胱故遗尿；热邪充斥上下而见汗出；应独清阳明，以白虎汤治疗。

若妄行发汗，则津液外泄，里热愈盛，谵语愈重。若误下则阴竭而阳无所附，阳气上升，内伤胃肠，故额上出汗，手足逆冷。若手足冷，不出汗，以甘草缓之，米汤养之，再出汗后，仍可用白虎汤。

三阳合病，阳明证状多，无潮热，若有自汗出，无大便鞭，为内热盛，阳明经证，可用白虎汤。

白虎汤：生石膏30g、知母18g、粳米12g、炙甘草6g。清热生津。石膏清胃火解肌；知母治阳明独盛之热，并生津；甘草和中泻火；粳米益胃保津。

128. 服桂枝汤，大汗出后，大烦渴不解，脉洪大者，白虎加人参汤主之。

服桂枝汤，大汗出后其津液被劫，胃中燥，大渴不解，热传阳明，其脉洪大，以白虎人参汤清热生津。这条与44条服桂枝汤，大汗出，其脉洪大不同，后者无烦渴不解之里热证，其病机仍在太阳，仍可用桂枝汤治之。

白虎加人参汤：知母18 g、石膏30 g、炙甘草6 g、粳米12 g、人参9 g。清热生津。白虎汤清热生津的基础上，加人参以益气生津。

129. 伤寒若吐，若下，七八日不解，热结在里，表里俱热，时时恶风，大渴，舌上干燥而烦，欲饮水数升者，白虎加人参汤主之。

伤寒若吐下后，表证已解，津液受伤，七八日不解，热盛大渴而烦，为热结于里，时时恶风，是因表里俱热，汗出肌疏。此为阳明经证，胃肠不实。宜白虎加人参汤清里热生津液。

130. 伤寒无大热，口燥渴，心烦，背微恶寒者，白虎加人参汤主之。

伤寒无大热，是指无表证，口燥渴，心烦为里有大热，内热熏蒸背部，汗出肌疏，故背微恶寒。用白虎加人参汤治疗。

131. 阳明病，脉浮而紧，咽燥口苦，腹满而喘，发热汗出，不恶寒，反恶热，身重。若发汗，则躁，心愦愦，反谵语；若加温针，必怵惕，烦躁不得眠；若下之，则胃中空虚，客气动膈，心中懊恼，舌上苔者，栀子豉汤主之。

脉浮而紧，不见太阳表证，此病非太阳伤寒。脉浮为里热外达，紧为热气充斥脉间而有力。里热上冲而感咽喉口苦，热伤胃气则感腹满，热邪上逆故作喘；热蒸于外故发热汗出，不恶寒而恶热；热伤津液兼气机不利则身重。此证应以白虎汤治之。

若上述情况误用辛温发汗，津液受伤热愈盛，则心烦躁，心乱不安，甚至谵语。

若误用温针使热邪更甚，津液伤，热扰神明，出现恐惧，烦躁不得眠。

若因腹满而下之，下后胃气虚，热邪郁于胸膈间，则懊恼不安，舌上有苔（舌苔为胃中浊气上熏而成，舌苔不黄不燥表示邪热不在胃）。此为邪热已入胸膈，宜栀子豉汤以清胸膈之热。

132. 若渴欲饮水，口干舌燥者，白虎加人参汤主之。

此条若不见栀豉汤证，而见渴欲饮水，口干舌燥，是阳明之热盛伤阴液，故用白虎加人参汤。

133. 若脉浮，发热，渴欲饮水，小便不利者，猪苓汤主之。

132 条渴欲饮水，口干舌燥为热伤津，用白虎加人参汤。此条脉浮，发热，渴欲饮水为水蓄不行而渴，因此没有口干舌燥，但有小便不利为水热内蓄，并非阳明燥热，以猪苓汤行水养阴。其脉应为浮弦细。

猪苓汤：猪苓、茯苓、泽泻、滑石、阿胶各 9 g。猪苓、茯苓、泽泻、滑石利水，阿胶补血养阴。此汤适用于阴虚而小便不利，水热内停。

与五苓散比较，主治证都有小便不利，五苓散证属于膀胱气化不宣，脾阳不足，其脉弦滑，猪苓汤属于邪热伤阴，其脉浮弦细。

134. 阳明病，汗出多而渴者，不可与猪苓汤，以汗多胃中燥，猪苓汤复利其小便故也。

阳明病汗出多而渴，此为汗出多伤津，津液伤必饮水自救，胃中燥，虽见小便不利为津亏，不能用猪苓汤复利小便，否则更伤津液。

135. 伤寒脉浮，发热无汗，其表不解，不可与白虎汤；渴欲饮水，无表证者，白虎人参汤主之。

此条重新强调伤寒病表证未解不能清里，忌用白虎汤；当无表证，口渴欲饮水，里热已盛，才能用白虎加人参汤。白虎汤虽有时时恶风，背微恶寒者与常常恶风，遍身恶寒之表证不同。

湿热证则不同，内热者外有表证仍可用白虎汤。

136. 太阳病三日，发汗不解，蒸蒸发热者，属胃也，调胃承气汤主之。

太阳病三日，汗后表证已解，而里热转增，故蒸蒸发热，此为太阳已转属阳明经，里热盛，此热属胃，以调胃承气汤泻热和胃。

调胃承气汤：大黄 12 g、芒硝 9 g、炙甘草 6 g。缓下热结。大黄苦寒，泻火通结；芒硝咸寒，软坚润燥；甘草甘缓和中，益气养胃，以缓芒硝、大黄之苦泄，使药力缓缓下行。

137. 阳明病，不吐不下，心烦者，可与调胃承气汤。

阳明病不吐不下，胃本身不虚，而见心烦，此属胃实热郁为实烦，故以调胃承气汤。右寸关脉宜洪。而若吐下后而烦为虚烦，以栀豉汤为宜，两寸脉宜洪滑。

138. 伤寒吐后，腹胀满者，与调胃承气汤。

伤寒吐后实热不解，其热不在胸而在胃，故腹胀满，因为吐后热邪内聚，不宜竣下，故用调胃承气汤微下之。

139. 阳明病，其人多汗，以津液外出，胃中燥，大便必鞭，鞭则谵语，小承气汤主之；若一服谵语止者，更莫复服。

阳明病其汗出多，使津液亏，因此大便鞭，由便鞭而致谵语，此时大便燥结不甚，用小承气汤和其胃气。服后谵语停，应停药，以免过服伤正。

小承气汤：大黄 12 g、厚朴 6 g、枳实 9 g。轻下热结。大黄攻结散热、枳实消痞，厚朴除满。

140. 太阳病，若吐、若下、若发汗后，微烦，小便数，大便因鞭者，与小承气汤和之愈。

太阳病或吐下或发汗后，津液伤，热邪入里，邪热内扰则心烦，小便数则津伤大便鞭，此热结不甚，故与小承气汤。

此汤适用于津伤气滞。而调胃承气汤适用于津伤燥热。

141. 阳明病，谵语，发潮热，脉滑而疾者，小承气汤主之。因与小承气汤一升，腹中转气者，更服一升；若不转气者，勿更与之；明日又不大便，脉反微涩者，里虚也，为难治，不可更与承气汤也。

阳明病，谵语、潮热，为里热，脉滑为热盛，疾（快）则燥结未甚，与小承气汤一剂，如腹中咕噜作响，转失气者，为有燥屎，可以继服小承气汤。

如服药后第二天不大便，其脉不滑而微涩者，为里虚，气血虚。此为正虚邪实，难治。此时不可用承气汤。应用党参、麦冬、沙参、知母、当归等。润便药：麻仁、瓜蒌等。

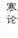

142. 阳明病，脉迟。虽汗出不恶寒者，其身必重，短气，腹满而喘，有潮热者，此外欲解，可攻里也；手足濈然汗出者，此为大便鞕也，大承气汤主之。若汗多，微发热恶寒者，外未解也，其热不潮，未可与承气汤。若腹大满不通者，可与小承气汤，微和胃气，勿令至大泄下。

阳明病，此时脉迟是按之有力，由于里气不行，脉道濡滞不利缘故，结合虽汗出不恶寒，身重短气，腹满而喘，有潮热，此为外证已解，出现手足汗出，大便已鞕，为里实已成，可与大承气汤攻下。

若汗出多，微发热恶寒，外未解，未有潮热，不可给与承气汤，须解表。

若腹满不通便者，未至潮热，是里实而燥结不甚，只可与小承气汤微和胃气，不可大下之。

大承气汤：大黄12 g、厚朴15 g、枳实12 g、芒硝9 g。大黄泻热通便，荡涤肠胃；芒硝助大黄泻热通便，并能软坚润燥；厚朴、枳实行气散结，消痞除满，并助芒硝、大黄推荡积滞以加速热结之排泄。以去实热，通积滞，除燥屎，为竣剂。

143. 阳明病，下之，心中懊憹而烦，胃中有燥屎者，可攻；腹微满，初头鞕，后必溏，不可攻之；若有燥屎者，宜大承气汤。

阳明病胃实下之当愈。如下后心中懊憹而烦者为虚烦，应用栀豉汤。但出现心中懊憹而烦，仍有腹满鞕痛，是胃中有燥屎。（此为实烦，不为虚烦）痞满燥实可攻，可用大承气汤。如腹微满，大便初为鞕，后必溏，燥屎未有形成，不可妄攻。

144. 大下后，六七日不大便，烦不解，腹满痛者，此有燥屎也。所以然者，本有宿食故也，宜大承气汤。

阳明腑实大下后，燥屎已去，过一段时间，热邪使燥屎又结而不见大便，出现烦躁不解，腹满痛者，此为宿食未能尽去，以致大便复闭，热邪复聚而成胃实，仍宜大承气汤下之。

145. 患者小便不利，大便乍难乍易，时有微热，喘冒不能卧者，有燥屎也，宜大承气汤。

患者小便不利，是热邪内郁，津液损耗亡津，大便乍难乍易为肠胃之气滞，肌表有微热，为热盛于里，外反不盛，腑气壅满出现喘冒不得卧，此为燥屎内结，腑气阻滞所致，宜大承气汤下之，下其燥屎则病除。

146.二阳并病，太阳证罢，但发潮热，手足漐漐汗出，大便难而谵语者，下之则愈，宜大承气汤。

太阳与阳明病并病，表证已解，但见潮热，手足汗出，大便难而谵语，为热邪聚于胃腑，津液受损，故大便难，邪热内炽扰及神志故谵语，此为阳明腑实，宜大承气汤下其实热则愈。

在127条的三阳合病腹满，身重，难以转侧，口不仁，面垢，谵语，遗尿。发汗则谵语，下之则额上生汗，手足逆冷；若自汗出者，白虎汤主之。同样无表证，此条无潮热，虽属里热而胃未结实，无大便鞕，有自汗出，属于阳明经证，故用白虎汤治之。

147.伤寒六七日，目中不了了，睛不和，无表里证，大便难，身微热者，此为实也，急下之，宜大承气汤。

伤寒病六七日，无恶寒发热的表证，又没有腹满实痛，只见大便难，身微热，但有视物不清，睛光散乱，此为内热炽盛，真阴将竭，应急下以存阴，宜大承气汤。

148.阳明病，发热汗多者，急下之，宜大承气汤。

阳明病发热汗出多，此为胃热太盛，逼迫津液外亡，以急下以存津，宜大承气汤。

【注】尤在泾说："此条必里有实满之证，而后可下，不然则是阳明白虎汤证。"

149.发汗不解，腹满痛者，急下之，宜大承气汤。

发汗不解，反见腹满痛者，其病势传变甚速，以致腑气不通而成危证，应急下存阴，宜大承气汤。

147、148、149条皆为急下以存津，宜大承气汤证。

150.患者不大便五六日，绕脐痛，烦躁，发作有时者，此有燥屎，故使不大便也。

患者五六日不大便，其热邪在里，脐周痛，此为燥屎内结，阻滞肠间，其气不通，胃腑热甚，故大便不得，时欲便而不得，所以烦躁发作有时。

阳明热盛耗津，故心烦口燥。宜大承气汤。

151. 腹满不减，减不足言，当下之，宜大承气汤。

腹满不减，为邪气盛，为实满。而腹满时减为虚。《内经》曰："大实大满，自可除下之，大承气汤下其实满，若腹满时减非内实也，则不可下。"

152. 伤寒若吐、若下后不解：不大便五六日，上至十余日；日晡所发潮热；不恶寒；独语如见鬼状。若剧者，发则不识人，循衣摸床，惕而不安，微喘直视，脉弦者生，涩者死。微者，但发热谵语者，大承气汤主之，若一服利，则止后服。

伤寒病若吐下，病仍不解，津液已受伤，以致五六日甚至十余日不大便，每天午后 2~3 时发热不恶寒，独语如见鬼状，此为表证已解，燥热内结，胃热已实，当用大承气汤攻下。

若重者出现不识人，循衣摸床，惕而不安，微喘直视，此为热极津枯之危证，脉见弦者，是正气尚存，犹有生机。脉涩为正虚邪实，正虚不可下，邪实又不可不下，施治不能故死。

若症状轻者，仅发热谵语，可用大承气汤，服一付见大便，则停药。因为吐下后津液伤，不可尽服。

153. 趺阳脉浮而涩，浮为胃气强，涩为小便数，浮涩相搏，大便则鞕，其脾为约，麻子仁丸主之。

趺阳脉（胃脉）浮为胃气强，涩为脾气弱，脾不能输津液四布，但下输膀胱，因小便数，津液不足致大便鞕。脾约为脾阴外渗，无液以滋。脾家先自干枯，不能以余阴荫及肠胃，故胃火盛而肠枯。以麻子仁丸宽肠润燥。

麻子仁丸：麻子仁 500 g、芍药 250 g、杏仁 250 g、枳实 250 g、大黄 500 g、厚朴 250 g。蜜为丸，如梧桐子大，每服 10 丸，日三次。麻子仁润燥，芍药敛津液，杏仁开气机，枳实、大黄、厚朴为小承气汤泻胃肠热。

154. 阳明病，自汗出，若发汗，小便自利者，此为津液内竭，虽鞕不可攻之，当须自欲大便，宜蜜煎导而通之。若土瓜根，及大猪胆汁，皆可

为导。

　　阳明病已自汗出，若再发汗，津液必外泄，小便自利为津液下出，使津液内竭。无液濡润大肠，故大便鞕，这种便鞕与阳明热实不同，不可攻下。需待患者自欲大便，燥屎逼近肛门处，因势利导用蜜煎导引，或土根汁、或大猪胆汁灌肠，使肠道润滑，大便自然排出。

　　155.伤寒呕多，虽有阳明证，不可攻下。

　　伤寒呕多，其热在胸，胃气上逆，故作呕，虽是阳明证，但其热未结于腑，不可妄攻。

　　少阳喜呕，由于胸胁邪聚而致，与阳明热结于腹者不同，少阳病汗吐下皆不可用，今以呕多，其邪尚未离少阳，攻之恐病势下趋邪陷于里，故不可攻下。

　　临床阳明热聚于胸，胃气上逆而呕者，可用芦根、竹茹、生枇杷叶等。

　　156.阳明病，面合色红，不可攻下，必发热，色黄者，小便不利也。

　　阳明病，满面潮红，是热在经，尚未入腑，热未成实，不可攻之。若攻之，脾胃受损，脾虚水湿不行，小便不利，热邪乘虚而入，与湿结合，湿热郁蒸，必见发热身黄。

　　157.夫实则谵语，虚则郑声，郑声者，重语也，直视谵语，喘满者死，下利者亦死。

　　谵语主热实，是阳明热盛，上乘于心，故妄言乱语，其声高，邪气实。郑声是正虚，语言低微重复。直视谵语，如再见喘满症状，主阴绝阳无所附，气脱于上，为死证。直视谵语若与下利并见，为中气衰，阴泄于下，故主死。

　　158.阳明病，胁下鞕满，不大便而呕，舌上白苔者，可与小柴胡汤。上焦得通，津液得下，胃气因和，身濈然汗出而解。

　　此为少阳兼有胃气不和之证。因病在少阳，所以胁下鞕满，不大便。虽属阳明，本条不大便，是由于邪郁少阳，阻碍阳明的气机不能下达的缘故，呕是少阳的主证，舌苔白为病邪尚未成燥实，因病在少阳，故用小柴胡汤和解。此时上焦得通，胁下鞕满可去之，津液得下，大便即通。胃气和，呕得止，三焦气机畅通，汗出而解。

小柴胡汤：柴胡 6~12 g、黄芩 6~12 g、人参 6~9 g、半夏 6~9 g、炙甘草 6~9 g、生姜 6~9 g、大枣 4 枚。柴胡透解邪热，疏达经气；黄芩清泄邪热；半夏和胃降逆；人参、炙甘草扶助正气，抵抗病邪；生姜、大枣和胃气，生津。和解少阳，和胃降逆，扶正祛邪。

159. 阳明病，无汗，小便不利，心中懊憹，身必黄。

阳明病应汗出，发热，小便自利，如果无汗，则湿热不能外泄，小便不利，水湿不能下行，湿与热郁蒸于内，故身体发黄。湿热郁蒸，扰乱心胸故心中懊恼。应用栀子豉汤主之。

160. 阳明病，被火，额上微汗出，而小便不利者，必发黄。

阳明病，误用火疗，火与热合，使热邪更炽，若遍身汗出，小便自利，热得泄不能发黄。而今额上微汗出，小便不利，热郁蒸于胃，必发黄。其胃脉宜弦洪滑。

161. 阳明病，发热汗出者，此为热越，不能发黄也；但头汗出，身无汗，齐颈而还，小便不利，渴引水浆者，此为瘀热在里，身必发黄，茵陈蒿汤主之。

阳明病，发热汗出，热随汗出而外越，内热外散则热不郁，所以不能发黄。但只有头汗出至颈部，身无汗，热不得外越，小便不利，口渴，湿不得下泄，湿热郁滞，身必发黄。宜用茵陈蒿汤。

茵陈蒿汤：茵陈 18 g、栀子 9 g、大黄 6 g。茵陈清利湿热，栀子清热，大黄清热祛瘀利小便。除热泄湿，使郁热下行。为去湿热之重剂。

162. 伤寒七八日，身黄如橘子色，小便不利，腹微满者，茵陈蒿汤主之。

伤寒七八日，身黄如橘子色（阳黄），小便不利，腹满为湿热郁蒸在里，以泄热渗湿的茵陈蒿汤治疗。

163. 伤寒身黄发热，栀子蘗皮汤主之。

伤寒身黄发热，是由于湿热内郁，以致全身发黄，并具有发热的症状，故用栀子蘗皮汤主之。《医宗金鉴》曰："伤寒身黄发热者，设有无汗之表（有发热无汗而身黄），宜用麻黄连翘赤小豆汤汗之；若有里实宜用茵陈蒿汤下之；外无可汗之表证，内无可下之里证，宜栀子蘗皮汤清之。"

栀子檗皮汤：栀子9g、黄柏6g、炙甘草3g。栀子味苦寒，清泻三焦之热，通利水道；黄柏苦寒，善清下焦湿热；甘草甘温和中。此为清湿热之轻剂。

164.伤寒瘀热在里，身必黄，麻黄连翘赤小豆汤主之。

伤寒瘀热在里，有无汗之表（有发热无汗而身黄），其邪不得外散，郁蒸发黄，用麻黄连翘赤小豆汤以表解透之。

麻黄连翘赤小豆汤：麻黄6g、连翘9g、赤小豆15g、杏仁9g、生姜6g、大枣4枚、炙甘草6g、生梓白皮9g。解表散邪、清热除湿。麻黄解表，连翘、赤小豆清湿热，杏仁宣肺，生姜、大枣、甘草和中，生梓白皮（生栀子亦可）清湿热降逆。

165.伤寒发汗已，身目为黄，所以然者，以寒湿在里不解故也，以为不可下也，于寒湿中求之。

伤寒病经发汗，身目发黄，是因为汗出寒邪已解，但脾阳困顿，脾虚湿滞，热郁于里，故发黄。此时不可攻下。当以温中散寒除湿。此为阴黄，临床比较少见。

阴黄原因：①胃中虚寒，湿热郁蒸所致；②阳黄治疗不当，过用苦寒之剂，未治疗湿热，反将脾阳伤，变为虚寒。

阳黄与阴黄区别如下。

阳黄：瘀热在里属阳明，皮肤色黄鲜明，大便秘结不畅，小便黄赤不利，其脉滑数或濡数，舌苔黄腻或黄燥，可有腹满烦闷、呕吐等症。

阴黄：寒湿在里，病属太阴，皮肤色黄而晦暗，大便溏，其脉沉或迟，舌苔滑润，可有口淡，身无大热，口不烦渴，喜热饮。

阴黄治疗宜温中散寒除湿。以四逆汤温中，暖中寒，加茵陈去湿热。

166.阳明证，其人喜忘者，必有蓄血。所以然者，本有久瘀血，故令喜忘，屎虽鞕，大便反易，其色必黑者，宜抵当汤下之。

阳明证，其人喜忘必素有蓄血，一般阳明病里热盛，津液耗损，大便燥鞕，便难。今患者大便虽鞕，但便时不难反易，便色黑，这是有蓄血。应用抵当汤治之。

抵当汤：水蛭、虻虫、桃仁、大黄。水蛭、虻虫逐恶血，桃仁破瘀血，大黄荡涤热邪，导瘀下行，瘀行热解。

阳明病蓄血与太阳病蓄血区别：两者皆为下焦蓄血证，均有神志变化。

阳明的瘀血证是由于素体的瘀血与阳明之燥热相结而见喜忘，病势较缓。大便鞕燥，反利，其色黑。阳明蓄血证辩大便黑与不黑，易与不易，验大便，治疗以抵当汤。

太阳蓄血证是由于其邪热随经入里与血结合于下焦，病势较急，表现发狂为主，少腹急结，小便自利，辩太阳蓄血证在于小便自利与不利，验小便，治以桃仁承气汤或抵挡汤。

167. 阳明病，口燥，但欲饮水，不欲咽者，此必衄。

阳明病化燥化热，口渴欲饮水，今热邪伤及阳络，虽口燥而不渴，饮水不欲咽，这是热伤血分，热迫血妄行，故衄血。

· 卷五 ·

辨少阳病脉证并治

少阳病是半表半里之证，该病可由外感传变而来，也可有本经（胆病）自受。正邪交争，在胸胁部位，遂出现往来寒热，胸胁苦满，默默不欲饮食，心烦喜呕，其脉弦。因为其邪不在太阳之表，也不在阳明之里，因此不可发汗，不可下，只能和解以小柴胡汤为主。

168. 少阳之为病，口苦，咽干，目眩也。

少阳病其邪在胸胁，邪热上扰，故口苦、咽干、目眩等证。除此还有往来寒热，胸胁苦满，默默不欲饮食，心烦喜呕等证。

169.少阳中风，两耳无所闻，目赤，胸中满而烦者，不可吐下，吐下则悸而惊。

少阳经起于头目，循于胸中，邪扰其间，则出现耳聋目赤，胸中烦满（胸中热气充斥所致），热邪上扰，故口苦、咽干目眩等证。这里没有有形之积滞，因此此时不可吐下。若吐下后可伤及气血，引起心悸而惊。

170.伤寒，脉弦细，头痛发热者，属少阳。少阳不可发汗，发汗则谵语。此属胃，胃和则愈，胃不和，烦而悸。

伤寒之脉象为浮紧，今脉为弦细，是少阳脉象，虽发热头痛，不可发汗。误汗胃津受伤，热火更上，必发谵语。若见谵语，此为胃热，胃不和，则心悸心烦。应以阳明证施治，和胃则愈。

171.伤寒三日，少阳脉小，欲已也。

伤寒三日，少阳脉（左关脉）见小，其脉由大变缓和，变小，主邪气已衰，病情已欲解。

172.伤寒五六日中风，往来寒热，胸胁苦满，嘿嘿不欲饮食，心烦喜呕，或胸中烦而不呕，或渴，或腹中痛，或胁下痞鞕，或心下悸，小便不利，或不渴，身有微热，或咳者，小柴胡汤主之。

伤寒五六日或中风，有往来寒热，胸胁苦满，嘿嘿不欲饮食，心烦喜呕等症，为小柴胡汤主要症状。由于邪正相争在半表半里，所以往来寒热，胸胁为少阳部位，邪热壅于少阳故胸胁苦满，邪热郁在胸中，气机不畅，使胃热而不欲饮食，热郁则烦，胃逆则呕。

小柴胡汤：柴胡6～12 g、黄芩6～12 g、半夏6～9 g、人参6～9 g、炙甘草6～9 g、生姜6～9 g、大枣4枚。柴胡和解，黄芩清热，半夏降逆，人参、甘草、生姜、大枣和胃补阳。其脉宜左关浮弦，右关虚。若胃脉弦滑，属于湿热类，则不宜人参、甘草、生姜、大枣之类。

若胸中烦闷而不呕者，去半夏（偏燥、热），去人参（偏补），可加瓜蒌，用于胸中。

若渴者，为其津液不足，去半夏，加人参、花粉以生津。

若腹中痛，去黄芩（无火），因肝旺，加芍药。

若胁下痞鞕，去大枣（甘能助满），加牡蛎与柴胡同用有助于胁间满闷，肝硬化者重用软坚作用。

若心下悸，小便不利，去黄芩，加茯苓。

若不渴，外有微热，去人参（有表证），加桂枝，温服微汗出则解。

若咳，去人参、姜、枣，加五味子（收敛，仅用于伤寒者，其他不多用）、干姜以敛以温散治咳嗽。

173.伤寒四五日，身热恶风，颈项强，胁下满，手足温而渴，小柴胡汤主之。

身热恶风，颈项强属于太阳证，手足温而渴属于阳明证，而胁下满属于少阳证，三阳证治以和中，宜小柴胡汤，使邪从少阳而解。

174.本太阳病不解，转入少阳者，胁下鞕满，干呕不能食，往来寒热，尚未吐下，脉沉紧者，与小柴胡汤。

太阳病不解而证见胁下鞕满，干呕不能食，往来寒热少阳症状，此为已转入少阳，若未吐下，也就是未经误治。脉见沉紧对浮紧而言，太阳病其脉为浮紧，病由表入少阳脉应浮变沉，紧亦为弦，主病在少阳，宜小柴胡汤。

175.若已吐、下、发汗、温针，谵语，柴胡汤证罢，此为坏病，知犯何逆，依法治之。

若经过汗、吐、下、温针误治出现谵语，已不是柴胡汤证，此为坏病。应当依照误治的病情予以治疗。

谵语由阳明经热引起，以白虎汤治之；若因阳明腑实引起，以承气汤治之；若因津液已枯引起以及中虚引起的谵语等因素，需根据病情治疗。

176.太阳病，十日已去，脉浮细而嗜卧者，外已解也。设胸满胁痛者，与小柴胡汤，脉但浮者，与麻黄汤。

太阳病，十日已去，脉浮细而嗜卧者，是表邪亦去，正气未恢复，此为外已解。如果出现胸满胁痛为少阳证，予以小柴胡汤。如果脉浮，无少阳证，表证仍然存在，应与麻黄汤。

177.伤寒，阳脉涩，阴脉弦，法当腹中急痛，先于小建中汤，不差，小柴胡汤主之。

伤寒病，寸脉涩，为气血虚，关尺脉弦，为少阳主病，此为少阳病症兼有里虚，应有腹中痛，为中焦虚寒，与小建中汤以调和气血，建中止痛。

小建中汤：桂枝汤加饴糖。桂枝9 g、炙甘草6 g、大枣4枚、芍药18 g、生姜9 g、饴糖30 g。饴糖温中补虚、和里缓急，桂枝温阳散寒，芍药和营益阴，甘草调中益气。

如用建中汤后腹痛已止，而少阳证不减，可与小柴胡汤。

178. 伤寒二三日，心中悸而烦者，小建中汤主之。

伤寒病表证仍有，中气不足，邪欲入内，故有心悸而烦。此时不可攻邪，与小建中汤温养中气，中气和，邪自解。

179. 伤寒中风，有柴胡证，但见一证便是，不必悉具，凡柴胡汤病证而下之，若柴胡证不罢者，复与柴胡汤，必蒸蒸而振，却发热汗出而解。

伤寒中风有柴胡证，有一个主证即可，如寒热往来，胸腹痞满，脉弦细，有一种即可，不必样样都有。如果柴胡汤证误用下法，其正气较弱，其邪未去，仍有柴胡汤证，可继用柴胡汤，以柴胡汤使正气振奋，故见蒸蒸，而正邪交争，邪未褪去，故振寒。正盛邪退，逐发热汗出而解。

180. 太阳病，过经十余日，反二三下之，后四五日，柴胡汤证仍在者，先与小柴胡汤；呕不止，心下急，郁郁微烦者，为未解也，与大柴胡汤下之则愈。

太阳病，过经十余日，反二三下之，后四五日，柴胡汤证仍在者，先与小柴胡汤和解少阳。

如果用了小柴胡汤后，呕吐不止，心下悸，上腹部不适加重，郁郁微烦，此为未解，病情已见里证，邪郁于里而不去，故用大柴胡汤和解少阳兼清里热。

大柴胡汤：柴胡12 g、黄芩9 g、半夏9 g、芍药9 g、生姜9 g、枳实9 g、大枣4枚。以小柴胡汤去人参、甘草，加枳实以解气郁、加芍药平肝、热郁加大黄9 g。实用于病邪在半表半里，兼有阳明实证。

181. 伤寒，发热，汗出不解，心中痞鞕，呕吐而下利者，大柴胡汤主之。

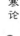

伤寒论

伤寒发热，汗出热不解，气滞于中，升降不利，故上逆呕吐，下迫而下利，而且兼有其他症状：往来寒热，胸胁痞鞕等。以大柴胡汤宣通气机兼散结滞。

大、小柴胡汤区别如下。

小柴胡汤证：往来寒热，胸胁苦满，默默不欲饮食，心烦喜呕，为少阳本证。

大柴胡汤证：往来寒热，呕不止，心中痞鞕，郁郁微烦，呕吐下利等证为少阳证兼有里实证。

182. 伤寒十三日不解，胸胁满而呕，日晡所发潮热。已而微利，此为本柴胡证，下之不得利，今反利者，知医以丸药下之，此为非其治也。潮热者，实也。先宜小柴胡汤以解外，后以柴胡加芒硝汤主之。

伤寒十二日传经已尽，病情应该好转，但十三日又出现胸胁满而呕，日晡所发潮热，为少阳证兼阳明证，应以小柴胡汤治之。

潮热是实证，下之不应下利，今反下利，是由于医者误用丸药攻下引起的症状，因为丸药性缓，不能荡涤肠胃实邪，虽利而少阳病不解。故用小柴胡汤以和解，若病仍不解，再用柴胡加芒硝汤兼治里实。

柴胡加芒硝汤：柴胡6 g、黄芩3 g、半夏6 g、人参3 g、炙甘草3 g、生姜3 g、大枣4枚，加芒硝6 g。小柴胡汤和解，加芒硝清热通肠。

183. 伤寒六七日，发热，微恶寒，支节烦痛，微呕，心下支结，外证未去者，柴胡桂枝汤主之。

伤寒六七日，发热，微恶寒，支节烦痛，为表证。微呕，上腹部有上顶感，为少阳证。故以柴胡桂枝汤。此为少阳兼表证。

柴胡桂枝汤：桂枝5 g、黄芩5 g、人参5 g、炙甘草3 g、半夏5 g、芍药5 g、大枣4枚、生姜3 g、柴胡9 g。以小柴胡汤和解加桂枝汤和营卫。

因少阳证禁汗，虽然伤寒不能用麻黄，主以柴胡桂枝汤。

184. 伤寒五六日，已发汗而复下之，胸胁满微结，小便不利，渴而不呕，但头汗出，往来寒热，心烦者，此为未解也，柴胡桂枝干姜汤主之。

伤寒五六日，已发汗而复下之，胸胁满微结，往来寒热，心烦者，为少阳证。口渴，小便不利，仅头汗出（头汗出，为头汗出至脖颈。其原因与湿、水饮、湿热有关，此为水饮内聚），此是少阳证兼水饮。以柴胡桂枝干姜汤和解少阳兼治水饮。

柴胡桂枝干姜汤：柴胡9g、桂枝9g、干姜6g、瓜蒌根12g、黄芩9g、牡蛎6g、炙甘草6g。

临床不用此方。主要以小柴胡汤和解少阳证，同时加用气化水饮（水结）之剂，以桂枝、干姜化气。亦可加肉桂，以阳气化结。

185.伤寒八九日，下之，胸满烦惊，小便不利，谵语，一身尽重，不可转侧者，柴胡加龙骨牡蛎汤主之。

伤寒八九日误下后，少阳之邪未解，胃气不和，热邪上乘，引起胸满烦惊，小便不利，谵语，身重，以柴胡加龙骨牡蛎汤主之。

柴胡加龙骨牡蛎汤：柴胡9g、龙骨5g、黄芩5g、生姜5g、铅丹5g、人参5g、桂枝5g、茯苓5g、半夏6g、大黄6g、牡蛎5g、大枣4枚。以小柴胡汤去甘草加大黄清热、茯苓渗湿安神，龙骨、牡蛎安神镇惊去虚烦。汤中有铅丹（黄丹）不应用。

186.伤寒胸中有热，胃中有邪气，腹中痛，欲呕吐者，黄连汤主之。

伤寒表证已解，其胸中有热，胃中有寒，上热故欲吐，下寒则见腹中痛，此为阴阳升降失常。此为寒热错杂之症。宜用黄连汤寒温互用，甘苦并施。

黄连汤：黄连9g、炙甘草9g、半夏9g、干姜9g、桂枝9g、人参6g、大枣4枚。黄连清上热，半夏降逆，甘草、人参、大枣补中气，干姜、桂枝暖中寒。其脉象右关弦紧，右寸洪。

若腹痛为胃中热，大便干，其右关脉弦洪细，宜大黄黄连汤，去附子。

若腹痛为胃中滞，以消导药物如陈皮、麦芽、焦山楂。

若偏热，其右关脉浮弦有力，加甘草、白芍、黄芩。

187.妇人中风，发热恶寒，经水适来，得之七八日，热除而脉迟身凉，胸胁下满，如结胸状，谵语者，此为热入血室也，当刺期门，随其实而取之。

妇人中风，发热恶寒是表证，得病七八日，是传经之期，经水适来，因子宫空虚，表热乘虚而入陷于血室（子宫），因而外热去而身凉，浮脉变为迟脉，胸胁下满如结胸状，是血蓄不行，谵语是因瘀热上乘，此为热入血室证。轻者针刺期门泄肝血之实，热随血去。

188. 妇人中风，七八日续得寒热，发作有时，经水适断者，此为热入血室，其血必结，故使如疟状，发作有时，小柴胡汤主之。

妇人中风七八日，定时发热恶寒，得病之初月经已来，病后七八日为内传期，经水适断，此为热入血室，邪阻血道，正不能通，正邪相拒，故如疟状时发。以小柴胡汤解热散邪，邪去血结自散。

189. 妇人伤寒，发热，经水适来，昼日明了，暮则谵语如见鬼状者，此为热入血室，无犯胃气及上二焦，必自愈。

妇人伤寒发热，经水适来，白天清醒，而夜间谵语如见鬼状者，此非阳明胃燥之谵语，而是经水适来，热入血室而成实热，故不用承气汤伤胃气，不可用和、刺等法治其上中二焦，只要经行热随血去。

· 卷六 ·

辨太阴病脉证并治

太阴病是指脾胃机能衰弱，邪化寒湿的疾病，症状可见腹满、吐、利、不食等，治疗应当温，不当下。至于太阳病因误下而转为太阴病应以太阳病误下治疗。

190. 太阴之为病，腹满而吐，食不下，自利益甚，时腹自痛，若下之，必胸下结鞕。

太阴病是虚弱的脾胃病，脾气运化功能失职，寒湿之邪犯胃则腹满而吐，拒食，寒湿下注于肠道故自利，腹满等证不因下利稍减而愈重，腹痛时轻时重。此为寒湿应当温之，如误认为实热而下之，必致脾胃亦虚，客气乘虚结于膈间，故胸下结鞕。

191.自利不渴者，属太阴，以其脏有寒故也，当温之，宜服四逆辈。

自利不渴是脾胃里有寒湿，中寒，属于太阴。应以温法治疗以四逆辈，如四逆汤、理中汤、附子理中汤。

四逆汤：附子3～6 g、干姜6 g、炙甘草9 g。回阳救逆。生附子大辛大热，温壮元阳，破散阴寒，回阳救逆；干姜入心、脾、肺经，温中散寒，助阳通脉；炙甘草益气补中，缓和干姜、附子峻烈之性，调和药性，使药力持久。

理中汤：人参6 g、炙甘草6 g、白术6 g、干姜6 g。白术健脾燥湿，人参补气益脾，甘草和中补土，干姜温中散寒。

附子理中汤：人参、白术、干姜、附子、炙甘草各6 g。温中汤加附子，具有温中健胃之功效。主治中寒腹痛自利，米谷不化，脾胃虚弱，不喜饮食，懒言语，困倦嗜卧。

自利而烦渴者为火衰作渴（寒渴），为寒中少阴，肾命门火不足，不能蒸腾津液故自利口渴，属于少阴证。法以附子助阳温经。

仲景曰"自利不渴者，属太阴"。若少阴下利必渴。

192.本太阳病，医反下之，因而腹满时痛者，属太阴也，桂枝加芍药汤主之；大实痛者，桂枝加大黄汤主之。

太阳病误下后腹满时痛，为太阴证。误下后使气血郁滞则腹满时痛，以桂枝加芍药汤以调和气血。

误下后也可有水谷积留不去，则腹大实痛这是脾家实，为太阴兼实证，以桂枝加芍药大黄汤以除腐秽。

桂枝加芍药汤：桂枝9 g、芍药（加量）24 g、甘草6 g、大枣4枚、生姜9 g。桂枝温阳益脾，通畅气机；芍药破血中之气结，疗脾络瘀血；生姜温脾而散滞；大枣益气和中，使气能帅血而行；甘草补益中气，并调和诸药。

桂枝加大黄汤：桂枝9 g、芍药加量24 g、生姜9 g、甘草6 g、大

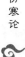

枣 4 枚，加大黄 6 g。此为太阴兼实证。下后胃肠伤，此时为虚满，以芍药、甘草收敛耗散之气，以大黄清实热。胃肠虚弱者慎用泄下之剂。

193. 太阴为病，脉弱，其人续自便利，设当行大黄芍药者，宜减之，以其胃气弱，易动故也。

太阴病脉弱，自利，说明脾胃弱，虽有里证，应酌情减大黄、芍药用量。提示脾胃虚弱者慎用泄下之剂。

· 卷七 ·

辨少阴病脉证并治

少阴病是心肾衰弱感受外邪，致阴阳俱虚的疾病。多见虚寒、亡阳等，在治法以温经回阳。少阴病亦有阴虚化热的证候，应以清热滋阴等法为治。

194. 少阴之为病，脉微细，但欲寐也。

少阴病，为心肾衰弱，多见虚寒、亡阳。其脉微细，微主气虚，细主血虚，少阴感受外邪致阴阳俱虚，阳不足与邪争，为邪困，故但欲寐。

195. 患者脉阴阳俱紧，反汗出者，亡阳也，此属少阴，法当咽痛而复吐利。

患者脉阴阳（寸关尺）俱紧，不应当有汗，今反汗出，为少阴阴盛于里，阳亡于外（亡阳）。症状表现为表阳虚，腠理不固，故汗出；阳越于上，故咽痛，寒邪上逆则吐，寒邪直驱于下则下利。

196. 少阴病，始得之，反发热，脉沉者，麻黄细辛附子汤主之。

少阴病初起应该恶寒，反发热（无汗），其脉沉为主里，与太阳病脉浮不同，此为少阴病兼表证，以麻黄细辛附子汤以温经散寒。

麻黄细辛附子汤：麻黄 6 g、细辛 3 g、附子 3～6 g。麻黄解表，细辛辛散，助麻黄散寒解表，助附子温里、附子暖肾助阳。适用于阳虚外感风寒，其脉沉微。为少阴温经散寒，表里兼治之法。

197. 少阴病，得之二三日，麻黄附子甘草汤微发汗，以二三日无里证，故微发汗也。

与 196 条合看，少阴病得之二三日，必发热，有表证，不见吐利及心烦不得眠（没有里证）故不用细辛之辛散，宜麻黄附子甘草汤。此证少见。

麻黄附子甘草汤：麻黄 6 g、附子 6 g、炙甘草 6 g。麻黄解表，附子扶阳，甘草保胃和中，不用细辛之辛散，以甘草与麻黄合用仅能微发汗，以甘草缓之。

198. 少阴病得之一二日，口中和，其背恶寒者，当灸之，附子汤主之。

少阴病得之一二日，口中和为无里热，背属督脉，阳虚故背恶寒。外用灸法，内服附子汤温经扶阳。

附子汤：附子 9 g、茯苓 9 g、人参 6 g、白术 12 g、芍药 9 g。附子温经散寒，茯苓、白术、人参补气行水，芍药敛阴。适用于少阴阳虚，寒湿内侵，口中和，背恶寒，身体骨节痛，手足寒，脉沉微者。

199. 少阴病，身体痛，手足寒，骨节痛，脉沉者，附子汤主之。

少阴病身体痛，手足寒，骨节痛，脉沉，是寒盛于里，阳气不能外达。与附子汤温经散寒。

太阳病身体痛是表实证，必兼有发热、脉浮等证，与此证手足寒，脉沉不同，应加以鉴别。

200. 少阴病，下利，白通汤主之。

少阴病下利，必有脉细微，但欲寐等证。此为寒利，由于阳为阴闭，故不用四逆汤，于四逆汤中去甘草缓和之力，加葱白通其阳。

白通汤：葱白 4 根、附子 9 g、干姜 3 g。葱白以通阳，干姜、附子温经散寒。通阳止利。

201. 少阴病，下利脉微者，与白通汤，利不止，厥逆无脉，干呕烦者，白通加猪苦胆汁汤主之。服汤脉暴出者死；微续者生。

少阴病下利脉微与白通汤。如用白通汤利不止，厥逆无脉（四肢发冷无脉）干呕烦者（其客热在胃中），此为对热药格拒，用白通加猪苦胆汁汤，以其通阳之中加咸寒苦降人尿和猪苦胆汁以润燥降逆。

服药后病情可出现脉暴出，此为为药力所迫，药力尽则气仍绝，患者无生机故死。也可出现脉微，为正气逐渐恢复故生。

白通加猪胆汁汤：葱白4根、干姜3 g、附子9 g、人尿15 mL、猪胆汁3 mL。为白通汤加猪胆汁清热，人尿通利、清热。

202. 少阴病，二三日不已，至四五日，腹痛，小便不利，四肢沉重疼痛，自下利者，此为水气，其人或咳、或小便利、或下利、或呕者，真武汤主之。

少阴病二三日其病不愈，至四五日，则邪入已深，腹痛，小便不利，自下利，此为肾阳虚不能分别水谷，故出现水气为患。腹内有寒湿则腹痛，寒湿外溢则四肢痛。以真武汤温阳行水。

真武汤：茯苓9 g、白术6 g、附子6 g、芍药9 g、生姜9 g。茯苓、白术祛湿，附子、甘草扶阳温中，芍药敛阴，生姜温散。用于阳虚水停证。

203. 少阴病，下利清谷，里寒外热，手足厥逆，脉微欲绝，身反不恶寒，其人面色赤，或腹痛，或干呕，或咽痛，或利止脉不出，通脉四逆汤主之。

少阴病下利清谷、手足冷、脉微欲绝为里寒，身反不恶寒，其人面色赤为外热，此为里寒外热，里寒阳气无所附被推到外面（为浮阳），此为阴盛格阳证。腹痛为里寒，咽痛为格阳浮于上，干呕为寒气上逆，利止而脉不出，为阴气内竭无物可下，不是阳回利止，此时如用四逆汤，力小而不胜任，故用此汤。

通脉四逆汤：以四逆汤炙甘草9 g、附子6 g、干姜6 g，重用附子、干姜，加葱白。适用于少阴阴盛格阳证。

干呕者，加生姜以宣之；腹痛，去葱白，加芍药以敛阴；咽痛，去芍药，加桔梗以上散之；脉不出，去桔梗，加人参以助气；面赤，加葱白以宣通。

通脉四逆汤与四逆汤区别如下。

本方药味与四逆汤药味相同，只是附子、干姜加量，附子生用，干姜倍量，加葱白，适用于内寒外热，而内寒较四逆汤为重。四逆汤证为虚寒更甚者。

本方加猪胆汁，名为通脉四逆猪胆汁汤。通脉四逆汤扶阳，猪胆汁益阴。适用于霍乱，吐已下断，汗出而厥，四肢拘急不解，脉微欲绝者。

格阳证与戴阳证区别如下。

两者是少阴病阴寒内盛四逆汤证的进一步发展，阴寒盛极与阳气相格拒，寒逼阳越，但因阳越程度不同，量的多少不一，结合症状表现不同部位，可以区分戴阳证与格阳证。

戴阳证：阴寒逼阳上越范围少，仅集于头面部，治疗宜白通汤。

格阳证：阴寒内盛，格拒阳气，使阳气不得归位，表现发热，面赤身不恶寒，治宜通脉四逆汤。

格阳证以阴寒程度、阳越的程度为重，而戴阳证则较轻。格阳证自然也包含戴阳证。

204. 少阴病，脉沉者，急温之，宜四逆汤。

少阴病，脉沉，其脉应兼有微细，是少阴虚寒在里，故急温之，宜四逆汤。如果不早治疗，则可转为厥冷下利等危急症状。

四逆汤：炙甘草、干姜、附子。

205. 少阴病，下利便脓血者，桃花汤主之。

少阴病下利便脓血为脾肾阳气不足，下焦不能固摄所致。其脉必微细，兼有但欲寐症状。以桃花汤温涩固脱。

桃花汤：赤石脂30g、干姜9g、粳米30g。温中涩肠。赤石脂涩下焦、干姜暖胃肠、粳米养胃肠。

206. 少阴病，二三日至四五日，腹痛，小便不利，下利不止，便脓血者，桃花汤主之。

少阴病二三日至四五日，邪盛入里，中阳衰微（中寒）故腹痛，下焦寒盛，膀胱气化不行，故小便不利，寒水溢于大肠，故下利不止（寒邪入大肠其水分在大肠，故小便不利）；肠胃阳虚，不能统摄血液故便脓血。宜桃花汤温中散寒，涩滑固脱。

207. 少阴病，吐利，手足逆冷，烦躁欲死者，吴茱萸汤主之。

此为少阴证寒邪犯胃，中阳阻隔，故见吐利，手足逆冷，烦躁等证。烦躁为不足之象，为虚烦。以吴茱萸汤治疗。其脉宜虚、缓或迟。

吴茱萸汤：吴茱萸 9 g、人参 9 g、生姜 18 g、大枣 4 枚。吴茱萸辛温降逆止呕，人参补气，生姜、大枣和胃气。温中补虚，降逆止呕。用于脾胃虚寒或肝经寒气上逆，而见吞酸嘈杂，或头顶痛、干呕吐涎沫，舌淡苔白滑，脉沉迟者。

吴茱萸汤与四逆汤的区别如下。

本方适用于呕吐、四肢逆冷为主证。而四逆汤则以下利厥逆为主证。

吴茱萸适应证：

①阳明寒呕

胃中虚寒，食谷欲呕，胸膈满闷，或胃脘痛，吞酸嘈杂。

②厥阴头痛

头痛干呕，吐涎沫。

③少阴吐利

呕吐下利，手足逆冷，烦躁欲死。

208. 少阴病，得之二三日以上，心中烦，不得卧，黄连阿胶汤主之。

少阴病初得之二三日以上，寒邪入里化热，消耗少阴之阴，津液被耗不能上济于心，故心火盛，而出现心中烦而不得卧。宜黄连阿胶汤。滋阴养血而清心火。

黄连阿胶汤：黄连 9 g、黄芩 6 g、芍药 6 g、鸡子黄 2 枚、阿胶 9 g。黄连、黄芩清心火，芍药敛阴，鸡子黄养心生津，阿胶滋阴。

其脉左关尺宜细，为少阴阴亏，两寸宜洪滑，为心宫有热。

209. 少阴病，下利六七日，咳而呕渴，心烦不得眠者，猪苓汤主之。

少阴病下利六七日，为水热滞于下，偏渗于大肠而下利（有小便不利），水泛于肺故咳嗽，水邪犯胃故呕吐，水积津液不化则渴，水气凌心，故心烦不得眠，显出津亏火浮。此为阴亏水停，宜猪苓汤。其宜脉细滑兼弦，脉细为阴虚，弦滑为水停。

猪苓汤：猪苓、茯苓、泽泻、滑石、阿胶。滋阴清热利水。

133条若脉浮，发热，渴欲饮水，小便不利者，用猪苓汤。

此条有小便不利而无口干舌燥，为下焦水热内蓄，并非阳明之燥热，应与白虎加人参汤区别。

210.少阴病，四逆，其人或咳、或悸、或小便不利、或泄利下重者，四逆散主之。

少阴病四肢逆冷，此为阳郁于里，不能通达四肢，所以四肢不温（非寒厥）以四逆散宣通郁结。

四逆散：炙甘草6g、枳实6g、柴胡6g、芍药6~9g。柴胡疏肝解郁，升发阳气以透邪外出；枳实行气散结，两者一升一降，使气机升降恢复正常；芍药调肝和脾，理气和血，甘草甘缓以和中。四逆散亦用于肝旺气郁，两关脉弦者。

或咳，加干姜、五味子（伤寒者才用）。

或小便不利，加茯苓。

或心悸，加桂枝（指心阳不足，但临床多见于心阴不足）。心悸也可见于水气凌心者，其脉左寸滑，宜加茯苓、竹叶。

若腹痛，中寒，加附子以暖胃。

泄利下重者，以薤白温通。

211.少阴病，得之二三日，口燥咽干者，急下之，宜大承气汤。

少阴病得之二三日，出现口燥咽干，为伏热在里，蒸灼肾阴，肾阴不足，因转属阳明，胃中邪热上炎，故口燥咽干，应急下以存阴，宜大承气汤。其脉宜弦洪或弦细，必有不大便之证。

212.少阴病，自利清水，色纯青，心下必痛，口干燥者，可下之，宜大承气汤。

少阴病自利清水，色青，兼有心下痛，口干燥，是因为水亏火旺，邪热内结，心下必痛，故宜急下以存阴。若下利清谷为虚寒，以急当温里。

213.少阴病，六七日，腹胀不大便者，急下之，宜大承气汤。

少阴病六七日，腹胀不大便，为病邪入里，现证为腹胀不大便，应急下通其热闭。宜大承气汤。

214. 少阴病，下利，咽痛，胸满，心烦，猪肤汤主之。

少阴病，下利为下焦虚寒，咽痛、胸满、心烦为上有虚火，阳气上升，此为上热下寒，虽似黄连汤证，实为少阴阳虚，津液不布，真寒假热之证，真寒宜固本，而咽痛则急治其标故用猪肤汤滋润清热。

猪肤汤：猪肤 60 g 滋润火降、白蜜 15 g 甘润、粳米粉 30 g 清热。适用于津液下泄，虚火上炎。

215. 少阴病，二三日咽痛者，可与甘草汤；不差，与桔梗汤。

少阴病，二三日咽痛者，为虚热循经上炎，而无下利、胸满心烦，以甘草汤缓之。如病势不减，可增桔梗以开结。

甘草汤：甘草 6～9 g 甘缓。

桔梗汤：桔梗 6 g、甘草 9 g。桔梗开结在上以散，具有疏解作用，对胸、咽喉适用。

临床用桔梗量比甘草多一倍，因为病邪在上，则桔梗应多用。

临床咽痛用甘桔时，有表证应加牛子、薄荷、荆芥等。心宫热加连翘、双花，重者加山豆根。胃热加板蓝根。阴虚加元参。肺阴虚加麦冬。桔梗适用苦桔梗以宣肺利咽祛痰。甜桔梗归肺胃，清热解毒。

苦桔梗与枳壳适用于肺气滞胸闷者，其右寸脉宜沉。

216. 少阴病，咽中痛，半夏散及汤主之。

少阴病咽中痛为外感风寒，阻遏经脉而咽痛。以半夏散及汤辛温开散。

半夏汤：半夏、桂枝、甘草各 6～9 g。散寒通阳，涤痰开结。半夏辛散、桂枝辛温、甘草缓之。半夏散不用。

217. 少阴病，咽中伤生疮者，不能语言，声不出者，苦酒汤主之。

少阴病咽中伤生疮者，是由于少阴虚火上炎，致咽中伤，溃而成疮使语言不能，声不能出，以苦酒汤以散结祛痰消肿止痛。

苦酒汤：半夏、鸡子去黄、苦酒（醋）。临床一般不用此方，可用锡类散外用。

218. 少阴病，脉细沉数，病为在里，不可发汗。

少阴病，其脉沉，反出汗发热为有表证，应用麻黄附子细辛汤以温经发汗。现脉细沉数，此不兼发热，此为里虚，不可发汗。

219. 少阴病，脉微，不可发汗，亡阳故也；阳已虚，尺脉弱涩者，复不可下之。

少阴病脉微，为阳虚，不可发汗，否则阳更虚；阳气已虚，又见尺脉弱涩，是指阴液亦亏，津枯血亡，故不可妄攻下，否则阴津、阳气重受损伤，必转为危证。

220. 少阴病，但厥无汗，而强发之，必动其血，未知从何道出，或从口鼻，或从目出者，是名下厥上竭，为难治。

由于少阴病里寒，阳气虚，故四肢厥冷，应温补。若四肢厥冷无汗，强行发汗既伤阳气，又竭其阴血，使血分妄行，可从口鼻，或从眼睛出血，表现阳气厥于下，阴血竭于上，此为少阴阴阳俱伤，故难治。

221. 少阴病，脉紧，至七八日，自下利，脉暴微，手足反温，脉紧反去者，为欲解也，虽烦下利，必自愈。

少阴病脉紧为里寒证，至七八日，自下利，看来病情加重，此时其脉反而现微（柔和），手足变温，脉紧已退去，说明阳气得到恢复，阴寒随下利而去，此可自愈。

222. 少阴病，下利，若利自止，恶寒而倦卧，手足温者，可治。

少阴病，下利自止，为阳气渐回复，恶寒而倦卧，为寒邪未去，此时手足变温暖，为自愈的趋势。

223. 少阴病，恶寒而倦，时自烦，欲去衣被者可治。

少阴病，阳气衰微，故恶寒而倦，如果患者出现心烦，欲去衣被者，这是阳气欲恢复，回阳之象，此时患者可以治愈。

224. 少阴病，吐利，手足不逆冷，反发热，不死，脉不至者，灸少阴七壮。

少阴病阴寒吐利，但手足不逆冷，身反发热，是指阳气没有过分消耗，这不是死证。如脉不至，是阳气暂时不能接续，可灸少阴经穴使阳气通，其脉可恢复。

225. 少阴病，恶寒身倦而利，手足逆冷者，不治。

少阴病，恶寒，身倦而利，为表里阳虚，手足逆冷为中阳已衰竭，此为纯阴无阳之证，为不治。

226.少阴病，吐利燥烦，四逆者，死。

少阴病，吐利为阴盛于里，烦躁为格阳于外，四逆为阳绝于内，故死。

本条与207条吴茱萸汤证不同。

吴茱萸汤证寒邪犯胃，仅以呕吐、手足逆冷为主证，烦躁欲死，是因呕吐所引起的。（吴茱萸汤：吴茱萸、人参、生姜、大枣）。

此条以下利四逆为重，加燥烦，是阴寒聚于内，阳气散亡于外，主死证。

227.少阴病，下利止而头眩，时时自冒者，死。

少阴病，下利止后如果手足温，精神爽，为阳气回复。今下利止后出现头眩，时感头昏沉，精神不爽，此为下利后阴气下陷，而阳气上脱之证，故为死证。

228.少阴病，四逆恶寒而身倦，脉不至，不烦而躁者，死。

226条症状为吐利燥烦四逆者死。本条四逆恶寒而身倦，无吐利而不见阳烦，只见阴燥，是阴盛至极；不烦而燥，为阳气将亡，脉不至为阳气已绝，故死。

229.少阴病，六七日，息高者，死。

少阴病，六七日，喘息重为肾气下绝，肺气上脱，肺肾之气不能互相维系，故死。

230.少阴病，脉微细沉，但欲寐，汗出不烦，自欲吐，至五六日，自利，复烦躁不得卧寐者，死。

少阴病，脉微细沉，但欲寐，为少阴病之主证。汗出不烦为阳虚，自欲吐为胃虚，未有及时治疗，至五六日，自利烦躁不得卧寐，为阴盛于内，阳越于外，故死证。

辨厥阴病脉证并治

厥阴病是六经的最后一经，病至厥阴，正气已衰，常见危候，若阴极阳生，则病即向愈。厥阴属于肝，多见肝胃病疾患，故有厥、利、呕、吐、哕等证。厥阴受邪从阴化多寒，从阳化多热，该病为阴阳错杂并见，是本病的特点。

231. 厥阴之为病，消渴，气上撞心，心中痛热，饥而不欲饮食，食则吐蛔，下之利不止。

厥阴为病，消渴，气上撞心，心中痛热，为上热（为胃热肝旺，其脉弦滑），而饥不欲食，食则吐蛔，为下寒。若认为实证用苦寒攻下，上热未必除，下寒更甚，故利不止。

232. 凡厥者，阴阳气不相顺接，便为厥。厥者，手足逆冷者是也。

厥分为寒厥（真寒），热厥（假寒），不论热厥或寒厥，都是由于阴阳气不相顺接，阳竭于内，不能外达四肢，表现为四肢逆冷。

【注】陈平伯说："……阳受气于四肢，阴受气于五脏，阴阳之气相贯，如环无端，若寒厥则阳不与阴相顺接，热厥则阴不与阳顺接也。……"

233. 诸四逆厥者，不可下之，虚家亦然。

厥逆分为属寒属虚，属热属实二种。属寒属虚者，不可下，宜温，宜补，而属热属实者，可清热，可下之（酌情）。

234. 病者手足厥冷，言我不结胸，小腹痛，按之痛者，此冷结在膀胱关元也。

患者手足厥冷，无结胸，为上焦无病，但感小腹痛按之痛，是肾阳虚，冷气结于膀胱关元，膀胱主气化，关元为三阴经与任脉交会之处，冷气结于关元，使下焦气化受限，故少腹痛。阳气不能达于四肢，所以肢体逆冷。

其脉无力、迟、稍弦紧。临床采用灸关元治疗。

235. 伤寒厥而心下悸，宜先治水，当服茯苓甘草汤，治其厥。不尔，水渍于胃，必作利也。

伤寒厥证，寒水阻碍胸中阳气故四肢厥冷，心下悸，为水邪凌心，其左寸脉宜滑，此时应先治水，寒水去，胸中阳气畅达，四肢厥止。当服茯苓甘草汤。

茯苓甘草汤：茯苓 9 g、桂枝 9 g、炙甘草 6 g、生姜 3 片。治伤寒水气乘心，厥而心下悸者。茯苓利水、桂枝宣阳、甘草缓之、生姜宣散。

如不这样先治水饮，寒水入胃肠必致下利。

下利分为痢疾和水利，此为水利。正如王孟英指出，"通阳不在温，在于利小便"。

236. 伤寒四五日，腹中痛，若转气下趋少腹者，此欲自利也。

伤寒四五日，为传经之期，若腹痛转气下趋少腹的症状，表示有下利的征象。

237. 下利有微热而渴，脉弱者，今自愈。

厥阴下利为中阳虚，为客邪内乘，当脾阳渐复，有微热而渴，脉象现弱，为邪气已衰，阳回邪去，故自愈。

238. 下利脉数，有微热汗出，今自愈，设复紧，为未解。

下利属寒，今见脉数，有微热汗出，为阴从阳化，阳气回复，利必止。如果脉又浮紧，为寒邪仍盛，病邪未解。

239. 下利脉沉弦者，下重也；脉大者，为未止；脉微弱数者，为欲自止，虽发热不死。

下利其脉沉弦为邪气下迫，其下利重；脉大为邪盛，其病为进，故利不止；其脉微弱数，为邪气已衰，正气渐复，下利将止，虽然发热，为内陷的阳气能升达，故不死。如脉浮大发热者，为病情加重。

240.伤寒下利日十余行，脉反实者，死。

伤寒下利日十余行，其正气已衰，其脉应沉迟微弱，反而脉象显实，为邪气盛，正气虚，攻补不宜，故主死。

241.伤寒哕而腹满，视其前后，知何部不利，利之即愈。

伤寒哕而腹满，为邪实内滞，气机不畅。应用通利之法，气滞以理气、通大便，使邪气有出路，利之气则通，即愈。

242.伤寒脉迟，六七日，而反与黄芩汤彻其热。脉迟为寒，今与黄芩汤，复除其热，腹中应冷，当不能食。今反能食，此名为除中，必死。

伤寒脉迟为寒，六七天必下利，反与黄芩汤除其热。必其病初起，发厥而利，至六七日阳气回复，乍发热而利未止，医者见其发热下利，误认为太少合病，以黄芩汤彻其热，以寒药治虚病，使患者中阳更虚，本不能食，反求救于食，食后其中气即除，故名为除中（为胃气已绝，得食尽泄，来而骤去，属于极危之侯），除中则死。

243.呕家有痈脓者，不可治呕，脓尽自愈。

热聚于胃，积而不行，便形成痈脓，此时呕吐不要用止呕吐的药物，因为这种呕吐，是痈脓的出路，脓尽热去，呕吐自止。

244.伤寒脉微而厥，至七、八日肤冷，其人躁无暂安时者，此为脏厥，非蚘（蛔）厥也。蚘厥者，其人当吐蚘。今病者静，而复时烦者，此为脏寒，蚘上入其膈，故烦，须臾复止。得食而呕，又烦者，蚘闻食臭出，其人常自吐蚘。蚘厥者，乌梅丸主之，又主久利。

伤寒证脉微弱，四肢厥冷，此为阳气衰弱而致。至七八日应该回阳，但病进而见全身皮肤发冷，其人躁而不安稳，此为阳气衰竭，此名为脏厥死证，而非蚘厥。

蚘厥其人当有吐蚘证，病者时静又时烦，此为脏寒（胃寒肠热），蚘上入膈所以烦躁，不上则烦止，得食蚘闻食臭复上出，故呕烦复作而吐蚘，以乌梅丸治之。

蛔厥者其症状：气上冲心，食不下，食则吐蛔。

乌梅丸：乌梅300枚、细辛84g、干姜140g、黄连224g、当归56g、附子84g、蜀椒56g、桂枝84g、人参84g、黄柏84g。上十味，各捣筛，混合和匀；以苦酒渍乌梅一宿，去核，蒸于米饭下，饭熟捣成泥，和药令相得，纳白中，与蜜杵二千下，丸如梧桐子大。空腹时饮服 10 丸，一日三次，稍加至 20 丸。

此方比较杂乱。

临床分析：蛔虫得酸则静，得辛则伏，得苦则下，依此用乌梅丸中乌梅（酸）9 g、川椒（辛）9 g、黄连（苦）9 g、槟榔 12 g 以下行降气。

如果六脉浮弦，症状重者，用大量四逆散：柴胡、白芍、甘草、枳实。疗效很好。

245. 伤寒六、七日，大下后，寸脉沉而迟，手足厥冷，下部脉不至，喉咽不利，唾脓血，泄利不止者，为难治，麻黄升麻汤主之。

伤寒六七日大下后，表邪内陷，阳郁于里，故寸脉沉迟，手足厥逆，下部脉不至，热迫于上，则咽喉不利吐脓血，此为阴阳错杂，故难治。

麻黄升麻汤：麻黄 7.5 g、升麻 3.5 g、当归 3.5 g、知母 2.5 g、黄芩 2.5 g、萎蕤（一作菖蒲）3 g、芍药 2 g、天门冬 2 g、桂枝 2 g、茯苓 2 g、甘草 2 g（炙）、石膏 3 g、白术 2 g、干姜 2 g。临床少见。

246. 伤寒本自寒下，医复吐下之，寒格更逆吐下，若食入口即吐，干姜黄芩黄连人参汤主之。

伤寒本虚寒下利，医者反误施吐下，使脾气内陷，下利益甚，胃气上逆，呕吐更重。若食入口即吐，此为上焦有热，下焦有寒。与扶正驱寒之剂加苦寒清热之品。

干姜黄芩黄连人参汤：干姜 9 g、人参 9 g、黄芩 9 g、黄连 9 g。主治上热下寒，寒热格拒，食入则吐。干姜、人参温中补气，黄芩、黄连清理上焦之热。其两寸脉宜洪实有力，两关脉宜软弱无力。

黄连汤：黄连、炙甘草、干姜、桂枝、人参、半夏、大枣 12 枚。清上温下，和胃降逆。上热下寒，主治腹痛欲呕吐证。用于胸中烦热，痞满不适，腹中痛，欲呕吐，畏寒喜暖；舌边尖红，苔白，脉弦。

247. 伤寒先厥后发热而利者，必自止，见厥复利。

伤寒先厥，阴寒过盛，阳气不能外达于手足。后发热为阳气恢复，寒邪逐渐驱尽，下利必止。如果厥又现于外，为寒邪又盛，阳气又衰，故必复利。

248.伤寒发热四日，厥反三日，复热四日，厥少热多者，其病当愈；四日至七日，热不除者，必便脓血。

伤寒发热四日，厥三日，厥少热多，为阳盛于阴其病当愈，但病愈必须阴阳平衡。若四至七日热不除，热盛必伤阴络而便脓血。

249.伤寒厥四日，热反三日，复厥五日，其病为进，寒多热少，阳气退，故为进也。

伤寒厥多而热少，因为阴盛阳衰为病进。

250.手足厥寒，脉细欲绝，当归四逆汤主之。

手足厥寒，脉微欲绝为阳虚，宜四逆汤。脉细欲绝为血虚，血虚不能温于四末。此为血虚致厥。宜当归四逆汤温经养血。

当归四逆汤：当归9g、白芍9g、桂枝6g、细辛3g、甘草3g、大枣4枚、通草6g。温经散寒，养血通脉。当归、白芍以养阴血，桂枝、细辛温以通阳，甘草、大枣以补中气、通草引经通络。

251.若其人内有久寒者，宜当归四逆加吴茱萸生姜汤。

此条上承250条。指胃中有久寒，当加吴茱萸、生姜以暖胃散寒。

当归四逆加吴茱萸生姜汤：当归9g、白芍9g、桂枝9g、细辛3g、甘草6g、大枣4枚、通草6g、吴茱萸6g、生姜9g。

252.干呕吐涎沫，头痛者，吴茱萸汤主之。

厥阴干呕吐涎，为肝胃寒邪挟阴浊之气上逆，因为厥阴经与督脉交会于头顶，所以头痛，以吴茱萸汤散寒止呕，温胃降逆。

吴茱萸汤：人参、吴茱萸、生姜、大枣。人参、大枣益脾防木邪、吴茱萸、生姜入厥阴散寒止呕。其脉两关弦、迟。

若干呕、吐涎沫而无头痛，属于太阴经非厥阴经，治宜理中汤类。

253.大汗出，热不去，内拘急，四肢痛，又下利厥逆而恶寒者，四逆汤主之。

大汗出，热反不去，为阳从外越，为假热。内拘急，四肢痛，又下利厥逆恶寒，是阴于内为内寒。此为表阳已亡，里寒更甚，宜四逆汤温经回阳。

254. 热利下重者，白头翁汤主之。

热邪下迫，故见利下重（痢疾），以白头翁汤清热止利。

白头翁汤：白头翁 6 g、黄连 9 g、黄柏 9 g、秦皮 9 g。清热解毒，凉血止痢。白头翁清血分湿热，秦皮清肝热，黄连、黄柏清热解毒燥湿。其脉多浮弦，亦可见沉弦。

255. 下利欲饮水者，以有热故也，白头翁汤主之。

下利口渴欲饮水为里热盛，口渴下利为热邪下迫所致，宜白头翁汤。若不口渴，为里无热邪。下利以口渴与不渴判断是否有里热，下利渴欲饮水，此为有热，以白头翁汤清火热。

256. 伤寒一二日至四五日厥者，必发热，前热者后必厥，厥深者热亦厥深，厥微者热亦微。厥应下之，而反发汗者，必口伤烂赤。

伤寒在一二日至四五日出现厥逆，厥前患者必定会发热，这是热邪深入，阳气内郁，四肢厥冷，厥越深，热亦深。厥轻热亦轻。此为热厥，应清热下之。以黄连、黄芩、大黄等药。若见热厥以温散发汗必耗伤阴分，热邪上攻，故出现口伤烂赤的症状。其患者表现口臭，舌黄厚苔（或黄白苔），小便黄赤热，脉可摸不清或沉细而数（热郁于里）。治宜清瘟败毒饮清热解毒，凉血泻火。（方中重用生石膏直入胃经退淫热，犀角、黄连、黄芩泻心肺火于上焦，丹皮、栀子、赤芍泻肝经之火，连翘、元参散浮游之火，生地、知母养阴泻火，桔梗、竹叶载药上行，甘草和胃）。

257. 伤寒，脉滑而厥者里有热，白虎汤主之。

伤寒热结于里，阳气不得畅达于四肢，阳在内，阴在外，现四肢厥冷，其脉滑为里有真热，厥是由于热亦深、厥益深的假象，故用白虎汤清里热，里热除而厥亦自解。

·卷九·

辨差后劳复病脉证并治

　　大病初愈，气血尚虚，体力未复，必须饮食起居谨慎，以防因劳而复，谓之劳复；有因食而复，谓之食复。

　　258. 大病差后劳复者，枳实栀子豉汤主之。

　　大病刚刚病愈后，因为过分劳累而复发热，此为劳复。患者可有烦热、腹满等症状，可用枳实栀子豉汤。

　　枳实栀子豉汤：枳实 9 g 理气除满，栀子 9 g、豆豉 12 g 清郁热。

　　259. 患者脉已解，而日暮微烦。以病新差，人强与谷，脾胃气尚弱，不能消谷，故令微烦。损谷则愈。

　　患者症状已解，脉也恢复正常，只是日暮时微有心烦，这是因为患者新愈，家属勉强劝食，而患者脾胃尚虚弱，不能消化谷食，故令微烦。只要减少食量，即可痊愈。

　　260. 大病差后，喜唾，久不了了。胸上有寒，当以丸药温之，宜理中丸。

　　大病病愈，有喜唾涎沫症状，久延不愈，这是胸中有寒，中虚不能摄涎沫，以理中丸温中化寒，涎沫自止。

　　理中丸：人参、白术、干姜、甘草各 9 g。温中祛寒，补气健脾。白术健脾燥湿、人参补气益脾、甘草和中补土、干姜温中散寒。

　　吐多，去白术，加生姜；心悸，加茯苓；腹中痛，人参加量；下多，仍用白术；渴欲饮，白术加量；腹满，去白术加附子；寒者，干姜加量。

　　261. 伤寒解后，虚羸少气，气逆欲吐，竹叶石膏汤主之。

　　伤寒解后，其虚弱少气，气向上逆欲吐，这是因为病后元气受伤，兼有虚热，治以生津益气、清热养津。宜竹叶石膏汤。

竹叶石膏汤：竹叶 15 g、石膏 30 g、半夏 9 g、麦冬 12 g、人参 6 g、炙甘草 6 g、粳米 15 g。生津益气，清热养阴。竹叶、生石膏清热，半夏降逆，麦冬养肺阴，人参补气，甘草、粳米调养胃气。

262. 伤寒差已后，更发热，小柴胡汤主之；脉浮者，以汗解之，脉沉实者，以下解之。

伤寒差后，更发热，为未尽之热，欲从内达于外，以小柴胡汤和解，使热邪由内达外。若脉浮为有表邪，以汗解之。如脉沉实，为实热在里，可以下法解之。

263. 大病差后，从腰以下有水气者，牡蛎泽泻散主之。

大病刚愈，从腰以下有水气属于阳水实肿，宜牡蛎泽泻散以除水气。

牡蛎泽泻散：牡蛎、泽泻、蜀漆、葶苈子、商陆根、海藻、瓜蒌根等量。每次 1 g，日三次。利水消肿，祛满除湿。牡蛎软坚行水、泽泻渗湿利水、蜀漆祛痰逐水、葶苈子泻肺利水、商陆根利水、海藻润下泄水、瓜蒌根生津止渴。

此方适用于实证。如脾虚不能制水，肾虚不能行水，本方不可用。

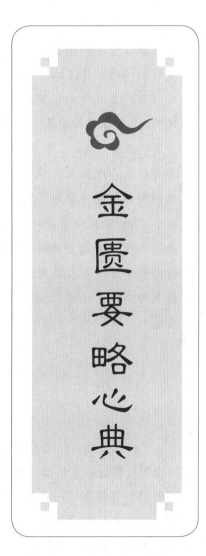

金匮要略心典

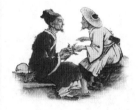

余四十年前读尤在泾《金匮要略心典》及徐大椿序，敬仰二位先贤并倾心学习。经三四年反复探讨，文字与述意并附前人之方，有助于后人学习，甚有俾意，但感有些牵强附会不敢越雷池，这也是尊古人的传统思想。今春为女毓华讲金匮，取心典主本，余对金匮有感，对心典有感；金匮伤寒合一也好，金匮独立杂症亦好，书是至宝，但书中多有记述不全，并有些是后人加入，学者不必在欠缺处与后人不经之处用功学习，宜选择切实部分努力学习，深思探讨。金匮不是尽出自仲景，乃历圣相传的经方，仲景则汇集成书而以已意出入，由此可见，学习金匮须要穷经辨证，熟习药性，而更重要的是纯熟掌握脉理诊断，以经方、方意与患者具体情况相结合，不能执死方而治活病，即以仲景相传之经方，医者可以根据患者病情灵活用药。不但学习金匮若此，学习一切书籍都应以此意义为原则。希学者深思之。

张国屏
1972 年 3 月

　　《金匮要略》是汉·张仲景所著，是治疗杂症之宗，其方简约而多验。《金匮要略心典》是清·尤怡（在泾）集十年寒暑心得之作，其阐述《金匮要略》并校正了一些传世之误，删去《要略》后三篇，以及后人增添的一些内容，在注本中，有相当的影响，是学习《要略》的一部有价值的参考书。全书分为上、中、下三卷。

脏腑经络先后病脉证第一

问曰：上工治未病，何也？师曰：夫治未病者，见肝之病，知肝传脾，当先实脾。

肝木脾土，肝病当传脾，实脾使其不受邪，正如"邪气之客于身也，以胜相加"，肝应木，而胜脾土，肝病当传脾土，实脾所谓治未病。肝为阴脏而含生气，所以肝病补用酸，助用焦苦，益用甘味之药调之。酸入肝，焦苦入心，甘入脾。脾能伤肾，肾气微弱，则水不行，水不行，则心火盛，心火盛则肺金受制，则金气不行，金气不行则肝气盛，肝气乃舒，肝气舒则肝病自愈，此为治肝补脾之义，肝虚则用此，实则反之。

肝虚之正治：酸以治体（白芍），辛以治用（柴胡引经，当归辛以补肝用），甘以缓中（甘草）。

脏病惟虚者受之，而实者不受。脏邪惟实者能传，而虚者不传。肝实应先实脾土，木克土，木实令克土更明显。

脏腑之间联系：

心病……实肺……以补气；

肺病……实肝……以养阴；

肾病……实脾……以行水。肾为脾之关。如五苓散开于肾，猪苓汤用于阴虚有热水停。

师曰：夫人禀五常，因风气而生长。风气虽能生万物，亦能害万物。如水能浮舟，亦能覆舟。若五脏元真通畅，人即安和。客气邪风中人多死，千般灾难不越三条：一者经络受邪入脏腑，为内所因也；二者四肢九窍，血脉相传，壅塞不通，为外皮肤所中也；三者房室金刃虫兽所伤以此详之

病由都尽。

人有阴阳五行运化可因风气而生长。风气能生万物，也能害万物。如水能浮舟，也能覆舟。只要人体五脏真气通畅，人即安和。因外邪（客气）损害人们严重可致死。影响人体病因有三种：其一，经络受邪入脏腑而深，此为内所因；其二，邪在四肢九窍皮肤沿流血脉壅塞不通而浅，为外皮肤所中；其三，房室金刃虫兽所伤为不内外因。如人能谨慎调养，不受邪风侵入经络脏腑，疾病也就没有理由入其腠理及脏腑。但凡疾病纠缠于身，不止经络血脉，势必充溢腠理，故必慎之，使其无由而入。腠者为三焦与骨节相贯之处，此神气所往来。故曰三焦通会元真之处。理者，合皮肤脏腑内外，皆有其理，其理细而不紊，它是皮肤脏腑之文理。仲景论风气中人，以经络入脏腑者为深为内，自皮肤流血脉者为浅为外。若房室金刃虫兽所伤非客气邪风中人，而与脏腑经络无涉者，为不内外因。

问曰：患者有气色见于面部，愿闻其说。师曰：鼻头色青腹中痛，苦冷者死；鼻头色微黑者，有水气；色黄者，胸上有寒；色白者亡血也。设微赤非时者死，其目正园者痉不治，又色青为痛，色黑为劳，色赤为风，色黄者便难，色鲜明者有留饮。

气色之辨，以望诊而知。鼻头为脾之部，青为肝之色，腹中痛为脾土受肝侮。冷则阳亡而寒水助邪，苦冷者死。黑为肾水之色，色微黑是脾为肾胜之，水侮土，故有水气。色黄者脾病生饮，为胸中有寒（饮）。色白者面亦白，亡血者不华于色，故白。微赤者，非火令之时（夏令除外）者，虚阳上泛者死。

其目正园为阴绝，四肢痉者为风强病，阴绝阳强为不治。劳者伤肾，故目色黑；血凝而不流故青色者为痛；风邪为阳故色赤；脾病不运，色黄为便难；色鲜明者为留饮，湿热。

师曰：息摇肩者心中坚，息引胸中上气者咳，息张口短气者，肺萎吐沫。

心中坚者，气实而出入受阻，故呼吸时摇肩。咳者是因为肺气失于升降而气逆。肺萎吐白沫因气伤故张口短气。此病伤于气。

师曰：吸而微数，其病在中焦实也，当下之则愈。虚者不治。在上焦

者其吸促，在下焦者吸远，此皆难治。呼吸动摇振振者不治。

中焦实则气入不得下行，故吸气而微数，下之实去则气通而愈；若此为虚者，则为无根失守之气，倾将自散，故不能治；或说中焦实而元气虚，既不能攻下，又不能自和，故不治。若实在上焦，气不得入，则吸促。若实在下焦，气欲归而骤及，则吸远，远，犹长也。上、下二病，并关脏气，又不似中焦实可下而去，故难治。呼吸动摇者为气盛而形衰，故不治。

师曰：患者脉浮者在前，其病在表；浮在后，其病在里，腰痛背强不能行，必短气而极也。

脉在前为关前，后为关后。关前为阳，关后为阴。关前脉浮，以阳居阳，故病在表。关后脉浮，以阳居阴，故病在里。虽在里而脉浮，则为表之里，不是里之里，故病不在肠肾，而在腰背膝胫。形伤不去，必及气表，久而表证入里，必短气而极。

问曰：寸脉沉大而滑，沉则为实，滑则为气，实气相搏，血气入脏即死，入腑即愈，此为卒厥，何谓也？师曰：唇口青身冷，为入脏即死。如身和汗自出为入腑即愈。

寸脉沉为血实，滑为气实，实气相搏，血气俱实，五脏者藏而不泻，血气入之，血气不得还，则唇青身冷而死，故血气入脏则死。六腑者传而不藏，血气入之，气还血行，则身和汗出而愈。故血气入腑不死。

经曰："血之与气并走于上，则为大厥，厥则暴死。气复反则生，不返则死。"

问曰：脉脱入脏即死，入腑即愈，何谓也？师曰：非为一病，百病皆然，譬如浸淫疮，从口起流向四肢者可治，从四肢流来入口者不可治。病在外者可治，入里者即死。

脉脱者，邪气乍加，正气被遏，经络不通，其脉绝似脱，但不是真脱，即属于暴厥。经曰趺阳脉（右关）不出，脾气不能升降，身冷肤鞭即为暴厥。少阴脉（肾）不至，肾气微，少精血，为尸厥，即脉脱之谓。厥病入脏者，深而难出，气竭不复，故死。腑者浅而易通，气行脉出即愈。可见脉脱入脏即死，而入腑即愈，百病皆是如此。譬如浸淫疮，疮之浸淫，从口起流向四肢者，病自内而外，故可治。从四肢流来入口者，病自外而入里，故不可治。

师曰：清邪居上，浊邪居下，大邪中表，小邪中里，谷饪之邪从口入者，宿食也，五邪中人，各有法度。风中于前，寒中于后，湿伤于下，雾伤于上。风令脉浮，寒令脉急，雾伤皮腠，湿流关节，食伤脾胃，极寒伤经，极热伤络。

清邪风露之邪故居于上，浊邪水土之邪故居于下，大邪漫风，虽大而力散，故中于表。小邪窗户小隙之风，虽小而气锐，故中于里。饮食入口而伤脾胃者，为宿食。邪气有清浊大小之分，人体亦有上下表里之别，邪气中人，各有法度，故风为阳而中于前（寸脉浮），寒为阴而中于后（脉急紧），浊气浊而伤于下（关尺脉），雾气清而伤于上（伤皮腠），经脉阴而伤于寒，络脉阳而伤于热。总之，阳邪亲上，阴邪亲下，热气归阳，寒气归阴。

痉湿暍病脉证治第二

太阳病发热无汗，反恶寒者，名曰刚痉。太阳病，发热汗出而不恶寒，名曰柔痉。

《千金》云："太阳中风，重感寒湿则变痉。发热无汗为表实，则不当恶寒，今反恶寒者，则太阳中风重感于寒为痉病，以其表实有寒故曰刚痉。太阳病发热汗出为表虚，当恶寒，今不恶寒者，风邪变热，外伤筋脉为痉病，以表虚无恶寒故曰柔痉。"其病在筋，故必兼有颈项强急，头热足寒，目赤头摇，口噤背反等证。

痉证与伤寒相似发热恶寒，但其脉沉迟弦细而有项背反张为不同。

痉证在临床以风热为常见，往往伴有挟湿。寒湿之痉证亦可见，以下讲的为寒湿所致痉证。

太阳病，发热脉沉而细者，名曰痉。为难治。

太阳病脉本浮，今反沉，风得湿而伏，故为痉。痉脉本紧弦，今反细者，为阴分不足故难治。

太阳病，发汗太多，因致痉。夫风病下之则痉，复发汗必拘急。疮家虽身痛疼，不可发汗，汗出则痉。

尤氏（尤在泾）认为：太阳病发汗太多以致痉病；风病下之气血伤致痉，再发汗更剧，必拘急；疮家气血皆虚不可发汗，发汗则成痉证。

痉病病因虽由此三者引起。痉病根本病因为液脱津伤；太阳病风寒不解，重感寒湿而成痉病；再者亡血竭气者、阴阳虚者皆可成痉病。经云气主熙养，血主濡养，阳气精则养神，阴柔则养筋，当阴阳皆衰，筋脉失去濡养而强直不柔。此为痉病之标本虚实之异。

暴腹胀大者为欲解。脉如故，反伏弦者痉。

此为风去湿存之变证，风去湿无所依，必顺其下坠入腹作胀。此为风寒外解，而湿下行，为欲解，其脉应浮，而不沉缓。脉反沉（伏弦），其邪内连太阴里病，病转增而表病未除，为痉病之变证。

夫痉脉按之紧如弦直至下行。

痉脉为寸关尺皆紧弦。

痉证在两经：太阳经与阳明经。阳明经与太阴经相表里，可在二者之交。

太阳病其证备，身体强，几几然，脉反沉迟，此为痉（柔痉）。瓜蒌桂枝汤主之，

太阳病汗出恶风，脉必浮数，为风邪盛于表。此证发热汗出不恶寒，项背强，脉反沉迟，为风淫于外而津伤于内。故用桂枝汤加瓜蒌根兼滋其内。

瓜蒌桂枝汤：瓜蒌根（花粉）6g、桂枝9g、芍药9g、甘草6g、生姜9g、大枣4枚。解肌发表，生津舒筋。桂枝汤外解风寒，加入瓜蒌根甘寒润燥而通津液，并且善通经络。

太阳病无汗而小便反少，气上冲胸，口噤不得语，欲作刚痉。葛根汤主之。

太阳病发热无汗小便少，为风寒湿甚与气相搏，不得外达，亦不得下行，势必向上冲为胸满，口噤不得语，以致面赤头摇，项背强直，故曰刚痉。以葛根汤治之，即桂枝汤加麻黄、葛根，此为刚痉无汗者之正法。

痉病多在太阳阳明之交，身体强直，口噤不得语，皆可见。故加麻黄以发太阳之邪，加葛根兼疏阳明之经，阳明外主肌肉，内主津液，用葛根以通阳明而逐风湿，达到生津液而濡经脉。

葛根汤：葛根 12 g、麻黄 9 g、桂枝 6 g、甘草 6 g、芍药 6 g、生姜 9 g、大枣 4 枚。发汗兼解肌。主治：治太阳病，项背几几，无汗恶风；亦治太阳阳明合病下利。

痉为病，胸满口噤，卧不着席，脚挛急，必齿。可与大承气汤。

此痉病属阳明郁热，阳明之筋起于足，结于跗（足背），直上结于髀（大腿骨），阳明之脉入齿中，挟口环唇（龂齿为咬牙），其支者循喉入缺盆下膈。阳明郁热盛，因此出现胸满口噤，不得卧，脚挛急，咬牙以上症状。虽无燥实证，宜涤热用调胃承气汤。但病深热极，可与大承气汤。

大承气汤：大黄 12 g、厚朴 15 g、枳实 12 g、芒硝 9 g。峻下热结。主治阳明腑实证，大便不通等；热结旁流，下利清水等；里热实证之热厥、痉病或发狂等。

太阳病，关节疼痛而烦，脉沉而细者，此名中湿，亦名湿痹。湿痹之侯，小便不利，大便反快，但当利其小便。

湿为六淫之一，故人易感受。如风寒先在太阳经，风寒伤于肌腠，而湿则入关节。风脉为浮，寒脉紧，而湿脉则沉而细，湿濡滞而气重者，故名为痹，痹者为闭也。中风者必先有内风（内在因素），而后感受外风。中湿者亦是必先有内湿，而后感外湿。感受外因必有内因存在所致。正如"邪之所凑，其气必虚"，不仅风与湿如此，其他诸证也应如此。其人脾土不及，湿于内，由于气化不行，外感湿邪，内外合邪而中湿，故关节烦痛，其小便不利，大便反快，治宜先利小便以去内湿。东垣曰"治湿不利其小便非其治也"，利小便同时还应考虑其他因素，如气机的条达，以及夹杂其他因素。若风寒在表与湿相搏，其脉浮，恶寒身重疼痛者，则以麻黄解表，白术、薏仁祛湿，杏仁宣通肺气，桂枝、附子通阳等发其汗为宜。可见湿家在表宜汗，湿家在里宜利小便。

湿家之为病，一身尽疼，发热，身色如熏黄也。

湿外盛者其阳必内郁，湿外盛则身疼，阳内郁则发热，热与湿交蒸则身熏黄。熏黄之色为黄而晦，此为湿气沉滞，湿盛而热轻。若热黄则黄而明，为热盛湿轻。

湿家其人但头汗出，背强，欲得被覆向火，若下之早则哕，或胸满小便不利，舌上如苔者，以丹田有热，胸上有寒，渴欲得饮而不能饮，则口燥烦也。

寒湿居表，阳气不得外通而上越，故头汗出，背强欲得被覆向火，宜祛寒湿通其阳。如下之则阳气更被抑而致呕吐发作。或上焦阳气不布而感胸中满，或下焦阳气不化而感小便不利。舌苔不是胃热引起，而是津液燥聚如苔，下后阳气陷于下，而寒湿于上，因此丹田有热，渴而欲饮，胸上有寒而不能饮，则口舌燥烦，而为津液燥聚而成。

湿家下之额上汗出微喘，小便利者死。若下利不止者亦死。

湿病在表宜汗解，湿在里宜利小便，不是湿热蕴积成实，不可以下法。如下后出现额汗出，微喘，此为阳已离而上行，小便利，下利不止，为阴阳离决故死。

风湿相搏，一身尽疼痛，法当汗出而解。值天阴雨不止，医云可发汗，汗之病不愈者，何也？盖发其汗，汗大出者，但风气去，湿气在，是故不愈也。治风湿者，但微微似欲汗出者，风湿俱去。

风湿相搏身痛应汗解。值阴雨天不止，可发汗，汗之病不愈，是因为汗大出，风气去而湿气仍在，故不愈。若治风湿应以微汗出，使风湿皆除。

湿家病，身疼痛发热，面黄而喘，头痛鼻塞而烦，其脉大，自能饮食，

腹中和无病，病在头中寒湿，故鼻塞，内药鼻中则愈。

湿病指寒湿在上则清阳被郁，故身痛头痛鼻塞，湿盛于上，发热面黄而喘为阳气郁故脉浮，患者自能饮食，腹部无不适，可见病在上（头）而不在腹，治宜治其头（上），以鼻中用药。如瓜蒂散使寒湿去病除。

瓜蒂散：瓜蒂、赤小豆各 1.5~3 g。香豉 15 g 煮粥，取汁合散同服。用于痰涎壅塞胸中，或宿食停于上脘，气上冲咽喉不得息，胸中痞硬，烦懊不安，寸脉浮，按之紧。

湿家身烦痛，可与麻黄加术汤，发其汗为宜，慎不可以火攻之。

身烦痛，为寒湿在表，用麻黄汤以散寒，用白术除湿。麻黄得白术虽发汗，不至于汗多，而白术得麻黄可以行表里之湿。不可火攻，恐湿与热合而反增发热。

麻黄加术汤：麻黄汤为麻黄 9 g、桂枝 6 g、炙甘草 3 g、杏仁 9 g 以散寒，白术 12 g 除湿。主治外感寒湿，恶寒发热，身体烦疼，无汗不渴，饮食无味，舌苔白腻。适用于身痛无汗，其脉浮者。

病者一身尽疼，发热，日晡所剧者，此名为风湿，此病伤于汗出当风。或久伤取冷所致也，可与麻黄杏仁薏米甘草汤。

病者全身疼，下午发热，此为风湿。此病伤于汗出受风，或久伤受冷而致。可与麻黄杏仁薏米甘草汤。

麻黄杏仁薏米甘草汤：麻黄 6 g、杏仁 3 g、薏米 6 g、炙甘草 12 g。麻黄为解表药以散寒；杏仁利肺通泄；炒薏米甘淡，阳明之要药，除湿；甘草以补中。解表祛湿。治风湿在表，一身尽疼，发热，日晡所剧者。其风湿之邪居于肺与阳明无疑。此为湿邪蒙蔽上焦，而治中焦药可加白术、苍术之类。

风湿脉浮身重，汗出恶风者，防己黄芪汤主之。

风湿在表当以发汗而解，但未用药即以自汗出，而病邪未解，此为表阳虚，不能用麻黄，而用防己去肌肤之里湿，服药后自觉虫行皮中，腰下如冰，此为湿气下行。用芪、术、草使卫阳复，防己、白术驱湿下行。

防己黄芪汤：防己 12 g、炙甘草 6 g、白术 9 g、黄芪 15 g、生姜 4 片、大枣 1 枚。益气祛风，健脾利水。主治风水或风湿。汗出恶风，身重浮肿，关节烦疼，自汗出，腰以下重，小便不利，脉浮弦滑无力。

喘者，加麻黄。（宜少量）多则泻肺气。

胃不和者，加芍药。以行营气（甘草芍药汤）。

气上冲者，加桂枝。阳气不足，以桂枝和阳气。

下有久寒者，加细辛。

伤寒八九日，风湿相搏，身体疼烦，不能自转侧，不呕不渴，脉浮虚而涩者，桂枝附子汤主之。若大便坚，小便自利者，去桂枝加白术汤主之。

身体疼烦，不能自转侧，脉浮虚而涩为风湿在表，卫阳不足，不呕不渴无里热，为病邪不在少阳及阳明，故以桂枝汤去芍药之酸收，加附子之辛温以振阳气。

桂枝附子汤：桂枝 12 g、附子 9 g、生姜 9 g、炙甘草 6 g、大枣 4 枚。祛风温经，助阳化湿。主治伤寒八九日，风湿相搏，身体疼烦，不能自转侧，不呕不渴，脉浮虚而涩者；恶寒发热，四肢掣痛，难以屈伸，厥，或心下悸，或脐下悸。

若大便坚，小便自利为虽表阳弱，但里阳尚可。不必发其汗以免危及弱阳，故于前方去桂枝之辛散，加白术之苦燥，合附子则逐皮中水气作用更大。

白术附子汤：白术 12 g、附子 9 g、炙甘草 6 g、大枣 4 枚、生姜 9 g。祛风除湿。主治风湿相搏，身体疼烦，不能自转侧，不呕不渴，脉浮虚而涩，大便坚，小便自利者。

风湿相搏，骨节疼烦，掣痛不得屈伸，近之则痛剧，汗出短气，小便不利，恶风不欲去衣，或身微肿者，甘草附子汤主之。

此属于湿盛而阳微之证。其治疗不外乎助阳散湿之法，得微汗则解者，阳复而阴自解。风湿在表以汗解麻黄加术汤、麻黄杏仁薏米甘草汤。若汗出表虚者不易重发汗，有防己黄芪汤，实表行湿。白术附子汤以补阳行湿；表虚无热者不可发汗，则用桂枝附子汤温经散湿；而甘草附子汤以补阳温中以散之。

甘草附子汤：炙甘草 6 g、附子 6 g、白术 6 g、桂枝 12 g。甘草以温中、附子温经助阳、白术燥湿、桂枝温经散寒。术附同用，则健脾燥湿，温阳化气；桂甘同用，振奋心阳，治短气、小便不利。温阳散寒，祛湿止痛。

太阳中暍发热恶寒身重而疼痛，其脉弦细芤迟，小便已，洒洒然毛耸，手足逆冷，小有劳，身即热，口开，前板齿燥。若发其汗，则恶寒甚，加温针则发热甚，数下之则淋甚。

中暍即中暑，暑为六淫之一，感受热之阳邪，其证身重疼痛。中暑之病分为二种。一种暑热，一种暑湿。有时二者合一。暑湿为中天之热，又感地气蒸腾之湿邪（有湿盛者感受热邪）。中暑不宜专以阴阳而论。所谓书中阳求阴之义混乱学者之意。

暑湿口渴不欲饮，舌苔薄而腻。治疗：益元散或六一散。暑脉：左寸虚大，右寸浮洪。

暑热口渴欲饮，舌苔薄而燥。治疗：白虎汤。

暑病不可汗之。若发汗，则徒伤其表；若温针热，则更甚。

暑热伤心肺，心火热伤气耗津。

白虎汤：知母18 g、石膏30 g、炙甘草6 g、粳米18 g。清热生津。主治伤寒阳明热盛，或温病热在气分证。壮热面赤，烦渴引饮，口舌干燥，大汗出，脉洪大有力。

六一散（天水散、太白散）：滑石180 g、甘草30 g。研细粉，每次9 g，一日三次。清暑利湿。用于感受暑湿所致的发热、身倦、口渴、泄泻、小便黄少；外用治痱子。

益元散：滑石600 g、甘草100 g、朱砂30 g。研细粉，每次6 g，每日1～2次。清暑利湿。用于感受暑湿，身热心烦，口渴喜饮，小便短赤。

太阳病中热者，暍是也，汗出恶寒身热而渴。白虎加人参汤主之。

中热即中暑之气，恶寒者，为热气入后皮肤腠理开，开则有恶寒感。这与伤寒恶寒不同，其发热汗出而渴，为表里皆热炽，胃阴不足待涸求于水，故用白虎加人参汤以清热生津。为中暑而无湿者之法。此暑热伤津之治法。

白虎加人参汤：知母18 g、生石膏30 g、炙甘草6 g、粳米18 g、人参9 g。也可用沙参替代人参，适用于津伤轻者。

中暑脉象：弦细芤迟。弦为有外邪；细为湿；芤浮大而虚；迟为外有风邪，热郁于内，应清解。

　　强调中暑不能用汗法及温下法。

　　太阳中暍，身热疼重而脉微弱，此为夏月伤冷水，水行皮中所致。一物瓜蒂汤主之。

　　此为阳虚者暑伏于湿内，为身热而疼重。

　　瓜蒂汤：瓜蒂14个。太阳中暍，身热疼重，而脉微弱，此以夏月伤冷水，水行皮中所致，身面四肢浮肿。

　　瓜蒂散（《伤寒论》）：瓜蒂、赤小豆各1.5～3 g，香豉15 g煮粥，取汁合散同服。涌吐痰涎宿食。

　　临床用香薷一味药（3～9 g），效果好。

百合狐惑阴阳毒病证治第三

　　论曰百合病者，百脉一宗，悉致其病也，意欲食，复不能食，常默然欲卧不能卧，欲行不能行，饮食或有美时，或有不欲闻食臭时，如寒无寒，如热无热，口苦小便赤，诸药不能治。得药则剧吐利，如有神灵者，身形如和，其脉微数。

　　百脉指全身所有经脉，一宗乃总枢之意。全身经脉分之为百脉，合之为一宗。即是说人体百脉同出一源（主要指心），心为总枢，同时与肺有密切关系。由于心主血脉，肺主治节而朝百脉，故心肺正常，则气血调和而百脉皆得其养。然百合病系一种心肺阴虚内热病，百脉俱受其累，证状百出，故称"百合病者，百脉一宗，悉致其病也"。百合病临床表现为常默然欲卧不得卧，欲行不得行，想进食又不能食，有时食欲甚佳，有时又厌恶饮食，如寒无寒，如热无热，用各种药物不效，甚至吐利。但形体如正常人，没有明显病态。

百合病是心肺阴虚，阴血不足而致。再者阴虚内热而出现口苦、小便热。其脉微数。此病可见于温热病、生气情绪变化等因素。

百合病发汗后者，百合知母汤主之。

人有百脉，百脉朝宗于肺，百脉不可治而可治肺。发汗后津液耗损，口渴欲饮，其肺脉洪大或滑大，以百合知母汤治之。百合味甘平，微苦，色白入肺经，治邪气，补虚清热。知母辛苦寒滑上，清肺金而泻火，下润肾燥而滋阴入二经的气分。

百合知母汤：百合 24 g、知母 12 ~ 20 g。若重者可加花粉。清热养阴。主治百合病，发汗后，心烦口渴者。

百合病吐之后者，百合鸡子汤主之。

百合病吐后伤于心阴，总感到心中不适。以百合鸡子汤治之。

百合鸡子汤：百合 30 g、鸡子黄 1 枚。百合补虚清热、鸡子黄养心阴。滋阴养胃，降逆除烦。治百合病，误吐之后，虚烦不安者。

其脉左寸宜滑大，右寸宜虚大。

百合病，不经吐下发汗，病形如初者，百合地黄汤主之。

此是百合病正治之法。肺主行身之阳，肾主行身之阴。百合色白入肺而清气中之热，地黄色黑入肾，而除血中之热，气血既治，百脉俱清，虽有邪气亦必自下。服后大便如漆，则热除之验也。

百合地黄汤：百合 30 g、地黄 30 g。养阴清热，补益心肺。治心肺阴虚内热证。为百合病之正治，其脉宜右寸虚大，左关尺弦大无力。

百合病变发热者，百合滑石汤主之。

百合病变发热，其邪聚于里而见于外。滑石甘寒清六腑之热，得微利则里热清除而表热自退。

百合滑石散：百合 30 g、滑石 30 g。研细为末，每次 4 g，日三次。滋养心肺，清热利尿。见于百合病又有湿热证者。

阳毒之为病，面赤斑斑如锦纹，咽喉痛吐脓血，五日可治，七日不可治。升麻鳖甲汤主之。

升麻鳖甲汤：升麻、当归、甘草各 12 g、蜀椒 6 g、炒鳖甲 15 g 炙、雄黄 3 g 研。

此证在临床为少见之疾。而且方中以阳毒用雄黄、蜀椒为不宜之药。

阴毒之为病，面目青，身为如被杖，咽喉痛，五日可治，七日不可治。升麻鳖甲汤去雄黄蜀椒主之。

阳毒之为病（指红肿高大，如痈等）及阴毒之为病（薄陷平塌，如疽等）。阳毒明系阳盛，书中治疗阳毒以阳从阳（用辛热的雄黄、蜀椒类），欲其速散，临床如用此法，病情必加剧，而阴毒治疗，反去其辛温之药更不合情理。《肘后》《千金》对阳毒、阴毒之方药，恐亦抄前人之方，未必面临此疾。

阳毒与阴毒之发病，应根据病邪部位区分。病邪犯于阳分（体表）为阳毒；病邪犯于阴分（体表之里）为阴毒。其治疗主以清热、解毒、散瘀。

疟病脉证并治第四

师曰：疟脉自弦，弦数者多为热，弦迟者多寒，弦小紧者下之差，弦迟者可温之，弦紧者可发汗针灸也，浮大者可吐之，弦数者风发也，以饮食消息止之。

疟者为少阳之邪，弦脉为少阳之脉。疟为邪在半表半里，因病邪之不同，脉象可出现不同之变化。脉弦数者为多热，风热引起宜辛凉清解。脉迟者为多寒，可以温法治之。脉浮弦者为多表寒，可发汗。脉弦而忽浮大者为胸中有痰，邪在高处，以吐法越之。弦小紧者为病内入，不可表散，以下之则病减（其脉偏沉，消化道有滞或热）。脉紧者不沉为寒，可发汗针灸。脉弦数者见多热，热极则生风，风生则肝木侮土，传热于胃，胃热耗津，需用饮食消息止其热，即用梨汁、蔗浆生津止渴之类。正如内经风淫于内，治以甘寒之旨也。

病疟以月一日发，当十五日愈。设不差，当月尽解。如其不差，当云何？师曰：此结为症瘕，名为疟母，急治之，宜鳖甲煎丸。

病疟应解而不愈，是因为其邪借血与痰结为症瘕于胁下、于胸中。以鳖甲煎丸治之。

鳖甲煎丸：鳖甲、射干、半夏、柴胡、黄芩、阿胶、白芍、厚朴、葶苈子、鼠妇、大黄、赤硝、蜣螂、蟅虫、桃仁、紫薇、丹皮、干姜、瞿麦、石苇、蜂巢、人参、桂枝。日 3 次，每次 3 g。鳖甲清热入肝破症瘕；射干治老痰和半夏祛痰；柴胡入肝经合阿胶、白芍养肝阴；厚朴、葶苈子利气；鼠妇清热治瘀、消症瘕；大黄、赤硝、蜣螂下之；蟅虫、桃仁、紫薇行血；丹皮清血热；干姜宣寒；瞿麦、石苇利小便；蜂巢解毒；人参补气；桂枝宣阳；黄芩和阴退热，和表里则有柴胡、桂枝调营卫。消痞化积、活血化瘀、疏肝解郁。

师曰：阴气孤绝，阳气独发，则热而少气烦冤，手足热而欲呕，名瘅疟。若但热不寒者，邪气内藏于心，外舍分肉之间，令人消烁肌肉。

瘅疟为阴气虚，而阳气必盛，伤气耗神，故气短烦躁而不舒畅。四肢为阳之本，阳盛手足热，热干胃，胃热欲呕，邪气内藏于心，心主火，火盛消烁肌肉。

瘅疟但热不寒，其脉弦数，需以饮食消息，用梨汁、蔗浆为主，如无蔗浆可用菠萝蜜尤好。临床用药方以麦冬 12 g、沙参 24 g、花粉 12 g、竹茹 9 g、知母 12 g、芦根 15～30 g、石斛 12 g、生石膏 15～30 g；地骨皮清热生津，地骨皮 90～180 g 水煎服。

温疟者，其脉如平，身无寒但热，骨节烦疼，时呕，白虎加桂枝汤主之。

瘅疟与温疟无寒但热俱呕，其原因不同。瘅疟为肺素有热而加外感，为表寒里热，阴气内虚不能与阳气相争，故不作寒。温疟为邪气内藏肾中，至春夏而始发，为伏气外出，寒蓄久之变热，故不作寒。不为乍感，故脉如平。热邪从肾出外舍并上行于阳明，故骨节疼欲呕。以白虎加桂枝汤治之。

白虎加桂枝汤：知母 15 g、生石膏 30 g、炙甘草 6 g、粳米 18 g、桂枝 9 g。白虎汤清热，桂枝宣通关节。清热通络止痛。主治温疟，其脉如平，身无寒但热，骨节疼烦，时呕，风湿热痹，壮热汗出，气粗烦躁，关节肿痛，口渴苔白，脉弦数。

此汤不仅用于温疟伏气，而且可用于无寒而热，口渴欲饮，必有骨节烦疼者。

若口渴欲饮，身体沉重，宜白虎汤加苍术。

疟多寒者，名曰牡疟，蜀漆散主之。

疟多寒者非真寒，而是阳气为痰饮所遏，不得外出肌表，而内伏于心间。以蜀漆散治之。

蜀漆散：蜀漆、云母、龙骨等量。来发前以浆水调服 3 克，临发时服 6 克。蜀漆为常山苗苦辛，温，有毒，除痰，截疟，消症瘕积聚，可发散上焦之邪结；云母、龙骨以防蜀漆上越之猛，动其心中之神，以安神。

寒多之疟，多宜用外台秘要三方：

1. 牡蛎汤：牡蛎 12 g、麻黄 12 g、炙甘草 6 g、蜀漆 9 g。牡蛎散结软坚、麻黄发散、甘草和中、蜀漆散结截疟。

2. 柴胡去半夏加瓜蒌汤：柴胡 9 g、人参 9 g、黄芩 9 g、甘草 9 g、瓜蒌根 12 g、生姜 6 g、大枣 4 枚。治疟病发渴者，亦治劳疟。劳疟为衰弱之人发疟，寒多热少，口渴者。

3. 柴胡桂姜汤：柴胡 9 g、桂枝 9 g、干姜 3 g、瓜蒌根 12 g、黄芩 9 g、炙甘草 6 g、牡蛎 6 g。治疟寒多微有热或但寒不热。

疟：

牡疟以寒多热少，或只寒。可因痰饮阻遏阳气而致，法以理气散邪结；也有因虚寒宜温养。

温疟热多不寒，或寒少。可因伏气成温不恶寒，也有因非伏气成温病，可有恶寒。宜清热祛邪养津。根据不同病因治疗。

瘅疟只热不寒，其脉弦数。以饮食消息或清热生津。

中风历节病脉证并治第五

中风分为中风及类中风，以类中风较多见。中风多由外感受风邪，也有内在因素引起。而类中风是由内在因素，脏腑自病而发（如脑血管病疾患）。

凡风之为病，当半身不遂或但臂不遂者，此为痹，脉微而数。中风使然。

凡病于风致半身不遂，或臂不遂，皆为风邪乘虚痹于内故其脉微数，微为虚，数为风发成热。

寸口脉浮而紧，紧则为寒，浮则为虚，寒虚相搏，邪在皮肤。浮者血虚，络脉空虚；贼邪不泻，或左或右；邪气反缓，正气即急，正气引邪，喎僻不遂。邪在于络，肌肤不仁；邪在于经，即重不胜；邪入于腑，即不识人；邪入于脏，舌即难言，口吐涎。

寸口脉浮为虚，紧为寒，此为虚寒相搏。因正气不足邪乘机而入为风寒初感。脉浮为血虚，络脉空虚，无力抗拒外邪，其邪不得出来，或在左，或在右，逗留在内，邪气反缓，正气即急，受邪之处，筋脉不用而缓，无邪之处正气独急，则出现偏瘫或面瘫。经云："经脉为里，为里支，而横者为络，络为小则为浅，而经为深。故其邪在络，病于肌肤，故肌肤不仁麻痹。邪在经，其病于筋骨，则筋骨无力。严重时邪入腑，甚至入脏。"神藏于脏，脏通于腑，腑病其腑气壅积，神窒于内，故不识人。诸阴连舌本，病邪入脏，脏气厥不至舌下，故舌难言，而涎自出。

寸口脉迟而缓，迟则为寒，缓则为虚，营缓则为亡血，卫缓则为中风。邪气中经则身痒而瘾疹。心气不足邪气入中，则胸满而短气。

脉迟为寒，脉缓为虚，脉沉而缓无力（营缓）为亡血，脉浮缓（卫缓）为中风。亦有浮缓为风，沉缓滑为湿。邪风中血脉身痒成疹。邪风入心中，心气不足则胸满短气。

防己地黄汤治病如狂状，妄行独语不休，无寒热，其脉浮。

狂走谵语，身热脉大属阳明。此无寒热，脉浮，为血虚生热其邪并与阳而致。以桂枝、防风祛风邪，防己祛湿，甘草和中，上药轻清以散邪，用地黄养血除热。

防己地黄汤：防己 3 g、甘草 3 g、桂枝 9 g、防风 9 g、地黄 60 g。滋阴凉血，祛风通络。主治风入心经，阴虚血热，病如狂状，妄行，独语不休，无寒热，或血虚风胜，手足蠕动，瘛疭，舌红少苔。其脉宜浮缓，右脉宜浮虚，左关尺宜弦细。此为阴虚兼风湿。

寸口脉沉而弱，沉即主骨，弱即主筋，沉即为肾，弱即为肝，汗出入水中，如水伤心，历节痛，黄汗出，故曰历节。

此为肝肾先虚，而心阳复郁，此为历节与黄汗之根本。心气化液为汗，汗出后入水中，水寒之气从汗孔入侵心，伤于血脉，外水内火，郁为湿热，汗液当黄，浸淫筋骨，故关节皆痛。

黄汗之病以汗出入水，其郁在上焦则为黄汗。其伤于筋骨则为历节。即两者皆由出汗入水而致，但表现的部位不同而已。其根本原因在于肝肾先虚。

但肝肾虚者汗出后水浴，不尽然患历节黄汗。只是指历节黄汗多从虚而得之。治疗以宣散，养肝肾。

趺阳脉浮而滑，滑则谷气实，浮则汗自出，少阴脉浮而弱，弱则血不足，浮则为风，风血相搏，即疼痛如掣。

盛人脉涩小，短气自汗出，历节疼不可屈伸，此皆饮酒汗出当风所致。

胃脉浮而滑，浮为风，滑为谷气盛，汗生于谷，而风善泄，故汗自出。心脉浮而弱，浮为风，弱为血不足，风血相搏血虚为风扰之，所以疼痛如掣。

强盛的人脉涩小，短气自汗出者，因为饮酒湿气内积，而汗出当风，使湿气内郁，流于关节，故历节痛。

总之，历节病因有三：

汗出入水，热为湿郁（前提有肝肾虚）；胃谷气盛汗出（胃气实），身强酒后汗出当风；少阴血虚者，感受风邪，风血相搏。治疗：清利湿热，适量加茜草以去蓄血发黄。

诸肢节疼痛，身体尪羸，脚肿如脱，头眩短气，温温欲吐，桂枝芍药知母汤主之。

四肢关节疼痛，为历节。身体瘦弱，脚肿为形气不足，为湿热下甚。头眩短气，欲吐，为湿热从下而上冲，与脚气冲心之疾颇同。以桂枝、麻黄、防风散湿于表，芍药、知母、甘草除热于中，白术、附子祛湿于下，生姜止呕降逆。此为湿热外伤肢节，而复上冲心胃之治法。

桂枝芍药知母汤：桂枝 12 g、芍药 9 g、甘草 6 g、麻黄 6 g、附子 6 g、白术 12 g、知母 12 g、防风 12 g、生姜 15 g。祛风除湿，通阳散寒，佐以清热。桂枝、麻黄、防风祛风通阳，附子温经止痛，合以知母、芍药养阴清热，白术与附子祛湿于下，生姜降逆，甘草以和中。清热与温经同用。适用于关节肿痛有积水。

病历节不可屈伸疼痛，乌头汤主之。

此方治疗寒湿历节之正法。以乌头、麻黄去寒湿，以黄芪补芍药之收，甘草以缓之。

乌头汤：麻黄、芍药、黄芪、甘草各 9 g，乌头 3~6 g。温经散寒，除湿宣痹。川乌辛苦温有毒，温经止痛，通阳行痹；麻黄开发腠理，透散寒湿；黄芪益气固卫行湿，芍药、甘草缓急止痛；白蜜解乌头毒性。

矾石汤治脚气冲心。

矾石性燥祛湿解毒。临床可加浮萍性浮而散。白矾 15 g、浮萍 30 g。开水冲，先熏后洗脚。

血痹虚劳病脉证并治第六

问曰：血痹之病，从何得之？师曰：夫尊荣人骨弱肌肤盛，重因疲劳汗出，卧不时动摇，加被微风，遂得之。但以脉自微，涩在寸口，关上小紧，宜针引阳气，令脉和紧去则愈。

非体力劳动者，生活条件优越，其骨弱，肌肤盛，因为疲劳汗出受风使阳气受伤，阳气卫外，风气虽微得以直入血中而为痹。经云，"邪入于阴（血）则痹也。其脉微为阳微，涩为血滞，紧则邪之征也"。寸口脉涩为气血不行，血滞，关脉小紧为阳气不调和。血痹是血以风邪入而痹，阳气亦以血痹而止于中，故用针法引阳气出而邪去，血痹通，脉和自愈。

血痹阴阳俱微，寸口关上微，尺中小紧，外证身体不仁，如风痹状，黄芪桂枝五物汤主之。

阴阳俱虚指该人人迎（足阳明胃经）、扶阳、太溪（足少阴肾经）皆弱。寸口关上脉微，尺脉小紧为阳不足而阴血为痹之象——为血痹。其外证呈身体不仁，为身体不知痛痒如风痹，这不是风邪所为。以黄芪桂枝五物和荣之滞，助卫之行。其脉阴阳皆虚微，故不可用针法，可用药物。

黄芪桂枝五物汤：桂枝、芍药、生姜各9g、大枣4枚，加黄芪9g。桂枝汤调和营卫（对外能解肌去邪气，对内能补虚调和阴阳）、黄芪固表充实卫阳气。益气温经，和营通痹。用于营卫虚弱之血痹。主治肌肤麻木不仁，或肢节疼痛，或汗出恶风，舌淡苔白。适用于身体麻木，脉微，尺脉小紧者。

夫男子平人脉大为劳脉，极虚亦为劳。

阳气因烦劳、疲劳则张，故脉大。劳则气耗，故脉极虚。出现劳脉为内衰者。劳者为病其脉浮大无力，而阴虚者其脉弦细、弦大。

男子面色薄，口渴及亡血，卒喘悸，脉浮者里虚也。

口渴者为热伤阴气，亡血者不华于色，故色薄。劳者气血俱耗，气虚则喘，血虚则悸，猝然见此病，其脉浮（应大而无力）为里虚，因劳者真阴虚失守，阳气无根散于外，精夺于内。

男子脉虚沉弦，无寒热，短气里急，小便不利，面色白，时目瞑兼衄，少腹满，此为劳使之然。劳之为病，其脉浮大，手足烦，春夏剧秋冬差，阴寒精自出，酸削不能行。男子脉浮弱而涩，为无子，精气清冷。

脉虚沉弦者为劳伤阳气，故短气里急，小便不利，少腹满，面色白。严重不仅阳气虚兼伤阴，出现目不明，脉浮而无力（阴虚其脉弦细或弦大）。手足烦热，春夏剧，秋冬差为阴虚。阴寒精液出，消瘦不能行走为阳虚。男子若脉浮弱而涩，为精气亏而清冷不温，为无子。

夫失精家少腹弦急，阴头寒，目眩发落，脉极虚芤迟，为清谷亡血失精，脉得诸芤动微紧，男子失精，女子梦交，桂枝龙骨牡蛎汤主之。

脉极虚芤迟，精失而虚及其气，故少腹弦急，阴头寒而目眩。脉得诸芤动微紧者，为阴阳不调而伤及神与精，劳伤心气，火浮不敛，则为心肾不交，阳泛于上精孤于下，火不摄水，不交，自泄故失精。火浮精出或成梦交。以桂枝汤外解肌祛邪，内补虚调阴阳，加龙骨、牡蛎以收敛浮越。

桂枝龙骨牡蛎汤：桂枝、芍药、生姜各9g、甘草6g、大枣4枚、龙骨、牡蛎各9g。调阴阳，和营卫，兼固涩精液。平补阴阳，潜镇固摄。治虚劳阴阳两虚，夜梦遗精，少腹弦急，阴头寒，目眩发落，脉象极虚芤迟，或芤动微紧；亦治下焦虚寒，少腹拘急，脐下动悸之遗尿证。

临床所见，虚劳大都是阴虚，阳虚极少见，阴虚如用阳药，势必危害不浅。先贤柯韵伯云："读书无眼，患者无命"。

男子平人脉虚弱细微者，喜盗汗也。人年五六十，其病脉大者，痹侠背行，若肠鸣马刀侠瘿者，皆为劳得之。脉沉小迟者，名脱气，其人疾行则喘喝，手足逆寒，腹满甚则溏泄，食不消化也。脉弦而大，弦则为减，大则为芤，减为寒，芤为虚，虚寒相搏，此名为革。妇人则半产漏下，男

子则亡血失精。

平人为未病之人，脉虚弱细微，为阴阳俱不足，阳不足者不能固，阴不足不能守，使其人必善盗汗。

人到五六十岁精气衰，而病脉反大者，为其人受风气痹于背部，阳气不足而邪气而随之，故痹侠背行（表现脊背部麻木不仁）。阳气因劳而外张，火热因劳而上逆，阳外张，寒动于中则出现肠鸣。火上逆则与痰相搏而为马刀（瘰生乳腋下），侠瘿（瘿生颈之两侧）。

脉沉小迟者为阴盛而阳亡，故名为脱气。其人快走则喘，气脱而不固，阳气不足手足逆冷，脾胃虚则腹满，溏泄食不化，皆为阳微气脱之证。脉弦为阳不足故为减，为寒。脉大者阴不足，故为芤，为虚，阴阳皆虚。脉形外强中干此为革，脉革者妇人主半产漏下，男子主亡血失精。

虚劳里急悸衄，腹中痛，梦失精，四肢酸疼，手足烦热，咽干口燥，小建中汤主之。

此为阴虚之象，不能用小建中汤！

小建中汤：桂枝 9 g、炙甘草 6 g、芍药 18 g、大枣 4 枚、生姜 9 g、饴糖 30 g。温中祛寒。不适用于阴虚火旺，胃脘痛者。

虚劳里急诸不足，黄芪建中汤主之。

虚劳里虚脉急，当腹中痛，阴阳脉皆不足，出现眩悸、喘渴、失精、亡血等证，以黄芪建中汤治之。

黄芪建中汤：黄芪加小建中汤，黄芪 6 g、桂枝 9 g、炙甘草 6 g、芍药 18 g、大枣 4 枚、生姜 9 g、饴糖 30 g。温中补虚，缓急止痛。黄芪、大枣、甘草补脾益气，桂枝、生姜温阳散寒，白芍缓急止痛，饴糖补脾缓急。用于阳虚气不足。

气短胸满加生姜；腹满去大枣，加茯苓，腹满甘草亦可不用。

虚劳腰痛少腹拘急，小便不利者，八味肾气丸主之。

下焦为少阴主之，虚劳损伤少阴肾气，故腰痛、小腹拘急、小便不利。以八味肾气丸治之。

八味肾气丸（金匮肾气丸）：熟地 24 克、山茱萸 12 克、山药 12 克、茯苓 9 克、丹皮 9 克、泽泻 9 克、桂枝 3 克、附子 3 g。为末，炼蜜丸，

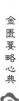

如梧桐子大，15丸，日二次。地黄、山药益其肾阴，丹皮、泽泻、茯苓泄其肾邪，山茱萸、桂枝、附子温阳肾气。滋肾利水。治虚劳不足，大渴欲饮水，腰痛小腹拘急，小便不利。其尺脉弱小。

虚劳诸不足风气百疾，薯蓣丸主之。

虚劳证多有挟风，正不可独补其虚，亦不可随意去其风。以四君子汤（少）合四物汤（多）八珍汤为基础。以参、地、芎、归、术补其气血，姜、枣、芍益其卫营，以桔梗、杏仁、桂枝、防风、柴胡、白蔹、黄卷、神曲祛风行气，用大量山药（薯蓣）补虚祛风。

薯蓣丸：薯蓣90g，当归、桂枝、神曲、干地黄、大豆黄卷各30g，甘草84g，人参21g，川芎、芍药、白术、麦门冬、杏仁各18g，柴胡、桔梗、茯苓各15g，阿胶21g，干姜9g，白蔹6g，防风18g，大枣100枚（为膏）。研末，炼蜜和丸，如弹子大。每次1丸，空腹时用酒送下。薯蓣补虚祛风，加炙甘草汤（甘草、大枣、阿胶、生姜、人参、地黄、桂枝、麦冬、去麻仁）养心，加桂枝汤（桂枝、芍药、生姜、大枣、甘草）以去风邪，以桔梗、杏仁开肺气，防风、桂枝、豆卷、柴胡以去风，白蔹清热去结，陈曲消导，白术健脾利湿。调理脾胃，益气和营。用于气血两虚，脾肺不足所致之虚劳，胃脘痛，痹症，闭经，月经不调。

虚劳虚烦不得眠，酸枣仁汤主之。

人醒时则魂寓于目，睡时则魂藏于肝，虚劳其肝气不荣，则魂不得藏，故不得眠。

酸枣仁汤：酸枣仁18g、知母9g、茯苓9g、川芎6g、炙甘草3g。酸枣仁补肝敛气，知母、甘草清热滋燥，茯苓、川芎行气除痰。养血安神，清热除烦。用于肝血不足，虚热内扰证。虚烦失眠，心悸不安，头目眩晕，咽干口燥，舌红。其脉心肝脉虚，右寸滑大。

梦多，肝脉弦者，方中可加炒枣仁、龙骨、牡蛎。

有火不眠者，方中可加竹叶、麦冬、沙参。

火盛者，方中可加黄连、黄芩、栀子、连翘、竹叶。

心脾虚不得眠者，以归脾丸（汤）治之。

胃不和，心不安，不得眠者，右寸脉滑，以温胆汤或二陈治之。

五劳虚极羸瘦，腹满不能饮食，食伤，忧伤，饮伤，房室伤，饥伤，劳伤，经络荣卫气伤，内有干血，肌肤甲错，两目暗黑，缓中补虚，大黄蟅虫丸主之。

五脏虚极，瘦而腹满，不进食，五劳七伤内有干血（瘀血），肌肤粗糙，两目发黑，应缓中补虚。以大黄蟅虫丸治之。

大黄蟅虫丸：大黄、黄芩、甘草、桃仁、杏仁、芍药、地黄、干漆、虻虫、水蛭、蛴螬、蟅虫。每次3g，日1～2次。活血破瘀，通经消症瘕。大黄、黄芩清热，桃仁、干漆、虻虫、水蛭、蛴螬、蟅虫破血，芍药、生地、甘草养阴血，杏仁以理气。活血破瘀，通经消症瘕。用于瘀血内停所致的症瘕。

千金翼炙甘草汤，治虚劳不足，汗出而闷，脉结悸，行动如常，不出百日危急者十一日死。

脉结是荣气不行，心悸则为血亏而心无所养，荣滞血亏而出汗，虽然行动如常，但不出百日其阴亡阳绝。

炙甘草汤：炙甘草12g、桂枝9g、生姜9g、麦冬12g、麻仁15g、人参6g、阿胶6g、大枣6枚、生地黄30g。此方炙甘草、大枣、人参以养心，生地用重量以荣心为方用药之主力。综合来讲其意，人参、桂枝、甘草、生姜行身之阳，胶、麦、麻、地行身之阴。益气滋阴，通阳复脉。

血虚以生地、麦冬为主药以生津，补血中之阴不足。

当归补血汤：当归6g、黄芪30g。以补血中之阳，有形之血生于无形之气，此为气虚不能生血，出现症状燥热，面红目赤，烦渴引饮。此证与白虎汤相似，其脉浮大而虚，而白虎证脉洪大，两寸为主，六脉皆洪大。

肺萎肺痈咳嗽上气病脉证治第七

　　问曰：热在上焦者，因咳为肺痿，肺痿之病，从何得之？师曰：或从汗出，或从呕吐，或从消渴小便利数，或从便难，又被快药下利，重亡津液，故得之。曰：寸口脉数，其人咳，口中反有浊唾涎沫者何？师曰：为肺痿之病。若口中辟辟燥，咳即胸中隐隐痛，脉反滑数，此为肺痈。咳唾脓血，脉数虚者为肺痿，数实者为肺痈。

　　热在上焦者因咳分为肺萎及肺痈。因为汗出过多，呕吐重，口渴用利小便的药物，大便难反用利大便的药物，造成津液耗损，津液不足而生燥热。若咳嗽，全身无力，肺津为热迫上行咳出雪花状涎沫。其脉数而无力，此为肺萎。此为肺气虚、肺阴虚。而属寒者较少见。临床多用甘草、麦冬、沙参，口渴加知母、花粉等。

　　若咳嗽口中干燥，吐脓血痰，痈为壅而不通，为热聚而成痈，咳嗽胸中隐痛，脉滑数有力，此为肺痈。

　　问曰：病咳逆，脉之何以知此为肺痈，当有脓血，吐之则死，其脉何类？师曰：寸口微而数，微则为风，数则为热，微则汗出，数则恶寒。风中于卫，呼气不入；热过于营，吸而不出，风伤皮毛，热伤血脉。风舍于肺，其人则咳口干喘满，咽燥不渴，多唾浊沫，时时振寒；热之所过，血为之凝滞，蓄结痈脓，吐如米粥，始萌可救，脓成则死。

　　此为肺痈之成因。寸口脉微而数，浮而无力（微），微为风，数为热，此为风热侵肺。风伤卫，热伤营，致呼吸不畅。风热伤肺，使血分、气分皆凝滞，肺热而壅，故口干而喘满，热在血中，故咽燥而不渴。肺被热迫故多唾浊沫，热于里而外无气，则时时振寒，为热蓄不解，血凝不化而形成的肺痈。吐如米粥状，为初病可治，肺叶腐败，痰脓血多，则不可治。

上气面浮肿，肩息，其脉浮大不治，又加利尤甚。上气喘而燥者，此为肺胀，欲作风水，发汗则愈。

喘息面肿，肩息气，但升不降，其脉浮大，为不足之象，浮大为阳上越，脉偏盛者，偏绝，不治。又加下利是阴从下脱，阴阳离决故不治。

气短喘而燥者，为受风与水留结而致肺胀，欲作风水以发汗，使风去，水润下则愈。

咳而上气喉中水鸡声，射干麻黄汤主之。

咳而气急，为肺有邪，则气不降，肺中寒饮上于喉间，呼吸之气所激则作声如水鸡声。宜射干麻黄汤。

射干麻黄汤：射干9g、紫苑9g、款冬花9g、麻黄12g、细辛3g、生姜12g、大枣4枚、半夏9g、五味子9g。射干祛老痰，紫苑、款冬降逆气祛痰，麻黄去表，细辛、生姜发邪气，半夏消痰饮降逆，大枣安中，五味子敛肺。温肺化饮，下气祛痰。适用寒痰郁肺结喉证。症见咳嗽，气喘，喉间痰鸣似水鸡声，或胸中似水鸣音，或胸膈满闷，或吐痰涎，苔白腻，脉弦紧或沉紧。

如脉浮紧，宜射干麻黄汤。

如脉浮数，偏热，去麻黄、细辛，方中加牛蒡子，杏仁。

如咳嗽不属于热，可用温降之药，如紫苑、款冬花、枇杷叶、杏仁、甘草等。

咳而脉浮者，厚朴麻黄汤主之。咳而脉沉者泽漆汤主之。

咳而肺脉浮者，为有表证，为风寒，胃中有滞，以厚朴麻黄汤治之。

厚朴麻黄汤：厚朴12g、麻黄9g、杏仁9g、半夏9g、干姜6g、细辛3g、五味子9g、石膏12g、小麦15g。此方与小青龙汤加石膏大同。以散邪蠲饮。小青龙汤（麻黄、芍药、细辛、干姜、桂枝、五味子、半夏）宣肺降逆，化饮止咳。咳而脉浮者，证见咳嗽喘逆，胸满烦躁，咽喉不利，痰声漉漉，苔白滑。

咳而肺脉沉，有水停滞而致咳嗽，泽漆汤主之。

泽漆汤：半夏、泽漆、紫参各9 g、生姜6 g、白前9 g、甘草、黄芩、人参、桂枝各6 g。水饮内停，咳而脉沉者。此证较少见。

火逆上气，咽喉不利，止逆下气，麦门冬汤主之。

火热挟饮致逆，为气短（上气），咽喉不利，与表寒挟饮上逆不同。故以麦冬之寒治虚火，半夏之辛治饮，人参、甘草以补益中气。

麦门冬汤：麦冬12 g、半夏9 g、人参6 g、甘草6 g、粳米12 g、大枣4枚。麦冬治虚火，养阴；人参、甘草补益中气；半夏治痰饮；粳米、大枣和中。滋养肺胃，降逆和中。主治虚热肺痿，咳嗽气喘，咽喉不利，咯痰不爽，或咳唾涎沫，口干咽燥，手足心热，舌红少苔，脉虚数。临床适用于阴虚有痰。

肺痈喘不得卧，葶苈大枣泻肺汤主之。

肺痈喘不得卧，无表证，肺气被迫而气闭，用葶苈大枣泻肺汤。

葶苈大枣泻肺汤：葶苈9 g、大枣12枚。葶苈苦寒入肺泄气闭，大枣甘温以和中。主治肺中水饮壅塞，胸满喘咳，一身面目浮肿。

咳而胸满，振寒脉数，咽干不渴，时出浊唾腥臭，久久吐脓如米粥者，为肺痈，桔梗汤主之。

此条见证为肺痈之症状，咳而胸满，振寒脉数，咽干不渴，时而吐浊唾，久之吐脓。此病为风热所壅，热聚则成毒，毒热久之成痈脓。其脉应滑数，有脓形成。

桔梗汤：桔梗3 g味苦以开，甘草6 g以解之。宣肺止咳，祛痰排脓。主治肺痈。咳而胸痛，振寒，脉数，咽干不渴，时出浊唾腥臭，久久吐脓如米粥者。

临床用千金苇茎汤：芦根、桃（杏）仁、冬瓜子、薏米加桔梗等。

咳而上气，此为肺胀，其人喘，目如脱状，脉浮大者，越婢加半夏汤主之。

外邪内饮填塞肺中为胀，为喘，咳而上气，目胀欲脱落状为气壅而致。以越婢汤散邪之力多，蠲饮之力少，加半夏祛痰饮。其脉浮大，病属阳热，为风与热。这与小青龙汤证不同，后者为表寒内有水饮。

越婢加半夏汤：麻黄12 g、石膏25 g、生姜9 g、大枣5枚、甘草6 g、半夏 9 g。其脉为浮大。宣肺泄热，止咳平喘。主治肺胀，咳嗽上气，胸满气喘，目如脱状，脉浮大者。

肺胀咳而上气，烦躁而喘，脉浮者，心下有水，小青龙加石膏汤主之。

此是外邪内饮相搏之证，而兼烦躁则挟有热邪，麻桂药中必用石膏，如大青龙汤，但此条心下有寒饮故不用越婢加半夏，而用小青龙汤加石膏，温寒并进，水热俱去。

小青龙加石膏汤：麻黄 9 g、芍药 9 g、桂枝 12 g、细辛 3 g、干姜 3 g、甘草 6 g、五味子 3 g、半夏 9 g，加石膏 25 g。祛风寒，宣肺气，豁痰热。主治肺胀，咳而上气，烦躁而喘，心下有水气，脉浮紧者。

·卷中·

奔豚气病脉证治第八

师曰：病有奔豚，有吐脓，有惊怖，有火邪，此四部病，皆从惊发得之。

篇中仅有奔豚一证，未有吐脓、惊怖、火邪皆简脱，缺文。

奔豚病：自少腹上冲于咽喉欲死状。伤寒指肾水之气上冲。奔豚病发于肝肾。肝主惊，肾主恐，肝气上冲即发奔豚，肾水内动上冲即发奔豚。

惊吓四部病，皆与肝有关，肝自病因惊而发奔豚；惊怖即为惊为病；吐脓者以肝热移热于胃，胃受热而生痈肿；火邪者本有火，因惊而发，不仅自燔而且累及它脏。

师曰奔豚病从少腹上冲咽喉发作欲死，复还止，皆从惊恐得之。

此为奔豚主要症状。肾伤于恐而奔豚，肾藏水，肾气虚肾气内动上冲于胸喉，故名奔豚。亦有从肝而得。

奔豚气上冲胸腹痛，往来寒热，奔豚汤主之。

此条奔豚气可发于肝邪者，往来寒热，是因肝脏有邪，其气通于少阳故往来寒热，腹痛。肝气上冲动而致奔豚，此类奔豚病以奔豚汤治之。以当归、芍药、川芎以养肝，甘草缓肝之急，黄芩、李根皮苦寒清金制木，半夏、姜以降上冲之逆，葛根阳明之药，挟芍药、甘草以缓和肝邪入阳明之腹痛。

奔豚汤：当归、白芍、川芎、甘草、黄芩各6 g，生姜12 g，葛根15 g，半夏12 g，李根白皮30 g。清泻肝胆，养血和胃。疏肝清热，降逆止痛。主由惊恐恼怒，肝气郁结，奔豚气上冲胸；肝胃不和，气逆上攻，胁肋疼痛，嗳气呕呃。此方应加柴胡。

奔豚病由肾气内动上冲以桂枝、茯苓为主药。

奔豚的病因有二。一肝气血不足，血不养肝，而致肝气上冲之奔豚。

另一肾虚而来，肾气内动上冲而发奔豚。

发汗后，烧针令其汗，针处被寒核起而赤者，必发奔豚气从少腹，上至心灸其核，上各一壮与桂枝加桂汤主之。

肾气不足可乘外寒而动上冲于心，发为奔豚。以桂枝加桂汤解外寒，加桂以内泄肾气之上冲。

桂枝加桂汤：桂枝加量15 g、芍药9 g、生姜9 g、炙甘草6 g、大枣5枚。温阳祛寒，平冲降逆。治太阳病，误用烧针发汗，使心阳虚，下焦寒气上冲，致发奔豚，气从少腹上冲心胸者。

发汗后脐下悸者，欲作奔豚，茯苓桂枝甘草大枣汤。

发汗后，心气不足，肾气上乘，发为奔豚脐下先悸。宜茯苓桂枝甘草大枣汤。

茯苓桂枝甘草大枣汤：桂枝12 g、茯苓25 g、炙甘草6 g、大枣5枚。以桂枝伐肾邪，茯苓能泄水气、治其水并益土，甘草、大枣补脾气。

胸痹心痛短气病脉证治第九

师曰：夫脉当取太过不及，阳微阴弦即胸痹而痛，所以然者，责其极虚也，今阳虚知在上焦，所以胸痹，心痛者以其阴弦故也。

阳微为阳不足，阴弦为阴太过。上焦为阳之位，微脉为虚，虚阳受阴邪之击，故心痛。可见胸痹证为上焦阳气虚，可因多种原因造成上焦阳气虚。

诊脉取太过不及，为诊病之根本，不仅胸痹而且一切疾病皆以此为根据。

平人无寒热，短气不足，以息者，实也。

无疾病之人，无寒热，无新邪，而感短气不足，应是里气实，或因痰，或因食，或因饮阻碍气机升降而致。

胸痹之病，喘息咳唾，胸背痛，短气，寸口沉而迟，关上小紧数。瓜蒌薤白白酒汤主之。

胸痹其胸中阳气不通，不得升降，故喘息咳唾，胸背痛，短气等证。其脉寸口沉迟，关脉小紧数（浮）。当以通胸中之阳。胸痹证脉为寸沉，关浮。

瓜蒌薤白白酒汤：方以瓜蒌利气宽胸、祛痰散结，薤白温通胸阳、行气散结止痛。白酒现在已不用。

胸痹不得卧，心痛彻背者，瓜蒌薤白半夏汤主之。

胸痹不得卧，是肺气因痰饮结于胸中，在上而不下。心痛彻背是因为心气窒塞不和故痛。以瓜蒌薤白半夏汤治之。

薤白半夏汤：薤白9g、瓜蒌12～30g、半夏9g。薤白通阳、瓜蒌润下祛痰、半夏蠲痰饮。行气解郁，通阳散结，祛痰宽胸。治胸痹，痰浊较甚，心痛彻背，不能安卧者。

胸痹心中痞气，气结在胸，胸满胁下逆抢心，枳实薤白桂枝汤主之。人参汤亦主之。

胸痹心中痞闷，气结于胸中，故出现胸满，胁下向上顶痛等症状。同一症状而主二方，是一实一虚。枳实薤白桂枝汤为通阳气痹之实证，人参汤补正气养阳虚之虚证。

枳实薤白桂枝汤：枳实 12 g、薤白 9 g、桂枝 3～6 g、厚朴 12 g、瓜蒌 12 g。通阳散结，祛痰下气。瓜蒌、薤白通阳祛痰，枳实、厚朴开中焦之气，桂枝少量助其阳，宣阳以使阳气上升。

此为通阳气痹之实证。其脉寸脉沉而有力，关弦滑有力。

人参汤：人参、甘草、干姜、白术各 9 g。主治胸痹心中痞，留气结在胸，胸满，胁下逆抢心。人参补肺气、白术补土生金，干姜温之、甘草补中气。

此为补正气养阳虚，用于胸痹之虚证。其脉寸沉无力，关浮而无力，并多有兼迟者。两者为胸痹之一实一虚治疗。

胸痹胸中气塞短气，茯苓杏仁甘草汤主之。桔枳生姜汤亦主之。

胸痹胸中气塞短气，可用以下二方剂：二方之区别不在气结的强弱，而在病因的部位。

茯苓杏仁甘草汤：茯苓 9 g、杏仁 9 g、甘草 3 g。用于胸痹，胸中气塞，短气。杏仁开胸痹、茯苓撤上焦之水饮、甘草和中。"通阳不在温，在于利小便"，阳气被水邪壅积，水分下行以通阳。其病在肺。

桔枳生姜汤：陈皮 12 g、枳实 9 g、生姜 6 g。陈皮升降气分，调中快膈、枳实升降诸气，泻肺疏肝和脾、生姜散之。其病在胃，胃气郁滞。

胸痹缓急者，薏仁附子散主之。

胸痹其四肢伸屈不利，因阳痹不用，则筋失养而或缓或急。

薏仁附子散：薏仁 45 g、附子 12 g。二味为散，6 g，日三次。薏仁舒筋脉，祛湿（用量多）、附子通阳（用量少）。

薏仁附子散证与人参汤证，均属虚寒胸痹。但前者所主胸痹以阳虚为主，以缓急则疼痛剧烈、畏寒为特点；而后者所主之胸痹以气虚为主，以气短、胸满，胸中痹时痛，小便不利为特点。

心中痞，诸逆心悬痛，桂枝生姜枳实汤主之。

胸中痞闷，诸多因素如痰、食、水饮等邪引起心里像悬物状痛疼。以桂枝生姜枳实汤治之。

桂枝生姜枳实汤：桂枝 9 g、生姜 9 g、枳实 15 g。用于寒邪或水饮停留于胃，向上冲逆，心下痞闷，并向上牵引疼痛者。桂枝、生姜以通阳（量少），枳实下气痞（量多）。

腹满寒疝宿食病脉证治第十

跗阳脉微弦，法当腹满，不满者必便难，两胠（腋下）疼痛，此虚寒从下上也，当以温药服之。

胃脉微弦腹满，为虚寒证。如腹不满必大便困难，两胁下痛，因为阴寒之气下行，阳气不通达，则大便不畅，两腋下胁下痛。应以温药治疗。

病者腹满，按之不痛为虚，痛者为实，可下之。舌黄未下者，下之黄自退。

腹满按之不痛，为无形之气散而不收，其满为虚。按之而痛为有形之邪结而不行，其满为实，实者可下，虚者不可下。舌黄为有热，下之实去，则黄也去。

若舌有黄腻苔，大便稀者，属于湿热不宜下，宜用辛开苦降、清利湿热之品。若大便不行可加大黄下之。

腹满时减复如故，此为寒，当与温药。

腹满不减为实，时减如故为腹中寒气，得阳而开，得阴而复合，此为寒从内生，当用温药。但临床观察也不尽然，应从证脉认真分析。

金匮要略心典

病者痿黄，燥而不渴，胸中寒实，而利不止者死。

病者痿黄脾虚而色败，气不至故燥，中无阳故不渴，此为寒结于上，脏脱于下，必死。

寸口脉弦者，即胁下拘急而痛，其人啬啬恶寒也。

寸口脉弦者，其人啬啬恶寒，其脉必浮弦，这是邪从外表而来。而内病胁下拘急而痛，是因肝素有病因，外因来袭则内因不能当之，所以表现出内因疾患，治疗应散其外邪，内在因素自安。亦有外来诱因引起内因发作，虽散其外邪，而内在因素之病不解，应调内因之病，也有外因与内因交缠为病，宜详审之。

夫中寒家喜欠，其人清涕出，发热色和者善嚏。

中寒者，其阳气被抑，阳气弱，故喜欠清涕出。发热色和为阳气来复之象，其邪不能留，故善嚏。

中寒其人下利，以里虚也，欲嚏不能，此人肚中寒。

中寒而下利者为里气虚，里气虚其邪直入中脏。欲嚏不能，是正为寒邪逼不能却，又不能受，使阳气欲动而复止，邪气欲去仍留，故不能嚏。（中寒下利宜用理中汤）

夫瘦人绕脐痛，必有风冷，谷气不行，而反下之，其气必冲，不冲者，心下则痞。

瘦人脏虚气弱，风冷易入，则谷气留滞不行，故绕脐疼痛，为里有虚冷，应以温药助脾。如反下之，寒气上冲（宜用桂枝）。不冲者，必心中痞满（宜用泻心汤）。

病腹满，发热十日，脉浮而数，饮食如故，厚朴七物汤主之。

腹满为里有实，发热，脉浮数为表有邪，而饮食如故，胃气未病，可以攻之，以枳实、厚朴、大黄攻里，桂枝、生姜以攻表，甘草、大枣以和之。

厚朴七物汤：厚朴15 g、枳实6 g、大黄9 g、桂枝6 g、生姜9 g、大枣4枚、甘草9 g。表里双解。解肌散寒，和胃泻肠。方中桂枝汤解表调和营卫，以解未净之表邪，因腹满不痛，故去酸敛的芍药；厚朴、枳实行气除满；大黄通腑泄热祛实。若伴胃气上逆而呕者，加半夏以和胃降逆；若见下利者，去大黄，防下利过甚；若表寒多者，加重生姜用量以散风寒。

此证既有表寒证，又有里证。临床可见表有风热证，用薄荷、牛子、而不用桂枝。其脉两寸浮洪，右关弦细滑。

腹中寒气，雷鸣彻痛，胸胁逆满呕吐，附子粳米汤主之。

下焦浊阴之气逆于阳位，脾土虚弱无力提防，故胸胁满呕吐。以附子补阳祛阴，半夏降逆止呕，粳米、甘草、大枣培补脾土。

附子粳米汤：附子9g、半夏9g、粳米15g、甘草6g、大枣5枚。

此例临床少见。

痛而闭者，厚朴三物汤主之。

腹痛而大便不通者，为六腑之气不行（气闭），以厚朴三物汤（同小承气汤）治之。

厚朴三物汤：厚朴24g、枳实15g行其气，大黄12g清热。

厚朴三物汤与小承气汤、厚朴大黄汤不同：

厚朴三物汤治行气胀满，泻下、是胀重于积，以厚朴为君药，大黄荡涤肠胃为臣，取其下行为峻，走而不守；枳实破气为使，所以不减大黄之量（指与小承气量同）者，以其行气必先通利肠胃，肠胃通则腑气亦通，通则不痛，利则为通之象。小承气汤轻下热结，所以不以厚朴为君药而用大黄为君，荡涤胃肠而去燥屎；厚朴为臣，行气散满；枳实为使，破气导滞，不令大泄，以微和胃气，更衣者，肠胃调和之象，故得和即止。（大黄12g、厚朴6g、枳实9g）厚朴大黄汤顺气开胸泻水饮，以厚朴行气散满为君，大黄荡涤肠胃以行水亦为君，枳实破气行使，功在顺气行水，以衰其势，用药量较大。（厚朴24g、大黄18g、枳实12g）

按之心下满痛者，此为实也，当下之，宜大柴胡汤。

按之满痛为有形之实邪，实则可下，心下满痛，其结位于高处，不同于腹中满痛，故不宜用承气汤（主里实），而宜大柴胡汤（兼通阳痹）。

大柴胡汤：柴胡12g、黄芩9g、半夏9g、芍药9g、枳实9g、大黄6g、大枣4枚、生姜9g。柴胡、黄芩、半夏、芍药疏肝，枳实、大黄通胃肠，大枣、生姜调和胃肠。和解少阳，内泻热结。主治少阳阳明合病。

往来寒热，胸胁苦满，呕不止，郁郁微烦，心下痞硬，或心下满痛，大便不解或协热下利，舌苔黄，脉弦数有力。

腹满不减，减不足言，当下之，宜大承气汤。

腹满不减，虽减亦不足，说明腹满很明显，故宜大下。

大承气汤：厚朴15 g、枳实12 g、大黄12 g、芒硝9 g。

临床治疗腹满：

有热实证，以大承气汤为主。

有气实证，厚朴、枳实、槟榔等以调气药物。

食滞实证，四消饮：神曲、麦芽、焦山楂、槟榔。

心胸中大寒痛，呕不能饮食，腹中满，上冲皮起，出见有头足上下痛而不可触近者，大建中汤主之。

心腹冷痛，呕不能吃饭，此为阴寒气盛，脾土无力，腹满上冲至皮肤，触之痛，此为阳虚，有虫证。

大建中汤：蜀椒6 g、干姜9 g、人参6 g、饴糖3 g。温中补虚，降逆止痛。用于中阳衰弱，阴寒内盛之脘腹剧痛证。蜀椒、干姜温胃，人参、饴糖安中益气。此用于寒性痛疼。而热性痛疼用川椒、乌梅、黄连、槟榔。

胁下偏痛，发热，其脉紧弦，此寒也，以温药下之，宜大黄附子汤。

胁下痛而脉紧弦，此为阴寒成聚，虽有发热亦是阳气被郁，应以温药，其寒结非下，才能去其结。

大黄附子汤：大黄9 g、附子9 g、细辛3 g。温里散寒，通便止痛。主治寒积里实证。大黄苦寒泻下、附子温里散寒，止胸胁疼痛、细辛辛热温里散寒。

寒疝腹中痛，及胁痛里急，当归生姜羊肉汤主之。

此治寒多血虚之法，血虚则脉不荣，寒多则脉细急（弦而无力），故腹胁痛。女人多见，尤其产后为最。

当归生姜羊肉汤：当归20 g、生姜30 g、羊肉500 g。温中补血、调经散寒。当归补血、羊肉补虚、生姜散寒。寒多生姜加量，呕吐加白术、陈皮。

外台柴胡桂枝汤治心腹卒中痛者。

柴胡桂枝汤：柴胡 12 g、黄芩、人参、芍药、桂枝、生姜、炙甘草各 6 g、大枣 6 枚、半夏 9 g。为治疗太阳与少阳并病的方剂以解表和里，它以柴胡汤与桂枝汤各半组方。

问曰：人病有宿食，何以别之？师曰：寸口脉浮而大，按之反涩，尺中亦微而涩，故知有宿食，大承气汤主之。右关脉数而滑者实也，此有宿食，下之愈，宜大承气汤。下利不欲食者，此有宿食，当下之，宜大承气汤。

宿食是指食物积聚在肠中，不为消化不良，而是胃肠功能调节不利。

寸口浮大为谷气多而脾伤，按之脉反涩，为脾伤而滞，气血不利，尺中亦微涩为中气阻滞，水谷之精气不能下达，是宿食为病，宜大承气汤治之。

右关脉滑数为谷气实，也应用大承气汤。

谷多伤脾，水谷不分，谷停伤胃而恶闻食臭，故下利不欲食，知此为宿食当下之。

宿食其脉以胃脉弦滑有力为主。而寸口浮大而涩，尺上脉微涩，在临床不常见。脉涩为气血不足，脉实为气血受阻。不欲饮食反下利，其胃脉弦滑，弦细，此为好现象，邪有出路，仍应下之。

宿食在上脘，当吐之，宜瓜蒂散。

宿食在下脘当下之，在上脘者，当吐之。经云其高者因而越之。宜用瓜蒂散。

瓜蒂散：瓜蒂、赤小豆各等量。研为散，每次 1～3 g，香豉 15 g 煮粥，取汁合散同服。得快吐为止。痰涎宿食，壅滞胸脘证。主治胸中痞鞕，懊恼不安，欲吐不出，气上冲，咽喉不得息。其脉右寸浮滑，右关弦滑者多。

脉紧如转索无常，宿食也，脉紧头痛风寒，腹中有宿食不化也。

脉紧如转索为弦滑，此为宿食，脉紧头痛为外感风寒。腹中有宿食者，虽脉弦，即使有风寒头痛之状不用发汗，只要去除宿食，即可以治疗头痛。这种头痛是因为胃气郁而致，应用平胃散之类药物。

五脏风寒积聚病脉证并治第十一

肺中风者，口燥而喘，身运而重，冒而肿胀。肺中寒吐浊涕。肺死脏，浮之虚，按之弱，如葱叶，下无根者死。

肺中风因津结气壅而口燥，气壅不得下行则喘。肺受风邪（包括风寒、风热），肺主全身治节，全身之气力，大气所伤故身欲动而感身体沉重。肺气应清肃下降，因为清肃失降，浊气反升故喘、头昏（冒）。肺气不畅，输化水湿不能故水肿（肺气虚肿胀应用黄芪、茯苓）。上身肿胀其病在肺，应以发散；下身肿胀其病在肾。肺感风寒以辛温而散。肺感风热以辛凉而散。

肺中寒吐浊涕，因五液在肺为涕（在心为汗，在脾为涎，在肝为泪，在肾为唾），寒气闭肺窍而脏热，则从口中浊涕出。

肺死脏显出真脏之脉象，浮虚似葱叶状按之弱。《内经》云："真肺脉至，大而虚，似羽毛中人，亦浮虚中空而不复，为无根之象"。

肝中风者，头目眴（眼跳），两胁痛，行常伛，令人嗜甘。肝中寒者，两臂不举，舌本燥，善太息，胸中痛，不得转侧，食则吐而汗出也。肝死脏，浮之弱，按之如索不来，或曲如蛇行者死。

肝为木脏属风，肝中风，外风引内风动而上行为头目眴（眼跳）动，肝脉布于两胁，风盛脉急故两胁痛疼而行走常伛偻（驼背）。肝急喜甘以缓之。

脾主四肢，肝主筋脉，肝中寒，肝木困土，筋脉拘急，故两臂活动受限。肝受寒，逼热气上行故舌本燥，肝喜疏泄，中寒后气郁故叹息。肝脉上行挟胃贯膈，故胸痛不能转侧，食则吐而汗出。

肝死脏脉象为浮之弱，按之如蛇行。《内经》云："真肝脉至中外急如循刀刃……如按琴弦状。”

肝着，其人常欲蹈其胸上，先未苦时但欲饮热，旋复花汤主之。

肝气血郁滞而不行故名为肝着。肝气郁滞其气注入肺中，肝气横厥，其病在肺。未发病时，服热饮则气散，得病后则无效，可用旋复花汤治疗。

旋复花汤：旋复花 9 g、新绛 3 g、葱叶 9 茎。旋复花咸温下气散结、新绛（茜草根）和其血、葱叶通其阳。结散阳通，气血和，肝着愈。无新绛可用红花。祛瘀活血，理气通络。主治血瘀胸痛，痛如针刺，固定不移。

心中风者，翕翕发热，不能起，心中饥食即呕吐。心中寒者，其人苦病心如啖（吃）蒜状，剧者心痛彻背，背痛彻心，譬如虫蛀。其脉浮者自吐乃愈。心伤者，其人劳倦，即头面赤而下重，心中痛而自烦发热当脐跳，其脉弦，此为心脏伤所致也。心死脏浮之实如麻豆，按之益躁疾者死。

心为阳脏，风入而更热，心病百骸皆废，故无力不能起，热火在上食之呕吐。心中寒，心为火，内热于外寒，火郁于内，故心中如吃蒜辣状。严重时出现心背痛如虫走状，其脉浮者，其邪可外出，吐之即愈。

心伤者易疲劳，头面部赤，而下部沉重，因血虚阳气浮于上，下必虚而无力。心虚失养故心中痛自烦发热。心虚于上，而肾动于下所以脐动（应养心安肾）。心脉弦者，多为受伤，心脉弦为心虚，肝脉乘入心。心阴不足心热以朱砂安神丸治之。

朱砂安神丸：生地养心阴、黄连清心热、当归养心血、朱砂清热安神、甘草养血、茯苓利水清心。

心脏死脏脉浮之实，摸之似薏米状，坚，浮数而动状。经曰："真心脉至坚而搏如循薏仁子累累然。于此浮之实如麻豆，按之益躁疾者，均为上下坚紧而往来无情也，故死。"

邪哭使魂魄不安者，血气少也。血气少者，属于心，心气虚者，其人则畏，合目欲眠，梦远行而精神离散，魂魄妄行，阳气衰者为癫，阴气衰为狂。

心藏神，肝藏魂，肺藏魄。魂魄不安、害怕、胆怯皆属于心，血气少，心血虚合目有梦，精神焕散。阳气衰则为癫，阴气衰则为狂。《内经》云："重阳则狂，重阴则癫"。

脾中风，翕翕发热，形如醉人，腹中烦重，皮目瞤瞤而短气。脾死脏浮之大坚，按之如覆杯，洁洁状如摇者死。

脾主肌肉，风入肌肉则发热，风邪入脾胃则心乱如醉，腹部沉重，上下眼皮跳动而短气，此为脾气受风邪不能行，而壅塞肺气，故短气。脾死脏之脉浮大而坚硬（如雀啄或屋漏），按之中空。

趺阳脉浮而涩，浮则胃气强，涩则小便数，浮涩相搏，大便则坚，其脾为约，麻仁丸主之。

胃脉浮为胃热气盛，涩为脾阳弱，脾受约束，胃不能输精于脾，而脾不能输津液四布，但下输膀胱，故小便数，致大便坚。以麻仁丸治之。

麻仁丸：大黄500 g、厚朴、枳实各250 g、麻仁500 g、杏仁250 g、芍药250 g。研细为丸，梧桐子大，日三次，每次10丸。润肠通便。用于肠热津亏所致的便秘。大黄、厚朴、枳实清理胃肠之热，麻仁、杏仁润脾，芍药养阴。

肾着之病，其人身体重，腰中冷，如坐水中，形如水状，反不渴，小便自利，饮食如故，病属下焦，身劳汗出，衣里冷湿，久久得之，腰以下冷痛，腹重如带五千钱，甘姜苓术汤主之。

肾受冷湿着而不去则为肾着。为肾气血滞而成。肾着身体沉重，腰中冷，如坐水中，腰下冷痛，腹重如带五千钱，皆为冷湿着肾之故。不渴为上无热，小便自利为寒在下，饮食如故为胃无病，故病在下焦。以劳动汗出衣物冷湿久久而生病。然而病不在肾之中脏，而在外府，故治疗不宜温肾，而以燥土泄水为主与甘姜苓术汤。

甘姜术苓汤（又名肾着汤）：甘草6 g、干姜12 g、茯苓12 g、白术6 g。温脾胜湿。用于身劳汗出，衣里冷湿，致患肾着。甘草缓中、干姜温寒、白术燥湿、茯苓利水。

肾死脏浮之坚，按之乱如转丸，益下入尺中者死。

肾脉本应沉，现脉浮，轻按坚实，重按如转丸状，尺脉尤甚者死。此为真阳搏越而出，真气不固而外越故死。

问曰：三焦竭部，上焦竭善噫，何谓也？师曰：上焦受中焦气未和，不能消谷，故能噫耳。下焦竭即遗溺失便，其气不和，不能自禁止，不须治久则愈。

上焦在胃之上口，受气于中焦，今胃不和不能消谷（消化不好），故噫气。下焦在膀胱上口，上焦之气未和，不能约束禁制，即出现大小便失禁。所谓上虚不能制下，不需治其下焦，待上焦气和，当自愈。脾胃之气（脾土）生肺金，养脾即养肺气，肺气足才能养肾气。但三者之间必须有命门之火，才能助其脾阳。

师曰：**热在上焦者，因咳为肺痿，热在中焦者则为坚，热在下焦者，则尿血，令淋阂（闷）不通，大肠有寒者，多鹜溏，有热者便肠垢，小肠有寒者，其人下重便血，有热者必痔。**

热在上焦，其肺受之，肺喜清肃而恶烦热，肺得热则咳，久之则伤肺而痿。热在中焦，脾胃受之，胃热则实而鞕，脾热则燥而阂皆为便干。热在下焦，大小肠膀胱受之，小肠为心之府，热则尿血，膀胱为肾之府，热则淋阂（闷）不通。大肠有寒则溏泄，大肠有热，大便黏液状。小肠有寒能腐不能化，故下重，而阳不化则阴血下溜而便血。有热时为热疾，即痔。

问曰：**病有积有聚，有谷气，何谓也？** 师曰：**积者脏病也，终不移。聚者府病也，发作有时展转痛移为可治，谷气者胁下痛，按之则愈，复发为谷气。**

积者病气属阴，脏属阴，两阴相搏，故不移、不动者为积，病在脏，难治。聚者其病气属阳，府属阳，两阳相比，其病发作有时，无以定处，其病不深，可治。谷气者，食积太阴脾气不畅，抑遏肝气，故两胁下痛，按之气行而愈，因饮食不节仍可复发。

诸积大法，脉来细而附骨者，乃积也。寸口积在胸中，微出寸口积在喉中，关上积在脐旁，上关上积在心下，微下关积在少腹，尺中积在气冲，脉出左积在左，脉出右积在右，脉两出，积在中央，各以其部处之。

诸积指气血痰食而言，积之脉象为沉细而附骨，积而不移之处，其气血荣卫不得上行外达，则其脉沉细（牢），根据积的部位不同，其脉象部位也不同。寸口积在胸中，微出寸口积在喉中，关上积在脐旁，上关上积在心下，微下关积在少腹，尺中积在气冲。脉出左，积在左。脉出右，积在右。脉两出，积在中央。可根据其积的所在部位而分治之。

痰饮咳嗽病脉证治第十二

问曰：夫饮有四，何谓也？师曰：有痰饮，有悬饮，有溢饮，有支饮。问曰：四饮何以为异？师曰：其人素盛今瘦，水走肠间，沥沥有声谓之痰饮。饮后水流在胁下，咳唾引痛，谓之悬饮。饮水流行，归于四肢，当汗出而不汗出，身体疼重，谓之溢饮。咳逆倚息不得卧。其行如肿，谓之支饮。

谷入而胃不能散其精，则化为痰，水入而脾不能输其气，则凝为饮，平素饮食所化之精津凝结而不布而为痰饮。痰为阳火之气煎熬为痰，属阳，饮为水饮属阴。食生痰，胃为生痰之本，肺为藏痰之器。

人平素胖者，今瘦，知其精津尽为痰饮，故不充其外形，而水走肠间而有声，为痰饮。饮后水流于胁下咳唾胁痛，为悬饮。饮后水流于四肢，应汗出，但不出汗，身体沉重，壅塞经表，身体疼重，即今之风水水肿病，此为溢于皮肤肌肉之溢饮。而结于心肺者，咳嗽不得卧为支饮，其病在肺。

留饮为初得之，伏饮为潜伏之，痰饮两者不同但可以合并。痰饮由脾胃而生。

水在心，心下坚筑，短气，恶水不欲饮。水在肺，吐涎沫，欲饮水。水在脾，少气身重。水在肝，胁下支满，嚏而痛。水在肾，心下悸。

心属火而畏水，水在心，水气上逼，则火气不伸，故心下坚，短气，不欲饮。水在肺，肺主气，水气相激而水随气上泛，故吐涎沫，欲饮水。水在脾，水气困于脾，故少气，水淫于肌肉故身重，本制水而水盛反制于土。水在肝，肝脉布胁肋，故胁下支满，嚏出于肺，肝脉上注于肺，故嚏引而痛。水在肾，肾水盛，上凌心火，故心下悸。

夫心下有留饮，其人背寒冷如掌大。留饮者，胁下痛引缺盆，咳嗽则辄巳。胸中有留饮，其人短气而渴。四肢历节痛，脉沉者有留饮。

留饮为痰饮留而不去。心下留饮为中焦有留饮，背部寒冷如手掌大，因为阳气所不入而致。其脉右寸滑，关弦。以桂苓术甘汤治之。留饮者胁下痛引缺盆，此为留饮于肝，而气连于肺，故胁下痛、咳嗽引锁骨上窝处痛。胸中有留饮，其气为饮滞，故其人短气，津液不周而渴。四肢历节痛，为风寒湿在关节，若脉不浮而沉，有短气而渴，则知留饮之病。

膈上病痰满喘咳唾，发则寒热背痛腰疼，目泣自出，其人振振身瞤剧，必有伏饮。

伏饮为痰饮潜伏之而不觉。膈上伏饮发作时可见身热背痛，腰痛似外感，而兼咳喘，身体阵痛，泪出。此为痰饮所致。其脉沉弦。

夫患者饮水多，必暴喘满凡食少饮多，水停心下。甚者则悸，微者短气，脉双弦者寒也，皆大下后喜虚，脉偏弦者饮也。

患者食少饮水过多，水溢于肺则为喘满，水停于心下，轻者短气，重者水气凌心则心悸。脉偏弦者为饮。脉双弦者为寒，因大下后虚。如果饮水过多而无喘满者，多为消渴。

肺饮不弦，但苦喘短气，支饮亦喘而不能卧，加短气，其脉平也。

肺饮为水邪在肺，其脉不弦，水饮在肺故短气而喘，为支饮类证，其脉为平，以滑、濡较多见。

支饮为水邪在胸膈间，上迫于肺，肺失清肃，出现胸闷憋气，咳逆，不能平卧，外形如肿，或有头晕目眩，面色黧黑，心下痞，其脉亦平而不必弦。治疗以小青龙汤，葶苈大枣泻肺汤。

病痰饮者，当以温药和之。心下有痰饮，胸胁支满目眩，苓桂术甘汤主之。

痰饮为阴，为有形之邪，心下（上腹部）有痰饮，胸胁支满目眩。此痰饮主要为阳虚者，当以温药和之。

苓桂术甘汤：茯苓 12 g、白术 6 g、桂枝 12 g、甘草 6 g。健脾渗湿，温化痰饮。主治中阳不足之痰饮。胸胁支满，目眩心悸，短气而咳，舌苔白滑，脉弦滑或沉紧。茯苓、白术祛湿，桂枝通阳，甘草和中。

夫短气有微饮，当从小便去之，苓桂术甘汤主之。肾气丸亦主之。

凡有短气多有微饮，应以小便除之。以苓桂术甘汤主之。痰饮在中焦，其胃脉弦。

肾气丸：以六味地黄丸（地黄、山药、山茱萸、泽泻、茯苓、丹皮）加桂枝、附子。痰饮在下焦，其肝肾脉弦。以养阳气化阴而利小便。

病者脉伏，其人欲自利。利反快，虽利，心下续坚满，此为留饮欲去故也，甘遂半夏汤主之。

甘遂半夏汤：甘遂、半夏、芍药、甘草。

此症甚少见，此方激烈应慎用，不要随意动用。

脉浮而细滑，伤饮，脉弦数有寒饮，冬夏难治，脉沉而弦者，悬饮内痛，病悬饮者，十枣汤主之。

饮多伤气，故脉浮而细滑。脉弦迟（书中为弦数，为笔误）有寒饮，此为冬秋（书中夏应为秋）难治，因寒见热舒展。脉沉弦者主饮，饮邪内聚，悬饮在肋，以十枣汤治之。

十枣汤：甘遂、芫花、大戟等量为末、大枣十枚。每服 1.5～3 g。大枣十枚煮汤去渣冲服。水饮内停，正邪俱盛。主治咳唾胸胁隐痛，或水肿腹胀，二便不利，脉沉弦。甘遂善行经隧水湿，大戟善泄脏俯水湿，芫花善消胸胁伏饮，用大枣益气护胃，缓和诸药之毒，减少药后反应。身体虚弱者不能用。

临床可用郁李仁 9 g 研末、白面粉 30 g 调和烙饼吃。以去腹水，效果较好。

病溢饮者，但发其汗，大青龙汤主之，小青龙汤亦主之。

水气流行归于四肢，当汗而不出汗，身体沉重痛疼，谓之溢饮。

大青龙汤：桂枝 6 g、麻黄 9 g、生姜 2 片、大枣 2 枚、炙甘草 6 g、杏仁 9 g、石膏 9 g。发汗去水。发汗解表，清热除烦。外感风寒，兼有里热，恶寒发热，身疼痛，无汗烦躁，亦治溢饮，见上述症状而兼喘咳面浮者。其脉浮弦。适用于水饮不甚而挟热者用。

小青龙汤：麻黄、桂枝各 9 g、五味子 6 g、细辛 3 g、干姜 6 g、炙甘草 9 g、芍药 9 g、半夏 6 g。解表散寒，温肺化饮。主治外寒里饮证。恶寒发热，头身疼痛，无汗，喘咳，痰涎清稀而量多，胸痞，或干呕，或痰饮喘咳，不得平卧，或身体疼重，头面四肢浮肿，舌苔白滑。用于饮多而寒伏者。其脉宜浮紧。

膈间支饮，其人喘满心下痞坚，面色黧黑，其脉沉紧，得之数十日，医吐下之不愈，木防己汤主之。虚者即愈，实者三日复发，复与不愈者，宜木防己汤去石膏加茯苓芒硝汤主之。

支饮上迫于肺则喘满，在下于心下则痞闷，面色黧黑，为胃中滞聚，荣卫不行。其脉浮紧者为外寒，沉紧者为里实。里实可下。而水饮之实，不可用常法下之，痰饮可吐，而水饮在心下不是可吐之，得之数十天，医反以吐下之不愈，可用木防己汤主之。

木防己汤：木防己9g、石膏12g、桂枝6g、人参12g。补虚散饮。主治膈间支饮，其人喘满，心下痞坚，面色黧黑，其脉沉紧。木防己使气化利而水自行，喘满可止，并能通腠理、利九窍，桂枝能助膀胱气化，增强利水作用，二药并用，辛苦相须，能散结气而行水，心下痞坚可除；石膏辛凉，清郁热，镇咳逆；人参扶正补虚。虚者服后即愈。

若实证三日即发，再用时不效，是中实有物，气暂行而复聚，应去石膏，加茯苓引饮下行，芒硝下之。

木防己去石膏加茯苓芒硝汤：木防己6g、桂枝6g、人参12g、茯苓12g、芒硝9g。主治痰饮喘满，心下痞坚，短气咳逆，大便燥结，舌质淡红或苔薄而润，脉沉滑。

木防己治水，汉防己治风。饮在肺，阳虚，寒热并用木防己汤。

临床肺中有水饮，用木防己、杏仁、茯苓，有热加石膏。

如胸膜炎水盛，其脉数，胸闷，肋痛，可用千金苇茎汤加木防己、茯苓，有热加石膏。

心下有支饮，其人苦冒眩，泽泻汤主之。

心下有支饮，水饮之邪上乘清阳之位，故感胸闷头晕，此为湿盛。以泽泻汤治之。

泽泻汤：泽泻12~15g、白术9g。泽泻泄水、白术补脾土。（其右关脉濡，尺脉滑。）

眩晕者可加茯苓。有寒者，可加桂枝、生姜、大枣。

支饮胸满者，厚朴大黄汤主之。

此应为支饮腹满者，用厚朴大黄汤。

厚朴大黄汤：厚朴24 g、大黄18 g、枳实12 g。厚朴除湿散满，大黄、枳实清热下之。指中焦有热。其脉弦滑有力，右关沉。

临床支饮其胸腹满闷而喘，大便干结，舌黄苔，以厚朴大黄汤可加杏仁、生薏米。

如舌苔不黄，大便通畅，胸腹满者以厚朴、杏仁、茯苓、生薏米、陈皮。从肺胃祛湿。

支饮不得息，葶苈大枣泻肺汤主之。

支饮不得息，为肺满而气闭，用葶苈大枣泻肺汤。

葶苈大枣泻肺汤：葶苈、大枣。用葶苈之苦，先泻肺中之水气，佐大枣恐苦甚伤胃。用于肺内为实邪所闭，其右寸滑而有力。此方少用。

呕家本渴，渴者为欲解，今反不渴，心下有支饮故也，小半夏汤主之。

饮多而呕，渴者此为水饮已从呕吐去除，故欲解。今反不渴则知支饮仍在，而呕未止。

小半夏汤：半夏12 g、生姜6 g。化痰散饮，和胃降逆。半夏性燥、蠲痰去痞闷，生姜温胃散饮，以降逆止呕。

腹满口舌干燥，此肠间有水气，己椒苈黄丸主之。

水饮聚于下，水饮下注，无复润于上，故口舌干燥。此为胃热肠间有水。以己椒苈黄丸治之。

己椒苈黄丸：防己、川椒、葶苈、大黄各9 g。蜜为丸，如梧桐子大，每次一丸，日三次。口中津液而渴者为热重，加芒硝9 g。泻热逐水，通利二便。主治水饮积聚脘腹，肠间有声，腹满便秘，小便不利，口干舌燥，脉沉弦。防己、川椒去肠间水湿，葶苈、大黄由肺至胃肠下去热。口中有津渴者，加芒硝。为热重。

卒呕吐，心下痞，膈间有水，眩悸者，小半夏加茯苓汤主之。

突然呕吐，心下痞，此为膈间有水饮，水饮气逆于胃，则呕吐。水滞于心，则心下痞闷，水气凌心则心悸。水气上蔽于清阳则眩晕。以小半夏加茯苓汤主之。

小半夏加茯苓汤：半夏 12 g、生姜 6 g 止呕降逆，加茯苓 9 g 去其水。

假令患者脐下有悸，吐涎沫而颠眩，此为水也，五苓散主之。

患者脐下悸，为水动于下，水逆于中则吐涎沫，水犯于上则出现头眩。宜五苓散。

五苓散：茯苓、白术、猪苓各 180 g、泽泻 300 g、桂枝 120 g。为散，每次 3～6 g，日二次。温阳化气，利湿行水。用于膀胱化气不利，水湿内聚引起的小便不利，水肿腹胀，呕逆泄泻，渴不思饮。茯苓、白术、猪苓、泽泻甘淡渗泄，使肠间之水从小便出，桂枝温之，使下焦水气阳化以汗出，使表里分消其水。

《外台》茯苓饮治心胸中有停痰宿水，自吐出水后，心胸间虚气满，不能食，消痰气令能食。

《外台》茯苓饮治疗胸中停痰宿水，自吐水后，心胸虚气满，不能食。

茯苓饮：茯苓、白术、人参各 9 g，枳实 6 g，陈皮 7.5 g，生姜 12 g。消痰气，令能食。茯苓、白术、人参健脾益气，枳实、陈皮理气去满，生姜止呕降逆。

咳家其脉弦，为有水，十枣汤主之。

其脉弦为水，水停胸中，以十枣汤逐水气从大小便去。指水饮较重者用此方。

临床采用桑皮、茯苓、杏仁、生薏米。若水饮重者水气下不来，才用十枣汤。

久咳数岁，其脉弱者，可治，实大数者死。其脉虚者，必苦冒，其人本有支饮在胸中故也，治属饮家。

久咳数年，支饮渍肺而咳，饮久不愈，其气必虚，其脉弱，而脉反实大数，是其邪犹盛，而面临已虚之气，不能支持，故死。脉虚者正气已虚，而水饮已衰，故可治。水饮虽衰，而正气不能抵御，而足以上蔽清阳之气，故其人必头晕目眩。此病为支饮所致，祛其饮则病自愈。故曰治属饮家。

咳逆倚（靠着）息不得卧，小青龙汤主之。

咳喘不能卧，肺居上焦，外寒内饮壅闭肺气，则咳逆上气，严重出现不得卧。以小青龙汤治之。以麻黄、桂枝散外寒，半夏祛痰饮，细辛、干姜治咳满，芍药、五味子收敛。其脉宜浮。

如肺内湿热咳喘者，应用千金苇茎汤加桑皮，有表证者，可加薄荷、牛蒡子。其脉宜濡滑。

青龙汤下已，多唾口燥，寸脉沉，尺脉微，手足厥逆，气从小腹上冲胸咽，手足痹，其面翕热如醉状，因复下流阴股，小便难，时复冒者，与茯苓桂枝五味甘草汤，治其气冲。

服小青龙汤后，如果其人下实不虚，则邪解而病除。若虚者以麻黄、细辛辛甘温温散，虽能发散外邪，也动人冲气，气冲冲脉之气，冲脉起于下焦，挟肾脉上行于咽喉，故多唾口燥。气冲胸咽，面热如醉，其寸沉尺微。手足厥而痹者，因为厥气上行而阳气不能治。再误下后，水饮到两股内侧、小腹、其小便难，冲气不归而上逆，故感头晕，以茯苓桂枝五味甘草汤治之。

茯苓桂枝五味甘草汤：桂枝、茯苓各 12 g，五味子 9 g，炙甘草 6 g。桂枝、茯苓抑制气冲使其下行，五味子酸敛其气，甘草补中。治其肾气上冲。较少见。

消渴小便不利淋病脉证治第十三

厥阴之为病，消渴，气上冲心，心中疼热，饥而不欲食，食之则吐蚘，下之利不止。

此为邪热入厥阴而成消渴。所谓邪愈深者，热愈深。气上冲心，心中疼热者，火生于木，肝气通心。饥不欲食者，为肝木克土，胃虚求食，而邪热不能消谷。食之其蚘闻食而动则吐蚘。若下之胃气受伤，邪热下注，故下利不止。厥阴风木之气生阳火，火烁津阴，脏燥无液求于水，故消渴。

寸口脉浮而迟，浮即为虚，迟即为劳，虚则卫气不足，劳则荣气竭，趺阳脉浮而数，浮即为气，数即消谷而大坚，气盛则溲数，溲数则坚。坚数相搏，即为消渴。

寸口脉浮为虚，迟为劳，虚为卫气不足，劳者为荣气竭，寸脉可知荣卫之并虚。趺阳脉浮为气，数为消谷，胃气独盛。所谓胃气盛，指胃中火盛，火盛即消谷，大便干。气盛则小便多，小便多故欲饮，大便更干，则饮水而渴不解。可见虚劳内热而成消渴。

趺阳脉数，胃中有热，即消谷引饮，大便必坚，小便则数。

胃脉数为胃中有热，消谷引饮，即为中消。胃热则液干，故大便干。而水走前阴，小便数而量不多。此为胃肠热而致消渴。（淋病处之文。）

男子消渴，小便反多，以饮一斗，小便亦一斗，肾气丸主之。

肾主五液，肾中有气，以主气化行津液，而润心肺，男子消渴，小便反多，是因为肾中阳气不足，其气不能上行以润心肺，而水不能至，则消渴。故用肾气丸。肾阳虚致消渴。

肾气丸：肉桂、附子加六味地黄丸。肉桂、附子补益肾之阳气，而使上行于心肺、加六味地黄丸滋阴润燥。

按消渴证有太阴、厥阴、阳明、少阴之分。太阴者心热移肺；厥阴者风胜则津干；阳明者火燔而土燥；少阴者不言水虚不能制火，而言火虚不能化水，故消渴而小便反多。推而言之，厥阴内热之渴，水为热所消，其小便必不多。阳明内坚之渴，水入不能内润而从旁转其小便虽数，而尿量不多。

脉浮，小便不利，微热消渴者，宜利小便发汗，五苓散主之。

热渴饮水不得解，热不得除，水与热结，热浮于水外，故小便不利而微热消渴，宜五苓散。

渴欲饮水，水入则吐者，名曰水逆。五苓散主之。

渴欲饮水，水入即吐为水逆。热渴饮水，热已消而水不行，则逆而成呕，为消渴之变证。宜用五苓散祛其停水。

渴欲饮水不止者，文蛤散主之。

渴欲饮水不止者，水入不能消其热，反为热消，故渴不止。用文蛤散。以清肺生津滋肾。

文蛤散：文蛤 15 g。为散，每次 3～5 g。日三次。味咸，性寒，寒能除热，咸能润下。其效果不好。也可用五倍子效果较好。五倍子味酸、涩，性寒。归肺、大肠、肾经。敛肺降火，涩肠止泻，敛汗止血，收湿敛疮。

淋之为病，小便如粟状，小腹弦急，痛引脐中。

淋病有数种，如石淋、劳淋、血淋、气淋、膏淋之分。小便如粟状即为石淋。此为膀胱为火热燔灼水液结为渣滓引发小腹痛。

淋家不可发汗，发汗则便血。

淋家热结于下，反发其汗，热气乘心虚而内扰其阴，则必便血。

小便不利者，有水气，其人若渴，瓜蒌瞿麦丸主之。

下焦阳弱气冷而水气不行，故小便不利，下腹凉，口渴为上有热，水寒结于下。以瓜蒌瞿麦丸治之。

瓜楼瞿麦丸：瓜楼根 6 g，山药、茯苓各 9 g，瞿麦、附子各 3 g。为蜜丸，梧桐子大，每次 2 丸，日三次。化气，利水，润燥。用于小便不利者，有水气，其人苦渴。瓜楼根（天花粉）、山药去热生津，茯苓、瞿麦行水，附子益阳气。以小便利，腹中温。

若无小腹冷，可不用附子。

小便不利，蒲灰散主之，滑石白鱼散，茯苓戎盐汤并主之。

小便不利可用蒲灰散、滑石白鱼散、茯苓戎盐汤。

蒲灰散：蒲黄炭 2 g、滑石 6 g。为散，每次 3 g，日三次。清利湿热，病在血。为清利小便之正法。凉血化瘀，泄热利湿。主治热淋、血淋、皮水，症见小便不利，茎中涩痛，或尿中带血，少腹拘急；身微肿，四肢不温，口不渴，舌苔白腻色微黄，脉滑小数。

滑石白鱼散：滑石、血余炭、白鱼各 15 g。为散，每次 4～6 g，日三次。祛瘀止血，清热利尿。主治血淋，小便涩痛，时有血尿，少腹拘急，舌质紫，脉沉细数或涩。滑石清湿热，血余炭利血脉，白鱼开胃下气、利小便。

茯苓戎盐汤：茯苓 30 g、白术 10 g、戎盐 2 g。茯苓、白术健脾利水，戎盐润下。益肾健脾利湿。主治小便不利。口渴者不能用此方。

渴欲饮水，口干燥者，白虎加人参汤主之。

此为肺胃热伤津，以白虎汤清热，人参生津止渴。

脉浮发热，渴欲饮水，小便不利者，猪苓汤主之。

此为阴虚水停，其脉浮发热，渴欲饮水，小便不利。以猪苓汤治之。

猪苓汤：猪苓、茯苓、滑石、泽泻、阿胶各 9 g。

此与五苓散病证同，而药不同。五苓散用于脉浮，发热，小便不利，为水与热结；也用于水入即吐，为热消而水停。行阳之化，热初入者宜用。而猪苓汤用于水与热结，而阴气受伤。为行阴之化，热入久而阴伤者宜用。

渴不止者，用文蛤，为水消而热在。

口干燥者，用白虎加人参汤，为热甚而津伤。

水气病脉证并治第十四

师曰：病有风水、有皮水、有正水、有石水、有黄汗。风水其脉自浮，外证骨节疼痛，恶风。皮水其脉亦浮，外证胕肿按之没指，不恶风，其腹如鼓，不渴，当发其汗。正水其脉沉迟，外证自喘。石水其脉自沉，外证腹满不喘。黄汗其脉沉迟，身发热胸满，四肢头面肿，久不愈，必致痈脓。

风水，水为风激，因风而病水，风伤皮毛，而湿流关节，故脉浮，恶风，骨节痛，应发汗。

皮水，水行于皮中，内和肺气，故脉浮，不兼风，故不恶风，水在皮下按之凹陷，不及肠脏，故外胀腹鼓，内无喘满，不渴者，水在皮宜汗解，当汗解。

正水为肾水自盛，水聚而不行，正水乘阳虚而侵及上焦，外证为喘，故脉沉迟而喘（其脉沉弦滑）。

石水，因阴盛而结于少腹，故脉沉，腹满而不喘。

黄汗得之湿热，而湿居于热外，其盛于上焦而热不行，则身热胸满，四肢头面肿，其脉沉迟。久不愈，则侵及于里，荣气不通，必致痈肿。黄汗可因汗后洗澡而得。

脉浮而洪，浮则为风，洪则为气，风气相搏，风强则为瘾疹，身体为痒，痒者为泄风，久为痂癞。气强则为水，难以俛（俯）仰，风气相击，身体洪肿，汗出乃愈。恶风则虚，此为风水。不恶风者，小便通利，上焦有寒其口多涎，此为黄汗。

脉浮为风，洪为气（热），风热相搏，风久侵及肌体则成为疹，痒，重者皮肤变为粗糙。气强则能鼓动水液（津液）难以俯仰，风气相搏，身体肿大，此为风水，汗出则愈。

风水与黄汗相似，仲景以恶风者为风水，脉浮，汗出而愈。不恶风者为黄汗，黄汗脉沉。

寸口脉沉滑者，中有水气，面目肿大，有热名曰风水。视人之目窠上微肿，如蚕新卧起状，其颈脉动，时时咳，按其手足上，陷而不起者风水。

风水其脉应浮，此脉沉，为水脉，非风脉，风至面目肿大有热，则水得风而脉浮，此为风水。风水上凑出现咳嗽，颈动脉跳动，手足凹陷水肿。

太阳病脉浮而紧，法当骨节疼痛反不疼，身体反重而酸，其人不渴，汗出即愈，此为风水。恶寒者，此为极虚，发汗得之。渴而不恶寒者，此为皮水。身重而冷，状如周痹，胸中窒，不能食，反聚痛，暮燥不得眠。此为黄汗，痛在骨节。咳而喘，不渴者此为肺胀，其状如肿，发汗则愈。然诸病此者，渴而下利，小便数者，皆不可发汗。

太阳病有寒则脉浮而紧，当骨节痛。有湿则脉濡身重，有风则脉浮体酸。今得伤寒骨节不疼，身体反重而酸，其人不渴，即非为伤寒，为风水外盛，风水在表不在里，故不渴，应当汗法以祛风与湿，汗出即愈。此即风水成因有二。其一为风水，风伤皮毛，湿流关节，故恶风，关节痛。另一为风水合成侵淫肌体，骨节不痛，而身重而酸。

汗后恶寒者为表极虚，此为发汗所致表虚。若渴而不恶寒者，则非病风而独病水，水在皮中，其证身肿而冷状如周痹，为寒湿痹其阳。此为风水较深，此为皮水。

皮水为水气淫于皮肤中，胸中窒不能食，为寒袭于外，而气滞于中。

热为寒郁，寒甚于暮，寒湿外淫，必流关节，身重痛，此为黄汗。

咳而喘，不渴者是寒水伤肺，气攻于表，其状如肿，为肺胀，实同皮水，发汗即愈。

若渴而下利，小便数者，不可以水气发汗，否则精气先亡。

寸口脉浮而迟，浮脉则热，迟脉则潜，热潜相搏名曰沉。趺阳脉浮而数，浮脉即热，数脉即止，热止相搏名曰伏，沉伏相搏名曰水，沉则络脉虚，伏则小便难，虚难相搏，水走皮肤，即为水矣。

寸口脉浮为热，迟为潜，热潜相搏为沉，为邪热有留滞而水不行。

胃脉浮而数，浮脉为热，数脉为止，是指邪热潜伏在体内，热结于内而不行，则水气潜于内，水热留于内，则气不行而络脉虚。热止于中，阳不下化而小便难。不化之水与不行之气则使水走皮肤即为水。即所谓阴气伤者，水为热蓄不下。

脉得诸沉，当责有水，身体肿重，水病脉出者死。

水为阴，阴盛故令脉沉，又水行皮肤，荣卫被遏，也令脉沉。若水病而脉出，则真气反出，邪水之上，根脱而病气独盛，其脉呈浮而无力，无根者死。

夫水患者目下有卧蚕，面目鲜泽，脉伏，其人消渴，病水腹大，小便不利，其脉沉绝者有水，可下之。

患者目下微肿，经曰："所谓水在腹中，必使目下肿。"水气足以润皮肤故面目鲜泽，而且脉伏不起。其人消渴因为阳气被郁而生热，因消渴使病水更甚，于是出现腹大，小便不利，其脉沉绝，水气壅塞而不行，故可下其水，以通其脉。宜十枣汤下之。

问曰：病下利后渴饮水，小便不利，腹满因肿者，何也？答曰：此法当病水。若小便自利，及汗出者自当愈。

下利后阴液不足，故渴欲饮水，而脾虚不能制水，则小便不利，腹满而肿，知其聚水为病。若小便自利或汗出，使水外泄，故病可自愈。肾为脾之关，脾气通畅，由肾排出。

心水者，其身重而少气，不得卧，烦而燥，其人阴肿。肝水者，其腹大，不能自转侧，胁下腹痛，时时津液微生，小便续通。肺水者，其身肿，小便难，时时鸭溏。脾水者其腹大，四肢苦重，津液不生，但苦少气，小便难。肾水者，其腹大，脐肿腰痛，不得溺，阴下湿如牛鼻上汗，其足逆冷，面反瘦。

心为阳脏，为水所困，其阳则弱，故身重而少气不得眠，水气凌心故烦躁，水气下交于肾其阴肿。

肝病喜归脾，脾受肝水而不行，则腹大不能转侧，肝之府在胁而气连少腹，故胁痛腹痛，肝主疏泄，肝气冲逆使水液上下故津液微生，小便续通。

肺主气化，治节一身，肺以其水行于身则肿，无气以化水，则小便难，时时出现大便似水粪杂下，如鸭溏。

脾主腹而气行四肢。脾受水气，则腹大，四肢沉重，脾湿不运，津液不生，而少气，小便难，因为湿不行。

人的下半身由肾气主之，水在肾，则腰痛、脐肿、腹大，不得溺，阴下潮湿，其足冷。肾为阴，水为阴，两阴使阳气不行，而寒湿独盛，故阳衰于上则出现面反瘦，阴盛于下则足冷。

师曰：诸有水者腰以下肿，当利小便。腰以上肿，当发其汗乃愈。

腰以下为阴，阴难得汗，而易下泄，故当利小便。腰以上为阳，阳易外泄故应发其汗。

师曰：寸口脉沉而迟，沉则为水，迟则为寒，寒水相搏，趺阳脉伏，水谷不化，脾气衰则鹜（鸭子）溏，胃气衰则身肿。少阳脉卑，少阴脉细，男子则小便不利，妇人则经水不通，经为血，血不利则为水，名曰血分。

此为合诊寸口趺阳，寸口脉沉为水，迟为寒，知为寒水盛，趺阳脉伏，为胃阳不行，水谷不化，则脾胃俱衰，脾气主里，故衰则鹜（鸭子）溏，胃气主表故衰而身肿。少阳者生气也。少阳、少阴俱受气于脾胃，脾胃衰则少阳生气不荣，少阴脉细，肾阳虚，故男子小便不利，妇人经血不通，皆因为阳气不行，阴气结，故曰血分，虽病于水，而实出于血。

师曰：寸口脉沉而数，数则为出，沉则为入。出则为阳实，入则为阴结。趺阳脉微而弦，微则无胃气，弦则不得息。少阴脉沉而滑，沉则为在里，滑则为实，沉滑相搏，血结胞门，其瘕不泻，经络不通，名曰血分。

此合诊寸口趺阳少阴，寸口沉数为肺气为热而不行故阳气郁，趺阳脉微弦为胃气虚于中，少阴脉沉滑为血结于内。此为肺气窒胃气虚不能开结行其血，只能凝聚转为水病，故曰血结胞门，经络不通，病在血分。上条为血气虚少而行之不利。此条之结为阴阳壅郁而欲行不能。可见血分之病虚实不同。

问曰：病有血分水分何也？师曰：经水前断后病水，名曰血分，此病难治。先病水后经水断，名曰水分，此病易治，何以故，去水其经自下。

病有血分与水分之别，月经先断后得病水，而月经不来，此为血分。

金匮要略心典

◀ 125

因血而病水，血病深而难通，故此病难治。病水后，月经不来，此为病水。因水而病及血，水病浅而易行，此病易治。

风水，脉浮身重，汗出恶风者，防己黄芪汤主之，腹痛者加芍药。

防己黄芪汤：防己 12 g、炙甘草 6 g、白术 9 g、黄芪 15 g、生姜 4 片、大枣 1 枚。益气固表与祛风行水并用。其脉浮弦滑无力。

腹痛加芍药。喘者加麻黄。久寒加细辛。

此汤于痉湿暍篇中用于风湿脉浮身重，汗出，恶风者。

风水恶风，一身悉肿，脉浮不渴，自汗出无大热，以越婢汤主之。

此条与上条比较，以麻黄发阳气强于防己，反减黄芪之实表，增加石膏之辛寒。脉浮而不渴应为脉浮而渴。渴为内炽，汗为热逼，得以石膏清热，麻黄散肿固表。

越婢汤：麻黄 9 g、石膏 30 g、生姜 9 g、甘草 6 g、大枣 6 枚。恶风加附子、风水加白术。发越阳气，清热散水。主治风水一身悉肿，自汗出，恶风，小便不利或喘咳，脉浮而滑，苔薄白或微黄。

皮水为病，四肢肿，水气在皮肤中，四肢聂聂（指微动状）动者，防己茯苓汤主之。

皮中有水气，浸淫四肢而壅滞气机，则四肢按之可推动，似有水状。以防己、茯苓祛水气，桂枝得茯苓不发表反行水，合黄芪、甘草助表中之气。

防己茯苓汤：防己、黄芪、桂枝各 9 g，茯苓 18 g，甘草 6 g。益气健脾，温阳利水。主治皮水。四肢肿，水气在皮肤中，四肢肌肉微动。如脉浮无汗，亦可用麻黄。

里水越婢加术汤主之。甘草麻黄汤亦主之。

里水，其一身面目黄肿，脉沉，小便不利，口渴之证。以肺热，水分停滞，宜越婢汤加术。若口不渴，可用甘草麻黄汤。

越婢加术汤：麻黄 9 g、石膏 30 g、生姜 9 g、甘草 6 g、大枣 6 枚，加白术 12 g。疏风泄热，发汗利水。治皮水，一身面目悉肿，发热恶风，小便不利，苔白，脉沉者。此为肺有热与水湿。

甘草麻黄汤：甘草 6 g、麻黄 12 g。以内助土气，外行水气。主治脾寒阳郁水气证。此类热与湿不重，仅有些风水，以内助土气，外汗解之。

水之为病，其脉沉小，属少阴。浮者为风，无水，虚胀者为气。水发其汗即已，脉沉者，宜麻黄附子汤，浮者，宜杏子汤。

水病脉沉小，属于少阴，为肾水。脉浮为风，即为风水发汗即愈。其无水而虚胀，则为气病，气病不可发汗。水病发其汗之法亦不同，少阴则当温其经。风水当通其肺。脉沉者宜麻黄附子汤。脉浮宜杏子汤。

麻黄附子汤：麻黄 9 g、附子 3 g、甘草 6 g。温阳发汗，化气行水。治肾阳不足，身面浮肿，气短，小便不利，脉沉小。

杏子汤：即麻杏石甘汤。辛凉宣泄，清肺平喘。

问曰：黄汗之为病，身体肿，发热汗出而渴，状如风水，汗沾衣，色正黄，如蘗汁，脉自沉，何以得之？师曰：以汗出入水中浴，从汗孔入得之。以芪芍桂酒汤主之。

黄汗与风水相似，但也有不同。风水脉浮，恶风，为风气外合水气而得。而黄汗脉沉，不恶风，其汗色黄，为水气内遏热气，热气被遏，水与热交蒸汗液为黄色。以黄芪、桂枝、芍药行阳益阴，得酒则气益和而行。

芪芍桂酒汤：黄芪 15 g、芍药、桂枝各 9 g，加苦酒 100 mL。临床少见。

心下坚，大如盘，边如旋盘，桂甘姜麻辛附子汤。

寒气乘阳虚而结于气，风寒所致，故心下坚大如盘。此证少见。

桂甘姜麻辛附子汤：桂枝、生姜各 9 g，细辛 3 g，甘草、麻黄各 6 g，附子 3 g，大枣 6 枚。

心下坚，大如盘，边如旋盘，水饮所作，枳术汤主之。

证与上同。此为水饮而发。以辛甘散之。其脉为沉濡滑。

枳术汤：枳实 12 g、白术 6 g。行气消痞。用于气滞水停，症见心下坚，大如盘，边如旋盘，或胃脘疼痛，小便不利，舌淡红，苔腻，脉沉。此方可加荷叶以宣散健脾。

黄瘅病脉证并治第十五

寸口脉浮而缓，浮则为风，缓则为痹。痹非中风，四肢苦烦，脾色必黄，瘀热以行。

脉浮为风，脉缓为痹，为湿。此痹为风得湿而化热，湿应脾而内行以四肢不疼而苦烦不适，脾郁热而色黄，脾之郁热转输而四肢面目尽黄。

趺阳脉紧而数，数则为热，热则消谷，紧则为寒，食即为满，尺脉浮为伤肾，趺阳脉紧为伤脾，风寒相搏，食谷即眩，谷气不消，胃中苦浊，浊气下流，小便不通，阴被其寒，热流膀胱，身体尽黄，名曰谷疸。

趺阳脉数为热，其热在胃，故消谷。脉紧（似弦）为寒，其寒在脾，故满。满者必生湿，胃热脾湿为黄疸病之原。尺脉浮为风伤肾，肾得风而生热，脾得寒而生湿，这也是黄疸之原。湿热相合其气必归脾胃，谷入助其热则眩，谷不消而郁则胃中苦浊，浊气应当出下窍，若小便通则随溺而去，今浊气不通则浊虽下流而不出，小便不通，故湿热郁滞，而使身体尽黄。此为饮食所致谷疸。

额上黑，微汗出，手足中热，薄暮即发，膀胱急，小便自利，名曰女劳疸。腹如水状不治。

肾劳而热，黑色上出，如同脾黄色，额属于心，额上黑，为水克火。肾病颜黑微汗出，为肾热上行，而气通于心，手足热。薄暮即发为其病在里，在阴。膀胱急为肾热所逼。小便自利，此为得之房劳过度，热从肾出，故名曰女劳疸。若腹如水状，不仅伤阴，阳也伤，故不治。

心中懊恼而热，不能食，时欲吐，名曰酒疸。

懊恼而热，为热内蓄不能食，热上冲则欲吐，有酒气味，此为饮酒过多而致，故名曰酒疸。

阳明病，脉迟，食难用饱，饱则发烦头眩，小便必难，此欲作谷疸，虽下之腹满如故，所以然者，脉迟故也。

脉迟为胃弱，胃阳不足，则谷化不利，则谷气郁而热，故易饱，烦躁、头眩，小便难，此为谷疸起始。此非胃有实热，故虽下之仍感腹满不去，伤寒里实，脉迟者不可攻。此证脉迟是内实不足，所以不能下之太早。

此证可用茵陈、陈皮、陈曲、麦芽、白术、茯苓、泽泻。

夫病酒黄疸，必小便不利，其候心中热，足下热是其证也。酒黄疸者，或无热，清言了了，腹满欲吐，鼻燥。其脉浮者先吐之，沉弦者先下之。酒疸心中热，欲吐者，吐之愈。

酒之湿热积于中而不出（其小便不利），则为酒疸。积于心则心中热，热注于下者足下热。心中不热，其热不聚于心中，或从下积为腹满，上冲为欲吐鼻燥。腹满者可下之，欲吐者可因势利导而越之。既腹满且欲吐则可下，亦可吐。脉浮者邪近于上宜先吐，脉沉弦其邪近于下，宜先下之。

酒疸下之，久久为黑疸，目青面黑，心中如噉（啖）蒜状，大便正黑，皮肤爪之不仁，其脉浮弱，虽黑微黄，故知之。

酒疸当有腹满脉沉弦可下之。如果不可下而反下之，则出现湿热乘虚陷于血中，则变为黑疸。目青面黑，皮肤指甲不灵敏，皆为血变瘀之征。黑疸是由酒而生，故心中热如噉蒜状。其脉浮弱，其色虽黑微黄，不如女劳疸之色纯黑，而脉必沉。

此为阴黄，可用附子、干姜回阳，加茵陈清湿热。

师曰：病黄疸发热烦渴，胸满口燥者，以病发时火劫其汗，两热所得然黄家所得。从湿得之一身尽发热而黄，肚热，热在里，当下之。

烦满燥渴，病发于热，理应清利湿热，如栀子、黄柏之类。如用热药或灸之之类火劫，其热势越发重，热与湿熏蒸则得黄疸。该病应先审其病在表在里。若一身尽热而黄，腹热尤甚，则其热在里，当下之。

脉沉，渴欲饮水，小便不利者，皆发黄。腹满身痿黄，躁不得睡，属黄家。

脉沉者，热邪难以外泄，小便不利，其热不得下行，而渴饮水，水与热蒸郁成黄疸。腹满身痿黄为脾气不行，脾气不行则有湿。躁不得眠为有热，热与湿相搏则出现黄疸。

疸而渴者，其疸难治，疸而不渴者，其疸可治，发于阴（里）部，其人必呕，阳（表）部其人振寒而发热也。

黄疸者而渴，为其热炽，而湿增，其证难治。反之疸不渴，为热减，湿亦自消，故可治。病症发于里在胃，易恶心呕吐，病症发于表，有表邪，故振寒而发热。

谷疸之病，寒热不食，食即头眩，心胸不安，久久发黄为谷疸。茵陈蒿汤主之。

谷疸为阳明湿热郁滞之证，阳明气郁，壅而不利，则作寒热不食，食之则助湿热而增逆满，故头眩，心胸不安。宜茵陈蒿汤。

茵陈蒿汤：茵陈18g、栀子9g、大黄6g。苦寒通泄，使湿热从小便出。治阳明里热极甚，烦渴热，留饮不散，以治湿热相搏，而身发黄疸，但头汗出，身无汗，小便不利，恶心呕吐，腹微满，舌苔黄腻，脉泛数或滑数有力。

黄家日哺所发热而反恶寒，此为女劳得之膀胱急，少腹满，身尽黄，额上黑，足下热，因作黑疸，其腹胀如水状，大便必黑，时溏，此为女劳之病，非水病也。腹满者难治，硝石矾石散主之。

黄家下午2～3点当发热（为阳明之热），今不发热，反恶寒，此为女劳肾热所致，与谷疸、酒疸不同（这两者热在胃），女劳热在肾，热深则反恶寒。膀胱急、额上黑、足下热皆为肾热之征。如小腹满胀如水状，大便黑，时溏，此为女劳之病，不为水病，实为肾热而气内蓄，非脾湿而水不行，证兼腹满则阳气并伤，此证难治。以硝石咸寒除热，矾石除痼热在骨髓，合用清肾热，以大麦粥和服养胃气。

硝石矾石散：硝石、生矾石等量、大麦粥和服。每次3g，日三次。清热化湿，消瘀利水。主证：女劳疸，日哺发热，五心烦热，足下热，不思饮食，肢体倦怠，微汗出，尺脉浮而无力。

酒疸心中懊（恼）恼或热痛，栀子大黄汤主之。

酒家热积而成实，心中懊侬，或心中热痛，以栀子、豆豉清热于上，枳实解气郁，大黄除实热。

栀子大黄汤：栀子9g、豆豉10g、枳实12g、大黄6g。治酒黄疸，心中懊憹或热痛。

诸病黄家，但利其小便，假令脉浮，但以汗解之，以桂枝加黄芪汤主之。

诸黄疸病，宜利其小便，使湿热除，其黄自出。若脉浮当以汗解。不能用桂枝及黄芪。宜用麻黄赤小豆汤。或薄荷、牛子、竹叶、连翘、栀子、茵陈、芦根以清利湿热解表。

诸黄猪膏发煎主之。

此治黄疸不湿而燥者（大便干燥，而黄疸轻者），以猪膏（脂）利血脉解风热，乱发消瘀开关格利水道，病从小便出。

猪膏发煎：猪膏50g、乱发10g。分2次温服。润肠消瘀。治黄疸，少腹急，大便秘结者。

黄疸病，茵陈五苓散主之。

此为正治湿热成疸者之法。其脉浮，有外证，热结于膀胱，小便不利，以其清热利小便之法。

茵陈五苓散：茵陈6g、五苓散（茯苓9g、猪苓9g、泽泻15g、白术9g、桂枝6g）。为散，每次6g，日三次。治湿热黄疸，湿重于热，小便不利者。

黄疸腹满小便不利而赤，自汗出，此为表和里实，当下之，宜大黄硝石汤。

腹满，小便不利而赤，为里实，自汗出为表和，以下热去实之法。宜用大黄硝石汤。

大黄硝石汤：栀子9g，大黄、黄柏、硝石各12g。泻热通腑，兼以利尿。主治黄疸色鲜，身热口渴，自汗出，心中烦热，腹满拒按，大便燥结，小便短赤，舌苔黄厚津不足，脉滑数。

黄疸病小便色不变，欲自利，腹满而喘，不可除热，热除必哕，哕者，小半夏汤主之。

黄疸病便清自利，内无热，腹满非里实，喘也非气盛，虽有疸热，也不可用寒药攻之。如用寒药热气虽除，阳气则伤，浊气上升，客气动膈，必发为哕。以小半夏汤治之。

小半夏汤：半夏12 g、生姜6 g。以散逆止呕。

诸黄腹痛而呕者，宜小柴胡汤。

腹痛而呕，病在少阳，脾胃病有水邪，宜小柴胡汤。

小柴胡汤：柴胡5~12 g、黄芩6~12 g、半夏6~9 g、人参6~9 g、炙甘草6~9 g、生姜6~9 g、大枣4枚。以散邪止痛呕。小柴胡汤不能治黄疸。应加茵陈、竹叶、生栀子、丹皮。

男子黄，小便自利，当与虚劳小建中汤。

小便自利者，不能发黄，因热从小便出。今小便利而有黄疸，此乃脾虚而色在外。宜补中不可除热。宜用小建中汤。

黄疸为病，在表者可汗之，在里者以攻之而去。也有不湿而燥者则以清利而润导。不热而寒，不实而虚者以温补中，以小建中汤治之。

小建中汤：饴糖、桂枝、芍药、生姜、甘草、大枣。

黄疸可分阳黄与阴黄。

阳黄为热盛于湿，其色为桔子色，光亮，其脉有力。

阴黄其成因一是阳黄治疗不当，以苦寒药过多，以致脾阳伤；一是胃阳弱得湿热则为阴黄。其色阴暗，其脉弱而无力。

临床治疗：

（1）黄疸湿热盛者，宜茵陈四黄汤：茵陈30 g，栀子、黄连、黄芩、黄柏各9 g。

（2）湿热过重，腹胀、舌苔黄厚者，以辛开苦降法：半夏9 g、黄连6 g、黄芩9 g、陈皮9 g、茵陈12 g、厚朴9 g。

（3）若肝脉浮弦者，加用柴胡汤辅助用药；胃滞者用大黄12 g，滞重者可加枳实9 g、厚朴9 g。清湿热茵陈加量；心肺热者加栀子9 g；心肾热者加黄柏9 g、栀子9 g；热湿盛，小便不利者，加五苓散；胃热者不用白术。

（4）急性肝萎缩，以茵陈30 g加五黄（黄连6 g、黄芩9 g、黄柏9 g、栀子9 g、大黄12 g），心宫热加山豆根9 g（可治急黄）。

（5）亚急性肝萎缩兼腹水：茵陈加四黄、加四苓、加滑石12 g，佩兰

12 g，芦根 30 g 等。

（6）大便干加大黄 15 g。舌不黄，大便干，加郁李仁 10 g。

总而言之，黄疸治疗注意如下方面：

有表证者，用麻黄连翘赤小豆汤。无表里证者，用栀子黄柏汤去甘草，加茵陈。

无表证、有里证者用茵陈蒿汤。

若热重者，用四黄汤或茵陈四黄汤。

惊悸吐衄下血胸满瘀血病脉证治第十六

寸口脉动而弱，动即为惊，弱则为悸。

惊则气乱，故寸口（心脉）脉动，为外邪突然引动而惊。脉弱为悸，是内虚（肾），病自内生，则为内已虚而又受外邪。

师曰：尺脉浮，目睛晕黄，衄未止，晕黄去，目睛慧了，知衄今止。

尺脉浮为肾有热，肝亦热，热耗阴，阴虚火浮，故目晕昏黄。肝肾火热迫血不守则衄。目睛晕黄去，此时热退则血止。

衄家不可发汗，汗出必额上陷，脉紧急，直视不能眴，不得眠。

衄家不可发汗，因为血与汗皆为阴液，衄家复汗使阴分重伤，故脉者血之府额上陷，血不荣，寸口脉紧急，阴气亡，阳独盛，则直视不能眠。

患者面无色，无寒热，脉沉弦者衄。脉浮弱，手按之绝者下血。烦咳者必吐血。

患者面无血色，白而无泽，无寒热为无外感，如衄因外感其脉必浮大，因阳气重。衄因内伤者，其脉当沉弦，因为阴气重。若脉浮弱，按之绝者，为血下之过多，则阴脉不充。若烦咳者，血从上溢，其心肺焦躁。

夫吐血咳逆上气，其脉数而有热，不得卧者死。

脉数身热为阳气独盛，吐血，咳逆上气不得卧，为阴被烁，阴分耗竭，孤阳独盛不得卧，故死。

夫酒客咳者，必致吐血，此因极饮过度所致也。

酒之热毒积于胃，而熏于肺，肺得热，咳久肺络受伤，必咳血。此因饮酒过度所致。应治疗其酒热，不应治其血。

寸口脉弦而大，弦则为减，大则为芤，减则为寒，芤则为虚，虚寒相搏此名为革。妇人则半产漏下，男子则亡血。

寸口脉弦为阳不足故为减，为寒，脉大者阴不足，故为芤，为虚，阴阳皆虚，脉形外强中干此为革，脉革者，妇人主半产漏下，男子主亡血失精。

临床所见弦大脉较多见，革脉少见。

亡血者，不可发汗，汗出即寒栗而振。

亡血者已亡其阴，又发其表，则阳亦伤，阳伤外不固，故寒栗而振。

患者胸满唇痿，舌青口燥，但欲漱水不欲咽，无寒热，脉微大来迟，腹不满，其人言我满，为有瘀血。病者如有热状，烦满口干燥而渴，其脉反无热，此为阴伏，是瘀血也，当下之。

此二条辨瘀血之见证。

患者唇痿，舌青口燥，但欲漱口不欲咽，无寒热，脉微大来迟，腹不满其人却感满，此为瘀血见证之一。胸满为血瘀气不利，唇痿舌青为血不荣，口燥漱口不欲咽为血结气燥，脉微大来迟，为血积经隧，则脉涩不利，腹不满，患者却感满，此为外无形，而内有血滞。

如患者有热烦满，口干燥而渴，脉不显热（数大），此为血瘀不行之见证，热邪潜伏于里。此可下之。大黄、芒硝、蛰虫等。

热入血分与有瘀血，皆可有漱口不欲饮。

心下悸者半夏麻黄丸主之。

心下悸可因水（痰）饮抑其阳气而致。故用半夏蠲痰饮以降气，麻黄升引阳气，使津液宣散。

半夏麻黄丸：半夏、麻黄等量。为蜜丸，大如小豆状，每次 3 丸，日三次。

临床用半夏、茯苓。有表证可加麻黄。

吐血不止者，柏叶汤主之。

血遇热则行，故止血多用凉药。然亦有气虚挟寒，阴阳不调和，荣气虚散，其血亦错行。以柏叶汤治之。

柏叶汤：侧柏叶、干姜各 9 g，艾叶 3 g。侧柏叶干涩清肺，而干姜、艾叶内有中焦虚寒以温之。

这类虚寒吐血者，较少见。

临床用藕节、竹茹、茅根、加侧柏叶以清热止血。这种类型多见。

下血先便后血，此远血也，黄土汤主之。

下血先便后血，为远血，此血离肛门远，其原因在于脾胃。脾气虚寒失其统御之力，使血为不守。以黄土汤治之。

黄土汤：生地、阿胶、黄芩、白术、甘草、附子各 9 g，灶黄土 30 g。生地、阿胶、黄芩养阴清热止血，白术、甘草补脾虚，灶黄土温脾，附子补阳气。主治阳虚便血，大便下血，先便后血，或吐血、衄血，及妇人崩漏，血色暗淡，四肢不温，面色萎黄，舌淡苔白，脉沉细无力者。可加用炮姜炭可温中止血。

下血先血后便此近血也，赤小豆当归散主之。

下血先血后便，此近血，是因大肠伤于温热，其血渗于下。临床不用此散，而用槐花、黄芩之类药物。

心气不足，吐血衄血，泻心汤主之。

心气不足指心阴不足，阴不足阳独盛，血为热所迫而妄行，以大黄、黄芩、黄连泄其心火，血自宁。

泻心汤：大黄 10 g，黄芩、黄连各 5 g。主治邪火内炽，迫血妄行，吐血，衄血，便秘溲赤；或湿热内蕴而成黄疸，胸痞烦热；三焦积热，眼目赤肿，口舌生疮，外证疮疡，心胸烦闷，大便秘结；湿热黄疸，胸中烦热痞满，舌苔黄腻，其脉宜洪数有力。可加生地可除热凉血。如热盛，泻心汤大黄加量、加三七。

呕吐哕下利病脉证治第十七

夫呕家有痈脓，不可治呕，脓尽自愈。

因胃中有痈脓（类疮）而呕，呕吐脓尽自愈。不必用药。

先呕却渴者，此为欲解。先渴却呕者，为水停心下，此属饮家。呕家本渴，今反不渴者，心下有支饮故也，此属支饮。

呕家必有停饮，呕吐后而渴，为水饮已去，胃阳将复，此为欲解。若先渴却呕者，因热饮水过多，热虽解而水饮聚集。此呕为水停，水停于胃，此属水饮。

呕家应渴，今呕后反不渴，为宿有支饮在心下。

问曰：患者脉数，数为热，当消谷引饮，而反吐者，何也？师曰：以发其汗，令阳微膈气虚，脉乃数，数为客热，不能消谷，胃中虚冷故也。脉弦者虚也，胃气无余，朝食暮吐变为胃反，寒在于上，医反下之，令脉反弦，故名曰虚。

患者脉数，数为热，应当消谷饮水，反而呕吐是因为发汗过多，使阳微膈气虚，脉数为客热上浮，不是胃实气热之数，故不能消谷。其脉弦，为寒，为虚，（肝木克土）医反下之，使胃虚且寒，阳气无余，则朝食暮吐变为胃反。

可用大半夏汤治之：半夏、人参、白蜜。半夏降逆止呕、人参补脾气、白蜜下润益气安神。

趺阳脉浮而涩，浮则为虚，涩则伤脾，脾伤则不磨；朝食暮吐，暮食朝吐，宿谷不化，名曰胃反，脉紧而涩，其病难治。

胃脉浮为虚，涩为伤脾，谷入胃而脾以运化，脾阳受伤不能运化，则谷不化，不得下，故必反而上出。脾胃之脉，土得水缓，而脉反显紧而涩，此为邪盛而正虚，故难治。

患者欲吐者，不可下之。

患者初得欲吐，吐之即愈，不可强行制止。欲吐者是病邪在上，若下之，里虚邪入，病气转深，或成痞，或利，故不可下。

哕而腹满，视其前后知何部不利，利之愈。

哕而腹满病在下，而气溢于上，与患者欲吐者不同。治疗应视其前、后二阴何部不利。若胃气积食，大便不通，应利大便；小便不利，则利小便。病证则消失。

呕而胸满者，吴茱萸汤主之。

呕吐感胸满，此为呕吐使胸中之阳虚，阴乘之，中寒。

吴茱萸汤：吴茱萸9 g、人参9 g、生姜18 g、大枣4枚。以吴茱萸散阴降逆，人参、姜、枣补中气，益阳气。温中补虚，降逆止呕。用于脾胃虚寒或肝经寒气上逆，而见吞酸嘈杂，或头顶痛、干呕吐涎沫，舌淡苔白滑。其脉宜虚、缓或迟。

干呕吐涎沫头痛者，吴茱萸汤主之。

干呕吐涎沫，为上焦有寒，头为诸阳之会，阴寒之邪上逆而痛，宜吴茱萸汤散阴气益阳气。

呕而肠鸣，心下痞者，半夏泻心汤主之。

邪气乘虚陷入心下，中气则痞，中气痞升降失常，阳气独上逆而呕，阴独下行而肠鸣。此为上焦有热，中焦虚寒。故用黄连、黄芩清热，半夏、干姜阴升阳降，人参、甘草补中气。

半夏泻心汤：半夏9 g、黄连3 g、黄芩6 g、人参6 g、干姜6 g、炙甘草6 g、大枣4枚。用于上焦有热，中焦虚寒。适用于下之后热气挟痰，下之后脾气虚并胃阳不足，此为寒热错杂之症。其脉宜右寸滑，右关无力。

干呕而利者，黄芩加半夏生姜汤主之。

此为伤寒热邪入里作利，而又上行而呕之法。杂病中肝胃之火上冲下注亦有此证。以半夏、生姜散逆于上，黄芩、芍药除热于里，甘草、大枣安中气。

黄芩加半夏生姜汤：黄芩 9 g、生姜 6～9 g、芍药 6 g、半夏 12 g、炙甘草 6 g、大枣 4 枚。

脉弦者，用黄芩汤：黄芩 9 g、白芍 6 g、炙甘草 6 g、大枣 4 枚。

诸呕吐谷不得下者，小半夏汤主之。

呕吐谷不得下，此为胃中有痰饮，随气上逆，而阻其谷物入之路。故以半夏消饮，生姜降逆。

小半夏汤：半夏 12 g、生姜 6 g。

呕吐而病在膈上，后思水者解，急与之，思水者，猪苓散主之。

病在膈上，呕吐后欲饮水，因其津液少，思水为饮已去，故为欲解。喝水后但仍喜饮水，为阴津暴竭而思水也不得解，呕吐使中气消耗，不能胜水，为新饮（水）停在膈上，其脉为濡弦滑，以猪苓散治之。

猪苓散：猪苓、茯苓、白术等量。每次 3 g，日三次。健脾利水。治呕吐，膈上有停饮，吐后欲饮水。

此为水饮停滞，阻碍津液下行而发渴。

可见当津液不足、内热、水饮停聚，皆可发渴。

呕而脉弱，小便复利，身有微热，见厥者难治，四逆汤主之。

脉弱便利而厥为内虚寒，呕不是火邪，而使阴气上逆，其热不是实邪，而是阳气外越，故以四逆汤救阳祛阴。阴气上冲，阳气外越，为阴阳离决之势故难治。

四逆汤：附子 3～6 g、干姜 6 g、炙甘草 9 g。临床少见。

呕而发热者，小柴胡汤主之。

呕而发热，其邪在少阳之经，以小柴胡汤和解。

小柴胡汤：柴胡 6～12 g、半夏 6～9 g、黄芩 6～12 g、人参 6～9 g、生姜二片、炙甘草 6～9 g、大枣 4 枚。和解少阳，和胃降逆，扶正祛邪。

胃反呕吐者，大半夏汤主之。

胃反呕吐，此为胃虚不能消谷，胃虚不得下行，则反逆。以半夏降逆，人参、白蜜安中。

大半夏汤：半夏 15 g、人参 9 g、白蜜 30 g。补中降逆。治伤寒膈间有寒痰，胃反呕吐，朝食暮吐，或暮食朝吐。

食已即吐者，大黄甘草汤主之。

食后即吐为胃热气逆，以大黄清热，使浊气下行，甘草和之。

大黄甘草汤：大黄 12 g、甘草 3 g。通便止呕。主胃肠积热，浊腐之气上逆，食已即吐，吐势急迫，或大便秘结不通，苔黄，脉滑实者。

临床治疗幽门痉挛呕吐，可与火麻仁 15～30 g 润开，加以生津理气之品。

胃反吐而渴欲饮水者，茯苓泽泻汤主之。

胃反吐后而渴欲饮，为内停水饮。以茯苓、泽泻、白术消水气，桂枝、甘草、生姜散邪气。

茯苓泽泻汤：茯苓 25 g、泽泻 12 g、白术 9 g、桂枝 3 g、生姜 12 g、甘草 3 g。治疗胃反，吐而渴欲饮水者。

吐后渴欲饮水而贪饮者，文蛤汤主之。兼主微风脉紧头痛。

吐后水去热存，渴欲饮水，以猪苓散证同，然贪饮为内热甚，兼有表证，微风，脉紧头痛，应用麻黄、杏仁等发表，客邪郁热于肺不解，以麻杏石甘以清热祛风解表。

文蛤汤：文蛤 15 g、麻黄 9 g、杏仁 9 g、石膏 15、炙甘草 9 g、生姜 9 g、大枣 4 枚。清理疏表，清热止渴，消散风水。

干呕吐逆吐涎沫，半夏干姜散主之。

干呕吐逆胃中气逆，吐涎沫为上焦有寒，与前面干呕涎沫头痛不同（为厥阴阴气上逆）。此为阳明寒涎逆气不下。以半夏降逆止吐，干姜温胃。

半夏干姜散：半夏、干姜等量。研为细末，每次 3 g，日三次。暖胃，止呕。主治干呕吐逆，吐涎沫。其脉迟；而吴茱黄汤则病在肝，其脉弦。

患者胸中似喘不喘，似呕不呕，似哕不哕，微心中愦愦无奈者，生姜半夏汤主之。

寒邪与水饮结于胸，其气升降受阻，似喘不喘，似呕不呕，似哕不哕，心中难受，皆由于寒饮与气相搏而致。以生姜半夏汤即小半夏汤，生姜其量多一些。

生姜半夏汤：生姜 12 g、半夏 9 g。干呕吐逆，吐涎沫。温胃降逆。主胃中有寒之哕逆。

干呕哕，若手足厥者，陈皮汤主之。

干呕哕不是反胃，绝不是无阳，而是胃不和，则气不达四肢。以陈皮和胃气，生姜散逆气，气行胃和即愈。

陈皮汤：陈皮 6 g、生姜 9 g。行滞，止呕。治干呕哕、手足厥冷者。

哕逆者，陈皮竹茹汤主之。

胃虚而热乘之则作哕逆。以陈皮、生姜和胃散逆，竹茹清热止呕哕，人参、甘草、大枣安中。

陈皮竹茹汤：陈皮 12 g、竹茹 9 g、大枣 4 枚、生姜 2 片、炙甘草 6 g、人参 6 g。

此为胃有虚热者，可加人参、甘草、生姜。

若胃中无虚热者，可去人参、甘草、生姜，可加芦根、竹茹、滑石、生杷叶等。

下利脉沉弦者下重，脉大者为未止，脉微弱数者为自止，虽发热不死。

下利脉沉为里、为下，沉中兼弦为少阳之气，滞于下，故下重。脉大为邪盛，则为病进，故病为不止。脉微弱数，微弱为正衰邪亦衰，数为阳脉，此为阳气渐复，可知利欲自止，虽发热不死。

下利手足厥冷，无脉者，灸之不温，若脉不还，反微喘者死，少阴负扶阳者为顺也。

下利厥冷无脉，为阴亡阳亦绝，灸之厥不回。若脉不还，而微喘是残阳上逆，大气下脱，故死。下利是脾土不足，肾水盛之病，若少阴水负于脾土，此为顺。也就是阳明强而少阴差，阳气盛，阴气弱为好。

下利有微热而渴，脉弱者令自愈。下利脉数，有微热汗出，令自愈。设脉紧为未解，下利脉数而渴者令自愈。设不差，必圊脓血，以有热故也。下利脉反弦，发热身汗者愈。

下利微热而渴，是胃阳恢复，脉弱为邪气衰，正复邪衰可自愈。下利脉数为阳气复，有微热汗出，是气欲外达，亦为欲愈。假设脉紧为邪盛，必与正气争，故为未解。脉数而渴，阳气已复可自愈。若脉数而不减，其热气过盛伤阴，必便脓血。下利其脉弦，发热汗出，其邪已外达，病可愈。

上述为伤寒邪气入里之证，或热，或渴，或汗出，或脉数，都是阳气复，邪气得以通达。与湿热杂症下利不同，若发热口渴，脉数，这不是好证。如《内经》云"下利身热者死"，是指湿热杂证而言。而仲景云"下利手足不逆冷反发热者不死"，是指伤寒阴邪入内之证。二者应以区别。

下利气者，当利其小便。

下利气者，为气利，是阳气下陷则下利，当以利其小便分清浊。用车前子之类。

下利寸脉反浮数，尺中自涩者，必圊脓血。

下利寸脉浮数（一般应沉）为阳邪过强，尺脉涩为阴气不足，内热盛必便血。

下利清谷，不可攻其表，汗出必胀满。

下利清谷为胃虚气寒，应温中养脾胃，反令汗出则阳气重虚，脾阳虚其运化不能故腹满。

下利脉沉而迟，其人面少赤，身微热者，下利清谷者，必郁冒汗出而解，患者必微厥，所以然者，其面戴阳下虚故也。

下利脉沉迟为内寒，其人面少红，身微热，为阴盛而格阳于上。若其阳气尚可复返，而阴气还未降，必感头昏沉汗出，为阳胜而阴出为汗，阴出为汗，则阴邪乃解，此时病可解。若患者手足厥冷，其人面戴阳下虚，为假阳证，应采用温中之法。

下利后脉绝，手足厥冷，晬时脉缓，手足温者生，脉不还者死。

下利后脉绝（其脉摸不清楚），手足厥冷，为阴竭阳脱，经过一昼夜脉当还，手足当温生，不还者死。

下利后腹胀满，身体疼痛者，先温其里，乃攻其表，温里宜四逆汤，攻表宜桂枝汤。

下利后腹胀为里有寒，身体痛疼为表有邪，必先温其里后攻其表。因为里气不足外攻，则使阳气外泄，里寒越甚。温中宜四逆汤，攻表宜桂枝汤。

四逆汤：附子 3~6 g、干姜 6 g、炙甘草 9 g。

桂枝汤：桂枝、芍药、生姜各9g，炙甘草6g，大枣4枚。

下利三部脉皆平，按之心下坚者，急下之，宜大承气汤。下利脉迟而滑者，实也，利未欲止，急下之，宜大承气汤。下利脉反滑者，当有所去下乃愈，宜大承气汤。下利已差，至其年月日时复发者，以病未尽故也，当下之，宜大承气汤。

下利也有虚实之分。下利三部脉平为有力，按之心下坚为内有滞，以急下之，使实去则利止，此为通因通用之法。以大承气汤治之。

下利脉迟为寒，与滑俱见，为中有实物，阻其脉行之机，因实而致，故宜急下。宜大承气汤。

下利已好，而至其时又复发，因陈积在脾，故按时复发，宜大承气汤祛病本而愈。

大承气汤：大黄、枳实、厚朴、芒硝。

下利谵语者，有燥屎也，小承气汤主之。

谵语为胃实，为有燥粪。与心下坚脉滑者大同，但前用大承气汤因实而致利，去之应速，而用小承气汤恐伤其正气。此以小承气汤治之。

小承气汤：大黄、枳实、厚朴。

下利便脓血者，桃花汤主之。

桃花汤为治湿寒内淫，脏气不固，脓血不止者。以赤石脂理血固脱，干姜温胃驱寒，粳米安中益气。

桃花汤：赤石脂30g、干姜9g、粳米30g。如里有热者，去粳米，加黄连、当归。与黄连、当归同用治热利为桃花汤之变法。

热利下重者，白头翁汤主之。

此治疗湿热下注，及伤寒热邪入里作利者之法。

白头翁汤：白头翁、黄连、黄柏、秦皮各9g。清热解毒，凉血止利。主治热毒痢疾。腹痛，里急后重，肛门灼热，下痢脓血，赤多白少，渴欲饮水，舌红苔黄。其脉浮弦或沉弦。

下利后更烦，按之心下濡者，为虚烦也，栀子豉汤主之。

下利后更烦，因热邪不下减，而复上动，按之心下濡，为虚满，虚烦。宜栀豉汤。

栀豉汤：栀子、香豆豉各 9 g。主治热郁胸膈不寐证。症见身热心烦，虚烦不得眠，或心中懊憹，反复颠倒，或心中窒，或心中结痛，舌红苔微黄。其脉双寸浮洪滑或浮洪。栀豉撤热而除烦得吐，则热从上越之而愈。

下利清谷，里寒外热汗出而厥，通脉四逆汤主之。

挟热下利必伤脾阴，中寒清谷者，甚则伤肾阳，里寒外热汗出而厥，有阴内盛而阳外亡之象，以通脉四逆汤治之。

通脉四逆汤：附子 3 ~ 6 g、干姜 6 ~ 12 g、炙甘草 9 g。面赤加葱茎。

下利肺（腹）痛，紫参汤主之。

喻氏曰，后人有怀疑非仲景之方，知肠胃有病，与肺气有关。程氏疑是腹痛，本草云紫参治心腹积聚、寒热邪气。

紫参汤：紫参 24 g、甘草 9 g。热毒下利证。腹痛下利，便脓血，身热或胸痛，舌红，苔黄，脉数。

气利，诃黎勒散主之。

气利是气与粪同时排出，以诃黎勒利气涩肠，粥饮安中益肠胃，补下治下。

诃黎勒散：诃黎勒、与粥和顿服。诃黎勒即诃子煨好研末，冲服，每服 6 ~ 9 g。敛肺涩肠，止利固脱。主治虚寒肠滑气利证。

临床应用：

下利有脓血者以和血，脓血自去。用当归、白芍。

下利后重者以调气自去，用木香、枳壳、桔梗。

黄芩汤多用于痢疾。亦可用二味香连丸：黄连、广木香。

其右寸脉沉可加木香、枳壳。

大便不畅者，以瓜蒌以引之。

右关脉沉弦滑，腹胀，为胃不调，用厚朴、枳壳、槟榔。便血可加红曲以调胃。

胃脉滑明显，为滞食。用消导药：陈曲、麦芽、山楂、红曲。阳气不足稍加肉桂。

左金丸：吴茱萸、黄连。对肝胃热、吐酸有效，可治痢。

恶性痢疾、慢性痢疾胃阳不升，用葛根之类以升提。

疮痈肠痈浸淫病脉证并治第十八

诸浮数脉，应当发热而反洒淅恶寒，若有痛处，当发其痈。师曰：诸痈肿，欲知有脓无脓，以手按肿上，热者为有脓，不热者为无脓。

浮数脉为阳，阳当发热，反恶寒（或寒颤不安），为卫气所遏，卫主行荣气，荣过实，反能阻遏卫气。若有痛处，则为荣之实之兆，故当发其痈。按之局部热为毒已聚，则有脓。不热者毒不聚，则为无脓。

痈属阳，局部红肿热痛。疽属阴，局部白陷平塌。有脓者，按之发热，有波动者为有脓。按之不发热者，不一定有脓。

肠痈之为病，其身甲错，皮急，按之濡，如肿状，腹无积聚，身无热，脉数，此为肠内有痈脓，薏仁附子败酱散主之。

身甲错，皮紧起皮，由荣滞于中，故血燥于外，腹皮急，按之濡，气虽外鼓，而病不在皮间，积聚为肿胀之根，脉数为身热之侯，今腹如肿状而中无积聚，身不热而脉见数，此为肠内有痈，荣郁成热，其阳气不足。以薏仁破毒肿、利肠胃，败酱治暴热火疮排脓破血，附子温阳，以辛热行郁滞之气。

薏仁附子败酱散：薏仁 30 g、附子 6 g、败酱 15 g。排脓消肿。所治肠痈，是由素体阳虚，寒湿瘀血互结，腐败成脓所致。

此类病在小肠。

肿痈者少腹肿痞，按之即痛如淋，小便自调，时时发热，自汗出；复恶寒，其脉迟紧者，脓未成，可下之。脉洪数者，脓已成，不可下也，大黄牡丹皮汤主之。

此为痈在大肠。大肠居下临膀胱，小腹肿按之即痛如淋，但不是膀胱的原因，因小便自调。肺与大肠相表里，此时时发热，自汗出，复恶寒，而脉迟紧，为邪盛，而荣未变，脓未成，可下之，令其消散。如脉洪数者，为毒已聚而荣气腐，脓已形成，不可下，即使下之也不能消。以大黄牡丹皮汤治之。

大黄牡丹皮汤：大黄12g、丹皮9g、冬瓜子30g、桃仁9g、芒硝9g。大黄清热、丹皮清血热、冬瓜子去腐、桃仁祛瘀血、芒硝润下之。泻热破瘀，散结消肿。其脉宜弦洪，如果脉洪数，为脓已成。此汤肠痈已成脓或未成脓皆可用之。

消散药用防风、荆芥、双花、连翘等。

小腹痛加川楝子、元胡（金铃子散）。

大便不畅加瓜蒌（右寸滑者）。

排脓散方：枳实、芍药、桔梗。

枳实9g、芍药9g、桔梗6g。三者研为散，散和鸡子黄一枚等量揉和得饮和服。枳实苦寒，除热破滞，得芍药则通血，得桔梗则利气，鸡子黄甘润养阴清热补虚以为排脓化毒。清热解毒，活血排脓。用于内在及外在的疮痈，脓多者。

排脓汤方：甘草、桔梗、生姜、大枣。

甘草6g、桔梗9g、生姜3g、大枣3～5枚。甘草、桔梗具有排脓作用，生姜宣通、大枣、甘草和中。清热解毒，消肿排脓。主治肺痈、喉痈、喉痹，脓肿初溃，咳吐脓血腥臭，或咯血，恶寒身热，烦渴喜饮，舌质微红，苔白薄或黄薄，脉数或滑数。以行气和荣卫。

跌蹶手指臂肿转筋狐疝蛔虫病脉证治第十九

蛔厥者当吐蛔，令病者静而复时烦，此为脏寒，蛔上入膈故烦，须臾复止。得食而呕，又烦者蛔闻食臭出，其人当自吐蛔，蛔厥者乌梅丸主之。

蛔厥其人当有吐蛔证。病者时静又时烦，此为脏寒（胃寒肠热），蛔上入膈所以烦躁，不上则烦止，得食蛔闻食臭复上出，故呕烦复作而吐蛔，以乌梅丸治之。

蛔厥者其症状：气上冲心，食不下，食则吐蛔。

乌梅丸：乌梅、附子、桂枝、当归、细辛、干姜、黄连、黄柏、人参、川椒。

此方比较杂乱。临床分析：蛔虫得酸则静，得辛则伏，得苦则下，依此用乌梅丸中乌梅（酸）9 g、川椒（辛）9 g、黄连（苦）9 g、槟榔 9 g 以下行降气。

如果六脉浮弦，症状重者，用大剂量四逆散：柴胡、白芍、甘草、枳实。疗效很好。

妇人妊娠病脉证治第二十

师曰：妇人得平脉，阴脉小弱，其人渴，不能食，无寒热，名妊娠。桂枝汤主之。於法六十日当有此证，设有医治逆者，却一月加吐下者则绝之。

平脉，脉无病。《内经》曰："身有病，而无邪脉"之意，阴脉小弱者为初时胎气未盛，则阴（尺）脉比阳（寸）脉弱小，而寸脉滑动。待二三月经血久蓄，阴脉始强，尺脉数。其人口渴，不欲食，为内有热，故出现作呕，不食。此时不宜用桂枝汤治疗。更不宜吐下，可用炒粳米代茶饮。

妊娠虚寒呕吐者少见。胃热气逆多见，法以苏叶9g安胎治恶心、竹茹9g清胃热、陈皮6g和胃、麦冬6g养津液。有火可加黄芩6g。

妇人宿有症病，经断未及三月，而得漏下不止，胎动在脐上者，此为症瘤害。妊娠六月动者，前三月经水利时胎也，下血者，后断三月衃（指凝聚的血）也，所以血不止者，其症不去故也，当下其症。桂枝茯苓丸主之。

症为旧血所积，成为宿病，宿病害胎气。正常妊娠六月胎当动，今未及三月胎忽动下血，此为症瘤所害。症病之人月经不利，不易受胎。正常的前三月经水适利，胞宫净而胎可结，胎结故经断不复下。血留养胎，如果其常血下不止，其原因为其症不去，血不守。若血不守，则胎不安，当下其症，以桂枝茯苓丸治之。

桂枝茯苓丸：桂枝、茯苓、丹皮、桃仁、芍药等量。炼蜜丸。丸如豆粒大，1～3丸，餐前服。桂枝宣通，茯苓以下行，丹皮、桃仁破瘀血，芍药敛阴。此为轻下法。活血、化瘀、消症。用于妇人宿有症块，或血瘀经闭，行经腹痛，产后恶露不尽。

师曰：妇人有漏下者，有半产后因续下血都不绝者，有妊娠下血者，假令妊娠腹中痛为胞阻，胶艾汤主之。

妇人经水淋漓，及胎前后下血不止，皆因为冲任脉虚而阴气不能守，以胶艾汤治之，以四物汤养血行气，阿胶养阴，艾叶利阴气止痛安胎，亦适用于妊娠腹中痛（胞阻），胞阻者为血少，气不行。

胶艾汤：干地黄 15～30 g、当归 10～15 g、白芍 10～20 g、川芎 6～10 g、阿胶 10～15 g、艾叶 6～10 g、甘草 6 g。主治妇人漏下，或半产后下血不绝，或妊娠下血，腹痛为胞阻；亦治损伤冲任，月水过多，淋沥不断。

如果发热则不用艾叶，用黄芩。

妇人怀妊，腹中绞痛，当归芍药散主之。

妇人怀妊，腹中痛，为血不足而水侵之，血不足水侵胎，胎失养，反受害，故腹痛。此为血脉不调，脾湿盛。

当归芍药散：当归 9 g、芍药 48 g、川芎 9 g、茯苓 12 g、白术 12 g、泽泻 24 g。养血调肝，健脾利湿。主治妇人妊娠或经期，肝脾两虚，腹中拘急，绵绵作痛，头晕心悸，或下肢浮肿，小便不利，舌质淡、苔白腻者。其脉宜弦滑。

妊娠呕吐不止，干姜人参半夏丸主之。

此丸为虚寒呕吐者所用。

干姜人参半夏丸：干姜、人参各 3 g，半夏 6 g。主治妇人妊娠呕吐不止。此用于虚寒呕吐。

妊娠虚寒呕吐极少见。临床可用苏叶 9 g、竹茹 9 g、陈皮 9 g、麦冬 9 g。有火可加黄芩。

妊娠有水气，身重，小便不利，洒淅恶寒，起即头晕，葵子茯苓散主之。

妊娠身重、小便不利，恶寒头晕，为水气壅塞为病。

葵子茯苓散：冬葵子 50 g、茯苓 9 g。冬葵子利小便、茯苓行水。通窍利水。主治妊娠水肿，身重，小便不利，洒淅恶寒，起即头眩。

临床不用冬葵子，可用白术、茯苓、泽泻等药。

妇人妊娠宜常服当归散主之。

妊娠之后因为怕湿热伤胎气，故用川芎、当归、芍药养血，中用白术健脾除湿，黄芩除热。《丹溪心法》指出"古人用白术、黄芩为安胎之圣药"，是用于去其湿热而胎安。

当归散：当归、黄芩、川芎、芍药各 50 g、白术 25 g。每服 6 g，日二次。养血健脾，清热安胎。主治妊娠胎动不安，内热心烦，头晕胸闷，时有腹痛，纳呆，口苦，舌质红，苔黄腻，脉弦滑。当归、芍药补肝养血，合川芎能舒气血之滞；白术健脾补气，黄芩坚阴清热。

平日胎动不安者：加苏叶。

胎动下血者（因热下血）：去川芎，加荷叶 9～30 g 升举而止血，苎麻根 15～18 g 清热安胎。

川芎宜少用其先升举，多用则先上升，后下降。所以应少用。

妇人产后病脉证治第二十一

问曰：新产妇人有三病，一者病痉，二者病郁冒，三者大便难，何谓也？师曰：新产血虚多汗出，喜中风，故令病痉。亡血复汗，寒多，故郁冒。亡津液胃燥，故大便难。

这是产后三大病证。病痉为血虚汗出，筋脉失养，风入病症更甚。郁冒因亡血复汗阴伤，阳气上升故为头眩，视物不清。亡津液胃燥，大肠失润故大便难。三者表现不同，但其原因为亡血伤津所致，皆为产后所有之病因。

产妇郁冒其脉微弱，呕不能食，大便反坚，但头汗出，所以然者，血

虚而厥，厥而必冒，冒家欲解必大汗出，以血虚下厥，孤阳上出，故头汗出，所以然产妇喜汗出者，亡阴血虚阳气独盛，故当汗。阴阳乃复大便坚，呕不能食，小柴胡汤主之。

郁冒虽有客邪，但本里虚，故脉微弱。呕不能食，大便坚，但头汗出，为津气上行。亡津血虚孤阳上厥，其津气从之，厥者必冒，冒者欲解必大汗出。阴阳乍离，故厥而冒，阴阳复通，汗出而解。产妇血去阴虚，阳受邪气而独盛，汗出则邪出阳弱，与阴相和。如邪气不去而呕不能食。以小柴胡汤和阴阳。

小柴胡汤：柴胡、黄芩、半夏、生姜、大枣、甘草、人参。

病解能食，七八日更发热者，此为胃实，宜大承气汤主之。

鬱冒病解能食，七八日又发热，此为病不在表而在里，属实，宜大承气汤下里实。

大承气汤：大黄、枳实、厚朴、芒硝。产后内热甚者，仍可下。

产后腹中绞痛，当归生姜羊肉汤主之。兼主腹中寒疝，虚劳不足。

产后腹中绞痛，此为血虚而寒。宜当归生姜羊肉汤。其脉宜弦迟无力。

当归生姜羊肉汤：当归、生姜温血散寒、羊肉温通经脉。此为虚劳不足之药。

此与妊娠腹中绞痛不同，后者是由于血虚而湿扰（用当归芍药散：当归、白芍、川芎、茯苓、白术、泽泻，其脉宜弦滑）。

产后腹痛烦满不得卧，枳实芍药散主之。

产后腹痛，烦满不得卧，为血瘀而成热，气滞血不调。宜枳实芍药散。

枳实芍药散：枳实、芍药等量。为散，每次3 g，日三次。米粥送服。炒枳实（黑）入血分行滞、芍药和血止痛。调和气血之滞。主治产后腹痛，烦满不得卧；痈脓。

师曰：产妇腹痛法当以枳实芍药散，假令不愈者，此为腹中有瘀血着脐下，宜下瘀血汤主之。亦主经水不利。

腹痛如用枳实芍药散不效，此为脐下有瘀血不去，需攻坚破积之剂，以下瘀血汤治之。

下瘀血汤：大黄9 g、桃仁9 g、蛰虫6 g。主治产妇瘀阻腹痛，及瘀血阻滞，经水不利，腹中症块等。

产后七八日，无太阳证，少腹坚痛，此恶露不尽。不大便，烦躁发热，切脉微实，更倍发热，日晡时烦躁者，不食，食则谵语，至夜即愈，宜大承气汤主之。

产后七八天，无头痛恶寒之表证，出现少腹坚痛为恶露不尽，宜行血祛瘀即愈。可用蒲黄、五灵脂、红花、桃仁等，有热加大黄。然又不大便，烦躁发热，其脉微实，日晡为阳明旺时，下午发热，而烦躁更甚，至夜间即好，进食则谵语，此为胃热，热在里，宜大承气汤下之。

产后风，续续数十日不解，头微疼，恶寒，时时有热，心下闷，干呕汗出，虽久阳旦证续在者，可与阳旦汤。

产后中风十余天，有头痛发热，恶寒汗出，心下闷，干呕为表邪未解，有里热，此为阳旦证，用桂枝汤加黄芩。

阳旦汤：桂枝汤解表、黄芩清里热。以达内清热，外和营卫。阳旦汤治伤寒太阳中风挟热者。

产后中风，发热面正赤，喘而头痛，竹叶汤主之。

产后中风，发热头痛面赤为表证，气喘为气浮欲脱此为表有邪兼里虚，以竹叶汤治之。

竹叶汤：葛根9g、桂枝3g、防风3g、桔梗3g、竹叶20g、人参3g、附子6g、生姜15g、大枣5枚、甘草3g。葛根、防风发汗，桂枝和里，桔梗解表，竹叶清心。以上以解表之风热，姜、枣、甘草和中，人参、附子补内虚。温阳益气，疏风解表。治产后中风，发热面赤，喘而头痛。

如无内虚，不用人参、附子。

妇人乳中虚，烦乱呕逆，安中益气，竹皮大丸主之。

妇人产后乳中虚，烦乱呕逆，为乳子时气虚火盛，内乱而上逆所致。以竹茹、石膏甘寒清胃热，桂枝、甘草辛甘化气，白薇性寒，清血中之虚热。

竹皮大丸：竹茹9g、生石膏9~30g、桂枝5g、甘草9g、白薇9g。以枣肉和为弹丸状，1丸，三夜二服。清热止呕，安中益气。治妇人产后虚热，心烦不安，恶心呕吐。

烦喘，加柏子仁以养心润肺。

产后下利虚极，白头翁汤加甘草阿胶汤主之。

产后热利下重，虚极，以白头翁汤清热加阿胶以救阴，甘草补中。

白头翁汤加甘草阿胶汤：白头翁 12 g，黄连、黄柏各 6 g，秦皮 9 g
加甘草 6 g，阿胶 9 g。清热治痢，益气养血。治产后痢疾，腹痛里急后重，
便下脓血，气血不足者。

妇人杂病脉证并治第二十二

**妇人中风，七八日续来寒热，发作有时，经水适断者，此为热入血室，
血必结，故使如疟状，发作有时小柴胡汤主之。**

妇人中风七八日寒热已止而续来，定时发热恶寒，得病之初月经已来，
病后七八日为内传期，经水适断，此为热入血室，邪阻血道，正不能通，
正邪相拒，故如疟状时发。以小柴胡汤解热散邪，邪去血结自散。

**妇人伤寒发热经水适来，昼日明了，暮则谵语，如见鬼状者，此为热
入血室，治之无犯胃气，及上二焦，必自愈。**

妇人伤寒发热，经水适来，白天清醒，而夜间谵语如见鬼状者，此
非阳明胃燥之谵语，而是经水适来，热入血室而成实热，故不用承气汤
伤胃气，不可用和、刺等法治其上中二焦，只要经行热随血而去。

**妇人中风，发热恶寒，经水适来，得之七八日，热除脉迟身凉和，胸
胁满如结胸状，谵语者，此为热入血室也，当刺期门，随其实而取之。**

妇人中风，发热恶寒是表证，得病七八日，是传经之期，经水适来，
因子宫空虚，表热乘虚而入陷于血室（子宫），因而外热去而身凉，浮脉

变为迟脉，胸胁下满如结胸状，是血蓄不行，谵语是因瘀热上乘，此为热入血室证。轻者针刺期门泄肝血之实，热随血去，血室得清，诸证自愈。

阳明病下血谵语者，此为热入血室，但头汗出，当刺期门，随其实而泄之，濈然汗出者愈。

阳明之热，由气及血分，袭入胞宫，即下血而谵语。头汗出为阳通而阴闭，阳明之热入血室，属肝，故当刺期门以泄其实，使之全身迅速汗出，则阴闭得通故愈。

妇人咽中如有炙脔，半夏厚朴汤主之。

妇人咽中如有肉堵者，此为痰凝气结咽中，以半夏厚朴汤治之。

半夏厚朴汤：半夏 12 g、苏叶 6 g、厚朴 9 g、茯苓 12 g、生姜 15 g。半夏祛痰、苏叶降气以散、厚朴开中焦、茯苓祛湿、生姜降逆。行气散结，降逆化痰。主治妇人咽中如有炙脔；喜、怒、悲、思、忧、恐、惊之气结成痰涎，状如破絮，或如梅核，在咽喉之间，咯不出，咽不下，此七气所为也；或中脘痞满，气不舒快，或痰涎壅盛，上气喘急，或因痰饮中结，呕逆恶心，舌苔白润或白腻，脉弦缓或弦滑。

妇人脏燥，喜悲伤欲哭，像如神灵所作，数欠伸，甘麦大枣汤主之。

妇人脏燥由血虚则内火扰，神不宁出现悲伤欲哭，如神灵。这与五脏虚有关。喜伤心，悲伤肺，怒伤肝，忧伤脾，恐伤肾。所谓邪哭使魂魄不安，血气少而属于心，火动伤心；数欠伸者而颜黑属于肾，血虚阴虚使肝肾失养；脾虚则运化水谷精气，输布津液不利，因此肺气亦不足。以小麦养心气，甘草、大枣甘润生阴。

甘麦大枣汤：甘草 9 g、大枣 5 枚、小麦 30 g。养心安神，和中缓急。主治脏躁。症见精神恍惚，常悲伤欲哭，不能自主，心中烦乱，睡眠不安，甚则言行失常，呵欠频作，舌淡红苔少。其心肺脉滑大无力。

有精神症状者加百合、知母。阴虚火盛者加元参 30 g。

医宗金鉴
（删补名医方论）

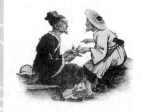

　　《医宗金鉴》是清·乾隆四年由太医吴谦负责编修的一部汉医丛书。于1742年成书以来，这部御制钦定的太医院教科书就被一再地翻刻重印。《医宗金鉴》全书共90卷，是中国综合性中医医书中比较完善而又简要的一种。全书采集了上自春秋战国、下至明清时期历代医书的精华。图、说、方、论俱备，并附有歌诀，便于记诵，尤其切合临床实用，流传极为广泛。

　　《删补名医方论》医方著作，共八卷。本书即《医宗金鉴》卷二十六至卷三十三（亦有单行本）。书中共选录清代以前临床常用方方剂近200首，除记述方名、主治及处方外，均附有方义的注释和历代医家对该方的论述，加深了读者对所收方、方剂的配伍原则和方义的认识。选方颇精，虽未分类，但以实用为原则，议论亦较平允可取。

　　张国屏先生教学此方论，并注以本人临床经验，适宜后人学习参考。

· 卷一 ·

独参汤

治元气大虚，昏厥，脉微欲绝，及妇人崩产，脱血，血晕。

人参分两随人随证，须上拣者，浓煎顿服，待元气渐回，随证加减。

柯（韵伯）琴曰：一人而系一世之安危者，必重其权而专任之；一物而系一人之死生者，当大其服而独用之。故先启于气几息，血将脱之证，独用人参二两，浓煎顿服，能挽回性命于瞬息之间，非他物所可代也。世之用者，恐或补住邪气，姑少少以试之，或加消耗之味以监制之，其权不重，力不专，人何赖以得生乎？如古方霹雳散、大补丸，皆用一物之长而取效最捷，于独参汤何疑耶！

【按】若病兼别因，则又当随机应变，于独参汤中或加熟、附补阳而回厥逆；或加生地凉阴而止吐衄（可用气阴两虚、养阴止血，用于再障、白血病）；或加黄芪固表之汗（用于气虚不足）；或加当归救血之脱（以补气血）；或加姜汁以除呕吐（用于气虚恶心呕吐）；或加黄连、童便以止阴烦（清热养阴）；或加茯苓令水化津生，治消渴泄泻（用于水气停滞而渴，气虚腹泻）；或加黄连折火逆冲上治噤口毒痢（用于气分虚而火向上冲；气分有热，治禁口痢要药）。是乃相得相须以有成，何害其为独哉？如薛己治中风，加人参两许于三生饮中。

此汤出自元·葛可久《十药神书》，补气固脱。用于失血与疮疡溃后，气血俱虚，证见面色苍白，恶寒发热，手足清冷，自汗或出冷汗，脉微细欲绝者。

三生饮：生南星、木香、生川乌、生附子。助阳散寒，祛风化痰。用于寒痰上涌之中风。生用毒性较大，须慎之。

霹雳散：黑附子一味。治伤寒二日，头痛，腰脊强硬，憎寒壮热，遍身疼痛。

大补丸：炒褐黄柏一味。肾火从脐下起者，肾水衰也，此方主之。

参附汤

治阴阳气血暴脱等证。

人参、附子（制），水煎服。

【注】先身而生，谓之先天；后身而生，谓之后天。先天之气在肾，是父母之所赋；后天之气在脾，是水谷之所化。先天之气为气之体，体主静，故子在胞中，赖母息以养生气，则神藏而机静。后天之气为气之用，用主动，故育形之后，资水谷以奉生身，则神发而运动。天人合德，二气互用，故后天之气得先天之气，则生生而不息；先天之气得后天之气，始化化而不穷也。若夫起居不慎则伤肾，肾伤则先天气虚矣；饮食不洁而伤脾，脾伤则后天气虚矣。补后天之气无如人参，补先天之气无如附子。此参附汤之所由立也。二脏虚之微甚，参、附量为君主，二药相须，用之得当，则能瞬息化气于乌有之乡，顷刻生阳于命门之内，方之最神捷者也。（两药同用阳气回复，即应停用，因为回阳易而救阴较难！）

若表虚自汗，以附子易黄芪，名人参黄芪汤，补气兼止汗。失血阴亡，以附子易生地，名人参生地黄汤，固气兼救阴。寒湿厥汗，以人参易白术，名术附汤，除湿兼温里。易虚厥汗，以人参易黄芪，名芪附汤，补阳兼固表。此皆参附汤之转换变化法也，医者扩而充之，不能尽述其妙。

此方出自宋·严用和著《重订严氏济生方》，回阳，益气，救脱。用于元气大亏，阳气暴脱。证见汗出黏冷，四肢不温，呼吸微弱，或上气喘急，或大便自利，或脐腹疼痛，面色苍白，脉微欲绝。用药不宜过长，即应即停，以防阴伤。方以人参甘温大补元气；附子大辛大热，温壮元阳。

临床应用：人参 6～9 g、炮附子 9 g。水煎服。

生脉饮

治热伤元气，气短倦怠，口渴出汗。

人参、麦门冬、五味子，水煎服。

【注】经云：大气积于胸中，则肺主之。夫暑热伤肺，肺伤则气亦伤矣。故气短，倦怠而喘咳也。肺主皮毛，肺伤则失其卫护，故汗出也。热伤元气，气伤则不能生津，故口渴也。是方君人参以补气，即所以补肺；

臣麦冬以清气，即所以清肺；佐五味以敛气，即所以敛肺。

吴琨云：一补，一清，一敛，养气之道备矣。名曰生脉，以脉得气则充，失气则弱。李杲（东垣）谓：夏月服生脉饮，加黄芪、甘草，名生脉保元汤，令人气力涌出；更加当归、白芍，名人参饮子，治气虚喘咳、吐血衄血，治气虚血虚，亦虚火可补之例也。

此方出自唐·孙思邈《千金要方》，益气生津，敛阴止汗。用于温热、暑热，耗气伤阴证。证见汗多神疲，体倦乏力，气短懒言，咽干口渴，其寸脉宜虚大而散。方以人参甘温，益元气，补肺气，生津液；麦门冬甘寒养阴清热，润肺生津；五味子酸温，敛肺止汗，生津止渴。三药合用，一补一润一敛，益气养阴，生津止渴，敛阴止汗，使气复津生，汗止阴存，气充脉复。

临床应用：人参 6～9 g（或党参 24～30 g）、麦冬 12 g、五味子 6～9 g。水煎服。

保元汤

治男妇气虚之总方也。婴儿惊怯，痘家虚者最宜。

黄芪三钱、人参二钱、甘草一钱、肉桂春夏二三分秋冬六七分。右[①]四味，水煎服。

【集注】柯琴（韵伯）曰：昔东垣以此三味能泻火、补金、培土，为除烦热（虚热）之圣药，镇小儿之虚惊，效如桴骨。魏桂岩得之，以治痘家阳虚顶陷，血虚浆清，皮薄发痒，难灌难敛者为虚寒，始终用之（镇小儿慢惊风，面青白，身凉，很有效）。以为血脱须补气，阳生则阴长，有起死回生之功，故名之为保元也。又稍佐肉桂，分四时之气而增损之，谓桂能治血以推动其毒，扶阳益气以充达周身。血内泣，引之出表，则气从内托；血外散，引之归根，则气从外护。参、芪非桂引导，不能独树其功。桂不得甘草和平气血，亦不能绪其条理，要非寡闻浅见者能窥其万一也。四君中不用白术，避其燥；不用茯苓，恐其渗也。用桂而不用四物者，以芎之辛散，归之湿润，芍之酸寒，地黄之泥滞故耳。如宜

---

① 本书引用经典医书《医宗金鉴》为古代文献，竖排版，自右而左阅读。为尊重原著起见，这
　里皆保留"右"字，而不更改为"上"字。特此说明。全书同。

升则加升、柴，宜燥加苓、术，宜润加当归，宜利气加陈皮，宜收加芍，宜散加芎。又表实去芪，里实去参，中满忌甘，内热除桂，斯又当理会矣。

【按】元气者，太虚之气也，人得之则藏乎肾，为先天之气，即所谓生气之原，肾间动气者是也。生化于脾，为后天之气，即所谓水谷入胃，其精气行于脉中之营养，其悍气行于脉外之卫气者是也。若夫合先后而言，即大气之积于胸中，司呼吸，通内外，周流一身，顷刻无间之宗气者是也。总之，诸气随所在而得名，实一元气也。保元者，保守此元气之谓。是方用黄芪保在外一切之气，甘草保在中一切之气，人参保上、中、下、内、外一切之气，诸气治而元气足矣。然此汤补后天水谷之气则有余，生先天命门之气则不足，加肉桂以鼓肾间动气，斯为备耳。

此方出自明·魏直撰《博爱心鉴》，用于气虚之总方。补气温阳，滋养益气，扶弱补虚。用于元气虚弱，精神倦怠，肌肉柔慢，饮食少进，面青（白光）白，睡卧宁静，痘顶不起，浆不足，及有杂证。气血不足，婴儿怯弱，痘毒内陷，面色苍白，气陷久泻，肢体无力，肺脾虚弱，恶寒自汗。方以人参、黄芪大补元气，扶助心气；甘草炙用，甘温益气，通经利脉，行血气；肉桂辛热补阳，温通血脉。其脉宜虚而无力。

临床应用：人参 3～6 g、黄芪 9 g、甘草 3 g、肉桂 1.5～2 g。水煎服。

🍥 四君子汤

治面色萎白，言语轻微，四肢无力，脉来虚弱者。若内伤虚热，或饮食难化作酸，须加炮姜（以补胃阳）。

人参、白术、茯苓、甘草各二钱，加姜、枣，水煎服；加木香、藿香、葛根，为七味白术散。加陈皮，为五味异功散。加陈皮、半夏，为六君子汤。加藿香、砂仁，为香砂六君子汤。

【集注】张璐曰：气虚者，补之以甘，参、术、苓、草，甘温益胃（补土生金），有健运之功，具冲和之德，故为君子。盖人之一生，以胃气为本，胃气旺则五脏受阴，胃气伤则百病丛生。故凡病久虚不愈，诸药不效者，惟有益胃、补肾两途。故用四君子，随证加减，无论寒热补泻，先培中土，使药气四达，则周身之机运流通，水谷之精微敷布，何患其药之不效哉！

是知四君子为司命之本也。

吴琨曰：夫面色萎白，则望之而知其气虚矣。言语轻微，则闻之而知其气虚矣。四肢无力，则问之而知其气虚矣。脉来虚弱，则切之而知其气虚矣。若是，则宜补气。是方也，四药皆甘温，甘得中之味，温得中之气，犹之不偏不倚之人，故名君子。本方加木香、藿香、葛根名七味白术散，治小儿脾虚肌热，泄泻作渴。以木藿之芳香，佐四君入脾，其功更捷；以葛根甘寒，直走阳明，解肌热而除渴也。

【按】本方加陈皮，名五味异功散，治气虚而兼气滞者；再加半夏，名六君子汤，治气虚而兼痰饮者；再加砂仁、藿香，名香砂六君子汤，治气虚而兼呕吐者。此皆补中有消导之意也。

此方出自宋·陈师文撰《太平惠民和剂局方》，益气健脾。用于脾胃气虚证。证见面色萎黄，语声低微，气短乏力，食少便溏，舌淡苔白，脉虚弱。方以人参甘温益气，健脾养胃；白术苦温，健脾燥湿，加强益气助运之力；茯苓甘淡，健脾渗湿，苓、术相配，则健脾祛湿之功益著；炙甘草，益气和中，调和诸药。

临床应用：人参6～9 g、白术9 g、茯苓9 g、炙甘草6 g。水煎服。

异功散：人参、茯苓、白术、陈皮、甘草。健脾理气。用于脾胃虚弱，中焦气滞。证见饮食减少，大便溏薄，胸脘痞闷不舒，或呕吐泄泻。

六君子汤：人参、甘草、茯苓、白术、陈皮、半夏。益气健脾，燥湿化痰。用于脾胃气虚兼痰湿证，食少便溏，胸脘痞闷，呕逆等。

七味白术散：人参、茯苓、炒白术、藿香叶、葛根、木香、甘草。健脾生津，行气消胀。用于治疗脾胃久虚，津液内耗，呕吐泄泻频作，烦渴多饮。

香砂六君子汤

治气虚痰饮，呕吐痞闷，脾胃不和，变生诸证者。

人参一钱、白术二钱、茯苓二钱、甘草七分、陈皮八分、半夏一钱、砂仁八分、木香七分、生姜二钱，水煎服。

【集注】柯（韵伯）琴曰：经曰：壮者气行则愈，怯者著而为病。盖人在气交之中，因气而生，而生气总以胃气为本。若脾胃一直有不和，则气便着滞，或痞闷哕呕，或生痰留饮；因而不思饮食，肌肉消瘦，诸证蜂起，而形消气息矣。四君子气分之总方也，人参致冲和之气，白术培中宫，茯苓清治节，甘草调五脏，胃气既治，病安从来。然拨乱反正，又不能无为而治，必举大行气之品以辅之，则补者不至泥而不行。故加陈皮以利肺金之逆气，半夏以疏脾土之湿气，而痰饮可除也；加木香以行三焦之滞气，缩砂（砂仁）以通脾肾之元气，而膹郁可开也。补而不泥滞。君得四辅，则功力倍宣，四辅奉君，则元气大振，相得而益彰矣。

此方出自清·罗美著《古今名医方论》，益气健脾，行气化痰。用于脾胃气虚，痰阻气滞证。证见呕吐痞闷，不思饮食，脘腹胀痛，消瘦倦怠，或气虚肿满。其右脉宜虚弱，右寸滑，右关偏沉。方以四君子汤益气健脾，陈皮以利肺金之逆气，半夏以疏脾土之湿气，而痰饮可除；加木香以行三焦之滞气；缩砂以通脾肾之元气，而膹郁可开。

临床应用：人参6 g，茯苓9 g，白术9 g，炙甘草3 g，陈皮、半夏各6 g，砂仁6 g，木香6 g。水煎服。

当归补血汤

治男妇血虚似白虎证，肌热面赤，烦渴引饮，脉来洪大而虚，重按则微。

当归二钱、黄芪一两水煎服。

【集注】吴琨曰，血实则身凉，血虚则身热，或以饥困劳役虚其阴血，则阳独治，故诸证为生焉。此证纯象白虎，但脉大而虚，非大而实为辨耳。《内经》所谓脉虚，血虚是也。五味之中，惟甘能补，当归味甘而厚，味厚则补血；黄芪味甘而薄，味薄则补气。今黄芪多数倍，而云补血者，以有形之血不能自生，生于无形之气故也。经言阳生阴长，是之谓耳。

此方出自金·李杲（东垣、明之）著《内外伤辨惑论》，补气生血。用于劳伤血虚，产后血脱，疮疡溃后脓血过多，外伤大出血等，阴血亏虚，证见发热烦躁，口渴引饮，目赤面红，脉洪大而虚，重按无力者。方以重用黄芪大补脾肺之气，以资生血之源；配以当归养血和营，则阳生阴长，气旺血生，虚热自退。

应与白虎汤加以鉴别。后者其脉洪大有力。

临床应用：黄芪30 g、当归6 g。水煎服。

🌀 佛手散

治妊娠胎动下血，故因伤动子死腹中，下血疼痛，口噤欲死，服此探之，不损则痛止，已损则立下。及横生倒生，交骨不开，产后血晕，昏乱崩中，金疮去血过多等证。

当归二两或三两、川芎一两，右锉粗末合均，每服五钱，水一盏，酒半盏，煎八分，热服。未效再服。加败龟板一具，梳发一团，名开骨散。

【注】命名不曰归、芎，而曰佛手者，谓此方治妇人胎前、产后诸疾，如佛手之神妙也。当归，川芎为血分之主药，性温而味甘辛，以温能和血，甘能补血，辛能散血也。古人俱必以当归君川芎，或一倍或再倍者，盖以川芎辛窜，捷于升散，过则伤气，故蔻宗奭曰：不可单服，久服，亦此义也。然施之于气郁血凝，无不奏效，故用以佐当归而收血病之功，使瘀去新生，血各有所归也。血既有所归，则血安其部，而诸血病愈矣。至妊娠胎动，胎伤下血，非血壅胎伤，即血乱妄下，服此以探之，血乱胎未动者，血顺则痛止，血壅胎未损者，血行痛止，则胎因之而安也；已动已损者，血得顺行，则胎亦因之而顺下也。横生倒生，或用力太早，或误服催生之药，致气逆血乱，亦用此以调之。产后崩中金疮，亡血昏冒，亦用此以补之。子死腹中，腹痛欲死，亦用此以逐之。以上诸病，皆血病而气不虚者也。若夫气虚难产，产后血脱，唇面黄白，少气烦乱，动则昏冒，若误与此，反致立败，则必倍加人参，速固无形之气，以救有形之血也。至于交骨难开，加龟板、梳发，下输阴道；寒加姜、桂，热加黄芪（应是黄芩），汗加桂枝，搐加荆穗，又当以意消息，加减可也。

此方出自宋·刘元宾（号通真子）《通真之秘方》，用于气郁血凝者。主治妊娠胎动下血，或因伤动，子死腹中，下血疼痛，口噤欲死，服此探之，不损则痛止，已损则立下，又横生倒生，交骨不开，产后血晕昏乱，崩中金疮，去血过多等证。方以当归甘能补血，辛能散血；川芎辛散开血瘀，使旧血去，新血生。川芎不可单用、久用，以防伤气。

四物汤

治一切血虚，血热，血燥诸证。

当归、熟地各三钱，川芎一钱五分，白芍（酒炒）二钱。右四味，水煎服。

【集注】张璐曰：四物为阴血受病之专剂，非调补真阴之方（养阴之品有生地、元参等）。方书咸谓四物补阴，遂以治阴虚发热、火炎失血等证，蒙害至今。又专事女科者，咸以此汤随证漫加风、食、痰、气等药，纷然杂出；其最可恨者，不辨热之虚实，率加知母、黄柏，令人久服，而庸工利其有劫病之能，咸乐用之。殊不知四君子气药，治上下失血过多，一切血药置而不用。独推独参汤，童便以固其脱者，以有形之血，不能速生，无形之气，所当急固也。昔人有言，见血休治血，必先调其气。又云：四物汤不得补气药，不能成阳生阴长之功。诚哉言也！然此汤伤寒火邪解后，余热留于血分，至夜微热不除，或合柴胡，或加桂枝，靡不应手辄效，不可没其功也。

柯琴曰："经云心生血，肝藏血。故凡生血者，则究之于心；调血者，当求之于肝也。"是方乃肝经调血之专剂，非心经生血之主方也。当归甘温和血，川芎辛温活血，芍药酸寒敛血，地黄甘平补血。四物具生长收藏之用，故能使营气安行经隧也。若血虚加人参、黄芪，血结加桃仁、红花，血闭加大黄、芒硝，血寒加肉桂、附子，血热加黄芩、黄连，熟地易生地；欲行血去芍，欲止血去芎，随所利而行之，则又不必拘于四矣。若妇人数脱其血，故用以调经种子。如遇血崩、血晕等证，四物不能骤补，而反助其滑脱，则又当补气生血，助阳生阴长之理。盖此方能补有形之血于平时，不能生无形之血于仓猝，能调阴中之血，而不能培真阴之本，为血分立法，不专为女科套剂也。王好古治妇女，不论内伤、外感、胎前、产后，随证加二味于四物中，名曰六合，未免任意牵强。

此方最早出自唐代蔺道人《仙授理伤续断秘方》，被用于外伤瘀血作痛。后来被载于中国第一部国家药典——宋代《太平惠民和剂局方》（本书首先记载将四物汤用于妇产科疾病）补血和血，调经化瘀。适用于肝经调血之主方。主治冲任虚损，月经不调，脐腹亏痛，崩中漏下，血瘕块硬，时发疼痛；妊娠将理失宜，胎动不安，腹痛血下；及产后恶露不下，结生瘕聚，少腹坚痛，时作寒热；跌打损伤，腹内积有瘀血。方以当归补血养肝，和血调经；熟地黄滋阴补血；白芍药养血柔肝和宫；川芎活血行气，畅通气血。

临床应用：当归、熟地各 15 g、白芍 9 g、川芎 6 g。水煎服。

圣愈汤

治一切失血过多，阴亏气弱，烦热作渴，睡卧不宁等证。

四物汤加人参、黄芪（一方去芍药）水煎服。

【集注】柯琴曰："经云：阴在内，阳之守也；阳在外，阴之使也。故阳中无阴，谓之孤阳；阴中无阳，谓之死阴。"朱震亨曰："四物皆阴，行天地闭塞之令，非长养万物者也。"故四物加知柏，久服便能绝孕，谓嫌于无阳耳。此方取参、芪配四物，以治阴（血）虚血脱等证。盖阴阳互为其根。阴虚则阳无所附，所以烦热燥渴；气血相为表里，血脱则气无所归，所以睡卧不宁。然阴虚无骤补之法，计在培阴以藏阳；血脱有生血之机，必先补气。此阳生阴长，血随气行之理也。故曰：阴虚则无气，无气则死矣。此方得仲景白虎加人参之义而扩充者乎。前辈治阴虚，用八珍、十全，卒不获效者，因甘草之甘、不达下焦，白术之燥、不利肾阴，茯苓渗泄、碍乎生升，肉桂辛热、动其虚火。此六味皆醇厚和平而滋润，服之则气血疏通、内外调和、合于圣度矣。

此方出自金·李杲《兰室秘藏》，补气、补血、摄血。用于气、血两虚证。主治：诸恶疮血出过多，心烦不安，不得睡眠，一切失血或血虚，烦渴燥热，睡卧不宁；疮证脓水出多，五心烦热，口渴；妇女月经超前，量多色淡，其质清稀，少腹有空坠感，心慌气促，倦怠肢软，纳谷不香，舌质淡，苔薄润，脉细弱。方以人参、黄芪补气；四物汤补阴血，合之补气养血之功。

临床应用：生、熟地各 20 g，白芍 15 g，川芎 9 g，当归 15 g，人参（用党参 20～30 g），黄芪 18 g。水煎服。

地骨皮饮

治阴（血）虚火旺，骨蒸发热，日静夜剧者；妇人热入血室，胎前发热者。

四物汤加地骨皮、牡丹皮各三钱，水煎服。

【集注】柯琴曰：阴虚者阳往乘之，发热也。当分三阴而治之。阳邪乘入太阴脾部，当补中益气以升举之，清阳复位而火自熄也。若乘入少阴肾部，当六味地黄丸以对待之，壮水之主而火自平也。乘入厥阴肝部，当地骨皮饮以凉补之，血有所藏而火自安也。四物汤为肝家滋阴调血之剂，加地骨皮清志（肾）中之火以安肾，补其母也；加牡丹皮清神（心）中之火以凉心，泻其子也。二皮凉而润，但清肝火不伤脾胃，与四物加知母、黄柏之湿润而苦寒者不同也。故逍遥散治肝火之郁于本脏者也，木郁达之，顺其性也；地骨皮饮，治阳邪之乘于肝脏者也，客者除之，勿纵寇以遗患也。二方皆肝家得力之剂。

此方出自元·王好古（海藏）撰《医垒元戎》，用于血虚火旺，骨蒸发热者。妇人骨蒸；痈疽溃后，但热不寒。方以四物汤滋阴调血；地骨皮清肾之火，补肝之母；丹皮清心之火，泻肝之子。

补中益气汤：黄芪、人参、白术、甘草、陈皮、当归、升麻、柴胡。补中益气，升阳举陷。适用于中气不足，脾阳内陷者，其脉右寸关虚弱。不适于下焦虚（双尺脉微弱）、肾中水竭、命门火衰者。

六味地黄丸：熟地黄、泽泻、山药、茯苓、山茱萸、牡丹皮。滋补肾阴。用于肾阴亏损，头晕耳鸣，腰膝酸软，骨蒸潮热，盗汗遗精，头晕目眩，耳聋齿摇。尺脉虚大无力。

临床应用：当归、熟地各 15 g，白芍 9 g，川芎 6 g，地骨皮、牡丹皮各 12～15 g。水煎服。

犀角地黄汤

治热伤吐衄，便血，妇人血崩，赤淋。

生犀角、生地黄、白芍、牡丹皮，右四味，先用三物水煎，去滓，入生犀汁，热服。

【注】吐血之因有三，曰劳伤，曰努（外）伤，曰热伤。劳伤以

理损为主，努伤以去瘀为主，热伤以清热为主。热伤阳络则吐衄，热伤阴络则下血。是汤治热伤也，故用：犀角清心去火之本；生地凉血以生新血；白芍敛血止血妄行；丹皮破血以逐其瘀。此方虽曰清火，而实滋阴；虽曰止血，而实去瘀。瘀去新生，阴滋火熄，可为探本求穷源之法也。若心火独盛（两寸脉宜洪滑），则加黄芩、黄连以泻热；血瘀胸痛，则加大黄、桃仁以逐瘀也。

此方出自唐·孙思邈《备急千金要方》，清热解毒，凉血散瘀。用于热伤营血。证见热扰心神，身热谵语，舌绛起刺，热伤血络，斑色紫黑，脉细数。方以苦咸寒之犀角，凉血清心解毒；甘苦寒之生地，凉血滋阴生津，以助犀角清热凉血止血，以恢复已失之阴血；赤芍、丹皮清热凉血，活血散瘀。

临床应用：犀角（水牛角代 30 g）、生地 24 g、芍药 12 g、牡丹皮 9 g。水煎服。

同类方药：

（王）晋三犀角地黄汤：犀角、地黄、连翘、甘草。清营血热，心宫之热。

清营汤：犀角、生地、元参、竹叶、银花、连翘、黄连、丹参、麦冬。清营解毒、泻热滋阴。用于温邪传入营分，证见身热烦渴、或反不渴，时有谵语，或斑疹隐隐，舌绛而干，脉数或大而虚者。

神犀丹：犀角、石菖蒲、黄芩、生地、银花、金汁、连翘、板蓝根、香豉、元参、花粉、紫草。清热开窍，凉血解毒。用于温热暑疫，邪入营分证。证见高热谵语，斑疹色紫，口咽糜烂，目赤烦躁，舌绛紫。

化斑汤：石膏、知母、生甘草、玄参、犀角、白粳米。清气凉血。用于气血两燔之发斑。证见发热，或身热夜甚；外透斑疹，色赤，口渴，或不渴，脉数。

四生丸

治阳盛阴虚，血热妄行，或吐或衄者。

生地黄、生柏叶、生荷叶、生艾叶各等分，右四味，捣烂为丸，如鸡子大，每服一丸，滚汤化服。

【集注】柯琴曰："阴虚而阳无所附，则火炎上焦；阳盛则阳络伤，故血上溢于口鼻也。"凡草木之性，生者凉，而熟之则温；熟者补，而生者泻。四味皆清寒之品，尽取其生者，而捣烂为丸，所以全其水气，不经火煮，更远于火令矣。生地多膏，清心肾而通血脉之源；柏叶西指，清肺金而调营卫之气；艾叶芳香，入脾胃而擅去瘀生新之权；荷叶法震，入肝家而和藏血摄血之用。五志之火既清，五脏之阴安堵，则阴平阳秘，而血归经矣。是方也，可暂用以遏妄行之热血，如多用则反伤营。盖血得寒，则瘀血不散，而新生血不生也。设但知清火凉血，而不用归脾、养荣等剂以善其后，群有不绵连岁月而毙者。非立法之不善，妄用者之过耳。

此方出自宋·陈自明（良甫）《妇人大全良方》凉血止血。用于血热妄行所致的吐血、衄血，血色鲜红，口干咽燥，舌红或绛，脉弦数有力。方以生地黄甘寒入肝，清热滋阴凉血，使热除血凉则血止；侧柏叶性寒入肝归肺，能凉血止血可治鼻衄；荷叶清凉入肝归胃，轻清解热能治吐血；艾叶入肝脾理气血，止血为长。此方可以暂用以抑制血之妄行，久用则伤营。

治阳盛阴虚血热妄行，或吐血、衄血，多与犀角地黄汤合用。

当归六黄汤

治阴虚有火，令人盗汗者。

当归、生地、熟地、黄芪、黄芩、黄连、黄柏，右水煎服。

【注】寤而汗出曰自汗，寐而汗出曰盗汗。阴盛则阳虚不能外固，故自汗。阳盛则阴虚不能中守，故盗汗。若阴阳平和之人，卫气昼则行阳而寤，夜则行阴而寐，阴阳既济，病安从来？惟阴虚有火之人，寐则卫气行阴，阴虚不能济阳，阳火因盛而争于阴，故阴液失守外走而出汗；寤则卫气复行出于表，阴得以静，故汗止矣。用当归以养液，二地以滋阴，令阴液得其养也。用黄芩泻上焦火，黄连泻中焦火，黄柏泻下焦火，令三火得其平也。又于诸寒药中加黄芪，庸者不知，以为赘品，且谓阳盛者不宜，抑知其妙义正在于斯耶！盖阳争于阴，汗出营虚，则卫亦随之而虚。故倍加黄芪者，一以完已虚之表，一以固未定之阴。经曰：阴

平阳秘，精神乃治。此之谓欤！

【集注】吴琨曰："杂证盗汗，与伤寒盗汗不同。伤寒是半表半里之邪未尽，杂证则阴虚有火而已。彼（伤寒）以和表为主，此（杂证）以救阴为急。故以补阴之品，佐泻火之药，明者辨之。"

此方出自金·李杲（东垣）撰《兰室秘藏》，用于阴虚火旺，迫液外泄的盗汗。因本方滋阴清热之力较强，又能直泻虚火。治疗阴虚火旺盗汗。证见发热，盗汗，面赤心烦，口干唇燥，大便干结，小便黄赤，舌红苔黄，脉数等症。方以当归养液；二地滋阴；三黄泻三焦之火；寒药中加黄芪以固表气。

临床应用：当归、生地、熟地、黄芩、黄连、黄柏各 6 g、黄芪 12 g。水煎服。

知柏地黄丸：知母、黄柏、熟地黄、山药、山茱萸、牡丹皮、茯苓、泽泻。滋阴降火。用于口干舌燥，腰痠尿黄，舌红，尺脉独大。此方亦是用于阴虚火旺，与上方同用滋阴降火，不同的是上方滋阴清火中还有固表的作用。

黄芪建中汤

治虚劳里急，悸，衄，腹中痛，夜梦失精，四肢酸痛，手足烦热，咽干口燥，诸不足诸证。

黄芪、胶饴、白芍、甘草、桂枝、生姜、大枣，右七味，水煎服。

【集注】喻昌曰："虚劳而至于亡血，失精，津液枯稿，（古代多见于阳虚者可用此方，现代阴分虚者多。）难为力矣！"《内经》于针砭所莫治者，调以甘药，《金匮》遵之而立黄芪建中汤，急建其中气，俾（使）饮食增而津液旺，以至充血生精，而复其真阴之不足。但用稼穑（五谷）作甘之本位，而酸辛咸苦在所不用，盖舍此别无良法也。

然用法贵立于无过之地，不独呕家不可用建中之甘，即微觉气滞，更当虑甘药太过，令人中满也。至大建中则大建其中之阳，小建中则小小创建之义，理中则燮（调和）理之义，治中则分治之义，补中，温中，何莫非先中州之义。缘伤寒外邪逼入于内，法难尽用，仲景但于方首以

"小"之一字,微示其意,至《金匮要略》始尽建中之义。后人引伸触类,制乐令建中汤十四味;建中汤曲畅建中之旨。学者心手之间,所当会其大义也。

此方出自《金匮要略》温中补虚,缓急止痛。中焦虚寒之虚劳里急证。证见腹中时时拘急疼痛,喜温喜按,少气懒言;或心中悸动,虚烦不宁,劳则愈甚,面色无华;或伴神疲乏力,肢体酸软,手足烦热,咽干口燥,舌淡苔白,脉细弦。方以黄芪、大枣、甘草补脾益气;桂枝、生姜温阳散寒;白芍缓急止痛;饴糖补脾缓急。此为补阳虚以补中、温中之剂,临床用之较少。

临床应用:黄芪 16 g、桂枝 9 g、芍药 18 g、炙甘草 6 g、生姜 9 g、大枣 6 枚、饴糖 30 g。水煎服。

大建中汤:蜀椒、干姜、人参。温中补虚,降逆止痛。用于中阳衰弱,阴寒内盛之脘腹剧痛证。证见心胸中大寒痛,呕不能食,腹中寒,上冲皮起,出见有头足,上下痛而不可触近,手足厥冷,舌质淡,苔白滑,脉沉伏而迟。

小建中汤:饴糖、桂枝、芍药、生姜、大枣、炙甘草。温中祛寒,和里缓急。主治中焦虚寒,肝脾不和证。证见腹中拘急疼痛,喜温喜按,神疲乏力,虚怯少气;或心中悸动,虚烦不宁,面色无华;或伴四肢酸楚,手足烦热,咽干口燥。舌淡苔白,脉细弦。

理中丸:人参、干姜、甘草、白术。温中祛寒,补气健脾。用于脾胃虚寒证。证见脘腹绵绵作痛,喜温喜按,呕吐,大便稀溏,脘痞食少,畏寒肢冷,口不渴,舌淡苔白润,脉沉细或沉迟无力。或用于阳虚失血证。证见便血、吐血、衄血或崩漏等,血色暗淡,质清稀。或用于脾胃虚寒所致的胸痹;或病后多涎唾;或小儿慢惊等。

🌀 双和饮(汤)

治大病之后,虚劳气乏。补血益气,不热不冷,温而调之。

白芍二钱、黄芪(炙)一钱半、甘草(炙)七分、中桂七分、当归一钱、熟地黄一钱、川芎七分、生姜三片,大枣二枚,水二盏,煎一盏,温服。

【注】此汤乃李杲以黄芪建中汤,减饴糖合四物之方也。黄芪建中,

治虚劳不足，是从脾胃中化生血气。此则直补阴血，兼之温养阳气，所以减饴糖之甘，加纯阴之品，名曰双和也。地骨皮饮，其意在凉血热，故左二皮以清之。圣愈汤，其意在救血脱，故佐参，芪以补之。

双和饮，其意在温养血气（气血双和），故佐芪、桂、炙草以温之。经曰：形不足者，温之以气是也。

此方出自宋·陈师文等撰《太平惠民和剂局方》，为李杲以黄芪建中汤减饴糖合四物之方，即为双和汤。常服调中养气，益血育神，和胃进食，补虚损。用于大病之后益气补血、气血两和之剂。治心肾俱虚，精血气少，遂成虚劳。证见百骸枯瘁（过度劳累），四肢倦怠，寒热往来，咳嗽咽干，行动喘乏，面色萎黄。

临床应用：白芍 12 g，黄芪 9 g，炙甘草 5 g，中桂 5 g，当归、熟地各 6 g，川芎 5 g，大枣 2 枚，生姜 3 片。水煎服。

人参养荣汤

治脾肺俱虚，发热恶寒，肢体瘦倦，食少作泻等证。若气血虚而变见诸证，弗论其病其脉，但用此汤，诸证悉退。

人参、白术、茯苓、甘草、黄芪、陈皮、当归、熟地、白芍、桂心、远志、五味子，右十二味，加姜三片，枣二枚，水煎服。

【集注】柯琴曰：古人治气虚以四君子，治血虚以四物，气血俱虚者以八珍，更加黄芪、肉桂名十全大补，宜乎万举万当也。而用之有不获效者，盖补气而不用行气之品，则气虚之甚者，几无气以运动。补血而仍用行血之物，则血虚之甚者，更无血以流行。故加陈皮以行气，而补气者悉得效其用。去川芎行血之味，而补血者因以奏其功。此善治者，只一加一减，便能转旋造化之机也。然气可召而至，血易亏而难成，苟不有以求其血脉之主而养之，则营气终归不足。故倍人参为君，而佐以远志之苦，先入心以安神定志，使甘温之品，始得化而为血，以奉生身。又心苦缓，必得五味子之酸，以收敛神明，使营行脉中而流于四脏。名之曰养荣，不必仍十全之名，而收效有如此者。

此方出自宋·陈言撰《三因极一病证方论》，为气血双补之剂，阴虚阳旺者禁忌。主治脾肺气虚，荣血不足，惊悸健忘，寝汗发热，食少无味，身倦肌瘦，色枯气短，毛发脱落，小便赤涩；亦治发汗过多，身振振摇，筋惕肉瞤。方以熟地、当归、白芍养血之品；人参、黄芪、茯苓、白术、甘草、陈皮为补气之品，血不足而补其气，此阳生则阴长之义；陈皮、茯苓、白术以健脾；当归、白芍、熟地以养肝肾；五味子酸敛神明；远志能通肾气上达于心；桂心能导诸药入营生血。

临床应用：当归、白芍各9 g，熟地12 g，人参6 g，白术9 g，陈皮、茯苓、五味子、远志各9 g，炙甘草、生姜各6 g，黄芪9 g，大枣2枚，肉桂3 g。水煎服。

归脾汤

治思虑伤脾，或健忘怔忡，惊悸盗汗，寤而不寐，或心脾作痛，嗜卧少食，及妇女月经不调。

人参、龙眼肉、黄芪、甘草、白术、茯苓、木香、当归、酸枣仁、远志，姜三片，水煎服。

【集注】罗谦甫曰：方中龙眼、枣仁、当归，所以补心也；芪、参、术、苓、草，所以补脾也。薛己加入远志，又以肾药之通乎心者补之，是两经兼肾合治矣。而特名归脾何也？夫心藏神，其用为思；脾藏智，其出为意，见神智思意，火土合德者也。心以经营之久而伤，脾以意虑之郁而伤，则母病必传之子，子又能令母虚，所必然也。其病则健忘怔忡，忧惕不安之征见于心也；饮食倦怠不能运输，手足无力，耳目昏耗之证见于脾也。故脾阳苟不运，心肾必不交，彼黄婆者，若不为之媒合，则已不能摄肾气归心，而心阴何所赖以养，此取坎离者，所以必归之脾也，其药一滋心阴，一养脾阳，取乎健者，以壮子益母。然恐脾郁之久，思意不通，故稍取木香之辛且散者，以畅气醒脾，使能速通脾气，以上行心阴，脾之所归，正在斯耳。

张璐曰补中益气与归脾同出保元，并加归、术，而有升举胃气，滋补脾阴之不同。此方滋养心脾，鼓动少火，妙佐以木香少许，调顺诸气，畅和心脾。世医不谙此理，反以木香性燥不用，服之多致痞闷减食者，以其补药多滞，不能输化故耳。

　　此方出自明·薛己撰《正体类要》养血安神，补心益脾，调经。用于心脾气血虚者。主治：思虑伤脾，发热体倦，失眠少食，脘腹作痛，怔忡惊悸，自汗盗汗，吐血下血，妇女月经不调，赤白带下，以及虚劳、中风、厥逆、癫狂、眩晕等见有心脾血虚者。方以人参、黄芪、当归补气益血；茯苓、龙眼、枣仁、远志定志安神；白术、甘草健脾、木香理气，是养心健脾并重的方剂。

　　临床应用：人参6 g，龙眼肉、炒白术、茯苓、当归、炒枣仁各9 g，黄芪12 g，远志6 g，木香6 g，炙甘草6 g，生姜2片。水煎服。

　　补中益气汤：黄芪、人参、甘草、当归、陈皮、升麻、柴胡、白术。调补脾胃，升阳益气。主治身热有汗，渴喜热饮，头痛恶寒，懒言恶食，脉洪大，按之无力。

妙香散

治梦遗失精，惊悸郁结。

山药二两、人参、黄芪、远志（制）、茯苓、茯神一两、桔梗三钱、甘草、辰砂（另研）一钱、麝香一钱、木香二钱五分为末，每服二钱，酒下。

　　【集注】汪昂曰：心，君火也。君火一动，相火随之，相火寄于肝胆，肾之阴虚则精不藏，肝之阳强则气不固，故精脱而成梦矣。山药益阴，兼能涩精，故以为君。人参、黄芪用以固气；远志、二茯用以宁神。神宁气固，则精自守其位矣；丹砂镇心安魂；二香开郁通窍；桔梗载诸心药久留膈上；甘草调和诸药，交和于中。是方不以泻火固涩立法，但安神固气，使精与神气相根据，而梦少精秘矣。

　　【按】朱震亨（丹溪）云：主秘藏者肾也，司疏泄者肝也。二脏有相火，而其系上属于心；心，君火也，为物所感则易于动，心动则相火翕然随之。虽不交会，精亦暗流而渗漏矣。所以圣人只是教人收心养性，其旨深矣。震亨此论至当。其平生精力在补阴以制相火，深得《内经》天以阳生阴长，地以阳杀阴藏之旨。近世医者惟知阳生，不知阴亦能生；惟知阴杀（纯阴），不知阳亦能杀（阳杀—纯阳）。经虽每每指出阳脱、阴脱，阳绝、阴绝皆令人死，奈志迷偏见者不回也。即此一证，老年之人，心有所动，而相火衰不能翕然随之，虽有所梦而无所遗，由此可知震亨用黄柏一味，稍佐冰片，名清心丸，独泻相火，而治中年相火盛，梦遗心悸者，屡用屡效也。

此方出自《太平惠民和剂局方》，补益气血，安神镇心。主治心气不足，志意不定，惊悸恐怖，悲忧惨戚，虚烦少睡，喜怒无常，夜多盗汗，饮食无味，头目昏眩，梦遗失精。方以人参、黄芪以固其气；远志、二茯所以宁其神，神宁气固，则精自守其位；且二茯下行利水，又以泄肾中之邪火；桔梗清肺散滞；木香疏肝和脾；丹砂镇心安神；麝香通窍解郁；加甘草用于交和于中。其右寸脉宜虚，左寸宜滑。此方不泻火，具有安神固气作用。

若寸脉洪滑为心火应清之，用竹叶、莲子心。尺脉虚大，为肾阴不足，可用生地、熟地。

临床以肾热而蒸动者，用知母、黄柏加生地、元参以清肾阳，滋肾阴。其尺脉洪滑或洪细。若尺脉虚而无力者，以收涩之品：山药加水陆二仙丹（芡实、金樱子），其右关脉虚而无力，左关尺弦而无力。

🍂 天王补心丹

治心血不足，神志不宁，津液枯竭，健忘怔忡，大便不利，口舌生疮等证。

人参、酸枣仁、当归、生地黄、麦冬、天冬、柏子仁、远志、五味子、丹参、元参、白茯苓、桔梗，右为末，炼蜜丸如椒目大，白汤下。

【集注】柯琴曰：心者主火，而所以主之者神也，火盛则神困。心藏神，补神者必补其心；补心者必清其火，而神始安。补心丹故用生地黄为君，取其下足少阴以滋水，主水盛可以伏火，此非补心之阳，乃补心之神耳。凡果核之有仁，犹心之有神也，清气无如柏子仁，补血无如酸枣仁，以其神存耳。参、苓之甘，以补心气；五味之酸，以收心气；二冬之寒，以清气分之火，心气和而神自归矣。当归之甘，以补心血；丹参之寒，以生心血；元参之咸，以清血中之火，血足而神自藏矣。更加桔梗为舟楫，远志为向导，和诸药，入心而安神明。以此养生，则百体从令，何有健忘怔忡，津液干涸，舌上生疮，大便不利之虞哉？

此方出自明·薛己（薛立斋）编著《校注妇人良方》滋阴养血，补心安神。用于阴虚血少，神志不安证。证见心悸失眠，虚烦神疲，梦遗健忘，手足心热，口舌生疮，舌红少苔，脉细而数，两寸脉宜滑大无力。方以生地滋肾阴、养心血；玄参助生地壮水以制火；天冬、麦冬养肺阴以滋水之上源；丹参、当归补心血；人参、茯苓益心气；柏子仁、远志宁心安神；五味子、酸枣仁敛心气，安心神；桔梗载药上行。

如果寸脉虚而无力，以人参、黄芪、白术、甘草加当归、丹参等。

临床应用：可用汤剂，人参（党参24 g），炒枣仁18 g，当归12 g，生地18 g，天冬、麦冬各12 g，丹参12 g，元参15 g，茯苓9 g，桔梗9 g，柏子仁、远志、五味子各9 g。水煎服。

酸枣仁汤

治虚劳，虚烦不得眠。

酸枣仁二升、甘草一两、知母二两、白茯苓二两、川芎二两，右五味，以水八升，煮枣仁得六升，纳药煮取三升，分温三服。

【集注】罗谦甫曰：经云，"肝藏魂，人卧则血归于肝。"又曰："肝者，罢极之本。"又曰："阳气者，烦劳则张。罢极必伤肝，烦劳则精绝。"肝伤精绝，则虚劳虚烦不得卧明矣。枣仁酸平，应少阳木化而治肝，极者宜收宜补，用酸枣仁至二升，以生心血，养肝血，所谓以酸收之，以酸补之是也。顾肝郁欲散，散以川芎之辛散，使辅枣仁通肝调荣，又所谓以辛补之也。肝急欲缓，缓以甘草之甘缓，使防川芎疏泄过急，此所谓以土葆（保持）之也。然终恐劳极则火发，伤阴阳旺，阳分不行于阴，而仍不得眠，故佐知母崇阴水以制火，茯苓利阳水以平阴，将水壮而魂自宁，火清而神且静矣。此治虚劳肝极之神方也。

此方出自《金匮要略》，养血安神，清热除烦。用于肝血不足，虚热内扰证。证见虚烦失眠，心悸不安，头目眩晕，咽干口燥，舌红，脉弦细。方以重用酸枣仁以其甘酸质润，入心、肝之经，养血补肝，宁心安神；茯苓宁心安神；知母苦寒质润，滋阴润燥，清热除烦；川芎之辛散，调肝血而疏肝气，与大量之酸枣仁相伍，辛散与酸收并用，补血与行血结合，具有养血调肝作用；甘草和中缓急，调和诸药。

此方治虚烦不得眠，其脉左寸虚大无力，右寸偏滑大。临床常用酸枣仁、知母、茯苓、甘草加麦冬。

若右寸滑，此为胃不和，痰气不降，以温胆汤加酸枣仁。梦多加生龙骨、生牡蛎。若寸脉滑大，左关弦细或弦大，面赤，此为阴虚，宜用元参、生地、知母、竹叶等。

临床应用：酸枣仁 12～24 g、甘草 3 g、知母 6 g、白茯苓 6 g、川芎 6 g。水煎服。

🌿 朱砂安神丸

治心神昏乱，惊悸怔忡，寤寐不安。

朱砂（另研）、黄连各半两、当归二钱、生地黄三钱、甘草二钱，

右为细末，酒泡蒸饼丸如麻子大，朱砂为衣。每服三十丸，卧时津液下。

【集注】叶仲坚曰：经云："神气舍心，精神毕具。"又曰："心者生之本，神之舍也。"且心为君主之官，主不明，则精气乱；神太劳，则魂魄散，所以寤寐不安，淫邪发梦。轻则惊悸怔忡，重则痴妄癫狂也。朱砂具光明之体，色赤通心，重能镇怯，寒能胜热，甘以生津，抑阴火之浮游，以养上焦之元气，为安神之第一品。心若热，配黄连之苦寒，泻心热也，更佐甘草之甘以泻之。心主血，用当归之甘温，归心血也，更佐地黄之寒以补之。心血足则肝得所藏，而魂自安，心热解则肺得其职，而魄自宁也。

此方出自金·李东垣《医学发明》，镇心安神，清热养血。主治心火亢盛，阴血不足证。证见失眠多梦，惊悸怔忡，心烦神乱；或胸中懊侬，舌尖红，脉细数。方以朱砂重镇以安心神，朱砂体阳而性阴，寒能胜热，以制浮越之火；黄连苦寒，清热除烦；两药配合，共具泻火清热除烦，重镇以安神之功；当归养血，生地滋阴，补其耗伤的阴血；甘草调和诸药。

此方用于心火旺，心阴不足者，其脉两寸尤其左寸滑数，动数。

临床应用：可用汤剂，黄连 9 g、当归 9 g、生地 12 g、甘草 6 g、朱砂 1 g。

水煎服。

·卷二·

🌀 补中益气汤

治阴虚（应是阳虚）内热（阳虚阴浮之火浮），头痛口渴，表热自汗（阳虚表虚），不任风寒，脉洪大（宜无力），心烦不安，四肢困倦，懒于言语，无气以动，动则气高而喘。

黄芪、人参、白术、炙甘草、陈皮、当归、升麻、柴胡，右八味，加生姜三片，大枣二枚，水煎，温服。

【集注】柯琴曰：仲景有建中、理中二法。风木内干中气，用甘草、饴、枣，培土以御木；姜、桂、芍药，平木而驱风，故名曰建中。寒水内凝于中气，用参、术、甘草，补土以制水，佐干姜而生土以御寒，故名曰理中。至若劳倦形衰，气少阴虚而生内热者，表证颇同外感，惟李杲知其为劳倦伤脾，谷气不胜阳气，下陷阴中而发热，制补中益气之法。谓风寒外伤其形，为有余；脾胃内伤其气，为不足。遵《内经》劳者温之，损者益之之义，大忌苦寒之药，选用甘温之品升其阳，以达阳春升生之令。凡脾胃一虚，肺气先绝，故用黄芪护皮毛而闭腠理，不令自汗。元气不足，懒言气喘，人参以补之。炙甘草之甘，以泻心火而除烦，补脾胃而生气。此三味，除烦热之圣药也。佐白术以健脾，当归以和血。气乱于胸，清浊相干，用陈皮以理之，且以散诸甘药之滞。胃中清气下陷，用升麻，柴胡气之轻而味之薄者，引胃气以上腾，复其本位，便能升浮，以行生长之令矣。补中之剂，得发表之品而中自安；益气之剂，赖清气之品而气益培。此用药有相须之妙。是方也，用以补脾，使地道卑而上行，亦可以补心、肺，损其肺者，益其气，损其心者，调其营卫也。亦可以补肝木，郁则达之也。惟不宜于肾，阴虚于下者不宜升，阳虚于下者更不宜升也。凡李杲治脾胃方，俱是益气。去当归、白术，加苍木、木香便是调中，加麦冬、五味辈，便是清暑。此正是医不执方，亦是医必有方。赵献可曰：后天脾土，非得先天之气不行，此气因劳而下陷于太阴，清气不升，浊气不降，故用升、柴以佐参、芪，是方所以补益后天中之先天也。凡脾胃不足，喜甘而恶苦，喜补而恶攻，喜温而恶寒，喜通而恶滞，喜升而恶降，喜燥而恶湿。此方得之矣。陆丽京曰：此为清汤下陷者言之，非为下虚而清汤不升者言之也。倘人之两尺虚微者，或者肾中水竭，或者命门火衰，若再一升提，则如大木将摇而拨其本也。

此方出自金·李东垣《内外伤辨惑论》，补中益气，升阳举陷。适用于中气不足，脾阳内陷者。证见少气懒言，四肢无力，困倦少食，饮食乏味，不耐劳累，动则气短；或气虚发热，气高而喘，身热而烦，渴喜热饮，其脉洪大，按之无力。方以黄芪补中益气、升阳固表；人参、白术、甘草甘温益气，补益脾胃；陈皮调理气机，当归补血和营；升麻、柴胡协同参、芪升举清阳。不适于下焦阳虚（双尺脉微弱）命门火衰者，又不宜肾阴虚、肾中水竭。

临床应用：人参（用党参30 g）、黄芪30 g、白术12 g、炙甘草9 g、当归9 g、陈皮6 g、升麻6 g、柴胡6 g。水煎服。

🍃 升阳益胃汤

治脾胃虚，怠惰嗜卧，四肢不收。时值秋燥令行，湿热方退，体重节痛，口干舌燥，饮食无味，大便不调，小便频数，食不消，兼见肺病，洒淅恶寒，惨惨不乐，面色不和。

羌活、独活、防风、柴胡、人参、白术、茯苓、甘草、黄芪、白芍、半夏、黄连、泽泻、陈皮，水煎服。

【集注】吴琨曰：脾土虚弱不能制湿，故体重节痛；不能运化精微，故口干无味；中气既弱，传化失宜。故大便不调，小便频数也。洒淅恶寒，肺弱表虚也。面色不乐，阳气不伸也。是方半夏、白术能燥湿，茯苓、泽泻渗之，二活、防风、柴胡能升举清阳之气，黄连疗湿热，陈皮平胃气，参、芪、甘草以益胃，白芍酸收用以和营，而协羌活、柴胡辛散之性，盖古人用辛散必用酸收，所以防其竣厉，犹兵家之节制也。

【按】人参属补，不知君于枳；朴中，即为补中泻也（为肺气虚，脾胃有滞，其脉右寸虚，右关沉弦滑而有力）。羌，防辈为散，不知佐于参，芪中，即为补中升也（升胃阳，此时不为发散之法）。近世之医，一见羌，防辈，即曰：发散不可轻用。亦不审佐于何药之中，皆因读书未明，不知造化别有妙理耳。

此方出自李东垣《内外伤辨惑论》升阳益胃，清热除湿。适用于脾虚肺弱，阳气不升者。证见脾胃虚弱，怠惰嗜卧，四肢不收，时值秋燥行令，湿热少退，体重节肿，口苦咽干，饮食无味，大便不调，小便频数，兼见肺病，洒淅恶寒，惨惨不乐，面色恶而不和者。方以人参、黄芪、白术、甘草补益脾胃之气；柴胡、防风、羌活、独活升举清阳，祛风除温；半夏、陈皮、茯苓、泽泻、黄连除湿清热。

升阳散火汤

治脾阴血虚，胃阳气弱，春寒不去，及过食冷物，抑遏少阳清气，郁于脾土之中，四肢发困热，肌热，筋骨间热，表热如火燎于肌肤，扪之烙手，并宜服之。

升麻、葛根、独活、羌活、白芍、人参以上各五钱甘草（炙）三钱、柴胡三钱、防风二钱、甘草（生）二钱，右㕮咀（咬碎，为炮制的办法，将药物粉碎），如麻豆大，每服秤五钱，水二盏，煎一盏，去滓，大温服，无时，忌寒凉之物。

【集注】吴琨曰：经云"少火生气"。天非此火不能生物，人非此火不能有生，扬之则光，遏之则灭。今为春寒不去，遏郁阳气，饮食冷物，填塞至阴，以致升生之气几于息矣。故用升麻、柴胡、羌活、独活、葛根，皆辛温风药，以鼓动少阳生气。清阳既出上窍，则浊阴自归下窍，而食物传化，自无抑遏之患。芍药味酸，能泻土中之木。人参味甘，能补中州之气。生甘草能泻郁火于脾，从而炙之，则健脾胃而和中矣。李杲圣于脾位者，其治之也，必主于升阳。俗医知降而不知升，是扑其少火也，安望其卫生耶！若气不虚，本方除人参，独活加葱白，名火郁汤，治同。

此方出自金·李东垣《内外伤辨惑论》升阳散火之剂。治胃虚过食生冷物，抑遏阳气，火郁脾土而致发热倦怠，或骨蒸劳热，扪之烙手者。应与阴虚、外感发热区分。方以柴胡、升麻、葛根、羌活、独活、防风升阳散火，火散则热自消，症自除，以生甘草、白芍酸甘养阴以防耗散太过，以人参、炙甘草甘温益中。

补脾胃泻阴火升阳汤

治饮食伤胃，劳倦伤脾，脾胃一虚，阳气下陷，阴火乘之，时值夏令，当从此治。

黄芪、苍术（米泔水浸，炒）、甘草（炙）、羌活一两、升麻八钱、柴胡两半、黄连（酒炒）五钱、黄芩（炒）、人参七钱、石膏少许，长夏微用，过时去之。每服五钱，姜，枣煎服。

【集注】汪昂曰："李杲云：脾胃一伤，阳气日损，脾胃之清气下陷，浊阴之火得以上乘，是有秋冬而无春夏也。惟以气味薄之风药，升发阳气，佐以苦寒之品，泻阴中火，则阴不病阳气伸矣。"是方参、芪、术、草，以补脾胃也；佐羌活、升、柴，以助阳升；佐石膏、芩、连，以泻阴火。假令不能食而瘦，乃本病也。右关脉缓弱，乃本脉也。或本脉兼见弦脉，本脉兼见四肢满，闭，淋，溲便难，转筋一二证，此肝之脾胃病也，当加风药以泻肝木。脉兼见洪大，证兼见肌热，烦热，面赤一二证，此心之脾胃病也，当加泻心火之药。脉兼见浮涩，证兼见短气，气上，喘咳，痰盛，皮涩一二证，此肺之脾胃病也，当加泻肺及补气之药。脉兼见沉细，证兼见善欠，善恐一二证，此肾之脾胃病也，当加泻肾水及泻阴火之药。所以言此者，欲人知百病皆从脾胃而生，处方者当从此法加时令药也。

此方出自李东垣《脾胃论》补脾升阳泻火。治饮食伤胃，劳倦伤脾，火邪乘之而生大热。其右关脉缓弱。方以人参、苍术、黄芪、甘草益气除湿以补脾胃，黄芩、黄连、石膏凉心清胃以泻阴火，羌活、升麻、柴胡升发阳气。若右关缓弱，左寸脉洪大，面赤，肌热，烦热应清心火，宜加丹皮、栀子；若本脉兼弦，兼有四肢胀，淋溲不畅，转筋，应泻肝，宜用加防风以泄肝木；若右寸浮涩，证见短气、咳喘，应泻肺，可加杏仁、地骨皮等；若尺脉沉细，证见善欠善恐，可泻肾水宜用茯苓、泽泻；可泻阴火宜用黄柏、元参。

以上三方都具有益脾气、升举清阳之药，但在用药三者不尽相同。

升阳益胃汤：升阳益胃，清热除湿。人参、黄芪、白术、甘草、茯苓温补脾气；羌活、独活、防风、柴胡升举清阳；白芍酸收；茯苓、泽泻利湿；陈皮理气合半夏去痰湿；黄连去湿热。

升阳散火汤：升阳散火。人参、白术、炙甘草补益脾气；生甘草泻虚火；升麻、葛根、独活、羌活、柴胡、防风升举阳气。

补脾胃泻阴火升阳汤：补脾升阳泻火。人参、黄芪、甘草、苍术补益脾气；羌活、升麻、柴胡升举清阳；黄芩、黄连、石膏清热泻火。

清暑益气汤

长夏湿热蒸炎，四肢困倦，精神减少，身热气高，烦心便黄，渴而自汗，脉虚者，此方主之。

人参、黄芪、甘草、白术、神曲、五味子、青皮、升麻、干葛、麦冬、黄柏、泽泻、广橘皮、苍术钱半、当归、姜三片、枣二枚。去核，水煎服。

【集注】吴琨曰：暑令行于夏至，长夏则兼湿令矣。此方兼而治之。

炎暑则表气易泄，兼湿则中气不固。黄芪所以实表，白术、神曲、甘草所以调中。酷暑横流，肺金受病，人参、五味、麦冬所以补肺、敛肺、清肺，经所谓扶其所不胜也。火盛则水衰，故以黄柏，泽泻，滋其化源。津液亡则口渴，故以当归、干葛生其胃液。清气不升，升麻可升；浊气不降，二皮可理。苍术之用，为兼长夏之湿也。程应旄曰：人知清暑，我兼益气，以暑伤气也。益气不独金能敌火，凡气之上腾而为津，为液者，回下即为肾中之水。水气足，火淫自却也。

此方出自金·李东垣《脾胃论》，不为治暑之主方。主治平素气虚，感受暑湿，脾湿不化，身热头痛，口渴自汗，四肢困倦，不思饮食，胸满身重，大便溏泄，小便短赤，苔腻，脉虚。方以参、芪、术、草补气；人参、麦冬、五味子益气生津；黄柏、泽泻清热滋肾；苍术燥湿；当归养血生津；陈皮、青皮理气。

治暑主方：暑热宜用白虎汤；暑湿宜用六一散或益元散。

有表证宜辛凉药物，薄荷、牛子类。

暑伤气，或本身气分虚，暑伤更甚，其寸脉虚大无力可用生脉散（人参、麦冬、五味子）。

若暑天湿热蒸腾，四肢无力，身热气喘，心烦，便黄，渴而自汗，脉虚者可用人参白虎汤。

《温热经纬》之清暑益气汤：清暑益气，养阴生津。方以西洋参、石斛、麦冬、黄连、竹叶、荷梗、知母、甘草、粳米、西瓜翠衣。

🐚 清燥汤

治痿厥之病，腰以下痿软不能动，行走不正，两足欹侧。

黄连、黄柏（酒炒）、柴胡，以上各一分；麦冬、当归身、生地、猪苓、炙甘草、神曲，以上各二分；人参、白茯苓、升麻，以上各三分；橘皮、白术、泽泻，以上各五分；苍术一钱、黄芪一钱五分。五味九枚。右㕮咀，如麻豆大，水二盏半，煎一盏，去滓，空心温服。

【注】清暑益气汤与此方均治湿暑之剂：清暑益气汤，治暑盛于湿，暑伤气，所以四肢困倦，精神减少，烦渴身热，自汗脉虚，故以补气为主，清暑为兼，稍佐去湿之品，从令气也。此方治湿盛于暑，湿伤形，所以李杲曰：六七月之间，湿令大行，子能令母实，湿助热旺而刑燥金，绝其寒水生化之源，源绝则肾亏，痿厥之病作矣。故以清暑变为清燥，佐泻热利湿之药，从邪气也。是方即清暑益气汤，去葛根者，以无暑外侵之肌热也。加二苓者，专去湿也。加黄连，生地，专泻热也。二苓佐二术，利水燥湿之力倍。连、地佐黄柏，救金生水之功多。中气益，则阴火熄而肺清矣。湿热除，则燥金肃而水生矣。肺清水生，则湿热痿厥之病，未有不愈者也。但此方药味，性偏渗泻，若施之于冬春，水竭髓枯骨痿，或非湿热为病者，反劫津液，其病愈甚，则为谬治矣。

此方出自金·李东垣《脾胃论》益气养阴，清热燥湿。治肺金受湿热之邪，痿躄喘促，胸满少食，色白毛败，头眩体重，身痛，肢倦，口渴便秘。治腰以下痿症。方以人参、茯苓、白术、黄芪益气养津；二术、二苓、泽泻利水燥湿；黄连清上焦之热；黄柏清下焦之热；生地、当归养血。其脉宜右弱，尺脉滑实。

若水竭髓枯骨痿，阴虚痿证应填补养阴，宜重用麦冬、沙参、石斛清阳明；元参、枸杞、女贞子、生熟地养阴、牛膝引药下行。若尺脉细数，加黄柏、知母。

白术附子汤

治寒中腹胀满，作涎作清涕，或多溺足下痛，不能任身履地，骨乏无力，喜睡，两丸多冷，时作阴阴而痛，或妄见鬼状，梦亡人，腰背，胛眼，腰脊皆痛。

白术、附子（炮，去皮脐）、苍术、陈皮、厚朴（姜制）、半夏（汤洗）、茯苓、猪苓（去皮）半两，泽泻、肉桂四钱，右锉如麻豆大，每服半两，水三盏，姜三片，同煎至一盏，去滓，食前温服。量虚实加减多少。

【注】李杲云："脾胃之证，有热中，有寒中。"热中者，是火乘土位之病，则当上举清阳，下消阴火，故用补中益气，泻阴火升阳等汤。寒中者，水反侮土之病，则当下伐水邪，中燥脾湿，故用二苓、术、泽、苍、陈、朴、夏，更用桂、附，壮阳胜寒，流通血脉，寒中之病自可愈也。

【按】李杲制此方，施之于脾胃寒湿内盛，胀满多溺，涎涕外盛，足软，腰脊、丸痛，而气不虚者，宜矣。若其人中气已虚，内外寒湿又盛，水来侮土者，总不若理中汤加附子、苍术、茯苓为愈也。

此方出自金·李东垣《医学发明》。用于脾胃寒湿内盛而气不虚，为寒中实证。证见阴盛生内寒，厥气上逆，寒气积于胸中，作中满腹胀，作涎，作清涕，或多溺，足下痛不能任身履地，骨乏无力，喜睡，两丸多冷，时作隐隐而痛，或妄见鬼状，梦亡人，腰、背、胛、眼、腰、脊皆痛，而不渴不泻。方以二苓、白术、泽泻、苍术、陈皮、厚朴、半夏下伐水邪；附子、肉桂壮阳胜寒。

《金匮要略》之白术附子汤：白术、附子、甘草、生姜、大枣。祛风除湿。主治风湿相搏，身体疼烦，不能转侧，不呕不渴，大便坚，小便自利，脉浮虚而涩。

葛花解醒汤

治酒客病。

莲花青皮（去穰）三分，木香五分，橘皮（去白）、白茯苓、人参、猪苓，以上各一钱五分，神曲（炒）、泽泻、干姜、白术，以上各二钱，白豆蔻仁、葛花、砂仁，以上各五钱。右为细末，和匀，每服三钱，白汤调下。但得微汗，酒病去矣。不可恃此过饮，频服取汗，损人天年。

【注】酒为水谷精液所化，体湿性热，少饮则能调和气血，流畅阴阳，内助中气，捍御外邪。若过饮无度，轻则伤人脾胃，重则损人神气。所以酒困之人，昏晕烦乱，干呕恶心，饮食即吐，百体酸软，身热头疼，嘈杂吞酸，胸膈痞塞，口燥舌干，手足颤摇，心神恍惚，不思饮食，小便浑浊，大便溏泻。此皆湿热伤形与气也。

【按】李杲曰：酒病者，往往以大热，大寒下之者，是无形元气受病，反下有形阴血，乖误甚矣。大热则伤阴，大寒则伤胃，元气消亡，七神无根据，折人寿命，不然则虚损之病成矣。故制此方，君葛花，佐以辛香之品；用神曲，佐以快气之品；用苓、泽佐以甘温之品。服后取汗，是谓外解肌肉，内清阳明，令上下、内外，分消其患，使胃中秽为芳变，浊为清化，泰然和矣。

此方出自金·李东垣《脾胃论》，分消湿热，温中健脾。主饮酒太过，呕吐痰逆，心神烦乱，胸膈痞塞，手足战摇，饮食减少，小便不利。或酒积，以致口舌生疮，牙疼，泄泻，或成饮癖。用葛花解酒毒，神曲、砂仁、白豆蔻等消宿食，茯苓、猪苓、泽泻等利小便，导湿热，人参、白术补中健脾，生姜、陈皮、青皮、木香等行郁气而除痞闷。

平胃散

治湿淫于内，脾胃不能克制，有积饮，痞膈，中满者。

苍术（米泔浸七日）五斤，陈皮（去白）、厚朴（姜汁炒）各三斤，甘草（炙）三十两。右为末，每服二钱，姜汤下，日三服。或水煎，每服五钱。

【集注】柯琴曰：《内经》以土运太过曰敦阜，其病腹满；不及曰卑监，其病留满痞塞。张仲景制三承气汤，调胃土之敦阜。李杲制平胃散，平胃土之卑监。培其卑者，而使之平，非削平之谓，犹温胆汤用凉剂，温缓而使之和，非用温之谓。后之注本草者，曰：敦阜之土，宜苍术以平之；卑监之土，宜白术以培之。若以湿土为敦阜，将以燥土为卑监耶？不审敦阜属燥，卑监属湿之义，因不知平胃之理矣。二术甘苦，皆燥湿健脾之用，脾燥则不滞，所以能健运而得其平。第二术白者柔而缓，苍者猛而悍，此取其长于发汗，迅于除湿，故以苍术为君耳。不得以白补，赤泻之说，为二术拘也。厚朴色赤苦温，能助少火以生气，故以为佐。湿因于气之不行，气行则愈，故更以陈皮佐之。甘先入脾，脾得补而健运，故以炙甘草为使。名曰平胃，实调脾承气之剂钦（感叹语气）。张洁古取《金匮》之枳术汤以为丸，枳实之峻重于厚朴，且无甘草以和之，虽倍白术，而消伐过于此方，昧者以术为补而久服之，不思枳实峻削而不宜多服也。

此方出自宋·陈师文撰《太平惠民和剂局方》，燥湿健脾，消胀散满。用于脾土不运，湿浊困中，证见胸腹胀满，口淡不渴，不思饮食，或有恶心呕吐，大便溏泻，困倦嗜睡，舌不红，苔厚腻。其脉宜濡缓，右关沉。方以苍术燥湿健脾；厚朴除湿散满；陈皮理气化痰；甘草、姜调和脾胃。

临床常用汤剂：苍术9g、陈皮9g、厚朴9g、炙甘草3g。水煎服。

枳术丸

治胃虚湿热，饮食壅滞，心下痞闷。

白术（土炒）一两、枳实（麸炒）一两。右为细末，荷叶煨陈米饭为丸，如椒目大，白汤下。

【集注】李杲曰：白术苦甘温，其苦味除胃中之湿热，其甘温补脾家之元气。多于枳实一倍。枳实味苦温，泄心下痞闷，消胃中所伤。此药下胃所伤不能即去，须一、二时许，食乃消化。先补虚，而后化所伤，则不峻厉矣。荷叶状如仰盂，于卦为震，正少阳甲胆之气，饮食入胃，营气上行，即此气也，取之以生胃气。更以煨饭和药，与术协力，滋养

医宗金鉴

谷气而补脾胃,其利大矣。若用峻厉之药下之,传变诸证,不可胜数。

此方出自金·李东垣《内外伤辨惑论》,健脾消食,行气化湿。用于脾胃虚弱,食少不化,脘腹痞满。方以重用白术健脾和中,助脾运化;枳实行气化滞,消痞除满;荷叶烧饭为丸,升养脾胃之清气,以助白术健脾益胃之功。

枳术汤

白术二两,枳实一两。

摘录于《金匮要略》治水饮内停,心下坚,大如盘,边如旋盘或胃脘疼痛,小便不利,舌淡红,苔腻,脉沉。其丸药养胃气,缓和。汤药较峻。

资生丸

治妇人妊娠三月,脾虚呕吐,或胎滑不固。兼丈夫调中养胃,饥能使饱,饱能使饥,神妙难述。

人参三两、茯苓二两、白术三两、山药二两、薏苡仁两半、莲肉二两、芡实两半、甘草一两、陈皮二两、麦蘖二两、神曲二两、白豆蔻八钱、桔梗一两、藿香一两、川黄连四钱、砂仁两半、白扁豆两半、山楂两半。右十八味,为细末,炼蜜丸,弹子大,每服二丸,米饮下。

【集注】罗谦甫曰:此方始于缪仲醇,以治妊娠脾虚及胎滑。盖胎资始于足少阴,资生于足阳明。故阳明为胎生之本,一有不足,则元气不足以养胎,又不足以自养,故当三月正阳明养胎之候,而见呕逆。又其甚者。或三月,或五月而堕,此皆阳明气虚不能固耳。古方安胎,类用芎、归(佛手散通其血脉),不知此正不免于滑。是方以人参、白术、茯苓、甘草、莲肉、芡实、山药、扁豆、薏苡之甘平,以补脾元;陈皮、神曲、砂仁、豆蔻、藿香、桔梗之香辛,以调胃气;其有湿热,以黄连清之、燥之。既无参苓白术散之补滞,又无香砂枳术丸之消燥,能补能运,臻于至和,于以固胎,永无滑堕。丈夫服之,调中养胃。名之资生,信不虚矣。

此方出自明·缪希雍(字仲醇)撰《先醒斋医学广笔记·妇人》。调中焦,以固胎,健脾开胃,消食止泻。证见食不运化,脘腹胀满,面黄肌瘦,大便溏泄；胃有虚热，不能食，常觉饱闷，面黄赤，身常恶热，大便燥结。方以人参、茯苓、白术、甘草补元气，山药、莲肉、芡实、薏米、白扁豆补脾胃，陈皮、麦芽、陈曲、山楂消导，白豆蔻、砂仁通气滞，藿香宣通胃气以调胃，黄连少许清湿热，桔梗载药上浮。

六味地黄丸

治肾精不足，虚火炎上，腰膝痿软，骨热酸痛，足跟痛，小便淋秘或不禁，遗精梦泄，水泛为痰，自汗，盗汗，亡血消渴，头目眩运，耳聋齿摇，尺脉虚大者。

熟地黄八两、山茱萸四两、白茯苓三两、干山药四两、牡丹皮三两、泽泻三两。右为末，炼蜜丸，如桐子大，空心淡盐汤下。

【集注】柯琴曰：肾虚不能藏精，坎宫之火无所附而妄行，下无以奉肝木升生之令，上绝其肺金生化之源。地黄禀甘寒之性，制熟则味厚，是精不足者补之以味也，用以大滋肾阴，填精补髓，壮水之主。以泽泻为使，世或恶其泻肾而去之，不知一阴一阳者，天地之道；一开一阖者，动静之机。精者属癸，阴水也，静而不走，为肾之体；溺者属壬，阳水也，动而不居，为肾之用。是以肾主五液，若阴水不守，则真水不足，阳水不流，则邪水泛行。故君地黄以密封蛰之本，即佐泽泻以疏水道之滞也。然肾虚不补其母，不导其上源，亦无以固封蛰之用。山药凉补，以培癸水之上源；茯苓淡渗，以导壬水之上源。加以茱萸之酸温，借以收少阳之火，以滋阴厥之液。丹皮辛寒，以清少阴之火，还以奉少阳之气也。滋化源，奉生气，天癸居其所矣。壮水制火，特其一端耳。

【按】五行皆一，惟火有二，君火，相火也。君火为心经之火，君主一身之火也。相火为肾中之火，宣布一身之火也。使君火无相火，则不能宣布诸火，以奉生身之本。相火无君火，则不能君主诸火，以制其妄行之灾。故李杲立内伤劳倦，火乘土位之论，以心火有余，用升阳气，泻阴火朱砂安神等药，而未及心火之不足者，以前人已有归脾、养心等方也。震亨立阳常有余，阴常不足之论，以肾火有余，用补阴、补天等药，而未及肾火之不足者，以前人已有肾气桂附地黄汤丸也。根据本方加附子、肉桂，名桂附地黄丸，治两尺脉弱，相火不足，虚羸少气，王冰所谓益火之原，以消阴翳者是也。加黄柏、知母，名知柏地黄丸，治两尺脉旺，阴虚火动，午热骨痿，王冰所谓壮水之主，以制阳光者是也。经云："阴平阳秘，精神乃治。"若阴阳偏胜，则疾病丛生。夫肾取象乎坎，阳藏于阴之藏也。不独阴盛阳衰，阳畏其阴而不敢附，即阴衰阳盛，阴难藏阳亦无可根据，虽同为火不归原，而其为病则异也。故于肾药中加桂、附，壮阳胜阴，使阳无所畏，而自归原矣。加知柏补阴秘阳，使阳有所贮，而自归藏矣。世人但知以桂、附引火归原，不知以知、柏平阴秘阳，举世皆蒙其误，故震亨特立补阴之论，以辟以火济火之非，而未达其旨者，从而诽之，良可叹也。

此方出自宋·钱乙（字仲阳）撰《小儿药证直诀》，滋补肾阴。用于肾阴亏损，头晕耳鸣，腰膝酸软，骨蒸潮热，盗汗遗精，头晕目眩，耳聋齿摇。尺脉虚大无力。方以熟地黄大补肾阴，生血生精，壮水之主；泽泻疏通水道，泻膀胱之水邪；山药甘平，清虚热于肺脾，补脾固肾，以补肾水之上源（肺）；茯苓淡渗，导脾中湿热，而通肾交心；山茱萸酸温，温肝逐风，涩精秘气；牡丹皮辛寒，清君相之伏火，凉血退蒸。

若肾火不足，其两尺脉弱，宜用肾气桂附地黄丸，宜本方加附子、肉桂，所谓益火之源，以消阴翳。若两尺脉有力，宜用知柏地黄丸，宜本方加知母、黄柏，此谓壮水之主，以制阳光。

临床应用：可作汤剂，熟地 24 g、山萸肉、山药各 12 g，茯苓、牡丹皮、泽泻各 9 g。水煎服。

八味地黄丸

治命门火衰，不能生土，以致脾胃虚寒，饮食少思，大便不实，或下元衰惫，脐腹疼痛，夜多溲溺等证。

熟地黄（九蒸为度，捣膏）八两，干山药四两，山萸肉四两，白茯苓、丹皮、泽泻各三两，肉桂、附子各一两。右八味为末，炼蜜丸如桐子大，酒下十五丸，日再服。

【集注】赵献可曰：君子观象于坎，而知肾中具水火之用。今人入房而阳易举者，阴虚火动也；阳事先痿者，命门火衰也。真水竭则隆冬不寒，真火熄则盛夏不热。是方也，熟地、山药、泽泻、丹皮、茯苓、山萸皆濡润之品，所以能壮水之主；肉桂、附子辛润之物，能于水中补火，所以能益火之原。水火得其养，则肾气复矣。喻昌曰：《金匮》用八味丸，治脚气上入少腹不仁者。脚气即阴气，少腹不仁即攻心之渐，故用之以驱逐阴邪也。其虚劳腰痛，少腹拘急，小便不利，则因过劳其肾，阴气逆于少腹，阻遏膀胱之气化，小便不通利，故用之温养下焦，以收肾气也。其短气有微饮者；饮，亦阴类，阻其胸中之阳，自致短气，故用之引饮下出，以安胸中也。消渴病，饮水一斗，小便亦一斗，此肾气不能摄水，小便恣出，源泉有立竭之势，故急用以逆折其水也。夫肾水下趋之消证，肾气不上升之渴证，非用是以蛰护封藏，蒸动水气，舍此曷（文言代词，表示怎么）从治哉！后人谓八味丸为治消渴之圣药，得其旨矣。柯琴曰：命门之火，乃水中之阳。夫水体本静，而川流不息者，气之动，火之用也，非指有形者言也。然火少则生气，火壮则食气，故火不可亢，亦不可衰。所云火生土者，即肾家之少火游行其间，以息相吹耳。若命门火衰，少火几于熄矣。欲暖脾胃之阳，必先温命门之火，此肾气丸纳桂、附于滋阴剂中十倍之一，意不在补火，而在微微生火，即生肾气也。故不曰温肾，而名肾气，斯知肾以气为主，肾得气而土自生也。且形不足者，温之以气，则脾胃因虚寒而致病者固痊，即虚火不归其原者，亦纳之而归封蛰之本矣。崔氏加减八味丸，以五味之酸收，易附子之辛热，肾虚而不寒者宜之也。《千金方》于八味外，更加元参之咸寒，以助熟地而滋肾；加芍药之酸寒，助丹皮以滋肝。总之为桂、附加锁钥耳。以之壮水则有余，以之益火恐不足也。《济生方》加牛膝，车前以治水肿，倍茯苓以辅地黄，山药、茱萸、与泽、丹、车、牛等列，随证加减，允为得法。益阴肾气丸于六味外加当归、五味、柴胡，以治目暗不见，化裁愈妙矣。

　　此方为肾气丸，出自《金匮要略》，温补肾阳。主治肾阳不足，证见腰痛脚弱，身半以下常有冷感，小腹拘急，小便不利或小便反多，短气、消渴等。其尺脉弱小。方以熟地、山萸肉、泽泻、丹皮、茯苓、山药濡润之品，以壮水之主；肉桂、附子能于水中补火，益火之源，水火得其养，肾气自健。

临床应用：可用汤剂，熟地 24 g，山药、山萸肉各 12 g，茯苓、牡丹皮、泽泻各 9 g，肉桂、附子各 3 g。水煎服。

📜 资生肾气丸

治肾虚脾弱，腰重脚肿，小便不利，腹胀喘急，痰盛，已成鼓证，其效如神。

熟地黄四两、白茯苓三两、牡丹皮一两、泽泻一两、干山药一两、车前子一两、山茱萸一两、牛膝一两、肉桂一两、附子五钱。右十味，蜜和丸，每服八十丸，空心米饮下。

【集注】李中梓（士材）曰：经云"诸湿肿满，皆属于脾"。又云"其本在肾，其末在肺，皆聚水也"。又曰"肾者主水，胃之关也，关门不利，故聚水而从其类也"。肿胀之病，诸经虽有，无不由于肺、肾者，盖脾主运行，肺主气化，肾主五液。凡五气所化之液，悉属于肾；五液所行之气，悉属于肺；转输二脏，以制水生金者，悉属于脾。故肿胀不外此三经也。然其治法，有内、外、上、下、虚、实，不可不辨也。在外则肿，越婢汤，小青龙汤证也；在内则胀，十枣丸，神佑丸证也；在上则喘，葶苈大枣汤，防己椒目葶苈大黄丸证也；在下则小便闭，沉香琥珀丸，疏凿饮子证也。此皆治实之法，若夫虚者，实脾饮此方证也。张介宾曰：地黄、山药、丹皮，以养阴中之真水；山萸、桂、附，以化阴中之真气；茯苓、泽泻、车前、牛膝，以利阴中之滞。能使气化于精，即所以治肺也；补火生土，即所以治脾也；壮水利窍，即所以治肾也。补而不滞，利而不伐，治虚水方，更无有出其右者。然当因此扩充，随证加减。若其人因大病之后，脾气大虚而病水胀者，服此虽无所碍，终不见效，每熟计之，脾气大伤，诚非肾药之所能治。专用理中汤一两，加茯苓一两。命火衰者，加附子；两足冷者，加肉桂；腹胀甚者，加厚朴。三大剂而足胫渐消，十余剂而腹胀退。凡治中年之后脾肾虚寒者，悉用此法。盖气虚者，不可复行气；肾虚者，不可专利水。温补即所以化气，塞因塞用之妙，顾在用之者何如耳。古法治肿，不用补剂，而用去水等药，微则分利，甚则推逐。如五苓散、五淋散、五皮散、导水茯苓汤之类，皆所以利水也。

如舟车神佑丸，浚川散、禹功散，十枣汤之类，皆所以逐水也。但察其果系实邪，则此等治法，仍不可废也。

此方出自南宋医家严用《严氏济生方》，温肾化气，利水消肿。治肾阳不足，脚肿腰重，小便不利，腹胀喘急。诊断以形寒畏冷，下身尤甚，小便不利，水肿半身为主，舌淡嫩、质胖，脉沉弦为主，方以地黄、山药、丹皮养阴中之真水，养肾阴；山茱萸、附子、肉桂化津之气，补肾气；茯苓、泽泻、车前子、牛膝利阴中之滞，泻水邪。此为治虚水之方。方中补肾火以生脾土，治脾；壮水利小便，治肾。

诸肿胀之病与脾、肾、肺三脏有关。脾主运行，肺主气化，肾主五液。凡五气所化之液皆属于肾，五液所行之气皆属于肺，转输二脏，以制水生金者，皆属于脾，治疗肿胀不外此三经。治疗中根据病因不同而逐一辨证施治。

治肿胀之法：

在外有表证而肿者，以越婢汤（麻黄、石膏、生姜、甘草、大枣。疏风解表，宣肺利水），小青龙汤（麻黄、芍药、细辛、干姜、甘草、桂枝、五味子、半夏。解表蠲饮，止咳平喘）。

在内则胀者，以十枣丸（甘遂、大戟、芫花、大枣。攻逐水饮），神佑丸（甘遂、大戟、芫花、大黄、黑牵牛。治停饮胸满，湿痹，胃脘痛）。

在上则喘者，以葶苈大枣汤（葶苈、大枣。泻肺逐饮，化痰止咳），防己椒目葶苈大黄丸（防己、椒目、葶苈、大黄。攻逐水饮）。

在下则小便闭，以沉香琥珀丸（琥珀、杏仁、赤茯苓、泽泻、紫苏、沉香、葶苈、郁李仁、橘皮、防己。活血化瘀，泻肺平喘，利水消肿），疏凿饮子证（泽泻、赤小豆、商陆、羌活、大腹皮、椒目、木通、秦艽、槟榔、茯苓皮。泻下逐水，疏风发表）。以上皆治实证。

治虚证，以实脾饮（白术、厚朴、木瓜、木香、草果、大腹子（即槟榔）、茯苓、干姜、制附子、炙甘草、生姜、大枣。温阳健脾，行气利水）。

大补阴丸

治阴亏火旺，肺痿咳血，骨蒸盗汗，虚劳之证。

黄柏（盐酒炒）、知母（盐水炒）各四两，熟地（酒蒸）、败龟板（酥炙）各六两，猪脊髓和炼蜜为小丸，日干。每服三钱，淡盐汤下。

【注】朱震亨云：阴常不足，阳常有余，宜常养其阴，阴与阳齐，则水能制火，斯无病矣。今时之人，过欲者多，精血既亏，相火必旺，真阴愈竭，孤阳妄行，而劳瘵、潮热、盗汗、骨蒸、咳嗽、咯血、吐血等证悉作。所以世人火旺致此病者，十居八九，火衰成此疾者，百无二三。震亨发明先圣千载未发之旨，其功伟哉！是方能骤补真阴，承制相火，较之六味功效尤捷。盖因此时以六味补水，水不能遽（急，仓猝）生；以生脉保金，金不免犹燥。惟急以黄柏之苦以坚肾，则能制龙家之火；继以知母之清以凉肺，则能全破伤之金。若不顾其本，即使病去犹恐复来，故又以熟地、龟板大补其阴，是谓培其本，清其源矣。虽有是证，若食少便溏，则为胃虚，不可轻用。

此方出自清·朱丹溪（震亨）《丹溪心法》滋阴降火，主治阴虚火旺证。证见骨蒸潮热，盗汗遗精，咳嗽咯血，心烦易怒，足膝疼热，或消渴易饥，舌红少苔，尺脉数而有力。熟地益髓填精；龟板擅补精血，又可潜阳，二药重用，意在大补真阴，壮水制火；黄柏、知母清热泻火，滋阴凉金；以猪脊髓、蜂蜜为丸，取其血肉甘润之质，滋补精髓，兼制黄柏之苦燥。此方骤补真阴，较六味地黄丸快捷。若食少便溏，胃弱者禁忌。

临床应用：可用汤剂，熟地、龟板各 24 g，黄柏、知母各 9 g。水煎服。

封髓丹

治梦遗失精，及与鬼交。

黄柏、砂仁、甘草，右蜜为丸，每服三钱。

【集注】赵羽皇曰："经云：肾者主水，受五脏六腑之精而藏之。"又曰："肾者，主蛰封藏之本，精之处也。"盖肾为坚脏，多虚少实，因肝木为子，偏喜疏泄母气，厥阴之火一动，精即随之外溢。况肝又藏魂，神魂不摄，宜其夜卧鬼交精泄之证作矣。封髓丹为固精之要药，方用黄柏为君，以其味性苦寒，又能坚肾。肾职得坚，则阴水不虞其泛溢；寒能清肃，则龙火不至于奋扬。水火交摄，精有不安其位者乎？佐以甘草，以甘能缓急，泻诸火与肝火之内扰，且能使水土合为一家，以妙封藏之固。若缩砂者，以其味辛性温，善能入肾，肾之所恶在燥，而润之者惟辛，缩砂通三焦达津液，能纳五脏六腑之精而归于肾，肾家之气纳，肾中之髓自藏矣。此有取于封髓之意也。汪昂曰：此方加天冬、地黄、人参，名三才封髓丹。用天冬补肺以生水，地黄补肾以益精，用人参补脾，从饮食中化生水精也。以药有天、地、人之名，而补亦在上、下、中之分，使天地位育参赞居中，故曰三才也。喻昌曰：加黄柏以入肾滋阴，砂仁以入脾行滞，甘草以稍变天冬、黄柏之苦，俾（使）合人参创建中气，以伸参两之权，殊非好为增益成方之比也。

此方出自清·郑钦安《医理真传》，降火止遗。主治肾阴不足，相火妄动，夜梦遗精。黄柏味苦入心，去肾热；甘草调和上下，又能伏火，真火伏藏；黄柏之苦和甘草之甘，苦甘能化阴；砂仁之辛合甘草之甘，辛甘能化阳，阴阳化合，交会中宫，则水火既济，心肾相交。其关尺脉宜弦细数。

与妙香散之区别：前者以肾阴不足相火动而致梦遗失精，其关尺脉弦细数，治以黄柏清肾火，砂仁纳精归肾，甘草以缓急；后者以心气不足而致梦遗失精之虚证。治以人参、黄芪以固其气；远志、二茯所以宁其神，神宁气固，则精自守其位；二茯下行利水，又以泄肾中之邪火；桔梗清肺散滞；木香疏肝和脾；丹砂镇心安神；麝香通窍解郁；加甘草用于交和于中。其右寸脉宜虚，左寸宜滑。此方不泻火，具有安神固气作用。

三才封髓丹：封髓丹加天冬、地黄、人参。泻火坚阴，固精封髓。用于阴虚火旺、相火妄动、扰动精室之梦遗滑精、失眠多梦、腰膝酸软、五心烦热、口舌干燥等症。方以天冬补肺生水；地黄补肾益精；人参补脾化生水饮，天地人而补上中下谓之三才；黄柏坚阴泄火；砂仁行滞醒脾；甘草既助人参宁尽益气，又缓黄柏苦燥之弊。其右寸脉宜大，尺脉宜数而有力。

临床应用：可用汤剂，黄柏 9 g、砂仁 6 g、甘草 3 g。水煎服。

虎潜丸

治肾阴不足，筋骨痿软，不能步履。

龟板、黄柏各四两，知母、熟地各二两，牛膝三两五钱，芍药一两五钱，锁阳一两，虎骨一两，当归一两，陈皮七钱五分。右为末，煮羯羊肉，捣为丸，桐子大，淡盐汤下。

【集注】王又原曰：肾为作强之官，有精血以为之强也。若肾虚精枯，而血必随之，精血交败，湿热风毒遂乘而袭焉。此不能步履，腰酸筋缩之证作矣。且肾兼水火，火胜烁阴，湿热相搏，筋骨不用宜也。

方用黄柏清阴中之火，燥骨间之湿，且苦能坚肾，为治痿要药，故以为君。虎骨去风毒，健筋骨为臣。因高源之水不下，母虚而子亦虚，肝脏之血不归，子病而母愈病，故用知母清肺原，归、芍养肝血，使归于肾。龟禀天地之阴独厚，茹而不吐，使之坐镇北方。更以熟地、牛膝、锁阳、羊肉群队补水之品，使精血交补。若陈皮者，疏血行气。

兹又有气化血行之妙，其为筋骨壮盛，有力如虎也必矣。《道经》云：虎向水中生，以斯为潜之义焉夫！是以名之曰：虎潜丸。叶仲坚曰：痿原虽分五脏，然其本在肾，其标在肺。《内经》云：五脏因肺热叶焦，发为痿。又曰：阳气内伐，水不胜火，则骨痿髓虚，故足不任身。骨痿者生于大热也，若视为虚寒而投以桂、附，多致不救。是方以虎名者，虎于兽中禀金气之至刚，风生一啸，特为肺金取象焉。

其潜之云者，金从水养，母隐子胎，故生金者必丽水，意在纳气归肾也。龟应北方之象，禀阴最厚，首常向腹，善通任脉，能大补真阴，证深得夫潜之意者。黄柏味厚，为阴中之阴，专补肾膀之阴不足，能使足膝中气力涌出，故痿当家必用二者为君，一以固本，一以治标，恐奇之不去，则偶之也。熟地填少阴之精，用以佐龟板、知母清太阴之气；用以佐黄柏、牛膝入肝舒筋。归、芍佐之，肝血有归；陈皮疏之，气血以流，骨正筋柔矣。又虑热则生风，逗留关节，用虎骨所以驱之；纯阴无阳不能发生，佐锁阳以温之。羊肉为丸，补之以味。淡盐汤下，急于入肾。斯皆潜之为义。

此方出自清·朱丹溪（震亨）《丹溪心法》，滋阴降火，强壮筋骨。主治肝肾阴虚，证见腰膝酸软，筋骨萎软，腿足萎弱，步履维艰，舌红少苔，脉细弱。方以黄柏清阴中之火，坚肾；熟地与龟板填补少阴之精；虎骨宣风，坚筋骨；知母清肺燥滋肾；白芍、当归养血；锁阳、牛膝补肾强壮筋骨，虎骨可用狗骨等替代；陈皮温中健脾，理气和胃；牛膝引药下行；另用羊肉暖胃。

临床应用：可用汤剂，龟板、熟地各 24 g，黄柏 9 g，知母 12 g，当归、芍药各 15 g，虎骨（狗骨 24 g），锁阳 12 g，陈皮 9 g，牛膝 9 g。水煎服。

滋肾丸又名通关丸

治热在下焦，小便癃闭，而口不渴者。

黄柏（酒炒）二两、知母（酒浸，炒）二两、肉桂一钱，右为细末，熟水丸，桐子大，每服五十丸，空心下。

【集注】李杲曰：小便者，足太阳膀胱所主，生于肺金。肺中伏热，水不能生，是绝小便之源也；渴而小便不通者，肺气不得降是也。故用清燥金之正化气薄淡渗之药，泻火而清肺，滋水之化源也。若热在下焦而不渴，是绝其流而溺不泄也，须用气味俱厚，阴中之阴药治之。《素问》云：无阳则阴无以生，无阴则阳无以化。又云：膀胱者，州都之官，津液藏焉，气化则能出矣。无液癃秘，是无阴则阳无以化也。须用知、柏大苦寒之剂，桂一钱为引，服之须臾，前阴若刀刺火烧，溺如涌泉而愈。此证一在上焦气分而渴，一在下焦血分而不渴。

两者之殊，至易辨耳。柯琴曰：水为肾之体，火为肾之用。人知肾中有水，始能制火，不知肾中有火，始能致水耳。盖天一生水，一者，阳气也，即火也，气为水母，阳为阴根，必火有所归，斯水有所主。

故反佐以桂之甘温，引知、柏入肾而奏其效。此相须之殷，亦相制之理也。

此方出自金·李东垣《兰室秘藏》，滋肾清热，化气通关。主治热在下焦血分。证见热蕴膀胱，小腹胀满，尿闭不通。方以黄柏苦寒味辛，泻膀胱相火，补肾水不足，入肾经血分；知母辛苦寒滑，上清肺金而降火，下润肾脏而滋阴，入肾经气分；肉桂辛热，假以反佐，为少阴引经，寒因热用。

小便不通而口渴，为热在上焦气分（口渴）：小便为膀胱所主，生于肺金，肺中有热，水不能生，为绝小便之上源，宜泻肺火，滋水之上源，药以知母、天冬、紫菀等清肺热，木通、通草、茯苓化气淡渗。

小便不通而不渴，为热在下焦血分（不渴），为绝其下流，小便不得泄，宜阴中之阴之药，如黄柏、知母大苦寒之剂；以少量肉桂化气引之。

临床应用：可用汤剂，黄柏 6 g、知母 10 g、肉桂 3 g。水煎服。

琼玉膏

治虚劳干咳。生地黄四斤、白茯苓十三两、白蜜二斤、人参六两。以地黄汁同蜜熬沸，用绢滤过，将参、茯为细末，入前汁和匀。以磁瓶用绵纸十数层，加箬叶封瓶口，入砂锅内。以长流水没瓶颈，桑柴火煮，三昼夜取出，换纸扎口，以蜡封固，悬井中，一日取起，仍煮半日，汤调服。

【集注】明·李中梓（士材）曰：干咳者，有声无痰，火来乘金，金极而鸣也。此本元之病，非渐渍难以成功；若误用苦寒，祇（只）伤脾土，金反无母。故丹溪以地黄为君，令水盛则火自息。又损其肺者益其气，故用人参以鼓生发之元。虚则补其母，故用茯苓以培万物之本。白蜜为百花之精，味甘归脾，性润悦肺，且缓燥急之火。四者皆温良和厚之品，诚堪宝重。郭机曰：起吾沉瘵，珍赛琼瑶。故有琼玉之名。

此方出自南宋·洪遵撰《洪氏集验方》，滋阴润肺，益气补脾。用于肺阴亏损，证见虚劳干咳，咽燥咯血，肌肉消瘦，气短乏力。方以生地黄滋阴壮水；白蜜养肺润燥；佐以人参、茯苓补脾益气，茯苓又能化痰，以消肺失输布所聚之痰。

集灵膏：生地、熟地、人参、天冬、麦冬、枸杞、牛膝。用于久嗽气血俱虚，不能送痰而出者。滋心润肺，益卫养营。此方较上方疗效较好。

集灵膏临床应用：可用汤剂，生地、熟地各 24 g，人参（党参 24 g）、天冬、麦冬各 12 g，枸杞 15 g，牛膝 9 g。水煎服。

龟鹿二仙胶

大补精髓，益气养神。

鹿角（血者）十斤、龟板（自败者）五斤、枸杞子（甘州者）三十两、人参十五两。以上用铅坛，如法熬胶。初服酒化一钱五分，渐加至三钱，空心下。

【集注】李中梓曰：人有三奇，精、气、神，生生之本也。精伤无以生气，气伤无以生神。精不足者，补之以味，鹿得天地之阳气最全，善通督脉，足于精者，故能多淫而寿；龟得天地之阴气最具，善通任脉，足于气者，故能伏息而寿。二物气血之属，味最纯厚，又得造化之元微，异类有情，竹破竹补之法也。人参益气，枸杞生精，佐龟、鹿补阴补阳，无偏胜之忧；入气入血，有和平之美。由是精生而气旺，气旺而神昌，庶几龟、鹿之年矣。故曰二仙。

此方出自明·王三才《医便》，滋阴填精，益气壮阳。用于真元虚损，精血不足证。证见腰膝酸软，形体消瘦，两目昏花，发脱齿摇，阳痿遗精，久不孕育。方以鹿角胶甘咸微温，温肾壮阳，益精养血；龟板胶甘咸而寒，填精补髓，滋阴养血，人参大补元气，补后天脾胃以资气血生化之源；枸杞子补肾生精，养肝明目。

临床应用：可用汤剂，龟板 24 g、鹿角（血者）9 g、枸杞 12 g、人参（党参 18 g）。水煎服。

四神丸

治脾肾双虚，子后作泻，不思食，不化食。肉果二两、补骨脂（炒）四两、五味子二两、吴茱萸（炮）二两，右为末，红枣四十九枚，生姜四两，切，水煮，枣熟去姜，取枣肉捣，和药丸，桐子大。空心盐汤下。

临床应用：可用汤剂，补骨脂 12 g，五味子、吴茱萸、肉豆蔻（肉果）各 6 g，大枣 4 枚。水煎服。

二神丸

去茱萸，五味子；五味子散去肉果，补骨脂。

【集注】柯琴曰：泻利为腹疾，而腹为三阴之都会，一脏不调，便能泻利。故三阴下利，仲景各为立方以主之：太阴有理中，四逆；厥阴有乌梅、白头翁；少阴有桃花、真武、猪苓、猪肤、四逆汤散、白通、通脉等剂，可谓曲尽病情，诸法备矣。然祇（只）为一脏立法，若三脏相关，久留不瘥，如子后作泻一证，犹未之及也。夫鸡鸣至平旦，天之阴、阴中之阳也。因阳气当至而不至，虚邪得以留而不去，故作泻于黎明。

其由有四：一为脾虚不能制水，一为肾虚不能行水，故二神丸君补骨脂之辛燥，补肾以行水，佐肉果之辛温，补脾以制水，丸以姜、枣，又辛甘发生诸阳也；一为命门火衰不能生土，一为少阳气虚无以发陈，故五味子散，君五味子之酸温，以收坎宫耗散之火，使少火生气以培土也，佐吴茱萸之辛温，以顺肝木欲散之势，为水气开滋生之路，以奉春生也。此四者，病因虽异，而见证则同，皆水亢为害。二神丸是承制之剂，五味子散是化生之剂也。二方理不同而用则同，故可互用以助效，亦可合用以建功。合为四神丸是制生之剂也，制则生化，久泄自瘳（病愈）矣。称曰四神，比理中，八味二丸较速欤（感叹）！

【按】命门无火，不能为中宫腐熟水谷之用；肾气不固，谁复司其闭藏之职。故木气才萌，不疏泄而亦疏泄矣。虽是木邪干土，亦实肾之侮脾也。此际当脾肾双补，固涩平肝。故以补骨脂温肾，肉果补脾。五味子收涩，吴茱萸泻肝。肾暖而气蒸，肝平而脾旺，关门闭而水谷腐矣。

四神丸方出自明·王肯堂（宇泰、损庵）《证治准绳》，温肾暖脾，固肠止泻。适用于脾肾两虚，半夜后作泄（五更泻），不思饮食，食亦不化，或腹痛腰酸肢冷，神衰乏力，舌质淡，苔薄白，脉沉迟无力者。

子夜属阴中之阳，阳气应至而未到，虚寒未去，因此出现五更泻。因为脾虚不能制水，肾虚不能行水，使水潴留于肠间。以补骨脂补命门之火、肉果辛温补脾以制水；姜、枣辛甘发阳气，此为二神丸，其脉两尺无力，右关无力。命门火衰不能生土，少阳气虚，肝气疏泄过度用五味子散：五味子酸温收敛命门耗散之火，吴茱萸辛温使肝木疏泄适度，其脉右尺无力。两者合用为四神丸。命门无火，中焦不能运化水谷；肾气不固，闭藏不利；肝木之气应疏泄大小便，肝疏泄过度，肝木邪干土，土虚水实。以补骨脂补肾阳、肉果补脾阳、五味子敛涩；吴茱萸泻肝。

脾肾虚久泄者用四神丸比理中丸、八味地黄丸效果好。

仲景对泻利立方有：

病邪在太阴：有理中汤温中散寒（人参、甘草、白术、干姜）、四逆汤回阳救逆（附子、干姜、炙甘草）。

病邪在厥阴：有乌梅丸寒热并用（乌梅、细辛、干姜、人参、当归、附子、蜀椒、桂枝、黄柏、黄连)、白头翁汤清热化湿(白头翁、黄柏、秦皮、黄连)。

病邪在少阴:有真武汤温阳利水(茯苓、白芍、白术、附子、生姜),桃花汤温中固肠(赤石脂、干姜、粳米),猪苓汤滋阴利水(猪苓、茯苓、泽泻、阿胶、滑石),四逆散升清降浊、调和肝脾(柴胡、炙甘草、枳实、白芍),通脉四逆汤回阳通脉、宣通内外(干姜加量、附子、附子),白通汤回阳通脉、宣通上下(葱白、干姜、附子)等。这仅是一脏立法,而三脏皆病、久病不愈,仲景未有记述。

·卷三·

🌀 续命汤

治中风痱,身体不能自收,口不能言,冒昧不知痛处,或拘急不得转侧。

麻黄、桂枝、石膏、干姜、杏仁四十枚,川芎、当归、人参、甘草各三两。右九味,以水一斗,煮取四升,温服一升,当小汗。薄覆脊,凭几坐,汗出自愈。不汗更服。无所禁,勿当风。并治脉伏不得卧,咳逆上气,面目浮肿。

【集注】赵良曰:痱病者,营卫气血,不养于内外,故身体不用,机关不利,精神不治。然是证有虚、有实。虚者自饮食房劳七情感之,如《内经》所谓内夺而厥,则为瘖(喑,哑)痱之类是也。实者自风寒暑湿感之。虚者不可以实治,治之则愈散其气血。今此方明言中风痱,是属营卫之实邪也,故用续命。续命乃麻黄汤之变者,加干姜以开血受寒邪,石膏以解肌受风邪,当归和血,人参益气,川芎行血散风也。其并治咳逆上气,面浮者,亦以为风寒所致也。

此方出自唐·甄立言撰《外台引古今录验方》,扶正祛风。风痱病证皆因营卫气血不养内外而致。该证有虚有实,虚者可因饮食房劳七情而致,实

医宗金鉴

证是因风寒暑湿而致。此方证见身体不能自收，口不能言，冒昧不知痛处，或拘急不得转侧；或伏不得卧；或咳逆上气，面目浮肿，恶寒身痛，头重。口干渴心烦，或咳喘，流涎，遗溺或下利。舌红或淡红，薄苔，脉多浮弦或兼细、兼数。此方用于真中风之表实证者。方中麻黄、桂枝、干姜、杏仁、石膏、甘草，以发其肌表之风邪，兼理其内蕴之热；又以人参、当归、川芎补血调气，领麻黄、石膏等药，穿筋骨，通经络，调营卫，出肌表之邪。

恶寒，不出汗，心烦者，麻桂量大于石膏（大青龙汤意）。

恶寒，出汗，烦渴者，石膏量大于麻桂（麻杏石甘汤意）。

屈伸不利，手足抽掣，筋脉挛急者，加芍药（芍药甘草汤意）。

便干者，加芒硝、大黄；便黏者，加黄芩、白术。

🍃 三生饮

治猝中，昏不知人，口眼歪斜，半身不遂，并痰厥，气厥。

南星（生用）一两、川乌（去皮，生用）五钱、附子（去皮，生用）五钱、木香二钱。右每服五钱，姜水煎；加人参一两。

【集注】柯琴曰：风为阳邪，风中无寒，不甚伤人，惟风中挟寒，害始剧矣。寒轻而在表者，宜发汗以逐邪；寒重而入里者，非温中补虚终不可救，此取三物之大辛、大热者，且不炮不制，更佐以木香，乘其至刚、至锐之气而用之，非专以治风兼以治寒也。然邪之所凑，其气必虚，但知勇于攻邪，若正气虚而不支，能无倒戈之患乎？必用人参两许以驾驭其邪，此薛己真知灼见，立于不败之地，而收万全之效者也。若在庸手，必谓补住邪气而不敢用，此谨熟阴阳，毋与众谋，岐伯所以叮咛致告耳。观其每服五钱，必四服而邪始出；今之男事者，用乌、附分数，必制熟而后敢用，更以芩、连监制之，乌能挽回如是之危证哉？古今人不相及，信然。本方去乌、附即星香散，治痰厥、气厥足矣。

此方出自宋·陈师文撰《太平惠民和剂局方》，温中补虚。用于寒重在里之风痱。治卒中，昏不知人，口眼斜，半身不遂，咽喉作声，痰气上壅。方以南星辛烈，散风除痰；附子猛峻，温脾逐寒，乌头轻疏，温脾逐风，二药通行经络，无所不至；木香行其逆气；人参补正气。其六脉宜沉伏。临床其证较少见。

稀涎千缗汤

治风痰不下，喉中声如牵锯，或中湿肿满。

半夏（大者）十四枚、猪牙皂角（炙）一挺、甘草一钱、白矾二钱。右四味为末，用生姜自然汁少许，冲温水一盏，调末一钱，灌之，得吐痰涎，即醒。

【集注】柯琴曰：攻邪有汗、吐、下三法，仲景于吐剂立栀子豉、瓜蒂二方，所以导热邪之上出，逐寒邪而外散也。其有不因外感，因醇酒厚味渐积，凝结变为顽痰，一旦乘虚上塞咽喉，气不得通，忽然昏仆，目反直视，喉中声如牵锯，此为痰厥。先辈所云，怪证多属于痰者，此也。非用峻药以攻之，顽痰不能遽（急，仓猝）退，故用生姜、半夏之辛以散之，甘草之甘以涌之，白矾之涩以敛之，牙皂之勇以开之。此斩关夺门之势，惟禀气素实而暂虚者可用，壅塞稍疏，续进他药，不可多用以伤元气。如平素虚弱者，又当攻补兼施，六君子汤中加牙皂、白矾末以吐之，则庶几矣。若误作中风治之，去生便远。

此方出自清·罗美辑《古今名医方论》，祛痰理气。用于风痰不下，喉中声如牵锯，或中湿肿满。运用此方以生姜、半夏（小半夏汤）辛散；甘草甘涌；牙皂涤痰开窍，白矾涩敛。壅塞消失，不可再用；虚者不能用，应用六君子汤加牙皂、白矾。

秦艽升麻汤

治风寒客胃，口眼喎（㖞）斜，恶见风寒，四肢拘急，脉浮而紧。

升麻、葛根、秦艽、白芷、防风、桂枝、甘草、人参、芍药、葱白。右十味，水煎服。

【集注】李中梓曰：至哉坤元，为五脏之主。木胜风淫，则仓廪之官受制，脾主四肢，故痿痹也。口为土之外候，眼为木之外候，故俱病也。升麻，白芷皆阳明本药，故用为直入之兵。桂枝、芍药和其营卫，防风、秦艽驱散风邪，葱根佐风药发汗，则无微不达，又藉人参、甘草补而和之，则大气周流，而邪气有不散者乎！

　　此方出自元·罗天益（谦甫）撰《卫生宝鉴》，疏风散寒，益气扶正。治老年中风。风寒客手足阳明经，口眼歪斜，恶风恶寒，四肢拘急。其脉浮缓兼紧。以升麻、白芷、葛根直入阳明；桂枝、白芍和营卫；防风、秦艽祛风邪；葱根发汗；人参、甘草益气。

　　临床观察口眼歪斜属于风热者多见，其脉浮弦洪。宜外散风热，用牛子、薄荷、桑叶、菊花、葛根少许、白虎汤等治疗。

防风黄芪汤

　　治中风不能言，脉迟而弱者。

　　防风、黄芪等分水煎服。

　　【集注】柯琴曰：夫风者，百病之长也。邪风之至，急如风雨，善治者治皮毛，故用防风以驱逐表邪。邪之所凑，其气必虚，故用黄芪以鼓舞正气。黄芪得防风，其功愈大者，一攻一补，相须相得之义也。

　　唐柳太后中风不言，许荫宗造防风黄芪汤数十斤，置床下蒸之，身在气中居，次日便能语，是以外气通内气，令气行而愈也。经曰：五气入鼻，藏于心肺，上使耳目修明，声音能彰。制此方者，其知此义矣。夫熏蒸之力，尚能去病，况服之乎！今人治风，惟以发散为足法，而禁用参、黄芪。岂知目盲不能视，口噤不能言，皆元气不足使然耳。谁知补气可以御风，正胜而邪却之理邪！神而明之，存乎其人。信哉！

　　此方出处只能从文中获知为唐代许荫宗之用药。此为风邪至皮毛，以防风去表邪，邪气入内，其气必虚（应注意内在因素可有湿热等。其治法则不同），以黄芪补其气而御风，其脉必迟而弱。

玉屏风散

　　治风邪久留而不散者。自汗不止者亦宜。

　　防风、黄芪、白术等分，为细末，酒调服。

　　【集注】柯琴曰：邪之所凑，其气必虚。故治风者，不患无以驱之，而患无以御之；不畏风之不去，而畏风之复来。何则？发散太过，元府不闭故也。昧者不知托里固表之法，遍试风药以驱之，去者自去，来者自来。邪气留连，终无解期矣。防风遍行周身，称治风之仙药，上清头面七窍，内除骨节疼痹，外解四肢挛急，为风药中之润剂，治风独取此味，任重功专矣。然卫气者，所以温分肉而充皮肤，肥腠理而司开阖，惟黄芪能补三焦而实卫，为元府御风之关键，且无汗能发，有汗能止，功同桂枝，故又能除头目风热，大风癞疾，肠风下血，妇人子脏风，是补剂中之风药也。所以防风得黄芪，其功愈大耳。白术健脾胃，温分肉，培土即以宁风也。夫以防风之善驱风，得黄芪以固表，则外有所卫；得白术以固里，则内有所据。风邪去而不复来。此欲散风邪者，当根据如屏，珍如玉也。其自汗不止者，亦以微邪在表，皮毛肌肉之不固耳。

此方出自南宋医家张松撰《究原方》，益气固表止汗。主治表虚自汗证，证见汗出恶风，面色㿠白，舌淡苔薄白，脉浮虚。方以黄芪甘温，内补脾肺之气，外可固表止汗；白术健脾益气，助黄芪以加强益气固表之功；防风走表而散风邪，合黄芪、白术以益气祛邪。

临床应用：可用汤剂，黄芪、防风、白术各 12 g。水煎服。

黄芪五物汤

治风痹身无痛，半身不遂，手足无力，不能动履者。久久服之，自见其功。

黄芪（蜜炙）六钱、白芍药（酒炒）三钱、桂枝（嫩枝连皮）三钱、生姜（外皮）三钱、大枣（去核）四枚，水煎服。

【注】经曰：虚邪偏客于身半，其入深者，内居营卫，营卫衰则真气去，邪气独留，发为偏枯；其邪气浅者，脉偏痛。此谓虚邪贼风之中人也。营卫虚则其入深，久留发为偏枯，半身不遂也。营卫实则其入浅，即作经脉偏痛，风痹病也。八风、五痹之病，营卫实者，则以续命汤、换骨丹发其营卫之邪。风痹、偏枯之病，是营卫虚，则当以此汤补其营卫之虚也。故君黄芪以补卫，臣桂、芍以补营，佐姜、枣补而兼通，以和营卫也。此方乃小建中汤之变制，加黄芪减甘草、饴糖者，是其意在补外，而不在补中也。若左半身不遂，则加当归以补血；右半身不遂，

则倍黄芪以补气。手软倍桂枝。足软加牛膝。筋软加木瓜。骨软加虎骨。元气虚加人参。阳气虚加附子。在临证者消息之。久久服之，无不应也。如外风邪盛，则又当从羌活愈风汤，补而散之可也。

此方出自《金匮要略》，益气温经，和血通痹。主治营卫虚弱之血痹。证见肌肤麻木不仁，或肢节疼痛，或汗出恶风，舌淡苔白，脉微涩而紧。方以黄芪为主固表补中，佐以大枣；以桂枝治卫升阳，佐以生姜；以芍药入营理血。

营卫虚者而致风痹者，宜补营卫之虚，以黄芪五物汤主之，若有汗、怕风者，其脉缓而无力，此方可用。

临床应用：黄芪 30 g、桂枝 12 g、芍药 12 g、生姜 9 g、大枣 4 枚。水煎服。

此方与小续命汤（麻黄、桂枝、石膏、干姜、川芎、当归、人参、甘草）之区别：此方用于营卫虚，以卫虚明显，外邪弱，患者仅有肢体不仁、不痛，可以久服，属调理之方。而后者外感受风寒，而里虚明显，感受外风邪气较重，属于营卫之实邪，一旦外风去，即可停药，不必久服。

八风：指风从南方来，名曰大弱风。风从西南方来，名曰谋风。

风从西方来，名曰刚风。风从西北方来，名曰折风。

风从北方来，名曰大刚风。风从东北方来，名曰凶风。

风从东方来，名曰婴兀风。风从东南来，名曰弱风。

五痹：与五脏相应。指皮痹、肌痹、脉痹、筋痹、骨痹。

羌活愈风汤

治年近四旬，营卫不足，肝肾虚弱，风中经络。精神恍惚，语言不清，半身不遂，手足麻木，筋骨无力；或手足枯瘦浮肿，或手足筋挛不收。一切风病稍愈之后，调理俱宜此方。及初觉大指次指麻木不用，手足少力，或肌肉微掣，口眼跳动。若不预防调治，三年之内，风病必生，亦宜服之。

羌活、甘草（炙）、防风、黄芪、蔓荆子、地骨皮、川芎、细辛、枳壳、人参、麻黄、知母、甘菊花、薄荷、枸杞、当归、独活、白芷、杜仲、秦艽、柴胡、半夏（制）、厚朴（姜制）、熟地黄、防己，以上各二两，芍药、黄芩、白茯苓各三两，石膏、生地、苍术各四两，官桂一两，前胡二两。右每服一两，水二盏，煎一盏，去滓，空心温服。如遇天阴，加生姜三片，临卧再煎，滓俱要，食远空心服。

此方出自明·秦景明撰《病因脉治》，祛风通络，养肝益肾，主治外感中风表里已解，一切风病，治疗之后用此方调理以达预防之药。此方以四君子汤、四物汤补气血为主体，加用黄芪、桂枝扶卫气；川芎、麻黄调荣卫；苍术、半夏、防己除湿；枸杞滋补；杜仲补肝肾；枳壳、厚朴行滞；知母、石膏、黄芩清热；二活、防风、白芷、蔓荆子、细辛祛风；麻黄发散；柴胡解郁。

清热化痰汤

治中风痰热，神气不清，舌强难言。

人参、白术、茯苓、甘草（炙）、橘红、半夏、麦冬、石菖蒲、枳实、术香、竹茹、黄芩、黄连、南星水煎，加竹沥姜汁服。

【注】中风有内生、外中二因：内生则因胃浊生痰，志极动火。所以内生者，病必痰迷不语，火发神昏。外中则因形气不固，感召风邪。

外中者，病必筋骨不用，口眼歪斜。单发者易治，同发者难愈。然此病之来，必有先兆：如大指次指麻木不仁，或手足无力，或肌肉微掣。此营卫受邪，外中之先兆也。如上盛下虚，头眩脚软，神短忽忽，言语失常，此痰火将发，内生之先兆也。医方中预防内生外中之剂甚多，皆不若羌活愈风、清热化痰二方均以补正为主，除邪次之。故羌活愈风，以十全大补汤为君剂；清热化痰，以六君子汤为君剂也。

羌活愈风汤，用人参、苓、草以补气，归、地、芍药以补血，黄芪、桂枝以扶卫，麻黄、川芎以调营。湿盛则筋骨痿软，故佐苍、半、防己以除之。风盛则筋骨拘劲，故佐枸、杜、地黄以滋之。病久气必滞，故佐枳壳、厚朴以行之。风多从燥化，故佐知、膏、黄芩以清之。更佐诸羌、独辈发散之品，以驱六经之风，是风非汗不除也。久病风邪之人：若一旬无汗，须加麻黄微汗以和其表。若数日大便不利，更加大黄微利以和

医宗金鉴

其里。春倍柴胡、半夏，夏倍知、膏、黄芩，季夏倍防己、术、芩，秋倍厚朴加桂、藿，冬倍归、桂加附子。此皆通塞从时，活变法也。一气一候亦然。假如今日风气大来，是风淫也，则倍防风；热气大来，是火淫也，则倍黄芩；湿气大来，是湿淫也，则倍苍术；清气大来，是燥淫也，则倍桂枝皮（燥重者应用阿胶、黑芝麻、麻仁润之）；寒气大来，是寒淫也，则加炮附子。此又随气候加药法也。清热化痰汤，用参、芩、术、草以补气，木香、枳实以利气，橘、半、南星以化痰，黄芩、黄连以泻热，菖蒲通心，麦、竹清心，姜汁竹沥通神明去胃浊，则内生诸病自渐愈矣。气实减人参、白术者，恐助热也。气虚减木香、枳实者，恐伤气也。痰热甚盛，大便秘实者，此方攻病力缓，又当与礞石滚痰丸相兼服之，大便利，止再服，恐过则伤正也。若利后数日，仍秘实者，仍服之，是又恐痰热盛而助邪也。其变通加减施治，总在临证者消息之，难以尽述。

此方出自《金鉴》，主治中风痰热，神气不清，舌强难言；及痰火内发，神短忽忽，言语失常，头眩脚软。此为气虚有痰热者适用。此汤以四君子汤补气；木香、枳实利气；桔红、半夏、南星祛痰；黄连、黄芩清热；菖蒲通心；麦冬、竹茹清心；姜汁竹沥通神明去浊。

临床上常用温胆汤：半夏、桔红、茯苓、枳实、竹茹加胆星、石菖蒲、黄连、黄芩。气虚加四君子汤去枳实。

防风通圣散

风热壅盛，表里三焦皆实者，此方主之。

防风、川芎、当归、芍药、大黄、薄荷、麻黄、连翘、芒硝各半两，石膏、黄芩、桔梗各一两，滑石三两，甘草三两，荆芥、白术、栀子各二钱半，生姜三片、每服三钱。

【集注】吴琨曰：防风、麻黄解表药也，风热之在皮肤者，得之由汗而泄。荆芥、薄荷清上药也，风热之在颠顶者，得之由鼻而泄。大黄、芒硝通利药也，风热之在肠胃者，得之由后而泄。滑石、栀子水道药也，风热之在决渎（疏通水道）者，得之由溺而泄。风淫于膈，肺胃受邪，石膏、桔梗清肺胃也。而连翘、黄芩，又所以祛诸经之游火。风之为患，肝木主之，川芎、归、芍，和肝血也。而甘草、白术，所以和胃气而健脾。刘守真长于治火，此方之旨详且悉哉！亦治失下发斑，三焦火实。全方除硝、黄，名双解散，解表有防风、麻黄、薄荷、荆芥、川芎，解里有石膏、滑石、黄芩、栀子、连翘，复有当归、芍药以和血，桔梗、白术、甘草以调气，营卫皆和，表里俱畅，故曰双解。本方名曰通圣，极言其用之妙耳。

此方出自金·刘元素（河间）撰《黄帝素问宣明论方》疏风解表，清热通里（里清外散）。用于风热壅盛，表里俱实证，证见憎寒壮热，头目昏眩，目赤睛痛，口苦而干，咽喉不利，胸膈痞满，咳呕喘满，涕唾黏稠，大便秘结，小便赤涩，舌苔黄腻，脉数有力。方以防风、荆芥、薄荷、麻黄轻浮升散，解表散寒，使风热从汗出而散之于上；大黄、芒硝泻热通便；栀子、滑石降火利湿，使热邪从二便出而泄之于下；桔梗、石膏清肺泻胃；川芎、归、芍和血补肝；黄芩清中上之火；连翘散气聚血凝；甘草缓峻而和中；白术健脾而燥湿。

临床应用：可用散剂，比较方便。

双解散：此文中以防风通圣散去硝、黄，以解表清里。以防风、麻黄、薄荷、荆芥、川芎解表；石膏、滑石、黄芩、栀子、连翘清里；当归、白芍和血；桔梗、白术、甘草调气。祛风解表清暑，泻热通便利湿。主治外感风邪，头痛身疼、恶寒发热、咽痛咳嗽、咯痰气急；暑湿，胸闷纳呆、尿少、口苦口干；大饥大饱、劳役所伤，大便秘结、脘腹胀闷、头目昏眩、目赤睛痛、身热心烦、汗多口渴、尿赤不畅、呕恶不舒；疮疡肿毒；肠风痔漏；丹斑瘾疹（指痒疹）等。

🐚 九味羌活汤

一名冲和汤，四时发散之通剂。羌活、防风、川芎、白芷、细辛、苍术、黄芩、甘草、生地，加生姜三片，葱白三茎，水煎服。

此方出自金·张元素（洁古），录自《此事难知》，具有辛温解表，发汗祛湿，兼清里热之功效。主治外感风寒湿邪，内有蕴热证。证见恶寒发热，无汗，头痛项强，肢体酸楚疼痛，口苦微渴，舌苔白或微黄，脉浮。方以羌活辛苦性温，散表寒，祛风湿，利关节，止痹痛，为治太阳风寒湿邪在表之要药；防风辛甘性温，为风药中之润剂，祛风除湿，散寒止痛；苍术辛苦而温，发汗祛湿，祛太阴寒湿；细辛、白芷、川芎祛风散寒，宣痹止痛，其中细辛善治少阴头痛、白芷擅解阳明头痛、川芎长于止少阳、厥阴头痛；生地、黄芩清泄里热，并防诸辛温燥烈之品伤津；甘草调和诸药。此为寒邪伤营，故用发散中养阴血之剂。临床此方较少用。

活人败毒散（人参败毒散）

治伤寒温疫，风湿风眩，拘踡风痰，头痛目眩，四肢痛，憎寒壮热，项强睛疼。老人小儿皆可服。

羌活、独活、前胡、柴胡、川芎、枳壳、白茯苓、桔梗、人参各一两，甘草五钱。右为细末，每服二钱，水一盏，入生姜三片，煎七分，温服，或沸汤点服。烦热口干，加黄芩。

【集注】赵羽皇曰：东南地土卑湿，凡患感冒，辄以伤寒二字混称。

不知伤者，正气伤于中；寒者，寒气客于外，未有外感而内不伤者也。仲景医门之圣，立法高出千古，其言冬时严寒，万类深藏，君子固密，不伤于寒。触冒之者，乃名伤寒，以失于固密而然。可见人之伤寒，悉由元气不固，肤腠之不密也。昔人常言伤寒为汗病，则汗法其首重矣。然汗之发也，其出自阳，其源自阴，故阳气虚，则营卫不和而汗不能作；阴气弱，则津液枯涸而汗不能滋。但攻其外之，不顾其内可乎？表汗无如败毒散、羌活汤，其药如二活、二胡、芎、苍、辛、芷群队辛温，非不发散，若无人参、生地之大力者居乎其中，则形气素虚者，必至亡阳；血虚挟热者，必至亡阴，而成痼疾矣。是败毒散之人参，与冲和汤之生地，人谓其补益之法，我知其托里之法。

盖补中兼发，邪气不致于流连；发中带补，真元不致于耗散，施之于东南地卑气暖之乡，最为相宜，此古人制方之义。然形气俱实，或内热炽盛，则更当以河间法为是也。胡天锡曰：非其时而有其气，惟气血两虚之人受之。寒客营而风客卫，不可用峻剂，故稍从其轻者，此羌活汤、败毒散所由立也。九味汤主寒邪伤营，故于发表中加芎、地，引而入血，即借以调荣。用葱姜为引，使通体汗出，庶三阳血分之邪，直达而无所滞矣。败毒散主风邪伤卫，故于发表中加参、苓、枳、桔，引而达卫，固托以宣通。用生姜为使，使留连肺部，则上焦气分之邪不能干矣。是方亦可用黄芩者，以诸药气味辛温，恐其僭亢，一以润之，一以清之也。

此方出自宋·钱乙（仲阳）著《小儿药证直诀》，人参败毒散首见于《太平惠民和剂局方》散寒祛湿，益气解表。用于气虚，外感风寒湿表证。证见憎寒壮热，头项强痛，肢体酸痛，无汗，鼻塞声重，咳嗽有痰，呕哕寒热，胸膈痞满，舌淡苔白，脉浮而按之无力。羌活、独活、川芎行气祛风，治头痛；柴胡疏散解郁，散邪止痛；桔梗、枳壳宣肺气，宽胸理气；前胡、茯苓、人参化痰渗湿益气扶正；甘草、生姜调和诸药兼益气和中。此为风邪伤卫，故用发散中补气之剂。

气血虚者，寒伤荣血，寒气使卫气秘住，其病在卫，表现为表实：恶寒无汗，以麻黄汤主之。风伤卫气，卫气不固，营气外泄而出汗，其病在营，此为表虚，以桂枝汤和营卫。败毒散与九味羌活汤较桂枝汤、麻黄汤为轻剂。皆为感受风寒，应用表汗，败毒散为风邪伤卫，于发散药中加人参补气；羌活汤寒邪伤荣，发散药中加生地、川芎血药以补阴。都是用补中托里之法。而形气俱实，内热炽盛者，应用河间法——防风通圣散。

柴葛解肌汤

治三阳合病，头痛发热，心烦不眠，嗌（噎）干耳聋，恶寒无汗，三阳证同见者。

石膏、柴胡、羌活、白芷、黄芩、芍药、桔梗、甘草、葛根，加姜、枣。水煎服。

【注】陶华制此以代葛根汤。不知葛根汤，只是太阳，阳明药，而此方君柴胡，则是又治少阳也；用之于太阳，阳明合病，不合也。若用之以治三阳合病，表里邪轻者，无不效也。仲景于三阳合病，用白虎汤主之者，因热甚也。曰汗之则谵语遗尿，下之则额汗厥逆，正示人惟宜以和解立法，不可轻于汗下也。此方得之葛根、白芷，解阳明正病之邪。羌活解太阳不尽之邪。柴胡解少阳初入之邪。佐膏、芩治诸经热，而专

意在清阳明。佐芍药敛诸散药而不令过汗。桔梗载诸药上行三阳。甘草和诸药通调表里。施于病在三阳，以意增减，未有不愈者也。若渴引饮者，倍石膏加瓜蒌根，以清热而生津也。若恶寒甚无汗，减石膏，黄芩加麻黄，春夏重加之，以发太阳之寒。若有汗者，加桂枝以解太阳之风，无不可也。

此方出自明·陶华《伤寒六书》，解肌清热。用于三阳合病，证见头痛发热，恶寒无汗，目疼鼻干，心烦不眠，眼眶痛，舌苔薄黄，其脉微洪。本证为风寒表邪未解，又化热入里。病邪在肌表，为太阳、少阳、阳明三经合病。当以辛凉解肌，兼清里热治之。方以柴胡、葛根解肌清热；羌活、白芷散表邪而治头痛；黄芩、石膏清泻里热；白芍、甘草酸甘敛营，以防疏散太过；桔梗宣利肺气；生姜、大枣调和营卫；甘草能和诸药。

若三阳合证汗出口渴，内热过盛，表邪不重，此时不宜用柴葛解肌汤，应用白虎汤清解内热之剂，解表药宜用辛凉解表，如薄荷之类，不可用辛温解表之药，以防止内热得风药其热更甚。再者耳聋者宜治肺，若用柴胡则病情加重，应多加注意。

升麻葛根汤

治阳明表热下利，兼治痘疹初发。

升麻、葛根、芍药、甘草（炙）。右四味，水煎服。

【集注】柯琴曰：此为阳明初病，解表和里之剂，可用以散表热，亦可用以治里虚，一方而两擅其长也。夫身热汗自出，不恶寒反恶热，是阳明之本证。仲景未尝立治表之方，见阳明初起，汗出多而恶寒者，便用桂枝汤；及无汗而恶寒者，则用葛根汤。证同太阳而称阳明者，是阳明之表病自太阳传来，故治仍同太阳也。此方治阳明自病，不用麻、桂者，恐汗太过而亡津液，反致胃燥也。用升麻、葛根发胃脘之阳，以散肌肉之表热；芍药、甘草泻脾经之火，以解胃腑之里热。有汗则发，无汗则止，功同桂枝，而已远于姜、桂，且不须啜稀粥以助阳也。胃实为阳明之里证，仲景用承气三方，然阳明初病，往往有移热于脾而下痢者，《内经》所谓暴注下迫，皆属于热也。下痢，正是胃热之兆，故太阳阳明合病，必自下痢，仲景用葛根汤以发两阳之表热，即所以治里热也。此方即仿其义，去姜、桂之辛热，以升麻代麻黄，便是阳明表剂，而非太阳表剂矣。葛根禀性甘凉，可以散表实，协升麻以上升，则使清阳达上而浊阴下降。可知芍药收敛脾阴，甘草缓急和里，则下痢自止；可知治里仍用表药者，以表实下痢，而非里实故也。痘疹自里达表，出于少阴而发于太阳，初起则内外皆热，故亦宜于凉散耳。若无汗加麻黄，有汗加桂枝，渴热加石膏，咽痛加桔梗，头痛合芎芷散，头面肿合消毒饮，有少阳证加柴、芩，火盛加芩、连，凡邪在三阳，以此出入，无不利也。

此方出自宋·陈师文等撰《太平惠民和剂局方》解肌透疹。用于阳明表热下利，兼治痘疹初发。证见身热头痛，咳嗽，目赤流泪，口渴，舌红，苔薄而干，脉浮数。方以升麻辛甘性寒，入肺、胃经，解肌透疹，清热解毒；葛根味辛甘性凉，入胃经，解肌透疹，生津除热；二药相配，轻扬升散，通行肌表内外，对疹毒欲透未透，病势向外者，能因势利导，故为透达疹毒的常用组合。芍药可用赤芍，味苦性寒而入血分，清热凉血之中兼能活血，用以解血络热毒；炙甘草调和药性。葛根汤（葛根、麻黄、桂枝、白芍、甘草、生姜、大枣）去太阳阳明之表热，使里热不发生。此方亦同上意，是葛根汤的轻剂。

如风热下利，可用薄荷、牛子清风热；痢疾脉浮者，可用风药治之。

参苏饮

治感冒风寒，头痛发热，憎寒咳嗽，涕唾稠黏，胸膈满闷，脉弱无汗。

人参、苏叶、干葛、前胡、陈皮、枳壳、茯苓、半夏各八分，桔梗、木香、甘草各五分，生姜五片，大枣一枚。右水煎，热服取汗。

【注】风寒感冒太阳则传经，以太阳主表，故用麻、桂二方，发营卫之汗也。若感太阴则不传经，以太阴主肺，故用此汤外散皮毛，内宣肺气也。盖邪之所凑，其气必虚，故君人参以补之。皮毛者，肺之合也，肺受风寒，皮毛先病，故有头痛无汗，发热憎寒之表，以苏叶、葛根、前胡为臣以散之。肺一受邪，胸中化浊，故用枳、桔、二陈以清之，则咳嗽，涕唾稠黏，胸膈满闷之证除矣。加木香宣诸里气。加姜、枣以调诸表气。斯则表里之气和，和则解也。以本方去人参加川芎，以前胡易

柴胡，名芎苏饮应用较少。治气实有火者，头痛甚亦加之。喘嗽者，加杏仁以降气，加桑皮以泻肺。合四物名茯苓补心汤，治气血两虚，及新产之后，虚损吐血，感冒伤风咳嗽，最相宜也。

此方出自宋·陈师文《太平惠民和剂局方》益气解表，理气化痰。用于气虚外感风寒，内有痰湿证。证见恶寒发热，无汗，头痛，鼻塞，流涕，咳嗽痰白，胸脘满闷，倦怠无力，气短懒言，苔白脉弱。此为肺气虚感受寒邪。方以苏叶发散表邪，利气宽中；葛根解肌发汗，人参益气补脾，苏叶、葛根与人参合用，则无发散伤正之虞；半夏、前胡、桔梗止咳化痰，宣降肺气；木香、枳壳、陈皮理气宽胸，醒脾畅中；茯苓健脾渗湿以消痰；甘草补气安中，兼和诸药。煎服时，少加生姜、大枣为引，协薄叶、葛根可调营卫以助解表，合人参、茯苓调和脾胃，以助扶正。

临床应用：可用汤剂，防风、薄荷、麻黄、荆芥各6g，当归、芍药、川芎、黄芩、栀子、白术、桔梗各9g，生石膏、滑石各18g，连翘12g，大黄12g，甘草6g，生姜3片。水煎服。

霍香正气散

治外受四时不正之气，内停饮食，头痛寒热，或霍乱吐泄，或作疟疾。

藿香、桔梗、紫苏、白芷、厚朴、大腹皮、半夏、茯苓、陈皮、甘草。右十味，加姜、枣，水煎，热服。

【集注】吴琨曰：四时不正之气，由鼻而入，不在表而在里，故不用大汗以解表，但用芬香利气之品以正里。苏、芷、陈、腹、朴、梗，皆气胜者也，故能正不正之气；茯、半、甘草则甘平之品，所以培养中气者也。若病在太阳，与此汤全无干涉，伤寒脉沉发热，与元气本虚之人，并夹阴发热者宜戒。

又金不换正气散，即平胃散加半夏、藿香，凡受山岚瘴（瘴气，湿热之气）气，及出远方不服水土，吐泻下痢者主之。盖平胃散，可以平湿土而消瘴，半夏之燥以醒脾，藿香之芬以开胃。名曰正气，谓能正不正之气也。

藿香正气散出自《太平惠民和剂局方》，解表化湿，理气和中。治外感风寒，内伤湿滞，发热恶寒，头痛，胸膈满闷，脘腹疼痛，恶心呕吐，肠鸣泄泻，舌苔白腻等。方以藿香芳香辛温，能辟秽（肮脏）污，和中宣散；苏叶、白芷、桔梗散寒利膈，以发表邪；厚朴、大腹皮行水消满；半夏、橘皮散逆除痰，以疏里滞；甘草、白术、茯苓益脾去湿，以辅正气。

其脉宜弦缓，右寸脉多滑，右关脉沉。如有表证发热无汗者不用，病邪至少阴证不用。

平胃散：苍术、厚朴、陈皮、甘草。燥湿祛痰，行气健脾剂。苍术燥湿健脾，厚朴除湿散满，陈皮理气化痰，甘草、姜、枣调和脾胃。其脉缓，右关脉沉。

金不换正气散：出自明·汪机（石出、省之）著《外科理例》正脾气，消痰饮。主治脾气虚弱，寒邪相搏，痰停胸膈，以致发寒热；或四时伤寒，瘟疫，时气，壮热头痛，腰背拘急，山岚瘴气，寒热交征，霍乱吐泻，脏腑虚寒，下痢赤白，及出远方不服水土者。此为平胃散加藿香、半夏。其脉缓，右寸滑，右关沉。

临床应用：该药剂型较多，使用很方便，一般不用汤剂。

神术汤

主治三时外感寒邪，内伤生冷而发热，及脾泻肠风。

白术三钱、防风二钱、甘草一钱。右三味，无汗用苍术加葱白、生姜，有汗用白术、生姜。

【集注】柯琴曰：此王好古（海藏）得意之方，仿仲景麻、桂二方之义，而制为轻剂也。然此是太阴之剂，可以理脾胃之风湿，而不可治太阳之风寒，亦不可治阳明之表证，与少阳之半表里也。《内经》所谓春伤于风，邪气留连而洞泄，至夏而飧泄，肠澼（肠痢疾）者宜之。若冬伤于寒，至春而温病者，又非所宜也。今人不知仲景立方之旨，只恐麻黄、桂枝之伤人也，得此平和之剂恃为稳当。不知营卫不和，非调和脾胃者所可代；胃家之实者，非补虚之品所能投；肝胆之相火往来，少阴之水火相射者，不得以燥剂该摄也。先明药之理，始得方之用，能知方，始可用方而不执方。若病在太阳，先发阳明之汗，是引贼破家，张洁古岂独为葛根道哉！

此方出自元王·好古撰《阴证略例》，治外感风寒，内伤饮冷，脾泄肠风。证见发热恶寒，无汗，脉浮而紧，或风湿表症，恶寒无汗，身体疼痛者。为足太阴脾经之剂，理脾胃风湿。方以白术味苦、甘，性温，归脾、胃经，健脾益气，燥湿利水，止汗；防风辛温，解表发汗、祛风除湿；甘草和中。

此方不可治太阳之风寒；不可治阳明表证及少阳之半表半里之证；不可治春温病；不能调和营卫；不可治疗胃家实；不可治疗肝胆相火往来及少阴水不足。

痛泻要方：白术、白芍、陈皮、防风。录自《医学正传》，另名白术芍药散，出自《古今医统》卷三十五。补脾泻肝，缓痛止泻，主治肝旺脾虚，肠鸣腹痛，大便泄泻，泻必腹痛，治肠风，舌苔薄白，脉两关不调，弦而缓。

🍃 麻黄加术汤

治湿家身烦疼。

麻黄三两、桂枝二两、甘草（炙）二两、杏仁七十个、白术（炒）四两。右五味，以水九升，煮麻黄，减二升，去沫，纳诸药，煮取二升半，去滓，温服八合，覆取微似汗。

【集注】程知曰：此汤为湿家表散法也。身疼为湿，身烦为热。加白术于麻黄汤中，一以助其去湿，一以恐其过散，此治湿之正法也。发散方中加白术，又为张洁古、王好古二人开法门。

此方出自《金匮要略》，发汗解表，散寒除湿。证见外感寒湿，恶寒发热，身体烦疼，无汗不渴，饮食无味，苔白腻，脉弦紧而滑。方以麻黄开汗孔以发汗，杏仁利气，甘草和中，桂枝从肌以达表；又恐大汗伤阴，寒去而湿不去，故加白术健脾生液以助除湿气，在发汗中又有缓汗之法。

临床应用：麻黄 9 g、桂枝 6 g、甘草 6 g、白术 12 g、杏仁。水煎服，操作方法同上。

桂枝附子汤

主治伤寒八九日，风湿相搏，身体烦疼，不能转侧，不呕不渴，脉浮虚而涩者。

桂枝四两、附子（炮）三枚、甘草二两、生姜三两、大枣十二枚。右五味，以水六升，煮取二升，去滓，分温三服。

【集注】程知曰：湿与风相搏，流入关节，身疼极重，而无头痛、呕、渴等证，脉浮虚者风也，涩者寒湿也。风在表者，散以桂、甘之辛甘。湿在经者，逐以附子辛热。姜、枣辛甘，行营卫通津液以和表。盖阳虚则湿不行，温经助阳散湿，多借附子之大力也。

此方出自《伤寒论》，祛风温经、助阳化湿。治伤寒八九日，风湿相搏，身体疼烦，不能自转侧，不呕不渴，脉浮虚而涩；或恶寒发热，四肢掣痛，难以屈伸，厥，或心下悸，或脐下悸。方以桂枝散风寒、通经络，附子祛风除湿、温经散寒，二药相配，散风寒湿邪而止痹痛；生姜、大枣调和营卫；甘草补脾和中。

临床应用：桂枝 12 g、附子 3 枚、甘草 6 g、生姜 9 g、大枣 6 枚。水煎服。

瓜蒌桂枝汤

治太阳证备，身体强几几然，脉反沉迟，此为痉，此汤主之。

瓜蒌根二两、桂枝三两、芍药三两、甘草二两、生姜三两、大枣十二枚，右六味，以水九升，取三升，分温三服，取微汗，汗不出，食顷须啜热粥发之。

【集注】喻昌曰：伤寒方中，治项背几几，用桂枝加葛根汤矣。彼之汗出恶风，其邪在表，而此之太阳证，罔（没有）不具备，其邪之亦在于表可知也。但以脉之沉迟，知其在表之邪为津液内竭所召，不当从风寒之表法起见，故不用葛根之发表解肌，改用加瓜蒌根之味苦入阴，擅生津液之长者为君，加之桂枝和营卫，养筋脉而治其痉，乃变表法为和法也。然既君以瓜蒌根当增之，桂枝为臣当减之。

此方出自《金匮要略》，具有发散风寒，解肌舒筋之功效。主治太阳病，其证备，身体强，几几然，脉反沉迟。此为柔痉，其邪在表，汗出恶风，项背身痛。方以瓜蒌根生津；桂枝汤和营卫养筋脉。

若其邪在表，项背痛，无汗恶风，其脉浮紧，此为刚痉，宜葛根汤主之。若邪在表，项背痛，汗出恶风，其脉浮缓，宜桂枝汤加葛根。

临床应用：瓜蒌根（天花粉）6 g、桂枝 9 g、芍药 9 g、甘草 6 g、生姜 9 g、大枣 3 枚。水煎服。

💊 水解散

治天行时气，初起头痛，壮热等疫。

大黄四两，白芍二两，黄芩、甘草（炙）、桂心、麻黄各三两。右为粗末，每撮一两，水煎服。汗下不再服。

此方出自唐·王焘《外台秘要》卷三引《延年秘录》，解表攻下。治疫证初起，头痛壮热一二日。方以麻黄、桂心外散；大黄、黄芩、甘草、白芍，内下泄疫毒。

💊 二圣救苦丹

川大黄（生）一斤、皂角（猪牙者，去皮弦，微炒）四两。右为末，和匀，水泛为丸，每服三钱，无根水下。弱者减服。

【注】天行时气，即四时不正之气，感而为病者，初不名疫也。因病气互相传染，老幼相似，沿门阖境而共病之，故曰：天行时气也。然此疫气从鼻而入，一受其邪，脏腑皆病，若不急逐病出，则多速死。

急逐之法，非汗即下，故古人治疫之方，以下为主，以汗次之，是为病寻出路也。此二方，一以治冬疫，一以治春疫。冬疫多寒，春疫多热。多寒者宜水解散，方中用麻、桂、芍、草发营卫之汗，大黄、黄芩泻疫毒之邪。多热者宜救苦丹，方中用皂角开窍而发表，大黄泻火而攻里，使毒亦从汗下而出也。二方审而用之，治疫之大法可类推矣。

此方出自明·龚廷贤撰《万病回春》，主治天行时气，邪气入里，头痛壮热，及小儿瘟疫。方以皂角开窍发表；大黄泻火攻里，病邪在胃可用。

临床此方少用。

🌀 天水散

一名益元散，一名六一散。治夏时中暑，热伤元气，内外俱热，无气以动，烦渴欲饮，肠胃枯涸者。又能催生下乳，积聚水蓄，里急后重，暴注下迫者宜之。

桂府滑石（水飞）六两、甘草一两、辰砂三钱。右为细末，新汲水一碗，调服三钱。

【集注】柯琴曰：元气虚而不支者死，邪气盛而无制者亦死。今热伤元气，无气以动，斯时用参、芪以补气，则邪愈甚；用芩、连以清热，则气更伤。惟善攻热者，不使败人元气；善补虚者，不使助人邪气，必得气味纯粹之品以主之。滑石禀土中冲和之气，行西方清肃之令，秉秋金坚重之形，寒能胜热，甘不伤脾，含天乙之精而具流走之性，异于石膏之凝滞，能上清水源，下通水道，荡涤六腑之邪热从小便而泄。炙甘草禀草中冲和之性，调和内外，止渴生津，用以为佐，保元气而泻虚火，则五脏自和矣。然心为五脏主，暑热扰中，神明不安，必得朱砂以镇之，则神气可以遽（即刻）复；凉水以滋之，则邪热可以急除，此清心之阳热可通行也。至于热痢初起，里急后重者宜之，以滑可去着也。催生下孔，积聚蓄水等证，同乎此义，故兼治之。是方也，益气而不助邪，逐邪而不伤气，不负益元之名，宜与白虎、生脉三方鼎足也。

此方出自明·刘元素《伤寒标本心法类萃》，《黄帝素问宣明论方》之益元散。清暑利湿。用于夏时中暑（湿），热伤元气，口渴不欲饮水，催生下乳，积聚水分，里急后重（滑石利湿），暴注下迫（滑石清热利湿）。方以滑石其味甘淡性寒，质重而滑，淡能渗湿，寒能清热，滑能利窍，既能清心解暑热，又能渗湿利小便；甘草味甘性平，能益气和中泻火，与滑石配伍，使小便利而津液不伤，且可防滑石之寒滑重坠以伐胃；朱砂甘寒，有毒，归心经，寒能清热，重能镇怯，镇心安神。

临床应用：滑石 12 g、甘草 3 g、朱砂 1 g。水煎服。

香薷饮

治暑热乘凉饮冷，阳气为阴邪所遏，头痛发热，恶寒烦躁，口渴腹满，吐泻者。

香薷、厚朴（姜汁炒）、白扁豆（炒），水煎浸，冷服。

【集注】叶仲坚曰：饮与汤稍有别，服有定数者名汤，时时不拘者名饮。饮因渴而设，用之于温暑则最宜者也。然胃恶燥，脾恶湿，多饮伤脾，反致下痢。治之之法，心下有水气者发汗，腹中有水气者利小便。然与其有水患而治之，曷若（怎样）先选其能汗，能利者用之。香薷芳香辛温，能发越阳气，有彻上彻下之功，故治暑者君之，以解表利小便。佐厚朴以除湿，扁豆以和中，合而用之为饮，饮入于胃，热去而湿不留，内外之暑悉除矣。若心烦口渴者，去扁豆加黄连，名黄连香薷饮；加茯苓、甘草、名五物；加木瓜、参、耆，橘、术，名十味。随证加减，尽香薷之用也。然劳倦内伤，必用清暑益气，内热大渴，必用人参白虎，若用香薷，是重虚其表，而反济其内热矣。香薷乃夏月解表之药，如冬月之麻黄，气虚者尤不可服，今人不知暑伤元气，概用以代茶，是开门揖（作揖）盗也。

此方出自宋·陈师文撰《太平惠民和剂局方》，用于夏天受冷或饮冷之类而致阳气为阴邪所遏，证见发热恶寒，头痛烦躁，口渴腹胀，吐泻者，头重身痛，无汗，胸闷，舌苔白腻，脉浮。方以香薷（夏月解表，类麻黄）；厚朴除湿去满；扁豆和中。

此方不是治疗中暑之剂，更不宜暑伤元气、代茶饮。

·卷四·

黄连解毒汤（四黄汤）

治一切阳热火盛，面赤口干，狂燥心烦，错语不眠，大热干呕，吐血衄血，及下后而便不实，热仍不已者。

黄连、栀子各等分，黄柏、黄芩，水煎服。

【集注】汪昂曰：寒极曰阴毒，热极曰阳毒。是方名曰黄连解毒，是君以黄连直解心经火毒也。黄芩泻肺经火毒，黄柏泻肾经火毒，栀子通泻三焦火毒，使诸火毒从膀胱出。若大便实者加大黄，名栀子金花汤五黄汤，利大便，是使火毒从大、小二便而出也。盖阳盛则阴衰，火盛则水衰，故用大苦大寒之药，抑阳而扶阴，泻其亢甚之火，而救其欲绝之水也。然非实热不可轻投。

【按】黄连解毒汤，白虎汤，三黄石膏汤，大青龙汤，皆治表里俱热证。然大青龙汤治表实壮热，里热之浅在肌；三黄石膏汤治表实壮热，里热之深在胃，故一以石膏佐麻、桂，一以石膏佐麻、豉，均发太阳之表，解阳明之里也。大青龙汤，则更以杏、草、姜、枣佐麻黄，其意专发热郁之在肌也。三黄石膏汤，则更以芩、连、栀、柏佐石膏，其意专泻热深之在胃也。白虎汤治表热在肌，里热在胃，所以不用麻、桂，以发太阳，专主石膏而清阳明也。解毒汤治表热在三阳，里热在三焦，所以亦不以麻、桂发太阳表，亦不以石膏清阳明里，而专以三黄泻上下内外之实火也。此皆太阳之邪，侵及阳明，而未入腑成实者也。若已入腑成实，则又当从事乎三承气汤，以下其热也。

此方出自唐·王焘撰《外台秘要》，泻火解毒。三焦火毒热盛证。主治大热烦渴，口燥咽干，错语，不眠；或热病吐血、衄血，或热甚发斑，身热下利，湿热黄疸；外科痈疽疔毒，小便黄赤，舌红苔黄，脉数有力。辨证要点：大热烦渴，口燥咽干，舌红苔黄，脉数有力。方以黄芩泻肺火于上焦，黄连泻脾火于中焦，黄柏泻肾火于下焦，栀子通泻三焦之火，从膀胱而出。

临床应用：黄连、栀子各9 g，黄芩、黄柏各6 g。水煎服。

黄连解毒汤：治表热在三阳，里热在三焦，不须解表。

大青龙汤：麻黄、桂枝、甘草、杏仁、石膏、姜、枣。发汗清热。解表实清肌热。其脉浮紧有力。表实壮热，里热浅，郁在肌。

三黄石膏汤：黄芩、黄连、黄柏、石膏、香豉、栀子、麻黄、姜、枣。清热解毒，发汗解表。解太阳之表，解阳明之里。其脉滑洪数。有表证壮热，里热在胃。

白虎汤：石膏、知母、甘草、粳米。清热生津。治表热在肌腠，里热在胃，不需表药解表。其脉洪大有力，或滑数者。

⌇ 三黄汤

治三焦实热，一切有余火证，大便秘结者。

黄芩、大黄各等分，黄连，水煎服。

此方出自唐·孙思邈《千金翼方》，治三焦实火，一切有余火证，证见吐血、咯血、刃血、衄血、尿血之诸血证而大便秘结者。方以黄芩清上焦之火；黄连清中焦之火；大黄清下焦之火。大便不实，用黄连解毒汤；下焦热结未实，去大黄，加黄柏；热从小便出，加栀子，去大黄。

临床应用：黄芩、大黄各 9 g，黄连 6 g。水煎服。

清上中焦实火，用凉膈散。

清上焦实火，用二黄汤加甘草以缓之。或凉膈散去芒硝、大黄。

凉膈散：连翘、栀子、黄芩、薄荷、大黄、芒硝、甘草、淡竹叶。清上泄下，泻火通便。主治上、中二焦邪热亢盛，口舌生疮，面赤唇焦，咽痛鼻衄，便秘尿赤，胸膈烦热。

⌇ 二黄汤

治上焦火旺，头面大肿，目赤肿痛，心胸、咽喉、口舌、耳、鼻热盛，及生疮毒者。

黄芩、黄连、甘草各等分，水煎，食后服。

【按】三黄汤用黄芩泻上焦火，黄连泻中焦火，大黄泻下焦火，三焦实火大便实者，诚为允当。若大便不实者，黄连解毒汤证也。以大黄易黄柏者，因其下焦热结未实也。加栀子者，使其热不从大便出而从小便出也。上、中二焦实火，用凉膈散。若夫上焦实火，则以此汤之大黄易甘草，名二黄汤，使芩、连之性，缓缓而下，留连膈上。张洁古以凉膈散减硝、黄加桔梗，亦此意也。虽同一泻火之剂，而其中上下、缓急、轻重之不同，此皆加减转换法也，不可不知。

此方出自金·李东垣《医学正传》，泻实火，解热毒。治上焦火旺，头面肿大，目赤肿痛，心胸烦热，咽喉、口舌火盛及生疮毒等证。

临床应用：酒炒黄芩、酒炒黄连各6~9 g，甘草6 g。水煎服。

🍃 三黄石膏汤

治伤寒阳证，表里大热而不得汗。或已经汗、下，过经不解，六脉洪数，面赤鼻干，舌燥大渴，烦躁不眠，谵语，鼻衄，发黄，发疹，发斑。以上诸证，凡表实无汗，而未入里成实者，均宜主之。

石膏两半，黄芩、黄连、黄柏、麻黄以上各七钱，淡豆豉二合，栀子三十个，每服一两，加葱三根，水煎，热服。气实者倍服。

【按】仲景于表里大热，立两解之法：如大青龙汤治表里大热，表实无汗，故发汗，汗出而两得解也；白虎汤治表里大热，因表有汗，不主麻、桂，因里未实，不主硝、黄，惟以膏、知、甘草，外解阳明之肌热，内清阳明之腑热，表里清而两得解也。若夫表实无汗，热郁营卫，里未成实，热盛三焦，表里大热之证。若以大青龙汤两解之，则功不及于三焦；若以白虎汤两解之，则效不及于营卫。故陶华制此汤：以三黄泻三焦之火盛，佐栀子屈曲下行，使其在里诸热从下而出。以麻黄开营卫之热郁；佐豉葱直走皮毛，使其在表之邪从外而散；石膏倍用重任之者，以石膏外合麻、豉，取法乎青龙，是知解诸表之热，不能外乎青龙也。内合三黄，取法乎白虎，是知解诸里之热，不能外乎白虎也。且麻、豉得石膏、三黄，大发表热，而不动里热；三黄得石膏、麻、豉，大清内热，而不碍外邪。是此方擅表里俱热之长，亦得仲景之心法者也。若表有微汗，麻黄减半，桂枝倍加，以防外疏；里有微溏，则减去石膏，倍加葛根，以避中虚也。

此方出自明·陶华《伤寒六书》又名《陶氏伤寒全书》，清热解毒，发汗解表。用于伤寒里热已炽，表证未解证。症见壮热无汗，身体沉重拘急，鼻干口渴，烦躁不眠，神昏谵语，脉滑数或发斑。方以石膏辛甘大寒，清热生津除烦；麻黄、豆豉、葱发汗解表，使在表之邪从外而解；黄芩、黄连、黄柏、栀子苦寒，清热泻火解毒，使三焦之火从里而泄。

临床用药：生石膏30 g，黄连、黄柏、黄芩各6 g，香豆豉9 g，栀子9 g，麻黄9 g。水煎服。

凉膈散

治心火上盛，中焦燥实，烦躁口渴，目赤头眩，口疮唇裂，吐血衄血，大小便秘，诸风瘛疭，胃热发斑发狂，及小儿惊急，痘疮黑陷。

连翘四两、大黄（酒浸）、黄芩（酒炒）、薄荷一两、甘草二两、栀子（炒）、芒硝上为末，每服三钱、加竹叶，生蜜煎。

【按】汪昂曰：此上、中二焦，泻实火药也。热淫于内，治以咸寒，佐以苦甘。故以连翘、黄芩、竹叶、薄荷散火于上，而以大黄、芒硝之猛利，荡热于中，使上升下行，而膈自清矣。用甘草，生蜜者，病在膈，甘以缓之也。古方用凉膈散居多。本方加菖蒲、远志，名转舌膏，治心经蕴热。加青黛、板蓝根，名活命金丹，治肝经风热。张洁古减去硝、黄，加桔梗为之舟楫，浮而上行，治上焦诸热，便不实者宜之，不可以此方过泻而轻訾之也。

此方出自宋·陈师文撰《太平惠民和剂局方》，凉膈泻热。治上、中二焦积热。证见面赤唇焦，胸膈烦躁，口舌生疮，谵语狂妄，或咽痛吐衄，便秘溲赤，或大便不畅，舌红苔黄，脉滑数。以连翘、黄芩、竹叶、栀子、薄荷散火于上，大黄、芒硝荡热于中，使热邪下行，甘草、生蜜缓中。

此方加远志、菖蒲治心经蕴热；加青黛、板蓝根清肝风热；去硝、黄加桔梗治上焦诸热；口渴欲饮，去硝黄，加桔梗、生石膏去上焦之热。此方临床应用较多。

临床用药：可用汤剂。连翘12 g、黄芩9 g、栀子9 g、薄荷6 g、竹叶6 g、甘草6 g、大黄9 g、芒硝9 g。水煎服。

竹叶黄芪汤

治消渴，气血虚，胃火盛而作渴。

淡竹叶、生地黄各二钱，黄芪、麦冬、当归、川芎、黄芩、甘草、芍药、人参、半夏、石膏各一钱。右水煎服。

【集注】柯琴曰：气血皆虚，胃火独盛，善治者补泻兼施；寒之而不至损阳，温之而不至助火，扶正而邪却矣。四君子气药也，加黄芪而去苓术者，恐火就燥也。四物汤血药也，倍地黄而用生者，正取其寒也。人参，黄芪、甘草治烦热之圣药，是补中有泻矣。且地黄之甘寒，泻心肾之火，竹叶助芍药清肝胆之火，石膏佐芍药清脾胃之火，麦冬同黄芩清肺肠之火，则胃火不得独盛，而气血之得补可知。惟半夏一味温中辛散，用之大寒剂中，欲其通阴阳之路也。岐伯治阴虚而目不瞑者，饮以半夏汤，覆杯则卧，今人以为燥而渴者禁用，是不明阴阳之理耳。

【按】是方即竹叶石膏汤加生地、当归、白芍、川芎、黄芪、黄芩也。彼则治伤寒解后，烦渴少气，气逆欲吐。此则治消渴，气血虚，胃火盛。因其气虚，故加黄芪佐人参、甘草以补气；因其血虚，故加归、芎、芍、地以补血；因其胃火盛，故加黄芩佐石膏以清胃火。其烦渴则一，故余药皆同也。于此二方推之，用半夏之意，自可知矣。

故脾者为胃行其津液也，脾湿胃燥，津液不行，得火则化痰，得寒则成饮。胃火清，脾湿燥，其痰饮自除矣。半夏消痰破饮，使未化痰之津液回清，而已成痰之浊液自化，非他药所可比伦也，故二方于胃火盛燥渴中同用之。

此方出自宋太医院编《圣济总录》，养阴清热，益气生津。治消渴，气血虚，胃火盛作渴。消渴可由肾阴不足引起，宜用六味地黄丸；肾阳不足，宜用八味地黄丸；肺热气分热，宜用白虎汤加知母、花粉、麦冬、沙参。此方用于气血虚，胃火盛作渴。以补泻兼施，方以人参、黄芪、甘草补气；以四物汤血药以补血，生地加量，应去川芎；竹叶、芍药除肝胆之火；石膏清肺胃之热；麦冬、黄芩清肺肠之热以生津；半夏温中辛散，以辛通阴阳。

临床应用：竹叶、生地各12 g，黄芪、麦冬、当归、川芎、黄芩、甘草、芍药、人参、半夏、石膏各6 g。水煎服。

医宗金鉴

岐伯治阴虚而目不瞑饮用半夏汤，其脉两寸滑，尺无力，以半夏加高粱米（大黄米）水急煎汤，服后睡眠好。

口渴气分热，用白虎汤加知母、花粉、沙参、麦冬等；气分虚，用黄芪、人参、甘草等；胃燥口渴不宜用半夏。

阴虚有热，用生地；心火旺，阴分不足，其心脉洪数有力，尺脉弦大或弦细，重用熟地加黄连、竹叶。

血虚以四物汤去川芎，重用生地。肺胃热，用生石膏、黄芩、麦冬以清热生津。

竹叶石膏汤：竹叶、石膏、半夏、麦冬、人参、炙甘草。清热生津，益气和胃。治热病之后，余热未清，气阴两伤，虚羸少气，呕逆烦渴，或虚烦不得眠，舌红少苔，脉虚而数；以及暑热所伤，发热多汗，烦渴喜饮，舌红干，脉虚数。

🍂 清胃散

治胃经湿热，齿龈肿痛，或牵引头脑，或面发热。

升麻、甘草、生地黄、川黄连、牡丹皮、当归，水煎服。

【集注】罗谦甫曰：阳明胃多气多血，又两阳合明为热盛，是以邪入而为病常实。若大渴，舌红，烦躁，此伤气分，热聚胃腑，燥其津液，白虎汤主之。若醇饮肥厚炙煿过用，以致湿热壅于胃腑，逆于经络，而为是病，此伤血分，治宜清胃。方中以生地益阴凉血为君，佐之以丹皮，去蒸而疏其滞。以黄连清热燥湿为臣，佐之以当归，入血而循其经。仍用升麻之辛凉，为本经捷使引诸药直达血所，则咽喉不清、齿龈肿痛等证，廓然俱清矣。

此方出自金·李东垣著《脾胃论》清胃凉血。用于牙痛牵引头痛，口气热臭，舌红苔黄，脉滑数。方以黄连苦寒泻火，以清胃中积热；生地、丹皮滋阴凉血清热；当归养血和血；升麻散火解毒，兼为阳明引经之药。

临床应用：可用汤剂，生地、当归各9 g，牡丹皮9 g，黄连6 g，升麻6 g，甘草6 g。水煎服。

导赤散

治心热，口糜舌疮，小便黄赤，茎中作痛，热淋不利。

生地、木通、甘草梢。右三味，水煎服。

【注】赤色属心。导赤者，导心经之热从小肠而出，以心与小肠为表里也。然所见口糜舌疮，小便黄赤，茎中作痛，热淋不利等证，皆心热移于小肠之证。故不用黄连直泻其心。而用生地滋肾凉心，木通通利小肠，佐以甘草梢，取易泻最下之热，茎中之痛可除，心经之热可导也。此则水虚火不实者宜之，以利水而不伤阴，泻火而不伐胃也。

若心经实热，须加黄连、竹叶，甚者更加大黄，亦釜底抽薪之法也。

此方出自宋·钱乙（仲阳）著《小儿药证直诀》，清心利水养阴。治心经火热证。证见心胸烦热，口渴面赤，意欲饮冷，以及口舌生疮；或心热移于小肠，小便赤涩刺痛，舌红，脉数。方中生地黄清热凉血，兼能养阴；木通清心降火，利水通淋；生甘草和胃清热，通淋止痛。

若心经实热，加黄连、竹叶；大便不通，加大黄。

临床应用：可用汤剂，生地 12 g、木通 6 g、甘草梢 6 g。水煎服。

五淋散

治膀胱结热，水道不通，淋涩热痛，或尿如豆汁，或成沙石，或如膏脓，或小便血。

赤苓一钱五分、赤芍一钱、栀仁一钱、当归、甘草各钱二分。右五味，加灯心，水煎服。

此方出自宋·陈师文撰《太平惠民和剂局方》，清热利湿，利水通淋。主治膀胱有热，水道不通，尿少次频，脐腹急痛，作止有时，劳倦即发，或尿如豆汁，或尿有沙石，或尿淋如膏，或热淋尿血。方以栀子清热；赤苓利水；当归、赤芍和血；甘草和中。

临床用药：可用汤剂，赤芍 9 g、赤苓 12 g、栀子 9 g、当归 9 g、甘草 6 g。水煎服。

八正散

瞿麦、栀子、萹蓄、大黄、木通、滑石、车前子、甘草各一钱，加灯心一钱，煎服（朱震亨方：加木香一钱）。

【注】通调水道，下输膀胱，三焦之职也。受藏津液，气化能出，膀胱之职也。若水道不输，则内蓄喘胀，外泛肤肿，三焦之病也。若受藏不化，则诸淋涩痛，癃闭不通，膀胱之病也。经曰：阴无阳无以生，阳无阴无以化。故阴阳偏盛，皆不生化也。阳盛阴虚，而膀胱之气不化为病者，通关丸证也。阴盛阳虚，而膀胱之气不化为病者，肾气丸证也。此关乎气化阴阳之为病也。经曰：下虚则遗尿。又曰：膀胱不约为遗尿。经曰：胞移热于膀胱则癃。又曰：膀胱不利为癃。故虚而寒者，藏而不能约；实而热者，约而不能出也。膀胱气虚，无气以固，则藏而不约不禁，遗失之病生，补中固真汤证也。膀胱气热，壅结不行，则约而不出，淋涩癃闭之病生，八正、五淋散证也。此不全关乎气化，而又关乎虚寒，实热之为病也。八正、五淋散皆治淋涩癃闭之药，而不无轻重之别。轻者，有热未结，虽见淋涩尿赤、豆汁、沙石、膏血，癃闭之证，但其痛则轻，其病不急，宜用五淋散单清水道，故以栀、苓清热而输水，归、芍益阴而化阳，复佐以甘草调其阴阳，而用稍者，意在前阴也。重者，热已结实，不但痛甚势急，而且大便亦不通矣，宜用八正散兼泻二阴，故于群走前阴药中，加大黄直攻后窍也。丹溪方加木香者，其意亦以气化者欤。

此方出自宋·陈师文撰《太平惠民和剂局方》有清热泻火，利水通淋之功效。用于膀胱气热，壅结不行，则约而不出，凝涩癃闭之病。主治湿热淋证。证见尿频尿急，溺时涩痛，淋沥不畅，尿色浑赤，甚则癃闭不通，小腹急满，口燥咽干，舌苔黄腻，脉滑数。方以瞿麦苦寒降心火，利小肠，逐膀胱邪热；栀子、木通清心肺之热使热邪下行；萹蓄入膀胱经清热；大黄清大肠之火；车前子清肺肝风热，渗膀胱湿热；滑石降心火，色白入肺开腠理而发表，下走膀胱而行水道；甘草以和中。

此方为有热已结：小便不行，大便不通，以兼泻二阴（大小便）使用此方。五淋散为轻证，有热未结，虽见淋涩尿赤，其痛轻，以单清水道为法。以栀子、赤苓清热利水，当归、赤芍和血，甘草缓之即可。

通关丸（滋肾丸）：黄柏、知母、肉桂。滋肾通关。用于阳盛阴虚，膀胱之气不化为病者。治热在下焦血分，小便不通，口不渴。其尺脉有力。

肾气丸：地黄、山茱萸、山药、茯苓、泽泻、丹皮、桂枝、附子。主治肾阳虚，命门火衰，火不生土，脾胃虚寒。用于阳虚阴盛，膀胱之气不化为病者。方中地黄、山茱萸补益肾阴而摄精气；山药、茯苓健脾渗湿，泽泻泄肾中水邪；牡丹皮清肝胆相火；桂枝、附子温补命门真火。诸药合用，共成温补肾气之效。其尺脉弱而无力。

逍遥散

治肝家血虚火旺，头痛目眩烦赤，口苦倦怠烦渴，抑郁不乐，两胁作痛，寒热，小腹重坠，妇人经水不调，脉弦大而虚。

芍药（酒炒）、当归、白术（炒）、茯苓、甘草（炙）、柴胡各二钱，引用煨姜三片，薄荷少许，煎服。加味逍遥散，即此方加丹皮，山栀（炒）各五分。

【集注】赵羽皇曰：五脏苦欲补泻云肝苦急，急食甘以缓之。盖肝性急善怒，其气上行则顺，下行则郁，郁则火动而诸病生矣。故发于上，则头眩，耳鸣而或为目赤。发于中，则胸满，胁痛而或作吞酸。发于下，则少腹疼疝而或溲溺不利。发于外，则寒热往来，似疟非疟。凡此诸证，何莫非肝郁之象乎？而肝木之所以郁，其说有二：一为土虚不能升木也，一为血少不能养肝也，精神不舒畅也是致病因素。盖肝为木气，全赖土以滋培，水以灌溉。若中土虚，则木不升而郁。阴血少，则肝不滋而枯。方用白术、茯苓者，助土德以升木也。当归、芍药者，益荣血以养肝也。薄荷解热，甘草和中。独柴胡一味，一以为厥阴之报使，一以升发诸阳。经云：木郁则达之。遂其曲直之性，故名曰逍遥。若内热、外热盛者，加丹皮解肌热，炒栀清内热，此加味逍遥散之意也。

此方出自宋代陈师文等撰《太平惠民和剂局方》，疏肝养血，健脾和中。主治肝郁血虚，五心烦热，或往来寒热，肢体疼痛，头目昏重，心悸颊赤，口燥咽干，胸闷胁痛，减食嗜卧，月经不调，乳房作胀，脉弦而虚者或浮弦软。方中白术、茯苓健脾土，当归、白芍养肝血，薄荷宣散，甘草缓中，柴胡入肝经。

若肝阴不足，可加用元参、生地、女贞子等。若胃津不足，不宜用白术之燥，可用山药健脾，口渴加花粉以养胃津。

临床应用：可用汤剂并加减。当归 9 g、芍药 9 g、柴胡 3～6 g、茯苓 9 g、炙甘草 6 g、炒白术 9 g、薄荷 3～6 g。肝胆热可加牡丹皮 9 g、栀子 9 g。水煎服。

加味逍遥散：逍遥散加丹皮、栀子以清肝胆之热。叶天士曰：竹叶、丹皮、栀子最清胆（肝）火。

若脉左弦大而虚，右寸软而无力，宜归芍四君子汤。此方用于肝病恢复期。若右寸关滑，宜归芍六君子汤。

龙胆泻肝汤

治胁痛口苦，耳聋耳肿，筋痿阴湿，热痒阴肿，白浊溲血。

龙胆草（酒炒）、黄芩（炒）、栀子（酒炒）、泽泻、木通、车前子、当归（酒洗）、柴胡、甘草、生地（酒炒）。水煎服。

【注】胁痛口苦，耳聋耳肿，乃胆经之为病也。筋痿阴湿，热痒阴肿，白浊溲血，乃肝经之为病也。故用龙胆草泻肝胆之火。以柴胡为肝使。以甘草缓肝急。佐以芩、栀、通、泽、车前辈大利前阴，使诸湿热有所从出也。然皆泻肝之品，若使病尽去，恐肝亦伤矣，故又加当归、生地补血以养肝。盖肝为藏血之脏，补血即所以补肝也。而妙在泻肝之剂，反作补肝之药，寓有战胜抚绥之义矣。

此方出自宋·钱乙《小儿药证直诀》泻肝胆实火，清下焦湿热。用于肝胆实火上扰，证见头痛目赤，胁痛口苦，耳聋、耳肿；或湿热下注，证见阴肿阴痒，筋痿阴汗，小便淋浊，妇女湿热带下等。其脉宜弦而有力，或滑数、细，皆可有。方以龙胆草苦寒泻肝胆之火；柴胡引肝经；甘草缓肝之急；黄芩、栀子、木通、车前子、泽泻清利小便去湿热；当归、生地补血以养肝。

临床应用：酒炒龙胆草、酒炒黄芩、酒炒栀子、酒炒当归各 9 g，酒炒生地 18 g，泽泻、木通各 9 g，车前子 9 g，生甘草 6 g，柴胡 6 g。水煎服。

左金丸

治肝脏火实，左胁作痛。

黄连（炒）六两、吴茱萸（汤泡）一两。右为末，作丸。

【集注】胡天锡曰：此泻肝火之正剂。肝之治有数种：水衰而木无以生，地黄丸，乙癸同源是也；土衰而木无以植，参苓甘草剂，缓肝培土是也；本经血虚有火，用逍遥散清火；血虚无水，用四物汤养阴。

至于补火之法，亦下同乎肾；而泻火之治，则上类乎心。左金丸独用黄连为君，从实则泻子之法，以直折其上炎之势；吴茱萸从类相求，引热下行，并以辛燥开其肝郁，惩其扞格（扞格：相抵触），故以为佐。然必本气实而土不虚者，庶可相宜。左金者，木从左而制从金也。

此方出自清·朱丹溪（震亨）《丹溪心法》，清泻肝实火，降逆止呕，肝火犯胃证。用于胁肋疼痛，嘈杂吞酸，呕吐口音，舌红苔黄，脉弦数。方以黄连苦寒泻心火以清肝；吴茱萸辛通，引热下行。此为肝实热而胃不虚者用左金丸，以去心火，肺金足以制木。

治肝之法：水衰而木无以生，宜地黄丸以补肝肾；土衰而木无以植，宜参、苓、甘草以补脾土；血虚无水，宜四物汤以养阴血。血虚肝火旺宜逍遥丸。

临床应用：可用汤剂并加减，黄连 6 g、吴茱萸 2 g。水煎服。

泻青丸

治肝火风热，不能安卧，多惊多怒，目赤肿痛，及小儿急惊抽搐。

龙胆草、山栀、大黄（酒蒸）、川芎、当归、羌活、防风等分，蜜丸，竹叶汤下。

【注】龙胆草直入肝经，以泻其火，佐栀子、大黄，使其所泻之火，从大、小二便而出，是治火之标也。肝主风，风能生火，治肝不治风，非其治也。故用羌活、防风散肝之风，即所以散肝之火，是治火之本也。肝之情欲散，故用川芎之辛以散之。肝之质喜滋，故用当归之濡以润之。是于泻肝之中，寓有养肝之意。泻肝者，泻肝之病也；养肝者，悦肝之神也。盖肝木主春，乃阳升发动之始，万物生化之源，不可伤也。

此方出自宋·钱乙（仲阳）《小儿药证直诀》，清肝泻火祛风。用于肝热搐搦。因肝火郁结，证见耳鸣耳聋，口苦头晕，两胁疼痛，小便赤涩，目赤肿痛，易惊易怒，不能安卧，脉洪实者。方以龙胆草泻肝胆之火；栀子、大黄泻火由二便排出；羌活、防风散风邪（眼科用药，目赤不用苦寒之剂，先用祛风药），川芎辛散，当归濡润养肝。

风热可用栀子，肝风火盛可用羚羊角、桑叶、菊花、防风、钩藤。阴虚者用元参、生地、女贞子。

🍃 当归龙荟丸

治肝经实火，头运目眩，耳聋耳鸣，惊悸搐溺，躁扰狂越，大便秘结，小便涩滞，或胸胁作痛，阴囊肿胀，凡属肝经实火，皆宜服之。

当归、黄连、黄芩、龙胆草、栀子仁一两，大黄五钱，芦荟五钱，青黛五钱，木香二钱五分，黄柏一两，麝香（另研）五钱。右为末，炒神曲，糊丸。每服二十丸，姜汤下。

【集注】汪昂曰：肝木为生火之本，肝火盛则诸经之火相因而起，为病不止一端矣。故以当归、芦荟、龙胆草、青黛直入本经气血两途，先平其甚者，而诸经之火，无不渐平矣。佐以黄芩泻肺火、黄连泻心火、黄柏泻肾火、大黄泻肠胃火、栀子泻三焦火，备举大苦大寒而直折之，使上、中、下、三焦之火，悉从大、小二便利出。稍加木香、麝香者，取其调气开窍灵通周至也。然非实火不可轻投。

此方出自明·刘元素《宣明论方》，用于肝胆火旺，肝阳横厥之实证。证见心烦不宁，头晕目眩，耳鸣耳聋，胁肋疼痛，脘腹胀痛，大便秘结，其脉弦数有力。方以龙胆草味苦性寒，直入肝经，泻肝胆实火，清下焦湿热，芦荟清肝泻下，当归养肝体、柔肝用；大黄、黄芩、黄连、黄柏、栀子、青黛，通泄三焦之火；木香行肝胆气滞，止胸胁疼痛；麝香芳香走窜，通窍行气。诸药合用，清肝利胆，泻火通便。

临床应用：可用汤剂并加减，黄连、黄芩、黄柏、栀子、龙胆草各6 g，大黄9 g，当归6 g，芦荟12 g，木香9 g，青黛9 g。水煎服。

越婢加半夏汤

治咳而上气，此为肺胀，其人喘，目如脱状，脉浮大者。

麻黄六两、石膏半斤、生姜三两、甘草二两、半夏半升、大枣十五枚。右六味，以水六升，先煮麻黄，去沫，纳药，取三升，分温三服。

此方出自《金匮要略》，别名半夏汤、出自《普济方》，宣肺泄热，止咳平喘。用于肺胀，咳嗽上气，胸满气喘，目如脱状，脉浮大者。麻黄宣肺平喘，发散风邪；石膏清泄内热；半夏降逆散结，燥化痰湿；生姜之辛散，外配麻黄发越水气，内助半夏降逆化饮；大枣补脾制水，与生姜合用，调和营卫；使以甘草调和诸药，且缓麻黄之散，石膏之寒，使攻邪而不伤正。

临床应用：麻黄10 g、生石膏30 g、生姜6 g、甘草6 g、半夏15 g、大枣12 g。水煎服，操作方法同上。

小青龙加石膏汤

治肺胀，咳而上气，烦躁而喘，脉浮者，心下有水气。

麻黄三两、桂枝三两、细辛三两、芍药三两、半夏半升、石膏三两、干姜三两、五味子半升、甘草三两。右九味，以水一斗，煮麻黄，去沫，纳诸药，取三升。强人服一升，羸者减之，日三服。小儿服四合。

【集注】喻昌曰：前一方，麻黄汤中以桂、杏易石膏，以脉大有热而加姜、枣，则发散之力微而且缓也。后一方，小青龙汤中加入石膏，以证兼烦躁，虽宜汗散寒饮，犹防助热伤津也。越婢方中有石膏、半夏二物，协力建功。石膏清热，借辛热亦能豁痰，半夏豁痰，借辛凉亦能清热。前麦冬汤方中下气止逆，全藉半夏入生津药中。此二方又藉半夏入清温剂中，仲景加减成方，无非化裁后学矣。

此方出自《金匮要略》，解表化饮，止咳平喘。具有祛风寒，宣肺气，豁痰热之功效。用于肺胀，咳而上气，烦躁而喘，心下有水气，脉浮者。方以小青龙汤：麻黄、桂枝发汗解表；干姜、细辛、半夏温中蠲除痰饮，散寒降逆；合五味子防肺气耗散；芍药合桂枝以和营卫；甘草调和诸药；加入石膏清里热除烦。

临床应用：麻黄3 g、白芍9 g、桂枝3 g、五味子3 g、半夏6 g、干姜1.5 g、炙甘草0.9 g、生石膏15 g、细辛0.9 g。用法同上。

清燥救肺汤

治诸气膹郁，诸痿喘呕。

桑叶（经霜者）三钱、石膏（炒）二钱五分、甘草一钱、胡麻仁（炒，研）一钱、真阿胶八分、人参七分、麦冬一钱二分、杏仁（去皮，尖，炒黄）七分、枇杷叶（去毛，蜜炙）一片。右九味，以水一碗，煎六分，频频二三次，滚热服。痰多加贝母、瓜蒌。血枯加生地。热甚加犀角、羚羊角，或加牛黄。

【集注】喻昌曰：按诸气膹（是一种喘急痞闷的症状）郁之属于肺者，属于肺之燥也，而古今治气郁之方，用辛香行气，绝无一方治肺之燥者。诸痿、喘、呕之属于上者，亦属于肺之燥也。而古今治法，以痿、呕属阳明，以喘属肺，是则呕与痿属之中、下，而惟喘属上矣，所以亦无一方及于肺之燥也。即喘之属于肺者，非表即下，非行气即泄气，间有一二用润剂者，又不得其肯綮（否）。今拟此方名清燥救肺，大约以胃为主，胃土为肺金之母也。其天冬、知母能清金滋水，以苦寒而不用，至于苦寒降火之药，尤在所忌。盖肺金自至于燥，所存阴气不过一线耳。倘更以苦寒下其气，伤其胃，其人尚有生理乎？诚仿此增减以救肺燥变生诸证，庶克有济（或许可以）。柯琴曰：古方用香燥之品以治气郁，不获奏效者，以火就燥也。惟缪仲醇知之，故用甘凉滋润之品以清金保肺立法。喻昌宗其旨，集诸润剂，而制清燥救肺汤，用意深，取药当，无遗蕴矣。

【按】经云：损其肺者益其气。肺主诸气故也。然火与元气不两立，故用人参，甘草甘温而补气，气壮火自消，是用少火生气之法也。若夫火燥膹郁于肺，非佐甘寒多液之品，不足以滋肺燥，而肺气反为壮火所食，益助其燥矣。故佐以石膏、麦冬、桑叶、阿胶、胡麻仁辈，使清肃令行，而壮火亦从气化也。经曰：肺苦气上逆，急食苦以降之。故又佐以杏仁、枇杷叶之苦以降气。气降火亦降，而制节有权；气行则不郁，诸痿、喘、呕自除矣。要知诸膹郁，则肺气必大虚，若泥于肺热伤肺之说而不用人参，郁必不开，而火愈炽，皮聚毛落，喘咳不休而死矣。此名之救肺，凉而能补之谓也。若谓实火可泻，而久服芩、连，苦从火化，亡可立待耳。

此方出自清·喻昌（嘉言）《医门法律》，清燥润肺，养阴益气。用于温燥伤肺，气阴两伤证。证见身热头痛，干咳无痰，气逆而喘，咽喉干燥，鼻燥，心烦口渴，胸满胁痛，舌干少苔，脉右寸大，燥而不安。方以石膏、桑叶清肃肺气；麦冬、阿胶润肺滋液；胡麻仁润肠；人参、甘草培土生津；杷叶、杏仁润肺降逆。肺阴不足者，人参改用沙参。

临床应用：桑叶9 g、石膏9 g、甘草3 g、人参3 g、胡麻仁6 g、阿胶6 g、杏仁9 g、麦冬9 g、枇杷叶9 g。水煎服。

麦门冬汤

火逆上气，咽喉不利，止逆下气者主之。

麦门冬七升、半夏一升、人参三两、甘草二两、粳米三合、大枣十二枚。右六味，以水一斗二升，煮取六升，温服一升；日三服，夜一服。

【集注】喻昌曰：此方治胃中津液干枯，虚火上炎，治本之良法也。

夫用降火之药而火反升，用寒凉之药而热转炽者，徒知与火热相争，弗知补正气以生津液，不惟无益而反害之矣。凡肺病有胃气则生，无胃气则死。胃气者，肺之母气也。本草有知母之名，谓肺藉其清凉，知清凉为肺之母也。又有贝母之名，谓肺藉其豁痰，豁痰为肺之母也。然屡施于火逆上气，咽喉不利之证，而屡不应者，名不称矣。孰知仲景妙法，于麦冬、人参、甘草、大枣、粳米大补中气以生津液队中，又增入半夏辛温之味，以开胃行津而润肺，岂特用其利咽下气哉！顾其利咽下气，非半夏之功，实善用半夏之功也。

此方出自《金匮要略》，滋养肺胃，降逆和中之功。用于肺胃阴伤气逆之肺痿和胃阴不足证，治虚热肺痿。证见咳嗽气喘，咽喉不利，咯痰不爽，或咳唾涎沫，口干咽燥，手足心热，舌红少苔，脉虚数。方以重用麦冬甘寒清润，既养肺胃之阴，又清肺胃虚热；人参益气生津，佐以甘草、粳米、大枣益气养胃，合人参益胃生津，胃津充足，自能上归于肺，此正"培土生金"之法。肺胃阴虚，虚火上炎，不仅气机逆上，而且进一步灼津为涎，佐以半夏降逆下气，化其痰涎，虽属温燥之品，但用量很轻，与大剂麦门冬配伍，则其燥性减而降逆之用存，且能开胃行津以润肺，又使麦门冬滋而不腻；甘草润肺利咽，调和诸药。

养阴可加生地、沙参。

临床应用：麦冬 30~60 g、半夏 9 g、人参 6 g、甘草 4 g、梗米 6 g、大枣 12 枚。

人参清肺汤

治肺胃虚寒，咳嗽喘急，坐卧不安。并治久年劳嗽，吐血腥臭。

人参、阿胶、骨皮、知母、乌梅、粟壳、炙甘草、杏仁、桑皮各等分，加枣子，煎服。

人参定喘汤

人参、麻黄、阿胶、五味、粟壳、甘草、半夏曲各一钱，桑皮二钱，生姜三片，水煎服。

以上二方皆出自宋《太平惠民和剂局方》。临床应用很少见。前者主治肺胃虚寒，咳嗽喘急，胸膈噎闷，腹胁胀满，迫塞短气，喜欲饮冷，咽嗌隐痛，及肺痿劳嗽，唾血腥臭，干呕烦热，声音不出，肌肉消瘦，倦怠食减。

后者主治肺气不足，久咳不止，上喘气急，证见喉中涎声，胸满气逆，坐卧不安，饮食不下；及小儿久病，肺气喘急，喉中涎声，胸膈不利，呕吐痰沫。

人参泻肺汤

治肺经积热上喘，胸膈胀满痰多，大便涩。

人参、黄芩、栀子、枳壳、薄荷、甘草、连翘、杏仁、桑皮、大黄、桔梗，水煎服。

【集注】王又原曰：经云"邪之所凑，其气必虚"。又"肺为娇脏，其不堪破耗也明矣"。自肺热伤肺之说行，曰保肺补肺，众共哗之；曰清肺泻肺，乐与和之。岂知古人清肺、泻肺等汤，而必皆以人参立名，夫亦可晓然于肺气之不可耗，而人参之在所必用也。肺体清而法天，下济而司降令，一切浑浊不得上干者，皆胸中之气健运行而不息也。若肺气稍弛，则降下失令，浑浊之气遂逆上行，此为咳嗽为喘急，肺叶胀举，胸膈紧痛，移热大肠，大便艰涩，种种显有余之象，实种种为不足之征。故不问内伤外感，为热为寒，要以人参保定肺气为主。或佐骨皮、知母、阿胶滋之，乌梅、五味、罂粟壳敛之，半夏曲、生姜降之，杏仁、桑皮、枳壳、桔梗利之，栀子、黄芩、连翘凉之，麻黄、薄荷发之，大黄下之，总恃人参之大力，握枢而运，已人之邪易出，而将来之邪无从入也。肺邪得诸药以俱出，而肺气不随诸药以俱出也。然则人参亦何尝伤肺，乃畏而不敢用耶？又谓风寒咳嗽，忌用五味子；嗽用粟壳，止嗽如神，切肺如刀。然此无本之言，不知始自何出，皆因不读本草，不知药之性味功能，以讹传讹也。近世之医，亦不能辨，惟识者察之。

此方出自宋·李恒撰《袖珍方》，集注中……肺叶胀举，胸膈紧痛，移热于大肠，大便艰涩，"种种显有余之象，实种种为不足之证。故不问内伤外感，为热为寒，要以人参保定肺气为主……"这一解释不够准确。

泻白散

治肺气郁热，咳嗽而喘，面肿身热。桑白皮、地骨皮、甘草，水煎服。

【集注】季楚重曰：经云"肺苦气上逆"。上逆则上焦郁热，气郁生涎，火郁生热，因而制节不行，壅甚为喘满肿嗽。白者肺之色，泻白泻肺气之有余也。君以桑白皮，质液而味辛，液以润燥，辛以泻肺。臣以地骨皮，质轻而性寒，轻以去实，寒以胜热。甘草生用泻火，佐桑皮、地骨皮泻诸肺实，使今清气肃而喘嗽可平，较之黄芩、知母苦寒伤胃则远矣。夫火热伤气，救肺之治有三：实热伤肺，用白虎汤以治其标；虚火刑金，用生脉散以制其本；若夫正气不伤，郁火又甚，则泻白散之清肺调中，标本兼治，又补二方之不及也。

此方出自宋·钱乙《小儿药证直诀》，清泻肺热，止咳平喘。用于肺热郁内，气喘咳嗽，皮肤蒸热，日晡（指下午3～5点）尤甚，舌红苔黄，脉浮洪（脉沉用川贝母）。有表证者不能用。方中桑白皮甘寒性降，专入肺经，清泻肺热，止咳平喘，为君药；地骨皮甘寒，清降肺中伏火，为臣药。炙甘草养胃和中，为佐使药。

火热伤肺治法有以下三种：

实热伤肺者，口渴欲饮，用白虎汤，其寸脉洪大有力。津液不足者，可用白虎加人参汤。

虚火克金者，肺脉虚大而散者，用生脉散。

正气不伤，而肺热郁重无表证者，喘满咳嗽，用泻白散。

临床应用：可用汤剂，桑白皮、地骨皮各15 g，甘草3 g。水煎服。

阿胶散

治肺虚有火，嗽无津液，咳而哽气者。

真阿胶一两、牛蒡子（炒）二钱半、马兜铃（炒）五钱、杏仁七钱、甘草五钱（炙）、糯米一合，每服两许，水煎服。

【集注】程应旄曰：痰带红线，嗽有血点，日渐成痿，缘肺处脏之最高，叶间布有细窍，气从此出入，呼吸成液，灌溉周身，所谓水出高源也。一受火炎，吸时徒引火升，呼时并无液出，久则肺窍俱闭，喉间或痒或疮，六叶遂日焦枯矣。今用阿胶为君者，消窍瘀也。用杏仁、大力子（牛蒡子），宣窍道也。马兜铃者，清窍热也。糯米以补脾母，气到则肺自轻清无碍矣。

此方出自《小儿药证直诀》，养阴清肺，止咳平喘。用于肺虚有火，咳嗽气喘，咽喉干燥，咯痰不爽，或痰中带血，舌红少苔，脉浮细数。方以重用阿胶滋阴养血；糯米、甘草健脾益气，培土生金；马兜铃、牛蒡子清热降气，利膈化痰；杏仁润肺化痰，止咳平喘。此方阿胶之润，牛子之散，马兜铃通窍，临床可用于治疗肺不张证。

临床应用：可用汤剂，阿胶30 g、牛蒡子9 g、马兜铃9 g、杏仁6 g、甘草6 g、糯米30 g。水煎服。

二陈汤

治肥盛之人，湿痰为患，喘嗽胀满。

半夏（制）三钱、茯苓三钱、陈皮（去白）二钱、甘草一钱。右四味，加姜三片，水煎服。

【集注】李中梓曰：肥人多湿，湿挟热而生痰，火载气而逆上。半夏之辛，利二便而去湿。陈皮之辛，通三焦而理气。茯苓佐半夏，共成燥湿之功。甘草佐陈皮，同致调和之力。成无己曰：半夏行水气而润肾燥。经曰：辛以润之是也。行水则土自燥，非半夏之性燥也。或曰：有痰而渴，宜去半夏代以贝母（为有热痰，不用半夏而用川贝母）。吴琨曰：渴而喜饮，小便利者易之。不能饮水，小便不利，虽渴宜半夏也（为有湿痰）。此湿为本，热为标，所谓湿极而兼胜己之化，非真象也。又东南之人，湿热生痰，故朱震亨主之加枳实、砂仁，名枳实二陈汤，其性较急也。先哲云：二陈为治痰之妙剂，其于上、下、左、右无所不宜，然只能治实痰之标，不能治虚痰之本。虚痰之本在脾胃，治者详之。

此方出自宋·陈师文等撰《太平惠民和剂局方》，燥湿化痰，理气和中。用于湿痰证，证见咳嗽痰多，色白易咯，恶心呕吐，胸膈痞闷，肢体困重，或头眩心悸，舌苔白滑或腻，寸脉滑。方以半夏辛温性燥，燥湿化痰，和胃降逆；陈皮理气行滞，燥湿化痰；茯苓健脾渗湿，渗湿以助化痰之力；甘草健脾和中，调和诸药。半夏辛通下气行水，脾土自燥，而润肾燥。

若有痰，渴而喜饮者，小便利者，为热痰，不用半夏，加贝母；口渴不欲饮水，小便不利者，虽渴，此为水湿不行，湿痰，应用半夏。二陈汤只治实痰，不治虚痰，虚痰应补脾土之虚。

临床应用：陈皮、半夏各9 g，茯苓9 g，甘草3 g，可加生姜3片。水煎服。

温胆汤

治热呕吐苦，虚烦，惊悸不眠，痰气上逆。

竹茹、枳实、半夏、甘草、陈皮、茯苓、生姜。右七味，水煎服。

【集注】罗谦甫曰：胆为中正之官，清静之腑，喜宁谧，恶烦扰；喜柔和，恶壅郁。盖东方木德，少阳温和之气也。若病后，或久病而宿有痰饮未消，胸膈之余热未尽，必致伤少阳之和气，以故虚烦惊悸者，中正之官，以熇（火热）蒸而不宁也。热呕吐苦者，清静之腑，以郁炙而不谧也。痰气上逆者，木家挟热而上升也。方以二陈治一切痰饮，加竹茹以清热，加生姜以止呕，加枳实以破逆，相济相须，虽不治胆而胆自和，盖所谓胆之痰热去故也。命名温者，乃谓温和之温，非谓温凉之温也，若谓胆家真畏寒而怯而温之，不但方中无温胆之品，且更有凉胃之药也。

此方最早出自南北朝名医姚僧垣《集验方》，理气化痰，和胃利胆。用于胆郁痰扰证。胆怯易惊，头眩心悸，心烦不眠，夜多异梦；或呕恶呃逆，眩晕，癫痫，苔白腻，脉弦滑。方以半夏辛温，燥湿化痰，和胃止呕；竹茹甘而微寒，清热化痰，除烦止呕；陈皮辛苦温，理气行滞，燥湿化痰；枳实辛苦微寒，降气导滞，消痰除痞；茯苓健脾渗湿；生姜止呕；甘草调和诸药。

临床应用：陈皮、半夏、竹茹、枳实各 9 g，茯苓 6 g，甘草 3 g，生姜 2 片。水煎服。

小半夏汤

呕家本渴，渴为欲解，今反不渴，心下有支饮故也。

半夏一升、生姜半斤，以水七升，煮取一升半，分温再服。

此方出自《金匮要略》，化痰散饮，和胃降逆。用于痰饮呕吐。证见呕吐痰涎，口不渴，或干呕呃逆，谷不得下，便自利，舌苔白滑。方以用半夏辛温，燥湿化痰涤饮，降逆和中止呕；生姜辛温，为呕家之圣药降逆止呕。

临床应用：半夏 9～18 g、生姜 6～9 g。水煎服。

小半夏加茯苓汤

治卒呕吐，心下痞，膈间有水，眩悸者。

半夏一升、生姜半斤、茯苓三两，煎服如前。

此方出自《金匮要略》，水饮呕吐，呕吐清水，口不渴，心下痞，眩悸，舌苔白滑，脉弦。方以半夏、生姜行水气而散逆气，能止呕吐；茯苓宁心气而泄肾邪，能利小便。火因水而下行，则悸眩止而痞消。

茯苓用于水气凌心者，其左寸脉滑。

临床应用：半夏 18 g、生姜 9 g、茯苓 9 g。水煎服。

外台茯苓饮

治心胸中有痰饮宿水，自吐出水，复心胸间虚气满不能食，消痰气令能食。

茯苓三两、人参三两、白术三两、枳实二两、橘皮二两半、生姜四两。右六味，水六升，煮取一升八合，分三服。如人行八九里，再进之。

【集注】赵良曰：呕为痰饮动中，涌而出之。呕尽水当渴，渴则可征支饮之全去。今反不渴，是其饮尚留，去之未尽也。用半夏之辛温，生姜之辛散，散其欲出之饮，则所留之邪自尽矣。半夏、生姜皆味辛，可治膈上痰，心下坚，呕逆目眩。然悸必心受水凌，故加茯苓以去水，伐肾邪安心神也。后方加人参、枳实、橘皮，此由上、中二焦气弱，水饮入胃，脾不能输归于肺，肺不能通调水道，以致停积为痰为宿水。吐之则下气因而上逆，虚与气结，满不能食。当补益中气，以人参、白术为君；茯苓逐宿水，枳实破诸气为臣；开脾胃，宣扬上焦，发散凝滞，则陈皮、生姜为使也。其积饮既去，而虚气塞满其中，不能进食，此证最多。

此方出自《金匮要略》，用于消痰气，令能食。主心胸中有停痰宿水，自吐水出后，心胸间虚气满，不能食。方中人参、白术补益中气；茯苓去水饮；枳实破气，陈皮、生姜发散去凝郁，开脾胃。临床少见。

· 卷五 ·

礞石滚痰丸

治实热老痰之峻剂，虚寒者不宜用。

黄芩八两、大黄（酒蒸）八两、沉香（忌火）五钱、礞石（焰硝煅过，埋地内七日用）一两，四味为细末，水丸川椒大，量人大小用之。用温水一口，送过咽即仰卧，令药徐徐而下，半日不可饮食，勿起身行动言语，待药气自胃口渐下二肠，然后动作饮食。服后喉间稠黏壅滞不快，此药力相攻，故痰气泛上也。少顷药力至，而渐逐恶物入腹下肠，效如响应。

此方出自元·王隐君（号中阳、名桂、字君璋）《泰定养生主论》，降火逐痰。用于实热老痰，发为癫狂惊悸，或怔忡昏迷，或咳喘痰稠，或胸脘痞闷，或眩晕痰多，大便秘结，舌苔黄厚而腻，脉滑数有力者。方中黄芩苦寒，清上焦胸中痰热；大黄苦寒，泻肠胃中实火，开下行之路；礞石剽悍之性，驱逐顽痰；沉香升降诸气。

临床使用中成药即可。

指迷茯苓丸

治中焦停痰伏饮。

半夏（制）二两、茯苓一两、枳壳五钱、风化硝二钱半。右四味，姜汁糊为丸。

【注】经曰：饮入于胃，游溢精气，上输于脾。游者，运行也；溢者，渗溢也；输者，输布也；精气者，水化之精气也。言入于胃运行水化之精气，渗溢于肠胃之外，而上输布于脾也。又曰：脾气散精，上归于肺。言水之清者上升，犹天之雨露也。又曰：通调水道，下输膀胱。言水之浊者下降，犹地之江河也。此皆言水自浊化清，由腑输脏；自清分浊，由脏输腑，水之运行循环也。又曰：水精四布，五经并行。言水发源于脾，周布四脏，并行五经也。此皆言水内养脏腑，外滋百骸，水之变化精微也。

如是者，何痰之有？若饮食失度不和于中，水精不渗溢于外，直下走大，小肠而为泄泻矣。若三焦失运，气不蒸化，水之清者不升，水之浊者不降，精化为水，则内停作胀，外泛作肿，上攻喘呼，下蓄淋闷矣。若上焦气不清肃，不能输布，留于胸中，水之精者悉变为浊，阳盛煎灼成痰，阴盛凝蓄为饮也。故治痰者，以清火为主，实者利之，虚者化之。治饮者，以燥湿为主，实者逐之，虚者温之。所以古人治饮有温补之法，而治痰则无之也。王隐君制礞石滚痰丸，治老痰一方，用黄芩清胸中无形诸热，大黄泻肠胃有质实火，此治痰必须清火也。以礞石之燥悍，此治痰必须除湿也。以沉香之速降，此治痰必须利气也。二黄得礞石、沉香，则能迅扫直攻老痰巢穴，浊腻之垢而不少留，滚痰之所由名也。若阳气不盛，痰饮兼作，又非此方所宜，当以指迷伏苓丸合而治之，用半夏燥湿，茯苓渗湿，风硝软坚，枳壳利气。别于二陈之甘缓，远于大黄、礞石之峻悍，殆（差不多）攻中之平剂欤！

此方出自明·王肯堂《证治准绳》，燥湿行气，软坚消痰。主要用于治疗脾失运化，痰停中脘之证。治两臂疼痛，或四肢浮肿，或咳嗽痰多，胸脘满闷，或产后发喘，苔白腻，脉弦滑。方中半夏、茯苓燥湿化痰，合以枳壳、风化朴硝理气软坚润下。此汤介于二陈汤与礞石滚痰丸之间。

临床应用：可用汤剂，半夏9 g、茯苓9 g、枳壳12 g、风化硝6 g。水煎服。

金匮枳术汤

治心下硬如大盘，边旋如杯，水饮所作。

枳实七枚、白术二两。右二味，以水五升，煮取三升，分温三服，腹中软即散。

【注】心下，胃之上脘也。上脘结硬如盘，边旋如杯，谓时大时小，水气所作，非有形食滞也。用枳实以破结气、白术以除水湿。温服三服，则腹软结开，而硬消矣。李杲法仲景以此方倍白术，是以补为主也。此方君枳实，是以泻为主也。然一缓一急，一补一泻，其用不同，只此多寡转换之间耳。

此方出自《金匮要略》，治水饮内停，心下坚，大如盘，边如旋盘。方以枳实苦泻消痞，降气破积为主，合以白术健脾化饮，枳实用量大，白术则少。

枳术丸出自李东垣《内外伤辨惑论》，源于枳术汤，治脾不健运，故用丸以缓消之，白术用量大，枳实则少。枳术汤治饮、治气、治积。枳术丸治虚、治食、治痞。

桂苓甘术汤

治心下有痰饮，胸胁支满目眩。又曰：短气有微饮，当从小便去之，桂苓甘术汤主之；肾气丸亦主之。

茯苓四两、桂枝三两、白术三两、甘草三两。右四味，以水六升，煮取三升，分温三服，小便则利。

【集注】赵良曰：《灵枢》谓心胞络之脉动，则病胸胁支满者，谓痰饮积于心胞，其病则必若是也。目眩者，痰饮阻其胸中之阳，不能布精于上也。茯苓淡渗，遂饮出下窍，因利而去，故用以为君。桂枝通阳输水走皮毛，从汗而解，故以为臣。白术燥湿，佐茯苓消痰以除支满。甘草补中，佐桂枝建土以制水邪也。夫短气有微饮，此水饮停蓄，呼吸不利而然也。《金匮》并出二方，妙义益彰。呼气之短，用苓桂术甘汤之轻清以通其阳，阳化气则小便能出矣。吸气之短，用肾气丸之重降以通其阴，肾气通则关门自利矣。

【按】风水，阳水也；石水，阴水也。阳水多实，阴水多虚。阳水在上，故多喘；阴水在下，故多满。所以治阳水用散用攻，治阴水用温用补。然阴中必有阳，此方治阴水之在阳而上者也，肾气丸治阴水之在阴而下者也。于此推之，阳中亦必有阴，故有小青龙汤、五苓散之治法也。今举世不分阴阳虚实，皆以金匮肾气汤治之，服之不效，终不改辙，每至吐血而死，良可叹也。

此方出自《伤寒论》，通阳化气，利小便。用于痰饮病，为中阳不足，水饮在上、中焦，胸胁支满，目眩心悸，或短气而咳，或脘痞便溏，舌苔白滑，口不渴，或上冲头眩者，其脉沉紧。方以白术、甘草健脾蠲饮；茯苓、桂枝化气行水。

若水饮在下，在肝肾，以肾气丸温养下焦，膀胱气化，小便通利，引饮而出。

临床应用：茯苓 12 g、桂枝 9 g、白术 9 g、炙甘草 6 g。水煎服。

小青龙汤：麻黄、桂枝、干姜、细辛、半夏、五味子、芍药、甘草。用于风寒客表，水饮内停（表未解，有水气，中外皆寒实之病）。有表证恶寒发热，无汗，咳喘，痰多，不欲饮，脉浮紧。

真武汤：茯苓、芍药、白术、生姜、附子。温阳利水（表已解，有水气，中外皆虚寒之病）。用于肾阳衰微，水气内停，小便不利，四肢沉重疼痛，恶寒，腹痛，或咳，或呕，或肢体浮肿，苔白不渴，其脉沉细者。

五苓散：茯苓、泽泻、猪苓、白术、桂枝。化气利水（表里虚热，中有水气）。用于头痛发热，烦渴饮水，水入即吐，小便不利，脉浮者，为治水热小便不利主方。

疏凿饮子

治遍身水肿，喘呼口渴，大小便秘。

羌活、秦艽、槟榔、大腹皮、商陆、茯苓皮、椒目、木通、泽泻、赤小豆等分，加姜皮，水煎服。

【注】经曰：三焦者，决渎之官，水道出焉。若水饮阻于内，风寒束于外，则三焦之气化不行。上焦之如雾，中焦之如沤（水泡，浸泡），同为下焦之如渎（疏通水道）也。以致水气外泛，皮肤作肿，内停腹里作胀，上攻喘咳呕逆，下蓄小便不利，种种诸证，而治法总不外乎表里也。小青龙汤、真武汤、越婢汤、五苓散、疏凿饮子五方，皆治有水气兼表里证之药也。小青龙汤治表里寒实，中有水气；真武汤治里有虚寒，中兼水气。二证俱内不作胀，外不作肿，故一以麻、桂辈散寒以行水；一以姜、附辈温寒以制水也。越婢汤治表里实热，中有水气；五苓散治表里虚热，中有水气。故一以麻黄、石膏，散肤之水，清肌之热，以消肿也；一以桂、苓、术、泽，解肌表热，利所停水，以止吐也。疏凿饮子治表里俱实，不偏寒热而水湿过盛，遍身水肿喘胀便秘者，故以商陆为君，专行诸水。

佐羌活、秦艽、腹皮、苓皮、姜皮，行在表之水，从皮肤而散；佐槟榔、赤豆、椒目、泽泻、木通，行在里之水，从二便而出。上下、内外，分消其势，亦犹神禹疏凿江河之意也。至于越婢汤加半夏者，因喘气上逆，用之降逆也；加附子者，因汗出恶风，散表固阳也。小青龙汤加石膏者，因喘而烦燥，用之兼清胃热也。五苓散以术、桂易滑石、阿胶，名猪苓汤，专清阴兼治水也。真武汤，去生姜加人参，名附子汤，专温阳不治水也。由此可知仲景用方，于群温剂中，加以大寒之品；大寒剂中，加以辛热之品。去桂枝加滑石，则不走外；去生姜加人参，则不治水。其转换变化，神妙如此，拘拘之士，不足语也。

越婢汤：麻黄、石膏、生姜、甘草、大枣。疏风解表，宣肺利水。治疗风水而肺胃有郁热之主要方剂。症见发热、恶风寒、一身悉肿、口微渴、骨节疼痛、或身体反重而酸、汗自出、或目窠上微拥即眼睑水肿，如蚕新卧起伏、其颈脉动、按手足肿上陷而不起、脉浮或寸口脉沉滑。以一身悉肿、脉浮不渴、续自汗出、无大热、口渴、舌红、苔薄黄、脉浮为辨证要点。

此方出自宋·严用和著《重订严氏济生方》，又名《济生方》。泻下逐水，疏风发表。用于水湿壅盛，泛溢表里所致的阳水实证。证见水湿壅盛，遍身肿满，喘呼气急，烦躁口渴，二便不利者。以遍身浮肿，二便不利，脉滑为辨证要点。方以商陆泻下逐水，通利二便；泽泻、赤小豆、椒目、木通、茯苓皮利水泻湿，消退水肿；槟榔、大腹皮行气导滞，使气畅水行；羌活、秦艽、生姜疏风发表，开泄腠理，使表之水湿从肌肤而泄。

葶苈大枣泻肺汤

治肺痈喘不得卧。及水饮攻肺喘急者。

葶苈（苦）一两、大枣十枚以水五钟，先煮枣三钟，去枣纳葶苈，煮取一钟半，顿服，弱者减服。戒盐酱。

此方出自《金匮要略》，用于痰水壅肺，喘不得卧；或支饮不得息。证见一身面目浮肿、鼻塞、清涕出、不闻香臭酸辛、咳逆上气、喘鸣迫塞、支饮胸满者。方以葶苈之苦，泻肺中之水气，大枣之甘恐苦甚伤胃。忌盐。

苏葶定喘丸

治饮停上焦，攻肺喘满不得卧，面身水肿，小便不利者。

苦葶苈子（研泥）、南苏子（研泥）各等分，合均，用枣肉为小丸，阴干，磁罐盛之，恐渗去油性，减去药力。每服三钱，于夜三更时白汤下，以痢四五次为度，痢多则减服之，痢少则加服之。次日身软，则隔一日，或隔二日服之。形气弱者，先减半服之，俟（待）可渐加。戒盐酱，服之即奏奇功，如不严戒一切咸物，即对证用药，万无一生。

此方出自《金鉴》治水饮停上焦，泻肺定喘。用于喘满不得卧，面身水肿，小便不利。方以苏子辛温，降气消痰，止咳平喘，润肠通便；葶苈泻肺中水气；大枣肉和胃。忌盐。

舟车神佑丸又名净腑丸

治水肿水胀，形气俱实。

黑牵牛（炒）四两、大黄（酒浸）二两、甘遂（面裹煨）一两、大戟（面裹煨）一两、芫花（醋炒）一两、青皮（炒）一两、橘红一两、木香五钱、槟榔五钱、轻粉一钱。右为末，水丸，每服五分，五更白滚水下，大便痢三次为度。若一二次不通痢，次日仍服。或六分七分，渐加至一钱，若服后大便痢四五次，或形气不支，则减其服，三分二分俱可或隔一、二、三日服一次，以愈为度。甚者忌盐酱百日。

【注】葶苈大枣汤，苏葶定喘丸，舟车神佑丸，三方皆治肿胀之剂。

然葶苈大枣汤，治水停胸中，肺满喘急不得卧，皮肤浮肿，中满不急者，故独用葶苈之苦，先泻肺中之水气，佐大枣恐苦甚伤胃也。苏葶定喘丸，即前方加苏子以降气，气降则水降，气降则输水之上源，水降则开水之下流也。舟车神佑丸，治水停诸里，上攻喘咳难卧，下蓄小便不利，外薄作肿，中停胀急者，故备举甘遂、大戟、芫花、牵牛、大黄，直攻水之巢穴，使从大、小二便而出，佐青皮、陈皮、木香以行气，便气行则水行，肿胀两消，其尤峻厉之处，又在稍加轻粉，使诸攻水行气之药，迅烈莫当，无微不入，无穷不达。用之若当，功效神奇，百发百中。然非形实或邪盛者，不可轻试，苟徒利其有却病之能，消而旋肿，用者慎之！

此方出自明楼英（全善）著《医学纲目》卷四引河间，峻下逐水。治水湿内停，气血壅滞，不得宣通，水肿水胀，二便秘塞，脉沉实有力。方以甘遂、大戟、芫花、牵牛、大黄攻水；青皮、陈皮、木香、槟榔行气；稍加轻粉行气攻水使效果好。只有形实，邪盛才用，不可轻试。

🍃 实脾饮

治身重懒食，肢体浮肿，口中不渴，二便不实。

白术（土炒）、茯苓、甘草（炙）、厚朴（姜炒）、大腹子、草果仁、木香、木瓜、附子、干姜，加姜、枣煎服。气虚者加人参。

【注】脾胃虚，则土不能制水，水妄行肌表，故身重浮肿。用白术、甘草、生姜、大枣，以实脾胃之虚也。脾胃寒，则中寒不能化水，水停肠胃，故懒食不渴，二便不实。用姜、附、草果，以温脾胃之寒。更佐大腹，茯苓，厚朴，木香，木瓜者，以导水利气。盖气者水之母也，土者水之防也，气行则水行，土实则水治，故名曰实脾也。然此方导水利气之力有余，阴水寒胜而气不虚者，固所宜也。若气少声微，则必以理中汤加附子，数倍茯苓以君之，温补元气以行水，为万当也。

【按】桂苓术甘汤、实脾饮、肾气丸，皆治阳虚水气之证。桂苓术甘汤、治上焦阳虚不能输布，水留于上，心下逆满，气上冲胸，故用苓、桂、术、甘之品，扶阳通气输水道也。实脾饮，治中焦阳虚不能蒸化，水渍于中，外泛作肿，二便通利，故用姜、附、苓、术之剂，培土温中，胜寒湿也。肾气丸，治下焦阳虚，不能行水，小便不利，肢体浮肿，喘急腹胀，故用桂、附、地、苓之辈，温而补之，以行水也。

此方出自宋·严用和《济生方》，温阳健脾，行气利水。用于脾阳不足，水湿内停，证见尿少浮肿下半身尤著、腹泻便溏、胸腹胀满，或身重肢冷。舌苔白腻而润，脉沉迟或沉细者。方以白术、甘草、生姜、大枣补脾胃之虚；姜、附子、草果温通脾胃；大腹子（槟榔）、茯苓、厚朴、木香、木瓜利气导水。

治阳虚水气之证有三：苓桂术甘汤治上焦阳虚不能输布，水留于上，心下逆满，气上冲胸；实脾饮治中焦之阳虚不能蒸化，水渍于中，外泛为肿，二便通利；肾气丸治下焦阳虚，不能行水，小便不利，肢体肿，喘急腹胀。

清脾饮

治痰积成疟，无表里证者。

青皮、厚朴、草果、半夏、柴胡、白术、甘草、茯苓、黄芩。水煎服。

【注】疟为少阳病，兼太阳表者，麻桂各半汤汗之；兼阳明里者，大柴胡汤下之；若不兼表里，或已汗，下而仍作者，当从少阳和解法也。是方以小柴胡、四君二汤合剂，清少阳而顾及于脾，故名曰清脾也。减人参者，以气不虚也，加草果、厚朴气味俱厚之品，取以输胃之积，加青皮、佐茯苓、半夏，用以破痰之原。先哲云：无痰不成疟，无积不成疟，此汤是也。若夫气虚者仍加人参，气实者更加槟榔，热多者加石膏，汗多者加桂枝，自当临病斟酌也。

此方出自清·陈笏庵《胎产秘书》，燥湿化痰，清脾泻热。治寒热夹杂疟疾，热多寒少，口苦咽干，小便涩赤，其脉弦数。方以小柴胡汤：柴胡、黄芩、半夏清少阳；茯苓、白术、甘草健脾；草果、厚朴祛胃之积；青皮合茯苓、半夏破痰。

致疟因素很多，如温热病如疟，因此应认真加以鉴别。

芍药汤

治滞下赤白，便脓血，后重窘痛。

芍药二两、当归五钱、黄连五钱、黄芩五钱、槟榔三钱、木香三钱、甘草三钱。每服半两，水煎服。痢不减，加大黄。

【注】滞下起于夏秋，非外因湿暑，即内因生冷，湿蒸热郁酿成。初起腑病，久则传脏，腑病易治，脏病难治。腑者何？病在大肠则从金化，故其色白；病在小肠则从火化，故其色赤。所以赤痢多噤口，以小肠近胃，秽气易于上攻，而为呕逆不食也。脏者何？传心则热不休，下痢血水；传肾则痢不止，如屋漏水；传脾则水浆不入，哕逆不食。此汤治初病在腑之方也。用当归、白芍以调血。木香、槟榔以调气，血和则脓血可除、

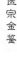

气调则后重自止。芩、连燥湿而清热。甘草调中而和药。若窘迫痛甚，或服后痢不减者加大黄，通因通用也。

此方出自《素问病机气宜保命集》，清热燥湿，调气和血，用于湿热痢疾。证见腹痛，便脓血，赤白相兼，里急后重，肛门灼热，小便短赤，舌苔黄腻，脉弦数。方以黄芩、黄连性味苦寒，入大肠经，清热燥湿解毒；芍药养血和营、缓急止痛，配以当归养血活血，"行血则便脓自愈"；木香、槟榔行气导滞，"调气则后重自除"；炙甘草和中调药。

此方用于湿热痢疾，临床应用以腹痛，便脓血，赤白相兼，里急后重，舌苔黄腻，脉弦数为辨证要点。

黄芩汤与芍药汤区别如下。

两者均治热痢。但黄芩汤的清热燥湿功用较逊，多用治湿热泄泻、大便不畅、口苦兼身热之证；芍药汤清热燥湿之力颇强，且能行气调血，多用治湿热痢疾、泻下赤白、腹痛里急、肛门灼热者。

临床应用：芍药 24 g，当归 9 g，黄连、黄芩各 9 g，槟榔 6 g，木香 9 g，甘草 6 g。水煎服。

温脾汤

主治锢冷在肠胃间，泄泻腹痛，宜先取去，然后调治，不可谓虚以养病也。

厚朴二两、干姜二两、甘草二两、桂心二两、附子二两、大黄四钱，右咬咀，取一两，水二钟，煎六分，顿服。

【集注】喻昌曰：许叔微制此方，深合仲景以温药下之之法，其大黄只用四钱，更为有见。夫锢冷在肠胃而泄泻矣，即温药中，宁敢用大黄之猛重困之乎？减五之一，乃知许叔微之得于仲景深也。仲景云：患者旧微溏者，栀子汤不可与服。又云：太阳病，脉弱便利，设当行大黄、芍药者，宜减之，以其人胃气弱易动故也。即是观之，肠胃锢冷之泄泻，而可恣用大黄耶？不用则温药恐不能制，而洞下之势或至转增，裁酌用之，真足法矣。

此方出自宋·许叔微《普济本事方》。而唐·孙思邈《备急千金要方》

之温脾汤（方为干姜、人参、附子、当归、大黄、芒硝、甘草）。温补脾阳，攻下冷积。治脾阳虚寒积证，用于腹痛便秘，手足不温，舌苔白不渴，脉沉弦而迟。方以厚朴、大黄下之去积；干姜、附子、甘草为四逆汤加肉桂温阳。此为脾寒有滞，温下法之一。

温脾汤与大黄附子汤均治冷积里实之腹痛便秘，均以大黄配伍附子为主。但大黄附子汤主治中气未虚，寒实积滞之腹痛便秘；而温脾汤主治脾阳不足，冷积阻滞，虚中夹实之便秘腹痛。二者皆为温下法。

大黄附子汤

主治胁下偏痛发热，其脉紧弦，此寒也，以温药下之。

大黄二两、附子（炮）二枚、细辛二两。右三味，以水五升，煮取二升，分温三服。若强人取二升半，分三服，服后如人行四五里，再进。

【集注】喻昌曰：仲景治伤寒热邪痞聚心下，而挟阳虚阴盛之证，用附子泻心汤之法矣。其杂证胁下偏痛发热为阳，其脉弦紧为阴；是则知阳中阴邪上逆也，复立此温药下之一法。然仲景谆谆传心，后世领略者鲜。《金匮要略》又别出一条云：其脉数而紧，及弦状如弓弦，按之不移，数脉弦者，当下其寒；脉紧而迟者，必心下坚；脉大而紧者，阳中有阴，可下之。读者罔识其旨，讵（岂，怎）知皆以温药下之之法耶！其曰当下其寒，谓阳中有阴实之邪可下，其金针不跃跃乎？张璐曰：三承气汤，为寒下之柔剂；白散、备急丸，为热下之刚剂；附子泻心汤、大黄附子汤，为寒热互结，刚柔并济之和剂。近世但知寒下一途，绝不知有温下一法。盖暴感之热结可以寒下，久积之寒结亦可寒下乎？是以备急等法所由设也。然此仅可治寒实之结，设其人禀质素虚，虽有实邪固结，敢用刚猛峻剂攻击之乎？故仲景又立附子泻心汤，用芩、连佐大黄以祛膈上之热痞，即兼附子之温以散之；大黄附子汤用细辛佐附子，以攻胁下寒结，即兼大黄之寒以导之。寒热合用，温攻并施，此圣法昭然，不可思议者也。

此方出自《金匮要略》，温里散寒，通便止痛。用于寒积里实证。证见腹痛便秘，胁下偏痛，发热，手足厥冷，舌苔白腻，脉弦紧。方以附子辛热，温里散寒；大黄苦寒泻下通便，去积滞；细辛辛温辛通，散寒止痛，助附子温里散寒。此为寒中有热，温下法之一。

附子泻心汤：大黄、黄连、黄芩、附子。温经回阳，泄热消痞。治阳虚于外，热结于胃，心下痞满，而复恶寒、汗出，脉沉者。

白散：桔梗、巴豆、川贝母。涌吐实痰，泻下寒积。主治寒实结胸，痰涎壅盛，呼吸困难，脉沉紧。

备急丸：干姜、大黄、巴豆。用于霍乱卒暴心腹痛。

越鞠汤丸

治一切湿痰，食火气血诸郁。

香附、苍术、川芎、神曲、山栀仁。水煎服，或作丸。

【注】夫人以气为本，气和则上下不失其度，运行不停其机，病从何生？若饮食不节，寒温不适，喜怒无常，忧思无度，使冲和之气升降失常，以致胃郁不思饮食，脾郁不消水谷，气郁胸腹胀满，血郁胸膈刺痛，湿郁痰饮，火郁为热，及呕吐恶心，吞酸吐酸，嘈杂嗳气，百病丛生。故用香附以开气郁，苍术以除湿郁，川芎以行血郁，山栀以清火郁，神曲以消食郁。此朱震亨因五郁之法，而变通者也。五药相须，共收五郁之效。然当问何郁病甚，便当以何药为主，至若气虚加人参，气痛加木香，郁甚加郁金，懒食加榖蘖（谷曲，神曲），胀加厚朴，痞加枳实，呕痰加姜，夏火盛加黄、连，则又存乎临证者之详审也。

此方出自清朱丹溪（震亨）《丹溪心法》，行气解郁，消胀宽中。用于腹闷腹胀，食滞反酸。主治气、血、痰、火、湿、食等郁，证见胸膈痞闷，脘腹胀痛，吞酸呕吐，饮食不化。方以香附行气，以解气郁；苍术燥湿健脾，以除湿郁；川芎行气活血，以治血郁；栀子清热除烦，以治火郁；神曲消食和胃，以消食郁。

临床应用：香附、苍术、川芎、神曲、栀子各9 g。水煎服。

四磨饮

治七情感伤，上气喘急，胸膈不快，妨闷不食。

人参、槟榔、沉香、天台乌药。右四味，各浓磨水取七分，煎三五沸，放温，空心服。

【集注】王又原曰：经云"圣人啬气如持至宝，庸人役物而反伤太和"。此七情随所感皆能为病。然壮者气行而愈，弱者气着为病。愚者不察，一遇上气喘急，满闷不食，谓是实者宜泻，辄投破耗等药，得药非不暂快，初投之而应，投之久而不应矣。夫呼出为阳，吸入为阴，肺阳清肃，则气下行；肾阴宁谧，则气归摄，不复散而上逆矣。若正气既衰，即欲削坚破滞，则邪气难伏，法当用人参先补正气，沉香纳之于肾，而后以槟榔、乌药从而导之，所谓实必顾虚，泻必先补也。四品气味俱厚，磨则取其气味俱足，煎则取其气味纯和，气味齐到，效如桴（鼓槌）鼓矣。

此方出自宋·严用和著《重订严氏济生方》，破滞降逆，补气扶正。用于治疗因七情失调所致气逆不降之证。证见上气喘逆，胸膈不快，烦闷不食。方以人参补正气，以防三药副作用，以行气不伤气；槟榔、乌药开气使其下行；沉香入肾以降之。

备急丸

治寒气冷食，稽留胃中，心腹满痛，大便不通者。

大黄二两、干姜二两、巴豆（去皮，研如脂）一两，先捣大黄、干姜为末，纳巴豆合捣千杵，和蜜丸，如豆大，藏密器中，勿泄气，候用。每服三四丸，暖水或酒下。《金匮》主中恶心腹胀满，猝痛如锥刺，气急口噤如猝死者，捧头起，灌令下咽，须臾当瘥（病愈），不瘥（病愈）更与三丸，当腹中鸣，即吐利便瘥（病愈）。若口噤者，须化开，从鼻孔用苇管吹入，自下于咽。

【集注】柯琴曰：大便不通，当分阳结阴结。阳结有承气、更衣之剂，阴结又制备急、白散之方。《金匮》用此治中恶，当知寒邪猝中者宜之，若用于温暑热邪，速其死矣。是方允为阴结者立，干姜散中焦寒邪，巴豆逐肠胃冷积，大黄通地道，又能解巴豆毒，是有制之师也。然白散治寒结在胸，故用桔梗佐巴豆，用吐下两解法。此则治寒结肠胃，故用大黄佐姜、巴，以直攻其寒。世徒知有温补之法，而不知有温下之法，所以但讲寒虚，不议及寒实也。

【按】世人之情，惟知畏贫，不知畏祸，因其贫遗有祸。患者之情亦多如是，惟知畏虚，不知畏病，因其虚忘其病。殊不知虚犹贫也，病犹祸也。虚而有病，犹夫贫者有祸也，去其祸而但贫，犹可安也。实而有病，犹夫富者有祸也，不去其祸，而其富未可保也。最可笑者，近世之医临诊病家，外饬（装扮）小心，中存不决。且诿（推托）言虚不可攻，纵使病去，正气难复。患者畏惧，自然乐从，受病浅者幸而自愈，设不愈者，另延医至。讵（岂，怎）病者先意难入，攻病之药尚未入口，众议咻咻，致明通之士，拂袖而去，坐而待毙，终不悟为庸工之所误也。医者久擅其术，初心原为自全，恬不知耻，久之亦竟以为养病为能，攻病为拙，而举世之病者，皆昧昧于治病也。尝考孙思邈以仲景麻黄、桂、杏、甘草之还魂汤，治猝中昏冒，口噤握固；李杲以仲景巴豆、大黄、干姜之备急丸，治猝中暴死，腹痛满闭，下咽立效。岂二人不知虚实耶？盖上工之医，未诊病时，并不先存意见，亦不生心自全，有是病但用是药耳。柯琴曰：备急丸治寒结肠胃，白散治寒结在胸。于此又可知还魂汤治寒结在胸之表，以散无形之邪气也；白散治寒结在胸之里，以攻有形之痰饮也；备急丸治寒结在肠胃，以攻不化之糟粕也。

此方出自《金匮要略》，攻逐冷积。主治卒然心腹胀满急痛，大小便不通。用于寒滞食积，阻结于肠胃，升降气机痞塞以致卒然腹胀急痛，甚至面青气喘者。方以干姜温中，以散中焦寒邪；巴豆辛热峻下，以逐肠胃冷积；大黄通大便，又能监制巴豆的辛热。

白散：桔梗、巴豆、川贝母。涌吐实痰，泻下寒积。用以寒实结胸之里，痰涎壅盛，呼吸困难，脉沉紧者。

还魂汤：麻黄、肉桂、杏仁、甘草。用于寒结胸中之表。用以治邪在太阴，卒中暴厥，口噤气绝，下咽奏效。

磁朱丸

治神水宽大渐散，昏如雾露中行，渐睹空中有黑花，睹物成二体。及内障，神水淡绿色，淡白色。又治耳鸣及聋。

磁石二两、辰砂一两、神曲（生）三两，更以一两水和作饼，煮浮，入前药，炼蜜为丸。每服十丸，加至三十丸，空心米汤下。

【集注】王又原曰：五脏六腑之精，皆上注于目，则目之能视者气也，目之所以能视者精也。肾为藏精，故神水发于肾。心为离照，故神光发于心。光发阳而外映，有阴精以为守，则不散而常明。水发阴而凝静，有阳气以为布，则洞悉而不穷。心肾有亏，致神水干涸，神光短少，昏眊（看不清楚）内障诸证所由作也。磁石直入肾经，收散惟失之神，性能引铁，吸肺金之气归藏肾水。朱砂体阳而性阴，能纳浮游之火而安神明。水能鉴，火能烛，水火相济，而光华不四射欤！然目受脏腑之精，精裨于谷，神曲能消化五谷，则精易成矣。盖神水散大，缓则不收，赖镇坠之品，疾收而吸引之，故为救急之剂也。其治耳鸣，耳聋等证，亦以镇坠之功，能治虚阳之奔耳。柯琴曰：此丸治癫痫之圣剂。

盖狂痴是心、肾、脾三脏之病，心藏神，脾藏意与智，肾藏精与志。

心者神明之主也，主不明则十二官危，使道闭塞而不通，形乃大伤，即此谓也。然主何以不明也？心法离而属火，真水藏其中，若天一之真水不足，地二之虚火妄行，所谓天气者蔽塞，地气者冒明，日月不明，邪害空窍，故目多妄见而作此奇疾也。非金石之重剂以镇之，狂必不止。朱砂禀南方之赤色，入通于心，能降无根之火而安神明。磁石禀北方之黑色，入通于肾，吸肺金之气以生精，坠炎上之火以定志。二石体重而主降，性寒而凉阴，志同道合，奏功可立俟矣。神曲推陈致新，上交心神，下达肾志以生意智。且食入于阴，长气于阳，夺其食则已，此《内经》治狂法也。食消则意智明而精神治，是用神曲之旨乎？炼蜜和丸，又甘以缓之矣。

此方出自唐·孙思邈《备急千金要方》，一名"神曲丸"，磁石、朱砂、神曲。用于肾虚火旺，水火不济之心悸、失眠、耳鸣、耳聋、视物昏花、也可治疗癫痫，其脉上溢过浮。方以磁石入肾，益阴潜阳，重镇安神；朱砂入心，安神定志；神曲健脾助运。

五脏六腑精华注于目：黑属肾，白属肺，内眦属大肠，外眦属小肠，上眼睑属胃，下眼睑属脾，明亮发于心火，肝开窍于目。

医宗金鉴

石斛夜光丸

治神水宽大渐散，昏如雾露，空中有黑花，及睹物成二，神水淡绿，淡白色者。

天门冬二两，菟丝子七钱，人参、茯苓各二两，甘菊花、干山药各七钱，麦冬、熟地各一两，肉苁蓉、青葙子各五钱，生地一两，枸杞七钱，羚羊角（镑）五钱，草决明八钱，石斛、杏仁各七钱，蒺藜、川芎、甘草（炙）、黄连、防风、枳壳、乌犀各五钱，牛膝七钱五分。右为细末，炼蜜丸，桐子大，每服三五十丸，温服盐汤下。

【集注】罗谦甫曰：此方为阳衰阴弱，不能升精于目而设，故目科与千金磁朱丸并重，治证亦同。然磁朱为镇坠药，此为滋补药。《针经》曰：五脏六腑精气，皆上于目而为之精。故夫目之精明者，阴阳合传而为精明者也。若肾肝虚，则阴弱不能敛精，以升养神水于内。脾肺虚，则阳衰不能摄阴，而浮散神光于外，以致神水宽大，睹物成二。此其治法，其营在肝，其主在肾，其合在脾，能合肾脾之阴而使肝达之，则必能归精于两眸，而继明如昼夜矣。是方先补肾肝，以二冬、二地、菟丝、枸杞、五味、牛膝、苁蓉群队滋阴之品，以之强阴填精，敛气安神养血，此壮水之主，亦所以生水也。复以人参、炙草、茯苓、山药培补中宫，使调合阴阳也。佐之以蒺藜、甘菊、川芎、枳壳、防风行肝达气，青葙子、决明子解结散滞，黄连、乌犀、羚角清火泻热。然必取石斛之妙合脾肾者，清而行之，要使升精归明之用，脏腑合德专精致一耳。其以为丸者，补上治下，利以缓，利以久，不利以速也。

此方出自元·倪维德著《原机启微》，滋补精血、平肝熄风、清热明目之功，用于治肾虚血弱，风毒上攻，眼目视物昏花不明。方以二冬、二地、菟丝子、枸杞、牛膝、肉苁蓉滋阴生水；人参、炙甘草、茯苓、山药补脾；蒺藜、菊花、川芎、枳壳、防风引肝达气；青葙子（散力太大，瞳孔大者不宜用）、草决明散结；黄连、犀角清心肝之热；石斛入脾肾，清养脾肾，养津液。以丸药补上治下，适于缓用、久用，不利以速。

洗刀散

治风热上攻，火眼赤痛，骤生云翳，外障遮睛。

防风、石膏、滑石、归尾各一钱，赤芍、羌活各八分，荆芥、黄芩、连翘、川芎、桔梗、麻黄、白术、大黄、芒硝、独活、元参、木贼、菊花、白蒺藜、蝉蜕、草决明各五分，薄荷、栀子、蔓荆子各四分，细辛、甘草各三分。加清茶叶五分，水煎服。

【注】目之病内障者，昏暗不明而不肿痛，得之于内，七情动中，劳伤心肾也。外障者，赤肿而痛，睛不昏暗，得之于六淫所袭，热蕴经络也。故内障多虚，外障多实。子和曰：眼无火不病，非止内障，正指外障而立言也。外障赤肿而痛者，或散外邪，或泻内热，或并解之，可立愈也。其有风火上攻，留而不散，凝结云翳，掩其光明者，又非或散，或下，所能即愈也。洗刀散方既可以攻风热，又可以去云翳，是一方而兼擅其长也。方中用防风通圣散全剂，是主以风热也。

倍归尾、赤芍，是治风先治血，血行风自灭也。加羌、独活、蔓荆子、倍防风，是祛风而专在太阳表也，太阳之里少阴也，故又加细辛直走少阴。加元参下安肾火，是治表而顾及其里也。其加木贼、蝉蜕、草决明、白蒺藜、菊花者，是佐诸祛风清热之群药，以消风热骤壅之云翳也。

此方出自明·王肯堂著《证治准绳类方》卷七，亦有认为出自《金鉴》。治风热，去云翳。方以防风通圣散以去风热；倍当归尾、赤芍治血；加羌活、蔓荆子、防风祛风；元参下达肾，熄肾火；细辛直达少阴，治太阳之里；木贼、蝉蜕、草决明、白蒺藜、菊花清热祛风，去云翳。

防风通圣散：解表通里，清热化毒。方以防风、荆芥、连翘、麻黄、薄荷、川芎、当归、白芍、白术、栀子、大黄、芒硝、石膏、黄芩、桔梗、甘草、滑石。

失笑散

治产后心腹绞痛欲死，或血迷心窍，不省人事。

五灵脂、蒲黄等分每服三钱，酒煎服。

此方出自宋·陈师文等撰《太平惠民和剂局方》，活血祛瘀，散结止痛。

瘀血停滞证。证见心腹刺痛，或产后恶露不行，或月经不调，少腹急痛等。五灵脂苦咸甘温，入肝经血分，功擅通利血脉，散瘀止痛；蒲黄甘平，行血消瘀，炒用并能止血。

独圣散

南山楂肉（炒）一两水煎，用童便沙糖和服。

【集注】吴于宣曰：经云"心主血，脾统血，肝藏血"。故产后瘀血停滞，三经皆受其病，以致心腹瘀痛，恶寒发热，神迷眩晕，胞膈满闷。凡兹者，由寒凝不消散，气滞不流行，恶露停留，小腹结痛，迷闷欲绝，非纯用甘温破血行血之剂，不能攻逐荡平也。是方用五灵脂之甘温走肝，生用则行血；蒲黄辛平入肝，生用则破血。佐酒煎以行其力，庶可直抉厥阴之滞，而有推陈致新之功。甘不伤脾，辛能散瘀，不觉诸证悉除，直可以一笑而置之矣。至独圣散用山楂一味浓煎，与沙糖童便同服者何也？山楂不惟消食健脾，功能破瘀止儿枕痛；更益以沙糖之甘，逐恶而不伤脾，童便之咸，入胞而不凉下。相得相须，功力甚伟，名之曰独圣，诚不虚也。

此方出自《金鉴》，方以山楂消食健脾，破瘀止痛。

大黄䗪虫丸

治五劳七伤，内有干血，肌肤甲错，两目黯黑。

大黄（酒蒸）十两，桃仁（去皮、尖，炒）、杏仁（去皮、尖，炒）各四两，黄芩（炒）二两，甘草三两，芍药（炒）四两，地黄十两，干漆（炒）一两，蝱虫（去翅足，炒）一两五钱，水蛭（炙黄）百枚，蛴螬（炒）一两五钱，䗪虫（去头足，炒）一两。右十二味为末，蜜丸如小豆大。酒服五丸，日三服。

【集注】李中梓曰：劳伤之证，肌肤甲错，两目黯黑，此内有瘀血者也。瘀之日久，则必发热，热涸其液，则血干于经隧之间，愈干愈热，愈热愈干，而新血皆损。人之充养百骸，光华润泽者，止藉此血，血伤则无以沃其肤，故甲错也。目得血而能视，血枯则无以荣，其目故黯黑也。仲景洞见此证，补之不可，凉之无益，而立此方。经曰：血主濡之，故以地黄为君。坚者削之，故以大黄为臣。统血者脾也，脾欲缓急，食甘以缓之。又酸苦涌泄为阴，故以甘、芍、桃仁为佐。咸走血，苦胜血，故以干漆之苦，四虫之咸为使。夫浊阴不降，则清阳不升，瘀血不去，则新血不生。今人遇一劳证，便用滋阴之药，服而不效，坐以待毙，术岂止此耶！

此方出自《金匮要略》，破血消症，祛瘀通经。主治干血内结，五劳虚极，瘀结成块，妇女经闭，肌肤甲错，两目黯黑，潮热消瘦等。方以地黄、甘草、芍药滋阴补肾，养血濡脉，和中缓急；蛰虫有破瘀血，消肿块，通经脉，合大黄通达三焦以逐干血；桃仁、干漆、水蛭、虻虫、蛴螬活血通络，消散积聚，攻逐瘀血；黄芩配大黄，清上泻下，共逐瘀热；桃仁配杏仁降肺气，开大肠，祛瘀血；黄芩、杏仁清宣肺气而解郁热。临床少见。

仙方活命饮

附：薛己治疡通方。 治一切疮疡，未成脓者内消，已成脓者即溃，又止痛、消毒之圣药也。

穿山甲、白芷、防风、皂角刺、乳香、没药、当归尾、赤芍、花粉、贝母、陈皮、金银花、甘草。右十三味，用酒一碗，煎数沸服。

【集注】罗谦甫曰：此疡门开手攻毒之第一方也。经云：营气不从，逆于肉理。故痈疽之发，未有不从营气之郁滞，因而血结痰滞蕴崇（高）热毒为患。治之之法，妙在通经之结，行血之滞，佐之以豁痰理气解毒。是方穿山甲以攻坚，皂刺以达毒所，白芷、防风、陈皮通经理气而疏其滞，乳香定痛和血，没药破血散结，赤芍、归尾以驱血热而行之，以破其结。佐以贝母、金银花、甘草，一以豁痰解郁，一以散毒和血，其为溃坚止痛宜矣。然是方为营卫尚强，中气不亏者设。若脾胃素弱，营卫不调，则有托里消毒散之法，必须斟酌而用。此薛己所论千古不易之治也。因附治疡用方之法于后，使学者服膺云。薛己曰：治疡之法，若肿高焮痛者，先用仙方活命饮解之，后用托里败毒散。漫肿微痛者，用托里散，如不应加姜、桂。若脓出而反痛，气血虚也，八珍散。不作脓不腐溃，阳气虚也，四君加归、芪、肉桂。不生肌，不收敛，脾气虚也，四君加芍药、木香。恶寒憎寒，阳气虚也，十全大补加姜、桂。晡热内热，阴血虚也，四物加参、芪。欲呕作呕，胃气虚也，六君加炮姜。自汗，盗汗，五脏虚也，六味丸料加五味子。食少体倦，脾气虚也，补中益气加茯苓、半夏。喘促咳嗽，脾肺虚也，前汤加麦冬、五味。欲呕少食，脾胃虚也，人参理中汤。腹痛泄泻，脾胃虚寒也，附子理中汤。热渴淋秘，肾虚阴火也，加减八味丸。大凡怯弱之人，不必分其肿溃，惟当先补胃气。盖疮疡之作，缘阴阳亏损，其脓既泄，气血愈虚，岂有不宜补者哉！或疑参、芪满中，间有用者，又加发散败毒，所补不偿所损。又或以有疾不服剂，因而致误者多矣。可胜惜哉！

此方出自宋·陈志明著《校注妇人良方》，用于阳证痈疡肿毒初起。红肿灼痛，或身热凛寒，苔薄白或黄，脉数有力。方以金银花性味甘寒，清热解毒疗疮；当归尾、赤芍、乳香、没药、陈皮行气活血通络，消肿止痛；白芷、防风通滞而散其结，使热毒从外透解；贝母、花粉清热化痰散结，可使脓未成即消；山甲、皂刺通行经络，透脓溃坚，可使脓成即溃（疮疡已溃破不用二药）；甘草清热解毒，并调和诸药。

仙方活命饮、五味消毒饮、四妙勇安汤均为阳证疮疡的常用方，均有清热解毒之功。三方的不同点如下：

仙方活命饮为痈肿初起的要方，除清热解毒之外，还配伍疏风、活血、软坚、散结之品，功能清热解毒，消肿溃坚，活血止痛。

五味消毒饮重在清热解毒，其清解之力较仙方活命饮为优，侧重消散疗毒。

四妙勇安汤主治脱疽之热毒炽盛者，药少量大力专，且须连续服用。

五味消毒饮：方以金银花、野菊花、蒲公英、紫花地丁、紫背天葵子。清热解毒，散结消肿。治热毒蕴蒸肌肤，致生疔疮痈肿。证见红肿热痛，发热恶寒，舌红脉数者。

四妙勇安汤：方以金银花、玄参、当归、甘草。清热解毒，活血止痛。热毒炽盛之脱疽。证见暗红微肿灼热，溃烂腐臭，疼痛剧烈，或见发热口渴，舌红脉数。

🍃 托里消毒散

人参、黄芪、白术、茯苓、当归、川芎、白芍、金银花、白芷、甘草、连翘。水煎服。

【注】参、芪、术、苓、草以益气分，归、芎、芍以滋血分，银花、白芷、连翘以解毒。

此方出自明·陈实功《外科正宗》，补益气血，托毒消肿。消肿，溃脓，生肌。用于疮疽元气虚弱，或行攻伐，不能溃散。方以人参、白术、茯苓、甘草为四君子汤，能补益气血而利生肌；当归、川芎、白芍、生黄芪，补益气血，托毒排脓；金银花、白芷、连翘清热解毒，提脓生肌收口。

疮溃破无水湿者，去茯苓、白术；阴分亏者，去白术、茯苓。

里托以生甘草解毒，炙甘草顾里。

补血以当归、白芍，血分郁滞加川芎；阴分不足加生地。

疏散用白芷；长肉、排脓用贝母。

排脓散《金匮要略》：枳实、白芍、桔梗。加川贝母、甘草、花粉，排脓效果好。

· 卷六 ·

🍃 桂枝汤

治风寒在表，脉浮弱，自汗出，头病发热，恶风恶寒，鼻鸣干呕等证，及杂证自汗，盗汗，虚损，虚疟亦可用。若脉浮紧，汗不出者，酒客病风寒而汗出者，禁用。

桂枝、芍药、生姜各三两，甘草（炙）二两，大枣十二枚。右五味，以水七升，煮取三升，服一升，覆令微汗，不可令如水流漓病必不除。若服一升，汗出病瘥，不必尽剂。服已，更啜稀粥一盏，以助药力。

【注】凡风寒在表，脉浮弱自汗出者，皆属表虚，宜桂枝汤主之。名曰桂枝汤者，君以桂枝也。桂枝辛温，辛能散邪，温从阳而扶卫。芍药酸寒，酸能敛汗，寒走阴而益营。桂枝君芍药，是于发散中寓敛汗之意；芍药臣桂枝，是于固表中有微汗之道焉。生姜之辛，佐桂枝以解肌表。且大枣之甘，佐芍药以和营里。甘草甘平，有安内攘外之能，用以调和中气，即以调和表里调和诸药矣。以桂、芍之相需，姜、枣之相得，藉甘草之调和阳表阴里，气卫血营，并行而不悖，是刚柔相济以为和也。而精义在服后须臾啜热稀粥以助药力。盖谷气内充，不但易为酿汗，更使已入之邪不能稍留，将来之邪不得复入也。又妙在温服令一时许，微似有汗，是授人以微汗之法。不可令如水流漓，病必不除，禁人以不可过汗之意也。此方为仲景群方之冠，乃解肌，发汗，调和营卫之第一方也。凡中风，伤寒，脉浮弱汗自出而表不解，皆得而主之。其他但见一二证即是，不必悉具。故麻、葛、青龙发汗诸剂，咸用之也。若汗不出麻黄证也，脉浮紧者麻黄脉也，固不可与桂枝汤。然初起无汗，当用麻黄发汗，如汗解后复烦、脉浮数者，与下后脉仍浮、气上冲者，及下后下痢止而身痛不休者，皆用此以解外。何也？盖此时表虽不解，腠理已疏，邪不在皮毛而在肌肉，且经汗下，津液已伤，故脉证虽同麻黄而主治当属桂枝矣。粗工妄谓桂枝汤专治中风，不治伤寒，使人疑而不用；又谓专发肌表不治他病。不知此汤倍芍药，生姜加人参，名桂枝新加汤，用以治营表虚寒，肢体疼痛；倍芍药加饴糖，名小建中汤，用以治里虚心悸，腹中急痛；再加黄芪，名黄芪建中汤，用以治虚损虚热，自汗盗汗。因知仲景之方，可通治百病也。

此方出自《伤寒论》，解肌发表，调和营卫。用于外感风寒表虚证。证见头痛发热，汗出恶风，鼻鸣干呕，苔白不渴，其脉浮缓或浮弱者。方以桂枝解肌发表，散外感风寒；芍药益阴敛营；生姜辛温，既助桂枝解肌，又能暖胃止呕；大枣甘平，益气补中，滋脾生津；姜、枣相合，升腾脾胃生发之气而调和营卫。

临床应用：桂枝9g、芍药9g、炙甘草6g、生姜3片、大枣2枚。水煎服，操作方法同上。

桂枝新加汤：又名新加汤，桂枝、芍药（倍）、生姜、人参。益营血，散未尽之邪，温补其营卫。用于发汗后，身疼痛，或痹，或四肢拘挛、心下痞塞，脉沉迟者。

小建中汤：饴糖(加量)、桂枝、芍药、生姜、大枣、炙甘草。温中补虚，和里缓急。主治中焦虚寒，肝脾不和证。腹中拘急疼痛，喜温喜按，神疲乏力，虚怯少气；或心中悸动，虚烦不宁，面色无华；或伴四肢酸楚，手足烦热，咽干口燥，舌淡苔白，脉细弦。

黄芪建中汤：黄芪、桂枝、白芍、生姜、炙甘草、大枣、饴糖。重在温养脾胃，是治疗虚寒性胃痛的主方。用于气虚里寒，腹中拘急疼痛，喜温熨，自汗，脉虚。

麻黄汤

治太阳风寒在表，头项强痛发热，身疼，腰痛，骨节痛，恶风寒无汗，胸满而喘，其脉浮紧或浮数者，用此发汗。虽有是证，若脉浮而弱，汗自出，或尺中脉微与迟者，俱不可用。风、寒、湿成痹，肺经壅塞，昏乱不语，冷风哮吼最宜。

麻黄（去节）三两、桂枝二两、甘草（炙）一两、杏仁（去皮、尖）六十枚。右四味，以水九升，先煮麻黄，减二升，去上沫，纳诸药，煮取二升半，去滓，温服八合。温覆取微汗，不须啜粥。一服汗出，停后服。汗出多者，温粉扑之。

【注】凡风寒在表，脉浮紧数无汗者，皆表实也，宜麻黄汤主之。名曰麻黄汤者，君以麻黄也。麻黄性温，味辛而苦，其用在迅升。桂枝性温，味辛而甘，其能在固表。证属有余，故主以麻黄必胜之算也。监以桂枝制节之妙也。杏仁之苦温佐麻黄，逐邪而降逆。甘草之甘平，佐桂枝和内而拒外。饮入于胃，行气于元府，输精于皮毛，斯毛脉合精，溱溱（汗出貌）汗出，在表之邪必尽去而不留，痛止喘平，寒热顿解。不须啜粥而藉汗于谷也。其不用姜、枣者，以生姜之性横散于肌、碍麻黄之迅升，大枣之性泥滞于膈，碍杏仁之速降，此欲急于直达，稍缓则不迅，横散则不升矣。然则为纯阳之剂，过于发散，如单刀直入之将，用之若

医宗金鉴

当,一战成功,不当则不戢(停止)而召祸。故可一而不可再,如汗后不解,便当以桂枝代之。此方为仲景开表逐邪发汗第一峻药也。庸工不知其制在温覆取汗,若不温覆取汗,则不峻也。世谓麻黄专能发表,不治他病。不知此汤合桂枝汤,名麻桂各半汤,用以和太阳留连未尽之寒热。去杏仁加石膏合桂枝汤,名桂枝二越婢一汤,用以解太阳热多寒少之寒热。若阳盛于内而无汗者,又有麻黄杏仁甘草石膏汤,以散太阴肺之邪。若阴盛于内而无汗者,又有麻黄附子细辛甘草汤,以温散少阴肾家之寒。《金匮要略》以此方去桂枝,《千金方》以此方桂枝易桂,皆名还魂汤,用以治邪在太阴,猝中暴厥,口噤气绝,下咽奏效。而皆不温覆取汗。是知麻黄汤之峻与不峻,而温覆与不温覆。此仲景用方之心法,岂常人所能得而窥耶!

此方出自《伤寒论》,发汗解表,宣肺平喘。证见外感风寒,恶寒发热,头痛身疼,无汗而喘,舌苔薄白,脉浮紧。方以麻黄味苦辛性温,为肺经专药,能发越人体阳气,有发汗解表、宣肺平喘;桂枝温经散寒,透营达卫;杏仁降肺气、散风寒,同麻黄一宣一降,增强解郁平喘之功;炙甘草既能调和宣降,又能缓和麻、桂相合的峻烈之性,使汗出不致过猛而伤耗正气。

临床用药:麻黄 9 g、桂枝 6 g、炙甘草 3 g、杏仁 9 g。水煎服,操作方法同上。

🍥 大青龙汤

治太阳风寒两伤,营卫同病。伤寒之脉而见中风之证,中风之脉而见伤寒之证,二证俱不出汗而烦躁者,用此两解发汗。虽有是证,若脉微弱,自汗出者,不可服之,服必亡阳。

麻黄(去节)六两、桂枝二两、杏仁(去皮、尖)四十个、甘草(炙)二两、生姜(切)三两、大枣(擘)十二枚、石膏(碎,绵裹)如鸡子大。右七味,以水九升,先煮麻黄,减二升,去上沫,纳诸药,煮取三升,去滓,温服一升,取微汗。汗出多者,温粉扑之。一服汗者,停后服。汗多亡伤,遂虚,恶风烦。

【注】何以知风寒两伤、营卫同病?以伤寒之脉而见中风之证,中风

之脉而见伤寒之证也。名大青龙汤者，取龙兴云雨之义也。治风不外乎桂枝，治寒不外乎麻黄，合桂枝麻黄二汤以成剂，故为兼风寒中伤者主之也。二证俱无汗，故减芍药，不欲其收也。二证俱烦躁，故加石膏以解其热也。设无烦躁，则又当从事于麻黄桂枝各半汤也。仲景于表剂中加大寒辛甘之品，则知麻黄证之发热，热全在表；大青龙证之烦躁，兼肌里矣。初病太阳即用石膏者，以其辛能解肌热，寒能清胃火，甘能生津液，是预保阳明存津液之先着也。粗工疑而畏之，当用不用，必致热结阳明，斑黄狂胃，纷然变出矣。观此则可知石膏乃中风伤寒之要药，得麻、桂而有青龙之名，得知、草而有白虎之号也。

服后取微汗，汗出多者，温粉扑之。一服得汗，停其后服，盖戒人即当汗之证，亦不可过汗也。所以仲景桂枝汤中不用麻黄者，是欲其不大发汗也；麻黄汤中用桂枝者，恐其过汗无制也。若不慎守其法，汗多亡阳，变生诸逆，表遂空虚而不任风，阴盛格阳而更烦躁不得眠也。

此方出自《伤寒论》，发汗解表，清热除烦。用于外感风寒，兼有里热，证见恶寒发热，身疼痛，无汗烦躁，脉浮紧。方中用麻黄、桂枝、生姜辛温发汗以散风寒，能使内热随汗而泄；甘草、生姜、大枣甘温补脾胃、益阴血；石膏甘寒清解里热，与麻黄配伍能透达郁热；杏仁配麻黄，一收一散，宣降肺气利于达邪外出。

临床应用：麻黄、石膏各9 g，杏仁、炙甘草、桂枝各6 g，生姜4.5 g，大枣5枚。水煎服。操作方法同上。

小青龙汤

治伤寒表不解，心下有水气，干呕发热而咳，或渴，或痢，或噎，或小便不利，少腹满，或喘者，及杂病肤胀，水肿证，用此发汗而利水。

麻黄（去节）、芍药各三两，五味子半升，甘草（炙）三两，干姜二两，半夏（洗）半升，桂枝、细辛各三两。右八味，以水一斗，先煮麻黄，减二升，去上沫；纳诸药，煮取三升，去滓，温服一升。若渴者，去半夏加瓜蒌根三两。若噎者，去麻黄加附子（炮）一枚。若小便不利少腹满者，去麻黄加茯苓四两。若喘者，去麻黄加杏仁（去皮、尖）半升。若微利者，

去麻黄加芫花如鸡子（熬令赤色）。

【按】"加芫花如鸡子，熬令赤色"。此必传写之讹。盖本草荛即芫花类也，用之攻水，其力甚峻，五分可令人下行数十次，岂有治停饮之微利，而用鸡子大之荛花者乎？当改加茯苓四两。

【注】太阳停饮有二：一中风，表虚有汗，五苓散证也；一伤寒，表实无汗，小青龙汤证也。表实无汗，故合麻桂二方以解外。去大枣者，以其性泥也。去杏仁者，以其无喘也，有喘者加之。去生姜者，以有干姜也，若呕者仍用。佐干姜、细辛，极温极散，使寒与水俱从汗而解。佐半夏逐痰饮，以清不尽之饮。佐五味收肺气，以敛耗伤之气。若渴者，去半夏加花粉，避燥以生津也。若微利与噎，小便不利，少腹满，俱去麻黄，远表以就里也。加附子以去噎散寒，则噎可止。加茯苓以利水，则微利少腹满可除矣。此方与越婢汤同治水饮溢于表，而为肤胀，水肿，宜发汗外解者，无不随手而消。越婢治有热者，故方中君以石膏以散阳水也。小青龙治有寒者，故方中佐以姜、桂以消阴水也。

此方出自《伤寒论》，解表散寒，温肺化饮。用于治疗外感风寒，寒饮内停喘咳的常用方。证见以恶寒发热，无汗，喘咳，痰多而稀，舌苔白滑，脉浮为辨证要点。方以麻黄、桂枝发汗散寒以解表邪，且麻黄又能宣发肺气而平喘咳，桂枝化气行水；干姜、细辛温肺化饮；五味子敛肺止咳；芍药和养营血；半夏燥湿化痰，和胃降逆；炙甘草益气和中。

越婢汤：麻黄、石膏、生姜、甘草、大枣。疏风解表，宣肺利水。用于风水证，证见发热、恶风寒、一身悉肿、口微渴、骨节疼痛，或身体反重而酸、汗自出，或目窠上微拥即眼睑水肿，如蚕新卧起伏、其颈脉动、按手足肿上陷而不起、脉浮或寸口脉沉滑。

临床应用：麻黄9g、桂枝9g、芍药9g、炙甘草6g、干姜6g、五味子6g、半夏6g、细辛3g。水煎服。操作方法同上。

🍃 葛根汤

治太阳，阳明两经合病，头项强痛，背亦牵强，脉浮，无汗恶风者，及表不解，下利而呕者，并宜服此发汗。

葛根四两，麻黄（去节）三两，桂枝、芍药、甘草（炙）、生姜（切）各二两，大枣（擘）十二枚。右七味，以水一斗，先煮麻黄，葛根，减二升，去沫，纳诸药，煮取三升，温服一升。覆取微似汗，不须啜粥。余如桂枝法将息及禁忌。

【注】是方也，即桂枝汤加麻黄、葛根。麻黄佐桂枝发太阳营卫之汗。葛根君桂枝解阳明肌表之邪。不曰桂枝汤加麻黄、葛根，而以葛根命名者，其意重在阳明，以呕利属阳明多也。二阳表急，非温服覆而取汗，其表未易解也。或呕或痢，里已失和，虽啜粥而胃亦不能输精于皮毛，故不须啜粥也。柯琴曰：此证身不疼，腰不疼，骨节不疼，不恶寒，是骨不受寒矣。头项强痛，下连于背，牵动不宁，是筋伤于风矣。不喘不烦躁，不干呕，是里不病，无汗恶风，病只在表。若表病而兼下利，则是表实里虚矣。比麻黄、青龙二证较轻，然项强连背拘强，更甚于项强无汗，不失为表。但脉浮不紧，故不从乎麻黄，而于桂枝方加麻黄倍葛根以去实，小变麻桂之法也。盖葛根为阳明主药，凡太阳有阳明者，则佐入太阳药中；凡少阳有阳明者，则佐入少阳药中，无不可也。李杲定为阳明经药。张洁古云：未入阳明者，不可便服。岂二人未读仲景书乎？要知葛根，桂枝，俱是解肌和里之药，故有汗、无汗，下利、不下利，俱可用。与麻黄之专于发表者不同也。《金匮》治太阳病无汗，小便反少，气上冲胸，口噤不得语，欲作刚痉。

【集注】喻昌曰：伤寒项背几几，无汗恶风者，用葛根汤。此证亦用之者，以其邪在太阳，阳明两经之界。两经之热并于胸中，必伤肺金清肃之气，故水道不行，小便少，津液不布而无汗。阳明之筋内结胃口，外行胸中，过入迎环口，热并阳明，斯筋脉牵引，口噤不得语。然刚痉无汗，必从汗解，况湿邪内郁，必以汗出如故而止。故用此汤合解两经之湿热，与风寒之表，法无害其同也。

此方出自《伤寒论》，发汗解表，升津舒筋。这是风寒束表、太阳经输不利（或内迫大肠）证的常用方剂。主治外感风寒表实，项背强，或自下利，或衄血；痉病（刚痉），气上冲胸，口噤不语，无汗，小便少，或卒倒僵仆，舌淡苔白，脉浮紧者。方以葛根升津液，濡筋脉；麻黄、桂枝疏散风寒，发汗解表；芍药、甘草生津养液，缓急止痛；生姜、大枣调和脾胃，鼓舞脾胃生发之气为使。

临床用药：葛根 12 g、桂枝 9 g、麻黄 9 g、芍药 6 g、生姜 2 片、炙甘草 9 g、大枣 2 枚。水煎服，操作方法同上。

桂枝麻黄各半汤

太阳病，得之八九日，如疟状，发热恶寒，热多寒少，其人不呕，清便欲自可，一日二三度发，脉微缓者，为欲愈也。脉微而恶寒者，此阴阳俱虚，不可更发汗更下更吐也。面色反有热色者，未欲解也，以其不能得小汗出，身必痒，宜桂枝麻黄各半汤。

桂枝一两六铢、芍药一两、麻黄（去节）一两、生姜一两、甘草（炙）一两、大枣（擘）四枚、杏仁（去皮，尖）二十四个。右七味，以水五升，先煮麻黄一、二沸，去上沫，纳诸药，煮取一升八合，去滓，温服六合。

【注】太阳病，得之八九日，有如疟状之寒热。热多寒少者，其人不呕，小便清白，此里和不受邪，虽为欲自愈。然必审其如疟状寒热，一日二三度，轻轻而发，诊其脉微而且缓，则知邪衰正复，表里将和，始为欲愈也。若脉微不缓，正未复也，更恶寒者，邪未衰也，虽不能自愈，但已为前之汗、吐，下虚其表里，故不可更发汗、更吐，更下也。脉微恶寒，表里俱虚，面色当白，今色反赤，是犹有表邪沸郁（众多貌），不能得小汗出宣发阳气，故面赤身痒，未欲解也。宜桂枝麻黄各半汤，稍稍汗之以和营卫，自可愈也。

此方出自《伤寒论》祛风解表。用于伤寒七八日，邪衰正复，发热恶寒如疟状，但不呕，小便清利，一日二三度发，面色反有热色，无汗，身痒者，六脉虽微而缓者。方以桂枝、芍药、麻黄、炙甘草、生姜、大枣、杏仁各半，以微汗宣发阳气，和营卫。

临床用药：桂枝 5 g、芍药 5 g、炙甘草 5 g、生姜 2 片、麻黄 5 g、杏仁 5 g、大枣 2 枚。水煎服。操作方法同上。

桂枝二麻一汤

服桂枝汤，大汗出，脉洪大者，与桂枝汤如前法。若形如疟，日再发者，汗出必解，宜桂枝二麻黄一汤。

桂枝一两十七铢、芍药一两六铢、麻黄（去节）十六铢、甘草一两二铢、杏仁（去皮、尖）十六个、生姜一两六铢、大枣（擘）五枚。右七味，以水五升，先煮麻黄一二沸，去上沫，纳诸药，煮取二升，去滓，温服一升，日再服。

【注】服桂枝汤大汗出，脉洪大不解，若烦渴者，则表邪已入阳明，白虎汤证也。今脉虽洪大而不烦渴，则为表邪仍在太阳，故与桂枝汤如前法也。若脉不洪大，壮热亦减，惟寒热如疟，日再发者，虽属轻邪，然终为微寒所持，非汗出必不解也，宜桂枝二麻黄一汤，稍发营卫之汗。不用麻黄桂枝各半汤者，盖因已大汗出，不欲其发营卫汗，欲其和营卫汗也。

此方出自《伤寒论》，解散营卫之邪。小发营卫之汗。用于太阳病，服桂枝汤，大汗出，脉洪大，形似疟，日再发者。凡发热恶寒同时皆作，有汗者用桂枝汤，无汗者用麻黄汤，发热恶寒次第间作，自再发以至十数度发者，择用桂二麻一，其表邪在太阳，无里证。

临床应用：桂枝 6 g、芍药 6 g、生姜 2 片、杏仁 6 g、炙甘草 6 g、麻黄 3 g、大枣 2 枚。水煎服。操作方法同上。

桂枝二越婢一汤

太阳病，发热恶寒，热多寒少。脉微弱者，此无阳也，不可更汗。宜桂枝二越婢一汤。

桂枝一两六铢、芍药一两、甘草（炙）一两三铢、石膏二十四铢、麻黄十六铢、大枣（擘）五枚、生姜（切）一两六铢。右七味，以水五升，煮麻黄一二沸，去上沫，纳诸药，煮取二升，去滓，温服一升，日再服。本方当裁为越婢汤，桂枝汤，各饮一升，今合为一方，桂枝二越婢一汤。

【注】桂枝二越婢一汤，即大青龙以杏仁易芍药也。名虽越婢辅桂枝，实则大青龙之变制也。去杏仁恶其从阳而辛散。用芍药以其走阴而酸收。

以此易彼，裁而用之，则主治不同也。以桂枝二主之，则不发汗，可知越婢一者，乃麻黄石膏二物。不过取其辛凉之性，佐桂枝二中和表而清热，则是寓微汗于不发之中亦可识也。非若大青龙以石膏佐麻黄，而为发汗驱热之重剂也。桂枝二麻黄一汤，治若形如疟，日再发者，汗出必解，而无热多寒少，故不用石膏之凉也。桂枝麻黄各半汤，治如疟状，热多寒少，而不用石膏更倍麻黄者，以其面有沸郁热色，身有皮肤作痒，是知热不向里而向表，令得小汗以顺其势，故亦不用石膏之凉里也。桂枝二越婢一汤，治发热恶寒，热多寒少，而用石膏者，以其表邪寒少，肌里热多，故用石膏之凉，佐麻、桂以和营卫，非发营卫也。今人一见麻、桂，不问轻重，亦不问温覆不温覆，取汗不取汗，总不敢用。皆因未究仲景之旨。麻、桂只是营卫之药。若重剂温覆取汗，则为发营卫之药；轻剂不温覆取汗，则为和营卫之药也。

此方出自《伤寒论》，用于太阳病，发热恶寒，热多寒少，脉微弱者，此表邪寒少，肌里热多，不可发汗，宜桂枝二越婢一汤，用麻桂以和营卫，石膏之凉肌。临床此类病证少见。

🌀 越婢汤

治风水恶风，一身悉肿，脉浮不渴，续自汗出，无大热者。又治里水，一身面目黄肿，其脉沉小便不利，故令病水。假令小便自利，此亡津液，故令渴也。越婢加术汤主之。

麻黄六两、石膏半斤、生姜（切）三两、大枣（擘）十五枚、甘草一两，恶风加附子一枚（炮）。右五味，以水六升，煮麻黄，去沫，纳诸药，煮取三升，分三服。

【集注】喻昌曰：越婢汤者，示微发表于不发之方也，大率取其通调营卫。麻黄、石膏二物，一甘热，一甘寒，合而用之，脾偏于阴则和以甘热，胃偏于阳则和以甘寒。乃至风热之阳，水寒之阴，凡不和于中土者，悉（通晓之意）得用之何也？中土不和，则水谷不化其精悍之气以实营卫。营卫虚，则或寒，或热之气，皆得壅塞其隧道，而不通于表里。所以在表之风水用之，而在里之水兼渴，而小便自利者，咸必用之，无非欲其不害中土耳。不害中土，自足消患于方萌矣。赵良曰：五脏各一其阴阳，独脾胃居中而两属之。故土不独成四气，土亦从四维而后成，不惟火生而已。于是四方有水寒之阴，即应于脾，风热之阳，即应于胃，饮食五味之寒热，凡入于脾胃者亦然。一有相干，则脾气不和，胃气不清，而水谷不化其精微，以行营卫，以实阴阳也。甘者，土之本味，所以脾气不和，和以甘热，胃气不清，清以甘寒。麻黄之甘热，走手足太阴经，连于皮肤，行气于三阴，以祛阴寒之邪；石膏之甘寒，走手足阳明经，达于肌肉，行气于三阳，以祛风热之邪。既用其味甘以入土，用其寒、热以和阴阳，用其性善走以发越脾气，更以甘草和中缓急，二药相协而成功。大枣之甘，补脾中之血；生姜之辛，益胃中之气。恶风者阳虚，故加附子以益阳。风水者，则加术以散皮肤间风水气，发谷精以宣营卫，与麻黄、石膏为使，引其入土也。越婢之名，不亦宜乎？

【按】喻昌所论明析，赵良之说，能细剖其理，开悟后学，故两录之。

此方出自《金匮要略》，疏风解表，宣肺利水。用于风水证，证见发热、恶风寒、一身悉肿、口微渴、骨节疼痛；或身体反重而酸、汗自出；或目窠上微拥即眼睑水肿，如蚕新卧起伏，其颈脉动，按手足肿上陷而不起，脉浮或寸口脉沉滑。方以麻黄之甘热，发汗解表，宣肺行水；石膏之甘寒，达于肌肉，以清其风热；合麻黄为越婢，实为发越脾气，甘草调和药性；大枣补脾之血；生姜益胃气。此方具有发越水气，清泄里热之功。

临床应用：麻黄12 g、石膏25 g、生姜9 g、甘草6 g、大枣5枚。水煎服。操作方法同上。

麻黄杏仁甘草石膏汤

治温热内发，表里俱热，头痛身疼，不恶寒反恶热，无汗而喘，大烦大渴，脉阴阳俱浮者，用此发汗而清火。若脉浮弱沉紧，沉细恶寒，自汗出而不渴者，禁用。

麻黄（去节）四两、杏仁（去皮、尖）五十枚、甘草（炙）二两、石膏（碎，绵裹）半斤。右四味，以水七升，先煮麻黄，减二升，去上沫，纳诸药，煮取二升，去滓，温服一升。

【集注】柯琴曰：石膏为清火之重剂，青龙、白虎皆赖以建功，然用之不当，适足以招祸。故青龙以无汗烦躁，得姜、桂以宣卫外之阳也；白虎以有汗烦渴，须粳米以存胃中之液也。此但热无寒，故不用姜、桂，喘不在胃而在肺，故不须粳米。其意重在存阴，不必虑其亡阳也，故于麻黄汤去桂枝之监制，取麻黄之专开，杏仁之降，甘草之和，倍石膏之大寒，除内外之实热，斯溱溱汗出，而内外之烦热与喘悉除矣。

此方出自《伤寒论》，辛凉宣泄，清肺平喘。用于外感风热，或风寒郁而化热，热壅于肺，而见咳嗽、气急、鼻煽、口渴、高热不退，舌红苔白或黄，脉滑数者。方以麻黄辛甘温，宣肺解表而平喘；石膏辛甘大寒，清泄肺胃之热以生津；杏仁苦降肺气，止咳平喘；炙甘草顾护胃气，防石膏之大寒伤胃，调和麻黄、石膏之寒温。

临床应用：麻黄 6 g、石膏 15～18 g、杏仁 9 g、炙甘草 9 g。水煎服。用法同上。

麻黄附子细辛汤

治少阴病始得之，反发热脉沉，二三日无里证者。

麻黄一两、附子（炮）一枚、细辛二两。热微者，以甘草易细辛微发汗。右三味，以水一斗，先煮麻黄，减二升，去沫，纳药，煮取三升，去滓，温服一升，日三服。

【集注】柯琴曰：少阴主里，应无表证；病发于阴，应有表寒。今少阴始受寒邪而反发热，是有少阴之里，而兼有太阳之表也。太阳之表脉应不沉，今脉沉者，是有太阳之证，而见少阴之脉也。故身虽热而脉则沉也。所以太阳病而脉反沉，便用四逆以急救其里；此少阴病而表反热，便于表剂中加附子以预固其里。夫发热无汗，太阳之表不得不开，沉为在里，少阴之枢又不得不固。设用麻黄开腠理，细辛散浮热，而无附子以固元阳，则少阴之津液越出，太阳之微阳外亡，去生便远。惟附子与麻黄并用，则寒邪虽散，而阳不亡；此里病及表，脉沉而当发汗者，与病在表脉浮而发汗者迥庭也。若表微热，则受寒亦轻，故以甘草易细辛而微发其汗，甘以缓之，与辛以散之者，又少间矣。

此方出自《伤寒论》治素体阳虚、外感风寒的方剂。用于温经解表，主治伤寒少阴，反发热。证见无汗恶寒，发热，踡卧，苔白，脉沉。方以麻黄可以发汗解表；附子温经助阳；细辛外解太阳之表，内散双阴之寒。

临床应用：麻黄6 g、细辛3 g、附子3～6 g。水煎服。操作方法同上。

桂枝加附子汤

太阳病发汗，遂漏不止，其人恶风，小便难，四肢微急，难以屈伸者，此方主之。

桂枝汤加附子一枚（炮去皮，破八片），煎服法同，不须啜粥。

【集注】柯琴曰：发汗太过，阳无所止息，而汗出不止矣。汗多亡阳，元府不闭，风乘虚入，故复恶风；津液外泄，不能润下，故小便难。四肢者，诸阳之本；阳气者，柔则养筋，开阖不得，风寒从之，故筋急而屈伸不利也。是方以附子加入桂枝汤中，大补表阳也；表阳密，则漏汗自止，恶风自罢矣。汗止津回，则小便自利，四肢自柔矣。汗漏不止，与大汗出同，而从化变病则异。服桂枝、麻黄后，大汗出而大烦渴，是阳陷于里，急当救阴，故用白虎加人参汤。服桂枝、麻黄汤，大汗出遂漏不止，是阳亡于外，急当救阳，故用桂枝加附子汤。要知发汗之剂，用桂枝不当，则阳陷于里者多；用麻黄不当，则阳亡于外者多。因桂枝汤有芍药而无麻黄，故虽汗大出，而元府尚能自闭，多不致亡阳于外耳。

此方出自《伤寒论》，调和营卫，回阳固表。治太阳病发汗太过，遂致汗出不止，恶风，小便难，四肢拘急，难以屈伸者。舌苔薄白，脉弱浮大，或沉迟。方以桂枝汤加附子大补表阳。

服麻黄、桂枝后大汗出而大烦渴，为阴液耗竭，急当救阴，宜白虎加人参汤。

芍药甘草附子汤

发汗病解，反恶寒者，虚故也，此方主之。

芍药三两、甘草（炙）二两、附子（炮去皮，破八片）一枚。右三味，以水五升，煮取一升五合，去滓，分温服。

【集注】柯琴曰：发汗病解而反恶寒，比未汗时更甚，其阳虚可知矣。夫太阳，少阴为表里，太阳之病，本由少阴之虚，不能藏精而为阳之守也。今恶寒反见于发汗病解后，是寒邪已从汗解，太阳阳虚不能卫外而为阴之使也，则阳亡之兆已见于此。若仍以桂枝汤攻表，非以扶阳反以亡阳也。故以芍药收少阴之精气，甘草缓阴邪之上行，附子补坎（指北，属于肾）宫之少火，但使肾中元阳得位，在表之虚阳恶寒自解耳。

此方出自《伤寒论》，复阳益阴。用于体虚外感，发汗后病不解，反增恶寒者，脚挛急，其脉微细。用于阴阳两虚，肌肤失温，筋脉失养。方以芍药配甘草，酸甘化阴，主补营阴；附子配甘草，辛甘化阳，主补卫阳。

临床用于治疗阳虚外感汗多恶寒者，或用于治疗风寒湿痹阳气虚之关节疼痛、周身恶寒汗出者，亦可用于汗后亡阳证、腰痛、肠痉挛、腓肠肌痉挛等。

临床应用：白芍 18～30 g、甘草 9 g、黑附子 3 g。水煎服。

桂枝甘草汤

治发汗过多，其人叉手自冒心，心下悸，欲得按者。

桂枝四两、甘草（炙）二两。右二味，水三升，煮取一升，顿服。

【集注】柯琴曰：汗出多，则心液虚，中气馁，故悸。叉手自冒，则外有所卫，得按则内有所根据，如此不堪之状，望之而知其虚矣。桂枝本营分药，得麻黄，则令营气外发而为汗，从辛也；得芍药，则收敛营气而止汗，从酸也；得甘草，则补中气而养血，从甘也。故此方以桂枝为君，独任甘草为佐，以补阳气生心液。甘温相得，斯气血和而悸自平。不须附子者，以汗虽多而未至于阳亡。不须芍药者，以汗已止而嫌其阴敛也。

此方出自《伤寒论》，补心气，温心阳。用于发汗过多，其人叉手自冒，心下悸，欲得按者。方以桂枝入心，辛温助阳；甘草甘温益气，再助心中阳气复生；二药合用，辛甘化阳，阳复而阴济。

临床应用：桂枝 9 g、炙甘草 6 g。水煎服。

桂枝加芍药加大黄汤

本太阳病，医反下之，因而腹满时痛者，属太阴也，桂枝加芍药汤主之。大实痛者，桂枝加大黄汤主之。

◎桂枝加芍药汤

于桂枝汤方内，再加芍药三两，随前共六两。余根据桂枝汤法。

此方出自《伤寒论》，温中缓急。用于太阳病误下伤中，土虚木乘之腹痛。由于太阳病误下邪热内陷而呈为表里并病，即太阳阳明合病，以桂枝汤以解外，再加芍药以治腹满痛。

临床应用：桂枝 9 g、芍药（加量）24 g、甘草 6 g、大枣 2 枚、生姜 9 g。水煎服。

◎桂枝加大黄汤

即桂枝加芍药汤方内，再加大黄一两。

【集注】柯琴曰：腹痛为太阴，阳明俱有之证，然位同而职异。太阴主出，太阴病则腐秽之出不利，故满而时痛；阳明主内，阳明病则腐秽燥而不行，故大实而痛；大实痛是阳明病，不是太阴病。仲景因表证未解，阳邪已陷入于太阴，故倍芍药以益脾调中，而除腹满时痛，此用阴和阳法也。若表邪未解，而阳邪陷入于阳明，则加大黄以润胃通结，而除其大实痛，此双解表里法也。凡妄下必伤胃气，胃气虚则阳邪袭阴，故转属太阴；胃液涸则两阳相搏，故转属阳明。属太阴则腹满时痛而不实，阴道虚也；属阳明则腹满大实而痛，阳道实也。满而时痛，是下利之兆，大实而痛，是燥屎之征。故倍加芍药，小变建中之剂，稍加大黄，微示调胃之方。

此方出自《伤寒论》，用于太阳病误下，转属太阴，腹满大实痛，便秘口燥，咽干者，其脉宜沉细。方以桂枝汤以解未尽之表邪，加大黄以下内陷之热邪。

临床应用：桂枝 9 g、芍药（加量）24 g、生姜 9 g、甘草 6 g、大枣 4 枚、加大黄 6 g，水煎服。

小建中汤

治伤寒表未解，或心悸而烦，或腹中急痛，而脉阳涩阴弦者。

桂枝三两、芍药六两、生姜（切）三两、甘草二两、胶饴一斤、大枣（擘）十二枚。右六味，以水七升，煮取三升，去滓，纳胶饴，更上火消解，日三服。呕家不可用建中汤，以甜故也。

【注】是方也，即桂枝汤倍芍药加胶饴。名曰小建中，谓小小创建中气，以中虽已虚，表尚未和，不敢大补也。故以桂枝汤仍和营卫。倍芍药加胶饴调建中州，而不啜稀粥温服令汗，盖其意重在中虚，而不在伤寒之表也。中虚创建，营卫自和，津液可生，汗出乃解，烦悸可除矣。伤寒浮得脉涩，营卫不足也，沉得脉弦，木入土中也。营卫不足则表虚，木入土中则里急，表虚里急，故亦以此汤主治也。呕家不可用，谓凡病呕者不可用，恐甜助呕也。

此方出自《伤寒论》，温中祛寒。主治伤寒表未解，中焦虚寒，肝脾不和证。证见腹中拘急疼痛，喜温喜按，神疲乏力，虚怯少气；或心中悸动，虚烦不宁，面色无华；或伴四肢酸楚，手足烦热，咽干口燥。舌淡苔白，脉细弦。方以饴糖温中补虚，和里缓急；桂枝温阳散寒；芍药和营益阴；炙甘草调中益气。呕者禁忌。

临床应用：桂枝 9 g、炙甘草 6 g、大枣 4 枚、芍药 18 g、生姜 9 g、饴糖 30 g、六味共水煎服。

炙甘草汤

治伤寒脉结代，心动悸者。又治肺痿，咳吐多，心中温温液液者。

甘草（炙）四两、生姜（切）三两、桂枝三两、麦门冬半升、麻子仁半升、大枣（擘）十二枚、人参一两、阿胶二两、生地黄一斤。右九味，以清酒七升，水八升，先煮八味，取三升，去滓，纳胶，烊消尽，服一升，日三服。

【集注】柯琴曰：仲景于脉弱阴弱者，用芍药以益阴，阳虚者，用桂枝以通阳，甚则加人参以生脉，未有用地黄、麦冬者。岂以伤寒之法义重扶阳乎？抑阴无骤补之法欤？此以心虚脉结代，用生地黄为君，麦冬为臣，峻补真阴，开后学滋阴之路也。地黄、麦冬，味虽甘而气则寒，非发陈蕃莠之品不是春岁陈，夏蕃秀，益阳之品，必得人参、桂枝以通阳脉，生姜、大枣以和卫营，阿胶补血，酸枣安神，甘草之缓，不使速下，清酒之猛捷于上行，内外调和，悸可宁而脉可复矣。酒七升水八升，只取三升者，久煎之则气不峻，此虚家用酒之法。且知地黄、麦冬得酒最良。此证当用酸枣仁，肺痿用麻子仁可也。如无真阿胶，以龟板胶代之。

此方出自《伤寒论》又名复脉汤。益气滋阴，通阳复脉，养血定悸，气血双补。用于阴血不足，阳气虚弱证。证见脉结代，心动悸，虚羸少气，舌光少苔；或虚劳肺症：干咳无痰，或咳吐涎沫，量少，形瘦短气，虚烦不眠，自汗盗汗，咽干舌燥，大便干结，脉虚数。方中重用炙甘草甘温益气，通经脉，利血气；人参、大枣益气补脾养心；生地、麦冬、麻仁、阿胶，滋阴养血；桂枝、生姜、清酒温阳通脉；酸枣仁安神。

临床应用：炙甘草 12 g、人参 6 g、大枣 12 枚、生地 12 g、麦冬 12 g、阿胶 9 g、麻仁 12 g、桂枝 9 g、生姜 9 g。水煎服。

桂枝人参、葛根黄芩黄连二汤

太阳外证未解，而数下之，遂协热而利，利下不止，表里不解，脉微弱，心下痞硬者，桂枝人参汤主之。

桂枝证，医反下之，利遂不止，其脉促喘而汗出者，葛根黄连黄芩汤主之。

◎桂枝人参汤

桂枝四两、甘草四两、人参三两、白术三两、干姜三两。水九升，先煮四味，取五升，纳桂更煮三升，日再服，夜一服。

此方出自《伤寒论》，和解表里。用于太阳病，外证未除，而数下之，遂协热下利，利下不止，心下痞硬，口不渴，舌淡苔白滑，脉浮虚，为外有表寒，里有虚寒之证。方由理中汤加桂枝组成，方以人参补脾益气，干姜温中散寒，白术健脾燥湿，甘草和中益虚，四味相合，温中散寒止利；桂枝解太阳之表邪，并能助理中汤温中散寒。

临床应用：桂枝 12 g、炙甘草 12 g、白术 9 g、人参 9 g、干姜 9 g。

医宗金鉴

◀ 275

水煎服，操作方法同上。

◎葛根黄芩黄连汤

葛根半斤、黄连三两、黄芩三两、甘草（炙）二两，而水八升，先煮葛根，减二升；纳诸药，煮二升，分温再服。

【集注】柯琴曰：外热不除，是表不解，下痢不止，是里不解，病因则同。一以微弱之脉而心下痞硬，是脉不足而证有余；一以脉促而喘，反汗自出，是脉有余而证不足，表里虚实，当从脉而辨证矣。弱脉见于数下后，则痞硬为虚。故用理中之辛甘温补，止痢消痞硬，又加桂枝以解表。先煮四味后纳桂枝，和中之力饶（富足、有力），而解肌之气锐，是于两解中寓权宜法也。桂枝证脉本缓，误下后而反促，阳气重，可知邪束于表，阳扰于内，故喘而汗出，痢遂不止者，是暴注下迫，属于热也。故君气清质轻之葛根，以解肌而止痢；佐苦寒清肃之芩、连，以止汗而除喘；又加甘草以和中。先煮葛根后纳诸药，解肌之力缓，而清中之气锐，又与补中逐邪者殊法矣。又曰：上条脉证是阳虚，虽协热于外，而里则虚寒；下条脉证是阳盛，虽下痢不止，而表里俱实。同一协热痢，同是表里不解，而寒热虚实攻补不同。前方理中加桂枝，而冠桂枝于人参之上；后方泻心加葛根，而冠葛根于芩、连之首。不名理中泻心者，总为表未解故耳。补中亦能解表，凉中亦能散表，补中亦能散痞，凉中亦能止痢。仲景制两解方，神化如此。

此方出自《伤寒论》，解表清里，表里两解，清热止利。治外感表证未解，热邪入里，身热，下利臭秽，肛门有灼热感，心下痞，胸脘烦热，喘而汗出，口干而渴，苔黄，脉数。方中重用葛根，既能发表解肌，以解在表之邪，又能升清阳，止泻利；用黄芩、黄连以清里热，甘草协调诸药。以达表里两解，清热止利。

临床应用：葛根9g、黄芩6g、黄连6g、炙甘草6g。水煎服。操作方法同上。

🐚 白虎汤

治阳明证，汗出渴欲饮水，脉洪大浮滑，不恶寒反恶热。

石膏（碎，绵裹）一斤、知母六两、甘草二两、粳米六合。右四味，以水一斗，煮米熟汤成，去滓，温服一升，日三服。

【集注】柯琴曰：阳明邪从热化，故不恶寒而恶热；热蒸外越，故热汗自出；热烁胃中，故渴欲饮水；邪盛而实，故脉滑，然犹在经，故兼浮也。盖阳明属胃，外主肌肉，虽有大热而未成实，终非苦寒之味所能治也。石膏辛寒，辛能解肌热，寒能胜胃火，寒性沉降，辛能走外，两擅内外之能，故以为君。知母苦润，苦以泻火，润以滋燥，故以为臣。用甘草、粳米调和于中宫，且能土中泻火，作甘稼穑（五谷、种田），寒剂得之缓其寒，苦药得之平其苦，使沉降之性，皆得留连于味也。得二味为佐，庶大寒之品无伤损脾胃之虑也。煮汤入胃，输脾归肺，水精四布，大烦大渴可除矣。白虎为西方金神，取以名汤，秋金得令，而炎暑自解矣。更加人参以补中益气而生津，协和甘草、粳米之补，承制石膏、知母之寒，泻火而土不伤，乃操万全之术者。

此方出自《伤寒论》，清热生津。用于伤寒阳明热盛，或温病热在气分。其证壮热面赤，烦渴引饮，口舌干燥，大汗出，脉洪大有力。方以石膏清肺胃之热而除烦渴；知母苦润，泻火润燥；甘草、粳米益气生津、养胃和中。

临床应用：生石膏 30 g、知母 18 g、粳米 12 g、炙甘草 6 g。水煎服，操作方法同上。

白虎加人参汤

治太阳中热，汗出恶寒，身热而渴者，暍是也。

石膏一斤、知母六两、甘草二两、粳米六合、人参三两。右五味，以水如前煮服法。

【集注】赵良曰：汗出恶寒，身热而不渴者，中风也。汗出恶寒，身热而渴者，中暍（中暑）也。其证相似，独以渴不渴为辨。然伤寒，中风，皆有背微恶寒，与时时恶风而渴者，亦以白虎人参汤治之。盖为火烁肺金，肺主气者也；肺伤则卫气虚，卫虚则表不足，由是汗出身热恶寒。《内经》曰：心移热于肺，传为膈消。膈消则渴，皆相火伤肺所致，可知其要在救肺也。石膏能治三焦火热，功多于清肺，退肺中之火，故用为君。

知母亦就肺中泻心火，滋水之源，人参生津益所伤之气而为臣。粳米、甘草补土以资金为佐也。

此方出自《伤寒论》，清热泻火，益气生津。用于伤寒或温病，里热盛而气阴不足。证见发热，烦渴，口舌干燥，汗多，脉大无力；暑病津气两伤，汗出恶寒，身热而渴。白虎汤清热生津的基础上，加人参以益气生津。

临床应用：生石膏 30 g、知母 18 g、粳米 12 g、人参 9 g、炙甘草 6 g。水煎服。操作方法同上。

猪苓汤

治阳明病，脉浮发热，渴欲饮水；少阴病下痢六七日，咳而呕渴，心烦不得眠者。

猪苓（去皮）、茯苓、阿胶、滑石、泽泻各一两。右五味，以水四升，先煮四味，取二升，去滓；纳下阿胶，烊消，温服七合，日三服。

【集注】赵羽皇曰：仲景制猪苓一汤，以行阳明，少阴二经水热。然其旨全在益阴，不专利水。盖伤寒表虚最忌亡阳，而里热又患亡阴。

亡阴者，亡肾中之阴与胃家之津液也。故阴虚之人，不但大便不可轻动，即小水亦忌下通。盖阴虚过于渗利，则津液反致耗竭。方中阿胶质膏养阴而滋燥，滑石性滑去热而利水，佐以二苓之渗泻，既疏浊热而不留其瘀壅，亦润真阴而不苦其枯燥，是利水而不伤阴之善剂也。

故太阳利水用五苓者，以太阳职司寒水，故加桂以温之，是暖肾以行水也。阳明，少阴之用猪苓，以二经两关津液，特用阿胶，滑石以润之，是滋养无形以行有形也。利水虽同，寒温迥别，惟明者知之。

此方出自《伤寒论》，滋阴，清热，治小便不利。用于水热互结证。证见小便不利，发热，口渴欲饮，或心烦不寐，或兼有咳嗽、呕恶、下利，舌红苔白或微黄，脉细数。又治血淋，小便涩痛，点滴难出，小腹满痛者。方以猪苓归肾、膀胱经，淡渗利水；泽泻、茯苓之甘淡，益猪苓利水渗湿之力，且泽泻性寒兼可泄热，茯苓尚可健脾以助运湿；佐入滑石之甘寒，利水、清热；阿胶滋阴润燥，既益已伤之阴，又防诸药渗利重伤阴血。

临床应用：猪苓、茯苓、泽泻、滑石、阿胶各 9 g。水煎服。操作方法同上。

五苓散：（附茵陈五苓散）

治脉浮小便不利，热微消渴者。发汗已，脉浮数烦渴者。中风发热，六七日不解，而烦，有表里证，渴欲饮水，水入则吐者。

茯苓十八铢、猪苓十八铢、白术十八铢、泽泻一两、桂半两。右五味为散，以白饮和服方寸匕，日三服，多服暖水，汗出愈。

【注】是方也，及太阳邪热入腑，水气不化，膀胱表里药也。治水逆，水入则吐；一治消渴，水入则消。夫膀胱者，津液之腑，气化则能出矣。邪热入之，若水盛则水壅不化而水蓄于上，膀胱之气化不行，致不便不利也。若热盛则水为热耗，而水消于上，膀胱之津液告竭，致小便不利也。水入吐者，是水盛于热也；水入消者，是热盛于水也。二证皆小便不利，故均得而主之。然小便利者不可用，恐重伤津液也。由此可知五苓散非治水热之专剂，乃治水热小便不利之主方也。

君泽泻之咸寒，咸走水腑，寒胜热邪。佐二苓之淡渗，通调水道，下输膀胱，并泻水热也。用白术之燥湿，健脾助土，为之堤防以制水也。用桂之辛温，宣通阳气，蒸化三焦以行水也。泽泻得二苓下降，利水之功倍，小便利而水不蓄矣。白术须桂上升，通阳之效捷，气腾津化渴自止也。若发热表不解，以桂易桂枝，服后多服暖水，令汗出愈。是此方不止治停水小便不利之里，而犹解停水发热之表也。加人参名春泽汤，其意专在助气化以生津。加茵陈名茵陈五苓散，治湿热发黄，表里不实，小便不利者，无不克也。

此方（五苓散）出自《伤寒论》，利水渗湿，温阳化气。用于外有表证，内停水湿，头痛发热，烦渴欲饮，或水入即吐，小便不利，水湿内停的水肿、泄泻，以及霍乱、头痛、发热、身疼痛，热多欲饮水者，痰饮，脐下动悸，吐涎沫而头眩或短气而咳者，其脉浮数者。方以猪苓、茯苓、泽泻淡渗利湿，白术健脾燥湿，桂枝解表化气，使水行气化，表解脾健，则蓄水、痰饮所致诸证自除。若小便利者不可用，恐伤其津液。

春泽汤：助气化以生津。用于伤暑泄泻，泻定仍渴，小便不利。方以五苓散加人参。

茵陈五苓散：此方出自《金匮要略》，温阳化气，利湿行水。用于

医宗金鉴

膀胱化气不利，水湿内聚引起的小便不利。证见水肿腹胀，呕逆泄泻，渴不思饮。主治湿热黄疸，湿重于热，小便不利者。方以五苓散加茵陈。

桂枝汤去芍药加茯苓白术汤

治服桂枝汤或下之，仍头项强痛，翕翕发热，无汗，心下满微痛，小便不利者，桂枝汤去芍药加茯苓白术汤主之。

于桂枝汤方内，去芍药加茯苓、白术各三两。余根据桂枝汤法煎服。小便利则愈。

【注】服桂枝汤已汗也，或下之已下也，今仍有头项强痛，翕翕发热无汗之表，心下满微痛，小便不利停饮之里，无汗表不解，心下有水气，当用小青龙汗之。今无汗表不解，有水气，心下满微痛，小便不利，而不用小青龙者，以其已经汗下，表里俱虚也。故仍用桂枝汤以解表，去芍药之酸收，避无汗心下之满，加茯苓之燥渗，因水停小便不利也。余依据桂枝汤法煎服，谓根据桂枝汤法取汗也。小便利则愈，谓饮病输水道则愈也。此方即桂苓甘术汤而有生姜、大枣。其意专在解肌，利水次之，故用生姜、大枣佐桂枝，以通津液取汗也。桂苓甘术汤不用生姜、大枣而加茯苓，其意专在利水，扶阳次之，故倍加茯苓君桂枝，于利水中扶阳也。故方后不曰根据服桂枝汤方也。

此方出自《金匮要略》，为汗下后表不解、而心下有水气，表里虚者治法。用于太阳病服桂枝汤，或下之，仍头项强痛，翕翕发热，无汗，心下满微痛，小便不利者。方以桂枝汤以解表，去芍药之酸收，避无汗、心下之满；加茯苓、白术燥渗，因水停小便不利；生姜、大枣佐桂枝，以通津液取汗。此方即为桂苓术甘汤加生姜、大枣。

桂苓术甘汤：温阳化饮，健脾利湿。用于中阳不足之痰饮。证见胸胁支满，目眩心悸，短气而咳，舌苔白滑，脉弦滑或沉紧。

十枣汤

治太阳中风表解，漐漐（汗出貌）汗出而不恶寒，里有水气，小便不利，呕逆短气，心下至胁痞满硬痛者。此治水之急方也。

大枣（擘）十枚，甘遂、大戟、芫花（熬）各等分。右三味，各别捣为散，以水一升半，先煮大枣肥者十枚，取八合，去滓，纳药末，强人一钱，羸人服半钱，平旦（凌晨3~5点）温服。若下少病不除者，明日再服，加半钱。得快下后，糜粥自养。

【集注】柯琴曰：仲景治水之方，种种不同，此其最峻者也。凡水气为患，或喘或咳，或悸或噎，或吐或痢，病在一处而止。此则水邪留结于中，心腹胁下痞满硬痛，三焦升降之气阻隔难通。此时表邪已罢，非汗散之法所宜，里饮实盛，又非淡渗之品所能胜，非选逐水至峻之品以折之，则中气不支，束手待毙矣。甘遂、芫花、大戟三味，皆辛苦气寒而禀性最毒，并举而用之，气味相济相须，故可夹攻水邪之巢穴，决其渎而大下之，一举而患可平也。然邪之所凑，其气必虚；以毒药攻邪，必伤及脾胃，使无冲和甘缓之品为主宰，则邪气尽而大命亦随之矣。然此药最毒，参术所不能君，甘草又与之相反，故选十枣之大而肥者以君之，一以顾其脾胃，一以缓其峻毒。得快痢后，糜粥自养，一以使谷气内充，一以使邪不复作。此仲景用毒攻病之法，尽美又尽善也。昧者惑于甘能中满之说，而不敢用，岂知承制之理乎？

此方出自《伤寒论》，水饮内停，正邪俱盛。主治悬饮，咳唾胸胁引痛，心下痞硬，干呕短气，头痛目眩，胸背掣痛不得息，水肿，一身悉肿，尤以身半以下肿甚，腹胀喘满，二便不利，舌苔白滑，脉沉弦。方以甘遂善行经隧水湿，大戟善泄脏腑水湿，芫花善消胸胁伏饮，三药合用，逐水之力甚强；然三药皆有毒性，故又用大枣益气护胃，缓和诸药之毒，减少药后反应。

· 卷七 ·

大承气汤

治阳明病，潮热，手足濈然汗出，谵语汗出多，胃燥独语，如见鬼状，喘冒不能卧，腹满痛，脉滑实。又目中不了了，睛不和。又少阴病初得之，口燥咽干者。自痢清水，色纯青，心下痛，口燥舌干者。六七日腹胀不大便者。

大黄（酒洗）四两、厚朴半斤、枳实（炙）五枚、芒硝三合。右四味，以水一斗，先煮二物，取五升，纳大黄，煮取二升，去滓；纳芒硝，再上火微煮一二沸，分温再服。得下即停后服。

此方出自《伤寒论》，峻下热结。主治阳明腑实证，证见大便不通，脘腹痞满，腹痛拒按，按之则硬，甚或潮热谵语，手足濈然汗出，舌苔黄燥起刺，或焦黑燥裂，脉沉实；或热结旁流证，下利清谷，色纯青，其气臭秽，脐腹疼痛，按之坚硬有块，口舌干燥，脉滑实；里热实证之热厥、痉病或发狂等。方以大黄泻热通便，荡涤肠胃；芒硝助大黄泻热通便，并能软坚润燥；厚朴、枳实行气散结，消痞除满，并助芒硝、大黄推荡积滞以加速热结之排泄。以急下实热燥结，以存阴救阴，即"釜底抽薪，急下存阴"之法。

临床应用：大黄 12 g、厚朴 15 g、枳实 12 g、芒硝 9 g。水煎服，操作方法同上。

小承气汤

大黄四两、厚朴（炙，去皮）二两、枳实三枚。右三味，以水四升，煮取一升二合，去滓，分温三服。初服汤当大便，不尔再服，以利为度。得便即止服。

【集注】柯琴曰：诸病皆因于气，秽物之不去，由于气之不顺也。故攻积之剂，必用气分之药，因以承气名汤。方分大、小者，有二义焉：厚朴倍大黄，是气药为君，名大承气；大黄倍厚朴，是气药为臣，名小承气。味多性猛，制大其服，欲令大泄下也，因名曰大；味寡性缓，制小其服，欲微和胃气也，因名曰小。且煎法更有妙义，大承气用水一斗，煮枳朴，取五升，去滓，纳大黄，再煮取二升，纳芒硝，何哉？盖生者气锐而先行，熟者气纯而和缓，仲景欲使芒硝先化燥屎，大黄继通地道，而后枳、朴除其痞满。若小承气以三味同煎，不分次第，同一大黄，而煎法不同，此可见仲景微和之意也。喻昌曰：《金匮》治痉为病，胸满口噤，卧不着席，脚挛急必龂（牙齿磨切）齿，可与大承气汤，乃死中求生之法也。《灵枢》谓热而痉者死，腰折，瘛疭，齿龂也。兹所云卧不着席，即腰折之变文。脚挛急，即瘛疭之变文。且龂齿加以胸满口噤，上、中、下三焦热邪充斥，死不旋踵矣。在伤寒证腹满可下，胸满则不可下然投是汤者，须知所谓胸满，谓其邪尚在表，故不可下。此证入里之热，极深极重，匪可比伦，况阳热深极，阴血立至消亡，即稍稍下之，尚不足以胜其阳救其阴。故取此汤以承领其一线之阴气，阴气不尽为阳热所劫，因而得生者多矣。可与二字甚活，临证酌而用之，初非定法也。既有下之重伤其阴之大戒，复有下之急救其阴之活法，学者欲为深造，端在此矣。

　　此方出自《伤寒论》，轻下热结。用于阳明腑实证。证见大便不通，潮热谵语，脘腹痞满，舌老黄，脉滑数；痢疾初起，腹中胀痛，里急后重，亦可用之。方以大黄荡涤实热，厚朴除胀满，枳实消痞实。热峻，以此汤存一线阴分。

　　临床应用：大黄12 g、厚朴6 g、枳实9 g。水煎服，操作方法同上。

调胃承气汤

治表解有汗，里热不除，胃因不和，而不作解者。

大黄（酒洗）四两、甘草（炙）二两、芒硝半斤。右三味，以水三升，先煮二味，取一升，去滓；纳芒硝，微煮令沸，稍稍温服之。

【注】三承气汤之立名，而曰大者，制大其服，欲急下其邪也；小者，制小其服，欲缓下其邪也。曰调胃者，则有调和承顺胃气之义，非若大、小专攻下也。经曰：热淫于内，治以咸寒；火淫于内，治以苦寒。君大黄之苦寒，臣芒硝之咸寒，二味并举，攻热泻火之力备矣。更佐甘草之缓，

调停于大黄、芒硝之间，又稍稍温服之，使其力不峻，则不能速下而和也。

此方出自《伤寒论》，缓下热结。用于阳明病胃肠燥热证。证见蒸蒸发热，口渴便秘，腹满拒按，舌苔正黄，脉滑数；亦用于肠胃热盛而见发斑吐衄，口齿咽喉肿痛，中满，疮疡等。方以大黄苦寒，泻火通结；芒消咸寒，软坚润燥；甘草甘缓和中，益气养胃。表解有汗，里热未除，胃内不和，不大便者。

临床应用：大黄 12 g、芒硝 9 g、炙甘草 6 g。水煎服，操作方法同上。

更衣丸

治津液不足，肠胃干燥，大便不通。

朱砂（研如飞面）五钱、芦荟（研细，生用）七钱，滴好酒少许，和丸。每服一钱二分，好酒下。

【集注】柯琴曰：胃为后天之本，不及固病，太过亦病。然太过复有阳盛阴虚之别焉。两阳合明而胃家实，仲景制三承气汤以下之；三阳燥结而津液亡，前贤又制更衣丸以润之。古人入厕必更衣，故以此命名也。朱砂以汞为体，性寒重坠下达，芦荟以液为质，味苦膏润下滋。兼以大寒大苦之性味，能润燥结，从上导下而胃关开矣。合以为丸，两者相须，得效最宏，奏功甚捷，诚匪夷所思矣。

此方出自明·缪希雍《先醒斋医学广笔记》，简称《医学广笔记》，初名《先醒斋笔记》。泻火，通便，安神。用于肝火上炎，肠结便秘。证见目赤易怒，头晕心烦，睡眠不安。方以芦荟苦寒，泻下通便，兼清肝火；朱砂甘寒生津，宁心安神。

麻仁丸又名脾约丸

治肠胃燥热，大便秘结，小便数多。

麻子二升、芍药半斤、枳实半斤、大黄（去皮）一斤、厚朴（去皮）一斤、杏仁（去皮、尖，熬，碾脂）一升。右六味为末，炼蜜为丸，桐子大，饮服十丸，日三服；渐加，以利为度。

【集注】成无己曰：约者，约结之约，又约束也。经曰：饮入于胃，游溢精气，上输于脾，脾气散精，上归于肺，通调水道，下输膀胱，水精四布，五经并行。今胃强脾弱，约束津液，不得四布，但输膀胱，小便数而大便硬，故曰脾约。麻仁甘平而润，杏仁甘温而润。经曰：脾欲缓，急食甘以缓之。本草曰：润可去燥。是以麻仁为君，杏仁为臣。枳实破结，厚朴泻满，故以为佐。芍药调中，大黄通下，故以为使。朱震亨曰：既云脾约，血枯火燔津竭，理宜滋阴降火，津液自生，何秘之有？此方惟热甚而禀实者可用，热微而虚者，愈致燥涸之苦矣。

此方出自《伤寒论》，润肠泄热，行气通便。用于肠胃燥热，津液不足，大便干结，小便频数，腹部胀满不适。方以麻仁性味甘平，质润多脂，功能润肠通便；杏仁上肃肺气，下润大肠；白芍养血敛阴，缓急止痛；大黄、枳实、厚朴即小承气汤，以轻下热结，除胃肠燥热。此方为热重，而身体强壮者适用。

临床应用：丸剂使用方便。

桃仁承气汤

治血结胸中，手不可近，或中焦蓄血，寒热胸满，漱水不欲咽，善忘，昏迷如狂者。此方治败血留经，通月事。

桃仁（去皮、尖）五十个、桂枝三两、大黄四两、芒硝二两、甘草二两。右五味，以水七升，煮取二升半，去滓；纳芒硝，更上火微沸；下火先食，温服五合。日三服，当微痢。

此方出自《伤寒论》，文中"太阳病不解，热结膀胱，其人如狂，血自下，下者愈。其外不解者，尚未可攻，当先解其外；外解已，但少腹急结，乃可攻之，宜桃仁承气汤。"破血下瘀。用于下焦蓄血（热在下焦），其人发狂；中焦蓄血，寒热胸满，漱水不欲咽；血结胸中，手不可近；败血留经，月事不下。方以大黄下瘀血积聚，荡涤肠胃推陈致新；甘草之甘平，以调和其正气；用芒硝走血软坚；桂枝宣通血脉；桃仁活血化瘀。气行血濡，则小腹自舒，神气自安，此为承气之变剂。

临床应用：桃仁9 g、大黄12 g、桂枝9 g、炙甘草6 g、芒硝9 g。水煎服，操作方法同上。

抵当汤并丸

治伤寒蓄血，并治症瘕，追虫攻毒甚佳。

水蛭（熬）三十个、䗪虫（去头足，熬）三十个、大黄三两、桃仁（去皮、尖）三十个，四味为散，以水五升，煮三升，去滓，温服一升。不下再服，利为度。水蛭（熬）二十个、䗪虫（熬，去翅）二十五个、桃仁（去皮、尖）二十个、大黄三两。右四味杵，分为四丸，以水一升，煮一丸，取七合服。晬时（一周时间）当下血，若不下更服。

【集注】柯琴曰：膀胱为水腑，血本无所容蓄者也。少腹者，膀胱之室也，热结硬满，当小便不利，而反利者，是病不在膀胱内而在少腹内也。可知其随经之营血，因瘀热而结于少腹之里，而非膀胱之里也。小便虽利，而硬满急结，蓄血仍瘀于少腹也。热淫于内，神魂不安，故发狂。血瘀不行，则营不运，故脉微而沉，营不运，则气不宣，故沉而结也。营气不周于身，则身黄。消谷善饥者，胃火炽盛也。大便反易者，血之濡也，色黑者，蓄血渗入也。善忘者，血不荣，智不明也。此皆瘀血之微兆，非至峻之剂，不足以抵其巢穴，而当此重任，故立抵当汤。蛭虫之善饮血者，而利于水，䗪虫之善吮血者，而猛于陆。并取水陆之善取血者以攻之，同气相求，更佐桃仁之苦甘，推陈致新，大黄之苦寒，荡涤邪热，故名抵当也。若热虽盛而未狂，少腹满而未硬，宜小其制，为丸以缓治之。若外证已解，少腹急结，其人如狂，是转属阳明，用调胃承气加桃仁，桂枝之行血者于其中，以微痢之，胃和则愈矣。此桃仁承气为治之缓也。

此方出自《伤寒论》，攻逐瘀血。用于蓄血发狂，少腹硬满，小便自利，大便硬而色黑，或秘结不通，脉微而沉，苔黄而涩者，及妇人经水不利，少腹硬满者。

抵挡汤、抵挡丸、下淤血汤均由桃仁承气汤加减而成，同具破血下瘀之功，均用于治疗瘀热互结于下焦的蓄血症。桃仁承气汤证属瘀血初结之时，浅而轻，少腹急结纯为自觉证，待表解后方可攻里，为逐瘀缓剂，服后微利，不一定下血。抵挡汤证为瘀结日久深重证急，少腹硬满兼他觉证，此时全无下通之机，治疗虽有表证亦应先攻其里，为逐瘀峻剂，服后当下血。方以水蛭、䗪虫逐恶血，桃仁破瘀血，大黄荡涤热邪导瘀下行瘀行热解。抵挡丸证瘀结深但病势缓，少腹满而不硬，治疗不可不攻，又不可峻攻，故改抵挡汤为丸。

栀子豉汤

附：加减诸汤治阳明病，脉浮而紧，咽燥口苦，腹满而喘，发热汗出，不恶寒，反恶热，身重烦躁，心中愦愦，怵惕懊𢙣，目疼鼻干，不得卧者。

栀子（擘）十四枚、香豉（绵裹）四合，二味，以水四升，先煮栀子，得二升半；纳豉，煮取一升半，去滓，分二服。温进一服，得吐止后服。若少气者，加甘草二两。若呕者，加生姜三两。若下后心烦腹满，起卧不安者，去香豉加厚朴四两，枳实四枚。若医以丸药下之，身热不去，心中结痛，去香豉加干姜二两。若身热发黄者，去香豉加甘草一两、黄柏二两。

【集注】柯琴曰：太阳以心腹为里，阳明以心腹为表。盖阳明之里是胃实，不特发热恶热，目痛鼻干，汗出身重，谓之表；一切虚烦虚热，咽燥口苦舌胎，腹满烦躁不得卧，消渴而小便不利，凡在胃之外者，悉是阳明之表也。仲景制汗剂，是开太阳表邪之出路，制吐剂是引阳明表邪之出路，所以太阳之表宜汗不宜吐，阳明之表当吐不当汗，太阳当汗而反吐之，便见自汗出不恶寒，饥不能食，朝食暮吐，欲食冷食，不欲近衣等证。此太阳转属阳明之表法，当栀子豉汤吐之。阳明当吐而不吐，反行汗下、温针等法，以致心中愦愦，怵惕懊𢙣，烦躁舌胎等证，然仍在阳明之表，仍当栀子豉汤主之。栀子苦能涌泄，寒能胜热，其形像心，又赤色通心，故主治心中上、下一切证。豆形像肾，又黑色入肾，制而为豉，轻浮上行，能使心腹之浊邪上出于口，一吐而心腹得舒，表里之烦热悉解矣。所以然者，急除胃外之热，不致胃家之实，即此栀豉汤为阳明解表之圣剂矣。热伤气者少气，加甘草以益气，虚热相搏者多呕，加生姜以散邪。若下后而心腹满，起卧不安，是热已入胃，便不当吐，故去香豉。屎未燥硬，不宜复下，故只用栀子以除烦，佐枳、朴以泄满。此两解心腹之妙，又小承气之轻剂也。若以丸药下之，身热不去，知表未解也，心中结痛，知寒留于中也。表热里寒，故任栀子之苦以除热，倍干姜之辛以逐寒，而表热自解，里寒自除。然非吐不能达表，故用此以探吐之，此又寒热并用，为和中解表之剂矣。内外热炽，肌肉发黄，必须苦甘之剂以调之，柏皮、甘草色黄而润，助栀子以除内烦而解外热，形色之病，仍假形色以通之。此皆用栀、豉加减以御阳明表证之变幻也。夫栀子之性，能屈曲下行，不是上涌之剂，惟豉之腐气上蒸心肺，能令人吐耳。观瓜蒂散必用豉汁和服，是吐在豉而不在栀也。栀子干姜汤去豉用姜，是取其横开。栀子厚朴汤，以枳、朴易豉，是取其下泄。似皆不欲上越之义，虽苦亦能作涌，然非探吐不能吐也。患者旧微溏者不可与，则栀子之性自明矣。

此方出自《伤寒论》，清热除烦，宣发郁热。用于邪热在阳明之表，主治热郁胸膈不寐证。证见身热心烦，虚烦不得眠，或心中懊恼郁闷，或心中结痛，舌红苔微黄，脉数。方以栀子味苦性寒，泄热除烦，降中有宣；香豉体清气寒，升散调中，宣中有降。旧有溏泄者不可用。此方在临床应用较多。

临床应用：栀子9 g、豆豉9 g。水煎服。

🍂 瓜蒂散

治胸中痞硬痰饮，一切实邪及气冲咽不得息者，用此吐之。

瓜蒂（熬黄）一分、赤小豆一分。二味，各别捣筛，为散已，合治之。取一钱匕，以香豉一合，热汤七合，煮作稀糜，去滓，取汁和散，温，顿服之。不吐者，稍稍加服，得快吐乃止。

【注】胸中者，清阳之腑，诸邪入胸，皆阻阳气不得宣达，以致胸满痞硬，热气上冲，燥渴心烦，嗢（吐饮之貌）嗢欲吐，脉数促者，热郁结也。胸满痞硬，气上冲咽喉不得息，手足寒冷，欲吐不能吐，脉迟紧者，寒郁结也。凡胸中寒热，与气与饮郁结为病，谅非汗下之法所能治，必得酸苦涌泻之品，因而越之，上焦得通，阳气得复，痞硬可消，胸中可和也。瓜蒂极苦，赤豆味酸，相须相益，能除胸胃中实邪，为吐剂中第一品也。而佐香豉粥汁合服者，藉谷气以保胃气也。服之不吐，稍稍加服，得快吐而即止者，恐伤胃中元气也。此方奏功之捷，胜于汗下，所以三法鼎立，今人不知岐伯，仲景之精义，置之不用，可胜惜哉！

此方出自《伤寒论》，涌吐痰涎宿食。主治痰涎宿食，壅滞胸脘证。证见胸中痞硬，懊恼不安，欲吐不出，气上冲咽喉不得息，寸脉微浮者，按之紧者。方以瓜蒂味苦，性升而善吐；赤小豆味苦酸，与瓜蒂配合，有酸苦涌吐之功；香豉轻清宜泄，煎汁送服，以增强涌吐的作用。

小陷胸汤

治心下痞，按之则痛，脉浮滑者。

黄连一两、半夏半升、瓜蒌实（大者）一个。右三味，以水六升，先煮瓜蒌实，取三升，去滓；纳诸药，煮取二升，分温三服。

【集注】程知曰：此热结未深者，在心下，不似大结胸之高在心上。

按之痛，比手不可近为轻。脉之浮滑又缓于沉紧，但痰饮素盛，挟热邪而内结，所以脉见浮滑也。以半夏之辛散之，黄连之苦泻之，瓜蒌之苦润涤之，皆所以除热散结于胸中也。先煮瓜蒌，分温三服，皆以缓治上之法。程应旄曰：黄连涤热，半夏导饮，瓜蒌润燥，合之以开结气，亦名曰陷胸者，攻虽不峻，而一皆直泻，其胸里之实邪，亦从此夺矣。

此方出自《伤寒论》，清热化痰，宽胸散结。用于痰热互结之结胸证。证见胸脘痞闷，按之则痛，或心胸闷痛，或咳痰黄稠，舌红苔黄腻，脉右寸宜滑数。方以黄连除心下之痞实，半夏消心下之痰结，寒温并用，温热之结；瓜蒌平助黄连之苦，且以滋半夏之燥，除烦涤痰、开结宽胸。

临床应用：黄连6 g、半夏9 g、瓜蒌15～30 g。水煎服。

大陷胸汤丸

主治伤寒发热，不发汗而反下之，表热乘虚入于胸中，与不得为汗之水气结而不散，令心下至少腹硬满而痛不可近，其人身无大热，但头汗出，或潮热燥渴，脉沉紧者。如水肿、肠澼，初起形气俱实者，亦可用。

大黄六两，芒硝、苦葶苈子、杏仁（去皮）各半升，甘遂（为末）一钱。右五味，以水先煮大黄、杏、苈，去滓，纳芒硝，煮一二沸，纳甘遂末，温服，得快痢止后服。如未剧者，加白蜜二合，作丸如弹子大，水煮一丸，服过宿乃下，如不下更服。

【集注】柯琴曰：胸中者，宗气之所出，故名气海。气为阳，故属

医宗金鉴

太阳之部。气为水母，气清则水精四布，气热则水浊而壅结矣。水结于胸，则津液不下，无以润肠胃，故大便必燥，不下输膀胱，故水道不通。大黄、芒硝善涤肠胃之热实，此病在胸中而亦用以为君者，热淫于内，当治以苦寒，且以润阳明之燥，是实则泻子之法，补膀胱之寒，亦制之以其所畏也。任甘遂之苦辛，所以直攻其水结。然水结因于气结，必佐杏仁之苦温，以开其水中之气，气行而水自利矣。水结又因于气热，必佐葶苈之大寒，以清其气分之热，源清而流自洁矣。若胸中水结而未及中焦者，当小其制，而复以白蜜之甘以缓之，使留恋于胸中，过宿乃下，但解胸心之结滞，而保肠胃之无伤，是又以攻剂为和剂也。是方为利水攻积之剂，故治水肿，痢疾之初起者甚捷，然必视其人壮实，可以一战成功，如平素虚弱与病久而不任攻伐者，当念虚虚之戒矣。

此方出自《伤寒论》，泻热逐水。用于水热互结之结胸证。证见心下疼痛，拒按，按之硬，或从心下至少腹硬满疼痛，手不可近。伴见短气烦躁，大便秘结，舌上燥而渴，日晡小有潮热，舌红，苔黄腻或兼水滑，脉沉紧或沉迟有力。方以大黄、芒硝荡涤肠胃之实热；甘遂苦辛攻其水结；杏仁苦温攻其气结；葶苈大寒，清气分之热，破滞开结，定逆止喘，利水消肿。平素虚弱与病久者不宜服用。

三物白散

治伤寒，寒实结胸无热证者，及胸膈寒实痰水内结等证。

桔梗三分、贝母三分、巴豆（去皮，熬黑，研如泥）一分，杵二味为末，纳巴豆于臼中杵之，以白饮合服。强人一钱，羸者减之。病在膈上必吐，在膈下必利。不利进热粥一杯，利过不止，进冷粥一杯。

【注】是方治寒实痰水结胸，极峻之药也。君以巴豆极辛极烈，攻寒逐水，斩关夺门，所到之处无不破也。佐以贝母开胸之结。使以桔梗为之舟楫，载巴豆搜逐胸邪。膈上者必吐，膈下者必利，使其邪悉尽无余矣。然惟知任毒以攻邪，不量强羸，鲜能善其后也，故羸者减之。不利进热粥，利过进冷粥，盖巴豆性热，得热则行，得冷则止。不用水而用粥者，藉谷气以保胃也。

此方出自《伤寒论》，温下寒实，涤痰破结。用于寒实结胸无热证者，及胸膈寒实痰水内结者。方以巴豆之辛热，温通寒实，攻逐痰水；贝母开胸涤痰散结；桔梗开泄肺闭，载药上行。

大黄黄连泻心汤

治伤寒表解，心下痞，按之不软，其脉关上浮者。

大黄二两、黄连一两。右二味，以麻沸汤二升渍之，须臾绞去滓，分温再服。

【注】痞硬虚邪而用大黄、黄连，能不起后人之疑耶？仲景使人疑处，正是妙处。盖因后人未尝细玩，不得其法，皆煎而服之，大悖其旨矣。观乎用气薄之麻沸（将沸的热水）汤，即开水渍大黄、黄连，须臾去滓，仅得其无形之气，不重其有形之味，是取其气味俱薄，不大泻下。虽曰攻痞，而攻之之妙义无穷也。

此方出自《伤寒论》，用于心下痞，按之濡，其脉关上浮者，无表证。方以大黄泻营分之热，黄连泄气分之热，且大黄有攻坚破结之能，以开水渍其须臾，去滓，取其气，不取其味，治虚痞不伤正气。

临床应用：大黄 6 g、黄连 3 g。用开水 400 mL 渍之后去渣，分温再服。

附子泻心汤

治伤寒表解，心下痞，恶寒汗出者。

大黄二两、黄连一两、黄芩一两、附子一枚（泡去皮，别煮汁）。右四味，切三味，以麻沸汤二升渍之，须臾绞去滓，纳附子汁，分温再服。

【注】心下硬痛，结胸也；硬而不痛，心下痞也。恶寒而复汗出，非表不解，乃表阳虚也。故以大黄、黄连、黄芩泻痞之热，附子温表之阳，合内外而治之。其妙在以麻沸汤渍三黄，须臾绞去滓，内附子汁，义在泻痞之意轻，扶阳之意重也。

此方出自《伤寒论》，温经回阳，扶阳固表，泄热消痞。主治阳虚于外，热结于胃。证见心下痞满，而复恶寒汗出，脉沉者。方以大黄、黄连、黄芩治上以泻热，开水渍以汤，取其清轻之气易于上行。以附子治下，则煎取浓汤，

医宗金鉴

欲其重浊之汁易于下降以温阳。

临床应用：大黄6 g、黄连、黄芩各3 g，附子3 g。前三味开水400 mL渍之后去渣，纳附子汁（去皮后，煮汁），分温再服。

甘草泻心汤

治伤寒中风，医反下之，其人下痢，日数十行，谷不化，腹中雷鸣，心下痞硬而满，干呕心烦不得安。医见心下痞，谓病不尽，复下之，其痞益甚，止非结热，但以胃中虚客气上逆，故使鞕也。

甘草四两、黄芩三两、黄连一两、干姜三两、半夏（洗）半升、大枣（擘）十二枚。右六味，以水一斗，煮取六升，去滓再煎，取三升，温服一升，日三服。

【注】无论伤寒，中风，表未解，总不可下，医反下之，因而成痞。其人下痢日数十行，水谷不化，腹中雷鸣者，误下胃中空虚也。心下痞硬而满，干呕心烦不得安者，乘虚客邪上逆也。医见心下痞硬，谓下之不尽，又复下之，其痞益甚。但此非结热之痞，亦非寒结之痞。乃乘胃空虚，客气上逆，阳陷阴凝之痞也。方以甘草命名者，取和缓之意。用甘草、大枣之甘温，补中缓急，治痞之益甚。半夏之辛，破客逆之上从。芩、连泻阳陷之痞热，干姜散阴凝之痞寒。缓急破逆，泻痞寒热，备乎其治矣。

此方出自《伤寒论》，益气和胃，消痞止呕。用于脾胃虚弱，中焦升降失司，气机痞塞，证见心下痞硬胀满，腹中雷鸣，下利至甚，水谷不化等。方以甘草、大枣甘温补中；干姜散阴凝之痞；半夏辛以破客逆之上行；黄连、黄芩泻阳陷之痞热。

临床应用：炙甘草12 g、姜半夏9 g、黄连3 g、黄芩9 g、干姜9 g、大枣4枚。操作方法同上。

生姜泻心汤

治伤寒汗出解后，胃中不和，心下痞硬，干噫食臭，胁下有水气，腹中雷鸣下痢者。

甘草（炙）三两、人参三两、干姜一两、半夏（洗）半升、黄芩三两、黄连一两、生姜（切）四两、大枣（擘）十二枚。右八味，以水一斗，煮取六升，去滓再煎，取三升，温服一升，日三服。

【注】伤寒汗出之后，余邪转属阳明，心下痞满硬痛不大便者，此其人胃素燥热，因而成实，攻之可也。今其人平素胃虚，兼胁下有水气，即不误下，余热乘虚入里，结成痞硬不痛，胃虚不能消化水谷，则干噫食臭也。胃中寒热不和，则腹中雷鸣下利也。名生姜泻心汤者，其义重在散水气之痞也。生姜、半夏散胁下之水气。人参、大枣补中州之土虚。干姜、甘草以温里寒。黄芩、黄连以泻痞热。备乎虚水寒热之治，胃中不和下利之痞，未有不愈者也。

此方出自《伤寒论》，和胃消痞，散结除水。用于汗后表解，胃阳虚弱，水饮内停，心下痞硬，肠鸣下利。方以生姜、半夏散胁下之水气，人参、大枣补中州之土虚，干姜、甘草以温里寒，黄芩、黄连以泻痞热。

临床应用：生姜 12 g、黄连 3 g、黄芩 9 g、半夏 9 g、干姜 3 g、人参 9 g、大枣 4 枚、炙甘草 9 g。操作方法同上。

半夏泻心汤

治伤寒五六日，呕而发热，柴胡证具，而以他药下之，但满不痛，心下痞者。

半夏（洗）半升、黄芩三两、干姜三两、人参三两、黄连一两、甘草（炙）三两、大枣（擘）十二枚。右七味，以水一斗，煮取六升，去滓再煎，取三升，温服一升，日三服。

【集注】王又原曰：伤寒五六日，柴胡证具，而以他药下之成痞。即用小柴胡汤，以干姜易生姜，以黄连易柴胡。彼以和表里，此以彻上下。而必推半夏为君者，痞从呕得来，半夏之辛以破结而止呕也。

此方出自《伤寒论》，寒热平调，消痞散结。主治寒热错杂之痞证。心下痞，但满而不痛，或呕吐，肠鸣下利，舌苔腻而微黄。方以半夏、干姜辛温除寒，和胃止呕；川连、黄芩苦寒泄降除热，清肠燥湿；人参、大枣、炙甘草补中益气，养胃。

临床应用：半夏 9 g、黄连 3 g、黄芩 6 g、人参 6 g、大枣 4 枚、炙甘草 6 g、干姜 6 g。操作方法同上。

旋复代赭石汤

治汗，吐，下解之后，心下痞硬，噫气不除。

旋复花三两、人参二两、代赭石一两、半夏（洗）半升、生姜（切）五两、甘草（炙）三两、大枣（擘）十二枚。右七味，以水一斗，煮取六升，去滓再煎，取三升，温服一升，日三服。

【集注】罗谦甫曰：汗，吐，下解后，邪虽去而胃气已亏矣。胃气既亏，三焦因之失职，清无所归而不升，浊无所纳而不降，是以邪气留滞，伏饮为逆，故心下痞硬，噫气不除。方中以人参、甘草养正补虚，姜、枣和脾养胃，所以安定中州者至矣。更以代赭石之重，使之敛浮镇逆，旋复花之辛，用以宣气涤饮，佐人参以归气于下，佐半夏以蠲饮于上。浊降痞硬可消，清升噫气自除。观仲景治少阴水气上凌，用真武汤镇之；治下焦滑脱不守，用赤石脂禹余粮固之。此胃虚气失升降，复用此法理之。则胸中转否为泰，其为归元固下之法，各极其妙如此。

此方出自《伤寒论》，降逆化痰，益气和胃。主治胃气虚弱，气失升降，痰浊内阻证。证见心下痞鞕，噫气频作，恶心呕吐，舌淡，苔白滑，脉弦而虚。方以旋复花苦辛温，下气化痰，降逆止噫；代赭石甘寒质重，降逆下气，助旋复花降逆化痰而止呕噫；半夏辛温，燥湿化痰，降逆和胃；生姜辛温，祛痰散结，降逆止呕，两药合用，增强其降逆止呕之功；人参、大枣、甘草益气补中以疗胃虚。

真武汤：茯苓、芍药、生姜、附子、白术。温阳利水。用于少阴阳虚，水气上凌证。畏寒肢厥，小便不利，心下悸动不宁，头目眩晕，身体筋肉瞤动，站立不稳，四肢沉重疼痛，浮肿，腰以下为甚；或腹痛，泄泻；或咳喘呕逆。舌质淡胖，边有齿痕，舌苔白滑，脉沉细。

赤石脂禹余粮汤：赤石脂、禹余粮。收敛固脱，涩肠止泻，主治久泻、久痢，肠滑不能收摄者。方以赤石脂甘涩，涩肠，收敛止血；禹余粮甘涩，涩肠，止血，止带。

临床应用：旋复花9g、人参6g、生姜6g、代赭石6g、炙甘草6g、半夏9g、大枣4枚。水煎服。

麻黄连翘赤小豆汤

治伤寒表不解，瘀热在里发黄者。

麻黄二两、赤小豆一升、杏仁（去皮、尖）四十枚、生姜（切）一两、大枣（擘）十二枚、甘草（炙）一两、生梓白皮一升、连翘二两。右八味，以潦水一斗，先煮麻黄，再沸，去上沫，纳诸药，煮取三升，分温三服，半日则尽。

【注】湿热发黄无表里证，热盛者清之，小便不利者利之，里实者下之，表实者汗之，皆无非为病求去路也。用麻黄汤以开其表，使黄从外而散。去桂枝者避其湿（应为辛）热也。佐姜、枣者和其营卫也。加连翘、梓皮以泻其热。赤小豆以利其湿。同成表实发黄之效也。连翘即连翘根，无梓皮以茵陈代之。成无己曰：煎以潦水者，取其味薄不助湿热也。

此方出自《伤寒论》，用于治疗风寒表邪未散、湿热蕴郁而致的黄疸。方以麻黄、杏仁、生姜之辛温，以发越其表；赤小豆、连翘、梓白皮之苦寒甘，以清热于里；大枣、甘草甘温悦脾，以为散湿驱邪之用。

临床应用：麻黄6g、连翘9g、赤小豆15g、杏仁9g、生姜6g、大枣4枚、炙甘草6g、生梓皮9g。水煎服，操作方法同上。

栀子柏皮汤

治伤寒身黄发热，无表里证者。

栀子（擘）十五枚、甘草（应是茵陈）一两、黄柏一两。右三味，以水四升，煮取一升半，去滓，分温再服。

【注】伤寒身黄发热者，若有无汗之表，以麻黄连翘赤小豆汤汗之。若有成实之里，以茵陈蒿汤下之。今外无可汗表证，内无可下里证，惟有黄热，宜以栀子柏皮汤清之可也。此方之甘草当是茵陈，传写之误也。

此方出自《伤寒论》，具有清泄湿热之功效。主治伤寒，身黄发热者，无表里证。方以栀子苦寒入心肺，泻心肺之邪热，引热下行入小便；黄柏泻膀胱相火，除湿清热，清下焦之热以补肾水；茵陈味苦性寒，清利湿热，去黄疸。

临床应用：栀子9 g、黄柏6 g、茵陈9 g。水煎服。

茵陈蒿汤

阳明病发热，但头汗出，身无汗，小便不利，渴饮水浆，此为郁热在里，身必发黄，腹微满者，本方主之。

茵陈蒿六两、栀子（擘）十四枚、大黄二两。右三味，以水二斗，先煮茵陈，减六升，纳二味，煮取三升，去滓，分温三服。小盒饭利，如皂角汁状，色正赤，一宿腹减，黄从小便去也。

【集注】柯琴曰：太阳，阳明俱有发黄证，但头汗出而身无汗，则热不外越；小便不利，则热不下泄，故郁热在里。然里有不同，肌肉是太阳之里，当汗而发之，故用麻黄连翘赤小豆汤为凉散法。心胸是太阳阳明之里，当寒以胜之，用栀子柏皮汤，乃清火法。肠胃是阳明之里，当泻之于内，故立本方，是逐秽法。茵陈禀北方气，经冬不凋，傲霜凌雪，偏受大寒之气，故能除热邪留结，率栀子通水源，大黄以调胃实，令一身内外郁热，悉从小便而出，腹满自减，肠胃无伤，乃合引而竭之之法，此阳明利水之圣剂也。又曰：仲景治阳明渴饮有四法，本太阳转属者，五苓散微发汗以散水气；大烦燥渴小便自利者，白虎加参清火而生津；脉浮发热小便不利者，猪苓汤滋阴而利水；小便不利腹满者，茵陈蒿汤以泄满，令黄从小便出，病情治法，胸有成竹矣。每思仲景利小便必用气化之品，通大便必用承气之品。故小便不利者，必加茯苓，甚者兼用猪苓，因二苓为气化之品，而小便由于气化也。兹小便不利，不用二苓者何？本论云：阳明病，汗出多而渴者，不可与猪苓汤，以汗多胃中燥，猪苓汤复利小便故也。斯知阳明病汗出多而渴者，不可用，则汗不出而渴者，津液先虚，更不可用明矣。此以推陈致新之茵陈，佐以屈曲下行之栀子，不用枳、朴以承气，与芒硝之峻利，则大黄但可以润胃燥，而大便之不遽（仓猝）行可知。故必一宿而腹始减，黄从小便去而不由大肠去，仲景立法神奇，匪夷所思耳。

此方出自《伤寒论》，清热，利湿，退黄。用于湿热黄疸，一身面目俱黄，黄色鲜明，发热，无汗或但头汗出，口渴欲饮，恶心呕吐，腹微满，小便短赤，大便不爽或秘结，舌红，苔黄腻，脉沉数或滑数有力。方以方中重用茵陈苦泄下降，清热利湿，为治黄疸要药；栀子清热降火，通利三焦，助茵陈引湿热从小便而去；大黄泻热逐瘀，通利大便，导瘀热从大便而下。

临床应用：茵陈 18 g、栀子 9 g、大黄 6 g。水煎服。

仲景治阳明渴饮四法如下。

五苓散：茯苓、泽泻、猪苓、白术、桂枝。证见头痛发热，烦渴饮水，水入则吐，小便不利，脉浮者。为太阳表证未解，膀胱气化不利。

白虎汤加人参：石膏、知母、甘草、粳米、人参。证见发热，烦渴，口舌干燥，汗多，脉大无力。为阳明经热，津气伤。

猪苓汤：猪苓、茯苓、泽泻、阿胶、滑石。证见渴欲饮水，小便不利，口渴，身热，舌红，脉细数。为病在阳明少阴，邪热伤阴。

茵陈汤：茵陈、栀子、大黄。证见身发黄疸，但头汗出，身无汗，小便不利，渴欲水浆。为阳明湿热里实。

· 卷八 ·

小柴胡汤

治伤寒五六日，寒热往来，胸胁苦满，嘿嘿不欲饮食，心烦喜呕，口苦耳聋，脉弦数者，此是少阳经半表半里之证，宜此汤以和解之。

柴胡半斤、黄芩三两、人参三两、半夏半升、甘草（炙）三两、生姜（切）三两、大枣（擘）十二枚。右七味，以水一斗二升，煮取六升，去滓再煎，取三升，温服一升，日三服。若胸中烦而不呕，去半夏、人参，加瓜蒌实。若渴者，去半夏加人参、瓜蒌根。若腹中痛，去黄芩加芍药。若胁下痞硬，去大枣加牡蛎。若心下悸，小便不利者，去黄芩加茯苓。若不渴外有微热者，参加桂枝，温覆取微似汗愈。若咳者，去人参、大枣、生姜，加五味子、干姜。

【集注】程应旄曰：方以小柴胡名者，取配乎少阳之义也。至于制方之旨及加减法，则所云上焦得通，津液得下，胃气因和尽之矣。何则？少阳脉循胁肋，在腹阳背阴两岐（两岔道）间，在表之邪欲入里，为里气所拒，故寒往而热来。表里相拒而留于岐分，故胸胁苦满。神识以拒而昏困，故嘿嘿。木受邪则妨土，故不欲食。胆为阳木而居清道，为邪所郁，火无从泄，逼炎心分，故心烦。清气郁而浊，则成痰滞，故喜呕，呕则木火两舒，故喜之也。此则少阳定有之证，其余或之云者，以少阳在人身为游部，凡表里经络之罅（裂缝），皆能随其虚而见之，不定之邪也。据证俱是太阳经中所有者，特以五六日上见，故属之少阳，半表半里兼而有之，方是小柴胡证。方中以柴胡疏木，使半表之邪得从外宣，黄芩清火，使半里之邪得从内彻。半夏豁痰饮，降里气之逆。人参补久虚，助生发之气。甘草佐柴、芩调和内外，姜、枣佐参、夏通达营卫，相须相济，使邪无内向而外解也。至若烦而不呕者，火成燥实而逼胸，故去人参、半夏加瓜蒌实也。渴者，燥已耗液而逼肺，故去半夏加瓜蒌根也。腹中痛，木气散入土中，胃阳受困，故去黄芩以安土，加白芍以戢（收敛）木也。胁下痞硬者，邪既留则木气实，故去大枣之甘而泥，加牡蛎之咸而软也。心下悸，小便不利者，水邪侵乎心矣，故去黄芩之苦而伐，加茯苓之淡而渗。不渴身肌有微热者，半表之寒尚滞于肌，故去人参加桂枝以解之也。咳者，半表之寒凑（聚合）入于肺，故去参、枣加五味子，易生姜为干姜以温之；虽肺寒不减黄芩，恐干姜助热也。总之，邪在少阳，是表寒里热，两郁不得升之，故小柴胡之治，所谓升降浮沉则顺之也。

此方出自《伤寒论》，和解少阳，和胃降逆，扶正祛邪。用于少阳病证，邪在半表半里。证见往来寒热，胸胁苦满，默默不欲饮食，心烦喜呕，口苦，咽干，目眩，舌苔薄白，脉弦者。方以柴胡味苦微寒，少阳主药，升阳达表；黄芩苦寒养阴退热；半夏辛温健脾和胃，散逆气而止呕；人参、甘草，以补正气而和中；用姜、枣之辛甘，以和营卫。

临床应用：柴胡6～12 g、黄芩6～12 g、半夏6～9 g、人参6～9 g、

炙甘草6～9 g、生姜6～9 g、大枣4枚。水煎服。

大柴胡汤

治热结在内，心下急呕不止，郁郁微烦，柴胡证仍在者，与大柴胡汤下之。

柴胡半斤、黄芩三两、半夏半升、芍药三两、枳实四枚、大黄二两、生姜五两、大枣（擘）十二枚。右八味，以水一斗二升，煮取六升，去滓再煎，温服一升，日三服。

【注】柴胡证在，又复有里，故立少阳两解法也。以小柴胡汤加枳实、芍药者，仍解其外以和其内也。去参、草者，以里不虚。稍加大黄，以泻结热。倍生姜者，因呕不止也。斯方也，柴胡得生姜之倍，解半表之功捷，枳、芍得大黄之少，攻半里之效徐，虽云下之，亦下中之和剂也。

此方出自《伤寒论》，和解少阳，内泻热结。此为少阳阳明合病。证见往来寒热，胸胁苦满，呕不止，郁郁微烦，心下痞硬，或心下满痛，大便不解，或协热下利，舌苔黄，脉弦数有力。此方为小柴胡汤去人参、甘草，加大黄、枳实、芍药而成，亦是小柴胡汤与小承气汤两方加减合成，是和解为主与泻下并用的方剂。方以柴胡与黄芩和解清热，以除少阳之邪；大黄配枳实以内泻阳明热结，行气消痞；芍药柔肝缓急止痛，与大黄相配可治腹中实痛，与枳实相伍可以理气和血，以除心下满痛；半夏和胃降逆，合大量生姜，以治呕逆不止；大枣与生姜相配，能和营卫而行津液，并调和脾胃。

临床应用：柴胡12 g、黄芩9 g、半夏9 g、芍药9 g、生姜9 g、枳实9 g、大枣4枚、大黄9 g。水煎服。

柴胡桂枝汤

伤寒六七日，发热微恶寒，肢节烦疼微呕，心下支结，此太阳少阳并病也，柴胡桂枝汤主之。

柴胡四两、桂枝一两半、人参一两半、甘草一两、半夏（洗）二合半、黄芩一两半、芍药一两半、大枣（擘）六枚、生姜（切）一两半。右九味，以水七升，煮取三升，去滓，分温服。

【集注】柯琴曰：仲景书中最重柴、桂二方，以桂枝解太阳肌表，又可以调诸经之肌表；小柴胡解少阳半表，亦可以和三阳之半表。故于六经病外，独有桂枝证、柴胡证之称，见二方之任重不拘于经也。如阳浮阴弱条，是仲景自为桂枝证之注释；血弱气虚条，是仲景自为柴胡证之注释。桂枝有坏病，柴胡亦有坏病；桂枝有疑似证，柴胡亦有疑似证。病如桂枝证而实非，若脚挛急与胸中痞硬者是已。病如柴胡证而实非，本渴而饮水呕食谷，呕与但欲呕胸中痛微溏者是已。此条为伤寒六七日，正寒热当退之时，反见发热恶寒诸表证，更见心下支结诸里证，表里不解，法当表里双解之。然恶寒微，发热亦微，可知肢节烦疼，则一身骨节不疼；可知微呕，心下亦微结，故谓之支结。

表证虽不去而已轻，里证虽已见而未甚。故取桂枝之半，以散太阳未尽之邪；取柴胡之半，以解少阳微结之证。口不渴，身有微热者，法当去人参；以六七日来，邪虽未解，而正已虚，故仍用之。外证虽在，而病机已见于里，故方以柴胡冠桂枝之上，为双解两阳之轻剂也。

此方出自《伤寒论》中治疗太阳和少阳并病的方剂。解表和里。用于太阳少阳合病引起的发热恶寒、肢体疼痛微呕、心下支结、外证未去者等症。方以桂枝之半，以散太阳未尽之邪；取柴胡之半，以解少阳微结之证。

临床应用：桂枝 5 g、黄芩 5 g、人参 5 g、炙甘草 3 g、半夏 5 g、芍药 5 g、大枣 4 枚、生姜 3 g、柴胡 5 g。水煎服。

黄芩汤

治太阳，少阳合病，自下利者。若呕者，加半夏，生姜。

黄芩、甘草、芍药各三两、大枣（擘）十二枚。右四味，以水一斗，煮取三升；去滓，温服一升，日再服，夜一服。呕者，加半夏半升、生姜三两。

【集注】程应旄曰：此之合病者，头痛，胸满，口苦，咽干，目眩，或往来寒热，或脉大而弦，半表之邪，不待太阳传递而即合。少阳里气失守，所以下痢，阳热渐盛，所以上呕。故用黄芩汤清热益阴，半里清而半表自解矣。柯琴曰：太阳、少阳合病，是热邪已入少阳之里。胆火下攻于脾，故自下痢，上逆于胃，故兼呕也。与黄芩汤，酸苦相济，调中以存阴也。热不在半表，故不用柴胡，今热已入半里，故黄芩主之。虽非胃实，亦非胃虚，故不须人参以补中。兼呕者，故仍加半夏、生姜，以降逆也。

此方出自《伤寒论》，清热止痢，和中止痛。主治太阳、少阳二经合病。证见身热口苦，腹痛下利，其脉弦大者。方以黄芩苦寒清热；甘草、大枣，甘柔用以和太阴经；白芍酸涩，可以收敛。

临床应用：黄芩9g、芍药6g、炙甘草6g、大枣4枚。水煎服。

黄连汤

治伤寒胸中有热，胃中有邪气，腹中痛欲呕吐者。

黄连三两、干姜三两、甘草三两、人参二两、桂枝三两、半夏半升、大枣十二枚。右七味，以水一斗，煮取六升；去滓，温服一升，日三服，夜二服。

【集注】程应旄曰：热在胸中，有烦躁郁闷之证可知。胃中反有邪气，以寒邪被格在下故也。此证寒热俱有，较之大青龙之寒热，已向近里一层，故其证不见之表里际，而只见之上下际。腹中痛者，阴邪在胃而寒乃独治于下也。欲呕吐者，阳邪在胸，而热乃独治于上也。此为上下相格治法，亦寒热并施，而辛寒易以苦寒，辛热加以苦热，更以人参、半夏以补宣中气，升降阴阳。自此条而互及泻心诸汤，皆其法也。成无己曰：湿家下后，舌上如胎者，以丹田有热，胸中有寒，是邪气入里而为下热上寒也。此伤寒传里而为下寒上热也。喻昌曰：阴阳悖逆，皆当和解法。

此方出自《伤寒论》，平调寒热，和胃降逆。主治伤寒，胸中有热，胃中有邪气，腹中痛，欲呕吐者。方以黄连苦寒，上清胸中之热；干姜、桂枝辛温，下散胃中之寒；半夏和胃降逆；人参、甘草、大枣益胃和中。

黄连汤为胸热在上，胃寒在下。胸中有热，胸中烦热，欲呕吐，舌苔黄；胃中有寒，腹中痛，肠鸣泄泻，脉弦紧。

大青龙汤为表寒内热，风寒束表，卫阳被遏则恶寒发热，腠理闭塞则无汗，寒客经络则头身疼痛；热伤津则口渴，热扰胸中则烦，烦甚则燥。

临床应用:黄连 9 g、炙甘草 9 g、半夏 9 g、干姜 9 g、桂枝 9 g、人参 6 g、大枣 4 枚。水煎服。

🌀 黄连阿胶汤

治少阴病,得之二三日以上,心中烦不得卧。

黄连四两、黄芩一两、芍药二两、鸡子黄二枚、阿胶三两。右五味,以水五升,先煮三物,取二升,去滓,纳胶烊尽,小冷,纳鸡子黄,搅令相得,温服七合,日三服。

【集注】柯琴曰:此少阴病之泻心汤也。凡泻心必藉连、芩,而导引有阴阳之别。病在三阳,胃中不和,而心下痞硬者,虚则加参、甘补之,实则加大黄下之。病在少阴,而心中烦不得卧者,既不得用参、甘以助阳,亦不得用大黄以伤胃矣。用芩、连以直折心火,用阿胶以补肾阴,鸡子黄佐芩、连于泻心中补心血,芍药佐阿胶于补阴中敛阴气,斯则心肾交合,水升火降。是以扶阴泻阳之方,变而为滋阴和阳之剂也。是则少阴之火,各归其部,心中之烦不得卧可除矣。经曰:阴平阳秘,精神乃治。斯方之谓欤!

此方出自《伤寒论》,滋阴降火安神。为治少阴阴虚火旺证。用于治疗少阴病,得之二三日以上,心中烦不得卧。证见心火上炎所致的心烦失眠,舌红苔燥,脉细数者。方以黄连、黄芩清泻心火;阿胶补肾阴;鸡子黄与黄芩、黄连泻心中,补心血;芍药佐阿胶补阴,敛阴气。

临床应用:黄连 9 g、黄芩 6 g、芍药 6 g、鸡子黄 2 枚、阿膠 9 g。操作方法同上。

🌀 理中汤丸

治中气不运,腹中不实,口失滋味,病久不食,脏腑不调,与伤寒直中太阴,自痢不渴,寒多而呕等证。

人参三两、白术三两、甘草三两、干姜三两。右四味,捣筛为末,蜜丸如鸡子黄大,以沸汤数合和一丸,研碎,温服之。日三四丸;腹中未热,益至三四丸。然不及汤,汤法以四物根据两数切,用水八升,煮取三升,去滓，温服一升，日三服。若脐上筑者，肾气动也，去术加桂四两。多吐者，去术加生姜三两。下多者，还用术。悸者，加茯苓二两。渴欲得水者，加术，足前成四两半。腹中痛者，加人参，足前成四两半。寒者，加干姜，足前成四两半。腹满者，去术加附子一枚。服汤后如食顷，饮热粥一升许，微自温勿发衣被。

【集注】程应旄曰：阳之动始于温，温气得而谷精运，谷气升而中气赡（足够、富足），故名曰理中，实以燮（调和）理之功，予中焦之阳也。若胃阳虚，则中气失宰，膻中无发宣之用，六腑无洒陈之功，犹如釜薪失焰，故下致清谷，上失滋味，五脏凌夺，诸证所由来也。参、术、炙草，所以守中州，干姜辛以温中，必假之以焰釜薪而腾阳气，是以谷入于阴，长气于阳，上输华盖，下摄州都，五脏六腑，皆以受气，此理中之旨也。

若水寒互胜，即当脾肾双温，加以附子，则命门益土母温矣。白术补脾，得人参则壅气，故脐下动气；吐多腹满者，去术也。加桂以伐肾邪，加生姜以止呕也。加附子以消阴也。下多者湿胜也，还用术燥湿也。渴欲饮水饮渴也，加术使饮化津生也。心下悸停水也，加茯苓导水也。腹中痛倍人参，虚痛也。寒者加干姜，寒甚也。

此方出自《伤寒论》，温中祛寒，补气健脾。用于脾胃虚寒证，证见自利不渴，呕吐腹痛，腹满不食及中寒霍乱，阳虚失血，如吐血、便血或崩漏，胸痹虚证，胸痛彻背，倦怠少气，四肢不温，其脉沉而无力者。干姜温胃散寒、人参补气益脾、白术健脾燥湿、甘草和中补土，三者补中气。

临床应用：可用汤剂，人参、白术、甘草、干姜各9 g。水煎服。

干姜附子汤

下后复发汗，昼日烦躁不得眠，夜而安静，不呕不渴，无表证，脉沉微，身无大热者，干姜附子汤主之。

干姜一两、附子（去皮，生用，破八片）一枚。右二味，以水三升，煮取一升，去滓，顿服。

此方出自《伤寒论》，伤寒下之后，复发汗。昼日烦躁不得眠，夜而安静，不呕不渴，无表证，脉沉微，身无大热者。方以干姜、附子，皆大辛大热之品，煮后一次服下，意在急救肾阳于暴衰，不用甘草，是为避其甘缓，影响急救效果。

下后复发汗，妄汗亡阳，虚阳扰乱于阳分，故昼日烦躁不得眠。盛阴偏安于阴分，则夜而安静。其脉沉微，是真阳将脱而烦躁。

临床应用：干姜 9 g、附子 9 g。水煎服。

❧ 茯苓四逆汤

伤寒厥而心下悸，发汗，若下之，病仍不解，烦躁者，茯苓四逆汤主之。

茯苓六两、人参一两、甘草（炙）一两、干姜一两、附子（生用，破八片）一枚。右五味，以水五升，煮取三升，去滓，温服七合，日三服。

【注】凡太阳病治不如法，汗后复下，或下后复汗，误而又误，变成坏病。若其人阳盛而从热化，则转属三阳，阳衰而从寒化，则系在三阴。此二汤所治之烦躁，皆坏病也。烦躁虽六经俱有，而多见于太阳、少阴者，太阳为真阴之标，少阴为真阳之本也。未经汗下而烦躁，多属阳，其脉实大，其证渴热，是烦为阳盛，躁为阴虚。已经汗下而烦躁，多属阴，其脉沉微，其证汗厥，是烦为阳虚，躁为阴极也。夫先下后汗，于法为逆，外无大热，内不渴呕，似乎阴阳自和，而实妄汗亡阳，所以虚阳扰乱于阳分，故昼日烦躁不得眠，盛阴偏安于阴分，故夜而安静。脉沉微，是真阳将脱而烦躁也。用干姜、附子壮阳以配阴。姜、附者，阳中阳也，生用则力更锐，不加甘草则势更猛，是方比四逆为峻，救其相离，故当急也。先汗后下，于法虽顺，若病不解，厥悸仍然，骤增昼夜烦躁，似乎阴盛格阳，而实肾上凌心，皆因水不安其位，挟阴邪而上乘，是阳虚有水气之烦躁也。用茯苓君四逆，抑阴以伐水。人参佐四逆，生气而益阳。参、苓君子也，兼调以甘草，比四逆为缓，阴阳不急，故当缓也。一去甘草，一加参、苓，而缓急自别，仲景用方之妙如此。

此方出自《伤寒论》，回阳救逆，兼顾利水。主治伤寒汗下后，病不解，烦躁者。用于心阳虚衰，阳气欲脱，水饮内停。证见身热无汗，手足冷，体痛，下利，腹部拘急，心悸烦躁，小便不利，舌苔白滑，其脉沉或为细无力。

方以附子、干姜回阳救逆；人参益气；茯苓淡渗利水，甘草和中。

临床应用：茯苓 12 g、人参 6 g、附子 6 g、炙甘草 6 g、干姜 6 g。水煎服。

茯苓四逆汤与四逆汤区别：二者都是治疗四肢厥冷，茯苓四逆汤用于阳气虚弱，水饮内停，故水肿，小便不利为主。

与真武汤区别：两者都治疗阳虚水肿，茯苓四逆汤为少阴阴阳皆虚，阴阳不交，水火不济，而见烦躁，故回阳养阴，宁心安神，阴阳同治。而真武汤为阳虚水气泛滥，表里同病，里证明显，故温肾阳利水。

与干姜附子汤区别，两者均为汗下后出现烦躁证治方剂，干姜附子汤为下后复发汗，以致阳气内伤，复用汗法，虚阳扰乱于阳分，阴盛格阳，出现昼日烦躁不眠，盛阴偏安于阴分，出现夜间安静；不呕，不渴，无表征脉沉微。其药力猛，旨在破阴，达到回阳之效。茯苓四逆汤为发汗若下之，皆使心阳虚衰，其心烦为阳气欲脱，肾水凌心，宜温阳除水。

附子汤

少阴病身痛手足寒，骨节痛，口中和，背恶寒，脉沉者。

附子（生用，去皮，破八片）二枚、茯苓三两、人参二两、白术四两、芍药三两。右五味，以水八升，煮取三升，去滓，温服一升，日三服。

【注】少阴为寒水之脏，故伤寒之重者多入少阴，所以少阴一经最多死证。方中君附子二枚者，取其力之锐，且以重其任也。生用者，一以壮少火之阳，一以散中外之寒，则恶寒自止，身痛自除，手足自温矣；所以固生气之原，令五脏六腑有本，十二经脉有根，脉自不沉，骨节可和矣。更佐白术以培土，芍药以平木，茯苓以伐水。水伐火自旺，旺则阴翳消，木平土益安，安则水有制，制则生化。此万全之术，其畏而不敢用，束手待毙者，曷（代词，怎么）可胜计耶！

此方出自《伤寒论》，温经助阳，祛寒除湿。用于少阴阳虚，寒湿内侵，中外俱寒。证见背恶寒，身体骨节疼痛，口中和，手足寒，脉沉者。方以重用炮附子温经壮阳；人参补益元气；茯苓、白术健脾化湿；芍药和营止痛。

此方是由真武汤去生姜，加人参，倍白术、附子而成。本方之阳虚较真武汤为甚，其身体痛疼、手足寒、骨节痛的程度较真武汤严重。

临床应用：附子9 g、茯苓9 g、人参6 g、白术12 g、芍药9 g。水煎服。

桂枝附子汤：桂枝、附子、生姜、大枣、甘草。主治伤寒八九日，风湿相搏，身体疼烦，不能转侧，不呕不渴，其脉浮虚而涩者。或恶寒发热，四肢掣痛，难以屈伸，厥，或心下悸，或脐下悸。此为阳虚，风湿搏于肌表。

白术附子汤：白术、附子、生姜、大枣、甘草。主治风湿相搏，身体疼烦，不能自转侧，不呕不渴，脉浮虚而涩，大便坚，小便自利者。此为肾阳虚感受风邪，里湿更甚。

甘草附子汤：甘草、附子、白术、桂枝。主治风湿相搏，骨节疼烦，掣痛不得屈伸，近之则痛剧，汗出短气，小便不利，恶风不欲去衣，或身微肿。为风淫于表，阳虚，风寒湿滞留于骨节。用药以附子、白术减量，甘草和缓诸药，使峻烈之剂缓行，以达尽祛风湿之邪。

四逆汤

治脉沉厥逆等证。

甘草（炙）二两、干姜一两半、附子（生用，去皮，破八片）一枚。右三味，以水三升，煮取一升二合，去滓，分温再服。强人可大附子一枚，干姜三两。

【注】方名四逆者，主治少阴中外皆寒，四肢厥逆也。君以炙草之甘温，温养阳气。臣以姜、附之辛温，助阳胜寒。甘草得姜、附，鼓肾阳温中寒，有水中暖土之功。姜、附得甘草，通关节走四肢，有逐阴回阳之力。肾阳鼓寒，阴消则阳气外达，而脉升手足温矣。

此方出自《伤寒论》，回阳救逆。用于心肾阳衰寒厥证。证见四肢厥逆，恶寒蜷卧，神衰欲寐，面色苍白，腹痛下利，呕吐不渴，舌苔白滑，脉微细。方以生附子大辛大热，温壮元阳，破散阴寒，回阳救逆；干姜，入心、脾、肺经，温中散寒，助阳通脉；炙甘草益气补中。

临床应用：附子3～6 g、干姜6 g、炙甘草9 g。水煎服。

🍃 通脉四逆汤

治少阴下痢清谷，里寒外热，手足厥逆，脉微欲绝，身反不恶寒，其人面赤色，或腹痛，或干呕，或咽痛，或痢止脉不出者。厥阴下痢清谷，里寒外热，汗出而厥者主之。

干姜三两、强人可四两，甘草（炙）二两、附子（生用，去皮）大者一枚。右三味，以水三升，煮取一升二合，去滓，分温再服，其脉即出者愈。面色赤者，加葱九茎。腹中痛者，去葱加芍药二两。呕者，加生姜二两。咽痛，去芍药，加桔梗一两。痢止脉不出者，加人参二两。

【注】论中扶阳抑阴之剂：中寒阳微不能外达，主以四逆。中外俱寒，阳气虚甚，主以附子。阴盛于下，格阳于上，主以白通。阴盛于内，格阳于外，主以通脉。是则可知：四逆运行阳气者也，附子温补阳气者也，白通宣通上下之阳气者也，通脉通达内外之阳气者也。今脉微欲绝，里寒外热，是肾中阴盛，格阳于外，故主之也。倍干姜加甘草佐附子，易名通脉四逆汤者，以其能大壮元阳，主持中外，共招外热反之于内。盖此时生气已离，亡在俄顷，若以柔缓之甘草为君，岂能疾呼外阳耶？故易以干姜。然必加甘草与干姜等分者，恐涣漫之余，姜、附之猛不能安养元气，所谓有制之师也。若面赤者，加葱以通格上之阳。腹痛者，加芍药以和在里之阴。呕逆者，加生姜以止呕。咽痛者，加桔梗以利咽。痢止脉不出气少者，俱倍人参，以生元气而复脉也。

此方出自《伤寒论》，回阳通脉，宣通内外。用于少阴病，阴盛格阳证。证见下利清谷，里寒外热，手足厥逆，脉微欲绝，身反不恶寒，其人面色赤，或腹痛，或干呕，或咽痛，或利止，脉不出者。方中在四逆汤的基础上重用干姜用量，冀能阳回脉复，故方后注明"分温再服，其脉即出者愈"。

临床应用：炙甘草 6 g、附子 9 g、干姜 9～12 g。水煎服。

🍃 白通汤

治少阴病，下痢脉微者，与白通汤。痢不止，厥逆无脉，干呕烦者，白通加猪胆汁汤主之。服汤脉暴出者死，脉微续者生。

葱白四茎、干姜一两、附子（生用，去皮，破八片）一枚。右三味，以水三升，煮取一升，去滓，分温再服。

此方出自《伤寒论》，回阳通脉，宣通上下。主治阴寒盛于下焦，少阴病阴盛戴阳证。证见手足厥逆，下利，脉微，面赤者。方以四逆汤去甘草，减少干姜用量，再加葱白而成，以辛温通阳之葱白，合姜、附以通阳复脉。

临床应用：葱白4茎、附子9 g、干姜3 g。水煎服。

白通加猪胆汁汤

葱白四茎、干姜一两、附子（生用，去皮，破八片）一枚、人尿五合、猪胆汁一合。以上三味，以水三升，煮取一升，去滓，纳猪胆汁、人尿，和令相得，分温再服。若无胆汁亦可。

【注】是方也，即四逆减甘草加葱白也，而名之曰白通者，以葱白能通阳气也。减甘草者，因其缓也；加尿胆者，从其类也。下咽之后，冷体既消，热性便发，情且不违而致大益，则二气之拒格可调，上下之阴阳可通矣。

此方出自《伤寒论》，回阳救逆，宣通上下。主治少阴病，下利，四肢厥逆，面赤脉微之戴阳证。方以白通汤通阳复脉并加胆汁、人尿滋阴以和阳，是反佐之法。

尿及猪胆汁为清热之品，加入白通汤中，以消除纯阳之药与阴气格拒。

临床应用：葱白4茎、干姜3 g、附子9 g、人尿15 mL、猪胆汁3 mL。操作方法同上。

真武汤

治少阴水气为患，腹痛下痢，四肢沉重疼痛，小便不利，其人或咳或呕，或小便利而下痢者，用此加减。

白术二两、茯苓二两、白芍二两、大附子（炮）一枚、生姜（切）三两。右五味，以水八升，煮取三升，去滓，温服七合，日三服。

若咳者，加五味子半升，细辛、干姜各一两。若小便利者，去茯苓。

若下痢，去芍药加干姜二两。若呕，去附子加生姜，足成半斤。

【注】小青龙汤治表不解有水气，中外皆寒实之病也。真武汤治表已

解有水气，中外皆寒虚之病也。真武者，北方司水之神也，以之名汤者，借以镇水之义也。夫人一身制水者脾也，主水者肾也，肾为胃关，聚水而从其类，倘肾中无阳，则脾之枢机虽运，而肾之关门不开，水即欲行，以无主制，故泛溢妄行而有是证也。用附子之辛热，壮肾之元阳，则水有所主矣。白术之苦燥创建中土，则水有所制矣。生姜之辛散，佐附子以补阳，于主水中寓散水之意。茯苓之淡渗，佐白术以健土，于制水中寓利水之道焉。而尤妙在芍药之酸收，仲景之旨微矣。盖人之身阳根于阴，若徒以辛热补阳，不稍佐以酸收之品，恐真阳飞越矣。用芍药者，是亟（副词，急切地）收阳气归根于阴也。于此推之，则可知误服青龙致发汗亡阳者，所以于补阳药中必需芍药也。然下利减芍药者，以其阳不外散也；加干姜者，以其温中胜寒也。水寒伤肺则咳，加细辛、干姜者，散水寒也；加五味子者，收肺气也。小便利者，去茯苓，以其虽寒而水不能停也。呕者，去附子倍生姜，以其病非下焦，水停于胃也，所以不须温肾以行水，只当温胃以散水，且生姜功能止呕也。

此方出自《伤寒论》，温阳利水。用于脾肾阳虚，水湿泛滥证。证见畏寒肢厥，小便不利，心下悸动不宁，头目眩晕，身体筋肉瞤动，站立不稳，四肢沉重疼痛，浮肿，腰以下为甚；或腹痛，泄泻；或咳喘呕逆。舌质淡胖，边有齿痕，舌苔白滑，脉沉细。方以附子辛甘性热，温肾助阳，以化气行水，兼暖脾土，以温运水湿；茯苓利水渗湿，使水邪从小便去；白术健脾燥湿；生姜之温散，助附子温阳散寒，又合苓、术宣散水湿；白芍柔肝缓急以止腹痛；敛阴舒筋以解筋肉瞤动。

临床应用：茯苓9 g、白术6 g、附子6 g、芍药9 g、生姜9 g。水煎服。

当归四逆汤

手足厥冷，脉细欲绝者，主之。

若其人内有久寒，加吴茱萸、生姜。

当归三两、桂枝三两、芍药三两、细辛二两、通草二两、甘草（炙）二两、大枣（擘）二十五枚。右七味，以水八升，煮取三升，去滓，温服一升，日三服。

此方出自《伤寒论》，温经散寒，养血通脉。用于血虚寒滞、湿痹挛痛之证。证见手足厥寒，或腰、股、腿、足、肩臂疼痛，口不渴，舌淡苔白，脉沉细或细而欲绝。方以桂枝汤去生姜加当归、细辛、通草而成。当归养血活血；桂枝、芍药调和营卫；细辛温经通末；通草通经通脉；大枣、甘草益中气、助营血，诸药配伍，温经散寒，养血通脉。

临床应用：当归 9 g、芍药 9 g、桂枝 6 g、细辛 3 g、甘草 3 g、大枣 8 枚、通草 6 g。水煎服。

当归四逆加吴茱萸生姜汤

于前汤内加吴茱萸半斤、生姜三两。右九味，以水六升，清酒六升和煮，取五升，去滓，分温五服。

【注】凡厥阴病则脉微而厥，以厥阴为三阴之尽，阴尽阳生，若受其邪，则阴阳之气不相顺接，故脉微而厥也。然厥阴之脏，相火游行其间，经虽受寒，而脏不即寒，故先厥者后必发热。所以伤寒初起，见其手足厥冷，脉细欲绝者，不得遽认为虚寒而用姜、附也。此方取桂枝汤，君以当归者，厥阴主肝为血室也。佐细辛味极辛，能达三阴，外温经而内温脏。通草其性极通，善开关节，内通窍而外通营。倍加大枣，即建中加饴用甘之法。减去生姜，恐辛过甚而迅散也。肝之志苦急，肝之神欲散，甘辛并举，则志遂而神悦，未有厥阴神志遂悦，而脉微不出，手足不温者也。不须参、苓之补，不用姜、附之峻，此厥阴厥逆与太少不同治也。若其人内有久寒，非辛温之品所能兼治，则加吴茱萸、生姜之辛热，更用酒煎，佐细辛直通厥阴之脏，迅散内外之寒，是又救厥阴内外两伤于寒之法也。

此方出自《伤寒论》，养血通络，散寒降逆。用于素体血虚，内有久寒，又复外受寒邪，证见手足厥逆，舌淡苔白，脉细欲绝，或兼见头顶痛，干呕、吐涎者。方以当归四逆汤加吴茱萸、生姜辛以散之去久寒。

临床应用：当归 9 g、芍药 9 g、桂枝 9 g、细辛 3 g、甘草 6 g、大枣 8 枚、通草 6 g、吴茱萸 6 g、生姜 9 g。操作方法同上。

🍃 吴茱萸汤

治厥阴病，干呕吐涎沫，头痛者。少阴证，吐痢手足厥冷，烦躁欲死者。阳明食谷欲呕者。

吴茱萸一升、人参三两、生姜六两、大枣（擘）十二枚。右四味，以水七升，煮取二升，温服七合，日三服。

【集注】罗谦甫曰：仲景救阳诸法，于少阴四逆汤必用姜、附；通脉四逆汤倍加干姜，其附子生用；附子汤又加生附至二枚。所以然者，或壮微阳使之外达，或招飞阳使之内返，此皆少阴真阳失所，故以回阳为亟也。至其治厥阴，则易以吴茱萸，而并去前汤诸药，独用人参、姜、枣者，盖人身厥阴肝木虽为两阴交尽，而一阳之真气实起其中，此之生气一虚，则三阴浊气直逼中上，不惟本经诸证悉具，将阳明之健运失职，以至少阴之真阳浮露而吐痢，厥逆，烦躁欲死，食谷欲呕，种种丛生矣。吴茱萸得东方震气，辛苦大热，能达木郁，直入厥阴，降其盛阴之浊气，使阴翳全消，用以为君。人参秉冲和之气，甘温大补，能接天真，挽回性命，升其垂绝之生气，令阳光普照，用以为臣。佐姜、枣和胃而行四末。斯则震坤合德，木土不害，一阳之妙用成，而三焦之间无非生生之气矣，诸证有不退者乎？盖仲景之法，于少阴则重固元阳，于厥阴则重护生气，学者当深思而得之矣。

此方出自《伤寒论》，温中补虚，降逆止呕。用于脾胃虚寒或肝经寒气上逆，证见吞酸嘈杂，或头顶痛、干呕吐涎沫，舌淡苔白滑，脉沉迟者。方以吴茱萸辛苦大热，直入厥阴，能下三阴之逆气，生姜散寒；人参甘温补脾气；姜、枣和胃。

临床应用：人参6 g、吴茱萸6 g、生姜9 g、大枣4枚。水煎服。

四逆者有阳衰、气逆、血滞之别。

治四逆（救阳）诸法如下。

少阴之证：

四逆汤（必用姜、附）、通脉四逆汤（倍加干姜）、附子汤（加生附子）、此为少阴真阳失所，治以回阳。

白通汤（少阴病于下焦阴盛戴阳证，治以宣通）、白通加猪胆汁汤、真武汤（少阴，表已解，有水气，中外皆寒虚）。

太阴之证：

理中汤（脾胃虚寒证，干姜温运中焦，人参、白术、甘草健脾）。

厥阴之证：

当归四逆汤、当归四逆加吴茱萸生姜汤（证有属络虚，不能贯于四肢而为厥，以养血、驱寒、通络）、吴茱萸汤（脾胃虚寒、肝经寒气上逆）、乌梅丸（温脏安蛔）。

治气逆致厥：

四逆散（柴胡、枳实、芍药、炙甘草）：透邪解郁，疏肝理脾。主治阳郁厥逆证。

治血滞致厥：

失笑散（蒲黄、五灵脂）：活血祛瘀，散结止痛。主治瘀血停滞证。心腹刺痛，或产后恶露不行，或月经不调，少腹急痛等。

乌梅丸

治厥阴病消渴，气上撞心，心中疼热，饥而不欲食，食即吐蛔。又主久痢。

乌梅三百个、细辛六两、干姜十两、黄连一斤、当归四两、附子六两、蜀椒（去汁）四两、桂枝六两、人参六两、黄柏六两。右十味，异捣筛，合治之。以苦酒浸乌梅一宿，去核蒸之，五升米下，饭热捣成泥，和药令相得，纳臼中，与蜜杵二千下，丸如梧桐子大。先食饮服十丸，日三，稍加至二十丸，禁生冷滑物臭食等。

【集注】柯琴曰：六阴惟厥为难治。其本阴，其标热，其体木，其用火，必伏其所主而先其所因，或收，或散，或逆，或从，随所利而行之，调其中气使之和平，是治厥阴法也。厥阴当两阴交尽，又名阴之绝阳，宜无热矣。第其具合（早晚、旦夕）之理，阴之初尽即阳之初生，所以厥阴病热，是少阳使然也。火旺则水亏，故消渴气上撞心，心中疼热；气有余便是火也。木胜则克土，故饥不欲食。虫为风化，饥则胃中空虚，蛔闻食臭出，故吐蛔也。仲景立方，皆以甘辛苦味为君，不用酸收之品，而此用之者，以厥阴主肝木耳。《洪范》曰：木曰曲直作酸。《内经》曰：木生酸，酸入肝。君乌梅之大酸，是伏其所主也。配黄连泻心而除疼，佐黄柏滋肾以除渴。先其所因也。连、柏，治厥阴阳邪则有余，不足以治阴邪也。椒、附、辛、姜大辛之品并举，不但治厥阴阴邪，且肝欲散，以辛散之也。又加桂枝、当归，是肝脏血，求其所属也。寒热杂用，则气味不和，佐以人参，调其中气。以苦酒浸乌梅，同气相求，蒸之米下，资其谷气。加蜜为丸，稍与而渐加之，缓则治其本也。蛔，昆虫也，生冷之物与湿热之气相成，故药亦寒热互用，且胸中烦而吐蛔，则连、柏是寒因热用也。蛔得酸则静，得辛则伏，得苦则下，信为治虫佳剂。久痢则虚，调其寒热，酸以收之，下痢自止。

此方出自《伤寒论》，温脏安蛔。主治蛔厥。证见脘腹阵痛，烦闷呕吐，时发时止，得食则吐，甚至吐蛔，手足厥冷，或久痢不止，反胃呕吐，脉沉细或弦紧。方以重用乌梅味酸以安蛔；配细辛、干姜、桂枝、附子、川椒辛热之品以温脏驱蛔；黄连、黄柏苦寒以清热下蛔；人参、当归补气养血，以顾正气之不足。

临床分析：蛔虫得酸则静，得辛则伏，得苦则下。依次用乌梅丸（酸）9 g、川椒（辛）9 g、黄连（苦）9 g、槟榔 12 g，以下利降气。

赤石脂禹余粮汤

治久痢不止，大肠虚脱，服理中丸而利益甚者。

赤石脂（捣碎）一斤、禹余粮（捣碎）一斤。右二味，以水六升，煮取二升，去滓，分温三服。

【集注】柯琴曰：甘、姜、参、术可以补中宫元气之虚，而不足以固下焦脂膏之脱。此痢在下焦，故不得以理中之剂收功矣。然大肠之不固，仍责在胃；关门之不闭，仍责在脾。二石皆土之精气所结，实胃而涩肠，急以治下焦之标者，实以培中宫之本也。要知此证土虚而火不虚，故不宜于姜、附。若湿甚而虚不甚，复痢不止者，故又当利小便也。

此方出自《伤寒论》，收敛固脱，涩肠止泻。治伤寒下痢不止，热在下焦。方以赤石脂可以甘温调中，酸收治中，善固涩下焦滑脱；禹余粮甘涩，涩肠，止血，止带。

临床应用：赤石脂15 g、禹余粮15 g。水煎服。

白头翁汤

治厥阴热痢，下重，脉沉弦，渴欲饮水者。

白头翁三两、黄连三两、黄柏三两、秦皮三两。右四味，以水七升，煮取三升，去滓，温服一升，不病更服一升。

【注】三阴俱有下利证，自利不渴者，属太阴也；自利而渴者，属少阴也。惟厥阴下利属于寒者，厥而不渴下痢清谷；属于热者，消渴下重，下利脓血。此热利下重，乃火郁湿蒸，秽气奔迫广肠魄门，重滞而难出，《内经》云暴注下迫者是矣。君以白头翁寒而苦辛，臣以秦皮寒而苦涩。寒能胜热，苦能燥湿，辛以散火之郁，涩以收下重之利也。佐黄连清上焦之火，则渴可止。使黄柏泻下焦之热，则痢自除也。治厥阴热利有二，初痢用此方，以苦燥之，以辛散之，以涩固之，是谓以寒治热之法；久痢则用乌梅丸之酸以收火，佐以苦寒，杂以温补，是谓逆之从之，随所痢而行之，调其气使之平也。

此方出自《伤寒论》，清热解毒，凉血止痢。主治热在厥阴，热毒痢疾。证见腹痛，里急后重，肛门灼热，下痢脓血，赤多白少，渴欲饮水，舌红苔黄，脉弦数。方以白头翁清热解毒，凉血止痢；黄连苦寒，清热解毒，燥湿厚肠；黄柏泻下焦湿热，燥湿止痢之效；秦皮苦寒性涩，收敛作用强。

临床应用：白头翁9 g、黄连9 g、黄柏9 g、秦皮9 g。水煎服。

三阴皆有下利：

自利不渴，病在太阴，宜用理中汤。

自利而渴，病在少阴，宜用真武汤、四逆汤之类。

消渴下重，下利脓血，为厥阴下利热证，宜用白头翁汤。久痢可用乌梅丸。

厥而不渴，下利清谷，为厥阴下利寒证，宜四逆汤之类。

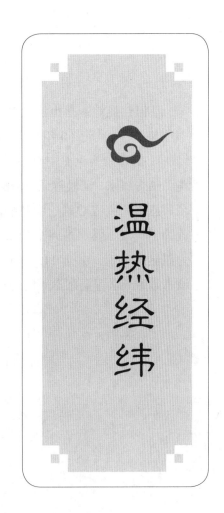

温热经纬

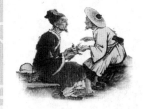

　　《温热经纬》是由清代著名医学家王孟英撰于 1852 年。共五卷。该书收集了 19 世纪 60 年代以前温病学有关的著作。卷一、二选辑《内经》《伤寒杂病论》中有关温热病的论述，并引录前人的注文以阐明一些温热病病原、证候辨证及治法；卷三、四采辑叶天士、陈平伯、薛生白、余师愚等研究温热病、湿热病、疫病的心得，将温热病的辨证按叶天士分为卫、气、营、血四个阶段，用以具体说明热性病的发展规律；卷五为温热病分论，共选 113 方（省略）。这是当时温病学的集大成之作。该书是后人学习温病学入门之经典著作。

《内经》伏气温热篇

《素问·生气通天论》曰：冬伤于寒，春必发温。

张仲景曰：冬时严寒，万物深藏，君子固密，则不伤于寒。

雄（王孟英，下同）按：伤而即病者为伤寒，不即病者为温热。

章虚谷曰：冬寒伏于少阴，郁而化热，乘春阳上升而外发者为实证。

此节论述春温发病原因。此为伏气学说中，冬伤即病为伤寒，不即病者"伏寒化温"的理论，春必发温热病。并指出卫气固密者不易发病。

《金匮真言论》曰：夫精者，身之本也，故藏于精者，不病温。

王启元曰：精气伏藏，则阳不妄升，故春无温病。

叶霖（字子雨）评：《金匮真言论》言"藏于精者，春不病温，夏暑汗不出者，秋成风疟。"谓"金水内涵，则木火不炽，真气外泄，则阴邪潜伏，亦阴阳伏气之机也"。

此节论述春温的内在原因是肾精不足，即精气伏藏者，不发春温，而夏暑汗不出者，秋成风疟。

《热论篇》曰：凡病伤寒而成温者，先夏至日者为病温，后夏至日者为病暑，暑当与汗出，勿止。

叶霖（字子雨）评：《古医经》以伤寒为外感之统称，故云凡病伤寒而成温，然天气阴阳之邪，随人身气化感召。冬至后一阳渐生，人身所伏之阳气，为严寒折遏，感春阳之气而发者为病温。夏至后一阴生，人身所伏之阴气，感亢热之气而发者为病暑。春温夏暑，随气而化，亦随时而命名也，暑当与汗出，勿止者，暑虽热邪，热盛则蒸湿，湿与热搏，故暑病多汗，暑病不可禁止其汗也。

此节论述温病与夏季的暑病皆由冬季感受寒邪而发病，属于伏气温病，根据季节不同命名不一，夏至前病为温，夏至后病为暑。而许多医家把暑病的原因归于感受夏季的暑邪，不把暑病作为冬感寒邪而引起的伏气温病。二者皆为热病。并强调暑病为湿热相搏，不可禁汗。

《刺热篇》曰：肝热病者，小便先黄，腹痛，多卧，身热。热争则妄言及惊，胁满痛，手足躁不得安卧。

叶霖评：……肝热病小便先黄，此先乃指肝经伏热而言，肝主疏泄，有内因之热，故小便先黄，热争则妄言及惊，热争两字非邪正之争，乃外淫之邪内干于脏，与内之热交争而为病。肝脉环阴器，抵少腹而上，故腹痛，肝藏魂，魂不安则妄言，手足躁而不得安卧。肝与胆相表里，肝主惊，胆热亦易惊，故宜刺足厥阴少阳以泄其热，肝脏之伏热发于外，与外热相应，肝脉与督脉会于巅，气脉相通，上逆于头故头痛。

此节论述肝热病的临床表现。

心热病者，先不乐，数日乃热。热争则卒心痛，烦闷善呕，头痛面赤，无汗。

吴鞠通曰：心病先不乐者，心包名膻中，居心下，代君用事，经谓"膻中为臣使之官，喜乐出焉。"心病故不乐也。卒心痛，凡实痛皆邪正相争，热争故卒然心痛也。烦闷，心主火，故烦；膻中气不舒，故闷。呕，肝病也。木火同气，热甚而肝病亦见也，且邪居膈上，多善呕也。头痛，火升也，面赤，火色也。无汗，汗为心液，热闭液干，汗不得通也。

此节论述心热病临床表现。

脾热病者，先头重，颊痛烦心，颜青欲呕，身热。热争则腰痛不可用俯仰，腹满泄，两颔痛。

叶霖评：脾与胃表里，以膜相连，脾病必及于胃，胃脉循颊车上耳前，至头颅，浊气上逆，故头重烦痛。脾脉主心中，故心烦颜青……脾胃受邪，则饮食不纳，气逆故欲呕。太阴阳明主肌肉，邪盛故身热，胃脉合于气冲，在腰之前，机关不能约束，故腰痛不可仰俯。脾胃主腹，故腹满而泄。胃脉循颐后下廉，出大迎，故两颔痛也。

此节论述脾热病临床表现。

肺热病者，先淅然厥起毫毛，恶风寒，舌上黄，身热，热争则喘咳，痛走胸膺（胸膛）背，不得太息，头痛不堪，汗出而寒。

叶霖评：肺合皮毛，热甚于脏，则阴气浮越于外，故恶风寒。肺脉起于中焦，下络大肠，还循胃口，肺热入胃，则胃热上升，故舌黄而身热。内外之热争于肺脏故喘咳不得太息。肺主胸中之气，气伤故痛走胸背，肺失清肃之令，气不下行，三阳之脉壅，则气热上冲，故头痛。卫虚阴浮，故汗出而寒。此太阴阳明病。

此节论述肺热病临床表现。

肾热病者，先腰痛胻（同胫、腓总称）酸，苦渴数饮，身热，热争则项而强，胻寒且酸，足下热，不欲言，其逆则项痛员员澹澹然。

叶霖评：腰为肾之府，肾主骨，故腰痛，胻（小腿）酸。肾为水脏，津液不能上资，故渴饮。外淫之热在太阳，故项痛而强。内热在肾，热极反寒，故胻（小腿）寒且酸。足下热者，少阴脉斜趋足心也。不欲言者，少阴脉挟舌本也。夫五脏之热病皆主身热者，内因之热从内而外也，热争者，外因之热交争于内也，其争气之热上逆，故项为员员澹澹（头晕目眩，难以形容其难受）之微痛。

此节论述肾热病临床表现。

肝热病者，左颊先赤。心热病者，颜先赤。脾热病者，鼻先赤。肺热病者，右颊先赤。肾热病者，颐（鼻子下面腮颊部分）先赤。病虽未发，见赤色者刺之，名曰治未病。

章虚谷曰：此详细五脏热邪未发，而必先见于色之可辩。左颊、颜、鼻、右颊、颐分别是肝、心、脾、肺、肾脏之气，应于面之部位。病虽未发，其色先见，可见邪本伏于血气之中，随气血流行而不觉，更可印证，《难经》所云：温病之脉，行在诸经，不知何经之动，故其发也，必随生气而动。则先现色于面，良工望而知其邪动之处，乘其始动即刺而泄之，使邪势杀而病自轻。即《难经》所云：随其经之所在而取之者，是为上工治未病也，用药之法，亦可类推矣。

此节论述五脏热邪未发，其面色各部的改变，并提出"治未病"的重要思想。

《评热病论》帝曰：有病温者，汗出辄复热，而脉躁疾，不为汗衰，狂言不能食，病名为何？岐伯曰：名阳阴交，交者死也。

叶香岩曰：交者，阴液外泄，阳邪内陷也。

叶霖评：阴阳交者，阳热之邪交陷阴经，逼其阴外泄而为汗也，其征验汗出辄复，热病气留而阴气竭也，脉躁疾不为汗衰，肾气绝也。妄言不能食，胃气绝也。岐伯答词详言精生之由。及夫致死之理，所以篇名评热病论也，诸家注释似是而非，惟叶（香岩）注得其要领，明其所当然，未明其所以然也。今试明之，人之食入于胃，历小肠至大肠，有微丝液管吸其精汁，至颈过肺入心，化赤为血，循督脉达下焦而散，诸经脉出气街，布孙络，入络脉，复返心抵肺，呼出毒气，吸入生气，循环毋端。经言清者为营，浊者为卫者是也，膀胱者州都之官，主藏水液，人身吸入天之阳，呼出地之阴，吸入天阳，由鼻入肺过心，引心火从督脉至肾，下达膀胱，蒸膀胱之水气，上腾为气而化液化汗，其浊者化为溺。少年命火旺，故气化多而水溺少，老人命火衰，故气化少而水溺多，热邪入少阴，耗竭阴精，又蒸膀胱之水，不化气液而化汗外泄也。以上三死征，故不可治。

此节论述温病"阴阳交"为阳邪内陷，阴液外泄。其临床表现为：虽然汗出随即发热，为热留而阴气竭；其脉躁疾，病势不能因汗而解，为肾气绝；狂言不能食者，为胃气绝。此为不可治。

人之所以汗出者，皆生于谷，谷生于精。今邪气交争于骨肉，而得汗者，是邪却而精胜也。精胜则当能食而不复热。复热者，邪气也。汗出者，精气也。今汗出而辄复热，是邪胜也。不能食者，精无俾（补益）也。病而留着，其寿可立而倾也。且夫《热论》曰：汗出而脉尚躁盛者死。今脉不与汗相应，此不胜其病也，其死明矣。狂言者，是失志，失志者死。今见三死、不见一生，虽愈必死也。

章虚谷曰：汗生于谷，谷生于精者，谓由本元精气，化水谷以生津液，发而为汗，邪随汗泄，则邪却而精胜，精气胜则当能食以化水谷，其邪已泄，则不复热。乃复热者，邪气未去，其所出之汗，精气徒泄也，故汗出而辄复热，是精却而邪胜。所以不能食，精无俾者也。俾者，倚借之谓，其病虽留连，其寿可立而倾也。古论云：汗出而脉躁盛者死，正谓其精却而邪不去。若邪去而精气存，脉必静。今脉与汗不相应，则精气不胜邪气也，其死明矣。且狂言是失志，失志者死，一也；汗出复热，精却邪胜，二也；汗与脉不相应，三也。今见三死证，不见一生证。

雄按：温证作伤寒治，而妄发其汗者，多有此候。

汪（曰桢）按：此条为温证，不可妄表之训。梦隐一语，可谓要言不烦，盖温病误表，纵不成死候，亦必不易愈矣，麻黄、桂枝，人犹胆怯，其最可恶者，（陶）节庵之柴葛解肌汤也。

此节进一步阐述"阴阳交"发病机制及预后。指出阴阳交三死证为：一汗出复热精却邪胜者；一汗出而脉躁盛者；一狂言者，不能食。并特别强调温病不可辛温发汗。

《阳明脉解篇》曰：足阳明之脉病，恶人与火，闻木音则惕然而惊，钟鼓不为动。闻木音而惊，何也？岐伯曰：阳明者胃脉也，胃者土也，故闻木音而惊者，土恶木也。帝曰：其恶火何也？岐伯曰，阳明主内，其脉血气盛，邪客之则热，热甚则恶火。帝曰：其恶人何也？岐伯曰：阳明厥则喘而惋，惋则恶人。

章虚谷曰：土被邪困，更畏木剋，故闻木音而惊也，钟鼓之音属金，土故不为动也，热甚故恶火。仲景云"不恶寒反恶热也"，邪结而气厥逆，则喘而惋，惋者，懊恼，故恶人也。

此节与以下两节皆论述阳明经病的临床表现及预后。

帝曰：或喘而死者，或喘而生者，何也？岐伯曰：厥逆连脏则死，连经者则生。

章虚谷曰：邪结于腑，则气阻而喘，不能循经达于四肢，而又厥逆，盖四肢禀气于脾胃也。邪内入则连脏故死，外出则连经故生。

此节指出邪结于腑，病情轻浅，则生；邪入内连脏，病深重，则死。

帝曰：病甚则弃衣而走，登高而歌，或至不食数日，逾垣（越墙之意）上屋，所上之处，皆非其素所能也，病反能者何也？岐伯曰：四肢者，诸阳之本。阳盛则四肢实，实则能登高也。帝曰：其弃衣而走者何也？岐伯曰：

热盛于身，故弃衣欲走也。帝曰：其妄言骂詈，不避亲疏而不欲食，不欲食，故妄走也。

章虚谷曰：四肢禀气于脾胃，胃为脏腑之海，而阳明行气于三阳，故四肢为诸阳之本也。邪盛于胃，气实于四肢，则能登高也。热盛于身，故弃衣欲走。邪乱神明，怒气冲动，故妄言骂詈。胃中邪实，不欲饮食，四肢多力，则妄走也，是大承气汤之证。其邪连经，脉必滑大，下之可生。其邪连脏，脉必沉细。仲景云：阳病见阴脉者死，则虽有下证，不可用下法

雄按：温证误投热药补剂，亦有此候。经证亦有可用白虎汤者。沉细之脉，亦有因热邪闭塞使然。形证实者，下之可生，未可概以阴脉见而断其必死。凡热邪壅遏，脉多细软迟涩，按证清解，自形滑数，不比内伤病服凉药而脉加数者，为虚也。

此节讨论阳明热盛的证候及病因与治法，指出阳明经证可用白虎汤，腑实可用大承气汤。其邪仅连及外在经脉，其脉必滑大有力，下之可生。并强调其热邪连及五脏，其脉必沉细，阳病见阴脉者死，则虽有下证，但不可用下法。这应与热邪壅遏之实证加以鉴别。

《生气通天论》曰：因于暑，汗，烦则喘喝，静者则多言。

吴鞠通曰：暑为火邪，与心同气，心受邪迫，汗出而烦。喘喝者，火克金故喘，遏郁胸中清廓之气，故欲喝而伸之，其或邪不外张而内藏于心则静，心主言，暑邪在心，虽静亦欲自言不休也。

此节论述暑热病心火盛的临床表现。

《刺志论》曰：气盛身寒，得之伤寒；气虚身热，得之伤暑。

雄按：不但寒伤形，暑伤气，截然分明，而寒为阴邪，虽有红炉暖阁、羔酒狐裘而患火病者，不可谓寒是阳邪，寒必兼火也。暑为阳邪，虽有袭凉饮冷夹杂阴寒之证，亦人事之兼伤，非天气之本然也。亦如水火之不相射。经云：天寒地冻，天暑地热。又云：阴阳之升降，寒暑彰其兆，理极明显，奈后贤道在迩（近）而求诸远，遂不觉其立言之失，而用药之非矣。

此节分析伤寒与伤暑临床表现的不同。

《热论篇》帝曰：热病已愈，时有所遗者，何也？岐伯曰：诸病遗者，热甚而强食之，故有所遗也。若此者皆病已衰而热有所藏，因其谷气相搏，两热相合，故有所遗也。帝曰：治遗奈何？岐伯曰：视其虚实，调其逆从，可使必已也。帝曰：病热当何禁之？岐伯曰：病热少愈，食肉则复，多食则遗，此其禁也。

章虚谷曰：此言病初愈，余热留藏于经络血气中而未净，因食助气，则两热相合而复炽，故食肉病必复发，多食谷则邪遗留，必淹缠难愈。故当戒口，清淡稀粥渐为调养也。

此节分析热病发生食复证的原因以及禁忌。阐明热病初愈，余热仍未净，因食助气使病复发。并强调热病初愈应戒口，宜清淡饮食为要。

热病不知所痛，耳聋，不能自收，口干，阳热甚，阴颇有寒者，热在骨髓，死，不可治。

吴鞠通曰：不知所痛，正衰不与邪争也。耳聋，阴伤精欲脱也。不能自收，正气惫也。口干热甚，阳邪独盛也。阴颇有寒，热邪深入阴分，外虽似寒，而热在骨髓也，故曰死不治。其有阴精未至涸竭者，间可侥幸得生。

热病已得汗，而脉尚躁盛，此阴脉之极也，死。其得汗而脉静者，生。

吴鞠通曰：汗后脉躁，阴虚之极，故曰死。虽不可刺，能以甘凉药沃之得法，亦有得生者。

热病者，脉尚躁盛，而不得汗者，此阳脉之极也，死。脉盛躁，得汗静者，生。

吴鞠通曰：脉躁无汗，阳盛之极，阳盛而至于极，阴无容留之地，故亦曰死。虽较前阴阳俱静有差，此证犹可大剂急急救阴，亦有活者。即已得汗而阳脉躁甚，邪强正弱，正尚能与邪争，若留得一分津液，便有一分生理，贵在留之得法耳！至阴阳俱静，邪气入下焦阴分，正无捍邪争之意，直听邪之所为，不死何待？

以上三节阐述热邪深入骨髓；热病得汗脉尚躁盛；脉躁无汗皆为死证。指出急急救阴留得一分津液，便有一分生机。

热病不可刺者，有九。

一曰：汗不出，大颧发赤，杨照藜按：阴虚劳损，两颧必赤，可与此比类而观。哕者，死。

雄按：汗不出大颧赤，似属阳盛。哕者，呃忒（呃逆）也。肺胃之气不降，杨照藜按：此是实证，必两颜赤，不仅两颧赤。则呃，呃而上逆也。治以轻清肃化之剂，病似可瘳，何以经文即断为不可刺之死候？殆热邪方炽，而肾阴欲匮，阳已无根，病深哕之证欤！杨照藜按：大颧属肾，发赤是伏藏之阳上脱也，加以哕，则证与色合，顷刻而脱，故不治。则其哕必自下焦而升，病由冬不藏精所致，更察其脉，亦必与上焦阳明之病有别也。

二曰：泄而腹满甚者，死。

雄按：腹满者当泄之，既泄而满甚，是邪尚居而阴下脱，犹之乎热不为汗衰也，故死。

三曰：目不明，热不已者，死。

吴鞠通曰：目不明，精散而气脱也。《经》曰：精散视岐。又曰：气脱者，目不明，热犹未已，仍烁其精而伤其气，不死得乎！

四曰：老人婴儿，热而腹满者，死。

雄按：腹满者，宜泄之，老人婴儿，不任大泄，既不任泄，热无出路，老弱阴液不充之体，涸可立待，故曰死。

五曰：汗不出，呕，下血者，死。

雄按：汗不出，热内逼，上干清道以为呕，迫烁于营而下血，阴液两夺，是为死证。

六曰：舌烂，热不已者，死。

吴鞠通曰：阳邪深入，则一阴一阳之火结于血分，肾水不得上济，故舌本烂，热退犹可生，热仍不止，故曰死也。

汪按：此舌烂乃由肾中虚阳，故断为死候，与肺胃热炽、大热、口舌糜腐者大异。

七曰：咳而衄，汗不出，出不至足者，死。

吴鞠通曰：咳而衄，邪闭肺络，上行清道，汗出邪泄可生，不然则化源绝矣。

雄按：汗出不至足者，肺气不能不及，亦是化源欲绝征也。

八曰：髓热者死。

九曰：热而痉者死，腰折，瘛疭，齿噤龂也。

吴鞠通曰：髓热者，邪入至深，至于肾部也。热而痉，邪入至深，至于肝部也。此节历述热病之死征，以禁人之刺，为刺则必死也。然刺故不可，亦有可药而愈者。盖刺法能泄能通，开热邪之闭结最速。至于益阴以存津，实刺法之所短，而汤药之所长也。

以上温热病九条死征是不可以用针刺治疗，大多为阴精枯竭导致，因此治疗温热病，宜清热、滋阴、保津。

针刺法能泄能通，开热闭之结其效甚速，而益阴存津是短板。而为汤药所长，上述其死征，不用针刺，而用汤药或可治愈。

· 卷二 ·

仲景伏气温病篇

少阴病，脉微细，但欲寐也。二三日，咽痛者，可与甘草汤。不差者，与桔梗汤。

章虚谷曰：风寒外闭少阴而咽痛者，仲景用半夏散，辛温开泄法矣。此少阴伏热内发，循经上灼而咽喉，虽不合用辛温开泄，亦不可用凉药，以遏其外出之势，故用甘草甘平中，导邪外达，如不差，更加桔梗上通其气。盖火郁不得外出故痛，通其气使火外达，则痛自止矣。伤寒之邪，自表入里，故先太阳而后至少阴，温病之邪，自里出表，故少阴而后出太阳。

此节论述少阴病咽痛的病因及治疗。风寒外闭少阴而咽痛，治以辛温开泄，宜用半夏散。少阴伏热内发上灼咽喉，以甘草汤或桔梗汤。不宜寒凉之剂。

甘草汤：甘草。一药治病，是曰奇方。甘草甘平和中，带邪外达，能制肾水越上之火。

桔梗汤：桔梗、甘草。清热解毒。桔梗合甘草，上通其邪气，使火邪外达，治少阴咽痛，兼治舌肿。

半夏散：半夏、桂枝、炙甘草。辛温开泄。

少阴病，下利咽痛，胸满心烦者，猪肤汤主之。

张路玉曰：下利咽痛，胸满心烦，少阴之伏邪，虽发阴经，实为热证。邪热充斥，上下中间，无所不到，寒下之药，不可用矣。又立猪肤汤以润少阴之燥，与用黑驴皮之意颇同。阳微者，用附子温经，阴竭者，用猪肤汤润燥，同具散邪之意。

此节论述少阴病下利咽痛、胸闷心烦的治法，强调以润少阴之燥。

猪肤汤：猪肤、白蜜、白粉。引少阴之虚火下达，治少阴病，下利咽痛，胸满心烦。

少阴病，得之二三日以上，心中烦，不得卧，黄连阿胶汤主之。

周禹载曰：伏邪未发，津液先已暗耗，今得之二三日以上，虽阴火不升，未见咽痛等证，而心烦不得卧，已知阴液消耗，故用芩、连去热，胶、芍滋阴，两得之矣。

此节论述少阴病心烦不得卧的治法，治宜清热滋阴之法。

黄连阿胶汤：黄连、黄芩、白芍、阿胶、鸡子黄。滋阴降火安神，用于心火上炎所致的心烦失眠，舌红苔燥，脉细数者。

少阴病，下利六七日，咳而呕，渴，心烦不得眠者，猪苓汤主之。

杨云：此当兼有停饮，故方治如此。

章虚谷曰：此不咽痛，其邪由肺直走肠胃而下利，六七日不止，因而热从下溜（陷），不得外达，故逆于肺则咳而呕，乘心则烦渴、不得眠。以心肺皆通少阴之脉故也。主以猪苓汤，利小便而滋阴，滋其阴则热随利去，利其小便则泄止，而烦渴亦解矣。

此节论述少阴病下利、咳呕、口渴，心烦不得卧者的治法，宜用养阴清热利小便之法。

猪苓汤：猪苓、茯苓、泽泻、滑石、阿胶。利水，养阴，清热。治水热互结证：小便不利，发热，口渴欲饮，或心烦不寐，或兼有咳嗽、呕恶、下利，舌红苔白或微黄，脉细数。

少阴病，得之二三日，口燥咽干者，急下之，宜大承气汤。

张路玉曰：伏气之发于少阴，其势最急，与伤寒之传经热证不同，得病才二三日，即口燥咽干，延至五六日始下，必枯槁难为矣，故宜急下以救肾水之燔灼也。按少阴急下三证，一属传经热邪亢极，一属热邪转入胃腑，一属温热发自少阴，皆刻不容缓之证，故当急救欲绝肾水，与阳明急下三法，同源异派。

大承气汤：厚朴、枳实、大黄、芒硝。峻下热结。主治阳明腑实证、热结旁流、里热实证。

本节论述少阴急下之一证，肾水竭而口燥咽干的治疗。

少阴急下三证：得病二三日，口燥咽干，传经热邪亢极；少阴病六七日，腹胀不大便者，热邪转入胃腑；自利清水色纯青，心下必痛，口干燥者，温热发自少阴，热化成实，热结旁流。少阴急下原因：1. 少阴病，邪从热化，劫伤津液，复传阳明，燥结成实；2. 阳明病应下失下，伤及少阴阴液。都是刻不容缓的急症。

阳明急下三证：伤寒六七日，目中不了了，睛不和，无表里证，便难，身微热，为阳明燥热亢盛，肝肾阴精大伤，真阴欲竭，急下之；阳明病，发热汗多者，津伤液竭，急下之；发汗不解，腹满痛者，为汗后劫夺津液，阳明燥热成实，急下之。三急下证的共同特点：热盛津伤。

以上五节讲的都是邪在少阴，其病有轻重不同，证有虚实不同，其邪从少阴传到其他经脉，其变证复杂多变，看仲景随证设方，辨证施治，其含义精深微妙，值得终生牢记。

太阳病，发热而渴，不恶寒者，为温病。

郭白云曰：冬伤于寒，至春发为温病；冬不伤寒，而春自感风温之气而病者，亦谓之温。

雄按：自感温病，仲圣未论，详于叶氏列第三卷。

王安道曰：温病如此，则知热病亦如此，是则不渴而恶寒者，非温热病矣。温热病而有恶风恶寒之证者，重有风寒新中也。

周禹载曰：温病由伏邪自内发出，一达于外，表里俱热，热势既壮，郁邪耗液，故发而即渴。其表本无邪郁，内方喜寒，故不恶寒。延至三五日间，或腹满、或下利者，即此证也，与伤寒之先表后里者大异，然犹系太阳，以未显他经之证，明自少阴发出为表里也。

叶香岩曰：发热而渴者，温病热邪自内达外，若误汗之，祸不可言。

沈尧封曰：此条虽不言脉，以后条参之，其尺脉必浮也。

此节指出冬伤于寒，至春发病，为伏气内发温病，而冬不伤寒，春自外感风温之气而病者，也称为温病。正如《伤寒论》云：太阳病，但恶热，不恶寒而渴者，名曰温病。此太阳病温病的临床特点：发热而渴，不恶寒。强调温病热邪自内达外，不可用汗法。

若发汗已，身灼热者，名为风温。风温为病，脉阴阳俱浮，自汗出，身重，多睡眠，鼻息之鼾，语言难出。若被下之者，小便不利，直视失溲。若被火者，微发黄色，剧则如惊痫，时瘛疭。若火熏之，一逆尚引日，再逆促命期。

章虚谷曰：太阳外感之邪，若发汗已，必热退身凉矣。今热邪从少阴而发，既经外发，当清其热，乃误发其汗，反伤津气，助其邪势，故身更灼热。因而勾起其肝风，鼓荡其温邪，故名风温。其为病也，虚阳外浮，热邪漫溢，故脉阴阳俱浮。津液外泄，自汗不止，气乏神昏，则身重多睡眠。内风上鼓，而机窍窒塞，故鼻息必鼾，语言难出，其非受外风邪之证可见矣。若被下者，谓未经误汗，非谓汗后又下也。盖邪伏少阴，热灼水枯，咽干口燥，法当急下之，此热已发出太阳，而少阴空虚，若下之伤阴，则小便不利，而直视失溲，则气亦脱。如未被汗下而被火攻者，外火助内热，熏蒸而发黄，剧则火邪扰心如惊痫，肝风炽盛而瘛疭，皆败坏之象也。若止火熏之，一逆尚可引日苟延，既汗又下而再逆之，更促其命期也。

雄按：彼冬温春温之先犯手少阴者，皆曰风温。乃吸受之温风也。此伏邪内发，误汗致逆者，亦曰风温，乃内动之虚风也。然风温在肺，只宜清解。若误以辛热之药汗之，亦有自汗多眠，鼻鼾难语之变。

此节指出风温临床症状以脉浮，自汗出，身重，多睡眠，呼吸有鼾声，语言难出。治疗宜清解，禁忌汗、下、火、熏法，否则一逆尚引日，再逆促命期。此节讲《伤寒论》中说风温是指热邪在少阴经，热邪由里向外透发，误汗而致；与温病学中对感受风热病邪而引起的风温病不相同，但治疗都应以清解。

服桂枝汤，大汗出后，大烦渴不解，脉洪大者，白虎加人参汤主之。

雄按：先曾祖（指已故去的曾祖父王学权）云：风寒为病，可以桂枝汤发汗而愈。若发汗而热反灼者，乃风温病，温即热之谓也。后人不为详玩，谓风温为汗后坏病，抑固耶夫？夫病本热也，加以桂枝之辛热，故液为热迫而汗大出，液去则热愈灼，故大烦渴而脉洪大。连上条似论一证，主以白虎加人参，正《内经》风淫热淫，治以甘寒之旨，又《医林改错》谓：发热有汗之证，从未见桂枝汤治愈一人，是亦温病也。

此节讨论误用桂枝汤后，引起阳明热盛并津气受伤的治法，治宜白虎加人参汤。

白虎汤：石膏、知母、甘草、粳米。清肺胃实热，清热生津。用于阳明热盛，烦渴引饮，面赤恶热，汗出舌燥，脉洪大有力，或滑数。

白虎加人参汤：石膏、知母、甘草、粳米、人参。清热益气生津。用于阳明经热炽盛，气津两伤或中暑，伤气耗阴证，其脉洪大。

太阳与少阳合病，自下利者，与黄芩汤。若呕者，黄芩加半夏生姜汤主之。

雄按：少阳胆木，挟火披猖，呕是上冲，利由下迫，何必中虚始利，饮聚而呕乎，半夏生姜专开饮结，如其热炽，宜易连、茹。杨云：此注精当，非前注所及。

此节指出太阳少阳合病而致下利的证治。若下利者，宜用黄芩汤清热止利；若下利而呕者，宜用黄芩加半夏生姜汤。

黄芩汤：黄芩、甘草、芍药、大枣。清热止痢，和中止痛。主治太阳、少阳二经合病下利。泄利腹痛，或下利脓血，稠黏后重，身热口苦，舌质红，脉弦数。

黄芩加半夏生姜汤：黄芩汤加半夏、生姜。用于太阳与少阳合病，自下利而兼呕者，本方适用于下利浊粘，肠中热。

三阳合病，脉浮大，上关上，但欲眠睡，目合则汗。

周禹载曰：温气发出，乃至三阳皆病，其邪热溷（肮脏，混浊）实，不言可知，故其脉浮大也。意邪伏少阴时，则尺脉亦已大矣。今因由内发外，由下达上，而浮大见关以上，故曰上关上也。邪虽见于阳位，少阴之源未靖（安定），则欲眠，尚现本证。而目合则汗，即为盗汗，又显少阳本证。何以独见少阳？因母虚子亦虚，而少阴邪火与少阳相火同升燔灼也。所以稍异热病者，但目合则汗，不似热病之大汗不止也。然何以不言太阳阳明二经证？以浮为太阳经脉，大为阳明经脉也。

雄按：御纂《医宗金鉴·正误篇》云：浮大上之"上"字当是弦字，始合三阳合病之脉。至其治法，缪仲淳拟用百合一两，麦冬五钱，知母、瓜蒌根、白芍各二钱，鳖甲三钱，炙甘草一钱，竹叶五十片。

此节指出三阳合病临床表现为脉浮弦大、欲寐、盗汗等症。

《金匮》曰：温疟者，其脉如平，身无寒但热，骨节疼烦，时呕，白虎加桂枝汤主之。

尤拙吾曰：此与《内经》论疟文不同，《内经》言其因，此详其脉与证也。瘅疟、温疟俱无寒，但热，俱呕，而其因不同。瘅疟者肺素有热，而加外感，为表寒里热之证，缘阴气内虚，不能与阳相争，故不作寒也；温疟者，邪气内藏少阴，至春夏而始发，为伏气外出之证，寒蓄久而变热，故亦不作寒也。脉如平者，病非外感，故脉如其平时也。骨节疼烦，时呕者，热从少阴出外，舍于肾之所合，而上并与阳明也。白虎甘寒除热，桂枝则因势而达之。

雄按：喻氏谓仲景论疟，既云弦数者多热矣，则复申一义曰：弦数者风发。见多热不已，必至于极热，热极则生风，风生则肝木侮土，而传其热于胃，坐耗津液，此非可徒求之药，须以饮食消息，止其炽热，即梨汁、蔗浆生津止渴之属，正《内经》"风淫于内，治以甘寒"之旨也。

此节指出瘅疟与温疟不作寒之原因区别，以及对温疟无寒但热，骨节痛，时呕的治法，治宜白虎加桂枝汤。

白虎加桂枝汤：石膏、知母、甘草、粳米、桂枝。清热通络止痛。治疗温疟，其脉如平，身无寒但热，骨节疼烦，时呕，风湿热痹，壮热汗出，气粗烦躁，关节肿痛，口渴苔白，脉弦数。

仲景伏气热病篇

《伤寒论》曰："阳明脉浮而紧，咽燥口苦，腹满而喘，发热汗出，不恶寒，反恶热，身重。若发汗则燥，心愦愦，反谵语。若加烧针，必怵惕，烦躁不得眠。若下之，则胃中空虚，客气动膈，心下懊恼，舌上苔者，栀子豉汤主之。若渴欲饮水，口干舌燥者，白虎加人参汤主之。若脉浮，发热，渴欲饮水，小便不利者，猪苓汤主之。"

周禹载曰：浮紧，伤寒脉也。何以为热病？以其发于夏，不恶寒，反恶热也。又何以独言阳明？以夏时湿热上蒸，邪从胃发，且腹满而喘，种种皆阳明证也。然咽燥非少阴证耶？不知阳明为从出之途，少阴其伏藏之地也。夫既阳明热病，曷（代词，怎么）又为脉反浮紧？正以夏时肌腠本开，人本多汗，风邪袭入，致腠理反闭而无汗，故夏之风脉，每似冬之寒脉也。

今云汗出而脉亦浮紧者，正因浮甚有力，热邪盛而致也。若不知者，以辛热汗之，耗其精液，必至躁妄昏昧。火劫温针，燥其阴血，必至惊扰无寐。下之，必亡其阴，必至胃虚邪陷，心中懊恼。此皆误治，将何以救之乎？观舌上苔滑者，则外邪尚在，以栀子解热，香豉祛邪，是为合法。若渴饮浆水，口干舌燥，知其外邪亦入，总以白虎汤为治，加人参者，以误治而精液大伤也。设使紧脉去而浮在，发热饮水，小便不利，则其浮为虚，而热已入膀胱，入膀胱者，曷不饮以四苓而主以猪苓耶？伤寒之小便不利，结于气分；热病之小便不利，由于血分者也。因邪郁既深，耗液日久，故必以阿胶补虚，滑石祛热，而无取乎白术也。

叶子雨评：节录阳明篇病兼表里，客热上乘于心之栀子汤。客邪聚中焦经气燥热之白虎人参汤证。热流下焦之猪苓汤证。

此节阐述阳明病热郁胸膈、津气受伤、水热结膀胱而阴伤等证及证治。热郁胸膈心中懊恼者，治宜栀豉汤；津气受伤渴饮，口干舌燥者，治宜白虎人参汤；水热结于膀胱而阴伤，发热饮水，小便不利者，治宜猪苓汤。

栀豉汤：栀子、豆豉。清热除烦，宣发郁热。主治身热懊恼，虚烦不眠，胸脘痞满，按之不硬。

猪苓汤：猪苓、茯苓、泽泻、滑石、阿胶。利水，养阴，清热。主治水热互结证。发热欲饮水，小便不利，脉浮。

阳明病，汗出多而渴者，不可与猪苓汤。以汗多胃中燥，猪苓汤复利其小便故也。

周禹载曰：渴而小便不利，本当用猪苓汤，然汗多在所禁也。盖邪出阳明，已劫其精，汗出复多，更耗其液，津液曾几，更不可下夺耶。当以白虎加人参去其热，则小便之不利者，津回而自利矣。

此节指出阳明病汗出多而渴，胃中燥，治宜白虎加人参汤去热生津。禁用猪苓汤。

三阳合病，腹满身重，难以转侧，口不仁而面垢，谵语遗溺，发汗则谵语。下之则额上生汗，手足逆冷。若自汗出者，白虎汤主之。

章虚谷曰：此条邪热更重，弥漫三阳，而致腹满身重，难以转侧，口不仁者，不知味也。由胃中浊壅熏蒸，故又面垢也。热甚神昏，则谵语遗溺。若未经误治，而自汗出者，主以白虎汤。

雄按：仲淳云宜加百合。若误发其汗，而致谵语。白虎加人参汤，或可救。或下之，额上生汗者，是绝汗也。手足逆冷，阳气将亡，即所谓再逆促命期，非白虎所可治也。

此节论述阳明病邪热弥漫三阳经之证治，治宜白虎汤加百合，并指出禁忌汗、下法。

仲景外感热病篇

太阳中热者，暍是也。其人汗出恶寒，身热而渴也。

叶子雨评：仲景治暍，首节言暑不兼湿，宜清热生阴，以白虎加人参汤主之。二节言暑湿相搏，湿重于暑，宜去水湿，以一物瓜蒂汤主之，虽未言脉，而洪濡之辨已寓其中矣。三节言暑湿兼邪伤其阳气，证见寒热身重而痛，脉见弦细芤迟，虽未出方，而禁其温针汗下。夫弦细芤迟之脉，先哲多谓热邪伤气，脉呈此象，然热邪伤气，应见浮大无力之虚脉，其弦细芤迟者，中含濡象，暑多兼湿故也。三法鼎峙，示人以治暑纲。

此节论述暑病的主要临床表现，为汗出恶寒，身热而渴，其脉洪大。指出禁忌温针、汗、下法。

伤寒脉浮滑，此表有热，里有寒（此误，应为痰邪）白虎汤主之。

雄按：杨素园大令云，此条寒字，诸家所辩，未能妥帖。徐君亚枝谓当作"痰"字解，于义较协。余谓徐君此解，可称千古只眼。夫本论无痰字，如湿家胸中有寒之寒字，亦作痰字解。盖痰本作淡，会意二火搏水成痰也。彼湿家火微湿盛，虽渴而不能饮，是为湿痰。此暍病火盛烁液，脉既滑矣，主以白虎汤，则渴欲饮水可知，是为热痰。凡痰因火动，脉至滑实而口渴欲饮者，即可以白虎汤治之。况暍家乎？佩服佩服。

此节讨论阳明热盛烁液为热痰，脉滑实而口渴欲饮，宜白虎汤治之，推而广之，暑（热）病亦是如此。

伤寒，脉滑而厥者，里有热也，白虎汤主之。

张路玉曰：滑，阳脉也，故其厥为阳厥，里热郁炽，所以其外反恶寒，厥逆，往往有唇面爪甲俱青者，故宜白虎汤以清里而除热也。

此节指出阳明病热盛出现肢厥，为热深厥深，其脉滑，宜用白虎汤清里热。

伤寒，无大热，口燥渴，心烦，背微恶寒者，白虎加人参汤主之。

雄按：吴鹤皋云，背微恶寒者，但觉微寒而不甚也，既有燥渴，则白虎加人参用可无疑，若背恶寒而不燥渴者，不可用也，余谓以下条参之，必有汗故可用也。

此节论述阳明热盛，口燥渴，背微寒，无表证而津气受伤，可用白虎加人参汤。

伤寒，脉浮，发热无汗，其表不解者，不可与白虎汤。渴欲饮水，无表证者，白虎加人参汤主之。

沈尧封曰：此承上文言烦渴，背恶寒，固当用白虎加人参汤，但亦有中暍而外复伤风寒，亦能令恶寒、发热、脉浮，更当于有汗、无汗上辨表证解不解，以定此方可用不可用耳。

此节承上节强调伤寒表证未解，其脉浮，发热无汗，不可用白虎汤。渴欲饮水，无表证者，可用白虎加人参汤。

伤寒病，若吐、下后，七八日不解，热结在里，表里俱热，时时恶风，大渴，舌上干燥而烦，欲饮水数升者，白虎加人参汤主之。

张路玉曰：详此条表证，比前较重，何以亦用白虎加参耶？本文"热结在里，表里俱热"二句，已自酌量。惟热结在里，所以表热不除。邪火内伏，所以恶风大渴。舌燥而烦，欲饮水不止，安得不以生津解热为急耶！

雄按：御纂《医宗金鉴·正误篇》"时时恶风"，作"时汗恶风"，当遵之。又沈亮宸云：舌干且燥，谓视之无液也，然则温热之审舌苔，以查津液，仲师已逗其倪矣。

此节继续讨论白虎加人参汤的适应证，虽经吐下后仍恶风大渴，舌干燥而欲饮水，仍可与白虎加人参汤。

太阳中暍者，身热疼重，而脉微弱，此以夏月伤冷水，水行皮中所致也，一物瓜蒂汤主之。

张路玉曰：此条言因热伤冷之病，乃中暍之变证。喻氏谓无形之热，伤其肺金，则用白虎加人参汤以救之。有形之湿，伤于肺金，则用瓜蒂汤救之，各有所主。

此节讨论瓜蒂汤的适应证。仅适于因夏月伤冷水，水湿侵入皮肤腠理，身热痛重，其脉微弱者，可用瓜蒂汤。

一物瓜蒂汤：瓜蒂。用于因热伤冷之病。

太阳中暍者，发热恶寒，身重而疼痛，其脉弦细芤迟，小便已，洒洒然毛耸，手足逆冷，小有劳身即热，口开，前板齿燥。若发汗，则恶寒甚。加温针，则发热甚。数下之，则淋甚。

成聊摄曰：病有在表者，有在里者，有表里俱病者也。发热恶寒，身重疼痛者，表中暍也。脉弦细芤迟者，中暑脉虚也。小便洒洒然毛耸，手足厥冷者，太阳经气不足也。小有劳身即热者，谓劳动其阳，而暍即发也。口开前板齿燥者，里有热也。

雄按：即此一端，可见其为热炽津枯之侯。虽身重恶寒，岂可再投清暑益气汤、五苓散、藿香正气丸等。辛温燥烈，以重劫其阴液乎。东垣虚谷之言贻误后人不浅。

《内经》云：因於暑，汗，烦则喘喝。口开，谓喘喝也，以喘喝不止，故前板齿燥。若发汗以去表邪，则外虚阳气，故恶寒甚。若以温针助阳，则火热内攻，故发热甚。若下之以除里热，则内虚而膀胱燥，故淋甚。雄按：观此治法之三禁，则仲景虽未立方，而甘凉撤热存津之当用。

此节讨论太阳中暍热炽津枯的临床表现，指出宜用甘凉撤热存津之立法。强调禁用汗、下、温针三法，

伤寒脉结代，心动悸者，炙甘草汤主之。一名复脉汤。脉按之来而缓，时一止复来者，名曰结。又脉来动而中止，更来小数中有还者反动，名曰结阴也，脉来动而中止，不能自还，因而复动者，名为代阴也，得此脉者必难治。

喻嘉言曰：脉者气血之先，仲景于津液内亡之脉，名之曰结阴、代阴，又名无阳。原有至理，何可不知？聊为四言俚句以名其义：胃藏津液，水谷之海，内充脏腑，外灌形骸。津多脉盛，津少脉衰，津结病至，津竭祸来，脉见微弱，宜先建中，汗则建越，下则津空。津耗脉细，不可妄攻，小便渐减，大便自通。阳明内实，急下救焚，少缓须臾，津液无存。阳明以实，稍用调承，去热存津，此法若神。肾中真阳，阴精所裁，胃

温
热
经
纬

中真气，津液所胎。阴枯津盛，洌泉可溉，阴精衰薄，瓶罄罍衰。何谓
结阴？无阳脉阖，何谓代阴？无阳脉夺。经揭无阳，津液欲竭，较彼亡阳，
天地悬阔。

此节讨论炙甘草汤适应证，为心动悸，津液内亡，其脉结代，宜益气滋阴，
通阳复脉。

炙甘草汤（复脉汤）：炙甘草、生地、麦冬、麻仁、桂枝、生姜、人参、
阿胶。滋阴养血，益胃和脉。主治阴虚血少，脉结代，心动悸，虚热咳嗽。

脉浮而芤，浮为阳，芤为阴，浮芤相搏，胃气生热，甚阳则绝。

方中行曰：浮为气上行，故曰阳。芤为血内损，故曰阴，胃中生热者，
阴不足以和阳，津液干而成枯燥也。雄按：沈氏曰，浮为邪，芤为阴血虚，
以余论之，凡见浮芤相搏之脉，多是暑热伤津。

此节讨论浮芤脉产生机制，为阴血虚而感热邪，多是暑热伤津，重者阴
液干涸无以和阳。

仲景湿温篇

**太阳病，关节疼痛而烦，脉沉而细者，此名湿痹。其候小便不利，大
便反快，但当利其小便。**

沈尧封曰：《伤寒论·原序》云，撰用《素》《难》，当即以《素》
《难》释之。《难经》伤寒有五，即《素问》寒、暑、燥、湿、风之五
气为病也，故仲景于太阳论中五证并列，挨次剖析。此论湿痹，即《难经》
之湿温证也。《素问》："在天为湿，在地为土，湿乃土之气也。"故
湿为五气之一，湿温乃伤寒有五之一。编《伤寒》者，以湿、暍为非伤寒，

置之别论，然则中风亦非伤寒，何以独存卷首耶？《难经》云：湿温之脉，阳濡而弱，阴小而急。与此稍异。

又曰：伤寒既以头痛胃实等项分六经。即以"汗"字判"风寒"，"渴"字认"燥热"，"小便不利"认"湿气"。纵横辨别，邪无遁形矣。读者当于此等着实处留心。

叶子雨评：仲景论湿，首节言湿流关节，凝著于内而为痹。次节言湿邪发越于外而发黄。三节言误下逆于胸中，而为下热中寒之证。四节言下之，而上脱下泄，为不治死证。五节言风湿为痛。六节言寒湿伤于高表。末节申明风湿之因，以终湿痹之意。此却割去末节一条，而窜入阳明发黄数则，便谓此仲景湿温篇也。夫湿温为湿中之一证，不得与风寒参混。

此节讨论湿痹为湿温的临床表现，以关节烦痛而脉沉细，小便不利，大便反快。治疗宜通利小便。强调湿温不得与风寒混淆。

湿家之为病，一身尽疼，发热，身色如熏黄。

倪冲之《伤寒汇言》：此湿家为病之总纲也。《金锦》：盖体气素以湿为事者，是为湿家。《条辨》：其痛与痹痛不同，湿在关节而疼，故曰痹。今一身尽疼，而表有热，故成无己（聊摄）称曰在经。熏黄与橘子黄，同是湿热，彼以热胜者黄而明，此以湿胜者黄而晦，宜茵陈五苓散主之。海藏以熏黄为阴黄。盖既湿胜，则次传寒中，小便自利者有之。

雄按：湿热发黄，名曰黄疸，皆是暴病。故仲景以十八日为期。其余所因甚多，有谷疸、酒疸、女劳疸、黄汗及冷汗便溏气虚之阴黄；身面浮肿，睛白能餐，劳倦之弱黄；神志不足，卒受惊吓，胆气外泄之惊黄；肝木横肆，虚胃伤残，土败而色之萎黄。皆与暴病不同，不可概目为湿热病矣。

此节提出湿家为病的总纲，主要讨论湿邪引起的黄疸，湿盛于热发黄则为熏黄（阴黄），热盛于湿而发黄为阳黄，二者成因及治疗是有区别的。

湿家，其人但头汗出，背强，欲得被覆向火。若下之早则哕，胸满，小便不利，舌上如苔者，以丹田有热，胸中有寒（痰）渴饮得水而不能饮，则口燥烦也。

尤在泾曰：寒湿居表，阳气不得外通，而但上越，为头汗出，为背强，欲得被覆向火，是宜用温药以通阳，不可与攻法以逐湿。乃反下之，则阳更被抑而哕乃作矣。或上焦之阳不布而胸中满，或下焦之阳不化而小便不利，随其所伤之处而为病也。舌上如苔者本非胃热，而舌上津液燥聚如胎之状，实非苔也。盖下后阳气反陷于下，而寒湿仍聚于上，于是丹田有热，而渴欲饮水，胸上有寒（痰），而复不能饮，故口燥烦，而津液乃聚耳。

雄按：胸中有寒之"寒"字，当作"痰"字解，胸中有痰，故舌上如苔，其津液为痰所阻，故口燥烦。而痰饮乃水之凝结，故虽渴而不能饮也。杨云：此注极明确，凡《伤寒论》言胸中有寒者，俱作痰解。

叶子雨评：前辨暑不兼湿，不遗余力。此章却将风湿寒湿混入湿温中。……今释此节之义以证其妄。其人但头汗出者，雾露之湿清邪中上著于太阳，阳气聚而不行，故他处无汗，但头汗出也。背强者，湿邪壅滞经输不利故也。湿邪阴邪，引起盛于表，故欲得被喜向火也，病邪在表，若见头汗出误认为阳明瘀热上越之头汗而遂下之，湿邪内陷于中，则为哕，为胸满。寒湿内伏气道壅塞，下焦之阳热被郁，不能蒸膀胱水气上升，则小便不利，渴欲得饮而口烦躁也，又不能饮者中焦寒（痰）湿停蓄，故丹田有热，胸中有痰也，夫湿邪内著，舌多腻苔，今云如苔，乃苔非苔，湿滑而已。曷故软。终因误下湿陷于里，阻遏气机，使命门之真阳，不得上达，蒸腾腐化，而舌反无苔也。

此节讨论湿邪，特别是寒湿为病临床表现及治疗。湿邪使人头汗出，背强，被喜向火，宜用温药以通阳化湿。指出禁忌下法。

湿家下之，额上汗出，微喘，小便利者，死。若下利不止者亦死。

尤在泾曰：湿病在表者，宜汗；在里者，宜利小便。苟非湿热蕴积成实，未可遽用下法。杨云：湿证不可妄下。额汗出，微喘，阳已离而上行；小便利，下利不止，阴复决而下走。阴阳离决，故死。一作小便不利者，死。为阳上浮而阴不下济也。亦通。

雄按：张石顽云，自此而推之，额汗出微喘，若大小便不利者，是阴气未脱，而阳之根犹在也，下虽大小便利，若额上无汗不喘，是阳气不越，而阴之根犹在也，则非离决，可以随其虚实而救之。至于下利不止，虽无头汗喘逆，阳气上脱之候亦死，亦有下利不止，小便反闭，而额上汗出者，谓之关。经云：关格不通，头无汗者可活，有汗者死。

此节讨论对湿邪为病者误下的不良后果及预后。

问曰：风湿相搏，一身尽疼痛，法当汗出而解。值天阴雨不止，医云此可发汗，汗之病不愈者何也？答曰：发其汗，汗大出者，风气去，湿气在，故不愈也。若治风湿者，发其汗，但微微似欲汗出者，风湿俱去也。汪（日桢）按：古人及表汗，亦须节度如此，奈何近人必令其汗，又欲令其多耶？此与伤寒论，桂枝汤下语，亦可互参。

倪冲之《伤寒汇言》：湿家不惟不可误下，亦不可误汗。惟风湿相搏一证，郊倩，风从前来，湿伤卑下（低洼处），两至搏击，一身尽为疼痛。子縠。此是微挟表邪，法当汗出而病方解。郊倩。然时值淫雨隐庵，不免湿气盛行，纯一。医云此可发汗。若发大汗而病不愈，不惟风湿之邪不解，而且伤真气矣。郊倩。况风之乘罅（裂缝）也速，湿之侵人也渐。子縠。

然风在外而湿在内，且大汗出而渍衣被，汗转为湿，风气虽去，而湿气仍隐伏而存留，是故不愈也。纯一。使之微微似欲汗出，则正气宣发，充身泽毛，若雾露之灌溉，与病相应。斯正气行而邪气却，营卫和而风湿并解矣。忠可。

章虚谷曰：治风湿者，必通其阳气，调其营卫，和其经络，使阴阳表里之气周流，则其内湿随三焦气化，由小便而去，表湿随营卫流行化微汗而解，阴湿之邪既解，风邪未有不去者。若大发其汗，阳气奔腾，风为阳邪，随气而泄，湿邪阴滞，故反遗留而病不愈也。此治风湿与风寒不同者，虽寒湿同为阴邪，而寒清湿浊，清者易散，浊者黏滞，故汗法大有区别也。

此节讨论风湿汗解的原则，不可汗大出，宜微汗而解。并指出风湿与风寒的汗法的区别。

湿家病，身疼痛，发热，面黄而喘，头晕鼻塞而烦，其脉大，自能饮食，腹中和无病。病在头中寒湿，故鼻塞。内药鼻中则愈。

章虚谷曰：此所谓雾露清邪，中于上也。三阳经脉，上头而行于身表，头中寒湿，则表气不宣，故身疼痛发热。肺开窍于鼻，而行气与皮毛，邪从鼻入，湿遏其阳而上蒸，则面黄，气闭则喘，气壅则头痛鼻塞而烦，皆肺气窒塞，不得下降，故脉反大。其与湿中于下，而在阴之脉沉细者，迥然不同也。肺通喉，胃通咽，邪在肺不在胃，故自能饮食，腹中和无病。止头中寒湿，故鼻塞。当用辛香苦泄之药，纳鼻中，如近世痧药。

雄按：鼻烟亦可用，古人惟用瓜蒂散。使肺气通达，其湿邪化水，从鼻中出则愈。

此节讨论风湿痹证病邪中于上的临床表现及治疗。

瓜蒂散：瓜蒂、赤小豆、豆豉。涌吐痰涎宿食，壅滞胸脘证。用于胸中痞鞕，懊恼不安，欲吐不出，气上冲咽喉不得息，寸脉微浮者。

伤寒郁热在里，身必发黄，麻黄连翘赤小豆汤主之。

章虚谷曰：表邪未解，湿热内郁，身必发黄，故以麻黄解表，连翘、赤小豆利肺以清湿热，其邪在经络，故从表解之。

雄按：余治夏月湿热发黄，而表有风寒者，本方以香薷易麻黄辄（总是、就）效。杨云：夏月用香薷，与冬月用麻黄，其理正同。

此节与以下四节讨论郁热发黄的证治。本节为表邪未解，湿热内郁所致黄疸的证治。

麻黄连翘赤小豆汤：麻黄、连翘、赤小豆、甘草、生姜、生梓白皮、杏仁、大枣。宣肺解毒消湿肿，湿热兼表黄疸，用于湿热蕴郁于内，外阻经络肌肤之病候。

伤寒，身黄发热者，栀子檗皮汤。

尤在泾曰：此热郁而未实之证。热郁故发黄，热未实故发热而腹不满。栀子撤热于上，檗皮清热于下，而中未及实，故以甘草以和之。

沈尧封曰：栀檗汤为清热利小便，治湿热之主方。

此节讨论热郁内而未成实者所致黄疸的证治。

栀子檗皮汤：栀子、黄柏、甘草（为茵陈）。清泄湿热。主治伤寒，身黄发热者，热郁内而未实者。

伤寒七八日，身黄如桔子色，小便不利，腹微满者，茵陈蒿汤主之。

尤在泾曰：此则热结在里之证，身黄如桔子色者，色黄而明为热黄也，若阴黄则色黄而晦矣。热结在里，为小便不利，腹满，故宜茵陈蒿汤下热通瘀为主也。

此节为热郁结于里所致黄疸的证治。

茵陈蒿汤：茵陈、栀子、大黄。清热，利湿，退黄。主治热郁在里之湿热黄疸。

阳明病，发热汗出，此为热越，不能发黄也。但头汗出，身无汗，剂颈而还，小便不利，饮水浆者，此为郁热在里，身必发黄，此茵陈蒿汤主之。

尤在泾曰：热越，热随汗而外越也。热越则邪不蓄而散，安能发黄哉？若但头汗出而身无汗，剂颈而还，则热不得外达，小便不利，则热不得下泄，而又渴饮水浆。则其热之蓄于内者方炽，而湿之引于外者无已。湿与热合，瘀郁不解，则必蒸发为黄矣。茵陈蒿汤，苦寒通泄，使病从小便出也。

此节指出发热、全身汗出之热越，不能发黄；而仅头汗出，小便不利，致热郁于里者之黄疸的治疗，宜茵陈汤。

阳明病，面合赤色，不可攻之，攻之必发热，色黄，小便不利也。

沈尧封曰：此是寒邪外束之湿温证也，麻连小豆汤是其主方。除却恶寒，即是栀柏证。更加腹微满，即是茵陈蒿证。

章虚谷曰：上明发黄之证，又明致黄之由也，面赤者，热郁在经，当以汗解，若攻之，伤其腑气，则在经之热，反从内走，与水谷之气，郁蒸发黄，三焦闭塞而小便不利也。

此节指出阳明病面赤者，为热郁在经，当以汗解，攻之必黄。此节与以下二节讨论阳明病发黄的病因及机制。

阳明病，无汗，小便不利，心中懊侬者，必发黄。

章虚谷曰：虽未误下而无汗，小便不利，其热闭结，心中懊侬，与胃中水液郁蒸，而身必发黄也。

阳明病被火，额上微汗出，小便不利者，必发黄。

喻嘉言曰：湿停热郁而误火之，则热邪愈炽，津液上奔，额虽微汗，而周身之汗与小便，愈不可得矣。发黄之变，安能免乎？

仲景疫病篇

寸口脉阴阳俱紧者，法当清邪中于上焦，浊邪中于下焦。清邪中上，名曰洁也；浊邪中下，名曰浑也。阴中于邪，必内慄（寒栗感）也。表气微虚，里气不守，故使邪中于阴也。阳中于邪，必发热头痛，项强颈挛，腰痛胫酸，所谓阳中雾露之气。故曰清邪中上，浊邪中下。阴气为慄，足膝逆冷，便溺妄出。表气虚微，里气微急，三焦相溷（混乱部分），内外不通，上焦怫郁，脏气相熏，口烂食龂也。中焦不治，胃气上冲，脾气不转，胃中为浊，营卫不通，血凝不流。若卫气前通者，小便亦黄，与热相搏，因热作使，游于经络，出入脏腑，热气所过，则为痈脓。若阴气前通者，阳气厥微，阴无所使，客气入内，嚏而出之，声嗢（声音混浊难出）咽塞。寒厥相逐，为热所拥，血凝自下，状如豚（猪）肝。阴阳俱厥，脾气孤弱，五液注下，下焦不阖，清便下重，令便数难，脐筑揪痛，命将难全。

此一节言受疫之源，疫者即寒、暑、燥、湿、风夹杂而成。清浊不分，三焦相溷，其曰中上、中下者，是就邪之清浊而言。曰阴中，阳中者，亦即邪之中上、中下而言，扼要全在中焦，得治为主。中焦者，脾胃是也，脾胃之气有权，若卫气前通者，邪可从经而汗解。若荣气前通者，邪可从腑而下解。倘脾胃之气不足，邪必内陷伤脏，五液注下，便难脐痛，命将难全矣。为痈脓下豚肝，指其重者而言，未必定当如是也，所以疫证最怕邪伏膜原（半表半里），内壅不溃，为难治。

此节概述疫病病邪中上焦或中下焦的症状及致病原因。重点强调治疗关键在于中焦脾胃的治疗。

伤寒，脉阴阳俱紧，恶寒发热，则脉欲厥。厥者，脉初来大，渐渐小，更来渐渐大，是其候也。杨云：疫病乃秽邪弥漫，其脉恒模糊不清，此所云渐渐大，渐渐小，正其候也。**如此者恶寒，甚者翕翕汗出，喉中痛。热多者，目赤脉多，睛不慧。**杨云：凡疫证，目睛必不了了。**医复发之，咽中则伤。若复下之，则两目闭，寒多者便清谷，热多者便脓血。若熏之，则身发黄。若熨之，则咽燥。若小便自利者，可救之；小便难者，为危殆。**

　　此节言疫邪初起之证与脉也。阴阳俱紧，恶寒发热，与伤寒同，而渐小渐大之厥脉，是疫之所异也，因邪气深伏，正气不得宣通，所以先必恶寒而甚，则又形热汗出，喉痛目赤也。若因恶寒而发汗，则助热上蒸而咽伤。若因内热而下之，则阳气内陷而目闭。阴邪多则便清谷，阳邪多则便脓血。熏之，湿热郁蒸而身黄。熨之，则热烁津液而咽燥。总因邪伏膜原，故汗、下、熏、熨皆误也。其可救不可救，当於小便之利不利验也。杨云：温病小便利，则阴气未竭。疫证小便利，则腑气尚通，邪有出路，故俱可治。

　　此节讨论疫病初起临床表现，可有其脉阴阳俱紧，恶寒发热；有渐小渐大的厥脉。并指出疫病初起不可汗、下、熏、熨法。

　　伤寒，发热头痛，微汗出。发汗则不识人。熏之则喘，不得小便，心腹满。下之则短气，小便难，头痛背强。加温针则衄。

　　此节言清邪之中上者，故阳分之证居多，清邪中上，直入膜原也，其发热、头痛、微汗，为邪热重蒸，非在表也，故发汗则热盛而神昏。杨云：汗为心液，过汗则心虚，而邪蔽清阳。熏之，则热壅而作喘。杨云：熏之则以热益热，而伤水之上源。不得小便。心腹满者，气不通也。亦非在里，短气小便难，头痛背强者，下伤津液也。衄者，温针伤络也。杨云：邪热入营故衄。治当先达膜原，不致此变。

　　此节讨论清邪中于上者，其邪热重蒸，直入膜原，非在表，也不在里，治疗宜先开达膜原。因此误用发汗、火熏、攻下、温针可引起各种变证。

　　伤寒，发热，口中勃勃气出，头痛目黄，衄不可制。贪水者必呕。杨（照藜）云：水积而不运，故呕。**恶水者，厥。**杨云：热盛而无制，故厥。**若下之，咽中生疮。**杨云：热遗于上，故生疮。**假令手足温者，必下重便脓血。**杨云：四末属于脾，温则热邪充斥脾胃，故下脓血。**头痛目黄者，若下之则两目闭。**杨云：温邪非荡涤所能驱，而反虚其正，故目闭。**贪水者，脉必厥，**

其声嘤，咽喉塞。杨云：亦水积泛滥之象。**若发汗，则战栗，阴阳俱虚。**杨云：邪在里，不在表，汗之则徒虚其表。**恶水者，若下之，则里冷不嗜食，大便完谷出。**杨云：恶水则湿热盛，微下之则伤其中气。**若发汗，则口中伤，舌上白胎。**杨云：津液外竭，则秽邪上蒸。**烦躁，脉数实。**杨云：热盛于内。**不大便，六七日后，必便血。若发汗，则小便自利也。**杨云：太阳膀胱主津液，汗之则正虚，而不能约束。

此节言浊邪中下者，故阴分之证居多。浊邪中下者，非下受也，仍从膜原分布。谓阴邪归阴也，邪并与阴，则阴实阳虚，故有勃勃气出，头痛目黄，衄不可制，贪水者咽疮，下重便脓血诸证，此阴实也。其目闭脉厥，声嘤咽喉塞（声音细小，咽喉闭塞），战栗不嗜食，大便完谷，小便自利者，此阳虚也。实为真实，虚为假虚，故非偏阴偏阳可治。

此节讨论浊邪中于下者，其浊邪仍从膜原，其临床表现为阴实阳虚之证，并指出误用攻下、发汗等法引起的变证。

患者无表里证，发热七八天，虽脉浮数者，可下之。假令已下，脉数不解，合热则消谷善饥，至六七日，不大便者，有瘀血也，宜抵挡汤。若脉数不解，而下利不止，必协热而便脓血也。

此疫邪之分传者，病无表里证，邪在膜原，此指病初起而言。脉数者，热盛于内，浮者，热蒸于外，发热七八日而不从汗解，其内热已深，故曰可下，此指现在而言。假令已下，是指下后言也。若下后脉数不解，热传于阳，则消谷善饥，为卫气前通也；热传于阴，必伤血成瘀，为营气前通也，以抵挡汤，即下如豚肝之类。若脉数不解，而下利便脓血者，已成脾气孤绝，五液注下，为不治之证也，勿作寻常协热利看。

此节讨论疫病无表里证时的治法，在临床上难见到。

抵挡汤：水蛭、虻虫、桃仁、大黄。主治下焦蓄血所致的发狂或如狂，少腹硬满，小便自利，喜忘，大便色黑易解，脉沉结。

病在阳，应以汗解之，反以冷水潠之，若灌之，其热被劫不得去，弥更益烦，肉上栗起，意欲饮水，反不渴者，服文蛤散（汤）。杨云：此条温热俱有之，不独疫病。**若不瘥者，与五苓散。寒实结胸，无热证者，与三物小陷胸汤，白散亦可服。**

此疫邪之传表者，"却"字疑是"劫"字之误。徐亚枝云：却，不得前也，热被冷抑，不得外出，转而内攻，故弥更益烦，却字似非误。杨云：是。文蛤散当属文蛤汤。病在阳者，谓疫邪已传阳分也，传于阳当从汗解。喷也，灌，溉也。疫邪热极，原可饮冷水得大汗而解者，乃以之潠（喷水）灌皮毛，内热被冷水外劫，故内烦益甚，肉上粟起也；欲饮而不渴者，内热为外水所制也。文蛤，性寒气燥，合之麻杏石甘，去外水而清内热，五苓散亦具利水彻热之功，"小陷胸汤"及"亦可服"七字疑衍（多余的）。

此节讨论疫病初起邪在表时当汗解，反用冷水喷灌产生变证的治法。

文蛤散：文蛤。去表热行皮水。

文蛤汤：文蛤、麻黄、甘草、生姜、石膏、杏仁、大枣。伤寒病在阳，应以汗解之，反以冷水潠之，若灌之，其热被劫不得去，弥更益烦，肉上粟起，意欲饮水反不渴者；渴欲饮水不止者。

五苓散：茯苓、猪苓、泽泻、桂枝、白术。化气利水。主治头痛发热，烦渴饮水，入水即吐，小便不利，其脉浮者。

小陷胸汤：瓜蒌、半夏、黄连。清热，涤痰，开结。用于伤寒误下，痰热互结胸膈，心下按之则痛，脉浮滑者。在《玉函经》《千金翼方》中，均无"陷胸汤亦可服"。

白散：桔梗、巴豆、贝母。主治寒实结胸。

伤寒，哕而腹满，视其前后，知何部不利，利之则愈。

此疫邪之传里者。哕，在伤寒多寒，在疫证为热。况见有腹满、前后不利可据，其为邪气壅蔽无疑。前后为二便。利二便，即疏里法。

此节指出疫病传里出现的哕而腹满的证治，宜疏里法。

得病六七日，脉迟浮弱，恶风寒，手足温，医二三下之，不能食而胁下满痛，面目及身黄，颈项强，小便难者，与柴胡汤，后必下重。本渴而饮水呕者，柴胡汤不中与也，食谷者哕。

此疫邪越于三阳者。得病六七日，恶风寒而脉浮弱，非表虚也。手足温而脉迟，非里寒也。合之为疫邪内伏不溃之证，医者重于疏里，乃二三下之，不能食，小便难，不无伤中。而胁下满痛，少阳也。面目及身黄，阳明也。颈项强，太阳也。邪已越于三阳，斯时但于清解热毒剂中，按

温热经纬

经据证，略加引经达表之药足矣。若拘于胁痛为少阳，与柴胡汤，参、甘、姜、枣锢蔽疫邪，必下重作利也。若先渴后呕，为水饮内停，非少阳喜呕，柴胡汤必不可与。食谷者哕，亦属邪蔽而致，非内寒也。

此节讨论疫邪内伏不溃证误用下法后的处治，应清解热毒略加引经达表之药即可。又论述小柴胡汤适应证与禁忌证。

太阳病未解，脉阴阳俱停，先必振栗汗出而解。但阳脉微者，先汗出而解；但阴脉微者，下之而解。若欲下之，宜调胃承气汤。

此疫邪越于太阳者。太阳病不解，为疫邪浮越，非太阳经病。停，匀也。脉阴阳俱停，是尺寸、浮沉迟速、大小同等也，其正气有权，足以化邪，故从汗解。振栗者，为战汗也。脉微，为邪气衰也。阳邪先退，先从汗解。阴邪先退，先从下解。汗法不一，而下法宜调胃承气，以疫邪虽热，不必尽实。

此节讨论太阳病疫邪浮越而脉阴阳俱停的证治，脉阴阳俱停，为正气有权，足以化邪，故病邪可从汗而解。并指出寸脉微为阳邪先退，宜先汗解，关尺脉微为阴邪先退，宜泻下后病解。若下法，可用调胃承气汤。

调胃承气汤：大黄、芒硝、甘草。清热泻结。用于阳明病，不恶寒，反恶热，口渴便秘，腹满拒按，中下二焦燥热，舌苔黄，脉象滑数者。

太阳病，下之而不愈，因复发汗，以此表里俱虚，其人因致冒（头目昏蒙），冒家汗出自愈。所以然者，汗出表和故也。得里未和，然后下之。

此言疫邪传表，先下后汗之误。疫邪达表，当从汗解，而拘于疏里而先下，徒虚其里，故不愈。因复发汗，是又虚其表，故汗出而作冒（头目晕蒙）。必待表气已和，再和里气。疫证汗后，往往有宜下者，有下后必汗出而始解者，总由邪气分传，而无一定之治法。

此节讨论疫邪传表误下、后汗致表里俱虚，如出现头目昏眩、汗出而自愈；如里有实邪，可下之。治疗可根据邪气分传，治法不一。

太阳病下之，其脉促，不结胸者，此为欲解也。脉浮者，必结胸也；脉紧者，必咽痛；脉弦者，必两胁拘急；脉细数者，头痛未止；脉沉紧者，必欲呕；脉沉滑者，协热利；脉浮滑者，必下血。

此言疫邪误下之变。治疫虽宜疏里，但既越于太阳，自当从表，一误下之，其变有不可胜言者。脉促，为阳盛，下之必致结胸；不结者，阳邪外散也，为欲解。脉浮为在表，下之则内陷为结胸；脉紧为邪实，下之则邪上浮为咽痛；脉弦者为挟风，下之则引风入肝，故两胁拘急；脉细数者，热郁于内，下之则邪火上冲，故头痛未止；脉沉紧多饮，下之必动其饮，故欲呕；沉滑者，热为湿滞也，下之则湿热下流，故协热利；浮滑者，热盛于表，下之则热邪内攻，故下血。

此节讨论疫病太阳病误用下法后出现各种变证。

阳毒之为病，面赤斑斑如锦纹，咽喉痛，唾脓血。五日可治，七日不可治。升麻鳖甲汤主之。

阳毒者，疫邪犯于阳分。阳邪上壅，故面赤。热极伤血，故遍体斑斑如锦纹也。咽喉痛，唾脓血，皆邪热烁津，有立时腐败之势。五日经气未周，毒犹未遍，故可治。七日则邪气遍而正气消矣，故曰不可治。方用升麻鳖甲者，所以解阳分之毒，即所以救阴分之血。

此节讨论阳毒的证治。

升麻鳖甲汤：升麻、当归、甘草、蜀椒、鳖甲、雄黄。阳毒用此方，阴毒用此方去雄黄、蜀椒。徐洄溪曰：蜀椒是辛热之品，治疗阳毒用它，而治疗阴毒反而不用它，怀疑可能有误的。《活人书》治阳毒用犀角、射干、黄芩、人参等四味，颇切当。

阴毒之为病，面目青，身痛如被杖，咽喉痛。五日可治，七日不可治。升麻鳖甲汤去雄黄蜀椒主之。

阴毒者，疫邪入于阴分也。阴中于邪，故面目青。邪闭经络，故身痛如被杖。咽喉痛者，阴分毒上壅也。故其日数与阳经同，而治法原方去雄黄、蜀椒者，阴分已受热邪，不堪再用热药也。

雄按：王安道云，阴者非阴寒之病，乃感天地恶毒异气，入于阴经，故曰阴毒耳！后人谓阴寒极盛，称为阴毒，引仲景所述，面目青，身痛如被杖，咽喉痛数语，却用附子散正阳散等药。窃为阴寒极盛之证，固可名为阴毒，然终非仲景所以立名之本意。后人所述阴毒，与仲景所述阴毒，自是两般，岂可混轮？盖后人所述阴毒是内伤生冷，或暴寒所中，或过服寒凉药，或内外伤于寒而成，非天地恶毒异气所中。又赵养葵云：

此阴阳二毒，是感天地疫疠非常之气，沿家传染，所谓时疫也。

此节讨论阴毒的证治。

以上两条所论述阳毒和阴毒是由疫毒所致，前者病在体表，而后者在体表之里，其治法主以清热、解毒、散瘀。

论曰：百合病者，百脉一宗，悉致其病也。意欲食复不能食，常默然，欲卧不能卧，欲行不能行，饮食或有美时，或有不用，得药则剧吐利，如有神灵者。身形如和，其脉微数。每溺时头痛者，六十日乃愈。若溺时头不痛淅淅然者，四十日愈。若溺快然，但头眩者，二十日愈。其证或未病而预见，或病四五日而出，或二十日、或一月微见者，各随证治之。杨云《金匮》中论此证，最为明显完善。

百合病者，皆缘时疫新愈，其三焦腠理荣卫之交，余热未清，正气困乏，不能流畅。如人在云雾之中，倏（忽然）清倏浑。如日月被蚀之后，或明或暗，故有种种不可名言之状。而其口苦、小便赤、脉微数，乃余热的证也。病不在经络脏腑，杨云：此句欠酌。治不能补泻温凉，惟以清气为主。气归于肺，而肺朝百脉，一宗者，统宗于一，即悉致其病之谓也。溺时头痛者，小便由于气化，水去则火上冲也。其病为重，六十日愈，月再周而阴必复也。溺时淅淅然者，膀胱腑气一空，表气亦因之失护也。但头眩者，阳气不能上达也。热渐衰，病渐轻，故愈日渐速也。曰其证，指溺时头痛诸证而言。曰未病预见，谓未成百合病，先见头痛等证也。百合清热养阴，专润肺气，治以百合，即以百合名病也。

雄按：此病仲景以百合主治，即以百合名其病。其实余热逗留肺经之证，凡温暑湿热诸病后皆有之，不必疫也。肺主魄，魄不安则如有神灵，肺失整肃，则小便赤，百合功专清肺，故以为君也。杨云：前注已平正通达，读此更亲切不易，觉前注尚隔一层。余尝谓孟英学识，前无古人，试取其所注，与古人所注较论之，当知余言之，非阿所好也。忆辛丑暮春，于役兰溪，在严州舟次，见一女子患此证，其父母以为祟也。余询其起于时证之后，察其脉数，第百合无觅处，遂以苇茎、麦冬、丝瓜子、冬瓜皮、知母为方。汪按：百合本治肺之品，从此悟入，可谓在人意中，出人意外矣。服之，一剂知，二剂已。

此节讨论百合病的临床表现，王孟英指出本病是余热逗留肺经之证，可见于温暑湿热诸病，不是疫病仅有的。

百合病，见于阴者，以阳法救之；见于阳者，以阴法救之。见阳攻阴，复发其汗，此为逆；见阴攻阳，乃复下之，此亦为逆。

此推究致百合病之源。见于阴者，即阴中于邪也，阴既受邪，不即与阳气通调，则阴邪愈闭，法当攻阳以救其阴也；见于阳者，即阳中于邪也，阳既受邪，不即与阴气通达，则阳邪不化，法当攻阴以救其阳也。若不攻阴救阳，复发其汗，是为见阳攻阳；不知攻阳救阴，复下之，是为见阴攻阴。二者均之为逆，皆因治不如法，阴阳未能透解，所以致有百合之病。若于百合病中并无汗下之证，毋用汗下之法也。下之，汗、吐、下皆此意。此处"阴阳"二字，但就营卫讲，不说到气血脏腑上。

此节讨论百合病之源，以其病邪在营或在卫处不同救治方法，以及强调百合病禁忌汗、吐、下法。

百合病，发汗后者，百合知母汤主之。

得之汗后者，其阳分之津液必伤，余热留连而不去，和阳必以阴，百合同知母，泉水以清其余热，而阳邪自化。

按：初病邪重，故上节言救言攻，此病后余邪，当用和法。

此节讨论百合病误汗而伤津液的治法。

百合知母汤：百合、知母。清热养阴。主治百合病，发汗后，心烦口渴者。

百合病，吐之后者，百合鸡子黄汤主之。

其得之吐后者，吐从上逆，较发汗更伤元气，阴火得以上乘，清窍为之蒙蔽矣。故以鸡子黄之纯阴养血者，佐百合以调和心肺，是亦用阴和阳矣。

此节讨论百合病误用吐法而致耗气伤阴的治法。

百合鸡子黄汤：百合、鸡子黄。滋阴养胃，降逆除烦。治百合病，误吐之后，虚烦不安者。

百合病不经吐、下、发汗，病形如初者，百合地黄汤主之。

不经吐下发汗，正虽未伤，而邪热袭于阴阳者，未必透解，所以致

温热经纬

有百合病之变也。病形如初，指百合病首节而言，地黄取汁，下血分之瘀热，故云大便当如漆，非取其补也。百合以清气分之余热，为阴阳和解法。

此节讨论百合病心肺阴虚内热的证治，以百合地黄汤是百合病的正治之法。

百合地黄汤：百合、生地黄。养阴清热，补益心肺。百合病之心肺阴虚内热证，症见神志恍惚，意欲饮食复不能食，时而欲食，时而恶食；沉默寡言，欲卧不能卧，欲行不能行，如有神灵；如寒无寒，如热无热，口苦，小便赤，舌红少苔，脉微细。

百合病，一月不解，变成渴者，百合洗方主之。

百合病，至一月不解，缠绵日久，变成渴者，津液消耗，求水以自滋也。渴而不致下消，病犹在肺，肺主皮毛，故以百合汤洗之，使毛脉合行精气于腑也。食煮饼，假麦气以助津液。勿以盐豉，恐夺津增渴也。

此节讨论百合病日久伤津而渴者的外治法。

百合病，渴不瘥者，瓜蒌牡蛎散主之。 杨（照藜）云：此条证比上条较重。

雄按：尤在泾曰，病变成渴，与百合洗方而不瘥者，热盛而津液伤也。瓜蒌根苦寒，生津止渴。牡蛎咸寒，引热下行，不使上烁。

此条讨论百合病热久伤津，渴而不止者内治法。

瓜蒌牡蛎散：瓜蒌根（花粉）、牡蛎。生津止渴，引热下行。治疗百合病，渴不愈者。

百合病，变发热者，百合滑石散主之。

变发热者，余邪郁久，淫于肌表，热归阳分也。百合清金退热，加滑石以利窍通阳，日当微利，指小便利言，谓热从小便去也。

此条讨论百合病日久郁热者（湿热）的治法。

百合滑石散：百合、滑石。滋阴润肺，清热利尿。治疗百合病，邪郁日久，发热，小便赤涩者。

狐蜮（病名）之为病，状如伤寒，默默欲眠，目不得闭，卧起不得安。蚀于喉为蜮，蚀于阴为狐。不欲饮食，恶闻食臭也。其面目乍赤、乍黑、

乍白。蚀于上部则声嗄，甘草泻心汤主之。蚀于下部则咽干，苦参汤洗之。蚀于肛者，雄黄熏之。

百合病是余热留连于气机者，狐惑病是余毒停积于幽阴者。狐惑，水虫也。原疫邪不外湿热，久留不散，积而生虫。顾听泉云：疫邪久留，人不活矣。"久留"上宜加"余邪"二字。与二阴为津液湿润之处，故虫生于此也。声嗄因知其蚀于喉，咽干而知其蚀于阴者，因其热郁于下，津液不能上升也。余热内郁，故状似伤寒。内热，故默默欲眠。内烦，故目不得闭，卧起不安。面目乍赤、乍黑、乍白，以热邪隐见不常，非虫动也。苦参、雄黄，皆燥湿杀虫之品。甘草泻心，不特使中气运而湿热自化，抑亦苦辛杂用，足胜杀虫之任也。

此节讨论狐惑的临床表现及治法。

甘草泻心汤：甘草、黄芩、人参、干姜、半夏、黄连、大枣。益气和胃，消痞止呕。主治伤寒痞证，胃气虚弱，腹中雷鸣，下利，水谷不化，心下痞硬而满，干呕心烦不得安，狐惑病。

病者脉数，无热，微烦，默默但欲卧，汗出。初得之三四日，目赤如鸠眼，七八日，目四眦黑。若能食，脓已成，赤豆当归散主之。

此疫邪热毒蕴伏于内也。故有脉数、身不热、微烦、欲卧之证。初得之汗出，表气尚通也。至三四日目赤如鸠眼，热伤血分也。七八日，目四眦黑，血已腐败也。能食者，病不在胸腹，脓成于下也。赤小豆，清热去湿，兼以解毒。当归和血化脓，使毒从下解也。

先辈喻嘉言将《平脉篇》中"清邪中上焦，浊邪中下焦"一节，为仲景论疫根据，可谓独具只眼者矣。其治法以逐秽为第一义。上焦如雾，升而逐之，兼以解毒；中焦如沤，疏而逐之，兼以解毒；下焦如渎，决而逐之，兼以解毒。此论识超千古。

雄按：林北海亦云，喻氏论疫，高出千古，直发前人所未发。

此节讨论疫邪热毒蕴伏于内化脓的证治。

赤小豆当归散：赤小豆、当归。清热利湿，和营解毒。主治湿热下注，大便下血，先血后便者。

叶香岩外感温热篇

章虚谷曰：仲景论六经外感，止有风、寒、暑、湿之邪。论温病由伏气所发，而不及外感。或因书有残缺，皆未可知，后人因而穿凿附会，以大青龙、越婢等汤证治为温病，而不知其实治风寒化热之证也。其所云太阳病发热而渴为温病，是少阴伏邪出于太阳。以其热从内发，故渴而不恶寒。若外感温病，初起却有微恶寒者，以风邪在表也。亦不渴，以内无热也。似伤寒而实非伤寒，如辨别不清，多致误治，因不悟仲景理法故也。盖风为百病之长，而无定体，如天时寒冷，则风从寒化而成伤寒。温暖则风从热化而为温病。以其同为外感，故证状相似，而邪之寒热不同，治法迥异，岂可混哉？二千年来，纷纷议论，不能剖析明白，我朝叶天士始辨其源流，明其变化，不独为后学指南，而实补仲景之残缺，厥功大矣。爰释其义，以便览焉！

温邪上受，首先犯肺，逆传心包。肺主气，属卫，心主血，属营。辨营卫气血，虽与伤寒同，若论治法，则与伤寒大异也。

雄按：……盖温邪始从上受，病在卫分，得从外解，则不传矣。第四章虚谷云：不从外解，必致里结，是由上焦气分以及中、下二焦者为顺传。惟包络上居膻中，邪不外解，又不下行，易于袭入，是以内陷营分者为逆传也。然则温病之顺传，天士虽未点出。杨照藜云：肺与心相通，故肺热最易入心，天士有见于此，故未言顺传，而先言逆传也。而细绎其议论，则以邪从气分下行为顺，邪入营分内陷为逆也。杨云：二语最精确。汪曰桢按：即从气分下行为顺，是必非升提所宜矣。俗医辄云"防其内陷"妄用升提，不知此内陷乃邪入营分，非真气内陷可比。苟无其顺，何以为逆？章氏不能深究，而以生克为解，既乖本旨，又悖经文，岂越人之书竟未读耶？

此节为温病证治之总纲。其概括其病因、感邪途径、发病部位、传变趋势，并指出与伤寒治法不同。叶天士在此条指出，温病为感受温邪，首犯在肺卫，得以外解则不传。不得外解，必有里结，是由上焦气分及中、下二焦者为顺传。病邪内陷营分为逆传。在表宜辛凉解表，而伤寒初起在表治宜辛温解表。温病传变为卫气营血，而伤寒则以六经传变。

盖伤寒之邪，留恋在表，然后化热入里，温邪则热变最速。未传心包，邪尚在肺，肺主气，其合皮毛，故云在表。在表初用辛凉轻剂，挟风则加入薄荷、牛蒡之属；挟湿加芦根、滑石之流。或透风于热外，或渗湿于热下，不与热相搏，势必孤矣。

伤寒邪在太阳，必恶寒甚，其身热者，阳郁不伸之故，而邪未化热也。传至阳明，其邪化热，则不恶寒，始可用凉解之法。若有一分恶寒，仍当温散。盖以寒邪阴凝，故须麻桂猛剂。若温邪为阳，则宜轻散。倘重剂大汗而伤津液，反化燥火，则难治矣。始初解表用辛凉，须避寒凝之品，恐遏其邪，反不易解也。或遇阴雨连绵，湿气感于皮毛，须解其表湿，使热外透易解。否则，湿闭其热而内侵，病必重矣。其挟内湿者，清热必兼渗化之法，不使湿热相搏，则易解也。

此节论述伤寒与温病传变的不同。指出伤寒为外感寒邪致病，初起寒邪在表，卫阳被郁，为表寒证，宜辛温散寒，经过"寒郁化热"逐渐转化为里证。而温病温邪为阳邪，不需化热过程即表现表热证，传变速度很快内传入里。在表宜辛凉解表，挟风者治宜轻清疏散，透风于热外，挟湿者治宜渗湿于热下而不伤阴。

不尔，风挟温热而燥生，清窍必干，谓水主之气，不能上荣，两阳相劫也。湿与温合，蒸郁而蒙蔽于上，清窍为之壅塞，浊邪害清也。其病有类伤寒，其验之之法，伤寒多有变证，温热虽久，在一经不移，以此为辨。

胃中水谷，由阳气化生津液。故阳虚而寒者，无津液上升，停饮于胃，遏其阳气，亦无津液上升，而皆燥渴。仲景已备论之。此言风热两阳邪劫其津液而成燥渴，其因各不同，则治法迥异也。至风雨雾露之邪，受于上焦，与温邪蒸郁，上蒙清窍，如仲景所云"头中寒湿"，头痛鼻塞，

 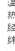

纳药鼻中一条，虽与温邪蒙蔽相同，又有寒热不同也。伤寒先受于足经，足经脉长而多传变；温邪先受于手经，手经脉短，故少传变。是温病、伤寒之不同，皆有可辨也。

雄按：上第一章，统言风温、湿温与伤寒证治之不同，而章虚谷分三节以释之也。

此节阐明温病挟风挟湿的证候，以及温热挟湿者与伤寒的区别。温病挟风其风火交炽，必耗津液，出现清窍干燥。温病挟湿上蒙清窍出现耳聋、鼻塞等证。温病挟湿与伤寒，初起临证两者相似，都可以出现发热、恶寒、身重疼痛，口多不渴，苔白等。因为寒热不同，伤寒传变过程较长，而温病则短，其脉象及治疗亦不相同。伤寒其脉浮紧，治疗以辛温解表；而温病挟湿其脉濡滑，治疗清热利湿，必要需理气。

前言辛凉散风，甘淡驱湿，若病仍不解，是渐欲入营也。营分受热，则血液受劫，心神不安，夜甚无寐，成斑点隐隐，即撤去气药。如从风热陷入者，用犀角、竹叶之属；如从湿热陷入者，犀角、花露之品，参入凉血清热方中。若加烦躁，大便不通，金汁亦可加入。老年或平素有寒者，以人中黄代之，急急透斑为要。

热入于营，舌色必绛。风热无湿者，舌无苔，或有苔亦薄也。热兼湿者，必有浊苔而多痰也。然湿在表分者，亦无苔。雄按：亦有薄苔。

其脉浮部必细涩也。此论先生口授及门，以吴人气质薄弱，故用药多轻淡，是因地制宜之法，与仲景之理法同，而方药不同。或不明其理法，而但仿用轻淡之药，是效颦也。或又以吴又可为宗者，又谓叶法轻淡如儿戏不可用，是皆坐井论天者也。雄按：又可亦是吴人。

雄按：仲景论伤寒，又可论疫证，麻桂、达原不嫌峻猛。此论温病，仅宜轻解。况本条所列，乃上焦之治，药重则过病所。吴茭山云：凡气中有热者，当行清凉薄剂。吴鞠通亦云：治上焦如羽，非轻不举也。观后章论中、下焦之治，何尝不用白虎承气等法乎。章氏未深探讨，曲为盖护，毋乃视河海为不足，而欲以泪益之耶？华岫云尝云：或疑此法仅可治南方柔弱之躯，不能治北方刚劲之质。余谓不然，其用药有极轻清、极平淡者，取效更捷。苟能悟其理则药味分量，或可权衡轻重，至于治法则不可移易。盖先生立法之所在，即理之所在，不遵其法，则治不循理矣。南北之人，强弱虽殊，感病之由则一也。其补泻温凉，岂可废绳墨而出范围之外乎？况姑苏商旅云集，所治岂皆吴地之人哉！不必因其轻淡而疑之也。又叶氏《景岳发挥》云：西北人亦有弱者，东南人亦有强者，不可执一而论。故医者，必先议病而后议药。上焦温证，治必轻清，此一定不易之理法，天士独得之心传，不必章氏曲为遮饰也。

汪按：急急透斑，不过凉血清热解毒。俗医必以胡荽（香菜）、浮萍、樱桃核、西河柳为透法，大谬。

此节强调温病在上焦必用轻清法，阐述温病热邪陷入营分主证及治法。指出温病陷入营分主证为舌色绛、心神不安、斑点隐隐等。治法撤去气分药，宜凉血清热解毒之品。

若斑出热不解者，胃津亡也，主以甘寒，重则如玉女煎，轻则如梨皮、蔗浆之类。或其人肾水素亏，虽未及下焦，先自彷徨矣，必验之于舌，如甘寒之中，加入咸寒，务在先安未受邪之地，恐其陷入易易耳。

尤拙吾曰：芦根、梨汁、蔗浆之属，味甘凉而性濡润，能使肌热除而风自息，即《内经》"风淫于内，治以甘寒"之旨也。斑出则邪已透发，理当退热，其热仍不解，故知其胃津亡，水不济火，当以甘寒生津。若肾水亏者，热尤难退，故必加咸寒，如元参、知母、阿胶、龟版之类，所谓壮水之主，以制阳光也。如仲景之治少阴伤寒，邪本在经，必用附子温脏，即是先安未受邪之地，恐其陷入也。热邪用咸寒滋水，寒邪用咸热助火，药不同而理法一也。验舌之法详后。

雄按：……本条主以甘寒，重则如玉女煎者，言如玉女煎之石膏、地黄同用，以清未尽之热，而救已亡之液，以上文曾言邪已入营，故变白虎加人参法，而为白虎加地黄法。杨云：慧心明眼，绝世聪明。不曰白虎加地黄，而曰如玉女煎者，以简捷为言耳！唐本删一"如"字，径作重则玉女煎，是印定（认定）为玉女煎之原方矣。鞠通、虚谷因而袭误，岂知胃液虽亡，身热未退，熟地、牛膝安可投乎？余治此证，立案必先正名，曰"白虎加地黄汤"，斯为清气血两燔之正法。至必验之于舌，乃治温热之要旨，故先发之于此，而后文乃详言之，唐氏于必上加一"此"字，

温热经纬

则验舌之法，似仅指此条而言者，可见一言半语之间，未可轻为增损也。汪按：此条辨析甚当，心细如发，斯能胆大于身也。

此节论述斑出热不解之原因，是由于胃津亡，当以甘寒生津，重者可用玉女煎加减，以甘寒养阴，并清胃热。若有肾水亏者应加以咸寒滋水之品兼补肾阴，以先安未受邪之地。

玉女煎：生石膏、知母、地黄、麦冬、牛膝。清胃热，滋肾阴，主治胃热阴虚证，清气血两燔之正法。

若其邪始终在气分流连者，可冀其战汗透邪，法宜益胃，令邪与汗并，热达腠开，邪从汗出。解后胃气空虚，当肤冷一昼夜，待气还自温暖如常矣。盖战汗而解，邪退正虚，阳从汗泄，故渐肤冷，未必即成脱证。此时宜令病者安舒静卧，以养阳气来复。旁人切勿惊惶，频频呼唤，扰其元神，使其烦躁。但诊其脉，若虚软和缓，虽倦卧不语，汗出肤冷，却非脱证。若脉急疾，躁扰不卧，肤冷汗出，便为气脱之证矣。杨（照藜）云：辨证精悉。更有邪盛正虚，不能一战而解，停一、二日再战汗而愈者，不可不知。

魏柳洲曰：脉象忽然双伏或单伏，而四肢厥冷，或爪甲青紫，欲战汗也，宜熟记之。

邪在气分，可冀战汗，法宜益胃者，以汗由胃中水谷之气所化，水谷气旺，与邪相并而化汗，邪与汗俱出矣。故仲景用桂枝汤治风伤卫，服汤后令啜稀粥以助出汗。若胃虚而发战，邪不能出，反从内入也，故要在辨邪之浅深。若邪已入内而助胃，是助邪反害矣。故如风寒温热之邪，初在表者，可用助胃以托邪。若暑疫等邪，初受即在膜原而当胃口，无助胃之法可施，虽虚人亦必先用开达。若误补，其害匪轻也。战解后，肤冷复温，亦不可骤进补药，恐余邪未净，复炽也。至气脱之证，尤当细辨。若脉急疾，躁扰不卧，而身热无汗者，此邪正相争，吉凶判在此际，如其正能胜邪却，即汗出身凉，脉静安卧矣。倘汗出肤冷而脉反急疾，躁扰不安，即为气脱之候，或汗已出而身仍热，其脉急疾而烦躁者，此正不胜邪。即《内经》所云："阴阳交，交者死也。"

雄按：上第二章，以心肺同居膈上，温邪不从外解，易于逆传，故首节言内陷之治，次明救液之法，末言不传营者，可以战汗而解也。第邪既始终流连气分，岂可但以初在表者为释？盖章氏疑益胃为补益胃气，故未能尽合题旨。夫温热之邪，迥异风寒，其感人也，自口鼻入，先犯于肺，不从外解，则里结而顺传于胃。胃为阳土，宜降宜通，所谓腑以通为补也。故下章即有分消走泄，以开战汗之门户云云。可见益胃者，在疏瀹（疏导）其枢机，灌溉汤水，俾（使）邪气松达，与汗偕行，则一战可以成功也。杨云：此与章注，均有至理，不可偏废，学人兼观并识，而于临证时择宜而用之，则善矣。即暑疫之邪在膜原者，治必使其邪热溃散，直待将战之时，始令多饮米汤或白汤，以助其作汗之资，审如章氏之言，则疫证无战汗之解矣。且战汗在六七朝或旬余者居多，岂竟未之见耶？若待补益而始战解者，间亦有之，以其正气素弱耳！然亦必非初在表之候也。

　　此节论述温邪流连气分的治法，重点讨论战汗的原因、临床表现、处理方法，以及预后与脱证的鉴别。并指出温邪流连气分，可以战汗透邪。讲明战汗需"益胃"，即疏通其气机，灌以汤水，使其邪气随汗透出。战汗的转归：战汗使汗出热退，为邪退而正虚；一战热不解，需停一二天再作战汗而愈；如战汗后汗出身凉，脉静安卧为其正胜邪却；战解后，肤冷复温，亦不可骤进补药，恐余邪未净，复炽。战解后，以脉急疾，躁扰不安，肢冷汗出，为正随汗脱危重之象，即脱证，或汗出而身仍热，为阴阳交，不治。

　　再论气病有不传血分，而邪留三焦，亦如伤寒中少阳病也。彼则和解表里之半，此则分消上下之势，随证变法，如近时杏、朴、苓等类，或如温胆汤之走泄。因其仍在气分，犹可望其战汗之门户，转疟之机括（或转成如疟状，病邪而得解）。

　　沈尧封曰：邪气中人，所入之道不一。风寒由皮毛而入，故自外渐及于里；温热由口鼻而入，伏于脾胃之膜原，与胃至近，故邪气向外，则由太阳、少阳转出。邪气向里，则径入阳明。

　　《内经》言三焦膀胱者，腠理毫毛其应，而皮毛为肺之合，故肺经之邪，不入营而传心包，即传于三焦，其与伤寒之由太阳传阳明者不同。伤寒传阳明，寒邪化热，即用白虎等法，以阳明阳气最盛故也。凡表里之气，莫不由三焦升降出入，而水道由三焦而行。故邪初入三焦，或胸胁满闷，或小便不利，此当展其气机，虽温邪不可用寒凉遏之。如杏、朴、温胆之类，辛平甘苦以利升降而转气机，开战汗之门户，为化疟之丹头。此中妙理，非先生不能道出，以启后学之性灵也。不明此理，一闻温病之名，即乱投寒凉，反使表邪内闭，其热更甚，于是愈治而病愈重，至死而不悟其所以然，良可慨也（令人感慨）。

雄按：章氏此释，于理颇通，然于病情尚有未协也。其所云分消上下之势者，以杏仁开上，厚朴宣中，茯苓导下，似指湿温，或其人素有痰饮者而言，故温胆汤亦可用也。杨云：此释精确，胜章注远甚。试以《指南》温湿各案参之自见。若风温流连气分，下文已云，到气才可清气。所谓清气者，但宜展气化以轻清，如栀、芩、蒌、苇等味是也。虽不可遽（仓猝）用寒滞之药，而厚朴、茯苓，亦无禁剂。彼一闻温病，即乱投寒凉，固属可慨，而不辨其有无湿滞，概用枳、朴，亦岂无遗憾乎？至转疟之机括一言，原指气机通达，病乃化疟则为邪杀也，从此迎而导之，病自渐愈。奈近日市医，既不知温热为何病？柴、葛、羌、防，随手浪用，且告病家曰：须服几剂柴胡，提而为疟，庶无变端，病家闻之，无不乐从，虽至危殆，犹曰提疟不成，病是犯真，故病家死而无怨，医者误而不悔，彼此梦梦，亦可慨也夫。汪按：此辨尤精当明析，切中时弊。

又按：五种伤寒，惟感寒即病者为正伤寒，乃寒邪由表而受，治以温散，尤必佐以甘草、姜、枣之类，俾助中气以托邪外出，亦杜外邪而不使内入。倘邪在半表半里之界者，治宜和解，可使转而为疟。其所感之风寒较轻而入于少阳之经者，不为伤寒，则为正疟，脉象必弦，皆以小柴胡汤为主方。设冬伤于寒而不即病则为春温、夏热之证，其较轻者，则为温疟、瘅疟。轩、岐、仲景，皆有明训，何尝概以小柴胡汤治之耶？若感受风温、湿温、暑热之邪者，重则为时感，轻则为时疟。而温、热、暑、湿诸感证之邪气流连者，治之得法，亦可使之转疟而出。统而论之，则伤寒有五，疟亦有五，盖有一气之感证，即有一气之疟疾，不过重轻之别耳！今世温热多而伤寒少，故疟亦时疟多而正疟少。温、热、暑、湿既不可以正伤寒法治之，时疟岂可以正疟法治之哉？其间二日而作者，正疟有之，时疟亦有之，名曰三阴疟。以邪入三阴之经也，不可误解为必属阴寒之病。医者不知五气皆能为疟，颟顸（不明事理，随便）施治，罕切病情，故世人患疟，多有变证。或至缠绵岁月，以致俗人有疟无正治，疑为鬼祟等说。然以徐洄溪、魏玉横之学识，尚不知此，况其他乎！惟叶氏精于温、热、暑、湿诸感，故其治疟也，一以贯之。余师其意，治疟鲜难愈之证。曩（从前，以前）陈仰山封翁（先生）询余曰：君何治疟之神哉？殆别有秘授也。余谓何秘之有？第不惑于昔人之谬论，而辨其为风温、为湿温、为暑热、为伏邪，仍以时感法清其源耳！

此节讨论温病挟湿滞留于三焦的治疗及转归：治宜分消上下之势，病邪在上宜轻清气分、开气机；在中宜清热利湿（去痰湿），宣通中气；在下宜清热利湿，或淡渗利湿法，以达到宣展三焦气机，清热利湿化痰，以祛除上中下之病邪。邪留三焦证的转归为二：如治疗得法，气机通达，痰湿得化，可通过战汗使其邪与汗并出；也可通过转为寒热往来如疟状，逐渐外达而解。除此也有所谓"三焦不得外解，必致成里结"可因气滞湿阻，热势加剧，痰热蒙蔽清窍，水道不通而尿少尿闭，甚至化燥化火而内传营血等证。并重点强调温热病成疟禁用升提药物。

温胆汤：竹茹、枳实、半夏、桔红、茯苓、甘草。理气化痰，和胃利胆。主治胆郁痰扰证。胆怯易惊，头眩心悸，心烦不眠，夜多异梦；或呕恶呃逆，眩晕，癫痫。苔白腻，脉弦滑。

大凡看法，卫之后方言气，营之后方言血。在卫汗之可也，到气才可清气，入营犹可透热转气，如犀角、玄参、羚羊角等物，入血就恐耗血动血，直须凉血散血，如生地、丹皮、阿胶、赤芍等物。否则前后不循缓急之法，虑其动手便错，反致慌张矣。

仲景辨六经证治，于一经中皆有表里浅深之分，温邪虽与伤寒不同，其始皆由营卫，故先生于营卫中又分气血之浅深，精细极矣。凡温病初感，发热而微恶寒者，邪在卫分，不恶寒而恶热，小便色黄，已入气分矣。若脉数舌绛，邪入营分。若舌深绛，烦扰不寐，或夜有谵语，已入血分矣。邪在卫分汗之，宜辛凉轻解。雄按：首章本文云：初用辛凉轻剂。华岫云注此条云：辛凉开肺，便是汗剂。章氏注此云：宜辛平表散，不可用凉。何谬妄乃尔，今特正之。清气热不可寒滞，反使邪不外达而内闭，则病重矣。故虽入营，犹可开达转出气分而解，倘不如此细辨施治，动手便错矣。故先生为传仲景之道脉，迥非诸家之立言所能及也。雄按：诚如君言，何以屡屡擅改初用辛凉之文乎。

雄按：外感温病，如此看法，风寒诸感，无不皆然，此古人未达之旨。近惟王清任知之。若伏气温病，自里出表，乃先从血分而后达于气分。芷卿云：论伏气之治精识，真过前人，然金针虽度，其如粗工之聋聩何。故起病之初，往往舌润而无苔垢，但察其脉软而或弦、或微数，口未渴而心烦恶热，即宜投以清解营阴之药，迨（等到）邪从气分而化，苔始渐布，然后再清其气分可也。伏邪重者，初起即舌绛咽干，甚有肢冷脉伏之假象，亟宜大清阴分伏邪，继必浓腻黄浊之苔渐生，此伏邪与新邪先后不同处。更有邪伏深沉，不能一齐外出者，虽治之得法，而苔退舌淡之后，逾一二日舌复干绛，苔复黄燥，正如抽蕉剥茧，层出不穷，不比外感温邪，由卫及气、自营而血也。杨云：阅历有得之言，故语语精实，学人所当领悉也。秋月伏暑证，轻浅者邪伏膜原，深沉者亦多如此。苟阅历不多，未必知其曲折乃尔也，附识以告留心医学人。

叶评：此节论邪入之浅深，营卫气血层次井然。章注颇清晰。海宁论伏气由内达外，亦有条理。然治病当圆机活法，随证处方，切勿拘泥而不知变通也。大抵温热伏气必因外邪逗引触发，宜上下分消，不使内外之邪相搏，则势孤易制。杨栗山之升降散，叶氏葱豉汤，皆此意也。再验苔之法，伏邪初起，阴亏热炽，舌绛咽干，是固然矣。若苔见厚腻黄浊者，湿与热搏也，东南卑湿，温热证中，每每见此，不可泥厚腻黄浊之苔，定为伏热而不挟湿。舌屉本红，初病无苔，亦不能便指为伏气，必验之于溺，如果浑赤，方为伏湿伏热之征，设不见小便热赤，大剂清营之药未可骤投，恐有陷伏之虑。余医案中，凡先治血分，后治气分者，皆伏气病也，虽未点明，读者当自得之。

此节提出温病辨治总纲。温病演变过程，由卫分传至气分，进一步深入营分，陷入血分。邪在卫分，发热微恶寒，宜辛凉清解。不恶寒而恶热，小便色黄，病在气分，宜清气热，不宜寒滞。舌色绛，脉数，为邪入营分，宜清营转气。舌色深绛，烦扰不寐、谵语，邪入血分，宜清热凉血息风。至于伏气温病，治疗是自里出表，先由血分而后达于气分。临床应认真鉴别。

　　且吾吴湿邪害人最广，如面色白者，须要顾其阳气，湿胜则阳微也，法应清凉。然到十分之六七，即不可过于寒凉，恐成功反弃。何以故耶？湿热一去，阳亦衰微也。面色苍者，须要顾其津液，清凉到十分之六七，往往热减身寒者，不可就云虚寒而投补剂，恐炉烟虽熄，灰中有火也。须细察精详，方少少与之，慎不可直率而往也。又有酒客，里湿素盛，外邪入里，里湿为合。在阳旺之躯，胃湿恒多；在阴盛之体，脾湿亦不少，然其化热则一。热病救阴犹易，通阳最难，救阴不在血，而在津与汗；通阳不在温，而在利小便。然较之杂证，则有不同也。

　　六气之邪，有阴阳不同。其伤人也，又随人身之阴阳强弱变化而为病。面白阳虚之人，其体丰者，本多痰湿。若受寒湿之邪，非姜、附、参、苓不能去。若湿热亦必黏滞难解，须通阳气以化湿。若过凉则湿闭而阳更困矣。面苍阴虚之人，其形瘦者，内火易动，湿从热化，反伤津液，与阳虚治法正相反也。胃湿、脾湿虽化热则一，而治法有阴阳不同。如仲景云：身黄如橘子色而鲜明者，此阳黄胃湿，用茵陈蒿汤。其云色如熏黄而沉晦者，此阴黄脾湿，用栀子柏皮汤。或后世之二妙散亦可。救阴在养津，通阳在利小便，发古未发之至理也。测汗者，测之以审津液之存亡，气机之通塞也。雄按：热胜于湿，则黄如橘子色而鲜明；湿胜于热，则色沉晦而如熏黄，皆属阳证，而非阴黄也。

　　雄按：所谓六气，风、寒、暑、湿、燥、火也。分其阴阳，则《素问》云：寒暑六入，暑统风、火，阳也。寒统燥、湿，阴也。言其变化，则阳中惟风无定体，有寒风、有热风；阴中则燥、湿二气，有寒有热。至暑乃天之热气，流金烁石，纯阳无阴。或云阳邪为热，阴邪为暑者，甚属不经。《经》云："热气大来，火之胜也"，阳之动，始于温，盛于暑。盖在天为热，在地为火，其性为暑，是暑即热也，并非二气。或云暑为兼湿者亦误也。暑与湿原是二气，虽易兼感，实非暑中必定有湿也。譬如暑与风亦多兼感，岂可谓暑中必有风耶？若谓热与湿合，始名为暑，然则寒与风合，又将何称？更有妄立阴暑、阳暑之名者，亦属可笑。如果暑必兼湿，则不可冠以"阳"字。若知暑为热气、则不可冠以"阴"字。

其实彼所谓阴者，即夏月之伤于寒湿者耳！设云暑有阴阳，则寒亦有阴阳矣。不知寒者水之气也，热者火之气也。水火定位，寒热有一定之阴阳，寒邪传变，虽能化热而感于人也，从无阳寒之说。人身虽有阴火，而六气中不闻有寒火之名。暑字从日，日为天上之火。寒字从仌，仌为地下之水。暑邪易入心经，寒邪先犯膀胱，霄壤不同，各从其类。故寒暑二气，不比风、燥、湿，有可阴可阳之不同也。况夏秋酷热，始名为暑。冬春之热，仅名为温。而风、寒、燥、湿，皆能化火。今日六气之邪，有阴阳之不同，又随人身之阴阳变化，毋乃太无分别乎。至面白体丰之人，既病湿热，应用清凉，本文业已明言，但病去六七，不可过用寒凉耳！非谓病未去之初，不可用凉也。今云与面苍形瘦之人治法正相反，则未去六七之前，亦当如治寒湿之用姜、附、参、术矣。阳奉阴违，殊乖诠释之体。若脾湿阴黄，又岂栀柏汤苦寒纯阴之药可治哉？本文云：救阴不在血，而在津与汗，言救阴须用充液之药，以血非易生之物，而汗需津液以化也。

此节阐述湿邪致病及其治疗法则。湿邪致病根据湿与热的程度以及不同体质以区分治疗，湿盛热，法以通阳化湿；热盛湿，则清热祛湿，开气机；清凉之药使用不要过度，也不可盲目使用辛温之剂。阴虚之人感湿热津易伤。并指出救阴在于减少津与汗损耗，通阳在于宣通气机，气行则湿去热消。

栀子柏皮汤：栀子、黄柏、甘草（茵陈）。清泄湿热。主治伤寒，身黄发热者。

茵陈蒿汤：栀子、大黄、茵陈。清热，利湿，退黄。主治湿热黄疸。一身面目俱黄，黄色鲜明，发热，无汗或但头汗出，口渴欲饮，恶心呕吐，腹微满，小便短赤，大便不爽或秘结，舌红苔黄腻，脉沉数或滑数有力。

二妙散：苍术、黄柏。清热燥湿。主治湿热下注，筋骨疼痛，两足痿软无力；或足膝红肿热痛；或下部湿疮，小便短赤；以及湿热带下、淋浊等症，舌苔黄腻。

再论三焦不得从外解，必致成里结。里结于何？在阳明胃与肠也。亦须用下法，不可以气血之分，就不可下也。但伤寒邪热在里，劫烁津液，下之宜猛；此多湿邪内搏，下之宜轻。伤寒大便溏为邪已尽，不可再下；湿温病大便溏为邪未尽，必大便硬。慎不可再攻也，以粪燥为无湿矣。

胃为脏腑之海，各脏腑之邪，皆能归胃，况三焦包罗脏腑，其邪之入胃尤易也。伤寒化热，肠胃干结，故下宜峻猛。湿热凝滞，大便本不干结，以阴邪瘀闭不通。若用承气猛下，其行速而气徒伤，湿仍胶结不去，故当轻法频下。如下文所云小陷胸、泻心等，皆为轻下之法也。

雄按：伤寒化热，固是阳邪，湿热凝滞者，大便虽不干结，黑如胶漆者有之，岂可目为阴邪？谓之浊邪可也。惟其误为阴邪，故复援（引用）温脾汤下寒实之例，而自诩下阳虚之湿热，为深得仲景心法，真未经临证之言也。似是而非，删去不录。

叶评：论湿邪里结下之宜轻，以大便鞕为邪尽，是治湿温紧要语。勿轻看过，章注随文敷衍，海宁斥其湿为阴邪，而易以浊邪，其意专主寒凉，故避阴邪二字，偏执甚矣。

此节讨论三焦湿热之邪结于阳明的治法。强调湿热里结，下之宜轻，大便鞕为邪尽。伤寒邪热在里，下之宜猛，急下以存津，大便溏为邪尽，不可再下。

再人之体，脘在腹上，其地位处于中，按之痛，或自痛，或痞胀，当用苦泄，以其入腹近也。必验之于舌，或黄或浊，可与小陷胸汤、或泻心汤随证治之。或白不燥，或黄白相兼，或灰白不渴，慎不可乱投苦泄。其中有外邪未解，里先结者，或邪郁未伸，或素属中冷者，虽有脘中痞闷，宜从开泄，宣通气滞，以达归于肺，如近俗之杏、蔻、橘、桔等，是轻苦微辛，具流动之品可耳！

此言苔白为寒，不燥则有痰湿，其黄白相兼，灰白而不渴者，皆阳气不化，阴邪壅滞。故不可乱投苦寒滑泄以伤阳也。其外邪未解而里先结，故苔黄白相兼而脘痞，皆宜轻苦微辛以宣通其气滞也。

雄按：凡视温证，必察胸脘，如拒按者，必先开泄。若苔白不渴，多挟痰湿。轻者，橘、蔻、姜、薤；重者，枳实、连、夏，皆可用之。虽舌绛神昏，但胸下拒按，即不可率投凉润，必参以辛开之品，始有效也。上第四章，唐本并以第十一章连为一章，今订正之。连上章皆申明邪在气分之治法，而分别营卫气血之浅深，身形肥瘦之阴阳，苔色黄白之寒热，可谓既详且尽矣。而下又申言察苔以辨证，真千古开群朦（真有启蒙的作用）也。

此节论述湿热痰浊蕴阻于胃脘的主症、治法。治疗须查胸脘及舌苔以鉴别。强调湿热痰浊蕴于胸脘者，当以苦泄之；湿未化热，或湿盛于热而阻气滞者当以开泄气机之法。

小陷胸汤：瓜蒌、黄连、半夏。清热，涤痰，开结。主治痰热互结胸膈，心下按痛，脉浮洪滑者。

生姜泻心汤：生姜、甘草、人参、黄芩、半夏、黄连、干姜、大枣。和胃消痞，散结除水。主治伤寒汗后，胃阳虚弱，水饮内停，心下痞硬，肠鸣下利。

半夏泻心汤：半夏、黄芩、黄连、干姜、人参、甘草、大枣。寒热平调，消痞散结。用于寒热错杂之痞证。心下痞，但满而不痛，或呕吐，肠鸣下利，舌苔腻而微黄。

大黄泻心汤：大黄、黄连。心下痞，按之濡，其脉关上浮者，烦躁吐衄。

附子泻心汤：大黄、黄连、黄芩、附子。心下痞，而复恶寒汗出者，宜温经回阳，扶阳固表，泄热消痞。

再前云舌黄或浊，须要有地之黄。若光滑者，乃无形湿热中有虚象，大忌前法。其脐以上为大腹，或满、或胀、或痛，此必邪已入里矣。表证必无，或十只存一。亦要验之于舌，或黄甚，或如沉香色，或如灰黄色，或老黄色，或中有断纹，皆当下之，如小承气汤，用槟榔、青皮、枳实、元明粉、生首乌等。若未见此等舌，不宜用此等法。恐其中有湿聚。太阴为满，或寒湿错杂为痛，或气壅为胀，又当以别法治之。

舌苔如地上初生之草，必有根，无根者为浮垢，刮之即去，乃无形湿热，而胃无结实之邪，故云有中虚之象。若妄用攻泻伤内，则表邪反陷，为难治矣。即使有此等舌苔，亦不宜用攻泻之药。又如湿为阴邪，脾为湿土，故脾阳虚，则湿聚腹满，按之不坚，虽现各色舌苔而必滑，色黄为热，白为寒，总当扶脾燥湿为主，热者佐凉药，寒者非大温，其湿不能去也。若气壅为胀，皆有虚实寒热之不同，更当辨别以利气和气为主治也。

雄按：……章氏所释，白为寒，非大温其湿不去是也。然苔虽白而不燥，还须问其口中和否？如口中自觉黏腻，则湿渐化热，仅可用浓朴、槟榔等苦辛微温之品。口中苦渴者，邪已化热，不但大温不可用，必改用淡渗苦降微凉之剂矣。或渴喜热饮者，邪虽化热，而痰饮内盛也，宜温胆汤加黄连。杨云：原论已极郑重周详，此更辨别疑似，细极毫芒。可见心粗胆大者，必非真学问人也。

此节进一步论述痞证用苦泄法和腑实用下法的辨舌要点。只见有舌苔黄浊腻者，为湿热痰浊结滞可用苦泄法；而腹满痛腑实证，其舌苔或黄，或深黄，或老黄或中有断纹，可用攻下法。强调湿热证忌用温热药。湿热内阻而中气虚者治宜清热利湿，忌苦寒。

小承气汤：大黄、厚朴、枳实。轻下热结。用于阳明腑证，谵语便硬，潮热，胸腹痞满，舌苔老黄，脉滑而疾者。

再黄苔不甚厚而滑者，热未伤津，犹可清热透表；若虽薄而干者，邪虽去而津受伤也，苦重之药当禁，宜甘寒轻剂可也。

热初入营，即舌绛苔黄，其不甚浓者，邪结未深，故可清热，以辛开之药，从表透发。舌滑而津未伤，得以化汗而解。若津伤舌干，虽苔薄邪轻，亦必秘结难出，故当先养其津，津回舌润，再清余邪也。

此节论述以黄苔的润燥判断是否津伤，润者为津未伤，为病邪尚轻浅，可以清热透邪，从表而解；若苔薄而干者，津液已伤，忌苦寒沉降的药物，宜甘寒濡养津液之剂兼以清热治之。

再论其热传营，舌色必绛。绛，深红色也。初传绛色中兼黄白色，此气分之邪未尽也，泄卫透营，两和可也。纯绛鲜色者，包络受病也，宜犀角、鲜生地、连翘、郁金、石菖蒲等。延之数日，或平素心虚有痰，外热一陷，里络就闭，非菖蒲、郁金等所能开，须用牛黄丸、至宝丹之类以开其闭，恐其昏厥为痉也。

何报之曰：温热病一发便壮热烦渴，舌正赤而有白苔者，虽滑即当清里，切忌表药。

绛者，指舌本也。黄白者，指舌苔也。舌本通心脾之气血，心主营，营热故舌绛也。脾胃为中土，邪入胃则生苔，如地上生草也。然无病之人，常有微薄苔如草根者，即胃中之生气也。杨云：论舌苔之源甚佳。若光滑如镜，则胃无生发之气，如不毛之地，其土枯矣。胃有生气而邪入之，其苔即长浓，如草根之得秽浊而长发也。故可以验病之虚实寒热，邪之浅深轻重也。脾胃统一身之阴阳，营卫主一身之气血。故脾又为营之源，胃又为卫之本也。苔兼白，白属气，故其邪未离气分，可用泄卫透营，仍从表解，勿使入内也。纯绛鲜泽者，言无苔色，则胃无浊结，而邪已离卫入营，其热在心包也。若平素有痰，必有舌苔。雄按：绛而泽者，虽为营热之征，实因有痰，故不甚干燥也。间若胸闷者，尤为痰据，不必定有苔也。菖蒲、郁金亦为此设，若竟无痰，必不甚泽。其心虚血少者，舌色多不鲜赤，或淡晦无神，邪陷多危而难治，于此可卜吉凶也。若邪火盛而色赤，宜牛黄丸。痰湿盛而有垢浊之苔者，宜至宝丹。略参拙意。

此节讲述舌绛的意义以及热初传营与包络的辨治。其舌绛色中兼黄白苔，为热入营分，气分之邪未尽，治宜泄卫透营；热入包络，其舌深绛色，宜泻热蠲痰息风开窍。

张国屏先生曰："余见心脉沉，舌赤，于透泄之剂，加菖蒲、郁金开透之，如见心脉浮数，则以犀角、竹叶、连翘、生地等清之。"

牛黄清心丸（万氏）：牛黄、镜面朱砂、黄连、黄芩、栀子、郁金。清热解毒，镇惊安神。用于热入心包、热盛动风证，症见高热烦躁、神昏谵语及小儿高热惊厥。

至宝丹：犀角、玳瑁、琥珀、镜面朱砂、雄黄、牛黄、龙胆、麝香、安息香、金箔、银箔。化浊开窍，清热解毒。用于痰热内闭心包证。神昏谵语，身热烦躁，痰盛气粗，舌绛苔黄垢腻，脉滑数。

再色绛而舌中心干者，乃心胃火燔，劫烁津液，即黄连、石膏，亦可加入。若烦渴烦热，舌心干，四边色红，中心或黄、或白者，此非血分也，乃上焦气热烁津，急用凉膈散，散其无形之热，再看其后转变可也。慎勿用血药，以滋腻难散。至舌绛望之若干，手扪之原有津液，此津亏湿热熏蒸，将成浊痰，蒙闭心包也。

热已入营则舌色绛，胃火烁液则舌心干，加黄连、石膏于犀角、生地等药中，以清营热而救胃津，即白虎加生地之例也。

其舌四边红而不绛，中兼黄白而渴，故知其热不在血分，而在上焦气分，当用凉膈散清之。勿用血药引入血分，反难解散也。盖胃以通降为用，若营热蒸其胃浊气成痰，不能下降，反上熏而蒙蔽心包。望之若干，扪之仍湿者，是其先兆也。

此节讲述舌绛而舌中心干者，为热入营而心胃火燔，治宜清营热救津液；舌四边红不绛而舌心干者，为上焦气分热灼津，宜清热凉膈，禁忌清营凉血；舌绛望之干，扪之湿，此为营热熏蒸其胃浊为痰，上熏蒙蔽心包宜用至宝丹。

凉膈散：连翘、大黄、芒硝、甘草、黄芩、薄荷、栀子。清上泄下，泻火通便。主治上、中二焦邪热亢盛，口舌生疮，面赤唇焦，咽痛鼻衄，便秘尿赤，胸膈烦热。

再有热传营血，其人素有瘀伤宿血在胸膈中，挟热而搏，其舌色必紫而暗，扪之湿。当加入散血之品，如琥珀、丹参、桃仁、丹皮等。不尔，瘀血与热为伍，阻遏正气，遂变如狂、发狂之证。若紫而肿大者，乃酒毒冲心。若紫而干晦者，肾肝色泛也，难治。

何报之曰：酒毒内蕴，舌必深紫而赤，或干涸。若淡紫而带青滑，则为寒证矣。须辨。

舌紫而暗，暗即晦也，扪之潮湿不干，故为瘀血。其晦而干者，精血已枯，邪热乘之，故为难治。肾色黑，肝色青，青黑相合，而见于舌，变化紫晦，故曰肾肝色泛也。雄按：此舌虽无邪热，亦难治。酒毒冲心，急加黄连清之。

此节对紫舌的辨治。舌色紫暗，扪之湿润，为营血热极，合有宿血，宜清营凉血加活血散瘀之剂；色紫肿大，饮酒者，为酒毒所致；舌紫干晦者，为热邪深入肝肾，劫灼肝肾之阴，为难治。

舌色绛而上有黏腻似苔非苔者，中挟秽浊之气，急加芳香逐之。舌绛欲伸出口而抵齿，难骤伸者，痰阻舌根，有内风也。舌绛而光亮，胃阴亡也。急用甘凉濡润之品。若舌绛而干燥者，火邪劫营，凉血清火为要。舌绛而有碎点白黄者，当生疳也。大红点者，热毒乘心也。用黄连、金汁。其有虽绛而不鲜，干枯而痿者，肾阴涸也。急以阿胶、鸡子黄、地黄、天冬等救之。缓则恐涸极而无救也。

尤拙吾曰：阳明津涸，舌干口燥者，不足虑也，若并亡其阳，则殆矣。少阴阳虚，汗出而厥者，不足虑也，若并亡其阴，则危矣。是以阳明燥渴，

温热经纬

能饮冷者，生；不能饮者，死。少阴厥逆，舌不干者，生；干者，死。

挟秽者，必加芳香，以开降胃中浊气，而清营热矣。痰阻舌根，由内风之热，则开降中又当加辛凉咸润以息内风也（应加祛痰之剂）。脾肾之脉皆连舌本，亦有脾肾气败而舌短不能伸者，其形貌面色亦必枯瘁（枯槁），多为死证，不独风痰所阻之故也。其舌不鲜，干枯而痿，肾阴将涸，亦为危证，而黄连、金汁，并可治痦也。

雄按：光绛而胃阴亡者，炙甘草汤去姜、桂，加石斛，以蔗浆易饴糖。干绛而火邪劫营者，晋三犀角地黄汤加玄参、花粉、紫草、银花、丹参、莲子心、竹叶之类。若尤氏所云，不能饮冷者，乃胃中气液两亡，宜复脉汤原方。汪按：以蔗浆易饴糖，巧妙绝伦。盖温证虽宜甘药，又不可滞中也。

此节再议舌绛的辨治。舌绛而舌苔黏腻，急加芳香化浊，降胃中浊气并清营热；舌绛而舌难以伸出，为痰阻舌根，治宜辛凉咸润祛痰息风；舌绛光亮，为胃阴亡者，急用甘凉濡润；舌绛而干，为火邪劫烁营阴，宜凉血清火，宜用晋三犀角汤加减；舌虽绛而不鲜，干枯而痿者，肾液将涸，急以阿胶、鸡子黄、地黄、天冬以救阴。舌绛而有碎点白黄为生痦；舌有大红点者皆为热毒乘于心经，宜清火解毒；阳明津涸，舌干口燥不能饮冷者，为胃中气液两亡，治宜复脉汤。

炙甘草汤（复脉汤）：甘草、麦冬、生地、麻仁、桂枝、生姜、人参、阿胶。滋阴养血，益胃和脉。用于阴虚血少，脉结代，心动悸，色淡红无华，或干而色不荣。虚热咳嗽。

晋三犀角地黄汤：犀角、地黄、连翘、生甘草。用于治疗温热证，热邪入络者，其清心效果胜于局方犀角地黄汤。

其有舌独中心绛干者，此胃热心营受灼也。当于清胃方中，加入清心之品，否则延及于尖，为津干火盛也。舌尖绛独干，此心火上炎，用导赤散泻其腑。

其干独在舌心、舌尖，又有热邪在心兼胃之别。尖独干，是心热。其热在气分者必渴，以气热劫津也。热在血分，其津虽耗，其气不热，故口干而不渴也。多饮能消水者为渴，不能多饮，但欲略润者为干。又如血分无热而口干者，是阳气虚不能生化津液，与此大不同也。

雄按：上第九章，唐氏窜入第八章，今厘正之。舌心是胃之分野，舌尖乃心之外候，心胃两清，即白虎加生地、黄连、犀角、竹叶、莲子心也。津干火盛者，再加西洋参、花粉、梨汁、蔗浆可耳！心火上炎者，导赤汤入童溲尤良。

此节讨论舌独中心绛干，为胃热心营受灼，清胃火宜白虎汤并加清心之剂如地黄、犀角、莲子心，以防延及舌尖，以致津干火盛。如津干火盛者需宜养津甘寒之剂；舌尖绛独干为心火上炎，宜导赤散清心火，导热下行。

导赤散：生地、木通、甘草梢。清热利水。用于心经热炽，面赤烦躁，心胸灼热者，或心热移于小肠，口糜舌疮，小便赤涩，热淋茎痛等证。

再舌苔白厚而干燥者，此胃燥气伤也，滋润药中加甘草，令甘守津还之意。舌白而薄者，外感风寒也，当疏散之。若白干薄者，肺津伤也，加麦冬、花露、芦根汁等轻清之品，为上者上之也。若白苔绛底者，湿遏热伏也。当先泄湿透热，防其就干也。勿忧之，再从里透于外，则变润矣。初病，舌就干，神不昏者，急加养正透邪之药。若神已昏，此内匮矣，不可救药。

苔白而厚，本是浊邪，干燥伤津，则浊结不能化，故当先养津而后降浊也。肺位至高，肺津伤，必用轻清之品，方能达肺。若气味浓重而下走，则反无涉矣。故曰"上者上之也。"雄按：此释甚明白，何以第二章释为因地制宜？而讥他人效響也。湿遏热伏，必先用辛开苦降以泄其湿，湿开热透，故防舌干，再用苦辛甘凉从里而透于外，则胃气化而津液输布，舌即变润，自能作汗，而热邪亦可随汗而解。若初病舌即干，其津气素竭也。急当养正，略佐透邪。若神已昏，则本元败，而正不胜邪，不可救矣。雄按：有初起舌干而脉滑脘闷者，乃痰阻于中，而液不上潮，未可率投补益也。

此节论述几种白苔的病因及治疗。苔白厚而干者，本有浊邪，干燥伤津，宜先养津后降浊；舌白干薄者，为肺津伤，宜轻清；白苔绛底者，为湿热内伏，宜先以辛开苦降泄其湿，再以苦辛甘凉透热外达；初病舌干，津气素亏，急养正透泄，但应与初起舌干而脉滑、痰阻于中之脘闷者区别，后者不宜先投补。

又不拘何色，舌上生芒刺者，皆是上焦热极也。当用青布拭冷薄荷水揩之。即去者轻，旋即生者险矣。

生芒刺者，苔必焦黄或黑。无苔者，舌必深绛。其苔白或淡黄者，胃无大热，必无芒刺。或舌尖、或两边，有小赤瘰，是营热郁结，当开泄气分以通营清热也。上焦热极者，宜凉膈散主之。

雄按：秦皇士云，凡渴不消水，脉滑不数，亦有舌苔生刺者，多是表邪挟食，用保和加竹沥、莱菔汁，或栀、豉加枳实并效。若以寒凉抑郁，则谵语发狂愈甚，甚则口噤不语矣。有斑疹内伏，连用升提而不出，用消导而斑出神清者。若荤腥油腻，与邪热斑毒纽结不解，唇舌焦裂，口臭牙疳，烦热昏沉，与以寻常消导，病必不解，徒用清里，其热愈甚，设用下夺，其死更速。惟用升麻葛根汤以宣发之。重者，非升麻清胃汤，不能清理肠胃血分中之膏粱积热，或再加山楂、槟榔，多有生者。愚谓：病从口入，感证夹食，为患者不少。秦氏著《伤寒大白》，于六法外，特补消导一门，未为无见，所用莱菔汁，不但能消痰食，即燥火闭郁，非此不清，用得其当，大可起死回生。郭云台极言其功，余每与海蛇（海蜇）同用，其功益懋（盛大）。

本节论述舌上生芒刺的病机以及处理方法。舌上芒刺者多为上焦热极，治宜凉膈散。应与表邪挟食者，其脉滑而不数，渴不消水者鉴别。

保和丸：山楂、六神曲、半夏、茯苓、陈皮、连翘、莱菔子、麦芽。消食，导滞，和胃。用于食积停滞，脘腹胀满，嗳腐吞酸，不欲饮食。

升麻葛根汤：升麻、芍药、炙甘草、葛根。升麻、葛根辛凉解肌，解毒透疹；芍药和营泄热；甘草益气解毒，调和诸药。四味合用，共奏辛凉疏表，解肌透疹之功。

升麻清胃汤：升麻、川连、生地、丹皮、甘草、木通。主治热在阳明血分，口渴、衄血、发斑，但渴不消水；及膏粱积热，口臭唇焦，牙龈腐烂。

舌苔不燥，自觉闷极者，属脾湿盛也。或有伤痕血迹者，必问曾经搔挖否。不可以有血而便为枯证，仍从湿治可也。再有神情清爽，舌胀大不能出口者，此脾湿胃热，郁极化风，而毒延口也。用大黄磨入当用剂内，则舌胀自消矣。

何报之曰：凡中宫有痰饮水血者，舌多不燥，不可误认为寒也。

三焦升降之气，由脾鼓运，中焦和则上下气顺，脾气弱则湿自内生。湿盛而脾不健运，浊壅不行，自觉闷极，虽有热邪，其内湿盛而舌苔不燥。当先开泄其湿，而后清热，不可投寒凉以闭其湿也。神情清爽而舌胀大，故知其邪在脾胃。若神不清，即属心脾两脏之病矣。邪在脾胃者，唇亦必肿也。

　　此节论述脾湿内盛、脾湿胃热，郁极化风的舌苔特点以及治法。脾湿内盛，感闷极者，其舌苔必白厚而腻，治宜开泄其湿，后清热，不可以寒凉方药郁闭湿邪；脾湿胃热，热极化风者，其舌胀大不能伸出，治宜清化湿热，泻火解毒。

　　再舌上白苔黏腻，吐出浊浓涎沫，口必甜味也，为脾瘅病，乃湿热气聚，与谷气相搏，土有余也。盈满则上泛，当用省头草（佩兰叶），芳香辛散以逐之则退。若舌上苔如碱者，胃中宿滞挟浊秽郁伏，当急急开泄，否则闭结中焦，不能从膜原达出矣。

　　脾瘅而浊泛口甜者，更当视其舌本，如红赤者为热，当辛通苦降以泄浊；如色淡不红，由脾虚不能摄涎而上泛，当健脾以降浊也。苔如碱者，浊结甚，故当急急开泄，恐内闭也。

　　雄按：浊气上泛者，涎沫浓浊，小溲黄赤。脾虚不摄者，涎沫稀黏，小溲清白。见证迥异，虚证宜温中以摄液，如理中或四君加益智之类可也。何亦以降浊为言乎？疏矣！上第十一章，唐氏并入第四章，今订正之。

　　此二章辨别种种白苔证治之殊，似兼疫证之舌苔而详论之，试绎之，则白苔不必尽属于寒也。

　　此节阐述脾瘅病的病因及辨治。脾瘅病为湿热气聚，表现为舌本红，舌上白苔黏腻，吐浊浓涎沫，口有甜味，治宜辛通苦降，芳香化浊。如舌淡而不红，由脾虚不能摄涎而上泛，以温中固摄津液。舌苔如碱者，为胃中有浊结郁伏，治宜急急开泄。

　　若舌无苔，而有如烟煤隐隐者，不渴，肢寒，知挟阴病。如口渴烦热，平时胃燥舌也，不可攻之。若燥者，甘寒益胃。若润者，甘温扶中，此何故？外露而里无也。

　　凡黑苔，大有虚实寒热之不同，即黄白之苔，因食酸味，其色即黑，

尤当问之。雄按：此名染苔，食橄榄能黑，食枇杷白苔能黄之类，皆不可不知也。其润而不燥，或无苔如烟煤者，正是肾水来乘心火，其阳虚极矣。若黑而燥裂者，火极变水色，如焚木成炭而黑也。虚实不辨，死生反掌耳。

雄按：虚寒证虽见黑苔，其舌色必润而不紫赤，识此最为秘诀。

雄按：更有阴虚而黑者，苔不甚燥，口不甚渴，其舌甚赤，或舌心虽黑，无甚苔垢，舌本枯而不甚赤，证虽烦渴便秘，腹无满痛，神不甚昏，俱宜壮水滋阴，不可以为阳虚也。若黑苔望之虽燥而生刺，但渴不多饮，或不渴，其边或有白苔，其舌本淡而润者，亦属假热，治宜温补，其舌心并无黑苔，而舌根有黑苔而燥者，宜下之，乃热在下焦也。若舌本无苔，惟尖黑燥，为心火自焚，不可救药。

叶评：此节合下节言舌黑有阴阳虚实之不同，寒热燥湿之各异，诸注亦明达可采，然有未尽之义详论之。其虚寒证舌见黑苔，其本多淡红或红嫩。热证舌黑，其本多深赤，然舌黑之因，非虚寒实热，伏痰挟血而已。夫脾为太阴湿土，水流湿，故脾家见证每每舌现黑苔，如舌苔黑滑者，多属湿饮伤脾，宜宣中和脾逐饮；如白苔而带灰黑，更兼黏腻浮滑者，此太阴经之湿邪是从雨雾中得之，宜解肌渗湿，如白苔带黑，或见黑纹而黏腻者，亦属太阴气分之湿，宜行湿和脾，如黄中带黑，而浮滑黏腻者，是太阴湿热内结，以利湿清热。凡口黏淡而苔黑者皆当从太阴脾湿治，不可便泥（拘泥）肾气凌心，水来克火也。

此节与下节论述舌上黑苔的寒热虚实辨证及治疗。舌上黑滑者多为脾湿，宜宣中和脾逐饮；舌白苔带黑或黏腻浮滑者，为脾之湿邪为感受雨雾而得，宜解肌渗湿或行湿和脾；舌苔黄中带黑，而浮滑黏腻者，为太阴湿热内结，以清热利湿；舌苔黑而燥者为阴虚火极，腹不满闷者，宜急急壮水滋阴；舌根有黑苔而燥，热在下焦，宜下之；惟舌尖黑燥为心火自焚，不可救药。

若舌黑而滑者，水来克火，为阴证，当温之。若见短缩，此肾气竭也，为难治。欲救之，加人参、五味子，勉希万一。舌黑而干者，津枯火炽，急急泻南补北，若燥而中心厚者，土燥水竭，急以咸苦下之。

何报之曰：暑热证夹血，多有中心黑润者，勿误作阴证治之。

黑苔而虚寒者，非桂附不可治，佐以调补气血，随宜而施。若黑燥无苔，胃无浊邪。雄按：非无苔也，但不浓耳。故当泻南方之火，补北方之水，仲景黄连阿胶汤主之。黑燥而中心厚者，胃浊邪热干结也，宜用硝、黄咸苦下之矣。

又按：茅雨人云，凡起病发热胸闷，遍舌黑色而润，外无险恶情状，此胸膈素有伏痰也，不必张慌，只用薤白、瓜蒌、桂枝、半夏一剂，黑苔即退，或不用桂枝，即枳壳、桔梗亦效。

此节论述三种黑苔的证治。舌苔黑滑者，为阴寒内盛，宜温阳驱寒；舌苔黑而干者，为津枯火炽，宜滋阴降火，黄连阿胶汤主之；舌苔黑燥中心厚者，为阳明腑实燥热盛，肾水竭，宜咸苦攻下；但应注意起病发热胸闷，遍舌黑色而润者，为素有伏痰，治宜祛痰、开通胸阳。

黄连阿胶汤：黄连、黄芩、芍药、阿胶、鸡子黄。

瓜蒌薤白半夏桂枝汤：本方乃瓜蒌薤白半夏汤与桂枝汤合方，其温散之力，可开通胸阳，助营卫之气外达。

舌淡红无色者，或干而色不荣者，当是胃津伤而气无化液也，当用炙甘草汤。不可用寒凉药。

何报之曰：红嫩如新生，望之似润，而燥渴殆甚者，为妄行汗下，以致津液竭也。

淡红无色，心脾气血素虚也。更加干而色不荣，胃中津气亦亡也。故不可用苦寒药。炙甘草汤养气血以通经脉，其邪自可渐去矣。

雄按：……此章言虚多邪少之人，舌色如是，当培气液为先也。

此节讲述舌淡红无色，或干而色无荣者的病机及治法。舌淡红为气血亏，舌淡而干而色不荣者为津液耗伤，气虚不能化生，宜气液双补，禁忌苦寒。

炙甘草汤：甘草、生地、麦冬、麻仁、桂枝、生姜、人参、阿胶。益气滋阴，通阳复脉

若舌白如粉而滑，四边色紫绛者，温疫病初入膜原，未归胃腑，急急透解，莫待传陷而入为险恶之病。且见此舌者，病必见凶，须要小心。凡斑疹初见，须用纸捻照见胸背两胁，点大而在皮肤之上者，为斑；或云头隐隐，或琐碎小粒者，为疹。又宜见而不宜见多。按方书谓斑色红者属胃热，紫者热极，黑者胃烂，然亦必看外证所合，方可断之。

温疫白苔如积粉之厚，其秽浊重也，舌本紫绛，则邪热为浊所闭，故当急急透解。此五疫中之湿疫，又可主以达原饮，亦须随证加减，不可执也。舌本紫绛，热闭营中，故多成斑疹，斑从肌肉而出，属胃；疹从血络而出，属经。其或斑疹齐见，经胃皆热，然邪由膜原入胃者多，或兼风热之入于经络，则有疹矣。不见则邪闭，故宜见。多见则邪重，故不宜多。但斑疹亦有虚实，虚实不明，举手杀人，故先生辨之如后。

雄按：温热病舌绛而白苔满布者，宜清肃肺胃，更有伏痰内盛，神气昏瞀者，宜开痰为治。黑斑、蓝斑，亦有可治者。余治胡季权、姚禄皆二案，载续编。徐月岩室案，附曾大父《随笔》中。

叶评：此节当作两段看。若色白如积粉，至须要小心为一段。凡斑疹初见，至方可断之为一段。前一段言湿与热搏，伏邪深重，当急急透解。温疫偏于湿者，初入膜原，故见此舌。而湿温伏气重者，亦见此舌，宜达原饮消息治之，不可因其峻历而徘徊瞻顾，致误急急透泄之旨。后一段言热闭营中，郁久随血气而化斑化疹，为伏邪出路。

此节讨论温热疫病邪入膜原证治，以及斑疹成因、鉴别。温热疫病邪初入，苔色白如粉为秽浊重，舌本紫绛，其邪热为湿浊所闭，当急急透解。舌本紫绛，热闭于营中郁久化斑疹，此为伏邪出路；斑从肌肉出，属胃，疹从血络出，属经；斑色红为胃热，紫色为热极，色黑为胃烂。

达原饮：槟榔、厚朴、知母、芍药、黄芩、草果、甘草。开达膜原，辟秽化浊。瘟疫或疟疾，邪伏膜原证。憎寒壮热，或一日三次，或一日一次，发无定时，胸闷呕恶，头痛烦躁，脉弦数，舌边深红，舌苔垢腻，或苔白厚如积粉。

然而春夏之间，湿病俱发疹为甚，且其色要辨。如淡红色，四肢清，口不甚渴，脉不洪数，非虚斑即阴斑。或胸微见数点，面赤足冷，或下利清谷，此阴盛格阳于上而见，当温之。

此专论斑疹不独温疫所有，且有虚实之迥别也。然火不郁，不成斑疹。若虚火力弱而色淡，四肢清者，微冷也。口不甚渴，脉不洪数，其非实火可征矣，故曰虚斑。若面赤足冷，下利清谷，此阴寒盛格拒其阳于外，内真寒，外假热，郁而成斑，故直名为阴斑也。须附、桂引火归元，误投凉药即死，实火误补亦死，最当详辨也。

此节论述斑疹不独温疫所有，并专述虚斑、阴斑的辨治。虚寒证发斑色淡红，四肢清冷，口不渴，脉不洪数为虚斑；若仅胸部微见数点，面赤足冷，下利清谷者为阴斑，此属阴寒内盛，格阳于上所致，当温阳散寒，引火归元。

若斑色紫小点者，心包热也。点大而紫，胃中热也。黑斑而光亮者，热胜毒盛。虽属不治，若其人气血充者，或依法治之，尚可救。若黑而晦者必死。若黑而隐隐，四旁赤色，火郁内伏，大用清凉透发，间有转红成可救者。若夹斑带疹，皆是邪之不一，各随其部而泄。然斑属血者恒多，疹属气者不少，斑疹皆是邪气外露之象，发出宜神情清爽，为外解里和之意。如斑疹出而昏者，正不胜邪，内陷为患，或胃津内涸之故。

此论实火之斑疹也。点小即是从血络而出之疹，故热在心包；点大从肌肉而出为斑，故热在胃。黑而光亮者，元气犹充，故或可救；黑暗则元气败，必死矣。四旁赤色，其气血尚活，故可透发也。斑疹夹杂，经胃之热，各随其部而外泄。热邪入胃，本属气分，见斑则邪属于血者多矣。疹从血络而出，本属血分，然邪由气而闭其血，方成疹也，必当两清气血以为治也。既出而反神昏，则正不胜邪而死矣。

此节讨论实火所致斑疹的证治及预后。点小由血络而出的是疹，邪热在心包；点大的从肌肉而出的为斑，邪热在胃。斑黑而光亮元气足，可治；色黑而晦，元气衰，病危；四周赤色可以透发；斑疹夹杂各随不同部位外泄，治宜气血两清；斑疹出而神昏者，为正不胜邪，或因内陷为患，或因胃津内涸，为不治。

再有一种白㾦，小粒如水晶色者。杨云：平人夏月亦间有之。**此湿热伤肺，邪虽出而气液枯也，必得甘药补之。或未至久延，伤及气液，乃湿郁卫分，汗出不彻之故，当理气分之邪，或白如枯骨者多凶，为气液竭也。**

雄按：湿热之邪，郁于气分，失于轻清开泄，幸不传及他经，而从卫分发白㾦者，治当清其气分之余邪。邪若久郁，虽化白㾦，而气液随之以泄，故宜甘濡以补之。苟色白如枯骨者，虽补以甘药，亦恐不及也。

此节论述白㾦的形态、病机、治疗以及预后。白㾦为湿热伤肺，宜清泻肺经，治湿热；久之伤及气液，以甘润补之；㾦光亮者病轻，晦暗如枯骨状者，为病重。

再温热之病，看舌之后，亦须验齿。齿为肾之余，龈为胃之络。热邪不燥胃津，必耗肾液。且二经之血，皆走其地，病深动血，结瓣于上。阳血者色必紫，紫如干漆；阴血者色必黄，黄如酱瓣。阳血若见，安胃为主；阴血若见，救肾为要。然豆瓣色者多险，若证还不逆者，尚可治，否则难治矣。何以故耶？盖阴下竭，阳上厥也。

肾主骨，齿为骨之余，故齿浮龈不肿者，为肾火水亏也。胃脉络于上龈，大肠脉络于下龈，皆属阳明，故牙龈肿痛为阳明之火。若热入胃，则必连及大肠，血循经络而行，邪热动血而上结于龈。紫者为阳明之血，可清可泻。黄者为少阴之血，少阴血伤为下竭，其阳邪上亢而气厥逆，故为难治也。

此节论述验齿的诊断意义及齿龈结瓣的病机、治疗和预后。指出肾主骨，齿为骨之余，齿龈为胃之络，阳明火盛则齿龈肿痛，齿浮龈不肿为肾火水亏。齿龈结瓣为热邪动血，血液外溢，凝聚而成，其色紫者为阳明热盛动血，可清胃生津；色黄如酱瓣为热灼肾阴，虚阳载血上浮，急予滋肾养阴之剂，为难治。

齿若光燥如石者，胃热甚也。若无汗恶寒，卫偏胜也，辛凉泄卫，透汗为要。若如枯骨色者，肾液枯也，为难治。若上半截润，水不上承，心火上炎也。急急清心救水，俟枯处转润为妥。

胃热甚而反恶寒者，阳内郁而表气不通，故无汗而为卫气偏胜，当泄卫以透发其汗，则内热即从表散矣。凡恶寒而汗出者，为表阳虚，腠理不固，虽有内热，亦非实火矣。齿燥有光者，胃津虽干，肾气未竭也。如枯骨者，肾亦败矣，故难治也。上半截润，胃津养之。下半截燥，由肾水不能上滋其根，而心火燔灼，故急当清心救水，仲景黄连阿胶汤主之。

此节论述验齿的润泽以判断热势、津液的状况以确定相应的治法。指出牙齿光燥如石，为胃热重。如有表证，无汗恶寒，治宜辛凉泄卫。若见齿干如枯骨色者为肾液枯涸，为难治。若牙齿上半截润而下半截燥，为肾水不能上滋，心火燔灼，治宜滋水清心，黄连阿胶汤主之。

黄连阿胶汤：黄连、黄芩、芍药、阿胶、鸡子黄。养阴泻火，益肾宁心。

若咬牙啮齿者，湿热化风，痉病。但咬牙者，胃热气走其络也。若咬牙而脉证皆衰者，胃虚无谷以内荣，亦咬牙也，何以故耶？虚则喜实也。舌本不缩而硬，而牙关咬定难开者，此非风痰阻络，即欲作痉证，用酸物擦之即开，木来泄土故也。

牙齿相啮者，以内风鼓动也。但咬不啮者，热气盛而络满，牙关紧急也。若脉证皆虚，胃无谷养，内风乘虚袭之入络，而亦切牙，虚而反见实象，是谓虚则喜实，当详辨也。又如风痰阻络为邪实，其热盛化风欲作痉者，或由伤阴而挟虚者，皆当辨也。

此节论述咬牙啮齿虚实之辨证及局部治疗。咬牙啮齿为湿热化风或温病热盛风动所致，为痉证。但亦有虚衰之证出现咬牙之象，此为胃气不足，不能上荣经络、经脉失养而成，应根据脉证加以分辨。

若齿垢如灰糕样者，胃气无权，津亡，湿浊用事，多死。而初病齿缝流清血，痛者，胃火冲激也；不痛者，龙火内燔也。齿焦无垢者死；齿焦有垢者，肾热胃劫也。当微下之，或玉女煎清胃救肾可也。

齿垢由肾热蒸胃中浊气所结，其色如灰糕，则枯败而津气俱亡，肾胃两竭，惟有湿浊用事，故死也。齿缝流清血，因胃火者出于龈，胃火冲激故痛；不痛者出于牙根，肾火上炎故也。齿焦者肾水枯，无垢则胃液竭，故死；有垢者，火盛而气液未竭。故审其邪热甚者，以调胃承气微下其胃热；肾水亏者，玉女煎清胃滋肾可也。

雄按：以上三章，言温热诸证可验齿面辨其治也。真发从来所未发，是于舌苔之外更添一秘诀，并可垂为后世法。读者苟能隅（举一反三）反，则岂仅能识别温病而已哉。

此节论述齿垢由肾热蒸腾胃中之浊气而成，若齿垢如灰糕状，为肾液胃气两竭，多为死候；齿缝流清血而痛者，为胃火盛；不痛者由于肾火上炎；齿焦者肾水枯竭，无垢则胃中气液竭，故死；有垢者胃热劫烁肾液，但气液未竭，如邪热盛者可微下，宜调胃承气汤。肾水亏者，清胃滋肾，宜玉女煎。

以上三节论述温热病诸证可验齿以判断诊治方案。

玉女煎：生石膏、熟地、麦冬、知母、牛膝。清胃热，滋肾阴。用

温热经纬

于胃热阴虚证。用于少阴不足，阳明有余，烦热口渴，头痛牙痛，失血等证，其脉浮洪滑大。

调胃承气汤：大黄、甘草、芒硝。

再妇人病温与男子同，但多胎前产后，以及经水适来适断。大凡胎前病，古人皆以四物加减用之，谓护胎为要，恐来害妊，如热极用井底泥、蓝布浸冷，覆盖腹上等，皆是保护之意，但亦要看其邪之可解处。用血腻之药不灵，又当省察，不可认板法。然须步步保护胎元，恐损正邪陷也。

保护胎元者，勿使邪热入内伤胎也。如邪犹在表分，当从开达外解，倘执用四物之说，则反引邪入内，轻病变重矣。杨云：此释极为明通。故必审其邪之浅深而治，为至要也。若邪热逼胎，急清内热为主，如外用泥布等盖覆，恐攻热内走，反与胎碍，更当详审，勿轻用也。总之，清热解邪，勿使伤动其胎，即为保护。若助气和气以达邪，犹可酌用。其补血腻药，恐反遏其邪也。雄按：此说固是，然究是议药不议病矣。如温热已烁营阴，则地黄未尝不可用。且《内经》曰："妇人重身，毒之何如？（此句指孕妇用寒热峻利之药，会怎样？）岐伯曰：有故有殒（死之），亦无殒也（此句是指如果有寒热之病而用寒热之药，攻毒攻邪，母体不会受损伤，胎儿也不会受到损伤）。大积大聚，其可犯也，衰其大半而止，不可过也。"故如伤寒阳明实热证，亦当用承气下之，邪去则胎安也。盖病邪浅则在经，深则在腑，而胎系于脏，攻其经腑，则邪当其药，与脏无碍。雄按：此释极通，而竟忘却温热传营入血之证，本文但云"不可认板法"，非谓血药无可用之证也。若妄用补法以闭邪，则反害其胎矣。倘邪已入脏，虽不用药，其胎必殒而命难保。雄按：亦须论其邪入何脏。所以《经》言有故无殒者，谓其邪未入脏，攻其邪，亦无殒胎之害也。杨云：有故无殒者，有病则病当之也。不必增入邪未入脏之说，以滋荧惑。故要在辨证明析，用法得当，非区区四物所能保胎者也。故先生曰：须看其邪之可解处，不可认板法，至哉言乎！

此节论述妇人病温的治疗应考虑胎前产后、经水适来或适断等情况，判断病邪之所在以及论治。怀孕者其邪在表，宜开达外解；邪热逼胎，宜急清内热。

四物汤：熟地、白芍、当归、川芎。补血和血调经。用于冲任虚损，月经不调，脐腹亏痛，崩中漏下，血瘕块硬，时发疼痛；妊娠将理失宜，胎动不安，腹痛血下。

至于产后之法，按方书谓，慎用苦寒，恐伤其已亡之阴也。然亦要辨其邪能从上中解者，稍从证用之，亦无妨也。不过勿犯下焦，且属虚体，当如虚怯人病邪而治。总之，无犯实实虚虚之禁。况产后当气血沸腾之候，最多空窦，邪势必乘虚内陷，虚处受邪为难治也。雄按：余医案中，所载产后温热诸证治，皆宜参阅，兹不赘。

徐洄溪曰：产后血脱，孤阳独旺，虽石膏、犀角对证，亦不禁用。而世之庸医，误信产后宜温之说，不论病证，皆以辛热之药，戕其阴而益其火，无不立毙。我见甚多，惟叶案中绝无此弊，足征学有渊源。

魏柳洲曰：近时专科及庸手，遇产后一以燥热温补为事，杀人如麻。雄按：不挟温热之邪者且然，况兼温热者乎。

吴鞠通曰：产后温证，固云治上不犯中，然药反不可过轻，须用多备少服法，中病即已。所谓无粮之师，利于速战，若畏产后虚怯，用药过轻，延至三四日后，反不能胜药矣。

此节论述产后温病治疗的用药特点及注意事项。产后阴血耗损，阳气亦随之而衰，苦寒药宜慎用。温病其邪能从上中解者，仍要从证用药；病邪于下，应谨慎辨别其阴虚及阳虚，不可一味燥热温补。

如经水适来适断，邪将陷血室，少阳伤寒，言之详悉，不必多赘。但数动与正伤寒不同，仲景立小柴胡汤，提出所陷热邪，参、枣扶胃气，以冲脉隶属阳明也，此与虚者为合治。若热邪陷入，与血相结者，当从陶氏小柴胡汤去参、枣，加生地、桃仁、楂肉、丹皮或犀角等。若本经血结自甚，必少腹满痛。轻者，刺期门；重者，小柴胡汤去甘药，加延胡、归尾、桃仁。挟寒，加肉桂心。气滞者，加香附、陈皮、枳壳等。沈月光用柴胡、秦艽、荆芥、香附、苏梗、厚朴、枳壳、当归、川芎、益母草、木通、黄芩，名和血逐邪汤。姜衣少许为引。治伤寒热入血室，气滞血瘀，而胸满腹胀，痛甚者甚效。然热陷血室之证，多有谵语如狂之象，防是阳明胃实，当辨之。血结者，身体必重，非若阳明之轻旋便捷者，何以故耶？阴主重浊，络脉被阻，侧旁气痹，连胸背皆拘束不遂。故去邪通络，正合其病，往往延久，上逆心包，胸中痛，即陶氏所谓血结胸也。王海藏出一桂枝红花汤加海蛤、桃仁，原是表里上下一齐尽解之理，看此方大有巧手，故录出以备学人之用。

"数动"未详，或数字是"变"字之误，更俟明者正之。冲脉为血室，肝所至，其脉起于气街。气街，阳明胃经之穴，故又隶属阳明也。邪入血室，仲景分浅深而立两法：其邪深者，云如结胸状，谵语者，刺期门，随其实而泻之，是从肝而泄其邪，亦即陶氏之所谓血结胸也；其邪浅者，云往来寒热如疟状，而无谵语，用小柴胡汤，是从胆治也。盖往来寒热，是少阳之证，故以小柴胡汤提少阳之邪，则血室之热，亦可随之而外出。以肝胆为表里，故深则从肝，浅则从胆，以导泄血室之邪也。今先生更详证状，并采陶氏、王氏之方法，与仲景各条合观，诚为精细周至矣。其言小柴胡汤，惟虚者为合法，何也？盖伤寒之邪，由经而入血室，其胃无邪，故可用参、枣；若温热之邪，先已犯胃，后入血室，故当去参、枣，惟胃无邪及中虚之人，方可用之耳！雄按：世人治疟，不论其是否为温热所化，而一概执用小柴胡汤以实其胃，遂致危殆者最多！须知伤寒之用小柴胡汤者，止防少阳经邪乘虚入胃，故用参、枣先助胃之御之，其与温热之邪来路不同，故治法有异也。

雄按：温邪热入血室有三证：1.如经水适来，因热邪陷入而搏结不行者，此宜破其血结。2.若经水适断，而邪乃乘血舍之空虚以袭之者，宜养营以清热。3.其邪热传营，逼血妄行，致经未当期而至者，宜清热以安营。

此节论述热入血室病因、证治。阐明伤寒之邪由经而入血室，其胃未受邪，宜用参、枣以安胃；而温热之邪先已犯胃，而后入血室故用药不用参、枣。热入血室，血结轻者，治宜刺期门，从肝泄其邪，重者可用桂枝红花汤；如热邪浅者，有往来寒热如疟状，而无谵语者，从胆治，宜小柴胡汤。孟英将温邪热入血室分为三种以辨证治之：正值月经来潮，因热邪内陷而搏结不行者，宜破其血结；月经方净，邪热乘血室空虚而袭入，治宜养营清热；邪热传营迫血妄行，导致月经不能当期而至，治宜清热安营。

小柴胡汤：柴胡、黄芩、人参、甘草、生姜、半夏、大枣。和解益气，用于少阳病证。用于：1.邪在半表半里，症见往来寒热，胸胁苦满，默默不欲饮食，心烦喜呕，口苦，咽干，目眩，舌苔薄白，脉弦者。2. 妇人伤寒，热入血室。经水适断，寒热发作有时；或疟疾、黄疸等内伤杂病而见以上少阳病证者。

王海藏桂枝红花汤（桂枝汤加红花）：桂枝、白芍、甘草、生姜、大枣、红花。用于妇人伤寒，发热恶寒，四肢拘急，口燥舌干，经脉凝滞，不得往来。热入血室及结胸。

叶香岩三时伏气外感篇

春温一证，由冬令收藏未固，昔人以冬寒内伏，藏于少阴，入春发于少阳，以春木内应肝胆也。寒邪深伏，已经化热，昔贤以黄芩汤为主方，苦寒直清里热，热伏于阴，苦味坚阴，乃正治也。知温邪忌散，不与暴感门同法。若因外邪先受，引动在里伏热。必先辛凉以解新邪，继进苦寒以清里热。况热乃无形之气，时医多用消滞，攻治有形，胃汁先涸，阴液劫**尽者多矣**。雄按：新邪引动伏邪者，初起微有恶寒之表证。

徐洄溪曰：皆正论也。

章虚谷曰：或云人身受邪，无不即病，未有久伏过时而发者，其说甚似有理，浅陋者莫不遵信为然，不知其悖经义，又从而和之。夫人身内脏腑，外营卫，于中十二经、十五络、三百六十五孙络、六百五十七穴，细微幽奥，曲折难明。今以一郡一邑之地，匪类伏匿，犹且不能觉察。况人身经穴之渊邃隐微，而邪气如烟之渐熏，水之渐积，故如《内经》论诸痛、诸积，皆由初感外邪，伏而不觉，以致渐侵入内所成者也。安可必谓其随感即病，而无伏邪者乎？又如人之痘毒，其未发时，全然不觉，何以又能伏耶？由是言之，则《素问》所言冬伤寒，春病温，非谰（谬论）语矣。

雄按：藏于精者，春不病温，小儿之多温病何耶？良以冬暖而失闭藏耳！夫冬岂年年皆暖欤？因父母以姑息为心，惟恐其冻，往往衣被过厚，甚则戒之以裘帛富家儿多夭者，半由此也，虽天令潜藏，而真气已暗为发泄矣。温病之多，不亦宜乎？此理不但幼科不知，即先贤亦从未道及也。

此节论述春温之病因、治疗原则和禁忌。春温为冬藏内伏，入春而发，宜苦寒清里热，禁忌温散；若因新邪引动伏热，初起可有微恶寒，宜先辛凉以解新邪，继以苦寒清里热。

葱豉汤：葱白、香豉。清热除烦。用于身热懊恼，虚烦不眠，胸脘痞满，按之软不硬，色红苔微黄者。

风温者，春月受风，其气已温。雄按：此言其常也，冬月天暖，所感亦是风温，春月过冷，亦有风寒也。

《内经》谓春病在头，治在上焦。肺位最高，邪必先伤，此手太阴气分先病，失治则入手厥阴心包络，血分亦伤。盖足经顺传，如太阳传阳明，人皆知之。肺病失治，逆传心包络，人多不知者。俗医见身热咳喘，不知肺病在上之旨，妄投荆、防、柴、葛，加入枳、朴、杏、苏、菔子、楂、麦、橘皮之属，辄云解肌消食。有见痰喘，便用大黄礞石滚痰丸，大便数行，上热愈结。幼稚谷少胃薄，表里苦辛化燥，胃汁已伤，复用大黄大苦沉降丸药，致脾胃阳和伤极，陡变惊痫，莫救者多矣。

自注：风温肺病，治在上焦。夫春温忌汗，初病投剂，宜用辛凉。若杂入消导发散。徐云：须对证亦可用。不但与肺病无涉，劫尽胃汁，肺乏津液上供。头目清窍，徒为热气熏蒸，鼻干如煤，目瞑或上窜无泪，或热深肢厥，狂躁溺涩，胸高气促，皆是肺气不宣化之征。斯时若以肺药少加一味清降，使药力不致直趋肠中。雄按：所谓非轻不举也，重药则直过病所矣。而上痹可开，诸窍自爽，无如市医金云结胸（普通医生都说是结胸症），皆用连、蒌、柴、枳，苦寒直降，致闭塞愈甚，告毙者多。

又此证初因发热喘嗽，首用辛凉清肃上焦。徐云：正论。如薄荷、连翘、牛蒡、象贝（浙贝母）、桑叶、沙参、栀皮、楼皮（瓜蒌皮）、花粉。若色苍热胜烦渴，用石膏、竹叶辛寒清散，痧疹亦当宗此。若日数渐多，邪不得解，芩、连、凉膈亦可用。至热邪逆传膻中，神昏目瞑，鼻窍无涕，诸窍欲闭，其势危急，必用至宝丹或牛黄清心丸。徐云：急救非此不可。病减后余热，只甘寒清养胃阴足矣。

此节论述风温之病因、发病及传变特点、治疗原则和用药概要。风温初起，肺先受之，治宜辛凉清肃上焦，禁忌辛温发散和消食攻下；顺传阳明，治宜清泄里热；失治逆传心包，病势重，治宜清热开窍蠲痰息风，病减继以甘寒清养肺胃。

至宝丹：犀角、玳瑁、琥珀、朱砂、雄黄、牛黄、龙胆、麝香、安息香、金箔、银箔。

牛黄清心丸：牛黄、朱砂。黄连、黄芩、栀子、郁金。

春月暴暖忽冷，先受温邪，继为冷束，咳嗽痰喘最多，辛解凉温，只用一剂，大忌绝谷。若甚者，宜昼夜竖抱勿倒三四日。徐云：秘诀。**夫轻为咳，重为喘，喘急则鼻掀胸挺。**

自注：春温皆冬季伏邪，详于大方诸书，幼科亦有伏邪。雄按：人有大小，感受则一也。雄按：治从大方。感受既一，治法亦无殊，奈大方明于治温者罕矣，况幼科乎。然暴感为多，如头痛恶寒，发热喘促，鼻塞声重，脉浮无汗，原可表散。春令温舒，辛温宜少用，阳经表药，最忌混乱。至若身热咳喘有痰之证，只宜肺药清解，泻白散加前胡、牛蒡、薄荷之属，消食药只宜一二味。雄按：此为有食者言也。若二便俱通者，消食少用，须辨表、里、上、中、下，何者为急施治。

此节论述幼儿患春温之病与大人治疗法则是相同的。暴感者有表证，其脉浮无汗，可表散，但辛温药少用。至于身热咳嗽有痰者，治宜清解肺气。须辨表、里、上、中、下、轻重缓急以辨证施治。

又春季温暖，风温极多，温变热最速。若发散风寒、消食，劫伤津液，变证尤速。雄按：沈尧封云：温亦火之气也。盖火之微者曰温，火之甚者曰热，三时皆有。惟暑为天上之火，独盛于夏令耳。

初起咳嗽喘促，通行用：薄荷（汗多不用）、连翘、象贝（浙贝母）、牛蒡、花粉、桔梗、沙参、木通、枳壳、橘红。

表解热不清用：黄芩、连翘、桑皮、花粉、地骨皮、川贝、知母、山栀。

备用方：黄芩汤、葱豉汤、凉膈散、清心凉膈散、苇茎汤、泻白散、葶苈大枣汤、白虎汤、至宝丹、牛黄清心丸、竹叶石膏汤、喻氏清燥救肺汤。

泻白散：桑白皮、地骨皮、甘草。清泻肺热，止咳平喘。用于肺热喘咳。气喘咳嗽，皮肤蒸热，日晡尤甚，舌红苔黄，脉细数。

清心凉膈散：凉膈散去硝黄加桔梗、石膏（连翘、甘草、黄芩、薄荷、生栀子、桔梗、生石膏）。用于清心凉膈，宣肺透疹。治疫疹初起。

苇茎汤：苇茎、薏米仁、冬瓜子、桃仁。清肺化痰，逐瘀排脓。用于肺痈，热毒壅滞，痰瘀互结证。证见身有微热，咳嗽痰多，甚则咳吐腥臭脓血，胸中隐隐作痛，舌红苔黄腻，脉滑数。

葶苈大枣泻肺汤：葶苈、大枣。用于痰实肺闭，气不得宣，呼吸壅滞，喘急烦闷，胸膈痞痛彻背者。

竹叶石膏汤：竹叶、生石膏、半夏、人参、甘草、麦冬、粳米。清热生津，益气和胃。用于伤寒、温病、暑病之后，余热未清，气津两伤证。

喻氏清燥救肺汤：桑叶、枇杷叶、杏仁、麦冬、生石膏、人参、阿胶、胡麻仁、甘草。清燥润肺，养阴益气。用于温燥伤肺，气阴两伤证。身热头痛，干咳无痰，气逆而喘，咽喉干燥，鼻燥，心烦口渴，胸满胁痛，舌干少苔，脉虚大而数。

里热不清，朝上凉，晚暮热，即当清解血分，久则滋清养阴。若热陷神昏，痰升喘促，急用牛黄丸、至宝丹之属。

风温乃肺先受邪，遂逆传心包，治在上焦，不与清胃攻下同法。幼科不知，初投发散消食，不应。改用：柴、芩、瓜蒌、枳实、黄连，再下夺，不应。多致危殆，皆因不明手经之病耳。雄按：婆心苦口，再四叮咛，舌敝耳聋，可为太息。

此节再三强调幼儿患风温的治疗原则与大人相同，风温是肺先受邪，热邪迅速逆传心包。其治疗重在清上焦邪热，不宜发散消食，更不宜清胃攻下，否则病情愈重。

若寒痰阻闭，亦有喘急胸高，不可与前法，用三白吐之或妙香丸。

此节是寒痰阻闭所致喘急胸满的治疗。

白散：桔梗、贝母、巴豆。涌吐实痰，泻下寒积。主治寒实结胸，痰涎壅盛，呼吸困难，脉沉紧。

妙香丸：巴豆、牛黄、龙脑（冰片）、腻粉（轻粉、汞粉）、麝香、辰砂、金箔、黄蜡、白蜜为丸。解五毒，安神，通关，辟恶气。

夏为热病，然夏至以前，时令未为大热，《经》以先夏至病温，后夏至病暑。温邪前已申明。暑热一证。雄按：《阴阳大论》云：春气温和，夏气暑热，是暑即热也。原为一证，故夏月中暑。仲景标曰：中热也。昔人以动静分为暑、热二证，盖未知暑为何气耳。

医者易眩，夏暑发自阳明，古人以白虎汤为主方。后贤刘河间创议，迥出诸家，谓"温热时邪，当分三焦投药，以苦辛寒为主，若拘六经分证，仍是伤寒治法，致误多矣。"徐云：能分六经者，亦鲜矣。

盖伤寒外受之寒，必先从汗解，辛温散邪是已。口鼻吸入之寒，即为中寒阴病，徐云：亦不尽然。治当温里，分三阴见证施治。若夫暑病，专方甚少，皆因前人略于暑，详于寒耳。考古如《金匮》暑、暍、痉之因，而洁古以动静分中暑、中热，各具至理。

雄按：虽有至理，而强分暑、热，名已不正矣。

兹不概述。论幼科病暑热，夹杂别病有诸，而时下不外发散消导，加入香薷一味，或六一散一服。考《本草》：香薷辛温发汗，能泄宿水。夏热气闭无汗，渴饮停水，香薷必佐杏仁，以杏仁苦降泄气，大顺散取义若此。

徐云：大顺散非治暑之方，乃治暑月伤冷之方也，何得连类及之，夹杂矣。

雄按：上言香薷治渴饮停水，佐杏仁以降泄，故曰大顺散之义，亦若此也。

此节论述暑热病成因及治法。热病发于夏至后，为病暑。夏暑发自阳明，其症状应为发热汗出，口渴欲饮，治宜辛凉甘寒，白虎汤主之。挟湿者宜六一散。禁忌辛温。

六一散：滑石、甘草。清暑利湿。用于感受暑湿所致的发热、身倦、口渴、泄泻、小便黄少；外用治痱子。

长夏湿令，暑必兼湿。雄按：此言长夏湿旺之令，暑以蒸之，所谓土润溽暑，故暑湿易于兼病，犹之冬月风寒，每相兼感。**暑伤气分，湿亦伤气，汗则耗气伤阳，胃汁大受劫烁，变病由此甚多，发泄司令，里真自虚**。张凤逵云：**暑病首用辛凉，继用甘寒，再用酸泄酸敛，不必用下**。可称要言不烦矣。**然幼科因暑热蔓延，变生他病**。雄按：大方何独不然，学人宜知隅反。**兹摘其概**。

暑邪必挟湿。雄按：暑令湿盛，必多兼感，故曰挟。犹之寒邪挟食，湿证兼风，俱是二病相兼，非谓暑中必有湿也。故论暑者，须知为天上烈日之炎威，不可误以湿热二气并作一气，始为暑也。而治暑者，须知其挟湿为多焉。状如外感风寒，忌用柴、葛、羌、防。如肌表热无汗，辛凉轻剂无误。香薷辛温气升，热伏易吐，佐苦降，如杏仁、黄连、黄芩则不吐。宣通上焦，如杏仁、连翘、薄荷、竹叶。暑热深入，伏热烦渴，白虎汤、六一散。雄按：无湿者白虎汤，挟湿者六一散，须别。暑病头胀如蒙，皆热盛上炽，白虎、竹叶；酒湿食滞者，加辛温通里。

此节指出暑邪多挟湿邪及治法。暑热挟湿状如发热汗出，口渴不欲饮，治宜辛凉轻剂，不宜辛温。暑热无湿者，治宜白虎汤，暑热挟湿者，治宜六一散。

白虎汤：生石膏、知母、甘草、粳米。

大顺散：甘草、干姜、杏仁、肉桂。不治暑病，用于冒暑伏热，引饮过多，脾胃受湿，水谷不分，清浊相干，阴阳气逆，霍乱呕吐，脏腑不调。温中散暑。

夏令受热，昏迷若惊，此为暑厥。雄按：受热而迷，名曰暑厥。譬如受冷而仆，名寒厥也。人皆知寒之即为冷矣，何以不知暑之为热乎？**即热气闭塞孔窍所致**。其邪入络，与中络同法，牛黄丸、至宝丹芳香利窍，可效。徐云：妙法。雄按：紫雪亦可酌用。**神甦以后，用清凉血分，如连翘心、竹叶心、元参、细生地、鲜生地、二冬之属**。雄按：暑是火邪，心为火脏，邪易入之。故治中暑者，必以清心之药为君。**此证初起，大忌风药**。雄按：火邪得风药而更炽矣。**初病暑热伤气**。雄按：所谓壮火食气也。竹叶石膏汤，或清肺轻剂。雄按：火邪克金，必先侵肺矣。**大凡热深厥深，四肢逆冷**。魏柳洲曰：火极似水，乃物极必反之候。凡患此，为燥热温补所杀者多矣，哀哉！盖内真寒而外假热，论及者罕也。雄按：道光甲辰六月初一日至初四日，连日酷热异常，如此死者，道路相接，余以神犀丹、紫雪二方救之，极效。**但看面垢齿燥，二便不通，或泻不爽，为是。大忌误认伤寒也。**雄按：尤忌误以暑为阴邪，或指暑中有湿，而妄投温燥渗利之药也。**上暑厥。**雄按：王节斋云：夏至后病为暑，相火令行，感之自口齿入，伤心包络经，甚则火热制金，不能平木，而为暑风。张兼善云：清邪中上，浊邪中下，其风寒湿皆地之气，所以俱中足经，惟暑乃天之气，系清邪，所以中手少阴心经。

此节论述暑厥病证及治疗禁忌。暑病伤及气，治宜竹叶石膏汤或清肺轻剂，禁忌风药；暑病热深厥亦深，昏迷若惊为暑厥，即为热气闭塞孔窍所致，其邪入络，治宜同邪入心包络，宜牛黄清心丸、至宝丹、紫雪清热解毒、芳香开窍；神清后，宜清心凉血。

紫雪：石膏、寒水石、滑石、磁石，犀角屑、羚羊角屑、沉香、青木香，玄参、升麻，甘草，丁香，芒硝，硝石，麝香，朱砂，黄金。清热解毒，止痉开窍。用于热病、高热烦躁、神昏谵语、惊风抽搐、斑疹吐衄、尿赤便秘。

竹叶石膏汤：竹叶、石膏、半夏、麦门冬、人参、甘草、粳米。清热生津、益气和胃。

幼儿断乳纳食，值夏月脾胃主气，易于肚膨泄泻，足心热，形体日瘦，或烦渴喜食，渐成五疳积聚。当审体之强弱，病之新久，有余者疏胃清热。食入粪色白，或不化，健脾佐消导清热。若湿热内郁，虫积腹痛。徐云：此证最多。**导滞驱虫微下之。缓调用肥儿丸之属。**

上热疳。

此节论述小儿热疳成因及治法。指出幼儿断乳后，进普食，夏季最易腹胀泄泻等一系列症状，应根据病情及时调治，不及时治疗可出现五疳积聚。

小儿五疳如下。

一曰肝疳：其候摇头揉目，白膜遮睛，流汗遍身，合面而卧，目中涩痒，肉色青黄，发竖头焦，筋青脑热，腹中积聚，下痢频多，久而不瘥，转甚赢瘦，此是肝疳。亦名风疳也。

二曰心疳：其候浑身壮热，吐利无恒，颊赤面黄，胸膈烦满。亦名为惊疳。

三曰脾疳：其候腹多筋脉，喘促气粗，乳食不多，心腹胀满，多啼咳逆，面色萎黄，骨立毛焦，形枯力劣，胸膈壅闷。水谷不消，口鼻常干，好吃泥土。情意不悦，爱暗憎明，肠胃不和，痢多酸臭，此是脾疳。亦名食疳也。

四曰肺疳：其候咳嗽气逆，皮毛干焦，常流清涕，咽喉不利，揉鼻咬甲，壮热憎寒，口鼻生疮，唇边赤痒，腹内气胀，乳食渐稀，大肠不调，频频泄痢，粪中米出，皮上粟生，此是肺疳。亦名气疳也。

五曰肾疳：其候肌骨消瘦，齿龈生疮，寒热作时，口鼻干燥，脑热如火，脚冷如冰，吐逆既增，乳食减少，泻痢频并，下部开张，肛门不收，疳疮痒痛。此是肾疳。亦名急疳也。

夏季秋热，小儿泄泻，或初愈、未愈，满口皆生疳蚀，尝有阻塞咽喉致危者，此皆在里湿盛生热，热气蒸灼，津液不生，湿热偏伤气分，治在上焦，或佐淡渗。徐云：须用外治。世俗常刮西瓜翠衣治疳。徐云：合度。取其轻扬渗利也。

上口疳。

此节论述小儿口疳证治。外用锡类散效果可。

夏季湿热郁蒸，脾胃气弱，水谷之气不运，湿着内蕴为热，渐至浮肿腹胀，小水不利，治之非法，水湿久渍，逆行犯肺，必生咳嗽喘促，甚则坐不得卧，俯不得仰，危期速矣。大凡喘必生胀，胀必生喘。方书以先喘后胀，治在肺；先胀后喘，治在脾，亦定论也。《金匮》有风水、皮水、石水、正水、黄汗，以分表里之治。河间有三焦分消。子和有磨积逐水。皆有奥义，学人不可不潜心体认，难以概述。阅近代世俗，论水湿喘胀之证，以《内经》开鬼门取汗为表治，分利小便洁净府为里治。经旨《病能篇》谓"诸湿肿满，皆属于脾"，以健脾燥湿为稳治。治之不效，技穷束手矣。不知凡病皆本乎阴阳，通表、利小便，乃宣经气，利腑气，是阳病治法；暖水脏、温脾胃、补土以驱水，是阴病治法。治肺痹，以轻开上；治脾，必佐温通。若阴阳表里乖违，脏真日漓，阴阳不运，亦必作胀，治以通阳，乃可奏绩，如《局方》禹余粮丸。甚至三焦交阻，必用分消，肠胃窒塞，必用下夺。然不得与伤寒实热同例，擅投硝、黄、枳、朴扰动阴血。

若太阴脾脏，饮湿阻气，温之、补之不应，欲用下法，少少甘遂为丸

可也。徐云：亦太峻。**其治实证，选用方法备采**。雄按：叶氏《景岳发挥》有"因喘而肿，当以清肺为要"之论，宜参。若水湿侵脾，发肿致喘，治当补土驱水。设水气上凌心包，变呃更危。陈远公云：用苡仁、茯神各一两，白术、苍术各三钱，半夏、陈皮各一钱，丁香五分，吴萸三分，名止呃汤。二剂可安。

喘胀备用方：（徐云：太猛厉者，不可轻用。）

葶苈大枣汤、泻白散、大顺散、牡蛎泽泻散、五苓散、越脾汤、甘遂半夏汤、控涎丹、五子五皮汤、子和桂苓汤、禹功丸、茯苓防己汤、中满分消汤、小青龙汤、木防己汤。

此节论述水湿喘满证治。因喘而肿者，当以清肺为要；水湿侵脾发肿致喘者，当补土祛水；水气上凌心包者，变呃逆，危重。

吐泻一证，幼儿脾胃受伤，陡变惊搐最多。徐云：此证多是痰湿。**若是不正秽气触入，或口食生冷，应用正气散、六和汤、五积散之类。正气受伤，肢冷呃忒（呃逆），呕吐自利，即用钱氏益黄散。有痰用星附六君子汤、理中汤等。倘热气深伏，烦渴引饮，呕逆者，用连香饮、黄连竹茹橘皮半夏汤。热闭神昏，用至宝丹。寒闭，用来复丹。**

此节论述小儿吐泻病脾胃受伤的证治。

藿香正气散：厚朴、陈皮、桔梗、白术、半夏、大腹皮、白芷、茯苓、苏叶、藿香、甘草。治外感风寒，内伤饮食，憎寒壮热，头痛呕逆，胸膈满闷，咳嗽气喘。

金不换正气散：苍术、厚朴、陈皮、甘草、藿香、半夏。主治脾气虚弱，寒邪相搏，痰停胸膈，以致发寒热。

六和汤：缩砂、半夏、杏仁、人参、茯苓、藿香、白扁豆、香薷、厚朴、木瓜、炙甘草。治暑月外感风寒，内伤生冷之剂。

五积散：白芷、枳壳、麻黄、苍术、干姜、桔梗、厚朴、甘草、茯苓、当归、肉桂、川芎、芍药、半夏、陈皮。治外感寒湿，内挟冷食。

钱氏益黄散：木香、诃子、青皮、甘草。治脾土虚寒，呕吐泄泻。

星附六君子汤：六君子汤加南星、白附子。治痰饮，慢惊风。

理中汤：人参、白术、甘草、干姜。温中。

黄连竹茹陈皮半夏汤：黄连、竹茹、橘皮、半夏。清胃化湿，理气降逆。

来复丹：玄精石、硝石、硫黄、橘红、青皮、灵脂。和济阴阳，理气止痛，祛痰开闭。主治心肾不交，上盛下虚，痰厥气闭，心腹冷痛，大便泄泻。

稚年夏月食瓜果，水寒之湿，著于脾胃，令人泄泻。其寒湿积聚，未能遽化热气，必用辛温香窜之气，古方中消瓜果之积，以丁香、肉桂或用麝香，今七香饼治泻，亦祖此意。其平胃散、胃苓汤亦可用。雄按：此非温热为病，何必采入。缘夏月此等证候甚多，因畏热贪凉而反生寒湿之病，乃夏月之伤寒也。虽在暑令，实非暑证。昔人以阴暑名之，谬矣。譬如避火而溺于水，拯者但可云出之水，不可云出之于阴火也。

此节论述小儿夏月过食瓜果致泄泻的治法。此为寒湿积聚，不能化热行气，治疗用辛温香窜之气的药物。

七香饼：香附、丁香皮、甘松、益智仁、砂仁、蓬术（又名莪术、文术）、广皮（陈皮）。主治稺（稚、幼小）年夏月，食瓜果水寒之湿，着于脾胃，令人泄泻。

胃苓汤：苍术、陈皮、厚朴、甘草、泽泻、猪苓、赤茯苓、白术、肉桂。主治脾湿过盛，浮肿泄泻，呕吐黄疸，小便不利。

平胃散：苍术、陈皮、厚朴、甘草。适用于脾土不运，湿浊困中，胸腹胀满，口淡不渴，不思饮食，或有恶心呕吐，大便溏泻，困倦嗜睡，舌不红，苔厚腻。

疟之为病，因暑而发者居多。雄按：可谓一言扼要，奈世俗惟知小柴胡汤为治，误人多矣。**方书虽有痰、食、寒、热、瘴、疠之互异。幼稚之疟，多因脾胃受病。**雄按：因暑而发者，虽大人之疟，无不病于脾胃，以暑多兼湿，脾为土脏，而胃者以容纳为用，暑邪吸入，必伏于此也。**然气怯神昏，初病惊痫，厥逆为多，在夏秋之时，断不可认为惊痫。大方疟证，须分十二经，与咳证相等。若幼科，庸俗但以小柴胡去参，或香薷、葛根之属。**雄按：举世无不尔，于幼科乎何尤？**不知柴胡劫肝阴，葛根竭胃汁，致变屡矣。**雄按：柴葛之弊，二语见林北海重刊张司农《治暑全书》，叶氏引用，原非杜撰，洄溪妄评，殊欠考也。**幼稚纯阳，暑为热气。**雄按：在天为暑，在地为热，故暑即热之气也。

昔人谓有阴暑者，已极可笑，其分中热、中暑为二病者，是析一气而两也。又谓暑合湿热而成者，是并二气而一也，奚可哉。**证必热多烦渴，邪自肺受者，桂枝白虎汤，二进必愈。其冷食不运，有足太阴脾病见证，初用正气，或用辛温，如草果、生姜、半夏之属。**雄按：切记，此是治暑月因寒湿而病之法。**方书谓草果治太阴独胜之寒，知母治阳明独胜之热，疟久色夺，唇白、汗多、馁弱，必用四兽饮。**雄按：邪去而正衰，故可用此药。**阴虚内热，必用鳖甲、首乌、知母，便渐溏者忌用。久疟营伤，寒胜，加桂、姜，拟初中末疟门用药于下。**雄按：叶氏《景岳发挥》内所论疟痢诸候，宜参。

初病暑风湿热疟药如下。

脘痞闷：枳壳、桔梗、杏仁、浓朴二味治喘最宜。瓜蒌皮、山栀、香豉。

头痛宜辛凉轻剂：连翘、薄荷、赤芍、羚羊角、蔓荆子、滑石淡渗清上。

重则用石膏，口渴用花粉，烦渴用竹叶石膏汤。

热甚则用黄芩、黄连、山栀。

此节重点强调疟之为病，因暑热偏盛而发居多。暑月以暑多于湿，清热宜白虎汤，暑湿宜六一散，禁忌升散及温热药。桂枝白虎汤仅用于暑热伴有骨节痛疼，而热多烦渴不宜用。强调即使暑病病起于脾胃，也是暑多兼湿，脾为土脏，胃以受纳，暑邪侵入，必伏在此地。儿童疟疾的治疗同成人，不可用辛温伤津之药。

夏季身痛属湿，羌、防辛温宜忌，宜用木防己、蚕沙。雄按：豆卷可用。**暑热邪伤，初在气分，日多不解，渐入血分，反渴不多饮，唇舌绛赤，芩、连、膏、知不应。必用血药，量佐清气热一味足矣。**

轻则用青蒿、丹皮（汗多忌）、犀角、竹叶心、玄参、鲜生地、细生地、木通（亦能发汗）、淡竹叶。若热久痞结，泻心汤选用。

此节论述夏季身痛属湿，忌用辛温。暑热邪伤由气分渐入血分，唇舌绛赤，治宜清血分之药，稍佐清气分热一味即可。

夏月热久入血，最多蓄血一证。徐云：历练之言。**谵语昏狂，看法以小便清长，大便必黑为是，桃核承气汤为要药。**

疟多用乌梅，以酸泄木安土之意。雄按：邪未衰者忌之。用常山（蜀漆是常山的苗叶，常山是蜀漆的根入药）、草果，乃劫其太阴之寒，以常山极走，使二邪不相并之谓。徐云：兼治痰。雄按：内无寒痰者不可浪用。用人参、生姜，曰：露姜饮，一以固元，一以散邪，取通神明、去秽恶之义。雄按：必邪衰而正气已虚者，可用此。总之，久疟气馁，凡壮胆气，皆可止疟，未必真有疟鬼。雄按：有物凭之者，间或有之，不必凡患疟疾皆有崇（鬼祟）也。又，疟疾既久，深入血分，或结疟母，鳖甲煎丸。设用煎方，活血通络可矣。

徐忠可云：幼儿未进谷食者，患疟久不止，用冰糖浓汤，余试果验。徐云：亦一单方。汪按：冰糖用秋露水煎尤良。雄按：食谷者，疟久不止，须究其所以不止而治之。

此节论述夏月热邪久伏多蓄血的证治。蓄血证见谵语昏狂，小便清长，大便必黑，治宜桃仁承气汤为主药。久疟深入血分，或成疟母，用鳖甲煎丸，或以活血通络为原则有效。幼儿疟久，因饮食纳减，可用冰糖浓汤治法。如纳食恢复，疟久不止，应分析不止的原因辨证治疗。

核桃承气汤：桃仁、桂枝、炙甘草、大黄、芒硝。治太阳腑病，其人如狂、少腹急结、内有蓄血、小便利者、脉象沉实。

露姜饮：人参、生姜。主治久疟，气血俱虚者。

鳖甲煎丸：鳖甲、乌扇（射干）、黄芩、柴胡、鼠妇、干姜、大黄、芍药、桂枝、葶苈、石苇、厚朴、牡丹、瞿麦、紫葳、半夏、人参、䗪虫、阿胶、蜂巢（房）、赤硝、蜣螂、桃仁。消痞化积，活血化瘀，疏肝解郁。

痢疾一证，古称滞下，盖里有滞浊而后下也。但滞在气、滞在血，冷伤、热伤而滞非一。今人以滞为食，但以消食，并令禁忌饮食而已。雄按：更有拘泥"吃不死之痢疾"一言，不论痢属何邪，邪之轻重，强令纳食，以致剧者近尤多也。盖所谓"吃不死之痢疾"者，言痢之能吃者，乃不死之证，非恶谷而强食也。

夫疟、痢皆起夏秋，都因湿热郁蒸，以致脾胃水谷不运，湿热灼气，血为黏腻。先痛后痢，痢后不爽。若偶食瓜果水寒即病，未必即变为热，先宜辛温疏利之剂。雄按：虽未必即化为热，然有暑湿内郁，本将作痢，偶食生冷，其病适发者，仍须察脉证而施治法，未可遽以为寒证也，余见多矣，故谨赘之。若脓血几十行，疗痛后重（腹部绞痛，里急后重）初用宣通驱热，如芩、连、大黄，必加甘草以缓之。非如伤寒粪坚，须用芒硝咸以软坚，直走破泄至阴，此不过苦能胜湿，寒以逐热，足可却病。古云：行血则便脓愈，导气则后重除。行血凉血，如丹皮、桃仁、延胡、黑楂、归尾、红花之属。导气如木香、槟榔、青皮、枳、朴、橘皮之属。世俗通套，不过如此。盖疟伤于经，犹可延挨（可以缓治）。痢关乎脏，误治必危。诊之大法，先明体质强弱，肌色苍嫩，更询起居致病因由。初病体坚质实，前法可遵。久病气馁神衰，虽有腹痛后重，亦宜详审，不可概以攻积清夺施治。

噤口不纳水谷、下痢，都因热升浊攻，必用大苦，如芩、连、石莲清热，人参辅胃益气，热气一开，即能进食，药宜频频进二三日。徐云：人参必同清热之药用，便为合度。

小儿热病最多者，以体属纯阳，六气着人，气血皆化为热也。雄按：大人虽非纯阳，而阴虚体多，客邪化热，亦甚易也。饮食不化，蕴蒸于里，亦从热化矣。然有解表已，复热；攻里热已，复热；利小便愈后，复热；养阴滋清，热亦不除者。张季明谓元气无所归着，阳浮则倏热矣。六神汤主之。

此节论治痢疾的证治，痢疾皆起于夏秋，湿热郁蒸而致，治宜苦以胜湿，寒以逐热，行气以去痛，行血以去脓，禁忌强食；禁口痢宜清热益气；小儿热病纯阳体质及阴虚者，宜清热养阴。

六神汤：四君子汤加山药、扁豆。理脾胃虚，止吐泻，进饮食，养气。主脾胃虚弱，津液燥少，吐泻，内虚不食。

另外孟英按二陈汤（陈皮、半夏、茯苓、甘草）去甘草，加旋复花、石菖蒲、胆星（也称为六神汤）。治癫狂、昏厥诸痰证。其寸脉滑，如脉沉可加香附、枳壳。

秋深初凉，稚年发热咳嗽。雄按：大人亦多病此。**证似春月风温证。但温乃渐热之称，凉即渐冷之意。春月为病，犹是冬令固密之余；秋令感伤，恰值夏月发泄之后，其体质之虚实不同。**徐云：通人之言也。**但温自上受，燥自上伤，理亦相等，均是肺气受病，世人误认暴感风寒，混投三阳发散，津劫燥甚，喘急告危。若果暴凉外束，身热痰嗽，只宜葱豉汤，或苏梗、前胡、杏仁、枳、桔之属，仅一二剂亦可。更有粗工亦知热病，与泻白散加芩、连之属，不知愈苦助燥，必增他变，当以辛凉甘润之方，气燥自平**

而愈。慎勿用苦燥劫烁胃汁。雄按：夏令发泄，所以伏暑之证，多于伏寒也。

秋燥一证，气分先受，治肺为急。若延绵数十日之久，病必入血分，又非轻浮肺药可治。须审体质证端，古谓治病当活泼泼地（灵活变通），如盘走珠耳。

沈尧封曰：在天为燥，在地为金，燥亦五气之一也。雄按：以五气而论，则燥为凉邪，阴凝则燥，乃其本气。但秋燥二字，皆从火者，以秋承夏后，火之余焰未息也。若火既就之，阴竭则燥，是其标气，治分温润、凉润二法。然金曰从革，故本气病少，标气病多。此圣人制字之所以从火。而《内经》云：燥者，润之也。海峰云：燥气胜复。片言而析，是何等笔力。然燥万物者，莫熯（干燥）乎火（没有比火更厉害）。故火未有不燥，而燥未有不从火来。温热二证论火，即所以论燥也。若非论燥，仲景条内，两"渴"字从何处得来？且热病条云："口燥渴"，明将燥字点出。喻氏云：古人以燥热为暑，故用白虎汤主治。此悟彻之言也。明乎此，则温热二证，火气兼燥，夫复何疑？雄按：今人以暑为阴邪，又谓暑中有湿，皆呓语也。

徐洄溪曰：此卷议论，和平精切，字字金玉，可法可传。得古人之真诠而融化之，不仅名家，可称大家矣。敬服敬服！

黄退庵曰：先生乃吴中之名医也，始习幼科，后学力日进，扩充其道，于内科一门，可称集大成焉。论温证虽宗河间，而用方工细，可谓青出于蓝。但欲读其书者，须先将仲景以下诸家之说，用过工夫，然后探究叶氏方意所从来，庶不为无根之萍也。

雄按：叶氏医案，乃后人所辑。惟此卷《幼科要略》，为先生手定。华氏刻于医案后以传世，徐氏以为字字金玉。奈大方家视为幼科治法，不过附庸于此集，皆不甚留意。而习幼科者，谓此书为大方之指南，更不过而问焉。即阐发叶氏，如东扶鞠通、虚谷者，亦皆忽略而未之及也。余谓虽为小儿说法。大人岂有他殊，故于《温热论》后，附载春温、夏暑、秋燥诸条，举一反三，不仅为活幼之慈航矣。

此节论述秋燥的病因、症状特点、治疗及禁忌。指出秋季发热咳嗽，证似春季风温，都以温自上伤，燥自上伤，因肺气受病，禁忌发散以及苦燥劫胃津，当以辛凉甘润之剂为宜。并指出小儿与大人治法无异。

陈平伯外感温病篇

雄按：此与下编相传为陈、薛所著。究难考实。姑从俗以标其姓字。俟博雅正之（待博学之士斧正）。

盖闻外感不外六淫，而民病当分四气。治伤寒家，徒守发表攻里之成方，不计辛热苦寒之贻害，遂使温热之旨，蒙昧不明，医门缺典，莫此甚焉。祖恭不敏，博览群书，广搜载籍，而恍然于温热病之不可不讲也。《内经》云：冬不藏精，春必病温。盖谓冬令严寒，阳气内敛，人能顺天时而固密，则肾气内充，命门为三焦之别使，亦得固腠理而护皮毛。虽当春令升泄之时，而我身之真气，则内外弥纶（包罗的意思），不随升令之泄而告匮，纵有客邪，安能内侵？是《内经》所以明致病之原也。然，但云冬不藏精，而不及他时者，以冬为水旺之时，属北方寒水之化，于时为冬，于人为肾。井水温而坚冰至，阴外阳内，有习坎之义。故立言归重于冬，非谓冬宜藏而他时可不藏精也。雄按：喻氏云，春夏之病，皆起于冬，至秋冬二时之病，皆起于夏，夏月藏精，则热邪不能侵，与冬月之藏精，而寒邪不能入者无异也。故丹溪谓夏月必独宿淡味，保养金水二脏，尤为摄生之仪式焉。**即春必病温之语，亦是就近指点，总见里虚者表不固，一切时邪，皆易感受。学人可因此而悟及四时六气之为病矣。**雄按：此论冬不藏精，春易病温之理甚通，惟不知有伏气为病之温，是其蔽也。陈氏此篇与鞠通《条辨》，皆叶氏之功臣，然《幼科要略》明言有伏气之温热，二家竟未细绎，毋乃疏乎？二家且然，下此者更无论矣。《难经》云：**伤寒有五，有伤寒。**雄按：麻黄汤证是也。**有中风。**雄按：桂枝汤证是也。**有风温。**雄按：冬温春温之外受者。**有热病。**雄按：即暑病也，又谓之暍。**有湿温。**雄按：即暑兼湿为病也，亦曰湿热。**夫统此风寒湿热之邪，而皆名之曰伤寒者，亦早鉴于寒脏受伤，外邪得入，故探其本而皆谓之伤寒也。**雄按：仲景本论，治法原有区别，界画甚严，后人不察，罔知所措，多致误人，兹余辑此专论，以期了然于学人之心目也。**独是西北风高土燥，风寒之为病居多。**雄按：亦不尽然。**东南地卑水湿，湿热之伤人独甚。从来风寒伤形，伤形者定从表入。湿热伤气，伤气者不尽从表入。故治伤寒之法，不可用以治温热也。夫温者，暖也、热也，非寒之可比也。风邪外束，则曰风温。湿邪内侵，则曰湿温。纵有微寒之兼袭，不同栗冽（指严寒凛冽）之严威，是以发表宜辛凉，不宜辛热。清里宜泄热，不宜逐热。**雄按：亦有宜逐者，总须辨证耳。**盖风不兼寒，即为风火，湿虽化热，终属阴邪。**雄按：湿固阴邪，其兼感热者，则又不可谓之阴矣。**自昔仲景着书，不详温热，遂使后人各呈家伎（家侍），漫无成章。而凡大江以南，病温多而病寒少。**雄按：北省温病，亦多于伤寒。**投以发表不远热，攻里不远寒诸法，以致死亡接踵也。悲夫！**雄按：篇中非伏气之说，皆为节去，弃瑕录瑜，后皆仿此。

此节论述温病的病因、发病，重点讨论了伤寒与温病证治的区别。伤寒是风寒从表入而伤形，可有伤寒及中风之分，治疗分别有麻黄汤及桂枝汤之类。而温热病伤气，不尽从表入。温病有伏气发之温病，也有冬春所感风邪外袭之风温；夏不藏精，秋冬发病之伏暑（热），暑热兼湿邪的湿温（热），治疗上发表宜辛凉，不宜辛温，清里以泻热并应注意津液耗伤。

风温为病，春月与冬季居多，或恶风，或不恶风，必身热、咳嗽、烦渴。此风温证之提纲也。

自注：春月风邪用事，冬初气暖多风。雄按：冬暖不藏，不必定在冬初也。故风温之病，多见于此，但风邪属阳，阳邪从阳，必伤卫气。人身之中，肺主卫，又胃为卫之本。是以风温外搏，肺胃内应。风温内袭，肺胃受病。其温邪之内外有异形，而肺胃之专司无二致。故恶风为或有之证，而热、渴、咳嗽，为必有之证也。三复仲景书，言温病者再，一则曰"太阳病，发热而渴，不恶寒者为温病"，此不过以不恶寒而渴之证，辨伤寒与温病之异，而非专为风温叙证也。雄按：此言伏气发为春温，非冬春所感之风温。故曰太阳病，以太阳为少阴之表也。再则曰：发汗已，身灼热者，名曰风温。夫灼热因于发汗，其误用辛热发汗可知。仲景复申之曰：风温为病，脉阴阳俱浮，自汗出，身重，多眠睡，鼻息必鼾，语言难出。凡此皆误汗劫液后变现之证，非温病固有之证也。续云：若被下者，直视失溲；若被火者，发黄色，剧则如惊痫状，时瘛疭；若火熏之，一逆尚引日，再逆促命期。亦止详用下、用火之变证，而未言风温之本来见证也。

雄按：此言温病误汗，热极生风，故曰风温，乃内风也。非冬春外感之风温，陈氏不知有伏气春温之病，强为引证，原可删也。然病之内外虽殊，证之属温则一。姑存之以为后学比较。然从此细参，则知风温为燥热之邪，燥令从金化，燥热归阳明，故肺胃为温邪必犯之地。且可悟风温为燥热之病，燥则伤阴，热则伤津，泄热和阴，又为风温病一定之治法也，反此即为逆矣。

此节论述为风温发病的季节和初起的临床症状。风温发病季节于冬、春季，风温可因温病误用辛热发汗所致，还有冬、春季外感之风温。风温发病主要犯于肺、胃，其发热、咳嗽、烦渴、脉浮数是风温初起必有的见证，治疗宜泄热和阴。该法也适用于许多温病的治疗法则。

风温证，身热畏风，头痛咳嗽，口渴，脉浮数，舌苔白者，邪在表也。当用薄荷、前胡、杏仁、桔梗、桑叶、川贝之属，凉解表邪。 杨云：前胡、桔梗，一降一升，以泄肺邪。诚善，然桔梗宜少用。

自注风属阳邪，不挟寒者为风温。阳邪必伤阳络，是以头痛畏风；邪郁肌表，肺胃内应，故咳嗽、口渴、苔白；邪留于表，故脉浮数。表未解者，当先解表，但不同于伤寒之用麻、桂耳。

雄按：何西池云，辨痰之法，古人以黄稠者为热，稀白者为寒，此特言其大概，而不可泥也。以外感言之，伤风咳嗽，痰随嗽出，频嗽而多，色皆稀白，误作寒治，多致困顿。盖火盛壅逼，频咳频出，停留不久，故未至于黄稠耳。迨火衰气平，咳嗽渐息，痰之出者，半日一口，反黄而稠。缘火不上壅，痰得久留，受其煎炼使然耳。故黄稠之痰，火气尚缓而微；稀白之痰，火气反急而盛也。此皆当用辛凉解散，而不宜于温热者，推之内伤亦然。孰谓稀白之痰，必属于寒哉？总须临证细审，更参以脉，自可见也。

此节论述风温病邪在表（卫分）的证治，证见头痛恶风，身热咳嗽，口渴，脉浮数，舌苔白者，病在卫分，治宜辛凉解表。

风温证，身热咳嗽，自汗口渴，烦闷，脉数，舌苔微黄者，热在肺胃也。当用川贝、牛蒡、桑皮、连翘、橘皮、竹叶之属，凉泄里热。

此温邪之内袭者，肺热，则咳嗽汗泄。胃热，则口渴烦闷。苔白转黄，风从火化，故以清泄肺胃为主。

雄按：苔黄不甚燥者，杨云：故条中言微黄，亦具见斟酌。治当如是。若黄而已干，则桑皮、橘皮，皆嫌其燥，须易瓜蒌、黄芩，庶不转伤其液也。

此节论述风温热邪在肺胃（气分）的证治。证见咳嗽汗出，热在肺；口渴烦闷，热在胃。脉数，舌苔微黄者，病在气分，治宜清泄肺胃。

风温证，身灼热，口大渴，咳嗽烦闷，谵语如梦语，脉弦数，干呕者，此热灼肺胃，风火内旋。当用羚羊角、川贝、连翘、麦冬、石斛、青蒿、知母、花粉之属，以泄热和阴。

此温邪袭入肺胃之络，灼烁阴津，引动木火，故有烦渴呕逆等证，急宜泄去络中之热，庶无（就没有）风火相煽，走窜包络之虞。

雄按：嗽且闷，麦冬未可即授，嫌其滋也。汪按：徐洄溪谓麦冬能满肺气。非实嗽所宜是也。以为大渴耶，已有知母、花粉，足胜其任矣。木火上冲而干呕，则青蒿虽清少阳，而嫌乎升矣。宜去此二味，加以栀子、竹茹、枇杷叶，则妙矣。杨云：议药细极微芒，读者不可草草读过。

此节论述风温肺胃热盛而致肝胆火逆的证治，证见身灼热，咳嗽烦闷，烦渴呕逆，其脉弦数，治宜泄热和阴祛风。

风温证，身热咳嗽，口渴下利，苔黄，谵语，胸痞，脉数，此温邪由肺胃下注大肠。当用黄芩、桔梗、煨葛、煨葛根、豆卷、甘草、橘皮之属，以升泄温邪。

大肠与胃相连属，与肺相表里，温邪内逼，下注大肠则下利，治之宜清泄温邪，不必专于治利。按《伤寒论》："下利谵语者，有燥矢①也，

---

① 注：矢，即屎。书中不作更改。

宜大承气汤。"是实热内结，逼液下趋，必有舌燥苔黄刺，及腹满痛证兼见，故可下以逐热。若温邪下利，是风热内迫，虽有谵语一证，仍是无形之热，蕴蓄于中，而非实满之邪，盘结于内，故用葛根之升提，不任硝、黄之下逐也。汪按：升提亦所不任。

雄按：伤寒为阴邪，未曾传腑化热，最虑邪气下陷，治必升提温散，而有早下之戒。温热为阳邪，火必克金，故先犯肺，火性炎上，难得下行。若肺气肃降有权，移其邪由腑出，正是病之去路，升提胡可妄投？杨云：小儿患疹，必下利，与此正同。故温病多有发疹者，误升则邪入肺络，必喘吼而死！既云：宜清泄其邪，不必专于治利矣。况有咳嗽胸痞之兼证，岂葛根、豆卷、桔梗之所宜乎？当易以黄连、桑叶、银花。须知利不因寒，润药亦多可用。仲圣以猪肤、白蜜治温病下利，《寓意草》论肺热下利最详，学人宜究心焉。且伤寒与温热，邪虽不同，皆属无形之气。伤寒之有燥矢，并非是气结，乃寒邪化热，津液耗伤，糟粕炼成燥矢耳。温热病之大便不闭为易治者，以脏热移腑，邪有下行之路，所谓腑气通则脏气安也。设大便闭者，热烁胃津，日久亦何尝无燥矢宜下之证哉？惟伤寒之大便不宜早解，故必邪入于腑，始可下其燥矢。温热由肺及胃，虽不比疫证之下不嫌早，而喜其便通，宜用清凉，故结成燥矢者较少耳。

此节论述风温病肺热下注大肠而见下利的证治，证见身热咳嗽，口渴下利，苔黄，谵语，胸痞，脉数，治疗以清泄温邪。强调此为病有去路，禁忌葛根等药升提。

风温证，热久不愈，咳嗽，唇肿，口渴，胸闷，不知饥，身发白疹如寒粟状，自汗脉数者，此风邪挟太阴脾湿，发为风疹。杨云：白疹乃肺胃湿热也，与脾无涉，亦与风无涉。**用牛蒡、荆芥、防风、连翘、橘皮、甘草之属凉解之。**

风温本留肺胃，若太阴旧有伏湿者，风热之邪，与湿热相合，流连不解，日数虽多，仍留气分，由肌肉而外达皮毛，发为白疹。盖风邪与阳明营热相并则发斑。与太阴湿邪相合，则发疹也。又有病久中虚，气分大亏而发白疹者，必脉微弱而气倦怯，多成死候，不可不知。汪按：前说即白如水晶色之白瘖，后说即白如枯骨之白疹也。

雄按：白疹即白痦也，虽挟湿邪久不愈而从热化，且汗渴脉数，似非荆防之可再表。杨云：此湿亦不必用橘皮之燥。宜易滑石、苇茎、通草，杨云：精当。斯合凉解之法矣。若有虚象，当与甘药以滋气液。

此节论述风温发生白痦的证治，白痦是由湿热之邪，郁于气分，失于轻清开泄所致。证见自汗口渴，咳嗽胸闷，脉数。治宜清化气分之湿热，凉解顾阴，禁忌升散。

风温证，身热咳嗽，口渴胸痞，头目胀大，面发泡疮者，风毒上壅阳络。当用荆芥、薄荷、连翘、元参、牛蒡、马勃、青黛、银花之属，以清热散邪。

此即世俗所谓大头病也，古人用三黄汤主治。然风热壅遏，致络气不宣，头肿如斗，终不若仿普济消毒饮之宣络涤热为佳。

此节论述风温病中风毒上壅而致大头瘟的证治，治宜清热散邪通络，以普济消毒饮治之。

三黄汤：黄连、黄芩、大黄。主治三焦壅热，烦躁谵语，腹痛胀满，大便秘结，胬肉攀睛。

普济消毒饮：黄芩、黄连、陈皮、甘草、元参、连翘、板蓝根、马勃、牛蒡子、薄荷、僵蚕、升麻、柴胡、桔梗。用于风热疫毒，壅于上焦，发于头面。主治大头瘟。恶寒发热，头面红肿灼痛，目不能开，咽喉不利，舌燥口渴，舌红苔白兼黄，脉浮数有力。

风温证，身大热，口大渴，目赤唇肿，气粗烦躁，舌绛齿板，痰咳，甚至神昏谵语，下利黄水者，风温热毒，深入阳明营分，最为危候。用犀角、连翘、葛根、元参、赤芍、丹皮、麦冬、紫草、川贝、人中黄，解毒提斑，间有生者。杨云：葛根、麦冬俱与证不甚相符。

此风温热毒，内壅肺胃，侵入营分，上下内外，充斥肆逆。若其毒不甚重，或气体壮实者，犹可挽回，否则必坏。

此节论述风温热毒入阳明及营分（气营同病）的证治。治宜清热解毒化斑，气营两清。葛根不可用。

风温毒邪，始得之，便身热口渴，目赤咽痛，卧起不安，手足厥冷，泄泻，脉伏者，热毒内壅，络气阻遏。当用升麻。杨云：凡涉咽痛者，一用升麻，则邪入肺络，必喘吼而声如曳锯，陈氏想未之见耳。**黄芩、犀角、银花、甘草、**

豆卷之属，升散热毒。

此风温毒之壅于阳明气分者（杨云：仍是肺病），即仲景所云阳毒病是也，五日可治，七日不可治。乘其邪犯气分，未入营阴，故可升散而愈。

此节论述风温毒邪壅于阳明气分的证治，治宜清气解热毒，不宜用升麻之类辛温升散。

风温证，身热自汗，面赤神迷，身重难转侧，多眠睡，鼻鼾，语难出，脉数者，温邪内逼，阳明精液劫夺，神机不运。用石膏、知母、麦冬、半夏、竹叶、甘草之属，泄热救津。

鼻鼾、面赤，胃热极盛，人之阴气，以胃为养，热邪内灼，胃液干枯，阴气复有何资，而能渗诸阳、灌诸络？是以筋骨懈怠，机关失运，急用甘凉之品以清热濡津，或有济也。

雄按：宜加西洋参、百合、竹沥。

叶评：……今补录之，而群队寒凉中，杂以半夏者，以燥热之邪，与寒凉之品，格而不入，故用半夏之辛燥。以反佐同气相求，使药气与病邪，不致水火之不相射，所以金匮麦冬汤，竹叶石膏汤内，古人恒并用之也。

此节论述风温热盛阳明、阴液耗伤的证治，证见身热汗出，面赤鼻鼾，身重，多眠睡，脉数，治宜清胃热、滋阴液为主。

麦冬汤：麦门冬、半夏、人参、甘草、粳米、大枣。滋养肺胃，降逆和中。

竹叶石膏汤：竹叶、石膏、半夏、麦门冬、人参、甘草、粳米。清热生津，益气和胃。

风温证，身热痰咳，口渴神迷，手足瘈疭，状若惊痫，脉弦数者，此热劫津液，金囚木旺。当用羚羊、川贝、青蒿、连翘、知母、麦冬、钩藤之属，以息风清热。

肺属金而畏火，赖胃津之濡养，以肃降令而溉百脉者也。热邪内盛，胃津被劫，肺失所资。木为火之母，子能令母实，火旺金囚，木无所畏，反侮所不胜。是以筋脉失养，风火内旋，惊痫，在所不免，即俗云发

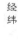

痉是也。故以息风清热为主治。

雄按：可加元参、栀子、丝瓜络。

此节论述风温肺热伤津，引动肝风发痉证治，证见身热咳嗽、口渴神迷、惊痫等，其脉弦数。治宜清热养阴熄风。

风温证，热渴烦闷，昏愦不知人，不语如尸厥，脉数者，此热邪内蕴，走窜心包络。当用犀角、连翘、焦远志、鲜石菖蒲、麦冬、川贝、牛黄、至宝之属，泄热通络。

热邪极盛，与三焦相火相煽，最易内窜心包，逼乱神明，闭塞络脉，以致昏迷不语，其状如尸，俗谓发厥是也。闭者宜开，故以香开辛散为务。

此节论述风温痰热闭阻心包而致昏厥的证治，证见热渴烦闷，甚至昏迷不语，其状如尸，脉数。强调治疗宜清心热开窍，涤痰通络。

薛生白湿热病篇

雄按：此篇始见于舒松摩重刻《医师秘籍》，后云是薛作，章氏从而释之，而江白仙本以附陈作后，吴子音《温热赘言》连前篇并为一人之书，并不标明何人所著，但曰寄瓢子述，且前篇之末，有"今补薛生白先生一法于后"云云，则此篇亦非薛著矣。其江本所补一法，又无薛生白三字，且此篇张友樵所治酒客之案，但称曰余诊。言人人殊，无从核实，姑存疑以质博雅。

一、湿热证。 雄按：既受湿又感暑也。即是湿温，亦有湿邪久伏而化热者。

喻氏以为三气者，谓夏令地气已热，而又加以天上之暑也。**始恶寒，后但热不寒，汗出，胸痞，舌白**（吴本下有"或黄"二字），**口渴不引饮**。雄按：甘露消毒丹最妙。吴本虽出江本之后，无甚异同。所附酒客一案云，是其师治，似较江本为可信也。故引证但据吴本，而江本从略。

自注：此条乃湿热证之提纲也。湿热病，属阳明、太阴经者居多。章虚谷云：胃为戊土属阳，脾为己土属阴。湿土之气，同类相召，故湿热之邪，始虽外受，终归脾胃也。中气实则病在阳明，中气虚则病在太阴。外邪伤人，必随人身之气而变。如风寒在太阳则恶寒，传阳明即变为热而不恶寒。今以暑湿所合之邪，故人身阳气旺，即随火化而归阳明；阳气虚即随湿化而归太阴也。病在二经之表者，多兼少阳三焦。病在二经之里者，每兼厥阴风木。以肝脾胃所居相近也。以少阳厥阴，同司相火。少阳之气，由肝胆而升，流行三焦，即名相火。阳明、太阴湿热内郁，郁甚则少火皆成壮火，而表里上下，充斥肆逆。经曰：少火生气，壮火食气。少火者，阳和之生气，即元气也；壮火者，亢阳之暴气，故反食其元气。食犹蚀也，外邪郁甚，使阳和之气悉变为亢暴之气，而充斥一身也。故是证最易耳聋干呕，发痉发厥。暑湿之邪，蒙蔽清阳，则耳聋。内扰肝脾胃，则干呕而痉厥也。而提纲中不言及者，因以上诸证，皆湿热病兼见之变局，而非湿热病必见之正局也。必见之证，标于提纲，使人辨识，不至与他病混乱，其兼见之变证，或有或无，皆不可定。若标之反使人迷惑也。始恶寒者，阳为湿遏而恶寒，终非若寒伤于表之恶寒。湿为阴邪，始遏其阳而恶寒，即与暑合，则兼有阳邪，终非如寒邪之纯阴，而恶寒甚也。后但热不寒，则郁而成热，反恶热矣。雄按：后则湿郁成热，故反恶热，所谓六气皆从火化也。况与暑合，则化热尤易也。热盛阳明则汗出。章云：热在湿中，蒸湿为汗。湿蔽清阳则胸痞，湿邪内甚则舌白。湿热交蒸则舌黄。雄按：观此句则提纲中舌白下应有"或黄"二字。热则液不升而口渴，湿则饮内留而不引饮。章云：以上皆明提纲所标，为必有之证也。然所云表者，乃太阴阳明之表，而非太阳之表。湿热邪归脾胃，非同风寒之在太阳也。雄按：据此则前病在太阴下必有脱简，应从吴本补入。太阴之表，四肢也，阳明也；阳明之表，肌肉也，胸中也。四肢禀气于脾胃，而肌肉脾胃所主，若以脾胃分之，则胃为脾之表，胸为胃之表也。故胸痞为湿热必有之证，四肢倦怠，肌肉烦疼，亦必并见。此湿热在脾胃之表证也。其所以不干太阳者，以太阳为寒水之腑，主一身之表。雄按：肺为天，天包地外而处于上，膀胱为水，水环地极而处于下，故皆为一身之表，而风为阳邪，首及肺经，寒为阴邪，先犯膀胱。惟湿为中土之气，胃为中土之腑，故胃受之。杨云：此注奇情至理，所谓语必惊人，总近情也。风寒必自表入，故属太阳。雄按：陈亮师云：风邪上受，肺合皮毛，故桂枝证有鼻鸣干呕也。湿热之邪，从表伤者十之一二。章云：是湿随风寒而伤表，郁其阳气而变热，如仲景条内之麻黄赤小豆汤证是也。由口鼻入者十之八九。暑热熏蒸之气，必由口鼻而入。阳明为水谷之海，太阴为湿土之脏，故多阳明太阴受病。湿轻暑重，则归阳明；暑少湿多，则归太阴。膜原者，外通肌肉，内近胃腑，即三焦之门户，实一身之半表半里也。雄按：此与叶氏《温热篇》第三章之论合。邪由上受，直趋中道，故病多归膜原。章云：外经络，内脏腑，膜原居其中，为内外交界之地。凡口鼻肌肉所受之邪，皆归于此也，其为三焦之门户，而近胃口，故膜原之邪，必由三焦而入脾胃也。杨云：细绎此言，则膜原乃人肌肉之膜也。然邪之由鼻入者，必先至肺，由口入者，必先至胃，何以云必归膜原？此不可解者也。若云在内之邪，必由膜原达外，在外之邪，必由膜原入内，则似矣。要之湿热之病，不独与伤寒不同，且与温病大异，温病乃少阴太阳同病。此仲景所论伏气之春温，若叶氏所论外感之风温，则又不同者矣。雄按：此注知有少阴太阳之温病，则与前篇风温条例力非伏气之论者，断非一人之笔，即按文义亦彼逊于此。吴氏何以并为一家，江本必欲相合强为删改，岂非自呈伪妄耶。湿热乃阳明太阴同病也。始受于膜原，终归于脾胃。而提纲中言不及脉者，以湿热之证，脉无定体，或洪或缓，或伏或细，各随证见，不拘一格，故难以一定之脉，拘定后人眼目也。阳明热盛见阳脉，太阴湿盛见阴脉，故各随证见也。

　　湿热之证，阳明必兼太阴者，徒知脏腑相连，湿土同气，而不知当与温病之必兼少阴比例，少阴不藏，水火内燔，风邪外袭，表里相应，故为温病。此即《经》言冬不藏精，春发温病，先由内伤而后外感，膏粱中人多有之。其冬伤于寒，曰少阴伏邪，至春发出于太阳之温病，藜藿（平民百姓）中人多有之。皆必兼少阴者也。若外感风温，邪由上受者，又当别论矣。太阴内伤，湿饮停聚，客邪再至，内外相引，故病湿热。脾主为胃，行津液者也，脾伤而不健运，则湿饮停聚，故曰脾虚生内湿也。雄按：此言内湿素盛者。暑邪入之，易于留着，而成湿温病也。此皆先有内伤，再感客邪，非由腑及脏之谓。若湿热之证，不挟内伤，中气实者，其病必微。雄按：内湿不盛者，暑邪无所根据傍，虽患湿温，治之易愈。或有先因于湿，再因饥劳而病者，亦属内伤挟湿，标本同病。然劳倦伤脾为不足，湿饮停聚为有余。雄按：脾伤湿聚，曷云有余？盖太饱则脾困，过逸则脾滞，脾气困滞而少健运，则饮停湿聚矣。较之饥伤而脾馁，劳伤而脾乏者，则彼尤不足，而此尚有余也。后人改饥饱劳逸，为饥饱劳役，不但辨证不明，于字义亦不协矣。所以内伤外感，孰多孰少，孰实孰虚，又在临证时权衡矣。

叶评：……湿温证属阳明太阴经者居多，中气实则病在阳明，中气虚则病属太阴，病在二经之表者，多兼少阳三焦，病在二经之里者，每见厥阴风木，以少阳厥阴同司相火，湿本土化，郁而生热，即兼火化，故是证最易耳聋干呕，发痉发厥，而提纲中不言及者，因以诸证皆非湿热证始生之正局，实乃湿热病必有之变局也。始恶寒者，阳为湿郁而恶寒，终非若寒伤于表之恶寒，后但热不寒，则久郁成热反恶热矣，阳不卫外则汗出，湿扰清阳则胸痞，湿雾上腾则舌白，热相蒸则舌黄，热极则液不升而口渴，湿盛则饮内留而仍不引饮。

此节为湿热证的总纲。阐述湿热病初起典型症状为始恶寒、后恶热、汗出、胸痞、口渴不欲饮。湿热证成因多由脾胃内伤，再感外邪，内外邪相合而发病。湿热之邪表伤居少，属口鼻入者居多，湿热属阳明、太阴经者同病，中气实则病在阳明，中气虚则病在太阴。病初发在二经之表者，多兼少阳三焦，病在二经之里，兼有厥阴风木。少阳厥阴同司相火，相火盛出现耳聋、干呕、发痉、发厥等变证。又指出湿热证与伤寒、伏气春温的区别，在于湿热的表证，是太阴阳明之表，是四肢、肌肉、胸中，表现四肢倦怠，肌肉烦痛，胸痞等脾胃之病；而伤寒为寒邪束表，是太阳之表寒证；春温为少阴太阳同病。

甘露消毒丹（普济解疫丹）：滑石、茵陈、黄芩、石菖蒲、川贝母、木通、藿香、射干、连翘、薄荷、白豆蔻。利湿化浊，清热解毒。治湿温之主方。主治湿温时疫，邪在气分，湿热并重证。发热倦怠，胸闷腹胀，肢酸咽痛，身目发黄，颐肿口渴，小便短赤，泄泻淋浊，舌苔白或厚腻或干黄，脉濡数或滑数。

二、湿热证，恶寒无汗，身重头痛。雄按：吴本下有"胸痞腰疼"四字。**湿在表分。宜藿香、香薷、羌活、苍术皮、薄荷、牛蒡子等味。头不痛者，去羌活。**雄按：吴本无藿香、香薷、薄荷、牛蒡子，有葛根、神曲、广皮、枳壳。

自注：下仿此。身重恶寒，湿遏卫阳之表证，头痛必挟风邪，故加羌活，不独胜湿，且以祛风。杨云：湿宜淡渗，不宜专用燥药，头痛属热，不必牵涉及风。此条乃阴湿伤表之候。章云：恶寒而不发热，故为阴湿。雄按：阴湿故可用薷、术、羌活以发其表。设暑胜者，三味皆为禁药，章氏既知阴湿，因见其用香薷一味，遂以此条为暑证之实据，总由误以湿热为暑也。故其论暑，连篇累牍，皆是影响之谈。夫七政营运，有形可据，尚难臆断，况太极无形，空谈无谓，道迩求远（使浅显的道理变得复杂），反误后人。兹概从删，免滋眩惑。

此节论述湿邪伤表尚未化热的证治。湿邪使卫阳郁闭，证见恶寒无汗，湿阻气机则身重头痛，治宜辛散祛湿。

三、湿热证。雄按：吴本下有"汗出"二字。**恶寒发热，身重关节疼。**雄按：吴本下有"胸痞腰"三字。**痛，湿在肌肉，不为**（雄按：吴本作"可"）**汗解。宜滑石、大豆黄卷、茯苓皮、苍术皮、藿香叶、鲜荷叶、白通草、桔梗等味。不恶寒者，去苍术皮。**雄按：吴本此句作"汗少恶寒者，加葛根"条内无荷叶、藿香、通草、桔梗。有神曲、广皮。

此条外候与上条同，惟汗出独异，更加关节疼痛，乃湿邪初犯阳明之表，而即清胃脘之热者，不欲湿邪之郁热上蒸，而欲湿邪之淡渗下走耳！此乃阳湿伤表之候。以其恶寒少而发热多，故为阳湿也。雄按：吴本下有"然药用渗利，其小便之不利可知矣"二句。汪按：此二句乃他人所附评语。

此节论述湿邪伤表湿已化热的证治。湿热伤表，湿热郁蒸，蒸液外达汗出，症见恶寒发热，汗出，身重关节疼。治宜渗湿，泄胃脘之热，不宜辛温热躁之剂。

四、湿热证，三四日即口噤，四肢牵引拘急，甚则角弓反张，此湿热侵入经络脉隧中。宜鲜地龙、秦艽、威灵仙、滑石、苍耳子、丝瓜藤、海风藤、酒炒黄连等味。雄按：吴本无此条。

此条乃湿邪挟风者。风为木之气，风动则木张，乘入阳明之络则口噤。走窜太阴之经，则拘挛。故药不独胜湿，重用息风。一则风药能胜湿，一则风药能疏肝也。选用地龙诸藤者，欲其宣通脉络耳。十二经络皆有筋相连系，邪由经络伤及于筋，则瘛疭拘挛，角弓反张，筋由肝所主，故筋病必当疏肝。雄按：地龙殊可不必，加以羚羊、竹茹、桑枝等，亦可。笆伯云：地龙、灵仙、苍耳、海风藤，似嫌过于走窜，不如羚羊、竹茹、桑枝等较妥，或加钩藤可乎。

或问仲景治痉，原有桂枝加瓜蒌根及葛根汤两方，岂宜于古而不宜于今耶？今之痉者，与厥相连，仲景不言及厥，岂《金匮》有遗文耶？予曰：非也。药因病用，病源既异，治法自殊。伤寒之痉自外来。谓由外风，证属太阳，口噤即属阳明，义详本论。治以散外邪为主；湿热之痉自内出，谓由内风，波及太阳，治以息内风为主。盖三焦与肝胆同司相火，少阳生气，生于肝胆，流行三焦，名相火也，中焦湿热证不解，则热盛于里，而少火悉成壮火，火动则风生，而拘挛脉急，风煽则火炽，而识乱神迷。雄按：设再投桂、葛以助其风，则燎原莫救矣。身中之气，随风火上炎，而有升无降。雄按：治温热诸病者，不可不知此理。常度尽失，由是而形若尸厥，正《内经》所谓"血之与气，并走于上，则为暴厥者是也。"外窜经脉，则成痉；内侵膻中，则为厥。痉厥并见，正气犹存一线，则气复返而生。胃津不克支持，则厥不回而死矣。雄按：喻氏云：人生天真之气，即胸中之津液是也。故治温热诸病，首宜瞻顾及此。董废翁云：胃中津液不竭，其人必不即死。皆见到之言也。奈世人既不知温热为何病，更不知胃液为何物，温散燥烈之药，漫无顾忌，诚不知其何心也。所以痉之与厥，往往相连，伤寒之痉自外来者，安有是哉。雄按：此痉即瘛疭也，吴鞠通辨之甚详确。

暑月痉证，与霍乱同出一源，风自火生，火随风转，乘入阳明则呕，贼及太阴则泻，是名霍乱。窜入筋中则挛急，流入脉络则反张，是名痉。但痉证多厥，霍乱少厥。盖痉证风火闭郁，郁则邪势愈甚，不免逼乱神明，

温热经纬

故多厥。霍乱风火外泄，泄则邪势外解。雄按：宜作"越"。不至循经而走，故少厥，此痉与霍乱之分别也。然痉证邪滞三焦，三焦乃火化，风得火而愈煽，则逼入膻中而暴厥。霍乱邪走脾胃，脾胃乃湿化，邪由湿而停留，则淫及诸经而拘挛。火郁则厥，火窜则挛，又痉与厥之遗祸也。痉之挛急，乃湿热生风，霍乱之转筋，乃风来胜湿。雄按：木克土也。痉则由经及脏而厥，霍乱则由脏及经而挛，总由湿热与风，淆乱清浊，升降失常之故。夫湿多热少，则风入土中而霍乱。雄按：霍乱湿多热少，道其常也。余自髫（指幼年、童年）年，即见此证流行，死亡接踵，然闻诸父老云，向来此证甚稀，而近则常有，因于道光戊戌辑一专论问世，嗣后此证屡行，然必在夏热亢旱酷暑之年，则其证乃剧，自夏末秋初而起，直至立冬后始息。夫彤彤徂（炎热的酷暑）暑，湿自何来？只缘今人蕴湿者多，暑邪易于深伏，迨一朝猝发，遂至阖户沿村，风行似疫。医皆未知原委，理中、四逆随手乱投，殊可叹也！余每治愈此证，必问其人曰：病未猝发之先，岂竟毫无所苦耶？或曰：病前数日，手足心先觉热。或曰：未病前睹物皆红如火。噫！岂非暑热内伏欲发，而先露其机耶？咸丰纪元，此证盛行，经余治者，无一不活，而世人不察，辄以姜、附杀之，不已惧（不已是大错吗？）乎？杨云：道光元年，此证大作，一觉转筋即死，京师至棺木买尽，以席裹身而葬，卒未有识为何证者，俗传食西瓜者即死，故西瓜贱甚，余时年十一，辄与同学人日日饱啖之，卒无恙。今读此论，则医学之陋，不独今日为然也。热多湿少则风乘三焦而痉厥。厥而不返者死。胃液干枯，火邪盘踞也。转筋入腹者死。胃液内涸，风邪独劲也。然则胃中之津液，所关顾不钜哉？雄按：此理喻氏发之，叶氏畅之，实诸病之生死关键也，在温热等病尤为扼要。然明明言之，而鞠通、虚谷之论霍乱也，犹未知之，况他人乎？厥证用辛开，泄胸中无形之邪也；干霍乱（指霍乱之欲吐不吐，欲泻不泻，心腹绞痛者）用探吐，泄胃中有形之滞也。然泄邪而胃液不上升者，热邪愈炽；探吐而胃液不四布者，风邪更张，终成死候，不可不知。雄按：此条自注，明以湿热二气分疏，章氏妄逞己见，谓湿热即暑也，强合二气为一气，且并《难经》湿温，热病为一证矣。盖由未读越人之书耳。兹于原释中悉为订正，而附记于此，以质宗工。

此节讨论湿热挟风侵犯经络而致痉证的证治及鉴别。湿热挟风，风火乘入阳明经则口噤，走窜入太阴经则四肢拘挛而成痉证。此痉证自内出，为内风，治宜清热熄风养津为主。伤寒之痉自外来，为外风，证属太阳，治宜散外邪，调营卫，并养津为主。并指出霍乱与暑月痉证同源而证异。风之火生，火随风转，乘入阳明则呕，贼及太阴则泄，此为霍乱，霍乱邪走脾胃，邪由湿而停留，淫及诸经而拘挛，霍乱其风火外泄，泄则邪势外解，因而厥少。湿热，热多湿少之痉证，风乘三焦，三焦火化，风得火而愈煽，逼入膻中而暴厥，因此痉证多厥。阐明痉厥之证皆风火亢盛，胃中津液必然需要时时维护为要。

五、湿热证，壮热口渴，舌黄或焦红，发痉，神昏谵语，或笑，邪灼心包，营血已耗。宜犀角、羚羊角、连翘、生地、元参、钩藤、银花露、鲜菖蒲、至宝丹等味。雄按：吴本无银花露。

上条言痉，此条言厥。温暑之邪，本伤阳气。雄按：此谓邪之初感，必先干阳分而伤气也。及至热极，逼入营阴。雄按：虽挟湿邪，日久已从热化，在气不能清解，必至逼营。则津液耗而阴亦病，心包受灼，神识昏乱，用药以清热救阴，泄邪平肝为务。雄按：昏谵乃将厥之兆也。

此节讨论湿热内陷心营所致气营两燔的证治。其证壮热口渴，舌色黄或焦红，发痉，神昏谵语，治宜犀角、生地、元参清心凉营，双花、连翘清气泄热，羚羊角、钩藤凉肝熄风；热盛口渴者，可加生石膏、知母；邪入心包，神昏谵语宜至宝丹。

至宝丹：犀角、生玳瑁、琥珀、朱砂、雄黄、牛黄、龙胆、麝香、安息香、金箔、银箔。此治心脏神昏，从表透里之方。

六、湿热证，发痉，神昏笑妄，脉洪数有力，开泄不效者，湿热蕴结胸膈，宜仿凉膈散。若大便数日不通者，热邪闭结肠胃，宜仿承气微下之例。章云：曰宜仿、曰微下，教人细审详慎，不可孟浪攻泻。盖暑湿黏腻，须化气缓攻，不同伤寒化热而燥结，须咸苦峻下以行之也。雄按：吴本无此条。

此条乃阳明实热，或上结胸膈，或下结肠胃。清热泄邪，止能散络中流走之热，而不能除肠中蕴结之邪。故阳明之邪，仍假阳明为出路也。阳明实热，舌苔必老黄色，或兼燥。若犹带白色而滑者，乃湿重为夹阴之邪。或胀满不得不下，须佐二术健脾燥湿，否则脾伤气陷，下利不止，即变危证。盖湿重属太阴证，必当扶脾也。雄按：苔色白滑不渴，腹虽胀满，是太阴寒湿，岂可议下，但宜浓朴、枳、术等温中化湿为治。若阳明之邪，假阳明为出路一言，真治温热病之金针也。盖阳明以下行为顺，邪既犯之，虽不可孟浪攻泻，断不宜截其出路，故温热自利者，皆不可妄行提涩也。杨云：注语极郑重，孟英辨驳尤精，二说皆宜参究。汪按：凡率投补涩者，皆不知邪必须有出路之义者也。

此节讨论湿热化燥，阳明实热上结于胸膈及热邪下结于肠胃之证治。并指出辨证的关键，在于辨舌及脉。证见发痉、神昏，舌苔老黄，或兼燥，其脉洪数有力，如用安宫牛黄丸、至宝丹等清心开窍之剂开泄无效，说明非邪热入心肝，而是热结阳明，热结于上（胸膈），治宜清上泄下，宜用凉膈散之类；若大便数日不通，热结于肠胃宜泻火通便，治以调胃承气汤。并指出温热下利者不可妄用升提固涩，必须使肠中邪热有出路。

凉膈散：连翘、大黄、芒硝、黄芩、薄荷、栀子、甘草。此方泻中上焦之火。

调胃承气汤：大黄、甘草、芒硝。缓下肠胃热结。

七、湿热证，壮热烦渴，舌焦红或缩，斑疹，胸痞自利，神昏痉厥，热邪充斥表里三焦。宜大剂犀角、羚羊角、生地、元参、银花露、紫草、方诸水、金汁、鲜菖蒲等味。雄按：吴本无银花露、方诸水、金汁，有丹皮、连翘。

此条乃痉厥中之最重者，上为胸闷，下挟热利，斑疹痉厥，阴阳告困，独清阳明之热，救阳明之液为急务者，恐胃液不存，其人自焚而死也。雄按：此治温热诸病之真诠也，医者宜切记之，方诸水俗以蚌水代之，腥浊已甚，宜用竹沥为妙。此证紫雪、神犀丹皆可用也。

此节讨论湿热痉厥重症，其热邪充斥表里三焦、气血两燔的证治，该重症为热邪极盛于上则胸痞，下迫大肠自利，热邪窜入手厥阴心包经则见神昏痉厥。指出独清阳明之热以救胃液为当务之急，治宜清热救阴，化痰开窍。

紫雪：黄金、寒水石、磁石、石膏、滑石、羚羊角、犀角、青木香、沉香、丁香、元参、升麻、甘草。清热解毒，止痉开窍。

神犀丹：犀角、石菖蒲、黄芩、生地、银花、粪清、连翘、板蓝根、香豉、元参、花粉、紫草。此方用于温热暑疫诸病，病邪不解耗液伤营，逆传内陷，痉厥昏狂，谵语发斑等证。清热开窍，凉血解毒。

八、湿热证，寒热如疟。 雄按：吴本下有"舌苔滑白，口不知味"八字。**湿热阻遏膜原。宜柴胡、厚朴、槟榔、草果、藿香、苍术、半夏、干菖蒲、六一散等味。** 雄按：吴本无柴胡、槟榔、藿香、菖蒲，有神曲。

疟由暑热内伏，秋凉外束而成。若夏月腠理大开，毛窍疏通，安得成疟？而寒热有定期，如疟证发作者，以膜原为阳明之半表半里，热湿阻遏，则营卫气争，证虽如疟，不得与疟同治，故仿又可达原饮之例。盖一由外凉束，一由内湿阻也。膜原在半表半里，如少阳之在阴阳交界处，而营卫之气，内出于脾胃，脾胃邪阻，则营卫不和，而发寒热似疟之证矣。

此节讨论湿热阻遏膜原致疟的证治，并指出其出现的类疟与正疟治疗不同。正疟是邪郁于少阳，以寒战发热，汗出热退，休作有时，头痛面赤，恶心呕吐，口苦，苔薄白或黄腻，脉弦或弦数，以小柴胡汤治之；类疟邪在膜原，膜原为阳明之半表半里，营卫之气，内出于脾胃，热湿阻遏，脾胃邪阻，则营卫不和，而发寒热似疟证，治宜开达膜原，清热利湿理气，可用达原饮和六一散。

六一散：滑石、甘草。治疗暑湿。加辰砂少许，名为益元散。

达原饮：槟榔、厚朴、草果仁、知母、芍药、黄芩、甘草。开达膜原，辟秽化浊。

九、湿热证，数日后，脘中微闷，知饥不食，湿邪蒙绕三焦。 雄按：宜作"上"焦。**宜藿香叶、薄荷叶、鲜荷叶、枇杷叶、佩兰叶。** 雄按：《离骚》纫秋兰以为佩，故称秋兰为佩兰。若药肆中所售之佩兰，乃嬭（奶）酢草之类，不可入药也。**芦尖**（雄按：即芦根也，用尖取其宣畅）、**冬瓜仁等味。** 雄按：吴本无此条。

此湿热已解，余邪蒙蔽清阳，胃气不舒，宜用极轻清之品，以宣上焦阳气。若投味重之剂，则与病情不相涉矣。雄按：章氏谓轻剂专为吴人体弱而设，是未察病情之言也。或问湿热盛时，疫气流行，当服何药？豫为消弭。予谓叶讷人《医案存真》载其高祖天士先生案云：天气郁勃泛潮，常以枇杷叶拭去毛净锅炒之，泡汤饮之，取芳香不燥，不为秽浊所侵，可免夏秋时令之病，余则建兰叶、竹叶、冬瓜、芦根，皆主清肃肺气，故为温热暑湿之要药，肺胃清降，邪自不容矣。若别药恐滋流弊，方名虽美，不可试也，而薄滋味，远酒色，尤为要务。

此条须与三十一条参看，彼初起之实邪，故宜涌泄，投此轻剂，不相合矣，又须与后条参看，治法有上中之分，临证审之。解后余邪为虚，初发者为实，上焦近心，故有懊恼谵语，中焦离心远，故无。如其舌黄邪盛，亦有发谵语者。

此节讨论湿热余邪蒙蔽上中焦，胃气不舒的证治，并提出宜用轻清上焦肺气之剂。

十、湿热证，初起发热汗出，胸痞口渴，舌白，湿伏中焦。宜藿梗、蔻仁、杏仁、枳壳、桔梗、郁金、苍术、浓朴、草果、半夏、干菖蒲、佩兰叶、六一散。杨云：俱可用，但须择一二味对证者用之，不必并用。**等味。**雄按：吴本胸痞下，曰"不知饥"；口渴卜，曰"不喜饮"。舌白作"舌苔滑白"，无杏仁、苍术、浓朴、草果、半夏。

浊邪上干则胸闷，胃液不升则口渴，病在中焦气分，故多开中焦气分之药。雄按：亦太多，颇不似薛氏手笔。此条多有挟食者，其舌根见黄色，宜加瓜蒌、楂肉、莱菔子。汪按：此疑亦后人所附评语。

此节讨论湿伏中焦气分之证治。并强调湿重于热者，以辛开中焦气分并祛湿为主少佐清热；热重于湿者治宜清热利湿理气。

以上三节（八、九、十）为湿重于热之候。

六一散：滑石、甘草。治疗暑湿。

十一、湿热证，数日后（雄按：吴本下有"胸痞"二字），**自利溺赤**（雄按：吴本作"涩"），**口渴**（雄按：吴本上有"身热二字"），**湿流下焦。宜滑石、猪苓、茯苓、泽泻、萆薢、通草等味。**雄按：吴本无泽泻、通草，有神曲、广皮。

下焦属阴，太阴所司，阴道虚故自利，化源滞则溺赤，脾不转津则口渴，总由太阴湿胜故也。湿滞下焦，故独以分利为治。然兼证口渴胸痞，须佐入桔梗、杏仁、大豆黄卷，开泄中上。源清则流自洁，不可不知。雄按：据此则本条"胸痞"二字，当从吴本增入为是。至源清流洁云云，则又非自注之文法，殊可疑也。以上三条，俱湿重于热之候。

湿热之邪，不自表而入，故无表里可分，谓由膜原中道而入也，虽无表里之分，亦有浅深当别。而未尝无三焦可辨，犹之河间治消渴，亦分三焦者是也。夫热为天之气。雄按：此明热即暑之谓也，章氏何以曲为改释。湿为地之气，热得湿而愈炽，湿得热而愈横。雄按：热得湿则郁遏而不宣，故愈炽；湿得热则蒸腾而上熏，故愈横。两邪相合，为病最多。丹溪有云：湿热为病，十居八九。故病之繁且苛者，莫如夏月为最。以无形之热，蒸动有形之湿，素有湿热之人，易患湿温，误发其汗，则湿热混合为一，而成死证，名曰重暍也。湿热两分，其病轻而缓，湿热两合，其病重而速。章云：故当开泄以分其势，若误作虚而用补法，则闭塞气道而死矣。湿多热少，则蒙上流下，当三焦分治。调三焦之气，分利其湿也。湿热俱多，则下闭上壅，而三焦俱困矣。当开泄清热，两法兼用。犹之伤寒门二阳合病、三阳合病也。盖太阴湿化，三焦火化，有湿无热，止能蒙蔽清阳，或阻于上，或阻于中，或阻于下，若湿热一合，则身中少火悉化为壮火，而三焦相火，有不起而为虐者哉。雄按：湿热一合，业已阴从阳化，如此披猖，况热多湿少乎？故不言热多湿少者，非阙文也。盖急宜清热，有不待言矣。所以上下充斥，内外煎熬，最为酷烈。雄按：曰酷曰烈，皆暑之威名。兼之木火同气，表里分司，再引肝风，痉厥立至。雄按：津虚之体，至暑月每有肝风陡动之煎厥一证，言其不耐暑气煎熬，可谓形容逼肖。胃中津液几何，其能供此交征乎？雄按：不辨暑证之挟湿与否，而辄投温燥以劫津者，宜鉴斯言。至其所以必属阳明者，以阳明为水谷之海，鼻食气，口食味，悉归阳明，邪从口鼻而入，则阳明为必由之路。

雄按：肺胃大肠一气相通，温热究三焦，以此一脏二腑为最要，肺开窍于鼻，吸入之邪，先犯于肺，肺经不解，则传于胃，谓之顺传，不但脏病传腑为顺，而自上及中，顺流而下，其顺也，有不待言者，故温热以大便不闭者易治，为邪有出路也。若不下传于胃，而内陷于心包络，不但以脏传脏，其邪由气分入营，更进一层矣，故曰逆传也。因叶氏未曾明说顺传之经，世多误解逆传之理，余已僭注于本条之后，读此可证管窥之非妄。其始也，邪入阳明，早已先伤其胃液，其继邪盛三焦，更欲资取于胃液，司命者可不为阳明顾虑哉。雄按：此不独为湿热病说法也，风寒化热之后，亦须顾此，况温热乎。

或问木火同气，热盛生风，以致痉厥，理固然矣。然有湿热之证，表里极热，不痉不厥者何也？余曰：风木为火热引动者，原因木气素旺，木旺由于水亏，故得引火生风，反焚其木，以致痉厥。若水旺足以制火而生木，即无痉厥者也。肝阴先亏，内外相引，两阳相煽，因而动雄按：吴本作"劲"张。若肝肾素优，并无里热者，火热安能招引肝风也。

雄按：喻氏云"遇暄热而不觉其热者，乃为平人"。盖阴不虚者，不畏暑而暑不易侵，虽侵之亦不致剧，犹之乎水田不惧旱也。阴虚者见日即畏，虽处深宫之内，而无形之暑气，偏易侵之，更有不待暑侵，而自成为厥者矣。杨云：虚损之原，一语揭出。试观产妇及小儿一经壮热，便成瘛疭者，以失血之后，与纯阳之体，阴气未充，故肝风易动也。雄按：原本未及产妇，今从吴本与小儿并论，尤为周密，然妇科不知血脱易痉，往往称为产后惊风，喻氏辟之违矣。幼科一见发热，即以柴葛解肌为家常便饭，初不究其因何而发热也，表热不清，柴葛不撤，虽肝风已动，瘛疭已形，犹以风药助虐，不亦俱乎。此叶氏所以有劫肝阴，竭胃汁之切戒也。杨云：痉厥之证，举世不知其因，今经此详明剖析，昭如白日矣。

或问曰：亦有阴气素亏之人，病患湿热，甚至斑疹外见，入暮谵语昏迷，而不痉不厥者何也？答曰：病邪自盛于阳明之营分，故由上脘而熏胸中，则入暮谵妄，邪不在三焦气分，则金不受囚，木有所畏，未敢起而用事。至于斑属阳明，疹属太阴，亦二经营分热极，不与三焦相干，即不与风木相引也，此而痉厥，必胃中津液尽涸，耗及心营，则肝风亦起，而其人已早无生理矣。雄按：此从吴本采补，观此则粗工之治温热，妄用柴葛竭力以耗胃汁而鼓其肝风者，真杀人不以刃也。惟稍佐于凉润方中，或不致为大害。

此节讨论湿流下焦当以分利为主，若兼胸闷口渴，宜开泄中上，以达源清流自洁。并指出湿热病可从三焦辨治为准。

十二、湿热证，舌遍体白，口渴，湿滞阳明。宜用辛开，如浓朴、草果、半夏、干菖蒲等味。舌白者言其苔，若苔滑而口不渴者，即属太阴证，宜温之。雄按：苔白不渴，须询其便溺，不热者，始为宜温之的证也。又按：此与第十条证相似，吴本无此条。杨云：湿盛热微之证，初起原可暂用此等药开之，一见湿开化热，便即转手清热。若执此为常用之法则误矣。注内补出审便溺一层，尤为周到。

此湿邪极盛之候，口渴乃液不上升，非有热也。辛泄太过，即可变而为热，以其属阳明湿邪，开泄则阳气升而热透。而此时湿邪尚未蕴热，故重用辛开，使上焦得通，津液得下也。阳气升则津液化，而得上输下布也。

此节指出湿滞阳明尚未化热，治以辛开之剂理气化湿，使上焦气机通达，津液得以上输下布，浊邪随之而解。

十三、湿热证，舌根白，舌尖红，湿渐化热，余湿犹滞。宜辛泄佐清热。如蔻仁、半夏、干菖蒲、大豆黄卷、连翘、绿豆衣、六一散等味。雄按：吴本无此条。

此湿热参半之证，而燥湿之中，即佐清热者，亦所以存阳明之液也。上二条凭验舌以投剂，为临证时要诀。盖舌为心之外候，浊邪上熏心肺，舌苔因而转移。叶氏《温热论》辨舌最精详，宜合观之。雄按：更宜参之《准绳》。

此节阐明中焦湿渐化热，余湿犹滞，治宜辛泄清热法，强调验舌的重要性。凭验舌辨别以用药，如舌体白，口渴为湿滞阳明，治以辛开理气化湿；舌根白，舌尖赤为湿渐化热，治宜清热利湿；舌尖赤为心宫有热，治宜清心火。

以上三条为湿热在中焦而湿重于热。

十四、湿热证，初起即胸闷、不知人、瞀（精神错乱）乱，大叫痛，湿热阻闭中上二焦。宜草果、槟榔、鲜菖蒲、芫荽、六一散，各重用。或加皂角，地浆水煎。雄按：吴本无此条。淦按：此条颇似痧证，宜用灵药痧丸为妙。六一散有甘草，须慎用。

此条乃湿热俱盛之候，而去湿药多，清热药少者，以病邪初起即闭，不得不以辛通开闭为急务，不欲以寒凉凝滞气机也。雄按：芫荽（香菜）不如用薤白，或可配瓜蒌、栀、豉者则配之。

此节为湿热秽浊之邪阻闭中上焦的证治，证见胸闷、神志昏乱，甚至不省人事，常见头胀、头重、恶心、欲呕、腹胀、舌白腻等证，宜急急辛通开闭，此证俗称痧证，可配以刮痧、针刺治疗。

十五、湿热证，四、五日，口大渴，胸闷欲绝，干呕不止，脉细数，

舌光如镜，胃液受劫，胆火上冲。**宜西瓜汁、金汁、鲜生地汁、甘蔗汁、磨服郁金、木香、香附、乌药等味。**雄按：吴本作西瓜白汁，谓不取瓢中汁，而以瓜肉捣汁也。并无金汁、蔗汁。

此营阴素亏，木火素旺者，木乘阳明，耗其津液，幸无饮邪，故一清阳明之热，一散少阳之邪，不用煎者，取其气全耳。舌光无苔，津枯而非浊壅，反胸闷欲绝者，肝胆气上逆也，故以诸汁滋胃液，辛香散逆气。

雄按：凡治阴虚气滞者，可以仿此用药。杨云：此例精当，能如此旁通，方为善读书人。雄又按：有治饮痛一案宜参。俞惺庵云：嘉善一人，胸胀脘闷，诸治不效，一瓢（薛雪、字生白、号一瓢）用续随子煎汤，磨沉香、木香、檀香、降香、丁香，服一月，泻尽水饮而痊。汪按：续随子去油务尽，否则误人。去油法：木床用槌榨后，更宜纸隔重压，换纸多次，方能去净。

此节阐明湿热证胃阴大伤，肝胆气逆的证治，证见口渴、胸闷、干呕。治宜清热滋养胃阴，疏理肝胆之气机，阴虚气滞者可仿此法。

十六、湿热证。雄按：吴本下有"身热口苦"四字。**呕吐清水，或痰多，湿热内留，木火上逆。宜温胆汤加瓜蒌**（雄按：吴本作"黄连"）**、碧玉散等味。**

此素有痰饮，而阳明少阳同病，故一以涤饮，一以降逆，与上条呕同而治异，正当合参。碧玉散即六一加青黛以清肝胆之热。上条液枯以动肝胆之火，故干呕。此条痰饮郁其肝胆之火，故呕水。

此节为湿热证痰热内阻，胆火上逆的证治，证见呕吐清水，痰多，口苦，舌苔黏腻，脉弦滑。治宜理气化痰，和胃降逆，宜温胆汤、碧玉散主之。

温胆汤：桔红、半夏、枳实、竹茹、茯苓、甘草、生姜一片、红枣一枚。理气化痰，和胃利胆。胆郁痰扰证。主治胆怯易惊，头眩心悸，心烦不眠，夜多异梦；或呕恶呃逆，眩晕，癫痫，苔白腻，脉弦滑。去姜、枣加黄连为黄连温胆汤，治湿热挟痰而化疟者甚妙。

碧玉散：六一散（滑石、甘草）加少许青黛。清解暑热。主治暑湿证兼有肝胆郁热者。

十七、湿热证，呕恶不止，昼夜不瘥欲死者，肺胃不和，胃热移肺，肺不受邪也。宜用川连三四分、苏叶二三分，两味煎汤，呷下即止。

肺胃不和，最易致呕。盖胃热移肺，肺不受邪，还归于胃，必用川连以清湿热，苏叶以通肺胃，投之立愈者，以肺胃之气非苏叶不能通也。分数轻者，以轻剂恰治上焦之病耳。

雄按：此方药止二味，分不及钱，不但治上焦宜小剂，而轻药竟可以愈重病，所谓轻可去实也。合后条观之，盖气贵流通，而邪气挠之。则周行窒滞，失其清虚灵动之机，反觉实矣。惟剂以轻清，则正气宣布，邪气潜消，而窒滞者自通，设投重药，不但已过病所，病不能去，而无病之地，反先遭其克伐，章氏谓轻剂为吴人质薄而设，殆未明治病之理也。川连不但治湿热，乃苦以降胃火之上冲。苏叶味甘，微辛，而气芳香，通降顺气，独擅其长，然性温散，故虽与黄连并驾，尚减用分许而节制之，可谓方成知约矣。世人不知诸逆冲上，皆属于火之理，治呕，辄以姜、萸、丁、桂从事者，皆粗工也。余用以治胎前恶阻，甚妙。

此节为湿热证肺胃不和，胃逆呕恶的证治，治宜黄连清湿热，降胃火上冲，苏叶其温散，通降顺气。

十八、湿热证，咳嗽，昼夜不安，甚至喘不得眠者，暑邪入于肺络。宜葶苈、枇杷叶、六一散等味。 雄按：吴本咳嗽下有"喘逆、面赤、气粗"六字，而无"甚至"句。

人但知暑伤肺气则肺虚，而不知暑滞肺络则肺实，葶苈引滑石，直泻肺邪，则病自除。吴子音曰：业师张友樵治一酒客，夏月痰咳气喘，夜不得卧，服凉药及开气药不效，有议用人参、麦冬等药者，师诊其脉，右寸数实，此肺实非肺虚也，投以人参则立毙矣。遂与此方煎服立愈。明年复感客邪，壅遏肺气，喘咳复作，医有以葶苈进者，服之不效，反烦闷汗泄，师脉其右寸浮数，口渴恶热，冷汗自出，喘急烦闷，曰热邪内壅，肺气郁极，是以逼汗外出，非气虚自汗也。服葶苈而反烦闷者，肺热极盛，与苦寒相格拒也。夫肺苦气上逆，本宜苦以泄之。而肺欲散，又当兼食辛以散之，与麻杏石甘汤一剂，肺气得通，而喘止汗敛，诸证悉平矣。杨云：余曾治一酒客大喘，用《金鉴》苏葶丸而愈。亦与此同，此盖湿热上壅之证也，至案内所云，服此益甚，则外感束其肺热，用此降之，则外感反内陷而病益甚，麻杏石甘正祛外感而清内热之方，故速愈。张君用药则是，而立论高而不切，非垂教后学之法也。

此节为暑湿郁滞肺络而致肺实证咳喘的证治，治宜葶苈子泻肺气，枇杷

温热经纬

叶降肺气，六一散导暑湿下行。若喘重汗出，因外感束闭肺热者，可与麻杏石甘汤。

麻杏石甘汤：麻黄、杏仁、石膏、甘草。辛凉宣泄，清肺平喘：用于外感风热，或风寒郁而化热，热壅于肺，而见咳嗽、气急、鼻扇、口渴、高热不退，舌红苔白或黄，脉滑数者。

苏葶丸：苏子、葶苈子。泻肺定喘。主治饮邪攻肺，喘满不得卧，面身水肿，小便不利。

十九、湿热证，十余日，大势已退，惟口渴汗出，骨节（雄按：吴本有"隐"字）**痛。**雄按：吴本下有"不舒，小便赤涩不利"八字。**余邪留滞经络。宜元米（即糯米）汤泡于术，隔一宿去术煎饮。**

病后湿邪未尽，阴液先伤，故口渴身痛，此时救液则助湿，治湿则劫阴，宗仲景麻沸汤之法，取气不取味，走阳不走阴，佐以元米汤养阴逐湿，两擅其长。杨云：煎法精妙，注亦明析。汪按：此身痛一证，乃湿滞之的验。则口渴未必非湿淫于内，而引饮也。然津液亦必须顾虑。以术治湿不用煎而用泡。既巧妙亦周致。雄按：用沙参、麦冬、石斛、枇杷叶等味，冬瓜汤煎服亦可。汪按：用冬瓜灵妙。宜加丝瓜络。

此节为湿邪未尽阴液先伤，余邪留滞经络的证治，治宜糯米汤浸泡白术养阴祛湿，并通络。孟英选用沙参、麦冬、石斛、枇杷叶育胃阴，丝瓜络通络，冬瓜汤煎服效果更佳。

二十、湿热证，数日后，汗出热不除，或痉，忽头痛不止者，营液大亏，厥阴风火上升。宜羚羊角、蔓荆子、钩藤、元参、生地、女贞子等味。雄按：吴本无女贞，有白芍。杨云：白芍不如女贞。

湿热伤营，肝风上逆，血不荣筋而痉，上升巅顶则头痛，热气已退，木气独张，故痉而不厥。投剂以息风为标，养阴为本。雄按：蔓荆不若以菊花、桑叶易之。杨云：蔓荆最无谓，所易甚佳。汪按：枸杞子亦可用，不嫌其腻。

此节为湿热化燥，营血亏耗、肝风上逆的证治，证见汗出热不退，或痉，头痛不止，治宜养阴清热熄风。

二十一、湿热证，胸痞发热、肌肉微疼、始终无汗者，腠理暑邪内闭。雄按：吴本无此四字，作"气机拂郁，湿热不能达外"。杨云：吴本胜于原本。

宜六一散一两、薄荷叶三四分（雄按：吴本作"三、四十片"），泡汤调下，即汗解。

　　湿病发汗，昔贤有禁，此不微汗之，病必不除。盖既有不可汗之大戒，复有得汗始解之治法。临证者当知所变通矣。吴云：此湿热蕴遏，气郁不宣，故宜辛凉解散。汗出灌浴之辈，最多此患。若加头痛恶寒，便宜用香薷温散矣。章云：湿病固非一概禁汗者，故仲景有麻黄加术汤等法。但寒湿在表，法当汗解；湿热在里，必当清利。今以暑湿闭于腠理，故以滑石利毛窍。若闭于经者，又当通其经络可知矣。汪按：吴本薄荷较多。则非微汗矣。

　　此节论述湿热病邪郁于肌表不得外泄的证治，治宜辛凉透表，清热祛湿。

　　二十二、湿热证，按法治之，数日后，忽吐下一时并至者，中气亏损，升降悖逆。宜：生谷芽、莲心（雄按：当是莲子）**、扁豆、米仁、半夏、甘草、茯苓等味，甚者用理中法**。雄按：吴本无此条。若可用理中法者，必是过服寒凉所致。

　　升降悖逆，法当和中，犹之霍乱之用六和汤也。若太阴急甚，中气不支，非理中不可。忽然吐下，更当细审脉证，有无重感别邪，或伤饮食。雄按：亦有因忿怒而致者，须和肝胃。

　　此节为湿热病后期出现中气亏损，升降逆乱的证治，治宜健脾和胃，并指出应注意的事项：应排除重感、伤食、肝胃不和等因素。

　　理中汤：人参、甘草、白术、干姜。主治脾胃虚寒证，其脉虚而无力。

　　六和汤：砂仁、藿香、厚朴、杏仁、半夏、扁豆、木瓜、人参、白术、赤茯苓、甘草。加姜、枣煎。和中利湿。主治夏月饮食不调，湿伤脾胃，霍乱吐泻，倦怠嗜卧，胸膈痞闷，舌苔白滑，其脉虚滑无力。

　　二十三、湿热证，十余日后，左关弦数，腹时痛，时圊血，肛门热痛，血液内燥，热邪传入厥阴之证。宜仿白头翁法。

　　热入厥阴而下利，即不圊血，亦当宗仲景治热利法。若竟逼入营阴，安得不用白头翁汤凉血而散邪乎？设热入阳明而下利，即不圊血，又宜师仲景下利谵语，用小承气汤之法矣。雄按：章氏谓小承气汤乃治厥阴热利，若热入阳明而下利，当用黄芩汤，此不知《伤寒论》有简误之文也。本文云，"下利谵语者，有燥矢也，宜小承气汤。"既有燥矢，则为太阴转入阳明之证，与厥阴无涉矣。湿热入阳明而下利，原宜宗黄芩汤为法，其有燥矢而谵语者，未尝无其候也，则小承气亦可援例引用焉。

此节为湿热邪传入厥阴肝经而致下利便血的证治，治宜白头翁汤凉血散邪。

白头翁汤：白头翁、秦皮、黄连、黄柏。清热解毒，凉血止痢。主治痢疾，热毒深陷血分，腹痛，便脓血，赤多白少，里急后重，肛门灼热，口渴欲饮，舌红苔黄，脉弦数。用于热入厥阴下利。其脉沉。

黄芩汤：黄芩、甘草、芍药、大枣。太阳、少阳二经合病下利。清热止痢，和中止痛。

小承气汤：大黄、厚朴、枳实。缓下之法。

二十四、湿热证，十余日后，尺脉数，下利或咽痛，口渴心烦，下泉不足，热邪直犯少阴之证。宜仿猪肤汤凉润法。

同一下利，有厥少之分，则药有寒凉之异。谓厥阴宜寒，少阴宜凉也。然少阴有便脓之候，不可不细审也。

叶评：……下利咽痛，口渴心烦，尺脉数疾者，热邪内耗少阴之阴，且仿猪肤汤凉润法。自注甚长，节其意，谓热犯少阴，则液燥火邪上逆，故咽痛心烦，阴伤故口渴，取甘凉润燥，肾阴得和，则里热自息，后以养阴治痢者，仿此法。

此节为湿热化燥，热犯少阴而致下利或咽痛的证治。邪热劫灼肾阴，阴津外泄而见下利，水亏而火浮致咽痛，治宜甘凉润燥。

猪肤汤：猪肤、加白蜜、米粉。主肾液下泄，不能上蒸于肺。以猪皮甘凉，滋阴益血，滋润皮肤；白蜜甘凉，滋阴润燥，调脾胃，通三焦，泽肌肤。

二十五、湿热证，身冷脉细，汗泄胸痞，口渴舌白，湿中少阴之阳。宜人参、白术、附子、茯苓、益智等味。雄按：吴本无此条。杨云：此等证固有之，然本论湿热，却夹入寒湿，又不提明药误，岂不自乱其例。

此条湿邪伤阳，理合扶阳逐湿，口渴为少阴证，乌得妄用寒凉耶？津液出于舌下少阴经之廉泉穴，故凡少阴受邪，津液不升则渴也，然胸痞舌白，当加浓朴，半夏或干姜，恐参、术太壅气也。渴者湿遏阳气，不化津液以上升，非热也。雄按：此湿热病之类证，乃寒湿也。故伤人之阳气。或湿热证治不如法，但与清热，失于化湿，亦有此变，但口渴而兼身冷，脉细汗泄，舌白诸证者，固属阴证宜温，还须察其二便，如溲赤且短，便热极臭者，仍是湿热蕴伏之阳证，虽露虚寒之假象，不可轻投温补也。章氏所云，湿遏阳气不化津液之渴，又为太阴证而非少阴证矣。

此节论述寒湿的临床表现和治法，治宜扶阳逐湿。特别强调需观察二便并加以鉴别，若溲赤且短，便热极臭应为湿热蕴伏之证，治宜清热利湿。

二十六、暑月病，初起，但恶寒，面黄，口不渴，神倦，四肢懒，脉沉弱，腹痛下利，湿困太阴之阳。宜仿缩脾饮，甚则大顺散、来复丹等法。雄按：吴本无此条。

暑月为阳气外泄，阴气内耗之时，故热邪伤阴，阳明消烁，宜清宜滋。雄按：此治暑之正法眼藏（治暑病的正法）。太阴告困，湿浊弥漫，宜温宜散。雄按：凡寒湿为病，虽在暑月，忌用凉药，宜舍时从证也。昔贤虽知分别论治，惜不能界画清厘，而创阴暑等名，贻误后学不少。徐洄溪云：天有阴暑，人间有阴热矣。一语破的。汪按：如夏日有阴暑，冬日当有阳寒乎？倘冬日感病，而医者云：此为阳寒，治宜凉药，未有不嗤其妄者，而阴暑之名，乃相沿数百年，积非胜是，不可解也。古法最详，医者鉴诸。仲景谓自利不渴者，属太阴，以其脏有寒故也，今湿重恶寒不发热，即为太阴证之寒湿也。如或肢冷脉细，必须姜附理中法。

此节为寒湿困遏脾阳的证治，证见恶寒不热，下利不渴，脉沉细。治宜温散。

缩脾饮：砂仁、乌梅、草果、甘草、干葛、白扁豆。此为贪凉饮冷，则脾阳为湿所滞。

大顺散：甘草、干姜、杏仁、肉桂。此为暑月内伤饮冷证。脾胃受湿，呕吐水谷，脏腑不调。

来复丹：元精石、硫磺、硝石、桔红、青皮、五灵脂。和济阴阳，理气止痛，祛痰开闭。主治心肾不交，上盛下虚。痰厥气闭，心腹冷痛，大便泄泻。

理中汤：人参、干姜、甘草（炙）、白术。温中祛寒，补气健脾，治脾胃虚寒证。

二十七、湿热证，按法治之，诸证皆退，惟目瞑则惊悸、梦惕，余邪内留，胆气未舒。宜酒浸郁李仁、姜汁炒枣仁、猪胆皮等味。雄按：吴本无此条。

滑可去著，郁李仁性最滑脱，古人治惊后肝系滞而不下，始终目不瞑者，用之以下肝系而去滞，此证借用，良由湿热之邪，留于胆中，胆为清虚之府，藏而不泻，是以病去，而内留之邪不去，寐则阳气行于阴，胆气内扰，肝魂不安。用郁李仁以泄邪而以酒行之，酒气独归胆也。枣仁之酸，入肝安神，而以姜汁制，安神而又兼散邪也。肝性喜凉散，枣仁、姜汁太温，似宜酌加凉品。雄按：此释甚是。如黄连、山栀、竹茹、桑叶，皆可佐也。

此节为湿热病后，余邪内留肝胆而致目瞑惊惕的证治。湿热余邪留滞胆中，胆热内扰，肝魂受扰，并上扰于心，出现闭目则惊悸，治宜清热散邪安神，宜酒浸郁李仁归胆、酸枣仁入肝安神，佐以黄连、栀子、竹茹等药清热。

二十八、湿热证，曾开泄下夺，恶候皆平，独神思不清，倦语不思食，溺数，唇齿干，胃气不输，肺气不布，元神大亏。宜人参、麦冬、石斛、木瓜、生甘草、生谷芽、鲜莲子等味。雄按：吴本无此条。汪按：百合似亦可用。

开泄下夺，恶候皆平，正亦大伤，故见证多气虚之象，理合清补元气。若用腻滞阴药，去生便远。雄按：此肺胃气液两虚之证，故宜清补，不但阴腻不可用，且与脾虚之宜于守补温运者亦异。杨云：分别极清。

此节为湿热病后，肺胃气液两虚宜清补元气法。证见神思不清，懒语，不思饮食，唇齿干，小便数。以人参益气生津，麦冬、石斛、木瓜、甘草酸甘化阴，滋养肺胃阴液，生谷芽、鲜莲子和中。指出临床不仅适用热性病后，也可用于内科杂病瘥后调养。

二十九、湿热证，四五日，忽大汗出，手足冷，脉细如丝或绝，口渴，茎痛，而起坐自如，神清语亮，乃汗出过多，卫外之阳暂亡，湿热之邪仍结，一时表里不通，脉故伏，非真阳外脱也。宜五苓散去术，加滑石、酒炒川连、生地、芪皮等味。雄按：吴本无川连、生地。

此条脉证，全似亡阳之候，独于举动神气得其真情，噫！此医之所以贵识见也。以口渴、茎痛，知其邪结。以神清语亮，知非脱证。

雄按：此条原注，全似评赞，章氏以为自注，究可疑也。至卫阳暂亡，必由误表所致，湿热仍结，阴液已伤，故以四苓加滑石导湿下行，川连、生地清火救阴，芪皮固其卫气，用法颇极周密。杨云：发明方意精当。汪按：此注当亦后人所附评语。且此证世所罕见，况亡阳脱证。起坐自如，神清语亮者，亦不少。据以辨证似不甚明确。惟口渴茎痛为亡阳所无耳。

此节为湿热病卫阳暂亡而湿热仍结于下焦的证治，治宜清利湿热，救阴固气。此证少见。

三十、湿热证，发痉神昏，足冷阴缩，下体外受客寒，仍宜从湿热治，只用辛温之品，煎汤熏洗。杨云：仍从湿热治是矣。辛温熏洗，不愈益其湿乎，不惟治下而遗上也。汪按：熏洗似无大碍，但未必有益。

阴缩为厥阴之外候，合之足冷，全似虚寒，乃谛观本证，无一大虚，始知寒客下体，一时营气不达，不但证非虚寒，并非上热下寒之可拟也。仍从湿热治之，又何疑耶？发痉神昏，邪犯肝心。若邪重内闭，厥阴将绝，必囊缩足冷，而舌亦卷，是邪深垂死之证。本非虚寒，今云由外受客寒，临证更当详细察问为要。雄按：此条本文，颇有语病，恐非生白手笔。

此节为湿热热陷厥阴，阳气郁闭的证治。诸证皆为邪热内陷，阳气郁闭而出现热深，厥亦深证候，治宜清热利湿，清心开窍，凉肝熄风。此条语病太多。

三十一、湿热证，初起壮热，口渴，脘闷懊恼，眼欲闭，时谵语，浊邪蒙闭上焦，宜涌泄。用枳壳、桔梗、淡豆豉、生山栀。无汗者加葛根。

此与第九条宜参看，彼属余邪，法当轻散，余邪不净者，自无壮热谵语等证，必与初起邪势重者，形势不同。此则浊邪蒙闭上焦，故懊恼脘闷。眼欲闭者，肺气不舒也；时谵语者，邪郁心包也。若投轻剂，病必不除。《经》曰：高者越之，用栀豉汤涌泄之剂，引胃脘之阳，而开心胸之表，邪从吐散。若舌苔薄而清者，邪未胶结，可以吐散，如舌苔厚而有根，浊邪瘀结病邪在中焦，须重用辛开苦降，如吐之，邪结不得出，反使气逆而变他证矣。雄按：此释甚是。病在上焦，浊邪未结，故可越之，若已结在中焦，岂可引吐，须重用辛开苦降，不但湿热证，吐法宜慎也，即痰饮证之宜于取吐者，亦有辨别要诀。赵恕轩《串雅》云：宜吐之证，必须看痰色，吐在壁上，须在痰干之后，

温热经纬

有光亮如蜗牛之涎者，无论痰在何经，皆可吐也。若痰干之后，无光亮之色者，切忌用吐，彼验痰渍，此验舌苔，用吐者识之。又按：何报之云：子和治病，不论何证，皆以汗吐下三法取效，此有至理存焉。盖万病非热则寒，寒者气不运而滞，热者气亦壅而不运，气不运则热郁痰生，血停食积，种种阻塞于中矣。人身气血，贵通而不贵塞，非三法何由通乎？又去邪即所以补正，邪去则正自复，但以平淡之饮食调之，不数日而精神勃发矣。故妇人不孕者，此法行后即孕，阴阳和畅也，男子阳道骤兴，非其明验乎？后人不明其理而不敢用，但以温补为稳，杀人如麻，可叹也！汪按：何说乃据倒仓法言之。

此节为湿热浊邪蒙闭上焦气分的证治。治宜高者越之以涌泄。指出应辨舌，舌苔薄而清者可吐散；若舌苔厚而有根者，为邪浊瘀结在中焦，须重用辛开苦降法。此类眼欲闭，时谵语是由于气分之湿热酿痰郁闭心包而神志昏蒙，与热入心包昏聩谵语、舌质必红绛有所不同。

栀豉汤：栀子、豆豉。此为暑温、温热之症，每有痰涩滞气凝结上焦可越之。再者汗吐下后，虚烦不得眠，心中懊恼。

三十二、湿热证，经水适来，壮热口渴，谵语神昏，胸腹痛，或舌无苔，脉滑数，邪陷营分。宜大剂犀角、紫草、茜根、贯众、连翘、鲜菖蒲、银花露等味。雄按：世人但知小柴胡汤一法，而不分伤寒温暑之病何也？淦按：茜根不若以丹皮、赤芍易之。

热入血室不独妇女。男子亦有之。不第凉血并须解毒。然必重剂。乃可奏功。仲景谓"阳明病下血谵语者此为热入血室"。即指男子而言。故无经水适来之语。

此节讨论湿热化火，热邪陷入营血的证治，证见经水适来，壮热口渴，谵语神昏，胸腹痛，脉滑数，治宜清热凉血解毒。指出热入血室，男子亦有。

三十三、湿热证，上下失血，或汗血，毒邪深入营分，走窜欲泄。宜大剂犀角、生地、赤芍、丹皮、连翘、紫草、茜根、银花等味。雄按：以上四条，吴本无之。丹皮虽凉血，而气香走泄，能发汗，惟血热而瘀者宜之，又善动呕，胃弱者勿用。

热逼而上下失血、汗血，势极危而犹不即坏者，以毒从血出，生机在是大进凉血解毒之剂，以救阴而泄邪，邪解而血自止矣。血止后须进参、芪善后乃得。汪按：善后宜兼养血。汗血，即张氏所谓肌衄也。《内经》谓：热淫于内，治以咸寒。方中当增入咸寒之味。此说未知何人所注，亦甚有理也。雄按：此条本文但云"热证"，是感受暑热而不挟湿邪者也。暑热之气，极易伤营，故有是证。章氏乃云：此篇所谓湿热，即是暑也。然则此条不曰湿热，而曰热者，又是何病耶？夫寒暑二气，《易经》即以往来对待言之矣，后之妄逞臆说者，真是冷热未知。辛甫云：辨得是。

此节强调湿热化燥或暑热邪深入营分出现出血或汗血，是因为热邪损伤血络，迫血外溢。治宜大剂清热凉血解毒。

三十四、湿热证，七八日，口不渴，声不出，与饮食亦不却。雄按：吴本有"二便自通"句。默默不语，神识昏迷，进辛香凉泄、芳香逐秽，俱不效，此邪入。雄按：吴本下有"手"字。厥阴，主客浑受。宜仿吴又可三甲散，醉地鳖虫、醋炒鳖甲、土炒穿山甲、生僵蚕。雄按：吴本无此味。柴胡、桃仁泥等味。

暑湿先伤阳分，然病久不解，必及于阴，阴阳两困，气钝血滞而暑湿不得外泄。雄按：据章氏以此为薛氏自注，然叠以暑湿二气并言，以解湿热病证，若谓暑中原有湿，则暑下之湿，又为何物乎？一笑。余恐后学迷惑，故不觉其饶舌也。遂深入厥阴，络脉凝瘀，使一阳少阳生气也。不能萌动，生气有降无升，心主阻遏，灵气不通，所以神不清而昏迷默默也。破滞通瘀，斯络脉通而邪得解矣。

叶评：……湿温证默默不语，神识昏迷，不知所苦，与饮食亦不却，二便自通，诸药不效者，此病不在脾胃，而在手厥阴营分，凝滞血络，堵塞神明，非辛香气药所能开泄，宜醉地鳖虫、醋炙鳖甲、土炒山甲、柴胡、桃仁泥等味行血通瘀。自注暑邪本伤心气，间有侵入营中，凝瘀络脉，心主阻遏，灵机室塞，所以神识不明，昏迷默默也，用直入厥阴营分之药，破滞通瘀，斯络通而邪亦解矣。

此节讨论湿热深入手厥阴（心包）营分，致凝滞血络，堵塞神明的证治，治宜活血通络、破滞散瘀之法。

三甲散：鳖甲、龟甲、穿山甲、蝉蜕、僵蚕、牡蛎、白芍、当归、甘草、蛰虫。主治素患久疟或内伤，身体羸弱，复感疫气，饮食暴减，胸膈痞闷，身疼发热，彻夜不寐，经治热减得睡，饮食稍增，但仍肢体时疼，胸胁锥痛，脉数、身热不去，过期不愈者。

三十五、湿热证，口渴，苔黄起刺，脉弦缓，囊缩舌硬，谵语，昏不知人，两手撮搦，津枯邪滞。宜鲜生地、芦根、生首乌、鲜稻根等味。若脉有力，大便不通，大黄亦可加入。雄按：吴本无此条。

胃津劫夺，热邪内据，非润下以泄邪则不能达，故仿承气之例，以甘凉易苦寒，正恐胃气受伤，胃津不复也。

此节为湿热化燥，热结阴伤之痉厥的证治。此为胃热引起肝风劫烁阴液，筋脉拘急之重证。强调治宜甘凉润下法。若脉有力，大便秘结，可加大黄。

三十六、湿热证，发痉撮空，神昏笑妄，舌苔干黄起刺，或转黑色，大便不通者，热邪闭结胃腑。宜用承气汤下之。雄按：此下十一条，从吴本补入。

撮空一证，昔贤谓非大实即大虚。虚则神明涣散，将有脱绝之虞。实则神明被逼，故多撩乱之象。今舌苔黄刺干涩，大便闭而不通，其为热邪内结阳明，腑热显然矣。徒事清热泄邪，止能散络中流走之热，不能除胃中蕴结之邪，故假承气以通地道。然舌不干黄起刺者，不可投也。雄按：第二十八条有曾开泄下夺之文，则湿热病原有可下之证。惟湿未化燥，腑实未结者不可下耳！下之则利不止。如已燥结，亟宜下夺，否则垢浊熏蒸，神明蔽塞，腐肠烁液，莫可挽回，较彼伤寒之下不嫌迟，去死更速也。杨云：通透之论。承气用硝、黄，所以逐阳明之燥火实热，原非湿热内滞者所宜用，然胃中津液，为热所耗，甚至撮空撩乱，舌苔干黄起刺，此时胃热极盛，胃津告竭，湿火转成燥火，故用承气以攻下，承气者，所以承接未亡之阴气于一线也。湿温病至此，亦危矣哉！

此节为湿热化燥，热邪闭结胃腑，胃热极盛，胃津告竭，热邪扰于厥阴出现痉厥的证治。治宜急下以存阴。

三十七、湿热证，壮热口渴，自汗身重，胸痞，脉洪大而长者，此太阴之湿与阳明之热相合。宜白虎加苍术汤。

热、渴、自汗，阳明之热也。胸痞身重，太阴之湿兼见矣。脉洪大而长，知湿热滞于阳明之经，故用苍术白虎汤以清热散湿，然乃热多湿少之候。

雄按：徐氏云：暑不挟湿，苍术禁用。

白虎汤，仲景用以清阳明无形之燥热也。胃汁枯涸者，加人参以生津，名曰白虎加人参汤。雄按：余于血虚，加生地；精虚，加枸杞；有痰者，加半夏；用之无不神效。身中素有痹气者，加桂枝以通络，名曰桂枝白虎汤，而其实意在清胃热也。是以后人治暑热伤气，身热而渴者，亦用白虎加人参汤。热渴汗泄，肢节烦疼者，亦用白虎加桂枝汤。胸痞身重兼见，则于白虎汤中加入苍术，以理太阴之湿。寒热往来兼集，则于白虎汤中加入柴胡，以散半表半里之邪。雄按：余治暑邪炽盛，热渴汗泄而痞满气滞者，以白虎加厚朴极效。凡此皆极盛阳明，他证兼见，故用白虎清热，而复各随证以加减。杨云：此论极圆活，可悟古方加减之法。苟非热渴汗泄，脉洪大者，白虎便不可投，辨证察脉，最宜详审也。雄按：热渴汗泄而脉虚者，宜甘药以养肺胃之津。

此节论述湿热证见于太阴之湿与阳明之热相合而热重湿轻之候，证见壮热口渴、自汗、身体沉重，治宜白虎汤清阳明之热，苍术化太阴之湿。

白虎加桂枝汤：白虎汤加桂枝。用于热渴汗泄，肢体烦痛者。

白虎加苍术汤：白虎汤加苍术。清热祛湿。用于湿温病，身重胸痞，多汗，舌红苔白腻。

白虎加厚朴：白虎汤加厚朴。用于暑邪炽盛，热渴汗出而痞满气滞者。

三十八、湿热证，湿热伤气，四肢困倦，精神减少，身热气高，心烦溺黄，口渴自汗，脉虚者，东垣用清暑益气汤主治。

同一热渴自汗，而脉虚、神倦，便是中气受伤，而非阳明郁热，清暑益气汤乃东垣所制，方中药味颇多，学人当于临证时斟酌去取可也。

雄按：此脉此证，自宜清暑益气以为治，但东垣之方，虽有清暑之名，而无清暑之实。观江南仲治孙子华之案、程杏轩治汪木工之案可知，故临证时须斟酌去取也。汪按：清暑益气汤，洄溪讥其用药杂乱固当，此云无清暑之实，尤确。余每治此等证，辄用西洋参、石斛、麦冬、黄连、竹叶、荷秆、知母、甘草、粳米、西瓜翠衣等，以清暑热而益元气，无不应手取效也。

此节为湿热未净已耗伤津气的证治，治宜清湿热生津而益元气。王孟英认为东垣清暑益气汤无清暑之实，益气力强，生津力弱，而采用西洋参、石斛、麦冬、知母育阴，竹叶、西瓜翠衣、荷梗、黄连清暑热，粳米、甘草和中，适用于暑热未净，津液亏而无湿之证。

清暑益气汤：人参、黄芪、白术、陈皮、神曲、泽泻、苍术、升麻、麦冬、炙草、葛根、当归、黄柏、青皮、五味子。此东垣之方较杂乱，不适用暑热伤气者。

三十九、暑月热伤元气，气短倦怠，口渴多汗，肺虚而咳者，宜人参、麦冬、五味子等味。汪按：徐洄溪谓麦冬、五味子咳证大忌，惟不咳者可用是也。

此即《千金》生脉散也。与第十八条同一肺病，而气粗与气短有分，则肺实与肺虚各异，实则泻而虚则补，一定之理也。然方名生脉，则热伤气之脉虚欲绝可知矣。

雄按：徐洄溪云：此伤暑之后，存其津液之方也。观方下治证，无一字治暑邪者，庸医以之治暑病，误之甚矣。其命名之意，即于复脉汤内取用参、麦二味，因止汗故加五味子。近人不论何病，每用此方收住邪气，杀人无算。用此方者，须详审其邪之有无，不可徇俗而视为治暑之剂也。

此节论述生脉散用于暑热伤津气，以益气存其津液之方，本不为治暑之剂。

生脉散：人参、麦冬、五味子。益气生津，敛阴止汗。主治温热、暑热，耗气伤阴证。汗多神疲，体倦乏力，气短懒言，咽干口渴，舌干红少苔，脉虚数。久咳伤肺，气阴两虚证。

四十、暑月乘凉饮冷，阳气为阴寒所逼，皮肤蒸热，凛凛畏寒，头痛头重，自汗烦渴，或腹痛吐泻者。宜香薷、浓朴、扁豆等味。

此由避暑而感受寒湿之邪，虽病于暑月，而实非暑病。昔人不曰暑月伤寒湿，而曰阴暑，以致后人淆惑，贻误匪轻，今特正之。其用香薷之辛温，以散阴邪而发越阳气。厚朴之苦温，除湿邪而通行滞气。扁豆甘淡，行水和中。倘无恶寒头痛之表证，即无取香薷之辛香走窜矣。无腹痛吐利之里证，亦无取厚朴、扁豆之疏滞和中矣。故热渴甚者，加黄连以清暑，名四味香薷饮。减去扁豆，名黄连香薷饮。湿盛于里，腹膨泄泻者，去黄连，加茯苓、甘草，名五物香薷饮。若中虚气怯，汗出多者，加入参、白术、橘皮、木瓜，名十味香薷饮。然香薷之用，总为寒湿外袭而设。杨云：古人亦云：夏月之用香薷，犹冬月之用麻黄。不可用以治不挟寒湿之暑热也。

此节为暑月感受寒湿，见有表证的证治。指明香薷不可用于暑热病证。

四十一、湿热内滞太阴，郁久而为滞下，其证胸痞腹痛，下坠窘迫，脓血稠黏，里结后重，脉软数者。宜厚朴、黄芩、神曲、广皮、木香、槟榔、柴胡、煨葛根、银花炭、荆芥炭等味。汪按：柴葛终嫌不妥。凡病身热脉数是其常也。惟痢疾身热脉数其证必重。

古之所谓滞下，即今所谓痢疾也。由湿热之邪，内伏太阴，阻遏气机，以致太阴失健运，少阳失疏达，热郁湿蒸，传导失其常度，蒸为败浊脓血，下注肛门，故后重，气壅不化，仍数至圊而不能便。伤气则下白，伤血则下赤，气血并伤，赤白兼下。湿热盛极，痢成五色。汪按：昔人有谓"红痢属热，白痢属寒"者谬说也。痢疾大抵皆由暑热，其由于寒者千不得一。惟红属血、白属气则为定论。故用厚朴除湿而行滞气，槟榔下逆而破结气，黄芩清庚金之热，木香、神曲疏中气之滞，葛根升下陷之胃气，柴胡升土中之木气。汪按：蛮升无益而有害。热侵血分而便血，以银花、荆芥入营清热。汪按：地榆炭、丹皮炭亦可用。若热盛于里，当用黄连以清热；大实而痛，宜增大黄以逐邪。昔张洁古制芍药汤以治血痢，方用归、芍、芩、连、大黄、木香、槟榔、甘草、桂心等味。而以芍药名汤者，盖谓下血必调藏血之脏，故用之为君，不特欲其土中泻木，抑亦赖以敛肝和阴也。然芍药味酸性敛，终非湿热内蕴者所宜服。汪按：芍药、甘草乃治痢疾腹痛之圣剂，与湿热毫无所碍不必疑虑。倘遇痢久中虚，而宜用芍药、甘草之化土者，恐难任芩、连、大黄之苦寒，木香、槟榔之破气。若其下痢初作，湿热正盛者，白芍酸敛滞邪，断不可投。汪按：初起用之亦无碍，并不滞邪已屡试矣。此虽昔人已试之成方，不敢引为后学之楷式也。

雄按：呕恶者忌木香。汪按：后重非木香不能除。则用木香佐以止呕之品可也。无表证者忌柴、葛。汪按：即有表证亦宜慎用。盖胃以下行为顺，滞下者垢浊欲下而气滞也，杂以升药，浊气反上冲而为呕恶矣。汪按：升清降浊，则可今反升浊，岂不大谬？至洁古芍药汤之桂心，极宜审用。苟热邪内盛者，虽有芩、连、大黄之监制，亦恐其有跋扈之患也。若芍药之酸，不过苦中兼有酸味，考《本经》原主除血痹，破坚积，寒热疝瘕，为敛肝气，破血中气结之药，仲圣于腹中满痛之证多用之。故太阴病脉弱，其人续自便利，设当行大黄、芍药者宜减之，以胃气弱易动故也。盖大黄开阳结，芍药开阴结，自便利者宜减，则欲下而窒滞不行之痢，正宜用矣。杨云：是极。芍药汤治湿热下利，屡有奇效，其功全在芍药，但桂心亦须除去为妥。汪按：白芍开结佐以甘草和中，必不有碍胃气，乃治痢必用之品，不但治血痢也，况白芍之酸，嗽证尚且不忌，则治痢用之有何顾忌乎。

叶评：治痢用柴葛，已属非法，况在胸痞腹满脓血窘迫之时，误之甚矣，海宁此注，名言至理，可法可师。

此节讨论湿热痢疾的证治。湿热内滞太阴，郁久阻遏气机，脾运化失常而致痢，治宜清热除湿，调气和血之法。强调不可使用升提及温热药。

芍药汤：芍药、槟郎、大黄、黄芩、黄连、当归、官桂、甘草、木香。清脏腑热，清热燥湿，调气和血之功效。

四十二、痢久伤阳，脉虚滑脱者，真人养脏汤加甘草、当归、白芍。

脾阳虚者，当补而兼温。然方中用木香，必其腹痛未止，故兼疏滞气。用归、芍，必其阴分亏残，故兼和营阴。汪按：果系虚寒滑脱固宜温涩。今既云阴分亏残。岂可妄投温燥以速其死乎？但痢虽脾疾，久必传肾，以肾为胃关，司下焦而开窍于二阴也。汪按：所伤者，肾阴非肾阳也，蛮助肾阳何益？况火为土母，欲温土中之阳，必补命门之火。若虚寒甚而滑脱者，当加附子以补阳，不得杂入阴药矣。汪按：虚寒滑脱诚宜参、附、粟壳。然忘却此篇本专论湿热病矣。

雄按：观此条似非一瓢手笔，而注则断非本人自注。汪按：当亦后人所附评语。叶香岩云："夏月炎热，其气俱浮于外，故为蕃秀之月（万物繁盛，指阳气浮越于外），过食寒冷，郁其暑热，不得外达。汪按：亦有不食寒冷而患痢者。食物浓味，为内伏之火，煅炼成积。伤于血分则为红，伤于气分则为白，气滞不行，火气逼迫于肛门，则为后重，滞于大肠，则为腹痛。故仲景用下药通之，河间、丹溪用调血和气而愈，此时令不得发越，至秋收敛于内而为痢也。汪按：亦有夏月即痢者。此理甚明，何得误认为寒，而用温热之药？余历证四十余年，治痢惟以疏理、推荡、清火而愈者不计其数。观其服热药而死者甚多。汪按：余生平治痢必宗叶氏之论，惟曾误服温涩者每多不救，其余无不愈者。同志之士，慎勿为景岳之书所误以杀人也。汪按：可谓苦口婆心，无如世之宗景岳者，必不肯信从也。聂久吾云："痢疾投补太早，锢塞邪热在内，久而正气已虚，邪气犹盛，欲补而涩之则助邪，欲清而攻之则愈滑，多致不救。"汪按：幸而不死，亦必成休息痢，终身不瘥。徐洄溪云："夏秋之间，总由湿热积滞，与伤寒三阴之利不同。汪按：学人切记。后人竟用温补，杀人无算，触目伤怀。"尤拙吾云："痢与泄泻，其病不同，其治亦异。泄泻多由寒湿，寒则宜温，湿则宜燥也；痢多成于湿热，热则宜清，湿则宜利也。虽泄泻有热证，毕竟寒多于热；痢病亦有寒证，毕竟热多于寒。是以泄泻经久，必伤于阳，而肿胀喘满之变生。痢病经久，必损于阴，而虚烦痿废之疾起。痢病兜涩太早，湿热流注，多成痛痹；泄泻疏利过当，中虚不复，多作脾劳。此余所亲历，非臆说也。或问：热则清而寒则温是矣。均是湿也，或从利，或从燥，何欤？曰：寒湿者，寒从湿生，故宜苦温燥其中。湿热者，湿从热化，故宜甘淡滑石之类。汪按：茯苓、通草亦是。利其下。盖燥性多热，利药多寒，便利则热亦自去，中温则寒与俱消。寒湿必本中虚，不可更行清利，湿热郁多成毒，不宜益以温燥也。"合诸论而观之，可见痢久伤阳之证，乃绝无而仅有者，然则真人养脏汤，须慎重而审用矣。犹谓其杂用阴药，岂未闻下多亡阴之语乎？须知阳脱者亦由阴先亡而阳无根据，如盏中之油，干则火灭也。汪按：辨得明畅庶免误人。

此节讨论痢久伤脾阳的证治。此文中既然讲脾阳虚，当补虚兼温，而有阴分亏者，治疗不应用温燥之剂。指出痢疾投补过早，锢塞邪热在内，而成不治；痢疾治宜疏理、推荡、清火。并强调泄泻经久伤阳，而久痢伤阴为主，伤阳者绝无仅有。

真人养脏汤：人参、白术、肉桂、柯子肉、木香、肉豆蔻、罂粟壳、当归、芍药、甘草。涩肠固脱，温补脾肾。主治久泻久痢，脾肾虚寒证。泻痢无度，滑脱不禁，甚至脱肛坠下，脐腹疼痛，喜温喜按，倦怠食少，舌淡苔白，脉迟细。

四十三、痢久伤阴，虚坐努责者，宜用熟地炭、炒当归、炒白芍、炙甘草、广皮之属。

里结欲便，坐久而仍不得便者，谓之虚坐努责。凡里结属火居多，火性传送至速，郁于大肠，窘迫欲便，而便仍不舒，故痢疾门中，每用黄芩清火，甚者用大黄逐热。若痢久血虚，血不足则生热，亦急迫欲便，但久坐而不得便耳。此热由血虚所生，故治以补血为主，里结与后重不同，里结者急迫欲便，后重者肛门重坠。里结有虚实之分，实为火邪有余，虚为营阴不足；后重有虚实之异，实为邪实下壅，虚由气虚下陷。是以治里结者，有清热养阴之异；治后重者，有行气升补之殊。虚实之辨，不可不明。汪按：辨析精细允当，言言金玉。

雄按：审属痢久而气虚下陷者，始可参用升补。若初痢不挟风邪，久痢不因气陷者，升柴不可轻用，故喻氏逆流挽舟之说，尧封斥为伪法也。

此节为痢久伤阴的证治。并阐明痢久伤阴而成虚坐努责之里结为阴血不足，治宜补血为主；指出里结属火居多，治宜清热为主，慎用升提药物。后重分为虚实，属实者为气滞下壅，治宜行气，属虚者，多为气虚下陷，治宜升补。

四十四、暑湿内袭，腹痛吐利，胸痞脉缓者，湿浊内阻太阴。宜缩脾饮。

此暑湿浊邪，伤太阴之气，以致土用不宣，太阴告困，故以芳香涤秽，辛燥化湿为制也。

雄按：虽曰暑湿内袭，其实乃暑微湿盛之证。故用药如此。汪按：此有脉缓可证。故宜用温药。

此节暑湿浊邪内袭，脾阳为湿所困所致吐利的证治，强调此为热微而湿盛之证，故宜温运脾阳。

缩脾饮：砂仁、乌梅、草果、甘草、干葛、白扁豆。此为脾阳为湿所滞出现腹痛吐利，胸痞而脉缓者。

四十五、暑月饮冷过多，寒湿内留，水谷不分，上吐下泻，肢冷脉伏者，宜大顺散。

暑月过于贪凉，寒湿外袭者，有香薷饮。寒湿内侵者，有大顺散。

夫吐泻肢冷脉伏，是脾胃之阳，为寒湿所蒙，不得升越，故宜温热之剂调脾胃，利气散寒。然广皮、茯苓似不可少。此即仲景治阴邪内侵之霍乱，而用理中汤之旨乎。

雄按：此条明言暑月饮冷过多，寒湿内留，水谷不分之吐利，宜大顺散治之。是治暑月之寒湿病，非治暑也，读者不可草率致误。若肢冷脉伏，而有苔黄烦渴、溲赤便秘之兼证，即为暑热致病，误投此剂，祸不旋踵。汪按：洄溪论大顺散语见第五卷本方下。

此节为寒湿内侵脾胃而致吐利的证治，治宜温脾驱寒化湿。强调此非为治暑病之法，应注意舌苔、口渴以及二便的变化并加以鉴别。

大顺散：甘草、干姜、杏仁、肉桂。此治暑月内伤饮冷证，非治暑之剂。

四十六、腹痛下利，胸痞烦躁，口渴，脉数大、按之豁然空者，宜冷香饮子。此为真寒假热之证。

此不特（不仅）湿邪伤脾，抑且寒邪伤肾，烦躁热渴，极似阳邪为病。惟数大之脉，按之豁然而空，知其躁渴等证，为虚阳外越，而非热邪内扰。故以此方冷服，俾下咽之后，冷气既消，热性乃发，庶药气与病气，无扞格之虞（没有相互格拒的顾虑）也。

雄按：此证亦当详审，如果虚阳外越，则其渴也必不嗜饮，其舌色必淡白，或红润而无干黄黑燥之苔，其便溺必溏白而非秽赤，苟不细察，贻误必多。

此节为寒湿内伤脾胃，虚阳外越的证治，并强调细察舌及大小便的变化以鉴别。

冷香饮子：附子、陈皮、草果、炙甘草、生姜。此方治阴寒冷湿之气。

余师愚疫病篇

雄按：《鸡峰普济方》论外感诸疾有云：四时之中，有寒暑燥湿风五气相搏，善变诸疾。今就五气中分其清浊，则暑燥为天气，系清邪；风寒湿为地气，系浊邪。然则仲圣所云：清邪中上者，不仅雾露之气已，而书传兵火之余，难免遗亡之憾。否则，疫乃大证，圣人立论，何其略耶？后贤论疫，各有精义，亦皆本于仲圣清浊互中之旨。若但中暑燥之清邪，是淫热为病，治法又与（喻）嘉言、（吴）又可异。汪按：须知此篇乃专治燥热之疫。学人切记自不致误用矣。后人从未道及。惟秦皇士云：燥热疫邪，肺胃先受。故时行热病，见唇焦消渴者，宜用白虎汤。惜语焉未详。夫暑即热也。燥即火也。金石不堪其流烁，况人非金石之质乎？徐后山《柳崖外编》尝云：乾隆甲子，五六月间，京都大暑，冰至五百文一斤，热死者无算。九门出椽（棺材），日至千余。又纪文达公云：乾隆癸丑，京师大疫，以景岳法治者多死；以又可法治者，亦不验。桐乡冯鸿胪星实姬人，呼吸将绝，桐城医士投大剂石膏药，应手而痊。踵其法者，活人无算。道光癸未，吾乡郭云台纂《证治针经》，特采纪说，以补治疫之一法。然纪氏不详姓氏，读之令人怅怅，越五载，毗陵庄制亭官于长芦，重镌《疫疹一得》，书出始知纪氏所目击者，乃余君师愚也。原书初刻于乾隆甲寅，而世鲜流行，苟非庄氏，几失传矣。汪按：余氏以亲所试验者笔之于书，发前人所未发，非妄作也。无如世皆崇信温补，余氏之书非所乐闻，间有信余氏之论者。又不问是否燥热为病，随手妄施。以致误人，论者益复集矢于余氏矣。此余氏之书。所以不行于时也，然岂余氏之过哉？昔王白田先生作石膏辨，力辟石膏，以为受害者甚多。岂知误用之而杀人者。善用之即可救人乎。余读之，虽纯疵互见，而独识淫热之疫，别开生面，洵（实在、诚然）补昔贤之未逮，堪为仲景之功臣，不揣疏庸，节取而删润之，纂作圣经之纬。

论疫与伤寒似同而异

疫证初起，有似伤寒太阳阳明证者。然太阳阳明头痛不止如破，而疫则头痛如劈，沉不能举。伤寒无汗，而疫则下体无汗，上身有汗，惟头汗更盛。头为诸阳之首，火性炎上，毒火盘踞于内，五液受其煎熬，热气上腾，如笼上熏蒸之露，故头汗独多，此又痛虽同而汗独异也。有似少阳而呕者，有似太阴自利者。少阳之呕，胁必痛；疫证之呕，胁不痛。因内有伏毒，邪火干胃，毒瓦斯上冲，频频而作。太阴自利，腹必满；疫证自利，腹不满。大肠为传送之官，热注大肠。有下恶垢者，有旁流清水者，有日及数十度者，此又证异而病同也。

此节以发热、头痛、汗出、呕、利等症状，阐述热疫与伤寒的区别。热疫证为毒火所致，发病急迫，传染性强，初起头痛如劈，头汗重，下身无汗，呕吐而胁不痛，自利而腹不满，热疫有斑疹。伤寒初起为寒邪束表，头痛不至如破，无汗，少阳呕吐伴有胁痛，少阴自利伴有腹胀，伤寒无斑疹。

论斑疹

余每论热疫不是伤寒，伤寒不发斑疹。或曰：热疫不是伤寒，固已。至云伤寒不发斑疹，古人何以谓伤寒热未入胃，下之太早，热乘虚入胃，故发斑；热已入胃，不即下之，热不得泄，亦发斑。斯何为欤？曰：古人以温热皆统于伤寒，故《内经》云：热病者，伤寒之类也。《难经》分别五种之伤寒，《伤寒论》辨别五种之治法。既云热入胃，纵非温热，亦是寒邪化热，故可用白虎、三黄、化斑解毒等汤以凉解也。今人不悟此理，而因以自误误人。至论大者为斑，小者为疹。赤者胃热极，五死一生；紫黑者胃烂，九死一生。余断生死，则又不在斑之大小紫黑，总以其形之松浮紧束为凭耳！如斑一出，松活浮于皮面，红如朱点纸，黑如墨涂肤，此毒之松活外现者，虽紫黑成片可生；一出虽小如粟，紧束有根，如履透针，如矢贯的，此毒之有根锢结者，纵不紫黑亦死。苟能细心审量，神明于松浮紧束之间，决生死于临证之顷，始信余言之不谬也。

此节论述斑疹在外感病诊断中的重要意义，是鉴别伤寒与疫证的重要体征，以及对斑疹形态断定疾病的预后。指出斑疹的病因为热邪入胃所致，或热不得泄，或热邪未入胃反而下之。又提出依据斑疹的形态"松活""紧束"以断预后。

白虎汤：生石膏、知母、甘草、粳米。

三黄汤：黄芩、黄连、大黄。主治三焦壅热，烦躁谵语，腹痛胀满，大便秘结，䐜肉攀睛；妇人伤寒六七日，胃中有燥屎，大便难，烦躁谵语，目赤，毒气闭塞不得流通；心受积热，谵语发狂，逾墙上屋；热证口疮。

化斑解毒汤：石膏、升麻、知母、鼠粘子、甘草、玄参、淡竹叶。主治麻疹兼发斑，斑色紫黑，热毒甚者。

🍂 论治疫

仲景之书，原有十六卷，今世只传十卷，岂疫疹一门，亦在遗亡之数欤？以致后世立说纷纷。至河间清热解毒之论出，有高人之见，异人之识，其旨既微，其意甚远，后人未广其说，而反以为偏。《冯氏锦囊》亦云：斑疹不可发表，此所谓大中至正之论。惜未畅明其旨，后人何所适从？又可辨疫甚析。如头痛、发热、恶寒，不可认为伤寒表证，强发其汗，徒伤表气。热不退，又不可下，徒伤胃气。斯语已得其奥妙。奈何以疫气从口鼻而入，不传于胃而传于膜原，此论似有语病。至用达原饮、三消诸承气，犹有附会表里之意。惟熊恁昭《热疫之验》，首用败毒散去其爪牙，继用桔梗汤同为舟楫之剂，治胸膈手六经邪热，以手足少阳俱下膈络胸中，三焦之气为火，同相火游行一身之表，膈与六经乃至高之分，此药浮载亦至高之剂，施于无形之中，随高下而退胸膈及六经之热，确系妙方。汪按：败毒散似未尽妥究宜慎用。

余今采用其法，减去硝、黄，以热疫乃无形之毒，难以当其猛烈，重用石膏，直入肺胃，先捣其窝巢之害，而十二经之患自易平矣，无不屡试屡验，明者察之。

此节论述疫疹的治疗原则为清泄邪热（去其爪牙）通达经络，使郁于经络、胸膈之疫邪向外透达，治宜以清瘟败毒饮为主方，重用石膏直清肺胃，气血两清，解毒救阴。并强调禁忌辛温发汗及攻下法。

清瘟败毒饮：生石膏、小生地、乌犀角、生栀子、桔梗、黄芩、知母、赤芍、玄参、连翘、竹叶、甘草、丹皮、黄连。清热解毒，凉血泻火。主治瘟疫热毒，充斥内外，气血两燔证。

论治疹

疹出于胃。古人言：热未入胃而下之，热乘虚入胃，故发斑。热已入胃，不即下之，热不得泄，亦发斑。此指寒邪化热，误下、失下而言。若疫疹未经表下，有热不一日而即发者，故余谓热疫有斑疹，伤寒无斑疹也。热疫之斑疹发之愈迟，其毒愈重。一病即发，以其胃本不虚，偶染疫邪，不能入胃，犹之墙垣高硕，门户紧密，虽有小人，无从而入。

此又可所谓达于膜原者也。有迟至四五日而仍不透者，非胃虚受毒已深，即发表攻里过当。胃为十二经之海，上下十二经，都朝宗于胃，胃能敷布十二经，荣养百骸，毫发之间，靡所不贯，毒既入胃，势必敷布于十二经，残害百骸，使不有以杀其炎炎之势，则百骸受其煎熬，不危何待？疫既曰毒，其为火也明矣。火之为病，其害甚大，土遇之而焦，金遇之而熔，木遇之而焚，水不能胜则涸。故《易经》曰："燥万物者，莫熯（热）乎火（没有比火更会干燥的）。"古人所谓元气之贼也。以是知火者疹之根，疹者火之苗也。如欲其苗之外透，非滋润其根，何能畅茂？一经表散，燔灼火焰，如火得风，其焰不愈炽乎！焰愈炽，苗愈遏矣。疹之因表而死者，比比然也。其有表而不死者，乃麻疹、风疹之类。有谓疹可治而斑难治者，殆指疫疹为斑耳！夫疫疹亦何难治哉，但人不知用此法也。

此节再述热疫发斑疹的机制，治宜清解营血热毒方中，稍加辛凉透发药物，以透邪外出。并指出斑疹外发是邪气外露的表现，热疫斑疹发之愈迟，其毒愈盛。因为斑疹透出迟缓，或因热毒过盛，郁闭于内不能透外，或正气不足，难以托邪外出，使病情愈重。并强调禁用辛温升散之剂。

论疫疹之脉不能表下

疫疹之脉，未有不数者。有浮大而数者，有沉细而数者，有不浮不沉而数者，有按之若隐若见者。此《灵枢》所谓阳毒伏匿之象也。诊其脉，即知其病之吉凶。浮大而数者，其毒发扬，一经凉散，病自霍然；沉细而数者，其毒已深，大剂清解，犹可扑灭。至于若隐若见，或全伏者，其毒重矣，其证险矣！此脉得于初起者，间有得于七八日者颇多，何也？医者，初认为寒，重用发表，先伤其阳。表而不散，继之以下，又伤其阴。殊不知伤寒五、六日不解，法在当下，犹必审其脉之有力者宜之。疫热乃无形之毒，病形虽似大热，而脉象细数无力，所谓壮火食气也。若以无形之火热，而当硝、黄之猛烈，热毒焉有不乘虚而深入耶？怯弱之人，不为阳脱，即为阴脱。气血稍能驾驭者，亦必脉转沉伏，变证蜂起。或四肢逆冷、或神昏谵语、或郁冒直视、或遗溺旁流，甚至舌卷囊缩，循衣摸床，种种恶候，颇类伤寒。医者不悟，引邪入内，阳极似阴，而曰变成阴证。妄投参、桂，死如服毒。遍身青紫，口鼻流血。如未服热药者，即用大剂清热败毒饮重加石膏，或可挽回。余因历救多人，故表而出之。

此节论述热疫斑疹之脉象及误用汗、下等法的变证和治法。疫疹之脉浮大而数者，为热邪透发于表，治宜辛凉透发；沉细而数为邪热闭伏于内，热毒已深，宜大剂辛透清解。脉伏是热毒内闭太甚，证险。对于妄用表散、攻下出现诸多变证，可用大剂清瘟败毒饮重用石膏泻火解毒，或可挽救万一。

论疹形治法

松浮洒于皮面，或红或赤，或紫或黑，此毒之外现者。虽有恶证，不足虑也。若紧束有根，如从皮里钻出，其色青紫，宛如浮萍之背，多见于胸背，此胃热将烂之候。即宜大清胃热，兼凉其血。以清瘟败毒饮加紫草、红花、桃仁、归尾。务使松活色淡，方可挽回。稍存疑虑，即不能救。

此节论述疫疹的形态变化与病情严重程度的关系，并提出治宜清胃热兼凉血。

论疹色治法

血之体本红，血得其畅，则红而活、荣而润，敷布洋溢，是疹之佳境也。淡红有美有疵，色淡而润，此色之上者也。若淡而不荣，或娇而艳、干而滞，血之最热者。深红者，较淡红为稍重，亦血热之象，凉其血即转淡红。色艳如胭脂，此血热之极，较深红为更恶，必大用凉血，始转深红，再凉其血，而淡红矣。紫赤类鸡冠花而更艳，较艳红为火更盛。不急凉之，必至变黑，须服清瘟败毒饮加紫草、桃仁。细碎宛如粟米，红者谓之红砂；白者，谓之白砂。疹后多有此证，乃余毒尽透，最美之境，愈后蜕皮。若初病未认是疫，后十日半月而出者。烦躁作渴，大热不退，毒发于颔者，死不可救。

此节论述疫疹色泽变化的诊断意义及其治法和预后。斑疹色泽的变化对判断热毒的轻重、气血的盛衰有重要的临床意义。

论发疮

疫毒发斑，毒之散者也。疫毒发疮，毒之聚者也。初起之时，恶寒发热，红肿硬痛，此毒之发扬者。但寒不热，平扁不起，此毒之内伏者。或发于要地，发于无名，发于头面，发于四肢，种种形状，总是疮证，何以知其是疫毒所聚？寻常疮脉，洪大而数；疫毒之脉，沉细而数。寻常疮证，头或不痛；疫毒，则头痛如劈，沉不能举，是其验也。稽（考查）其证，有目红面赤而青惨者，有忽汗忽燥者，有昏愦如迷者，有身热肢冷者，有腹痛不已者，有大吐干呕者，有大泄如注者，有谵语不止者，有妄闻妄见者，有大渴思水者，有烦躁如狂者，有喊叫时作、若惊若惕者。病态多端，大率类是。误认寻常疮证，温托妄施，断不能救。

雄按：暑湿热疫诸病，皆能外发痈疮。然病患不自知其证发之由。外科亦但见其外露之疮，因而误事者最多。人亦仅知其死于外证也。噫！

此节论述热疫发疮与寻常疮证脉象、症状及治疗的区别。疫毒发疮为毒邪壅聚的表现，证见初起恶寒发热，红肿硬痛，为毒邪发越于外；但寒不热，平扁不起，为毒邪内伏，其脉沉细而数，头痛如劈，其病态多端，治宜清热解毒。而寻常疮脉洪大而数，头或不痛，治以温托法。又指出暑湿热疫诸病都可外发痈疮，诊病时应谨慎。

论妊娠病疫

母之于胎，一气相连。盖胎赖母血以养，母病热疫，毒火蕴于血中，是母之血即毒血矣。苟不疴清其血中之毒，则胎能独无恙乎？须知胎热则动，胎凉则安，母病热疫，胎自热矣。竭力清解以凉血，使母病去而胎可无虞。若不知此，而舍病以保胎，必至母子两不保也。至于产后以及病中，适逢经至，当以类推。若云产后经期，禁用凉剂，则误人性命，

此节论述妊娠病疫仍以清解凉血为主，以保母子平安。

论闷证

疫疹初起，六脉细数沉伏，面色青惨，昏愦如迷，四肢逆冷，头汗如雨，其痛如劈，腹内搅肠，欲吐不吐，欲泄不泄，男则仰卧，女则俯卧，摇头鼓颔（摇头、口唇振摇），百般不足，此为闷疫。毙不终朝。如欲挽回于万一，非大剂清瘟败毒饮不可。医即敢用，病家决不敢服。与其束手待毙，不如含药而亡，虽然，难矣哉！

雄按：所谓闷者，热毒深伏于内，而不发露于外也。渐伏渐深，入脏而死，不俟终日也。固（痼）已。治法，宜刺曲池、委中，以泄营分之毒，再灌以紫雪，清透伏邪，使其外越，杨云：治法精良。或可挽回，清瘟败毒饮何可试耶？汪按：本方有遏抑而无宣透，故决不可用。

此节论述疫疹之重证"闷证"的证治。"闷证"是热疫的暴发证，多为热毒深伏于内，不能外达所致，病邪可渐伏渐深，入脏则死。治以急急泄营分之热毒，宜紫雪清透伏邪，使其外越，或可挽回。

疫证条辨

头痛目痛，颇似伤寒。然太阳阳明头痛，不至于倾侧难举。而此则头痛如劈，两目昏瞀，势若难支。总因火毒达于二经，毒参阳位头面部，用釜底抽薪法，彻火下降，其痛立止，其疹自透。宜清瘟败毒饮增石膏、元参，加菊花。误用辛凉表散，燔灼火焰，必转闷证。

此节论述热疫与伤寒头痛的鉴别及治疗。热疫头痛治疗应急清在里的热毒，宜用清瘟解毒饮重用石膏、元参清气凉营，解毒泄热，加菊花清上泄下，使里热得清，热不郁，头痛止。并强调禁用辛温发散，即使辛凉表剂也不适宜。

清瘟败毒饮：生石膏、生地、犀角、黄连、栀子、桔梗、黄芩、知母、赤芍、元参、连翘、甘草、丹皮、竹叶。为十二经泻火之药。凡一切火热，表里俱感，狂躁烦心，口干咽痛，错语不眠，吐血衄血，热极发斑以此为主方。

骨节烦疼，腰如被杖。骨与腰皆肾经所属，其痛若此，是淫热之气，已流于肾经。宜本方增石膏、元参，加黄柏。误用温散，死不终朝矣。

此节论热疫骨及腰痛的证治。骨与腰属于肾经，其痛疼是因为淫热之气侵入肾经所致。治宜本方增石膏清热，元参滋阴降火，加黄柏清肾热。禁用温散药物。

热宜和，不宜燥。若热至遍体炎炎，较之昏沉肢冷者，而此则发扬，以其气血尚堪胜毒，一经清解，而疹自透。妄肆发表，必至内伏。宜本方增石膏、生地、丹皮、芩、连。

此节指疫病全身高热者，需因势利导使邪热里清外解，禁忌发散。

有似乎静而忽燥，有似乎躁而忽静，谓之静躁不常，较之颠狂，彼乃发扬，而此嫌郁遏，总为毒火内扰，以至坐卧不安。宜本方增石膏、犀角、黄连。

此节论述疫病静燥无常多为毒火内扰，应加重清热力度，宜本方重用石膏、犀角、黄连。

寤，从阳主上；寐，从阴主下。胃为六腑之海，热毒壅遏，阻隔上下，故火扰不寐。宜本方增石膏、犀、连，加琥珀。

雄按：火扰不寐，何必琥珀？若欲导下，宜用木通。

此节论述热疫火邪内扰不寐的证治。此为火邪内扰引起不寐，这是热毒壅遏于胃所致，宜本方增石膏、犀角、黄连清热，并加木通引心火下行。

初病周身如冰，色如蒙垢，满口如霜，头痛如劈，饮热恶冷，六脉沉细，此阳极似阴，毒之隐伏者也。重清内热，使毒热外透，身忽大热，脉转洪数，烦躁谵妄，大渴思冰，证虽枭恶，尚可为力。宜本方增石膏、丹皮、犀、连，加黄柏。若遇庸手，妄投桂、附，药不终剂，死如服毒。

此节论述疫证热毒内伏的证治。热毒内伏出现饮热恶冷，六脉沉细，阳极似阴证，治宜重清内热，使毒热外透，可见身体出现大热，脉转洪数，烦躁大渴，虽证险恶，可救治。并强调禁忌热药。应该注意二便。

四肢属脾，至于逆冷，杂证见之，是脾经虚寒，元阳将脱之象。惟疫则不然，通身大热，而四肢独冷，此烈毒郁遏脾经，邪火莫透，重清脾热，手足自温。宜本方增石膏。

雄按：四肢逆冷，在杂证，不仅脾经虚寒。在疫证，亦非毒壅脾经。增石膏，原是清胃。胃气行则肢自和也。亦有热伏厥阴而逆冷者，温疫证中最多，不可不知也。

此节论疫证通身大热而四肢独冷，为热亦深，厥益深，以清瘟败毒饮重用石膏以清胃。也有热伏厥阴而逆冷者不可不知。

筋属肝，赖血以养，热毒流于肝经，斑疹不能寻窍而出，筋脉受其冲激。则抽惕若惊。宜本方增石膏、丹皮，加胆草。

此节论述疫证热毒流于肝经，深入营血，不得以斑疹外达体表，筋脉受热毒煎灼，出现抽惕如惊厥状。治宜本方增加石膏、丹皮、龙胆草以清解郁热，凉肝息风。抽搐较甚者，可加羚羊角、钩藤以熄风止痉。

　　杂证有精液枯涸，水不上升，咽干思饮，不及半杯。而此则思冰饮水，百杯不足。缘毒火熬煎于内，非冰水不足以救其燥，非石膏不足以制其焰。庸工犹戒生冷，病家奉为至言，即温水亦不敢与。以致唇焦舌黑。宜本方增石膏，加花粉。

　　此节论疫证毒火熬煎致津液枯涸之证治。治宜本方重用石膏、加天花粉清热生津。

　　四时百病，胃气为本，至于不食，似难为也。而非所论于疫证，此乃邪火犯胃，热毒上冲，频频干呕者有之。旋食旋吐者有之。胃气一清，不必强之食，自无不食矣。宜本方增石膏，加枳壳。

　　雄按：热壅于胃，杳不知饥，强进粥糜，反助邪气。虽粒米不进，而病势未衰者，不可疑为胃败也。若干呕吐食，则本方之甘、桔、丹皮，皆不可用。宜加竹茹、枇杷叶、半夏之类。

　　此节论疫证邪火犯胃，热毒上冲之证治。治宜本方去甘草、桔梗、丹皮，加竹茹、生枇杷叶、半夏清胃热降逆气之剂，并提示不得勉强进食。

　　胸膈乃上焦心肺之地，而邪不易犯。惟火上炎，易及于心，以火济火，移热于肺，金被火灼，其燥愈甚。胸膈郁遏，而气必长吁矣。宜本方增连、桔、加枳壳、蒌仁。

　　雄按：邪火上炎，固能郁遏肺气，而为膈满，第（但也是）平素有停痰伏饮者。或起病之先，兼有食滞者。本方地、芍，未可浪投。临证须辨别施治，惟莱菔汁，既清燥火之闭郁，亦开痰食之停留。用得其宜，取效甚捷。

　　此节论述疫证邪火上炎，肺金被火灼而致胸膈满闷的证治。治宜本方增加清热理气祛痰之剂。并提示可兼有痰饮及食滞者的可能，本方中增黄连、枳壳、蒌仁、桔皮、桔梗，生地、赤芍不可随便使用，也可加莱菔汁清闭郁之燥火，也能化痰食。

　　昏闷无声者，心之气出于肺而为声。窍因气闭，气因毒滞，心迷而神不清。窍闭而声不出。宜本方，增石膏、犀角、芩、连，加羚羊角、桑皮。

　　雄按：桑皮虽走肺，而无通气宣窍之能。宜用马兜铃、射干、通草之类；清神化毒，当参紫雪之类。

此节论述疫证昏闷无声的原因以及治法。心气出于肺而发声，心窍因气滞而闭塞，气滞是因毒火内壅而致气滞，神不清。治宜本方增石膏、犀角、黄芩、黄连、羚羊角、或加紫雪，清心开窍解毒。

胃气弱者，偏寒偏热，水停食积，皆与真气相搏而痛，此言寻常受病之源也。至于疫证腹痛，或左或右，或痛引小肠，乃毒火冲突，发泄无门。若按寻常腹痛分经络而治之，必死。如初起只用败毒散或凉膈散加黄连，其痛立止。

雄按：疫证腹痛，固与杂证迥殊，然夹食、夹瘀、夹疝，因病疫而宿疾兼发者，亦正多也。临证处方，岂可不为顾及。

此节论述疫证腹痛的证治。疫证腹痛为毒火冲突，发泄无门而致，治宜败毒散或凉膈散加黄连，以泄热解毒。强调应顾及夹杂诸证及宿病。

筋肉瞤动，在伤寒则为亡阳，而此则不然。盖汗者，心之液，血之所化也。血生于心，藏于肝，统于脾。血被煎熬，筋失其养，故筋肉为之瞤动。宜本方增石膏、生地、元参，加黄柏。

雄按：亡阳瞤动，宜补土制水。淫热瞤动，宜泻火息风。本方尚少镇静息风之品，宜去丹、桔，加菊花、胆草。

此节论述疫证筋肉瞤动为血被煎熬，筋失养而致，治宜泻火育阴息风为主；而伤寒亡阳筋肉瞤动治宜温补脾阳以制水。

患者自言胃出冷气，非真冷也。乃上升之气，自肝而出，中挟相火，自下而上，其热尤甚。此火极似水，热极之征，阳亢逼阴，故有冷气。宜本方增石膏、犀、地、丹、连，加胆草。

雄按：冷气上升，虽在别证中见之，亦多属火。不知者，妄投温热。贻害可胜道哉！本方桔、芍，亦属非宜。更有挟痰者，须加海蜇、竹沥、莱菔汁之类。（汪按：此证挟痰者最多。）

此节指出疫证胃出冷气为热极之证，治宜本方重用石膏、犀角、生地、丹皮、黄连，加龙胆草清热养阴，去桔梗、赤芍。强调挟痰者最多见，应加海蜇、竹沥、莱菔汁。强调禁用温热药。

口中臭气，令人难近，使非毒火熏蒸于内，何以口秽喷人乃尔耶。宜

本方增石膏、犀、连。

雄按：宜加佩兰、竹茹、枇杷叶、金银花、蔷薇露、莹白、金汁之类，以导秽浊下行。

此节指出疫证口臭为毒火熏蒸于内，宜本方增石膏、犀角、黄连、双花、竹茹清心胃热，枇杷叶降浊气，佩兰芳香化浊。

舌苔满口如霜，在伤寒为寒证之据，故当温散。而疫证见此，舌必厚大，为火极水化。宜本方增石膏、犀、地、翘、连，加黄柏。误用温散，旋即变黑。（汪按：凡温热暑疫，见此舌者，病必见重最宜详慎。）

雄按：凡热证疫证见此苔者，固不可误指为寒，良由兼痰挟湿，遏伏热毒使然，清解方中，宜佐开泄之品为治。

此节指出热证疫证舌苔满口如霜，为火极水化，由痰湿遏伏热毒所致，治宜本方增石膏、犀角、生地、连翘、黄柏以清解，佐以开泄，如川贝母、枳壳、枳实以理气祛痰。禁忌温散。

咽喉者，水谷之道路，呼吸之出入。毒火熏蒸，至于肿痛，亟当清解以开闭塞。宜本方增石膏、元、桔，加牛蒡、射干、山豆根。

雄按：加莹白、金汁最妙。药汁碍咽者，亟以锡类散吹之。

此节论述疫证毒火熏蒸而致咽喉肿痛，宜清解开以闭塞，以本方清瘟败毒饮为主方，增石膏、元参、桔梗、牛蒡子、射干、山豆根清热利咽。急以锡类散吹入咽喉。

唇者，脾之华。唇焮肿，火炎土燥也。宜本方增石膏、翘、连，加天花粉。

此节指出疫证唇肿为火炎土燥，宜本方增石膏、连翘、黄连清火，天花粉养津。

头为诸阳之首，头面肿大，此毒火上攻。宜本方增石膏、元参，加银花、马勃、僵蚕、板蓝根、紫花地丁、归尾。脉实者，量加酒洗生大黄。

面上燎疱，宛如火烫，大小不一，有红有白，有紫黑相间，痛不可忍，破流清水，亦有流血水者，治同上条。

颐（腮）者，肝肾所属，有左肿者，有右肿者，有右及左、左及右者，名曰痄腮。不亟清解，必成大头。治同上条。

温热经纬

以上三节皆为毒火上攻，治疗相同，宜本方加清热解毒，祛风散结之剂。

颈属足太阳膀胱经，热毒入于太阳则颈肿。宜本方增石膏、元参、翘、桔，加银花、夏枯草、牛蒡、紫花地丁、山豆根。

此节论述疫证热毒侵入太阳经而颈肿的证治，治宜本方增清热育阴解毒散结之剂。

耳后肾经所属，此处硬肿，其病甚恶。宜本方增石膏、元、地、丹、翘，加银花、花粉、板蓝根、紫花地丁。耳中出血者，不治。

雄按：坎为耳，故耳为肾水之外候。然肺经之结穴在耳中，名曰龙葱，专主乎听。金受火烁则耳聋。凡温热暑疫等证，耳聋者，职是故也。不可泥于伤寒少阳之文，而妄用柴胡以煽其焰。古云：耳聋治肺，旨哉言乎。

此节论述疫证耳后硬肿病恶，治宜本方增清热解毒、育阴凉血之剂。指出耳聋为肺受火烁，宜治肺。禁用柴胡之类以煽动邪火。

舌乃心之苗。心属火，毒火冲突，二火相并，心苗乃动，而嗒舌弄舌。宜本方增石膏、犀、连、元参，加黄柏。

雄按：宜加木通、莲子心、朱砂、童溺之类。

此节论述疫证毒火冲心的证治。治宜本方增石膏、犀角、黄连、元参、黄柏清热解毒，宜加清心之品，木通、莲子心等。

红丝绕目，清其浮僭之火而红自退。误以眼科治之，为害不浅。宜本方加菊花、红花、蝉蜕、归尾、谷精。

雄按：加味亦是眼科之药，不若但加羚羊角、龙胆草二味为精当也。

此节指出疫证目赤，为热毒内盛，而循经上攻。在温热病中热入气营时也可以见到结合膜充血之证。治宜本方加用羚羊角、龙胆草清肝热，菊花、红花、蝉蜕、当归尾以和血祛风之剂。

头为一身之元首，最轻清而邪不易干。通身焦燥，独头汗涌出。此烈毒鼎沸于内，热气上腾，故汗出如淋。宜本方增石膏、元参。

雄按：本方宜去芍、桔、丹皮，加童溺、花粉。

此节论疫证热气上腾而致头汗出的证治。治宜本方去赤芍、桔梗、丹皮，增石膏、元参、花粉清热养阴。

齿者骨之余，杂证龂齿为血虚；疫证见之，为肝热。宜本方增石膏、

生地、丹、栀，加胆草。

雄按：齿龈属阳明，不可全责之肝也。

此节论述疫病见龊齿，宜清肝胃之热邪。强调与杂症龊齿不同，而后者为血虚而致。

疫证鼻衄如泉，乃阳明郁热上冲于脑，脑通于鼻，故衄如涌泉。宜本方增石膏、元、地、芩、连，加羚羊角、生桑皮、棕榈灰。

雄按：本方宜去桔梗，加白茅根。

此节论述疫证鼻衄病因，为阳明郁热上冲，治宜本方去桔梗，增石膏、元参、生地、黄芩、黄连、加羚羊角、白茅根，以清阳明之热及凉血祛风。

舌上白点如珍珠，乃水化之象。较之紫赤黄黑，古人谓之芒刺者，更重。宜本方增石膏、犀、连、元、翘，加花粉、银花。

雄按：宜加蔷薇根、莹白、金汁之类。

此节论述疫证舌上白点如珍珠，为水化之象，治宜本方重清热育阴解毒。

疫证初起，苔如腻粉，此火极水化。设误认为寒，妄投温燥，其病反剧，其苔愈浓，精液愈耗，水不上升，二火煎熬，变白为黑，其坚如铁，其浓如甲，敲之戛戛有声，言语不清，非舌卷也。治之得法，其甲整脱。宜本方增石膏、元参、犀、连、知、翘，加花粉、黄柏。

雄按：此证专宜甘寒以充津液，不当参用苦燥。余如梨汁、蔗浆、竹沥、西瓜汁、藕汁，皆可频灌。如得蕉花上露更良。杨云：蕉花上露为清热无上妙品，但不可必得。即蕉根取汁，亦极妙也。若邪火已衰，津不能回者，宜用鲜猪肉数斤，切大块，急火煮清汤，吹净浮油，恣意凉饮，乃急救津液之无上妙品。故友范庆簪，尝谓余云（曾对我说）：酷热炎天，正银匠熔铸各州县奏销银两之时。而银炉甚高，火光扑面，非壮盛之人，不能为也。口渴不敢啜茗，惟以淡煮猪肉，取汤凉饮，故裸身近火，而津液不致枯竭。余因推展其义，颇多妙用，拙案中可证也。

此节论述疫证初起舌苔如腻粉，此为火极水化，治宜甘寒充液。不宜苦燥药物。

舌上发丁，或红或紫，大如马乳，小如樱桃，三五不等，流脓出血，重清心火。宜本方增石膏、犀角、翘、连，加银花。舌上成坑，愈后自平。

雄按：亦宜加蔷薇根、金汁之类；外以锡类散，或珍珠、牛黄研细糁（外涂）之，则坑易平。

锡类散：象牙屑、珍珠、青黛、冰片、壁钱、牛黄、人指甲。

此节论述舌上发丁，治宜重清心火。外用锡类散。

舌衄乃血热上溢心苗。宜本方增石膏、黄连、犀、地、栀、丹，加败棕灰。

雄按：外宜蒲黄炒黑糁（外涂）之。

此节论述疫证舌衄为血热上溢于心，治宜清热凉血为主。

齿衄乃阳明少阴二经之热相并。宜本方增石膏、元参、芩、连、犀、地、丹、栀，加黄柏。心主神，心静则神爽。

此节论述疫证齿衄宜清阳明少阴经之热。

心主神，心静则神爽，心为烈火所燔，则神不清而谵语。宜本方增石膏、犀、连、丹、栀，加黄柏、胆草。

雄按：须参叶氏《温热论》逆传治法。且此证挟痰者多，最宜谛（仔细）审。

此节论述疫证神不清、谵语者，为心为烈火燔灼，宜清心肝之热。注意该证挟痰者多，须仔细辨别。可考虑以邪热逆传心包的治疗。

呃逆，有因胃热上冲者，有因肝胆之火上逆者，有因肺气不能下降者。宜本方增石膏，加竹茹、枇杷叶、柿蒂、羚羊角、银杏仁。如不止，用沉香、槟榔、乌药、枳壳，各磨数分，名四磨饮，仍以本方调服。

雄按：此三候固皆实证，尚有痰阻于中者，便秘于下者，另有治法。银杏仁，温涩气分，但可以治虚呃，不宜加入此方。

此节讨论疫证呃逆原因及治疗。呃逆可由胃热上冲、肝胆之火上逆、肺气不降，还有痰阻于中等因素所致，治宜根据病因不同而用药不同。

四磨饮：沉香、槟榔、枳壳、乌药。主治气滞喘逆。槟榔导逆气，枳壳泻滞气，乌药、沉香下气以平喘胀。

邪入于胃则吐，毒犹因吐而得发越，至于干呕则重矣。总由内有伏毒、清解不容少缓。宜本方增石膏、甘、连，加滑石、伏龙肝（灶中黄土）。

雄按：甘草宜去，伏龙肝温燥之品，但可以治虚寒呕吐，不宜加入此方。本方桔梗、丹、芍，亦当去之。可加旋覆花、竹茹、半夏、枇杷叶。如用反佐，则生姜汁为妥。汪按：此方中生姜不可少。

此节论述疫证病邪入胃呕吐原因是内有伏毒，治宜清解降逆法。宜本方去甘草、桔梗、丹皮、赤芍，加旋复花、竹茹、半夏、枇杷叶，适量生姜汁。

疫毒移于大肠，里急后重，赤白相兼，或下恶垢，或下紫血，虽似痢实非痢也。其人必恶寒发热，小水短赤，但当清热利水。宜本方增石膏、黄连，加滑石、猪苓、泽泻、木通，其痢自止。误用通利止涩之剂不救。

雄按：热移大肠，恶垢既下，病有出路，化毒为宜。既知不可通利，何以仍加苓、泽等利水？毋乃疏乎。惟滑石用得对证，他如金银花、槐蕊、黄柏、青蒿、白头翁、苦参、莱菔之类，皆可采也。

此节论述疫证热邪移于大肠为邪有出路，治宜本方增滑石、金银花、黄柏、槐蕾、白头翁、苦参、莱菔等清热化毒，不可用猪苓、泽泻等利水，并禁忌通利止涩药物。

毒火注于大肠，有下恶垢者，有利清水者，有倾肠直注者，有完谷不化者。此邪热不杀谷，非脾虚也。较之似痢者，稍轻。考其证，身必大热，气必粗壮，小溲必短，唇必焦紫，大渴喜冷，腹痛不已，四肢时而厥逆。宜因其势而清利之。治同上条。

雄按：唇焦大渴，津液耗伤，清化为宜，毋过渗利。惟冬瓜煮汤代茶、煎药，恣用甚佳。汪按：此及上条皆宜用绿豆。

此节为疫证毒火注于大肠治疗。同上条。

疫证大便不通，因毒火煎熬，大肠枯燥不能润下。不可徒攻其闭结而速其死也。宜本方加生大黄，或外用蜜煎导法。汪按：此证宜用麻仁。

此节论述疫病因毒火煎熬津液致大便枯燥不能润下，宜本方加生大黄清肠热毒，麻仁润便通畅，或外用蜜煎导法。

邪犯五脏，则三阴脉络不和，血乖行度（血行乖张不循常道），渗入大肠而便血。宜本方增生地，加槐花、柏叶、棕灰。

雄按：棕灰温涩，即欲止之，宜易地榆炭。

此节论述疫证邪犯五脏使三阴脉络不和，血渗入大肠而便血，治宜清热凉血止血。

膀胱热极，小溲短赤而涩，热毒甚者，溲色如油。宜本方加滑石、泽泻、猪苓、木通、通草、扁蓄。

雄按：苓、泽等药，皆渗利之品。溺阻膀胱者，借以通导，此证既云热毒内炽，则水已耗夺，小溲自然浑赤短涩，但宜治其所以然，则源清而流洁，岂可强投分利，而为砻（去掉稻壳的器具）糠打油之事乎？或量证少佐一二味，慎毋忽视而泛施也。

此节论述疫证膀胱热极、小便短赤而涩，为热毒盛而津液耗竭，治宜清热毒，养津液，禁用渗利。

溺血，小便出血而不痛。血淋，则小腹阴茎必兼胀痛。在疫证，总由血因热迫。宜本方增生地，加滑石、桃仁、茅根、琥珀、牛膝、棕灰。

雄按：设兼痛胀，忌用棕灰。汪按：亦宜用地榆炭。

此节论述疫证溺血原因及治疗。疫病之邪热迫血妄行致尿血。治宜清热凉血。

发狂骂詈（骂），不避亲疏，甚则登高而歌，弃衣而走，逾垣上屋，力倍常时。或语生平未有之事，未见之人，如有邪附者，此阳明邪热，上扰神明，病患亦不自知。僧道巫尼，徒乱人意。宜本方增石膏、犀、连、丹、栀，加黄柏。

雄按：宜加朱砂、青黛，挟痰，加石菖蒲、竹沥之类。

此节论疫证邪热上扰神明的证治。治宜重清阳明邪热，挟痰者宜祛痰。

疫证之痰，皆属于热，痰中带血，热极之征。宜本方增石膏、芩、地，加蒌仁、羚羊角、生桑皮、棕灰。

雄按：桑皮、棕灰可商，宜加滑石、桃仁、苇茎、瓜瓣（冬瓜子）之类。

此节论述疫证热极生血痰，宜清热凉血，蠲痰祛风。

疫证遗溺，非虚不能约，乃热不自持。其人必昏沉谵语，遗不自知。宜本方增石膏、犀、连，加滑石。

此节论疫证遗溺的治疗。疫证遗溺因邪热迫津妄行而不自持。治宜本方增石膏、犀角、黄连清热毒，加滑石以降心火，色白入肺开腠理，下走膀胱而行水道使热邪下行。

诸病喘满，皆属于热，况疫证乎？宜本方增石膏、黄芩、加桑皮、羚羊角。

雄按：杏仁、厚朴、半夏、旋复花、枇杷叶、蒌仁、莱菔、海蜇、芦根之类，皆可随证采用。本方地、芍宜去之。汪按：下条亦宜去地、芍。

此节论述疫证诸病喘满皆属于热的治法。治宜清热理气，蠲痰息风，强调不用地黄及芍药以防其滞气。

淫热熏蒸，湿浊壅遏，则周身发黄。宜本方增石膏、栀子，加茵陈、滑石、猪苓、泽泻、木通。

雄按：此证亦有宜下者。

此节论述疫证热邪熏蒸，湿浊壅遏所致周身发黄，治宜本方增石膏、栀子、加茵陈、滑石、猪苓、泽泻、木通清热利湿。必要可用下法，以通滞调畅气机，导邪外出。

疫证循衣摸床、撮空，此肝经淫热也。肝属木，木动风摇，风自火出。《左传》云"风淫末疾"。四末四肢也。肢动即风淫之疾也。宜本方增石膏、犀、连、栀、丹，加胆草。

雄按：桑枝、菊花、丝瓜络、羚羊角、白薇之类，皆可采用。实者，宜兼通腑宜大黄等；虚者，宜兼养阴如元参、麦冬、知母等。

此节论述疫证肝经淫热所引起的循衣摸床、撮空等证，宜清肝热养阴熄风法。

狐蜮，宜本方增石膏、犀角，加苦参、乌梅、槐子。以上五十证，热疫恶候，变态无恒，失治于前，多致莫救。慎之！慎之！

此节论述狐蜮是湿热毒邪，久郁化火阴伤，余邪留滞不解，熏蒸上下而成，治宜清热化湿解毒，活血扶阴。类同现代医学之白塞病。

以上五十条属于热疫危重的证候，其变化多端应及时正确治疗。

疫证热毒盘踞于内外，则遍体炎炎。夫热极之病，是必投以寒凉，火被水克，其焰必伏，火伏于内，必生外寒。阴阳相搏则战，一战而经气输泄，大汗出而病邪解矣。

此节论述疫证热毒盘踞内外而热极的治疗变化规律。治宜寒凉药物，出现战汗而病愈。

疫证瘥后，四肢浮肿，弗遽温补。

雄按：宜清余热，兼佐充津。

此节论述疫证愈后四肢浮肿，治宜清余热充津，不宜马上温补。

瘥后饮食渐增，而大便久不行，亦无所苦。此营液未充，若误投通利，死不终朝矣。汪按：宜食黑芝麻。

此节论述疫证愈后便秘为阴液不足，宜润下。禁忌通利。

热疫为病，气血被其煎熬，瘥后饮食渐进，气血滋生，润皮肤而灌筋骸。或痛或痒，宛如虫行，最是佳境，不过数日，气血通畅而自愈矣。

此节论疫证愈后出现一系列皮肤症状，待气血通畅可自愈。

疫证失治于前，热流下部，滞于经络，以致腰膝疼痛，甚者起不能立，卧不能动，误作痿治，必成废人。宜本方小剂，加木瓜、牛膝、续断、萆薢、黄柏、威灵仙。

此节论述疫证初始失治，邪热流注于下部，阻滞经络以致腰膝疼痛，严重者不能站立，卧下不得移动，治宜清余热，疏通经络，坚筋强骨。应与痿症"肺热叶焦""治痿独取阳明"鉴别。

瘥后，不欲饮食，食亦不化。此脾胃虚弱，宜健脾养胃。

雄按：不欲食，病在胃，宜养以甘凉。食不化，病在脾，当补以温运。医者，须分别论治。

此节论述疫证愈后不欲食，病在胃，宜甘凉药物养胃；食不化，病在脾，宜温运补脾。

瘥后惊悸属血虚，宜养血镇惊。

雄按：亦有因痰热未清者，不可不知也。汪按：因痰者颇多。

此节论述疫证愈后惊悸其病因不同的治法。血虚者，宜养血镇惊；痰热未清者，宜清热祛痰定惊。

瘥后怔忡，乃水衰火旺，心肾不交。宜补水养心。

雄按：朱砂安神丸最妙。汪按：亦有兼挟痰者。

此节论述病愈后怔忡的治法。愈后怔忡为肾水衰，心火重，治宜清心火、滋肾水，应注意有无痰邪。

朱砂安神丸：朱砂、黄连、生地、当归、甘草。本方为心火上炎，耗灼阴血所致的心火内扰证而设。

瘥后有声不能言，此水亏不能上接于阳也。宜补水。

雄按：有痰热滞于肺络者宜清肃；有疫热伤伤肺阴者宜清养。不仅水亏为然也。

此节论述病愈后有声不能言的病因及治疗。因肾水亏不能上济阳（心）者宜补肾水；因痰热阻滞肺络者，宜清肃肺气；或因疫热耗肺阴者宜清养。

瘥后声颤无力，语不接续，名曰郑声。乃气虚也。宜补中益气汤。

雄按：此证虽属气虚，实由元气无根，补中益气，升阳之剂，切勿误投。宜集灵膏。

此节指出病愈后之郑声为元气无根，治宜补气阴，宜用集灵膏。不可用补中益气汤升阳之剂。

集灵膏：人参、枸杞、天冬、麦冬、生地、熟地。滋心润肺，益卫养荣。孟英谓"峻滋肝肾之阴，无出此方之右也"。

瘥后喜唾，胃虚而有余热也。乌梅十个、北枣五枚，俱去核，共杵如泥，加炼蜜丸弹子大，每用一丸嚼（含）化。

雄按：此方甚佳。

此节提出疫病愈后喜唾为胃虚有余热的治法。

言者心之声也。病中谵妄，乃热扰于心。瘥后多言，余热未净。譬如灭火，其火已息，犹存余焰也。

雄按：宜导赤散加麦冬、莲子心、朱砂染灯心。

此节论述病愈后多言为心中余热未尽，治宜导赤散加麦冬、莲子心、朱砂染灯心草。

导赤散：生地、木通、甘草梢。此方泻心火，从小肠中出。

瘥后遗精，宜交心肾。

雄按：精因火动者多，宜清余热，黄连、黄柏，最是要药。

此节论述疫病愈后遗精为心火动，宜清余热，交通心肾。

瘥后触事易惊，梦寐不安，乃有余热挟痰也。痰与气搏故恐惧。

雄按：宜用竹茹、黄连、石菖蒲、半夏、胆星、栀子、知母、茯苓、旋复花、橘红等药。

此节论述疫病愈后易惊，梦寐不安应以清余热及祛痰法。

瘥后，终日昏睡不醒，或错语呻吟，此因邪热未净，伏于心包络所致。

雄按：宜用丹参、白薇、栀子、麦冬、甘草、木通、盐水炒黄连、竹叶、朱砂染灯心、细茶等药。挟痰者，花粉、天竺黄、石菖蒲、省头草（佩兰）之类。或万氏牛黄清心丸，皆可采用。

本节论述疫病愈后余邪伏于心包络而致昏睡、呻吟的治法。治宜清心热祛痰。

万氏牛黄清心丸：牛黄、朱砂、黄连、黄芩、栀子、郁金。此方主治热入心包、热盛动风症，症见高热烦躁、神昏谵语及小儿高热惊厥。

瘥后自汗、盗汗，虚象也，宜分阴阳而补益。

雄按：固属虚候，多内余热未清，心阳内炽，慎勿骤补，清养为宜。如西洋参、生地、麦冬、黄连、甘草、小麦、百合、竹叶、茯苓、莲子心之类，择而为剂可也。

此节论述疫病愈后自汗、盗汗，多为余热未清，心阳内炽，宜用清养之品，慎用补益。

瘥后心神不安，乃心血亏损。宜养心。

雄按：固是心营不足，亦因余热未清，治如上条可也。

此节论述病愈后心神不安治法，同上条。

瘥后虚烦不寐者，血虚神不守舍也。

雄按：非神不守舍也，亦余火扰动耳！治如上法，或加阿胶、或加生鸡子黄、或加珍珠，审证而用得其宜，贵乎医者之神悟矣。

此节论述疫病愈后虚烦不寐，治宜清余热，育阴安神。

瘥后余热未净，肠胃虚弱，饮食不节，谷气与热气，两阳相搏，身复发热，名曰食复。

雄按：治法与伤寒食复同，更有瘥后起居不慎，作劳太早，虚阳浮扰而发热者，名曰劳复，治宜调气血。

此节论疫病愈后食复、劳复治法同伤寒，食复宜减少食量，劳复治宜调气血。

瘥后早犯女色而病者，名女劳复；女犯者，为男劳复。其证头重目眩，腰痛肢酸，面热如烘，心胸烦闷。宜麦冬汤主之。若舌出寸余，累日不收，名曰阳强。以冰片研细糁之，即缩。长至数寸者，多不救。

雄按：此方甚妙。宜加竹茹、枸杞子。

此节论述疫病愈后女劳复、男劳复病证及治法。

麦冬汤：麦冬、炙甘草、竹叶、枣肉。治房劳复之气绝者。其脉两寸无力。

男子新瘥，余热未净，而女人与之交接得病者，名阳易；女人新瘥，余热未清，而男子与之交接得病者，名阴易。其证男子则阴肿入腹，绞痛难忍；女人则乳抽里急，腰胯痛引腹内。热攻胸膈，头重难抬，仰卧不安，动摇不得。最危之证。

雄按：阴阳二易，余谓之热入精室证。第阴易较重于阳易，以女人疫热之气，本从阴户出也。古人用裆之义最精，取其能引热邪，仍由原路去，故阴易，须剪所交接。女人身穿未浣之裈裆，《千金》用月经赤帛，亦从此脱胎。阳易，须剪所交接。男子身穿未浣之裈裆。并取近阴处之数寸，烧灰服下，奏效甚捷。后人之用鼠矢，亦取其以浊导浊之义。然究不如烧散之贴切矣。余如竹茹、花粉、韭白、滑石、白薇、槐米、楝实、绿豆、甘草梢、土茯苓等药，并走精室，皆可随证采用。以上三条，温热病后亦同，不仅疫证尔也。

此节论疫病愈后阴阳易（热入精室）的证治。

以上三条温热病亦同，不独疫证仅有。

·卷五·方论（省略）

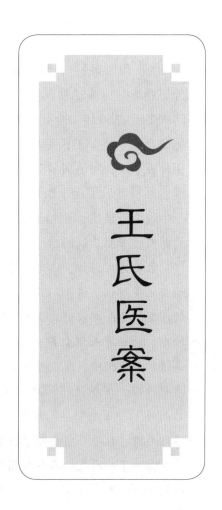

王氏医案

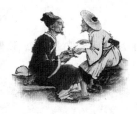

　　《王氏医案》①，医案著作。清代著名医学家王士雄（字孟英）撰。分正续编，正编二卷，原名《回春录》；续篇八卷，原名《仁术志》。约成书于1850年。全书详述作者对温热病、杂病等治疗验案。不分门类，每证自成一案。王氏论病，溯因辨证，处方强调随证变化，不拘成方。用药极平淡，而治病多奇中。正编详于杂病治案，续编详于温、热、暑、湿病证治案。王氏于医理宗崇《内经》《伤寒》诸典籍，而间有发挥，一生致力于温热、霍乱诸病之研究，且对叶桂、薛雪诸名医之论多所借鉴，故尤擅长于温热病的治疗。

　　孟英先生著作，这部医案，辨证施治，诊断确切，用药恰当，对于病情变化规律认识透彻，五十多年来我反复学习、反复应用，认为孟英先生的医案，是一部较好的医案，是学习祖国医学临床和研究祖国医学的一部珍本。后世有人谓孟英先生偏于清凉，其医案中也有治虚治寒的病例，但是这种病例较少，现在临床观察，热性病较虚寒病为多数，所以孟英先生举热性病例，用清凉治疗，不足为奇。至于案中见有"覆杯而安""投匕而瘥""下咽即瘥"等语，可能辑孟英医书者，形容过甚其词，但是这不足为疵。我学习孟英先生医案，在临床实践中取得一些经验，因此对孟英医案作了些补充。石念祖谓读孟英先生书，而后得门，但其析注中通过实验，确乎有些错误、缺点而有误于后者，因此予以补正，并写出本人医学临床经验，以及治疗与孟英医案有关的一些医案，以供后学者参考。

　　本人水平有限，上述看法可能有错误或不足，希望同仁们给予指正。

张国屏

1978 年 4 月写于青岛医学院附属医院

―――――――――――

　　① 注：王氏医案其中部分医案注释选自《临证新编》一书。
　　张国屏著《临证新编》，张毓华等整理，青岛出版社 2011 年 7 月第 1 版。

·卷一·

甲申夏，某欲登厕时，忽然体冷汗出，气怯神疲，孟英视之曰：阳气欲脱也，卒不及得药，适有三年女佩姜一块，约重四五钱，急煎而灌之即安，后用培补药，率以参、芪、术、草为主，益气分偏虚也。

阳虚证虽有气怯神疲而阳气欲脱者，必表现身体出冷汗。凡是阳气欲脱的脉象，其一，脉微欲绝，有浮无沉，尺部无脉，为真阳根蒂已拔，虽急与温阳培补之品，治之得法，其病势也很难挽回；其二，脉微弱，但沉取有脉，或寸关脉有浮无沉，但尺脉沉取有脉，这类脉象虽有阳气欲脱，其真阳根蒂未尽拔，治疗急以温阳培补，病势恢复较易。此例仅急服女佩姜一块可以暂安，其疾患属于第二类。

女佩姜，旧习惯给小孩佩戴生姜一块，用来避臭恶之气，生姜佩戴三年之久，辛散之性早已消失，而姜的温性益纯，阳虚宜温补切忌辛散，纯温干姜，善于温阳，温助阳气（回阳），即所谓少火生气，这样用纯温药使气赖以暂安。

阳气欲脱，温阳以干姜、附子之品必须和大量人参、黄芪共用，方能凑效。

气虚阳脱者，以小便或大便后，更易发生虚脱证。

党参补气类似人参，其性平和，为补气的佳品，但较朝鲜人参、东北人参补气峻力，实属不及。党参因始发现产于山西上党、下党等地，以产地称之党参，后来当地改称潞州，因而又称潞参，党参、潞参实是一种。

范庆簪年逾五十，素患痰嗽，乙酉秋在婺（江西），骤然吐血，势颇可危。孟英诊曰：气虚而血无统摄也，虽向来咳嗽阴亏，阴药切不可服，然非格阳吐血，附、桂更为禁剂，乃以潞参、芪、术、苓、草、山药、扁豆、橘皮、木瓜、酒炒芍药为方，五帖而安。

继去甘草、木瓜，加熟地、黑驴皮胶、紫石英、麦冬、五味子、龙骨、牡蛎熬膏服之痊愈。

临证详细考虑其突然吐血的原因，不以宿疾所惑，诊断为气虚血无统摄。

此案只述其症状，未指出脉象，认为虽未注明脉形，而其诊断决定于脉，大都致病原因不同，而症状相同，诊断必须与脉象相参考，所谓以证测脉，按其脉左右固然皆宜无力，而右寸之脉必然虚大无力。

此例久病咳嗽而素阴亏，骤然发生吐血病势很重，在于因气虚无统摄之力。治疗主以补气益脾之药，以四君子汤加山药、扁豆为主，而妙在因其久患阴亏，用甘草、木瓜入补气药中，取其酸甘化阴，木瓜气温味酸，理脾伐肝，凡脾病则肺气衰，而肝必盛，所以用酸以收脾肺耗散之气，又借其酸敛以平肝盛，脾气充足行使其生化之职，而肺气自然受其荫益，并以酒炒白芍，芍药气味俱降，平肝理脾，在补气摄血药中，酒炒白芍使血溢而归于经。孟英虽然补气为主，而未忽略其素质阴亏，所以用此补之中引阳入阴，使阴为阳之受。气煦血濡而病则安。

血止病安，其气阴仍是两亏，治疗此时不宜再用甘草、木瓜酸甘化阴，应该直接养阴之品，至于方中复入潞参、麦冬、五味子等药，必是右寸虚大而散，因而采用生脉散，一清一补一敛，以复肺气，其阴亏有肝阳上僭之势，用龙骨、牡蛎收敛阴气，石英以镇降之。气虚用滋阴药，气不能运化，则使气分滞腻，气虚补气，气足宜用熟地、驴皮胶等滋阴药。

石（念祖）注：以甘草、木瓜甘酸之性滞腻气分之说不恰当，如此说孟英用熟地、阿胶、麦冬等药更滞腻气分。

另有肺阴不能摄血：其肺脉滑大而数，此时吐血，宜育养肺阴。宜用天冬、麦冬、沙参、紫菀、杷叶、生熟地。摄血止血加藕节、侧柏叶。

另有阴虚火旺迫血妄行：其两寸脉洪实有力而数，治宜犀角地黄汤加减，犀角（现用水牛角）、地黄、芍药、丹皮，加部分苦寒之药：黄芩、栀子、黄连，侧柏叶、藕节止血。

郑德顺春患急证，时已二鼓，乞孟英视之，见其扒床拉席，口不能言，惟以两手指心抓舌而已。孟英曰：中毒也。取绿豆二升急火煎清汤，澄冷灌之，果即霍然，诘期讯其故（追问其原故），始言久患臂痛，因饵草头药，咽下后，即心闷不可耐，舌麻不能言。

草头药非药名，大盖以药物形状或以土名而言之，由此可以证明此药不是由药铺购来的，必是从山野掘来的，既然以草头名之，可能是草乌头。未经炮制的生药毒性大，所以咽下后心闷不可耐，舌麻不能言，大概用量也不太大，受毒性的表现口不能言，两手指心抓舌，是指由口食而来。这不可妄以气分、血分牵强辨证。凡毒性药，其性多辛热，所以用绿豆解之，绿豆性甘寒清凉，解一切药草牛马金石诸毒，急火煎绿豆，取其火力强，使绿豆皮速脱，其凉在皮，可以煎出绿豆清凉的全部有效成分，澄冷服用，因中毒性热忌热汤，绿豆清汤冷服，其清凉解毒之性尤为显著。

婺（江西婺水）人罗元奎，夏猝发寒热，旋即呕吐不能自立，自言胯间痛不可当。孟英视其痛处，热灼赤肿硬，形如肥皂荚，横梗于毛际之左，乃曰：此证颇恶，然乘初起，可一击去之。用金银花六两、甘草一两、皂角刺五钱。水煎和酒服之，一剂减其势，再剂病若失。

凡痈疽初起生寒热，为正气抵抗邪气，邪正相争所致，辨证不宜讲病在气。胯痛难当，痛处热灼赤肿硬，为痈毒热邪壅滞作痛，也不宜讲病在血。痈毒势重，治疗乘其初起之际，急用大剂泄热解毒之品消散之，为上策。痈为阳证，其脉多洪实有力，以皂角刺15 g引银花、甘草清热解毒，直达病处，以行消散。如脉浮而发寒热者，仅有皂角刺一味消散不足胜任，必须加防风、荆芥、白芷等消散之品。较为有效。

银花、甘草之方，出于程钟龄所著《医学心悟》之忍冬汤，银花90 g、甘草9 g水煎顿服，能饮酒者，酒煎服，主治内外痈肿皆立消，但宜早服，每以此方用于痈肿初起，服之是相当有效的。孟英以此例痈肿猝发，其症状因热毒甚重，仿用忍冬汤，银花倍用，药量大其力峻，加皂角刺直达病处，所以易于凑效。

逾年患伤寒，孟英切脉，虚细已极，曰此不可徒攻其病，以阴分太亏耳，予景岳法熟地、当归、炒白芍、炙甘草、橘皮、柴胡一剂而痊。

一年后又患伤寒，其脉虚细已极，此为阴分太亏，阴虚伤寒，病在少阳，有寒热往来，因脉虚细，内伤重，不能用小柴胡汤，更不能解表。以熟地、当归、炒白芍育阴血，炙甘草和中，陈皮行气和中，少量柴胡引经一剂而愈。

某素患噫气，凡体稍不适，其病即至，极响且多，势不可遏，戊子冬发之最甚，苦不可言。孟英曰：此阳气式微，而浊上逆也，先服理中汤一剂，随以旋复代赭汤投之，遂愈。嗣后每发如法服之辄效。后来发亦极轻，

今已不甚发矣，予闻孟英云，此仲圣妙方，药极平淡，乃世人畏不敢用，殊可陋也。

阳气微、浊气上逆而发噫气，其脉宜虚而迟缓，以理中汤温补脾胃，补中气，以白术健脾燥湿、人参补气益脾、甘草和中、干姜温中散寒。一剂后，再以旋复代赭汤扶正益胃，降逆化痰，以旋复花消痰结、代赭石止反胃、生姜开结、半夏逐饮、人参补正、甘草、大枣益胃。此类临床比较少见。

临床以胃热上冲多见。若胃脉浮者，可用芦根、竹茹、生杷叶、旋复花。如右寸脉滑者，加二陈。胃气滞者，用理气消导之药。

理中汤：人参、干姜、甘草、白术。温中祛寒，补气健脾。

旋复代赭汤：旋复花、半夏、甘草、人参、代赭石、生姜、大枣。降逆化痰，益气和胃。

有患阴虚火炎者，面赤常如饮酒，孟英主一味元参汤，其效若神，屡试皆验。

元参味甘苦，气微寒，嗅之微有似腥味，其苦味甚微，似平略有咸味，所以注本草诸家多称为咸寒，实是属于甘寒之类，其与地黄功能有若相同，但滋阴不似地黄滞腻之弊，一般阴虚患者用生元参，如患者便溏，用元参则炒焙去掉其润性，以免滑肠作泄。

元参滋阴壮水制火，并能消氤氲中浮游之火，其壮水制火，即所谓壮水之元以镇阳光，独用元参一味，不与其他药共剂，不受其他药力牵制，可以尽量发挥其有效作用，已达到壮水制火的功能。

石（念祖）注中元参片百沸汤泡去渣分次温服，此法服之无效。

叶殿和秋患感，旬日后汗出昏瞀（神昏），医皆束手，孟英勘之曰：此真阴素亏，过服升散，与仲圣误发少阴汗同例，下竭则上厥，岂得引亡阳为比，而以附、桂速其毙耶，以元参、地黄、知母、甘草、白芍、黄连、茯苓、小麦、龟板、鳖甲、牡蛎、阿胶。为大剂投之得愈。

近代阴亏体质较多，外感热邪最易消耗阴分，所以凡患外感发热，热势较重者和发热病程较长者，都应该考虑其阴分受热消耗程度如何。如不探索阴亏也发热，又不知此热是阴亏之热，妄行升散之治法，益劫其阴，以致下竭上厥，汗出昏瞀。其脉宜数，寸浮洪软滑，左关浮弦细，尺微细，如脉现弦劲，或似游刃，有来无去，面部消瘦光嫩，精神过分兴奋和敏感，虽无上厥昏瞀，也多为预后不良。

此例阴亏体质，外感发热，误于过服升散药剂，伤其阴分，十余天阴分未能恢复，因此真阴逐渐枯竭，以致发生汗出昏瞀，下竭上厥之症。以元参、地黄滋阴以止汗，知母、黄连微泻热，以生草、白芍合用滋阴敛肝和中，以茯苓健脾利水奠其中枢，小麦敛汗，黄连清心热，龟板、鳖甲、牡蛎名三甲，潜纳虚阳，阳潜则汗止，昏瞀止。

石注中对病案分析恰当，但在真阴枯涸至下竭上厥的程度时用药，元参、地黄滋补真阴主要药物，以泡汤去渣、重药轻取的方法，不可能取得有效成分以疗疾。临床每治真阴衰竭，其阳浮于上，阴竭于下者，重用地黄、元参、二冬、龟板、鳖甲、牡蛎共同大煎，只见其效，未见其弊。

海阳赵子升辛卯夏病疟，急延孟英视之曰：暑热为患耳，不可胶守小柴胡也，予白虎汤一啜而瘳。

此例病疟，以前者治疗用小柴胡，患者必有寒热往来症状，孟英诊为暑热，予白虎汤治疗，其症状应有热多寒少似疟状，应有面赤、身热汗出，口渴欲饮并喜凉饮等症。暑热侵入心肺，其右寸必然浮洪数，左寸脉多洪大而虚。若受暑热，如再感暑湿，予白虎汤复加益元散治之甚效。

石注中妄加黑栀皮、冬瓜皮、冬瓜子、鲜荷叶等药，对病无补。

白虎汤：生石膏、知母、甘草、粳米。清肺胃实热。

益元散：滑石、甘草、朱砂。清暑利湿。

小柴胡汤：柴胡、黄芩、人参、半夏、甘草、生姜、大枣。和解少阳。

甲午秋范丽门患温疟，孟英用白虎加桂枝以痊之。

此例病温疟，必有口渴欲饮，汗出，关节烦痛，以白虎汤清暑热，加桂枝利关节。

白虎汤加桂枝：知母、石膏、炙草、粳米、桂枝。

丙申夏盛少云病湿热疟，孟英以白虎加苍术而安。

病湿热疟，必口渴欲饮，汗出，身体沉重，以白虎汤清理暑热，加苍术祛湿。

白虎汤加苍术：生石膏、知母、甘草、粳米、苍术。

王氏医案

己亥夏某患疟，服柴胡药二三贴后，汗出昏厥，妄语遗溺，孟英切其脉洪大滑数，曰：阳明暑疟也，与伤寒三阳和病同符，与竹叶石膏汤两剂而瘳。

此案脉证俱列，切脉洪大滑数，宜在右寸关，此为阳明暑热，热邪耗阴津，阳明热势益重，热重亦可发生妄语，不及时清解阳明热邪，反而用柴胡，以为疟疾发作，这是由于以邪居少阳半表半里的通套认识，岂不知柴胡耗阴，益助热邪猖狂，因而出现汗出昏厥，妄语遗溺。虚则遗溺，热则挺孔（小便不畅、淋漓不尽，有没排光的感觉）也遗溺，此例因热遗溺。

石注中对此例脉洪大为阴虚不恰当，其补入黑栀皮、冬瓜皮、晚蚕沙、苦杏仁、茯苓，与此病无关。

竹叶石膏汤：生石膏、知母、竹叶、麦冬、沙参。

黄肖农夏患疟，孟英投白虎汤加西洋参数帖而愈。

暑热伤气，则肺气当受之，以致口渴汗出，治以白虎汤。饮水尚不足以解渴，其脉洪大，为热伤津，宜用白虎汤加参，今用西洋参其性微甘而寒，味厚气薄，补肺降火，生津除烦倦。阴虚而有热者，用之最是相宜，有补阴退热之功，热邪耗阴伤津较甚，用西洋参为较好之品，西洋参价格昂贵，用沙参、瓜蒌根也可。

石注中补入芦根、茅根有助于清热，尚可用之，至于补入其他诸药如荷梗、冬瓜皮、杏仁不切病情，尤其香薷为夏季发汗之药，暑热伤津切忌发汗，香薷用量虽少，也不可蛮用。

范蔚然八月患感旬余，诸医束手，孟英治之，见其气促音微，呃忒，自汗，饮水下咽，随即倾吐无余，曰：伏暑在肺，必由温散以致剧也，盖肺气受病，治节不行，一身之气皆失其顺降之机，即水精四布，亦赖清肃之权以主之，气既逆而上奔，水亦泛而上溢矣，但清其肺则诸恙自安。阅前服诸方，始则柴、葛、羌、防以升提之，火借风威，吐逆不已，犹谓其胃中有寒，改用桂枝、干姜以温燥之火上添油，肺津欲绝，自然气促音微，疑其阳虚将脱也，径予参、桂、蛤蚧、柿蒂、丁香以补而纳之，愈补愈逆，邪愈不出，欲其愈也难矣，亟屏前药以泻白散合清燥救肺汤数服而平。

按一般症状而论，见气促音微病在心肺，呃忒、饮水下咽随即倾吐病在胃，而孟英不惑于当前症状，必询问病史，发病于仲秋在夏暑之后，患者初病时宜有身热汗出、口渴等症，虽未述及脉象，其最重要的诊断在指下分明，右寸宜浮洪燥而不安。

伏暑热邪蕴于肺部，其气多郁，而热邪最易伤阴，易使肺燥，误治以温散、温燥、温补皆具有火伤阴之力，而温补最易锢住肺暑热而气郁，因而用泻白散以泻肺热，合清燥救肺汤，其中人参改为沙参，治气郁清燥火，以行其清肃之职。每治此类疾患用此方加莱菔汁其效更显著。

石注中清燥救肺方剂中加黄连不宜姜炒。

泻白散：桑白皮、地骨皮、粳米、甘草。清泻肺热，止咳平喘。

清燥救肺汤：桑叶、石膏、甘草、胡麻仁、真阿胶、枇杷叶、人参、麦门冬、杏仁。清燥润肺，养阴益气。

一何叟年近八旬，冬月伤风，有面赤气逆、烦躁不安之象。孟英曰：此喻氏所谓伤风，亦有戴阳证也，不可藐视。以东洋人参、细辛、炙甘草、熟附片、白术、白芍、茯苓、干姜、五味子、胡桃肉、细茶、葱白。一剂而瘥。孟英曰：此真阳素扰，痰饮内动，卫阳不固，风邪外入，有根底欲拔之虞。误投表散，一汗亡阳，故以真武、四逆诸法回阳镇阴，攘外安内，以为剂也，不可轻视于人，千操刃之辜，慎之慎之。

外邪侵袭人体，赖机体阳气鼓起捍卫，与邪相争，所以发热，则使邪气排出体外而解散。患者如阳气素虚，感受外来风邪，而阳气虚无力，不能继续发动阳气排泄外解，反而阳浮留于表，而表现戴阳证，其脉不但重按无力，而且浮大亦无力。常见戴阳证，其脉寸浮大无力，尺脉弱细不任按，亦有迟缓象，如脉寸浮大无力，尺脉模糊不清，此类阳气根蒂已拔，虽不误治，也难治愈。治以东洋参、炙甘草、白术、茯苓为四君子汤以补气，附子、甘草、干姜为四逆汤温中，细辛宣散久郁陈寒，白芍、五味子、核桃仁以收敛，葱白、细茶以宣之。迨戴阳证瘥后，宜多服人参、黄芪、白术、甘草、附子、干姜培补扶阳。此为伤风之戴阳证，在临床少见。

四逆汤：附子（制）、干姜、炙甘草。回阳救逆。

真武汤：茯苓、附子、白术、白芍、生姜。温阳利水。

癸己秋予在婺患疟，为医人所误，初则表散，继则滋补，延及月余，

肌肉尽削，寒热不休，且善呕恶食，溺赤畏冷。孟英诊视曰：足太阴湿疟也，以金不换正气散，三啜而安。然元气为误药所伤，多方调补，甫（才）得康健。

脾恶湿，湿盛脾困则滞，三焦之气亦因郁遏不得通畅，以致寒热发作，一般脾湿盛患者身沉重，舌苔白腻，脉缓而濡，右关沉滑，治疗以平胃散去甘草，加槟榔、草果，恶心加半夏、藿香。

此例孟英诊为足太阴湿疟，用平胃散正治太阴湿邪，因湿生痰，善呕恶食，所以加半夏、藿香，半夏辛平降逆消痰，藿香辛甘通调脾肺，二者均有助去湿和脾胃化痰涎之功能，正和金不换正气散之方剂。

石注中苍术不必姜制，半夏与藿香同等量。

平胃散：苍术、陈皮、厚朴、甘草。燥湿健脾，消胀散满。

金不换正气散：苍术、陈皮、厚朴、甘草、藿香、半夏。正脾气，消痰饮。其脉右关沉偏缓，右寸浮滑。

钟耀辉年逾花甲，在都患肿，起自肾囊，气逆便溏，诸法不效。孟英治之，切其脉微而弱，询其溺清且长，五苓、八正、肾气、五皮遍尝之矣。孟英曰：此土虚不制水也，通利无功，滋阴亦谬。法宜补土胜湿，予大剂参、术果即向安。

大凡治肿病，以五苓、八正、五皮、肾气等通套试服，只知消肿必用利小便之药而不求其治病本。孟英脉证互参，以便溏为脾虚湿盛，其溺清长，说明虽肿小便尚多，不能以利小便方药治之，其脉微而弱宜居右寸关，可知脾土虚运化失职，以致不能制水邪泛滥，指出用大剂参、术，不应以石注侈谈此例脾阳极败，非兼补肾阳不可，并妄加诸药，其议论尽可供参考。以补脾胜湿之法，方以党参30 g、土炒白术30 g、大枣10枚、茯苓12 g。白术补脾燥湿，恢复脾土健运主要药，茅苍术虽能补脾燥湿，其性辛烈散郁，不如白术补脾燥湿，其性味甘温，补益脾土，恢复运化功能。脾土虚不制水，大剂参、术甘温补益，自然有效，如不显肾阳虚，也不必强加辛热阳药。

五苓散：猪苓、茯苓、白术、泽泻、桂枝。温阳化气，利湿行水。

八正散：车前子、瞿麦、萹蓄、滑石、山栀子仁、炙甘草、木通、大黄。清热泻火，利水通淋。

肾气丸：干地黄、山药、山茱萸、茯苓、泽泻、丹皮、桂枝、附子。温补肾阳。

五皮饮：陈皮、茯苓皮、生姜皮、桑白皮、大腹皮。利水消肿，理气健脾。

附《名中医张国屏先生医案》中肿证病案

男性，20岁，全身肿，肾囊及阴器皆肿，小便量少，已4个多月，服各种利尿药无效，精神萎靡卧床不起，面色㿠白，两颊隐隐似淡红，皮肤甲错不润，食欲不振，食则腹胀便溏，有时日便五六次。脉两寸虚，右关尺弦软无力，左关弦软，沉取弦滑，此为气虚肝肾虚。病由脾土虚，失其运化水湿功能，血虚不足濡养肝脏，尽其疏泄之职，肾主二便，肾为脾之关，肾虚则小便不利，因虚肿小便不利，强责小便，利其小便，所谓愈利愈闭，宜用大剂参、术健脾制水，使小便自利肿自消。方以党参30 g、黄芪30 g、炒白术30 g、大枣10枚、茯苓24 g、山药12 g、莲子9 g、白芍9 g、炒当归9 g、车前子6 g、楮实子9 g。服四帖，纳食较好，腹不胀，便不溏，小便量逐渐增多。服十二帖精神见充实，颊红消失，肿消大半，因鱼际现出脱肉，须谨防肿消干瘦，去车前，茯苓减至18 g，山药、莲子倍用，加菟丝子12 g。肿消失，肌肉渐复，面呈红润，但手足发热，大便干呈羊屎，脉虚数有力，尺部弦大，明显是阴虚，白术改9 g、大枣3枚，去茯苓、山药、莲子，加入生地15 g、熟地15 g、清阿胶9 g、黑芝麻9 g服五帖。大便正常，以脉虚数，去阿胶、芝麻，加麦冬12 g、五味子9 g。服二十余帖，脉缓和，皮肤甲错消退，肌肉扪之滑润，嘱其注意饮食调养，百余日后肌充身体恢复健康。

凡肿病每服药后，上腹部有汗，为脾气过伤，服药治疗腹部出汗症状不消失，预后不良。

治脾虚而肿之单方，以炒白术30 g、大枣10枚水煎服。

金元章媳，甲午新寡后患脓疖，大抵湿热之病，疡医连某疑为遗毒，竟作梅疮治，渐至上吐下利，不进饮食，另从内科治，亦无寸效，延至次年春令，更兼腹痛自汗，汛衍肌削，诸医望而却走。孟英视之曰：此胃气为苦寒所败，肝阳为辛热所煽，前此每服阳刚，即如昏冒，稍投滋腻，泄

王氏医案

泻必增，遂谓不治之症，未免轻弃。乃以四君子加左金、椒、梅、莲子、木瓜、余粮、石脂等出入为方，百日而愈。第汛犹未转也，诸亲友环议通经，孟英力辩此非经阻可通之症，惟有培养生化之源，使气旺血生则流行自裕，恪守其方，服至仲冬，天癸至而肌肉充。

此例即所谓不病于病，而病于药。由于诊断不确切，只凭症状和想象滥用药物，所以造成苦寒败胃，辛热伤阴的疾患。患者胃气为苦寒所败，中气已虚，其右关脉宜虚弱迟缓而无力，以腹痛左关应微弦象，方中配有禹余粮、赤石脂涩下焦虚弱下利，尺脉宜细弱无力。治以四君子汤补中气为主方所加诸药出入为方。

肝阳被辛热煽动，一般治法用滋阴潜阳，此例投滋腻则泄，如用介类（贝壳类），亦有妨胃纳之虞，况且此疾肝脏被刚药（附子、干姜）所伤，非一般肝阳上潜可比，所以仿乌梅丸之义。肝厥，阴厥绝之变化，肝体阴而阳用，阳动实是少阳使之，用黄连配吴茱萸清肝热，川椒取肝欲散急辛以散之义，乌梅以酸敛被耗的肝阴，并以木瓜、甘草甘酸养阴，使肝阴复，肝阳就范。

愈后月经未至，诸友议通经之法，孟英以培补生化之源，气旺血生使之自愈，方以八珍汤为主。

石注中缺乌梅，乌梅味酸气平能平肝木，酸能收浮热，吸气下行，在肝乘胃之腹痛，酸敛之味可以止痛，乌梅、木瓜并用，可于土中泄木，并辅四君子汤以敛耗散之气，自汗腹痛必除，况且乌梅、川椒合用有止吐功能。

四君子汤：人参、茯苓、白术、甘草。益气健脾。

左金丸：黄连、吴茱萸。清肝泄火，降逆止呕。

乌梅丸：乌梅、细辛、干姜、黄连、当归、附子、蜀椒、桂枝、人参、黄柏。温脏安蛔。

八珍汤：人参、白术、白茯苓、当归、川芎、白芍药、熟地黄、甘草。主治气血两虚证。

朱恒山久患胸痞多痰，诸药罔瘳。孟英诊曰：清阳之气不司旋运也，予参、芪、苓、术之剂，豁然顿愈。

此例胸痞多痰诊断为清阳之气不司旋运，是心肺气虚，根据用药体会，用人参、黄芪、茯苓、白术甘温补气之药，使清阳之气得以自然恢复。其脉寸关宜虚，虚者用术，宜用白术，不宜用苍术，苍术辛烈散郁，不适气虚甘温补脾之用。以用茯苓而论，清阳气虚，失旋运之职，浊气为痰填塞胸中气不得下降，茯苓降胸中痰浊逆气。

案中只述用参、芪、苓、术，其脉必虚。若虚中兼滑，于补气药加半夏、陈皮为适应证，党参、黄芪宜用同等分量。

石注中补用薤白。薤白辛通，为胸痹通阳之药。此例胸痹是气虚，不是胸阳不通，加入薤白有弊无益。党参、黄芪不宜炒制。

郑九者，经越医陈六顺诊治，服药汗出昏狂，精流欲脱。孟英切其脉，既数且乱，沉取极细，曰：此证颇危，生机仅存一线，亦斯人之阴分素亏，不可尽谓附、桂之罪也。以元参、知、柏、桑枝、龙、牡、生地、白芍、甘草、百合、石斛、栀子、盐水炒豆豉为大剂灌之，下咽即安。次日去栀、豉、甘草，加龟板、鳖甲、盐水炒橘红，十余帖而康。

此例孟英切其脉沉取极细，语中示出其脉有浮，根据论证用药体会，患者阴亏挟感，前医误用附、桂劫阴，阴伤则阳动，阳动则肝阳先动，阴亏挟热汗出，肝阳上冲，则神明乱而发生昏狂，阴被辛热扰动，阴不得静守，则精不固，故脉数且乱。所以滋阴降火用元参、生地、白芍、知母、黄柏、石斛，以龙骨、牡蛎敛肝潜阳之药治之。但在阴亏挟有感邪，可于滋阴潜阳之药中兼以清解，因而方中复入栀子、豆豉以清解其邪，以免邪热蕴燔阴分，益增消耗阴液。药下咽即安一语，虽感过分之词，但阴亏火炎者，服滋阴清热之药，大多数的人感到安静舒适，凡阳动得滋阴药则安静，滋阴濡润可使胃热鸱张之势得以缓和，胃土既清，诸证自能见安。

因用桑枝、百合而论，其症状宜有咳嗽，生桑枝苦平清肺止嗽，百合甘平润肺补气，清热止嗽故宜用之。

次日其热轻，数脉已减，去栀、豉，加龟板、鳖甲以养阴，盐水炒桔红使其燥性减轻。

元参、生地是滋阴主要药物，孟英未述泡汤轻取法。

吴馥斋妹，禀质素弱，幼时凤山诊之，许其不秀，癸己失其怙恃（癸己年失去父母），情怀悒（愁闷不安）悒，讯事渐衍（月经延期），寝食皆废，肌瘦吞酸，势极可畏，孟英以高丽参、盐水炒黄连、甘草、小麦、红枣、百合、

茯苓、牡蛎、白芍、旋复花、新绛（茜草）等治之。各恙渐已，继以参、归、地滋阴，康强竟胜于昔。

此例素弱，其母病故，情志忧郁，内伤气血，气伤则气虚脾败，气郁虚火伤心肝，故寝食皆废，肌瘦吞酸，月经衍期。其脉右寸宜滑大而无力，左寸宜无力偏数，肝脉宜弦。用药甘草、大枣、小麦以养心神，与百合养肺阴安神，治脏燥，高丽参补气，盐水炒黄连清热，茯苓养心，牡蛎、白芍平肝，旋复花、新绛疏通肝气，治肝着。病情稳定后，继以当归、生地、人参滋阴而愈。

一男子患喉痹，专科治之，甫愈（刚愈）而通身肿，势日甚医者惊走，孟英诊之曰：病药也，投附子理中汤，数剂而痊。予谓喉痹治以寒凉法，原不谬，而药过于病，反成温补之证，是病于药也。非病于病也，尝闻孟英云，病于病而死者十之三，病于药而死者十之七。以予观之，诚非激论也，吁可叹已。

患喉痹专科用药病愈，而出现全身水肿，此为药过于病所。医用寒凉药治疗喉痹是不错的，而是寒凉过度，以致苦寒败胃，水湿失运，故全身肿，法以温阳以行水，用附子理中汤治之数剂而痊。

附子理中汤：人参、附子、干姜、甘草、白术。治中寒中湿，呕逆虚弱。

朱氏妇，产后恶露不行，而宿哮顿（立刻）发，专科不能下手，孟英以丹参、桃仁、贝母、茯苓、滑石、花粉、桂枝、通草、蛤壳、薏仁、紫菀、山楂、丝瓜子、茺蔚子、旋复、琥珀出入为方，三日而愈。

妇人产后恶露停滞，肺有宿疾，其气不行，致旧病复发。其脉宜滑，以川贝母、花粉、蛤粉、薏米、紫菀、丝瓜子肃肺清热，使肺气下行，丹参、桃仁、茺蔚子、琥珀、山楂通血下行，通草、滑石、茯苓利水湿之气，少许桂枝通阳，旋复花咸润祛痰，可加用生桑枝清肺。

韩名谅儿媳怀孕患热病，诸医以补血为方，旬日后势已垂危。孟英诊之曰：胎早腐矣，宜急下之。以调胃承气汤合犀角地黄汤加西洋参、麦冬、知母、石斛、牛膝投之，胎落果已臭烂，而神气即清，热亦渐暖，次与西洋参、元参、生地、知母、丹参、丹皮、茯苓、山楂、石斛、豆豉、茺蔚子、琥珀等药调之。旬余而愈。

妇人怀孕患热病，本应以清解之法，而诸医为保胎以补血，使之热势加重，胎因热而已腐，应急下之，其舌质宜红，舌苔黄燥，其脉宜洪数，寸脉呈郁滞之象，治以调胃承气汤：大黄、芒硝合牛膝使胎气下行；合犀角地黄汤：犀角、丹皮、生地、芍药清血分热及胃热，加西洋参、麦冬、知母、石斛清热生津。服药后胎下，热减，神清。仍以育阴活血清热之法，继以西洋参、麦冬、知母、石斛、元参、生地养阴，丹参、丹皮、茺蔚子、琥珀、山楂调恶露，豆豉清热。旬日病愈。

一少年骤然患遗精，数日后形肉大脱，连服滋阴涩精之药，如投石入水，孟英与桂枝汤加参、芪、龙、牡服之即效，匝（满）月而瘳。

此例遗精，连服滋阴涩精之剂无效，说明不是阴虚之证，脉宜虚缓，可有头昏目眩，汗出恶风，小腹弦急，气乏无力，生殖器发凉等阳虚之症。治宜桂枝汤外解肌祛风，调和营卫，内补虚调阴阳，并能建中，加参、芪以补气，龙骨、牡蛎收敛。

方以桂枝 9 g、白芍 12 g、炙甘草 9 g、党参 24 g、黄芪 24 g、煅龙骨 15 g、煅牡蛎 15 g。

阴虚遗精者，其脉宜弦细弦大，有火者偏数滑，治疗以滋阴涩精之法。

石注中以为脾败，其补药中去芍药，此为不解桂枝汤治病之意义。桂枝汤，外证用之能解肌祛风和营卫，内证用之能补虚调阴阳，并能建中，桂枝汤去芍药就不能谓之桂枝汤，方中加参、芪以补气，龙、牡以收敛，所以服之有效。

石注中甘草、潞参、黄芪皆土炒，实未解孟英用方药之意义。

家叔南山秋间患感，日治日剧，渐至神昏谵语，肢振动惕，施秦两医皆谓元虚欲脱，议投峻补。孟英诊曰：无恐也，通络蠲痰可以即愈，用石菖蒲、羚羊角、丝瓜络、冬瓜子、薏仁、桑枝、橘络、葱须、贝母、钩藤、胆星为剂，化服万氏牛黄清心丸一钱，覆杯即安。

此例为外感挟痰，痰热化风，热邪侵入心包。其证宜有发热，舌苔宜薄白，舌尖宜赤，脉左寸宜沉数有力，右寸宜弦滑，左关宜浮弦，方中石菖蒲芳香散郁，辛开心窍，导引万氏牛黄清心丸以达清心散邪作用，冬瓜子、薏米肃肺，胆星、旋复花、川贝母祛痰，羚羊角、钩藤清热熄风，丝瓜络、桑枝、橘络通络，葱须宣通。

石注中石菖蒲用量二分（0.6 g），胆星、橘络只用七八分（2.1~2.4 g），

王氏医案

其用量太少，其力轻微，不胜祛病的作用。妄用旋复花，桑枝用生姜炒，已改变其苦平通络功能，于理不合。

每治此类疾患，仿用此方，以石菖蒲 9 g、丝瓜络 9 g、冬瓜子 30 g、生薏仁 30 g、桑枝 15～30 g、橘络 9 g、川贝母 9 g、钩藤 12 g、胆星 9 g、葱须一小棵，万氏牛黄清心丸 3～6 g，羚羊角 3g 以水磨取汁冲入药汁为佳，但是过费时间，可以用细粉冲入药汁中亦好。此类病如身热无汗者，酌加牛蒡子、薄荷、桑叶、菊花、豆豉、栀子、芦根、竹茹。

万氏牛黄清心丸：牛黄、朱砂、黄连、黄芩、栀子、郁金。主治热入心包、热盛动风症。

金元章年逾七旬，久患疝厥，每病于冬以为寒也，服热药而暂愈，终不能霍然。孟英诊曰：脾肾虽寒，肝阳内盛，徒服刚烈，焉能中肯，以参、术、枸杞、苁蓉、茴香、当归、菟丝、鹿角霜、桂、茯苓、楝实、黄连、吴茱萸、桔核等药为方。服之令数年无恙矣。

患疝厥，发病于冬，服热药可以缓解，但不能痊愈。其脾肾虚寒，其脉宜无力，用热药脾肾舒，症状可以改善。但肝阳内盛，肝脉应弦，所以不能常用热药，以左金丸：黄连、吴茱萸合川楝子清肝热，枸杞、苁蓉、当归、鹿角霜、菟丝子补肾柔肝，参、术、茯苓补气，少量桂枝引入肝经，茴香、桔核下达。用药后，未再发病。

丙申春蜀人石符生抱病，亦为陈六顺治困。孟英诊焉，脉沉而涩滞，模糊不分至数，肢凉畏冷，涎沫上涌，二便涩少，神气不爽，曰：此途次感风湿之邪，失于解散，已从热化，加以温补，致气机愈形窒塞，邪热漫无出路，必致烁液成痰，逆行而上，但予舒展气机，则痰行热降，诸恙自瘳矣。以黄连、黄芩、枳实、橘皮、栀子、淡豆豉、桔梗、杏仁、贝母、郁金、通草、紫菀、竹茹、莱菔汁等药三服而起，调理匝旬遂愈。

此例脉证俱全，孟英既确诊感风湿，其初病时症状宜有身体沉重倦怠，脉濡缓，医者以为虚，温补之，则气机窒塞，脉现沉而涩滞、模糊不分至数，肢凉畏冷，医又认为虚寒，愈进温补而病益困。

治疗以舒展气机，痰行热降。方以川贝母通达气机，合杏仁、桔梗开上焦气机，枳实、陈皮开中焦之气，栀、豉清外感久郁之热，郁金通胸膈，黄连、黄芩清热，通草清热通小便，紫菀通肺祛痰，痰热下行，芦根、竹茹清中上焦之热，莱菔汁清痰利气，解人参温补之力。

方以川贝母12～30 g、杏仁9 g、桔梗9 g、枳实9 g、陈皮9 g、郁金6 g、黄连6 g、黄芩9 g、栀子9 g、豆豉9 g、通草6 g、紫菀9 g、芦根15 g、竹茹9 g、莱菔汁30 g。

石注中杏仁仅用一钱（3 g），枳实一钱（3 g），郁金八分（2.4 g）、陈皮八分（2.4 g），其用量太少，不能达到治疗的效果，栀子不应用黑栀皮。

夏间王某患感，越医谢树金治之，病虽退而能食，但不能起坐，类乎瘫痪，延已月余。孟英视之曰：此多服表散，汗出过分，气血两伤，肢体失其营养，脉微而细，舌亮无苔，予大剂参、芪、归、术、熟地、杜仲、菟丝子、牛膝、枸杞、山药、木瓜、山萸肉、玉竹、续断、桑枝。数十帖而起。

血赖气生，表散过分，则气伤而血亦伤，不能起坐，气伤则气不能下行以滋培腰肾，血伤则血不能上行以衔接清阳，脉微而细，是脉细尤过于脉微，微为阳弱，细为阴弱，舌亮无苔，阴亏尤于阳亏。以参、芪、术补气以生血，以熟地、当归补血，菟丝子补阴，以杜仲、枸杞、山萸肉、续断、牛膝、菟丝子强肝肾，以山药、玉竹调和阴阳之间，木瓜舒筋，牛膝下行补肝肾，桑枝通达四肢，行津液。

治病用药以适中则止，不宜过多服药，用药过度则病发生不良的变化，如果未发生变化，机体也需要付出缓解代价，暗中伤了人的生生之气。

医者多有以患者服药有效，不计病情，则以俗语"效不更方"予前方蛮服，往往造成过度用药，而易使患者发生不良的变化，宜慎之。

石注中述及病理及注药，入情入理，但述以牛膝、桑枝分别下行入络，桑枝不但不下行，它能通达四肢，并且能行津液。

劳力人阴分素亏，骤感风湿，两膝刺痛酸软不能稍立，孟英以六味地黄汤加独活、豆卷一剂知，二剂已。

此例在临床所常见的疾患，一般风湿疼痛大都采用辛温通风湿，辛热通阳之品，而对阴亏风湿患者，则不对证。因辛温耗阴，阴亏风湿用辛温治疗后风湿稍减而阴分大伤，阴亏使关节失于濡养，其痛也似乎与风湿痛相似，而医者以风湿横塞胸中，不详细切脉辨证，一味以其疼痛认为风湿未解，其阳未通，再加用辛温辛热药物，以致口燥咽干、大便干结，阴血的耗损，逐渐使腿部肌肉萎缩，也有的患者阴分被辛温药所劫，正气已虚，不能鼓动营卫，自然作汗以排除风湿，反使风湿内陷痹闭益甚，虚实交缠造成多年痼疾。

此例诊断在于切脉，尺部宜虚弦，或弦细，或濡弱弦滑。方以熟地24 g、山黄肉12 g、山药12 g、丹皮9 g、茯苓9 g、泽泻9 g、独活9 g、大豆卷30 g。豆卷甘平入血脉，主治湿痹筋挛膝痛，对于治疗虚中湿痹为佳药，独活辛苦宣风去湿，对于风湿侵入腰部以下为有效药。

附《医案》风湿一例

王某，男，四十岁，患下肢髋、膝、踝关节疼痛，肌肉也感痛，每遇天气变化关节剧痛，凡治风湿的西药服之无效，又服中药，大都采用独活寄生汤加麻黄、桂枝、附子、乳香、没药等药，服三十余帖，初服二三帖腿痛减轻，续服六帖其痛加剧，医者以为通阳之力不够，加量辛温辛热及乳香、没药以止疼痛，二十余帖后，其痛时轻时重，右腿肌肉萎缩，不能起床，停服中药，采用外治法按摩、推拿、针灸、红外线照射等等，痛未少减。初诊患者，面色嫩微现青色，舌薄白苔，尖赤呈干状，心烦神乱，口渴便干，脉右寸浮滑大，关尺浮弦，急数如刃，左甚于右，以为阴分素亏，过用辛温辛热的药物，劫伤阴分，阴虚则津液不足滋润濡养，以致肌肉萎缩疼痛不止，止其外治诸法，因其阴亏不胜火灼治法，火力虽微，内攻有力，愈耗其阴，涸竭其津液，方以生白芍60 g、甘草3 g、生地30 g、女贞子30 g、桑椹12 g、麦冬12 g、天冬12 g、玉竹30 g、沙参30 g、天花粉12 g、石斛12 g、元参18 g、大豆卷30 g、秦艽9 g、菊花24 g。服三帖烦除神安。六帖脉见敛，腿痛减轻，渴止便行，方中去花粉，减沙参量一半，服一帖。面颜充实，青色退除，关尺浮弦，急数如刃之状消失，服三十帖。关尺脉弦软呈缓和象，腿不痛可以自由活动，半月后腿肌肉恢复正常。

在治疗过程中，因热药伤胃清和之气，食欲不振，间服自制清和汤，芦根30 g、竹茹9 g、水炒枇杷叶30 g、荷梗6 g、麦稻芽各6 g，促进食欲增加。

张养之之妻饮食如常而肌肤消瘦，月经如期，色紫淡不恒，两腓发热而别处仍和，面色青黄而隐隐有黑气，俨似虚寒，多药不效，孟英诊之，脉似虚细而沉分略形弦滑，曰：此阳明有余，少阴不足，土燥水涸。仲圣有急下存阴之法，然外感也有余邪可以直泻，此内伤也，无形之热，宜以甘寒，义虽同而药则异也。以西洋参、生地、生白芍、生石膏、知、柏、芩、栀、麦冬、花粉、楝实、丹皮、木通、天冬诸品，服至黑气退而肥渐充，腓热去而经亦调。

患者饮食如常，消瘦，月经如期色紫淡，两腓肠肌发热，面色青黄隐有黑气，此证似虚寒，多药不效。孟英试脉似虚细，而沉分略形弦滑。应该是少阴脉虚细，胃脉沉出弦滑。饮食如常而消瘦，两腓发热，为阳明胃热所消耗；少阴不足，土燥水涸，应急下以存阴，用承气汤之类，这是一般的治法，但此例属于少阴不足，无形之热，须以甘寒之法。以生石膏、知母清阳明之热，西洋参、天冬、麦冬、花粉甘寒养肺生津，生地、白芍、元参育阴，黄芩、栀子清心肺之热，川楝子、丹皮清肝胆之热，黄柏清下焦之热，木通清心（必有小便涩痛）。服后而愈。

姚氏妇产后昏谵汗厥，肌肤浮肿，医投补虚破血祛祟安神之药，皆不能治。孟英诊询恶露仍行，曰：此证医家必以为奇病，其实易愈也，昔金尚陶先生曾治一人与此相似，载于沈尧夫女科辑要中，方用石菖蒲、胆星、旋复花、茯苓、橘红、半夏曲，名蠲饮六神汤，凡产后恶露行而谵者多属痰饮，不可误投攻补，此汤最著神效，如方服之良愈。

产后引起昏厥原因很多，不仅恶露不行，浊气冲逆神明而致，痰饮浊气也可引起。但诊产后疾患必须先问其恶露情况，以便掌握病情。诊询其恶露仍行，因此病不在血分，而病在气分。此例应素有痰饮，乘产后气血失调之际，则痰邪应时而起，阻碍气机而使神明紊乱，痰饮窒塞阳行之路，则汗出而厥，既素有痰饮，痰从湿中生，其脾湿必盛，加以气机不流畅，易使壅滞，而发浮肿。一般蠲饮六神汤用半夏，今孟英用半夏曲，祛痰和脾，体会其用半夏曲可能为浮肿而设。诊断为痰饮，在于切脉，脉宜弦滑。其脉右寸滑，或弦滑，左寸沉。

蠲饮六神汤用量以供参考：半夏 9 g、橘红 9 g、茯苓 9 g、旋复花 9 g、胆星9g、石菖蒲9g。

　　牙行（收税）王炳华妻患舌疮，痛碍饮食，内治外敷皆不效，孟英视其舌色红润，脉形空数，曰此血虚火浮，以产后发热例，施用熟地、当归、炒白芍、炙甘草、茯苓、炮姜投之，其病若失。

　　此例患舌疮仅以外候，其舌可能色赤，也不可能诊断出是血虚火浮，必须结合切诊，此例其脉宜以虚数。血虚固以当归为主药，但血虚火浮需以血中之阴药为主，熟地是血中之阴药，滋血中之阴而火自熄，炮姜化辛为苦，使阳生阴长，同补血滋阴以速生血，但用量宜少。方以熟地30g，炮姜3~5g，当归9g、白芍6g、炙甘草6g、茯苓9g。如阴虚而血不甚虚，不用炮姜，也可加用元参、生地之类。

　　一老人霍乱后，目闭呃忒，医谓脱陷在即，与桂附回阳之药，业已煎矣，适孟英至，询知溺赤口干，诊得脉形软而数，药香扑鼻，即曰：药中有肉桂，叟勿服也，服之必死，迫令将药倾泼，而与肃肺清胃之剂，果得渐安。

　　霍乱后目闭呃忒，询知小便赤，口干，其脉宜右寸关形软而数，此为肺胃有热，热耗阴津，禁用肉桂、附子之类热药，应用轻清肺胃育阴。宜用芦根、生杷叶、竹茹、沙参、石斛、杏仁、冬瓜子、生薏米、知母、花粉等。

　　丁酉中秋牙行张键录，年逾花甲，卒仆於地，急延孟英脉之，弦滑而大，曰：痰气食相并，而逆于上也，先以乌梅擦开牙关，横一竹箸（筷子）于口，灌以淡盐姜汤，随入鹅翎探之，探出痰食，太息一声而苏，次与调气和中而愈。

　　年逾花甲，突然仆倒，其脉宜右寸关弦滑而大（洪），此为痰气与伤食相并，其气上逆而致。用乌梅擦牙关，横放一竹筷，灌以淡盐姜水，探出痰食，叹息后清醒。予以调气和中法，以温胆汤加减，二陈、陈曲、麦芽、木香、槟榔等药。

　　姚树庭以古稀之年，而患久泄，群医杂治不效，延至第二年秋天，邀孟英决行期之早晚。孟英曰：弦象独见于右关，按之极弱，乃土虚木贼也。调治得法，犹可引年。出前诸方阅之，皆主温补升阳，曰：理原不背，义则未尽耳，如姜、附、肉蔻、骨脂之类，气热味辣，虽能温脏，反助肝阳愈强，则脾愈受戕，鹿茸、升麻可治气陷之泄，而非斡旋枢机之品，至熟地味厚滋阴，更非土受木剋，脾失健行之所宜，加砂仁酒炒，终不能革其腻滑之性，此方用之，无怪乎愈服愈泄。与异功散加山药、扁豆、莲子、乌梅、木瓜、芍药、蒺藜、石脂、余粮，服之果效，恪守百日，竟得康强越三年。

古稀之年患久泄，群医治疗不效，孟英诊其右关脉弦极弱，此为脾胃虚弱肝旺，土虚木贼。查看既往医者用温补升阳之药，用温补法是对的，但用药不合理。如姜、附、肉蔻、补骨脂味辣，气热，虽然可以温脏，反而能助肝阳，使肝愈旺，脾胃愈弱，辛药能走气、通泄，这样更泄。鹿茸、升麻用于阳（脾）气下陷效果好，熟地味厚滋阴，它不能健运，只能壅滞气机，虽加砂仁酒炒，亦不能改变它的腻滑本性，故愈泄。

景岳曰：肾为脾之关，脾之病可治肾。所以用鹿茸、升麻之类，对此例久泄是用不上的。应法以健脾土中泄木，收涩下焦。以异功散：四君子汤益气健脾加陈皮，陈皮活动中焦枢机；山药、扁豆健脾；乌梅、木瓜、白芍酸敛，土中泄木；白蒺藜伐肝（大便滑泄不用，可能有头痛等证）；赤石脂、禹余粮收涩下焦（尺脉宜无力）。

张雨农体气赢惫，孟英曰：公其久不做嚏乎？答曰，然。孟英曰：此阳气不宣布，古惟仲景论及之，然未立治法，今拟方搏一嚏，以高丽参、干姜、五味、石菖蒲、酒炒薤白、半夏、橘皮、紫菀、桔梗、甘草为剂，服后舆（车）行二十里得嚏。

肺开窍于鼻，鼻窍孔受外界刺激则易作喷嚏，也有因内在因素作嚏，或不能作嚏。

受外界刺激引起喷嚏，一般鼻孔受风寒刺激作嚏，感风寒轻者，作喷嚏亦可宣散而解，受风寒重者，虽能作嚏，但已成疾。也有肺有热，但人不感觉，肺必向外泄，必由鼻孔宣泄，鼻因热向外宣泄，容易敏感，稍微遇到气候变化刺激则作嚏。

肺主皮表，如受风寒外袭，皮表闭即束缚肺气，肺气被束则热，其热必向鼻孔宣泄，鼻孔因热与所受的风寒同时刺激而作嚏。也有因鼻塞气不畅通，特用物刺激鼻孔作嚏，而使气通畅。

因内在因素作嚏，或不能作嚏，一般因肺气不舒，机体自动调整舒畅，其气向外宣泄作嚏。如肺受实邪，实邪壅滞气机不能作嚏。若肺实邪渐解，气机通畅，气向外宣，喷嚏是为好现象，不但肺受实邪若此，即使其他脏腑的病，不是因外邪引起作嚏，而忽然作一二喷嚏也是气机通畅，病向好转的表现，因肺主全身之气，病邪不滞，气机流畅，肺窍于鼻，因而气向外宣通作嚏。

也有肺气虚挟痰，肺之微弱，阳气被痰阻滞不升，故不能作嚏，即是此例，其脉宜沉滑无力。以高丽参、干姜以补气阳，半夏、橘红去其阻阳气之痰，紫菀、桔梗、甘草以开肺之气机，石菖蒲、薤白辛畅之性，以通胸阳，用少量五味子同高丽参收敛耗散之气，干姜虽补气阳，也有助五味子过于收敛以散之。二药互相调剂作用，此例用药是治病之方，不是专搏一嚏而设。

倪怀周妻新产数日泄泻自汗，呕吐不纳，专科谓犯三禁，不敢肩任。孟英诊脉虚微欲绝，证极可虞，宜急补之，迟不及矣。用东洋参、芪、术、龙、牡、酒炒白芍、木瓜、桑枝、扁豆、茯神、橘皮、紫石英、黑大豆投之，四剂渐以向安。

此例脉证俱述，因脾胃气虚，吐泻并作，使脾胃之气益虚，以致阳气虚微，脉表现虚微欲绝，是阳气虚欲脱之象，宜急补之。以高丽参、黄芪补气，白术、扁豆补脾胃，借木瓜、白芍酸敛以收脾胃耗散之气，紫石英、龙骨、牡蛎收浮越欲脱之正气，并能敛自汗，茯神安神，橘红宣中。其用桑枝，患者于自汗中，其四肢或肌肉宜有风动之象，桑枝通络行津，合黑大豆补肾散热去风，紫石英入足厥阴泾，合龙、牡以镇肝风。

新产后，一般阴虚为多，重用补气之药，尤其盛夏之际，更要小心！

张养之之侄女汛衍，饮食渐减，于某予通经药，服之尤恶谷。孟英诊之，脉缓滑，曰：此痰气凝滞经隧，不宣。病由安坐不劳，法应豁痰流气，勿投血药，经自流通。及服孟英药，果渐吐痰而病遂愈。

凡因痰气凝滞经隧，身体丰胖，好安逸不劳动，多患此证，切脉用药及着其勤于劳动，多获良效。此疾一般脉象多濡缓滑，右寸关滑，寸滑甚关。应祛痰理气，不能用血药。

方以半夏 12～15 g、旋复花 9 g、橘皮 9 g、茯苓 12 g、苍术 9 g、香附 9 g。腹胀，右关脉沉加厚朴 9 g、神曲 9 g。

也有痰热郁滞经隧，多有胸中痞闷，或上腹满闷，右寸脉洪滑，或滑数，药用半夏12 g、黄连6 g、橘红9 g、瓜蒌30 g、旋复花9 g、竹茹9 g、枳实3 g、丝瓜络12 g、茯苓12 g。凡痰邪为患，脉左寸沉加石菖蒲辛开去痰。

毛允之戊年冬患感，初治以温散，继治以滋阴，延至次春，病日以剧，凤山僧补以升、柴、芪、术，丁卯桥下以轻粉、巴霜，杂药遍投，形神日瘁。孟英视之，脉来涩数上溢，呃忒口腻，虽觉嗜饮，而水难下咽，频吐涎沫，便秘溺赤，潮热往来，少腹如烙，按之亦不坚满。此病原属冬温，治以表散，则津液伤而热乃炽，继以滋填，热邪愈锢，再施温补，气机更窒，升、柴、芪、术，欲升其清，而反助其逆，巴霜、轻粉欲降其浊，而尽劫其阴，病及三月，发热不是表邪，便秘旬余，结涩非关积滞，且脉涩为津液之已伤，数是热邪之留着，溢乃气机为热邪所壅而不得下行，岂非温邪未去，得补而胶锢难除，徒使其内烁真阴，上熏清道，以致一身之气，尽失肃清之令，法当搜剔余邪，使热去津存，即是培元之道，伸其治节，得浊气下趋，乃为宣达之机。以北沙参、紫菀、麦冬、知母、花粉、佩兰、石斛、丹皮、黄芩、桑叶、栀子、黄连、木通、银花、橘皮、竹茹、芦根、橄榄、枇杷叶、地栗、海蜇等出入为方，服之各恙递减，糜粥渐加，半月后始得大解，而腹热全消，谷食亦安，乃予滋阴善后而瘳。

此例孟英层次辨证，原为冬温应清解，初以温散，伤津而热，又以滋腻药物滞塞气机，再用温补使气机更窒，升、柴、麻、术升其阳，巴豆轻粉使邪下降，反劫夺其阴，病达三个月，便秘十余日，不为实结，而是阴亏。

患者脉来涩数上溢，宜在右寸，其舌质宜绛，有黄白苔。此为热邪窒肺之象，虽觉嗜饮，水难下咽，是热邪煽痰逆升阻气，气不降则水不入。法以应去余邪，去热存津，培养大气之道；急开肺络，速开肺气，伸其治节；使邪气下降以通达。

方中丹皮为血分之药，治温热邪在气分，其舌质绛，于清气药中加丹皮，宜凉泄营血，丹皮气寒味辛，寒可清热，辛可散结，用丹皮至舌绛退则去之。清解气分热邪过程中，若舌质变绛，急加丹皮凉血散结，元参滋阴壮水，以免热邪传入营血之虞。水可下咽，舌苔不黄，宜去黄连，潮热往来消失，宜去黄芩，口不腻，不用佩兰去陈腐之气。栀子、木通清热利水，引热邪浊气下行，溺不赤宜减量，或去之。吐涎沫减少，可减橘皮，沙参逐渐加量，以养肺复津液。麦冬虽能滋养肺阴清热生津，但其性滋腻，气郁胸闷，用之易滞胸气，肺热误补者，肺脉虽浮，也有服之胸闷，若胸闷无妨，服药后过一段时间自然消失，肺阴虚无气郁而胸闷者，为该药的适应证。枇杷叶清降逆气。

方以沙参 18 g、黄连 6 g、黄芩 9g、栀子 9 g、竹茹 9 g、芦根 30 g、木通 3g、陈皮 9 g、生枇杷叶 30 g、知母 12 g、花粉 18 g、丹皮 9 g、石斛 15 g、佩兰 12 g、银花 15 g、桑叶 9 g、橄榄 6 g、地栗 30 g、海蜇 30 g、紫菀 9 g。

石注中黄连、黄芩、竹茹、枇杷叶皆不可姜制。少腹如烙，按之不坚满，坚满是积滞，不可谓"按之不坚满，则热邪不在血分可知"的论说。

李某戊年冬醉饮夜归，受人惊吓，神志渐昏，治之罔效，至于不避亲疏，裸衣笑骂，力大无制，粪秽不知。已夏（至夏天），孟英视之，用石菖蒲、远志、龙骨、龟板、犀角、羚羊角、元参、丹皮、知、柏、栀子、龙胆草、枳实、黄连、竹茹、竹沥、石膏、赭石、黑铅、铁落出入为方，十余帖吐胶痰甚多，继予磁珠丸渐以向愈。

此例为平素阴虚火盛，饮酒至醉，酒为一团热火之气，惊则伤心，心惊则君心沸腾，惊火与内在之火，二火合并，则火热乱神明，阳火过盛，所谓重阳发生狂疾，所以力大无制，其脉宜关尺数滑弦洪，左寸沉，法以清热养阴，降逆安神，以石菖蒲入心，远志安神，犀角、羚羊角合黄柏、石膏、栀子、龙胆草、黄连、丹皮清心肝之火热，龙骨安神，龟板、元参、丹参、知母养阴，竹沥、天竺黄清热祛痰，赭石平肝潜阳，铁落镇惊安神。服药后热渐减，则宜减胆草、黄柏、羚羊角、犀角清热等药。

按一般阴虚阳实之证，火退宜重用养阴之品，此例继用磁珠丸，体会其用意，珠砂通于心，降火安神，磁石通于肾，吸肺金之气以生精，用其重坠炎上之火以定志。

祝叟年近古稀，春赴席，忽仆地痰涌，肢强眼斜，舌蹇不语，孟英视之，投六君子加蝎梢、羚羊角、胆星、石菖蒲、竹沥、姜汁而瘳。

此例是脾气虚痰盛，引起肝风陡动，治以补脾蠲痰邪，清肝热以息风，其脉宜右寸滑大兼弦，右关无力，左关浮弦。以四君子汤加陈皮、半夏以补气祛痰，蝎梢宣风，羚羊角清热宣风，胆星祛风痰，石菖蒲通窍，竹沥、姜汁祛痰。

每逢此类疾患仿用此法用钩藤、菊花、桑叶较用蝎梢疗效较好。蝎梢辛甘有毒，入厥阴肝去风，去外来之风邪，而内风动者则不宜用。

翁嘉润患腰疽，愈而复发者五年，孟英切其脉，弦细以数，曰：此内损证，外科恶乎知，予大剂甘润滋填之药，匝月而痊，后不复发。

此例腰疽反复发作，其脉弦细数为内损证，而外科以过寒药物，不知为阴虚。治宜甘寒滋填法，药以熟地、天冬、女贞子、桑枝、山萸肉、枸杞子、当归身、银花、菟丝子、龟板胶等药，滋填而愈。

潘妪年逾古稀，患霍乱转筋濒危，孟英用制蚕矢汤而瘳，蚕沙五钱、生苡仁四钱、大豆卷次入一钱五分、陈木瓜三钱、姜汁炒川连二钱、制半夏一钱、酒炒枯芩一钱、通草一钱、焦栀皮一钱五分、淡吴萸次入三分，地浆或阴阳水煎，稍凉徐服。

蚕矢汤为孟英自注脉证，治霍乱转筋，肢冷酸痛，口渴烦躁，目陷脉伏之时行急症。

我于霍乱流行时，所见此证以此方治之多效，但脉伏中其形不同，脉伏有力易治，脉伏无力为难治。伏中脉形模糊不清，服此方二三帖脉形渐清楚，精神现充实，四肢温暖，病情好转，关键在于小便逐渐增多，小便量增多是向愈的征象。如服药后症状不显好转，小便量少，患者多无生机，非药无功。如小便赤少而涩，方中枯芩、通草、栀皮倍用，如脉伏中现劲刃，精神萎靡不能纳食者，是已无胃气，已无生机。

每见湿热侵及太阴，发生呕吐转筋，肢冷腹痛，脉右滑数，关尺伏弦细者，用此方治之甚效。用此方如腹痛不减，右关沉伏，为中焦湿气淤滞，加厚朴6～9 g，陈皮6～9 g，脉缓加苍术、草果开郁燥湿。

一少妇分娩，胞水早破，胎涩不能下，俗谓之滴浆生，催生药遍试不应，孟英令买猪肉一二斤，洗净切大块急火煎汤，吹去浮油，恣饮之，即产。母子皆生。且云猪为水畜，其肉最腴，大补肾阴而生津液，用治肾水枯涸之消渴，阴虚阳越之喘嗽，并着奇效。仲景治少阴咽痛用猪肤，亦取其补阴虚而戢浮阳也，后贤不察，反指为有毒之物。汪訒庵非之是矣，惟外感初愈及虚寒滑泻湿盛生痰之证概不可食，以其滋腻更甚于阿胶、熟地、龙眼也，猪以浙产为良，北猪不堪用，杭州燥肉，即猪皮为之，入药最简当，勿谓皮与肤字面有别。

猪肉大补肾阴生津，肾水枯，消渴，阴虚阳弱之喘嗽皆可用。此仿仲圣治咽痛猪肤汤。此例阴虚胎涩不下，故用此法有效。

外感初愈，虚寒滑泄，湿盛痰生者，不宜用此法，因为它滋腻更重于熟地、阿胶等药。

某母秋猝仆于地，孟英诊之，脉浮弦以滑，用羚羊角、胆星、牡蛎、石菖蒲、丹参、茯苓、钩藤、桑叶、贝母、橘红、蒺藜等以顺气蠲痰息风降火而瘥。

嗣其人至某年春前数日，忽欠伸而厥，孟英切脉微弱而弦，曰：病虽与前相似，而证则异矣，以高丽参、白术、何首乌、山茱萸、枸杞、桑椹、石斛、牛膝、蒺藜、橘红等镇补摄纳以瘳。

此例猝仆于地而厥，系类中风，其脉浮弦而滑，浮弦宜左关，为肝风动，滑宜右寸明显，为风痰，此为肝风痰盛。内经谓气血并行于上为之大厥。风动痰升，使气血上冲于脑，故猝扑在地。治以息风降火，顺气蠲痰。以羚羊角清热息风，牡蛎镇肝潜阳，菖蒲透窍，丹参通利血脉，胆星祛风痰，桔红、贝母祛热痰顺气，茯苓去痰湿，钩藤、桑叶清宣肝风、蒺藜宣肝舒筋。

几年后其人忽欠伸而厥，脉微弱而弦，病虽与前相似，前证是实证，后证因气虚营不足涵养肝阳，则肝阳上潜，其脉弦则病厥，对治病不可只以症状论治，必须详细切诊分析病情，用药治疗方可有效。其脉宜右寸虚，肝脉弦，此为气虚肝风动。以高丽参、白术补气，何首乌、山茱萸、枸杞、牛膝补肝肾，桑椹、石斛养津，白蒺藜宣肝风，桔红祛痰，生牡蛎镇肝。

中风可有外受风邪引起，也有内风而致。此为肝风动，以心肺火盛，或肝火盛而发，内风所致为类中风，临床多见。中风一般有一定的内在因素，外风引动内风，内外相合所致。

张养之病延七载，经百十医之手不愈，体怯面青，易招外感，夏月亦著复衣，频吐白沫，阳痿多年，常服温辛之药，九月患寒头痛，自饵温散不效。孟英诊之，脉极沉，重按至骨，则弦滑隐然，卧曲房密帐中，炉火重裘不足御寒，且涎沫仍吐，毫不作渴，胸腹无胀闷之苦，咳嗽无暂辍（停止）之时，惟大解坚燥，小溲不多，口气极重耳。此积热深锢，气机郁而不达，非大苦大寒以泻之不可，二三帖后病不略减……连服苦寒，病无增减，是药已对症，不比平淡之剂，误投数帖，尚不见害，实由热伏深锢，药未及病，今日重用硝、黄、犀角，冀顽邪蕴毒得以通泄下行，则周身之气机，自然流布矣。如法服之，越二日大便下如胶漆，臭达户外，畏寒递减，糜粥日增。旬日后粪色始正。

脉极沉，重按至骨，为牢脉，牢脉主里积有余之疾，弦滑为痰热郁滞，热邪里积，气机郁滞，阳气不得施布，所以恶寒而头痛，非所谓头痛为肝阳。此证是真热假寒。

孟英舒展气机，是阐明该病的根本，每用大量川贝母为特效药，此例也不例外。凡舒展气机所用的川贝母，气平微寒、味辛而甘，气味降多于升，辛散肺郁，肺与大肠为表里，也能解除大肠热结，肺主气，气机舒展，所郁结之浊邪由肠道排出，肺合皮毛，所郁结之清邪由皮表解散。其重用芒硝、大黄、犀角，审证用药很是恰当，胸腹既无胀闷，厚朴、枳实宜斟酌用。

此例用药方：川贝母24 g、枳壳9 g、桔梗9 g、大黄12 g、芒硝12 g冲、陈皮9 g、栀子9 g、胆星9 g、石菖蒲9 g、枳实9 g、厚朴9 g、元参15 g、犀角粉5 g冲（水牛角30 g）。

石注中论病有些入理，但方中未用川贝母，体现不出孟英的用意，硝、黄、犀角用量较少。

孙午泉进士患哮，痰多气逆，不能着枕，服温散、滋纳药皆不效。孟英与沙参、桂枝、茯苓、贝母、花粉、杏仁、冬瓜子、丝瓜络、杷叶、旋复花、海石、蛤壳等药覆杯即卧。数日而瘥。

每治哮喘，因肺阴虚气热，痰滞于肺络，其右寸脉洪滑而软，仿用此方有效，沙参育肺阴，川贝母、杏仁、冬瓜子肃肺，海浮石、旋复花清痰降逆，茯苓祛湿痰，丝瓜络通络，花粉清热祛痰生津，枇杷叶清热降逆，桂枝少量以轻宣通。

如有恶寒症状，右寸脉明显浮者，因肺主皮毛，加紫苏叶，微恶寒，则加牛蒡子，使邪由皮毛宣解，并有助于缓解肺热。若寸脉沉者，则重用川贝母加马兜铃，杏仁辛散肺郁。桑枝必须生用，姜汁炒则失其苦平清肺治喘嗽之力，枇杷叶也不宜姜汁炒。

此例方以沙参 15 g、川贝母 15 g、杏仁 9 g、冬瓜子 30 g、海浮石 12 g、蛤壳 12 g、旋复花 9 g、茯苓 9 g、丝瓜络 9 g、花粉 9 g、生枇杷叶 9 g、桂枝 1.5 g，加生桑枝 24 g。

石符生随乃翁自蜀来浙，同时患疟，医者以小柴胡汤加姜、桂，投之不效，即用四兽休疟等法，反致恶寒日甚，谷食不进，惟饮烧酒姜汤，围火榻前，重裘厚覆，胸腹痞闷，喜以热熨，犹觉冷气上冲，频吐黏稠痰沫，延至腊初，疲惫不堪，始忆及丙申之恙，访孟英过诊，脉沉而滑数，苔色黄腻不渴，便溏溺赤，曰：是途次所受之暑湿，失于清解，复以温补之品，从而附益之，酿成痰饮，盘踞三焦，气机为之阻塞，所以喜得热熨热饮，气冲反觉如冰。若不推测其所以然之故，而但知闻问在切脉之先，一听气冷喜热，无不以为真脏现获，孰知病机善幻，理必合参，以脉形兼证并究，则其为真热假寒，自昭昭若揭矣，与大剂苦寒之药，而以莱菔汤煎，渐服渐不畏寒，痰渐增，继用甘凉善后，乔梓皆得安痊。

此例患疟医用小柴胡加姜、桂，四兽休疟反恶寒喜热，胸腹痞闷，觉冷气上冲吐痰，舌苔黄腻不渴，便溏溺赤，此为暑湿应以清解，而医反用温补，引起痰热盘踞三焦，气机郁滞，因此感觉冷气上冲，故脉沉而滑数。治宜清热蠲痰，舒展气机。以黄连、黄芩、厚朴、半夏辛开苦降，川贝母、杏仁、陈皮舒展气机，芦根、佩兰、滑石清利湿热，旋复花祛痰降逆，应用莱菔汤煎服，以解人参之药力。服后渐不畏寒，痰出，继以甘凉善后而愈。

四兽饮：半夏、茯苓、人参、草果、陈皮、甘草、乌梅肉、白术、生姜、枣子。和胃化痰，治疟。

化疟饮：人参、白术、当归、何首乌、炙甘草。疟疾汗散过多，元气不复；或衰老体弱，疟不能止者。

· 卷二 ·

戴氏妇产后恶露不多，用山楂、益母草酒煎，连服数日，遂发热自汗，口渴不饥，眩晕欲脱，彻夜不眠，孟英视之曰：此禀属阴亏，血已随胎而去，虽恶露甚少，但无胀痛之苦者，不可妄投药饵，酒煎益母草、山楂，不特伤阴，且能散气，而汗泄口干，津液有立竭之势，即仲圣所谓无阳也。盖人身天真之气谓之阳，阳根于津，阴化於液，津液既夺，则阳气无根而眩晕，阴血不生而无寐，若补气养阴则舍本求末，气血不能生津液也，惟有澄源洁流，使津液充而气血自复，庶可无忧。以西洋参、生黄芪、龙骨、牡蛎、玉竹、百合、甘草、麦冬、薏米、生扁豆、石斛、木瓜、桑叶、蔗浆投之，一剂即安。数日而愈，后以滋填阴分，服之乃健。

此例属阴虚，血随胎去，虽恶露不多，而无腹胀痛，不应妄加去恶露行血之药。酒煎山楂、益母草耗阴不重，但散气，汗泄口干为津伤。阳气必有根，根为津液，津夺则眩晕，血不生（不足）则不寐，如补气养阴，不能生津，反伤阴，应澄源洁流，主要是清肺生津，使气血生。药以西洋参、玉竹、麦冬、薏米、甘草清肺养津，龙骨、牡蛎收敛汗出，黄芪益气止汗，桑叶宣通，木瓜敛肝合生扁豆、石斛养胃气，蔗浆养阴生津。

王某久患吐血，体极孱弱，孟英治之，服药甫有小愈，而酷暑之时陡患霍乱转筋，大汗如雨，一息如丝。孟英视曰：阴血久夺，暑热鸱张，吾霍乱论中之缺典也，故变法救之，用北沙参、枇杷叶、龙骨、牡蛎、木瓜、扁豆、薏仁、滑石、桑叶、蚕沙、石斛、豆卷投之。良愈。

此例大汗如雨，一息如丝，其脉宜细，或微弱，如脉有浮无沉者，为脱死症。此例必沉取有脉，其苔宜白，前部干燥，后部似湿腻。

孟英曰：此例是在其霍乱论中缺典，故变法以救之。体会其用药，也根据其霍乱后津不复，孟英于所自制致和汤中沙参、石斛、扁豆、木瓜、枇杷叶等药基础上的变法，于养阴生津，重用龙骨、牡蛎固敛汗液，以防其脱，并以薏仁、滑石、蚕沙、豆卷治其湿，沙参为方中主要药，用量宜18～24 g。

致和汤：北沙参、枇杷叶、鲜竹叶、生甘草、生扁豆、陈木瓜、金石斛、麦冬、仓米（入仓年久而色变的米）。用于霍乱后，津液不复，喉干舌燥，小便短赤。

李氏女素禀怯弱，春间汛事不行，胁腹聚气如瘕，减餐肌削，屡服温通之药，至孟秋加以微寒壮热，医仍作经闭治，势濒于危。孟英切脉时，壮热烙指，汗出如雨，汗珠落脉枕上，微有粉红色，曰：虚损是其本也，今暑热炽盛，先当治其客邪。用白虎汤，加西洋参、元参、竹叶、荷杆、桑叶服二帖，热果退，汗渐收，改用甘凉清余热，日以向安，继予调气养营阴宿瘕亦消，培补至仲冬，汛至而愈。

治病必须根据四诊细审病因，掌握病情变化及时治疗，方可凑效，不应该仅从症状上颟顸施治。对于月经不行一证，一般通套采用温通之药，对虚损者用温通药益致虚损，月经未能治而人反被其困。

壮热烙指，汗出如雨，内伤外感皆可有的症状，至汗珠落枕上微有粉红色，此处足见孟英诊病时观察周密，其不惑于虚损，而从切脉结合时令为病，诊出暑热客邪宜先治之，如不仔细查出客邪，必以其虚损而投补剂，则客邪之热，益耗其气血，更使虚损，愈进补药，病必至不救。既受暑热采用西洋参、生石膏、知母、元参、竹叶、鲜荷叶、桑叶、甘草、粳米等药清客邪，其症状宜有口渴，脉右寸宜浮洪而濡，左关尺弦细。

热退，以甘凉清余热方：以沙参24 g、麦冬12 g、花粉12 g、银花30 g、元参18g、茅根30 g、竹茹9 g、石斛9 g、芦根30 g。

调气养阴方：以沙参18 g、山药12 g、香附9 g、陈皮9 g、石斛9 g、生地18 g、元参18 g、白芍9 g、丹皮6 g、女贞子15 g、旱莲草15 g、当归9 g、川楝子9 g、元胡9 g、枸杞12 g。

石注中白虎汤去甘草、粳米，此例因本质虚损，甘草、粳米不应去，元参仅用五钱（15 g），开水泡冲去渣，不能取得元参应有的成分。

张氏妇患气机不舒，似喘非喘，似逆非逆，似太息非太息，似虚促非虚促，似短非短，似闷非闷，面赤眩晕，不饥不卧，补虚清火，行气消痰，服之不应。孟英诊之曰：小恙耳，旬可安，与黄连、黄芩、栀子、楝实、鳖甲、羚羊角、旋复花、赭石、海蜇、地栗为大剂，送当归龙荟丸。未及十日，

汛至其色如墨，其病已若失，后与养血和肝调理而愈。

　　患者气机不舒，面赤眩晕，不饥不卧，医以补虚清火，行气消痰之法皆不效。孟英诊治以清肝热，养肝阴，祛痰降气之剂。其脉宜六脉皆浮弦。此为肝胆之火上逆，故面赤眩晕，其热伤胃故不食，肝木生火，故心宫热故不寐，热邪搏津为痰故气机不舒。方以黄连、黄芩、栀子清心肝热，川楝子舒肝，降肝气，羚羊角泻心肝之火祛风，鳖甲养肝阴，旋复花祛痰降逆，海蜇、地栗泄热祛痰，当归龙荟丸清肝胆实热。后以养血和肝调理而愈。

　　当归龙荟丸：当归、龙胆、芦荟、青黛、栀子、黄连（酒炒）、黄芩（酒炒）、黄柏（盐炒）、大黄（酒炒）、木香、麝香。泻火通便。

　　牙行王炳华室，夏患背痛，孙某曰：风也。服参、芪、归、芍数帖，臂稍愈而脘痛，孙曰：寒也，加以附、桂。痛不止，而渐觉痰多，孙曰：肝肾不足，重用熟地、枸杞，令其多服取效。不料愈服愈剧，渐至昏厥，孙尚以为药力未到，病体之久虚，前方复为加重，甚至时时发厥，始请孟英诊之，脉沉而弦滑且数之象，乃谓炳华曰：此由过投温补引动肝风，煽其津液为痰，痰复乘风而上，此晕厥之由来也，余波则奔流经络，四肢因而抽搐，阳气尽逆于上，宜乎鼻塞面浮，浊气不能下达，是以便滞不饥。炳华曰：神见也，温补药服已三月矣，不知尚可救乎。孟英曰：勿异吾药，犹可有望，遂与大剂甘寒息风化饮，佐以凉苦泻热，清肝。厥果渐止，各恙递蠲，两月后康复如常。

　　患者因背痛，医者先后予以补气血，热药以及滋补药，使病情加剧。其脉沉弦滑而数。弦属肝风，沉为病在里，滑为痰，数为热。此为投温补引动肝风，煽动津液为痰，痰乘风火而上行至昏厥。余邪走向经络故四肢抽搐，阳气上冲故面色赤，浊气不下达，则大便不通，不饥。以大剂甘寒之品：知母、花粉、竹沥祛热痰，元参壮水制火，菊花、桑叶、钩藤息风化痰，黄连、黄芩、栀子、丹皮、竹叶苦凉泻心肝之热。昏厥渐止，二月后康复。此例暂不用生地、麦冬，因为其性滋腻，滞气。

　　庄半霞三郎闱后（考试后）患感，日作寒热七八次，神气昏迷，微斑隐隐。孟英视之曰：此平昔饮酒，积热深蕴，挟感而发，理从清解，必误投温补，以致热势披猖，若是询之，果三场皆服参，且携枣子浸烧酒入闱，初病尚不至此，因连服羌、防、姜、桂，渐以滋甚。孟英先予白虎汤三剂，斑化而寒热已。继用大苦寒之药，泻其结热，所下黑矢，皆作枣子气。旬日后，予甘寒滋润之法，两月始得痊愈。

凡外感受温补固住，邪不能外达，则气机郁遏，其脉多沉。或温补固住外邪，外邪受迫，其正气挟邪气势必外冲，压迫力愈大，而正气反抗力愈大，其脉多浮。也有邪向外冲，又被迫内郁，其脉出现浮沉不定之状。

此例服人参补住外邪，饮枣浸烧酒热气滞于胃肠，又误用羌活、防风、桂枝、生姜温散，火中添油其热更炽，既先予白虎汤，其热在阳明，证宜汗出口渴，其脉宜右寸关浮洪，或数。

体会孟英用白虎汤，宜去米，留甘草，前人治阳明证发斑，都用白虎汤化斑，生石膏辛甘而淡，体重而降，其性寒，入肺胃，寒能清热，辛能解肌，于清热中并发挥其甘以生津止渴，治阳明证发热恶寒，汗出口渴，日晡热及肌肉壮热，胃主肌肉，肺主皮毛，所以为治发斑的要药。知母气寒，味苦，清金保肺，同石膏之寒以退热，甘草生用清热解毒和中，治发斑证宜用之。

每治此类疾患，方中可加大青叶疗效好。石注中去粳米、甘草，加枳实、胆星、石菖蒲、陈皮于理不合，与病无益。

阳明腑证，宜用大苦寒之药泻其结热，大苦寒应理解用大黄、芒硝为主药，宜予大、小承气汤，调胃承气汤，三承气分别以腑实轻重而选择用之。石注中补入蚕沙及滚痰丸没有依据。

热易伤阴，阳明热证易伤肺胃之阴，拟甘润滋濡药方：以麦冬12 g、沙参24 g、天花粉18 g、石斛15 g、生地18 g、桑椹24 g、甘草3 g、地栗4枚、水泡洗淡海蜇30 g、生枇杷叶30 g。

石注中蜜炙桑皮、甜杏仁不适用于此例病证。

金愿谷舍人次郎魁官，九月间，患五色痢，日下数十行，七八日来口噤不纳，腹痛呻吟，危在旦夕矣，有主人参以补之，有主生军以荡之者，举室皇皇，不知所措。孟英视之曰：暑挟食耳，误服热药矣。攻补皆不可施也，轻清取之，可愈，以北沙参、黄连、鲜莲子、栀子、黄芩、枇杷叶、石斛、扁豆、银花、桔梗、山楂、神曲、滑石为方，服之即安。

患五色痢，口噤不纳，伴有腹痛，孟英诊之为暑挟食，为误服热药所致。

此例禁口痢虚热在胃，补虚则碍热，清热则虚益重，加以食积尤为棘手，因此攻则伤正，补则助邪，攻补皆不可用，应轻清为宜。以北沙参育阴，鲜莲子清补胃气，生杷叶、扁豆和胃气，黄连、栀子、黄芩、双花清热，桔梗以通达，山楂、陈曲消导，滑石清热利湿。

鲜莲子清补胃气治虚呃，若反胃，因胃虚气冲不纳食，用干莲子细嚼咽之。

胃气虚用玉芝丸：猪肚一个，加莲子去心。

禁口痢为热邪伤胃中清和之气，使用黄连泻热，鲜莲子清补脾胃，二者为治禁口痢之主药，可加石斛、枇杷叶、薏米等药。

如右寸脉沉，非用枳壳开肺气才能见效。

陈足甫禀质素弱，上年曾经吐血，今夏患感之后，咳嗽夜热，饮食渐减，医作损治，滋阴潜阳，久服不效。孟英诊之曰：阴分诚虚，第感后余热，逗留于肺，阻气机之肃降，燔津液以为痰，此关不清，虽与滋填培补之药，亦安能飞渡。而行其事，即先清肺气，以补胃津，俾治节行而灌溉输，然后以甘润浓厚之法，补实真阴，始可有济。

似此类疾患，在临床所见很多，多有辨证不清，以为病为虚损，愈治而病势愈重，甚至初步仅是体弱阴虚之质，经其误治热邪不得清解，反进一步向内消耗阴分，造成真损。孟英详审病情，细察脉象，具体分析病理，运用轻重缓急分层次治疗，所以有效。我初学临床逢似此类疾患，从石注补入药治疗，无一效者，甚至有病势加重，因而对此案反复思索，有悟石注所补入药物黄连、黄芩苦寒误用姜制，不符孟英诊断之意。以后我见似此类疾患，按我以下处方多效，因此提出以资参考。邪热逗留于肺，其脉右寸宜洪，沉取滑或洪滑，热重者则脉数，方用芦根 30 g、生薏米 30 g、冬瓜子 30 g、杏仁 9 g、苦桔梗 6 g、川贝母 9 g、桑叶 9 g、生嫩桑枝 15 g、竹叶 9 g、连翘 12 g、银花 18 g、生杷叶 24 g。

如右寸脉沉为肺气郁，或有胸闷症状，川贝母辛散气郁，宜用量加倍，气郁较重加枳壳，川贝母、枳壳、桔梗配合散结解郁之力，尤为充足。

如夜间发热有汗加地骨皮、知母。如发热无汗、脉数，加栀子、豆豉。

如口渴欲饮水，为热邪伤津，加沙参、天花粉、麦冬，渴甚者加生石膏、知母。口渴不欲饮水，为热夹湿，加滑石、通草。

虽予清肺生津之品，而食欲不明显恢复，由于热邪伤胃清和之气，服我制清和汤多效。

清和汤：芦根 30 g（鲜者更佳）、水炒枇杷叶 30 g、竹茹 9 g、荷梗 3 g、麦芽 6 g，或用稻芽 6 g，如恶心加橘皮 6 g。

凡服清肃肺气之药，服药后有的大便稀而频，是热邪随大便下泄，勿以为病，若反治其大便，使热邪留滞而成痼疾。

胡蔚堂舅年近古稀，患囊肿，小便赤短，寒热如疟。孟英曰：非外感也，乃久蕴之湿热下流气机尚未宣泄，与五苓合滋肾，加楝实、栀子、木通。两剂后，囊间出腥黏黄水甚多，小溲渐行，寒热亦去，继予知柏八味去山药、山萸肉，加栀子、楝实、芍药、薏米等，久服而愈。

又夏感受暑湿，误投温散以致谵语神昏，势濒欲危，而肛前囊后之间溃出腥脓，疮口深大，疡科以为痈，敷治。孟英诊曰：悬痈，乃损怯证（真阴亏损），成之以渐，今病来迅速，腥秽异常，是身中湿热之毒挟外受之暑，邪无所宣泄而为此证，切勿敷药以遏其外走之热，但舌强而紫赤，脉细而滑数，客邪炽盛，伏热蕴隆，阴分甚亏，深虑津涸，先与清营之剂。三投而神气渐清，次以凉润阳明，使之热蠲脓尽，改用甘柔滋养，月余溃处肌平，善后参入人参、黄芪，竟得康强如昔。

古稀之年患囊肿，小便赤短，寒热如疟，孟英视之，认为不是外感，而是湿热下流，气机未能宣泄，其关尺脉宜弦滑，以五苓散以去湿，川楝子、栀子、木通清热，白芍敛阴，滋肾丸：知母、黄柏、肉桂，以达疏肝利水。用药后寒热去，囊出黏黄水，小便行。继以知柏地黄汤去山药、吴茱萸以清热滋阴，加栀子、川楝子、白芍、薏仁清肝热利湿。此为阴虚挟湿之治法。

夏感暑湿，用温散谵语神昏，肛门囊间出现悬痈，此病之迅速臭味异常，为身餐厚味，蕴藏毒气，外受暑气又用温散所致。其患者舌强紫赤，其脉细而滑数，此为热盛伏邪，津涸，应先清营，不能用外用药，以免外出之热受阻。以犀角地黄汤加赤芍、元参、丹皮。神清后，再以凉润阳明之剂，可用生石膏、知母、花粉、石斛、芦根、竹茹、沙参等药，使之热退脓尽，改用甘润药，可用生地、玉竹、石斛、知母、沙参、花粉等药，待溃处肌平，后用人参、黄芪之类以补气。

五苓散：桂枝、茯苓、猪苓、白术、泽泻。化气利水。

滋肾丸：知母、黄柏、肉桂。滋肾清热，化气通关。用于热蕴膀胱，小腹胀满，尿闭不通。

知柏地黄丸：熟地、山茱萸、山药、丹皮、泽泻、茯苓、知母、黄柏。滋阴清热。用于潮热盗汗，耳鸣遗精，口干咽燥。

犀角地黄汤：犀角、地黄、丹皮、白芍。凉血化瘀，清热养阴。

汪吉哉久疟不愈，医谓元气已虚，杂投温补，渐至肌瘦内燔，口干咳嗽，寝汗溺赤，饮食不甘，孟英视之，曰：余邪逗留血分也，与秦艽鳖甲散而痊。

多有论病不细诊察实际情况，以为久病属虚先居胸中，动手投补，疟疾如右寸脉洪者，更易误虚而用补法，以至愈补而病愈加剧。

疟热邪逗留血分，不仅表现内燔口干，寝汗溺赤，其舌质赤绛，左关尺多弦大而数，或弦细而数，疟脉多弦，而左关脉象尤为明显。

秦艽鳖甲散之青蒿性芬芳，味甘微辛气寒，入少阳厥阴血分，疗虚热；地骨皮味甘气寒，入肺降火，入肝肾凉血热，所谓热淫于内治以甘寒，地骨皮为主要药品，李时珍常以青蒿佐地骨皮退热有殊功，况秦艽鳖甲散有柴胡引入少阳，其疗效更为显著。方以秦艽 6 g、鳖甲 30 g、知母 9 g、柴胡 6 g、地骨皮 15 g、青蒿 6~9 g，当归 9 g、乌梅 6 g。

秦艽鳖甲散：鳖甲、地骨皮、秦艽、知母、当归、柴胡、乌梅、青蒿。养阴退热。主治骨蒸潮热，肢体酸痛，唇红颊赤，困倦盗汗、脉象微数者。

其堂兄汪养余，亦患疟数月，多医疗之罔效，肌瘦自汗，腰膝酸软，不能稍坐，极其畏冷。孟英曰：此大虚证，胡反不补，犹以消导，是何居心。与参、芪、术、草、熟地、白芍、五味、杜仲、山药、龙骨、牡蛎、桂枝、大枣、小麦。服数十帖而起。

其兄患疟，肌瘦自汗，腰膝酸软，畏冷。此例为气肾两虚，肝因虚而旺，其脉右寸宜虚，右关无力，尺部虚弱，左关浮弦软。本是大虚之症应该补益，予以人参、黄芪、白术、甘草补气，熟地、白芍养血，五味子酸敛，杜仲补肾，山药补肺肾脾，龙骨、牡蛎敛汗，小麦、大枣和中。服之十余剂而痊。

石注中用桑枝不好解析，用桂枝较妥。党参、黄芪、甘草皆不宜炒用。

孟英治其令叔高年痰嗽，喘逆碍卧，肢冷颧红，饮食不进，与真武汤而安。

此例痰嗽用真武汤，必是寒水伤肺，肾中阳虚，水邪上泛，脾无制水之力，一身制水在脾，主水在肾，肾为胃之关，若肾中无阳，脾之枢机虽运，而肾之关不开，水即欲行，以无主制，故泛滥妄行。用附子辛热壮肾之元阳，则水有所主，白术苦燥健脾，水有所制，生姜之辛散佐附子以补阳，于生水中寓散水之意，茯苓之淡渗，佐白术以健脾，于制水中寓利水之道，阳根于阴，若徒以辛热补阳，不少佐以酸收，恐真阳飞越，用芍药是收阳气根于阴之义。其脉宜迟缓弦滑。

石注中去白术。制水在脾，治脾主要用药在白术。石注既认为辨虚寒，患者饮食不进，白术健脾纳食，白术可去否，宜深思。寒水伤肺而咳，若加细辛、干姜、五味子则可，加半夏、陈皮祛痰尚可，但加木瓜与病无关。

湖墅张春桥素禀不坚，头眩脑鸣，频服温补，其觉畏冷，人皆谓其体偏于寒也，辛丑春，始请孟英诊之，脉甚数，曰：阴亏也，温补非宜。改服滋水培元之剂，颇为有效。夏间或劝以灸火，云可以除百病，盖未知灼艾之可以除百病者，谓可除寒湿凝滞阳气不能宣通之证，非谓内伤外感一切之病，皆可灸以除之也，故仲景有微数之脉慎不可灸之训，正以艾火大能伤阴也，灸后数日，即寒少热多，宛如疟疾，医者以为脾寒，投以温散，日以滋甚，春桥知药治未符，坚不肯服，乃父与之询其故，漫曰：要儿服药，须延王先生诊视。遂邀孟英治之，切其脉滑数倍加，曰：阴虚之体，内热自生，灸之以艾火气内攻，时当溽暑，天气外灼，三者相交，何以为堪，再投温散，如火益热，当从瘅疟治，专以甘寒熄热，则阴津不致枯涸，而寒热不攻而去，所谓必求其本也。竟不用一分表散药而治愈。

此例身体薄弱，因头眩脑鸣进温补药至畏冷。其脉甚数，此为阴亏。改用滋水培元药有效，以三才汤：熟地、天冬、人参，加元参、麦冬、枸杞、地骨皮、知母、花粉等药以补气养阴生津。服之有效。

夏间以艾灸以除病，数日后寒少热多如疟，又投以温散，其脉滑数加倍，此为阴虚之体，内热自生，灸之以热攻，又当溽暑。这三种火身体难以承受，再投以温散等于火上浇油，当以瘅疟治之，消食治之，专以甘寒熄热，阴液不涸，寒热自去。药以麦冬、沙参、石斛、元参、生地，加白虎汤等。

此例论证，为治阴亏者诫，以头眩脑鸣、阴亏火浮者，误于艾火和温散，很可伤及生命，治以甘寒熄热。

石注中补药中，宜加麦冬、沙参、地骨皮、元参、生地等药。

三才汤：人参、天冬、干地黄。补气养阴生津。

陈芝田仲夏患感，诸医投以温散，延至旬日，神昏谵妄，肢搐耳聋，舌黑唇焦，囊缩溺滴，胸口隐隐微斑。孟英诊之，脉细数而促，曰：阴亏热炽，液将涸也，用西洋参、元参、生地、二冬、知、柏、楝实、石斛、白芍、甘草梢、银花、木通、犀牛角、石菖蒲，大剂投之。

次日其家人云，七八日来小溲不过涓滴，昨服药后约六七个时辰解得小溲半杯。孟英曰：此即转机也，然阴气枯竭，甘凉濡润不厌其多，于前方加龟板、鳖甲、百合须、花粉大锅煎之，频灌勿歇。如是者八日，神气始清，诸恙悉退，纯用滋阴之药，调理匝月而瘳。孟英尝云，温热液涸神昏，有投犀角、地黄等药至十余剂，始得神清液复者。

此例阴分素亏，感热伤阴，误以温散耗阴，以致阴益亏热益炽，阴液将涸。治以滋阴生液，滋阴需降火，又需清解邪热，阴液之复，火邪之降，其转机在于小便下行。

孟英于此剂中善用木通，木通气降味甘苦，其体轻质浮，有淡渗之力，上通心包，降心火清肺热，心火降则小便自利。小便通利，则诸经之火也可从心火而下降。凡人肺受热邪津液气化之源绝，泉水断流，则不能通调水道下输膀胱，木通清肺火通窍利水，合方中甘草梢，其气也下达而通茎中以利小便，楝实、白芍入厥阴行其疏泄，而楝实之苦有泻热之功，又能协助木通引心火、相火下行，通利小便，况且知母、黄柏以清生化之源，元参、生地滋阴化斑，西洋参、二冬、石斛育阴，犀角凉心泻肝清胃，双花清心肺。

滋阴降火方：西洋参12 g、元参30 g、生地30 g、麦冬18 g、天冬18 g、知母12 g、黄柏6 g、楝实9 g、石斛15 g、白芍18 g、甘草梢3 g、银花24 g、木通6 g、犀角3 g、石菖蒲9 g。

次日可有少量尿液，为病症有向好的转机，继以上方加龟板24 g、鳖甲24 g、百合12 g、花粉18 g，大锅煎之，频灌育阴，使气火下降。

王氏医案

阴亏阴虚小便不行者，是津液枯竭，治宜滋阴生津药大量频服，津液充足，小便自能通行，禁忌用利小便药，若心肺有火，治宜滋阴降火，若无胸腹气郁及无胸中痰滞，生地、元参宜重用煎之。

江小香病热危笃，孟英诊之，脉虚弦而小数，头痛偏于左后，子夜热燥，肢冷欲呕，口干不欲饮，不饥不欲食，舌謇言涩，溺黄而频，曰：体属素虚，此由患感时过投温散，阴津阳气皆伤，后来进补而势反日剧者，滋腻妨其中运，刚烈动其内风，以致医者佥云（医者全都说）表之不应，补亦无功，竟成无药可治之证，虽然不过难治耳，未可遂弃也，予秋石水拌制高丽参、苁蓉、首乌、生白芍、牡蛎、楝实、盐水炒橘红、桑葚、石斛、蒺藜、茯苓，药吞饭丸肉桂五分，一剂燥平呕止，各恙皆减，连投数服，粥食渐安。乃去首乌、桂、楝，加砂仁末拌炒熟地、菊花、枸杞，半月而瘳。

患者体质素虚，其虚必是气阴两虚，因过投温散而误治使阴津阳气皆伤以致脉虚。脉弦为肝风内动，因而出现头痛偏于左后，舌謇言涩。脉小数为阴虚而热，使子夜热燥。气虚不胜用高丽参之温，所用秋石咸寒拌制，制其温而有利于阴虚，并且使从阳引阴。阴虚避用滋腻而取首乌，何首乌味甘苦而涩，补阴不滞，虽然其补益肝肾，实则专入肝，益血去风，大补后天营血，长精神却病调元是滋补中的良药。汪昂谓"人或以首乌加六味地黄丸，是合两方为一方，一药有两君殊非制方本意"。制方一药一君的看法是过于泥古不化，应从实际病情仿用方剂。所谓君药就是方中的主要药，不必只一药为主要药，需要根据病情应用，也有的需要多药合力为主要药。临床上肝肾虚者，主张用六味地黄丸配入何首乌与地黄合力治疗，优于单用六味地黄丸。何首乌分赤白两种，赤者味涩较重，宜赤白二种共用为佳，一般宜黑豆拌蒸，生用有滑肠作泄之弊，苁蓉养肝肾，引药于阴，桑葚、石斛育阴，盐炒桔红不燥，白芍、川楝子、牡蛎、蒺藜抑肝，茯苓引药下降，其肢冷为脾胃阳气暂虚，妙用肉桂五分吞饭丸使辛热慢慢发挥，以鼓舞其阳气（引药于阳），由服药后病情变化体会，气益阴济则燥平，脾胃阳和则呕止。既能纳食，胃气能运布滋阴药物，因而用熟地专入肾滋阴，为防其滋腻加砂仁拌炒熟地 24 g，砂仁用量宜 6 g。

陈书苇女病势最剧，以瘖（疹）甫出（疹刚出）而汛适至也，医者却走，孟英视之，脉滑而数，舌绛大渴，面赤音失，不食便泻。曰：此由发散太过，火盛风炽，气血两燔，气分之邪由泻而略泄其焰，营分之热由汛而稍解其焚，岂可畏其脱陷，妄投止涩耶。予西洋参、石膏、知母、麦冬、犀角、生地、连翘、甘草、石斛、丹皮、桑叶、竹叶大剂投之，三日而愈，养阴善后，遂以渐安。其余或轻或重，孟英一以清解而瘥。

此例患疹正逢月经来潮，病势较重，其脉滑而数，大渴为气分热，舌绛为营热，此为气血两燔。这是由于发散太过，火盛风炽，气血热。气分之邪可因便泄而热泄，营分之热可由月经稍解其热。此病是热实之证，万不可用止涩之药。应以清气凉血之法，以西洋参、石斛、麦冬育阴，生石膏、知母清肺胃气分之热，丹皮、生地清血分之热；晋三犀角地黄汤：犀角、生地、连翘、甘草清营热合竹叶清心。

玉女煎：石膏、熟地、麦冬、知母、牛膝。清胃热，滋肾阴。

晋三犀角地黄汤：犀角、生地、连翘、甘草。清营热，连翘入心散客热。

石诵义夏杪（夏末）患感，多医广药，病势日增，延逾一月。孟英诊焉，脉至右寸关滑数上溢，左手弦数，耳聋口苦，热甚于夜，胸次迷闷，频吐黏沫，啜饮咽喉阻塞，便溏溺赤，间有谵语。曰：此暑热始终在肺，并不传经，一剂白虎汤可愈，何以久延，前方惟初诊顾听泉用清解肺卫法为不谬，余则温散升提，滋阴凉血，皆不中病。病家因溏泻畏服石膏，告孟英以胸中一团冷气，汤水皆需热呷，孟英答以邪在肺经，清肃之令不行，津液凝滞，结成涎沫，盘踞胸中，升降之机亦窒，大气仅能旁趋而转旋，是一团涎沫之中，为气机所不能流行之地，其觉冷也固宜，且予初诊时，即断为不传经之候，所以尚有今日，能自觉胸中之冷。若传入心包，舌黑神昏，方合古年之犀角地黄汤，然虽不传经，延已逾月，热愈久，液愈涸，药愈乱，病愈深，宜急投白虎汤，古云鼻塞治心，耳聋治肺，是皆白虎汤之专司，不可拘少阳而疑虚寒。方以白虎汤加西洋参、贝母、花粉、黄芩、紫菀、杏仁、冬瓜仁、枇杷叶、竹叶、竹茹、竹黄一剂甫投，咽喉即利，三服各恙皆去，糜粥渐安，改甘润生津调理而愈。

一般临床只从症状分析，其胸中一团冷气，汤水需热呷，加以溏泻必以

王氏医案

为虚寒，这样诊断患者易于相信，而听者也易于符合道理，由此例观之，仅以对症诊断用药则误治。孟英不惑于症状，切脉右寸关滑数上溢，与证相参知其病邪在肺经，"其清肃之令不行，津液凝滞，结成涎沫盘踞胸中，升降之机亦窒，大气仅能旁趋而转旋，是一团涎沫之中为气机所不能流行之地，其觉冷也固宜"。这一段理论阐明创作，发古人所未发，实与后世临床启发受益非浅。

用药以白虎汤清肺胃之热，西洋参生津，贝母、杏仁、冬瓜子、紫菀、生薏米、杷叶肃肺，竹茹清肺胃热，黄芩清心胃热，天竺黄清热祛痰。

古云：温热病耳聋治肺，鼻塞治心。

石注中谓左手脉弦数稍挟阴虚，不好解析，一般左脉弦数为肝热。方中紫菀气温味苦，入肺清热降气，并有通调水道之功能，石注用量3 g太少，宜用9 g。枇杷叶清降胃气，竹茹气微寒味甘，清肺胃，皆不宜姜制。

附：《医案》暑热侵肺一例

男性，年三十，秋季患感，屡治无效，延二十余日邀我诊治，身热有汗，口苦黏腻，胸中及胸下痞闷，感胸中发凉，饮食必热进，饮汤水咽下胸中有阻塞，便溏溺赤，苔白厚微黄而腻，脉右寸关滑数上溢而促，左关尺弦细而数。此为暑热侵入肺经燔津为痰涎，盘踞胸中气机不能流行，暂用清热蠲痰法，半夏9 g、黄连6 g、黄芩9 g、桔红9 g、杏仁9 g、冬瓜子30 g、生苡仁30 g、竹茹9 g、芦根30 g、竹叶9 g、连翘12 g、银花18 g。热服三剂，胸中发凉大减，饮水下咽较通利，微咳频吐黏沫，便不溏，耳现聋，口渴发热汗出，舌黄腻消失，脉促除，右寸洪滑仍上溢，系暑热蕴於肺中，方以白虎汤加蠲痰降气之品，生石膏45 g、知母12 g、沙参18 g、川贝母9 g、杏仁9 g、花粉12 g、紫菀9 g、生枇杷叶24 g、天竺黄12 g、芦根30 g、竹茹9 g、竹叶9 g。服三剂诸证消失，惟稍咳吐白黏痰，耳微感聋，右寸关脉洪滑见减。前方改生石膏30 g，服两剂咳嗽消失，耳不聋感沉闷，脉右寸洪微有上溢状，左关弦细偏数，肺热未净，阴分现虚，方以生石膏18 g、知母9 g、沙参9 g、麦冬12 g、花粉9 g、石斛9 g、元参9 g、生地18 g。服六帖耳聪脉和而愈。

刘廉方西湖受暑，医治垂危，延孟英诊之，裸卧昏狂，舌黑大渴，溺赤便秘，脉数而芤，与犀角地黄汤加减，服之神志已清，略能进食，次日复诊颇知问答，大有生机，仍处甘凉法以赠之，并嘱格外谨慎。越日孟英诊视，其目张睛蹬，齿露唇焦，气喘汗出，扬手掷足，而不可救药矣。追其故有人主热药而致。

受暑后出现裸卧昏狂，色黑大渴，溺赤便秘，其脉数而芤，数为热，芤为虚，此为热入里，阴分受热耗甚，热扰心神则裸卧神昏，热耗胃津故大渴，津伤则舌黑，溺赤便秘。以犀角地黄汤加减，服之后神清进食，继以甘凉法以生石膏、知母、双花、知母、花粉、沙参、麦冬等药清热养津，本应病情可愈。

越日诊视时，患者出现目张睛蹬，齿露唇焦，气喘汗出，究其误服用热药，使真阴竭绝而亡。

瓯镇孙令郎患寒热如疟，胁痛痰嗽，面色黝黑形瘦，颇以为忧（担心），医者以为秋疟，又请孟英诊之，曰：此阴亏勿从疟治。以苇茎汤加沙参、熟地、桑叶、丹皮、海石、旋复花、贝母、枇杷叶为剂，果数日而痊。

此例患寒热如疟，胁痛咳嗽，孟英诊之，为阴亏，不以疟治，而以肃肺润燥，滋肾清肝之法治之。其用药可见以苇茎汤合贝母、海浮石清肃肺气，加沙参润肺，熟地滋补肝肾，丹皮清肝热，桑叶清肝润燥，旋复花祛痰降逆，杷叶降胃气。其脉宜右寸濡滑，左关尺弦细或软。

姚雪樵太夫人，年逾花甲，患感两月，医皆束手，始延孟英诊之，身已不能转侧，水饮难于下咽，声音不出，便溺不通。曰：此热逗留不去，津液剥削殆尽，计其受病之时，正当酷暑，岂即温补是投，但知其虚，而不知其病，阅前服诸方，惟初诊以暑病予以轻清上而治，为合法，其余皆与病无涉，而服用小柴胡汤居多，盖医者执和解之法，谓不犯汗吐下三者之险，岂不稳当，但不知和解为足少阳传经伤寒之剂，不可概和各经各气之各病。徒使参、胡升热以上逆，使一身治节不能清肃下行，而姜、枣温腻湿浊于中焦，致运化不利使气机郁滞，津液愈干，和解之汤愈进，气愈不和，病愈不解。今咽喉仅容点滴，为气结津枯至于此极。孟英以甘寒濡润之方，频与之。旬日病有转机。粥食递加，惟大解久不行，孟英告以谷食安津液充则自解。若欲速妄攻，则久不纳谷之胃，尚有何物以供其荡涤哉？至九月下旬，始有欲解之势，孟英连予补气益血之药，尚不能下，于前方加蛴螂一对，热服即解，凡不更衣者计及五十日，继以平补善后而痊。

暑病应以轻清，而前医多以小柴胡汤为主，自知和解之法稳当，但不知和解其何经何病，岂不知人参、柴胡升热而上逆，使肺气清肃不利，姜、枣温腻中焦，其运化不畅气机郁滞，津液耗损，以致声音不出，便溺不通，水难下咽，气结津枯之证。孟英以甘寒濡润之剂频灌之，病情得以转机，逐渐饮食递加，惟大便久不行，孟英认为水到渠成，谷食安而津液充，则自解。待欲解之势，予补气益血之剂可加蛴螂通便。

甘寒濡润方：沙参 30 g、麦冬 12 g、石斛 15 g、知母 12 g、花粉 20 g、桑椹 12 g、生枇杷叶 15 g、芦根 30 g、茅根 30 g、竹茹 9 g、竹叶 9 g、川贝母 12 g、甘草 6 g。梨汁一杯、蔗汁一杯。

补气益血方：党参 18 g、黄芪 18 g、茯苓 9 g、甘草 9 g、当归 12 g、生地 12 g、麦冬 12 g。

石注中谓此病为时疫，但病情看不出是时疫，病系感暑热误治而成。其脉宜右寸关洪大而软，所以甘寒濡润方，以肺胃为主，石注用泻白散复入甘寒濡润药中，桑皮气寒，味甘益气不足，泻肺有余，不宜使用。海浮石味咸气寒，治上焦痰热，用于津液枯涸无益。

石注中补入补气益血方中用乌梅。乌梅味酸性涩而温，入肺则收，入肠则涩，虽有生津的作用，但大便不通者不可用。如果为生津及声音不出而设，实未详审病因，由气结津涸，频服甘凉濡润，津足则音自出，为失音敛音用乌梅于甘凉清肺药中用 3 g 即可。若大量酸敛而音愈不能恢复，此例用乌梅 9g 酸敛过重，不但音不能出，恐反成哑子。

盛少云严寒痰嗽，夜热自汗不寐，左胁痛如针刺，肌削不饥，孟英视之，病来虽恶，未经误药，予固本加龟板、鳖甲、苁蓉、知、柏、青黛、石斛、花粉、白芍、楝实、海石、旋复、贝母、蛤壳、牛膝出入为方，投之即效，连服四五十帖而痊。

此例用药首列固本加龟板、鳖甲等药，可以体会此疾属于气阴两虚，阴虚火动，肝旺火盛，二火上刑肺部，其舌质宜嫩，其脉宜数，右寸宜浮按之滑大，左关尺宜弦细而数。以固本丸：阴虚者，沙参替代人参，生地、熟地、天冬、麦冬补气生津，补肝肾；鳖甲、龟板、知母、黄柏养阴潜阳；白芍、川楝子制肝阳，使肝气下行；石斛、花粉生津；川贝母、海浮石、花粉、黛蛤散（青黛、蛤壳）清痰热；牛膝引药下行；苁蓉性平温，养肾下降肝气。

体会其出入为方，大剂投之即效，在治疗中，酌情用药，如左胁痛为肝旺，其痛消失，则去白芍、青黛、楝实；夜热自汗减轻，则减知母、黄柏之用量；尺部弦细或虚大，则去知母、黄柏，重用地黄。

病未经误诊，气机不郁，川贝母为治痰嗽而用，用量9~12 g即可。

石注中川贝母用量一两（30 g），其对孟英审证用药的意义认识不清。石注未补入固本方药，不述明病情更方用药、于理不合。

固本丸：人参、地黄、熟地黄、麦冬、天冬。具有滋阴补气，清肺降火的功效。用于气阴两虚。

邵小犀室患汛衍，诸医诊为妊，广服保胎药，渐至腹胀跗肿，气逆碍卧，饮食不进，入夏延孟英视之，曰：血虚气滞，误补成胀也。先以黄连、厚朴、山楂、鸡内金、橘皮、大腹皮、枳实、茯苓、栀子、楝实、杏仁、紫菀、旋复花等药，少佐参、术服之，气机渐运，胀去食安，渐入滋阴养血之治，数月经行而愈。

血虚气滞使月经延期，医误以为孕，以温补保胎，使气机越发壅滞，于是出现气逆碍卧。气有余便是火，温补使肝热，肝疏泄失常，脾土运化不利，故腹胀跗肿，肝胃不和，则不能食。其脉应为右寸形大，沉取弦滑，右关沉，左关弦，偏数。法以清热疏肝理气。以黄连、栀子清心肝之热，枳实、大腹皮、厚朴理气，杏仁、紫菀、旋复祛痰理气，山楂、鸡内金消食健胃，楝实引肝气下行，稍加参、术以健脾。待气机通畅，腹胀气逆消失，可滋阴养血而愈。

一人晨泄有年，累治不效，春间尤甚。孟英按脉曰：汝虽苦泄，而泄后腹反觉舒畅。其人对曰：诚然，苟不泄泻，又胀闷减食矣，服四神、附、桂之药，其泄必加，何故？曰：此非温升补涩之证，乃肝强脾弱木土相凌。处一方令其常服数帖即安，后竟无恙，方用白术、苡仁、黄连、楝实、桂枝、茯苓、木瓜、芍药、蒺藜、橘皮而已。

晨泄有年，春间尤甚，已露肝强，泻后反觉舒畅者，此为肝强贼脾，得泄泻稍解其郁抑之苦，服四神、附、桂反加重，温热助肝贼脾，肝强脾弱，两脏俱病，惟肝强较重。肝强脾弱作泄，是常见的疾患，其脉左关浮弦，右关弦软或兼弦滑而软。法以补土泻肝。以茯苓、白术、薏米健脾利湿，楝实、白芍、蒺藜、木瓜伐肝，黄连清泄肝胆之热，橘皮理气健脾，桂枝宣阳。

方以：白术9 g、薏仁30 g、黄连6 g、楝实9 g、桂枝3 g、茯苓9 g、木瓜9 g、芍药24～30 g、防风3～6 g、陈皮9 g。

石注中黄连不宜酒炒，使其泄上焦，其协同白芍、木瓜、楝实泄肝强，亦有苦坚之义。我仿用此方用防风3～6 g疗效较蒺藜佳。

四神丸：肉豆蔻、补骨脂、五味子、吴茱萸、大枣。温肾散寒，涩肠止泻。

邵鱼竹起居饮食如常，惟仅能侧卧，略难仰睡。仰而寤而无恙，稍一合眼，则惊窜而醒，虽再侧眠，亦彻夜不得寐，多年莫能治。孟英以三才合枕中丹加黄连、肉桂，服之良效。

心肾不交，多不能仰卧，仰卧则肾气不能上承而心气愈浮。心肾不交系肾阴不能上济心火，但一味滋肾无效，肾阴虽足，无肾阳以济之，肾阴（水）亦不能上朝。孟英此方妙在加黄连以泄心火，加肉桂以鼓肾阳，方能收效。以三才：人参、天冬、生地，补心肾；枕中丹：石菖蒲、远志入心，龟板益肝肾，龙骨敛神，黄连清心，肉桂通阳。服之乃愈。心肾不交其脉左寸沉，关尺弦细。

其子久患痰多，胸膈满闷，连年发痫，药之罔效。孟英诊曰：气分偏虚，痰饮阻其清阳之旋运，予以六君子去甘草加黄芪、桂枝、薤白、楼仁、石菖蒲、蒺藜、旋复服之，满闷渐舒，痫亦不发矣。

久患痰多，胸膈满闷，连年发痫，孟英诊为气分偏虚，痰饮阻碍气机。其脉宜无力，寸出沉滑。气虚痰饮阻其清阳之旋运，仅祛痰不足以气机流畅，需大气自强方可。以六君子汤健脾益气、燥湿化痰，去甘草防其壅塞气机，半夏、瓜蒌、薤白通胸阳，黄芪、桂枝宣阳，蒺藜、旋复降肝气，菖蒲宣达胸之气。

六君子汤：人参、茯苓、白术、甘草、陈皮、半夏。益气健脾，燥湿化痰。

周妻娩后恶露不行，或劝服生化汤，适孟英顾诊，曰：阴虚内热，天令炎蒸，虽赤砂糖不可服也。以生地、丹参、丹皮、豆卷、茺蔚子、茯苓、桃仁、山楂、栀子、泽兰、琥珀投之即效。并曰：生化汤体寒固妙，若血热或兼感温热者概投之，骤则变证蜂起，缓则蓐（临产）损渐成。

周妻分娩后恶露不行，有人劝其服生化汤，孟英诊为阴虚内热，其脉宜数而弦细。法以养阴清热行血，以生地养阴清热，丹皮、栀子清热，丹参、茺蔚子、桃仁合生地养阴行血，山楂去恶露，琥珀、泽兰行血，豆卷祛风。服药后即效。孟英特别强调，其产后恶露不行，因为病因不同，需要量体裁衣，辨证施治。生化汤仅适用于体寒者之妙方，若血热者或兼温热之气者，如一概投之，必误治因而变证蜂起。

生化汤：当归、川芎、桃仁、炮姜、甘草。化瘀生新，温经止痛。

戚媪（年老的妇人）年六十余，秋间患霍乱转筋，孟英视之暑也，投自制蚕矢汤两服而安。三日后突然倦卧，不能反侧，气少不能语言，不饮不食。朱医予以为霍乱皆属寒证，且昏沉欲脱，予附子理中汤，因惧药性剧烈未敢服用，又请孟英前往，切其脉，曰高年之体，元气随泻而泄，故当补者，因余暑未清，热药在所禁耳。予以高丽参、麦冬、知母、玉竹、木瓜、扁豆、石斛、白芍、薏仁、茯苓、蒺藜为方，服六剂始能言动，渐进饮食，调理月余而健。

患霍乱转筋，孟英以为暑，予以自制蚕矢汤两服即安。蚕矢汤：黄连、黄芩、栀子清三焦之热，黄连、吴茱萸清肝热，薏米健脾祛湿，醋炒半夏降逆、蚕沙、木瓜、豆卷除湿治筋挛，通草祛湿行水，两剂而安。

三天后出现倦卧不能反侧，气少不能言语，不饮不食，朱医以霍乱为寒症，予以附子理中汤，幸好未有服用。孟英诊之，以高年之体气固虚，但暑热未清，不可用热药。其脉宜右寸虚，左关弦软。药以高丽参、玉竹补气，麦冬、知母、石斛养阴，白芍、木瓜、蒺藜清肝，茯苓、薏米、扁豆健脾利湿。

蚕矢汤：蚕沙、生苡仁、大豆黄卷、木瓜、黄连、制半夏、黄芩、通草、山栀、吴茱萸。清热利湿，升清降浊。

予患霍乱转筋，仓促间误服青麟几钱，急邀孟英诊之，脉微弱如无，耳聋目陷，汗出肢冷，喑哑肌削，危象毕澄。药恐迟滞，嘱家属浓煎高丽参汤，待为接续，随以参、术、白芍、茯苓、附、桂、干姜、木瓜、薏仁、扁豆、莲子为方，一剂而各证皆减，次日复诊。孟英曰：气分偏虚，哪堪吐泻，误投苦寒，微阳欲绝，昨予真武、理中合法，脾肾之阳复辟矣，刚猛之品可以撤去。于前方去姜、附、肉桂，加黄芪、石斛服之旬日而愈。

此例患者禀性虚弱，呕吐腹泻后，又用苦寒之剂，出现耳聋目陷，汗出肢冷，其脉微弱，宜右脉及左尺微弱，此为脾肾阳受伤。以浓煎高丽参、白术、附子、肉桂、干姜以扶阳，白芍、木瓜、薏米治转筋，茯苓、白术、扁豆、莲子健脾补中气，各证皆减。前汤中含有真武、理中合法，使脾肾阳得以恢复，此时刚烈之品不宜再用，吐泻后津液伤，筋膜失养故转筋。治霍乱转筋，最急宜养阴，阳气已恢复，不能用刚烈之药，否则津液不能恢复。治寒霍乱之用姜、附、桂，亦要权衡，不可漫无节制。于此前方去姜、附、桂，加黄芪、石斛，服之旬日而愈。

青麟丸：大黄、黄连、黄芩、黄柏、猪苓、赤苓、泽泻、车前子、薏米、萆薢、陈皮、元参、侧柏叶、薄荷、香附。清热利湿。

真武汤：茯苓、白术、白芍、附子、生姜。温阳利水。

理中汤：人参、白术、干姜、炙甘草。温中祛寒，补气健脾，治脾胃虚寒证

陈艺圃室中秋患霍乱转筋，自诊为寒，投热药，热势益甚，孟英决之，曰：寒为外束之新邪，邪热是内伏之真病，口苦而渴，姜、附不可投之。河间法人皆不信，与他医商之，仍投热药，乃至口鼻出血而死。

此例霍乱转筋用热药，以脉迟为寒，患者肯定有口苦而渴，此应舍脉从证，否则就会误诊。孟英认为寒为外感，热邪内伏为真病，姜、附之类，不可轻投，应以刘河间解表清热之法，他医皆主用热药，直至口鼻出血而死。由此病例需要汲取教训。

霍乱病多属于热，亦有外受寒而内热所致，诊病时应慎之。

顾云坨体丰年迈，患疟于秋，脉芤而稍有歇止。孟英曰：芤者暑也，歇止者，痰湿阻气机之流行也，大忌温补助邪。予清解蠲痰之法，病不少减，而大便带血。孟英曰：暑湿无形之气，平素多痰，邪反得以盘踞，颇似有形之病，清解不克胜其任，气血皆受其滋扰，必攻其痰，使邪无依附

而病自去，切勿以高年而畏峻药。遂以桃仁承气汤加西洋参、滑石、芩、连、橘红、贝母、石斛为方，送礞石滚痰丸，径服二剂，下黏痰污血甚多，疟即不作，仍以清润法善后而康。

此例辨证认识，应从平素多痰着眼，其脉虽是暑邪，歇止是痰湿阻碍气机流行，既服清解蠲痰药，病不少减而大便带血，一般认识以为误药便血，必治其血，或止其血，这样使暑湿愈淤滞于内，病必愈加重。

服桃仁承气汤加药及礞石滚痰丸，下黏痰污血，使热邪与凝滞黏痰下趋于肠，搏血下泄而出，是病邪排除的征象，不应视此种情况怀疑病变而妄行治疗。此方以桃仁承气汤：大黄、芒硝、桃仁、甘草去污血，加西洋参、石斛生津，黄连、黄芩清热，川贝母、陈皮祛痰饮，送礞石滚痰丸：大黄、黄芩、礞石、沉香祛痰。二剂下黏痰污血，无寒热发作。仍用清润法而愈。

邵子受妻患吐血，肌肤枯涩，口渴，脉虚大。孟英曰：气分之阴亏也，温补既非，滋填亦谬。以参、芪、二冬、知母、百合、玉竹、石斛、桑叶、枇杷叶投之而愈。

吐血分虚、实两类，此病为虚症，为气分之阴虚。辨气分之阴亏，在于肌肤枯涩，口渴，宜右寸脉虚大，温补因与病情相反，滋填则应补肺阴。应以参、芪、玉竹补气，天冬、麦冬、知母、百合顾肺阴，石斛育阴，桑叶宣之，杷叶降气行津，可加西洋参或用沙参补肺阴，紫菀润肺下气，侧柏叶清热止血。

张春桥九月患疟，寒少热多，间二日而发，甫两发，形即清瘦。孟英诊曰：脉弦而细，尺中甚数，疾作于子夜，口干嗜饮，乃足少阴热疟也，两发遂而形消，胡可玩视（不可忽视）。方用元参、生地、知母、丹皮、地骨皮、天冬、龟板、茯苓、石斛、桑叶。

此例寒少热多之疟，不可仅以症状治疟通套视之，所以临床审证切脉必须深刻，脉弦细为阴虚，尺中甚数，为足少阴热，结合症状发作于子夜，口干嗜饮，子夜足少阴当令，所以诊为足少阴疟。以元参、生地专入足少阴滋阴退阳，知母、丹皮、地骨皮、天冬清热育阴，石斛育阴，龟板补心肾，桑叶宣之。元参、生地用量皆宜24～30 g，方中地骨皮须多用，临床上每治热多之疟，用地骨皮150～180 g疗效良好。

石注中生地、元参炒制，其清滋之力大减，不胜任足少阴热邪。

王氏医案

金宽甫初冬患感，黄某进以姜、桂之方，渐至足冷面赤，谵语烦躁，疑为戴阳束手。孟英曰：**此伏邪晚发，误以升提，热浮于上，清解可安，饮之霍然。**

外感伏邪可表现为：一、热邪伏于营血，其舌必绛，其脉多沉，治以凉血泄热，使热邪透达于卫气而解；二、热邪伏于卫气，必长期有些症状，其舌白，脉象多浮，治以清解。此例若外感邪伏于营血，误用升提药，伏热必然加重，不可能热浮于上，仅用清解其病无效。若感邪伏于卫气，误用升提药，能使热浮于上。热浮于上则面赤，热不下行则足冷，气热卫表不解，宜有谵语烦躁，用清解必须加用辛凉解表之药，使汗出热散，而疾易瘳，万不可用升提药物。此例伏邪晚发应是暑天伏病，冬天新邪引动伏邪，其脉宜沉而洪滑，或数，苔黄，小便赤红，用药应以芦根、佩兰、滑石清暑热，栀子、豆豉清久郁之热，桑叶、菊花、连翘、双花清宣，杏仁、枳壳、薏米清肺、通达气机等药。

拟清解方：以豆豉 9 g、栀子 6 g、竹叶 9 g、连翘 12 g、银花 18 g、桔梗 6 g、芦根 30 g、牛蒡子 9 g、薄荷 9 g、甘草 3 g、黄芩 6 g、桑叶 9 g、菊花 9 g、枳壳 9 g。

周晓沧子患冬温。顾听泉知其体属阴虚，病非风寒，不犯一分温升之品，而证不能减，势颇可危。邀孟英诊之，曰：**所治良是也，但于方中加贝母、杏仁、紫菀、冬瓜子等味，与之遂效。**

阴虚体质患冬温，虽然医者用清解之法而未用温升之药，证不减，孟英加用贝母、杏仁、紫菀、冬瓜子等肃肺之药有效，患者必有咳嗽吐黄痰，其肺脉宜沉，肺气得以清肃而病愈。

邵秋子母年近六旬，春患寒热如疟，诸医杂治罔效。孟英视之，曰：**此湿邪久蕴已从热化，误投升补动其肝阳，痰饮因而上逆，予通降之法，寒热即减。**病家误进首乌、鳖甲等药，渐至脉伏胸痞，呃忒自汗，渴饮不食，颧赤便泄。孟英再诊曰：**此滋腻阻塞气机，清阳不司旋运，痰饮闭滞隧络，非脱象也，补药不可进，以瓜蒌、薤白、合小陷胸加菖蒲、竹茹、旋复、贝母、杏仁、紫菀、杷叶投之，呃止脉出，大有转机。**

湿邪久蕴阻碍气机，最易发生寒热，久郁则从热化，误药痰逆则益滞，一般湿邪舌苔白腻，多有湿邪而舌苔无变化。此例其脉宜濡，右寸沉洪滑，右关沉弦滑，左关浮弦。拟治通降之法，方以半夏 9 g、杏仁 9 g、橘皮 9 g、通草 6 g、滑石 12 g、白豆蔻 6 g、枳壳 6 g、厚朴 6 g、苡仁 30 g、佩兰叶 12 g、吴茱萸水炒黄连 6 g、芦根 30 g，瓜蒌 30 g、薤白 6 g。寒热减。

病家误进首乌、鳖甲等滋腻药物，使之气机滞塞，肺气不得宣通，痰饮不行，热邪郁滞故自汗，口渴不食，气逆嗳气面赤，滋腻助湿则便泄。以瓜蒌、薤白合小陷胸汤加贝母、杏仁肃肺祛痰热、急开肺络，开胸中；旋复花、生杷叶祛痰降逆；石菖蒲开心气；紫菀止咳、利小便。其脉两寸宜沉洪滑。服药后呃止脉出。

所用瓜蒌、黄连、枇杷叶、竹茹，皆不可姜制。

病家又误进姜、桂频投，既而唇肿咽疼，不能进饮，舌干短硬，难出语言，复请孟英救疗，予犀角地黄汤加元参、知母、银花、竹黄、花粉、胆星、石菖蒲、竹沥之类，六七剂吐出臭胶痰甚多，粥饮渐进。

患者一误于升补，再误于滋腻，又误于辛热。辛热伤阴而热甚，药之入口，胃首当其冲，胃火盛并能助起心君之火，肝阳不驯乘机与心胃之火燔津为痰，火炎于上，以致唇肿咽疼，舌干短硬，难出语言。

犀角地黄汤，即局方犀角地黄汤：犀角、生地、白芍、丹皮；晋三犀角地黄汤：犀角、地黄、连翘、甘草；以症状体会舌干短硬，舌为心之苗，心热炽盛，出现这种现象，应该用后者晋三犀角地黄汤。此汤不但清阳明热邪，又能解心经之络热，犀角、地黄能走心经，专解营热，连翘入心散客热，甘草入心和络血。热邪入心经，用此汤功效胜于局方犀角地黄汤。

方以犀角 5 g、地黄 15 g、连翘 12 g、甘草 6 g、元参 24 g、知母 12 g、双花 15 g、天竺黄 12 g、花粉 12 g、胆星 9 g、石菖蒲 9 g、竹沥 30 g。六七剂吐出胶痰甚多，渐进粥饮。

石注中未用犀角地黄汤全剂，仅用生地一味，不符合孟英用药的意义。

去年秋燥冬暖，杭州至九月间天花流行，日以百计。孟英曰：此痘疫也，治法与常痘有异，天令发泄，不主闭藏，入春恐多喉患，特刊加味三豆饮方，预服免患，又劝频服青龙白虎汤以杜春喉恙。果应三春不雨喉症甚多，孟英一以仲圣白虎汤为主剂，若已及营分者，用晋三犀角地黄汤相机加减。

王氏医案

孟英指出天花与平常的痘疹不同，提出用加味三豆饮：生绿豆、生黑豆、生黄豆加甘草、双花，有预防作用，即使发病者症状也可减轻。又建议用青龙白虎汤：生莱菔、青果，以杜绝喉羌发生。青果色青，入肝经，清上炎之火。莱菔色白，入手太阴经，肃气上行，消经络之痰，解饮食之毒，清肝清肺。喉羌发生后，孟英与以白虎汤治肺胃之热，气分之热。病于营分，用晋三犀角地黄汤：犀角、地黄、连翘、甘草加竹茹、双花。外用锡类散。

麻疹流行时可用绿豆、茅根以预防。

段春木妻患烂喉，内外科治之束手。孟英视之，骨瘦如柴，肌热如烙，韧痰阻于咽喉不能咯吐，需以纸帛搅动而拽之，患处红肿白腐，龈舌皆糜，米饮不沾，汛事非期而至，脉左细数，右弦滑。曰：此阴亏之体伏火之病，失于清降，扰及于营，先以犀角地黄汤清营分而调妄行之血。

此例脉象左细数为阴虚营热，右弦滑为有痰火。此为阴虚之体热邪潜伏于营分，热邪燔津为痰。先清营后清气。以犀角地黄汤：犀角、地黄、丹皮、白芍清营分之热而调妄行之血。

续予白虎汤加西洋参等肃气道而泻燎原之火。

营热已除，继以清肃肺气，宜清气分之热为主，兼治痰邪，方以生石膏60 g、知母18 g、甘草3 g、西洋参9 g、花粉18 g。所用甘润蠲余热而充津液。不是用乌梅之酸刺激生津液。

外用锡类散扫痰腐而消恶毒，继投甘润药蠲余热而充津液，月余而起。

甘润蠲余热方：以沙参18 g、麦冬12 g、天冬12 g、知母9 g、花粉18 g、生地18 g、竹茹9 g、石斛12 g、银花24 g、元参18 g。

石注中对此疾治法，先治血后治气，认识清楚，但用药却不按孟英先以犀角地黄汤清营分而调妄行之血。

吴雨峰两孙种痘，下苗二三日发热咽疼，医误认痘将出，投以升透之药，赤斑似锦，喉烂如焚，孟英令以青龙白虎汤代茶恣饮，竟得无恙。

凡痘类之病，必须首先观察咽喉，如果出现咽喉痛疼，应清降火邪，不应用升提之类药物，否则会坏病。宜服用青龙白虎汤（橄榄、青莱菔）代茶饮而愈。

祥衍之羌咽喉烂至于舌，胸膈痞塞不通，牙关紧涩，小溲淋痛，口流

紫黑血块，人皆谓脏腑烂焉。孟英视之，曰：恶血毒涎，正欲外出，吹以锡类散，用碗承其口，流出涎血其多，咽喉牙环胸膈，皆得渐舒，投以犀角地黄汤加元参、双花、童溺、藕汁、天竺黄、花粉、贝母、石菖蒲之类，渐以向安。继予生津填补而愈。

咽喉烂至于舌，胸膈不畅，口流紫黑血块，为恶血毒涎欲外出，其毒邪入营分，痰涎阻滞气机不畅，其脉两寸宜沉滑，左关尺宜细数。以犀角地黄汤加元参、双花、童溺清营热养阴；贝母、石菖蒲宣通气机；藕汁清热化瘀；天竺黄、花粉清热消痰。外用锡类散治烂喉。继以生津填补之剂而愈。

夏间顾听泉邀孟英视其所亲屠绿堂之恙。孟英曰：阴生可虑，果于夏至前五天而卒。

夏至阴生，冬至阳生，阴阳互根。阳气最盛，阴气开始生；阴气最盛，阳气开始生。夏间病重，阴分已绝，果然夏至前而卒。

屠之五令郎患痰嗽数年，近因悲哀病作，徐某投以参、术之剂，病益甚，延孟英诊视之，曰：此阴虚劳嗽，嗽久而冲气不纳则呕吐，非胃寒也，经言劳者温之，亦非可以温补。方用西洋参、熟地、苁蓉、二冬、茯苓、龟板、牡蛎、紫石英、玉竹、杷叶、橘皮服之果安。

痰嗽多年，因悲哀而发，投以温补病重。可见不是阳虚，而是阴虚，温补使肝阳上扬，冲气而不纳，其脉宜左弦细，右寸滑大。以西洋参、二冬、熟地养阴生津，龟板、牡蛎、紫石英养阴潜阳，玉竹润心肺，苁蓉甘润肝肾，杷叶降气，橘皮疏和胃气，茯苓补心脾行水，服之而安。

集灵膏：人参、二冬、生熟地、牛膝、枸杞。滋心润肺，益卫养荣。

胡秋纫于酷热时，偶有不适，医以柴、葛、香薷散，反恶寒胸痞，更医用枳、朴、榔以泄之。势日剧，延孟英视之，自汗不收，肢背极冷，奄奄一息，脉微无神。曰：禀赋素亏，阳气欲脱，此必误认为表证使然，与救逆汤加参、芪服之渐安。继以补气生津，调理匝月而瘥。

酷热不适，医用柴、葛、香薷温散，反恶寒胸痞，更医以枳壳、厚朴、槟榔泄之，病势日剧，其自汗不收，肢背冷，脉微无神，此为禀赋素亏，误用表散又用泄气之剂，使阳气已脱，气已伤。予以四逆汤：附子、干姜、甘草回阳救逆，人参、黄芪补气固表。服之渐安，继以补气生津调理而瘥。

香薷散：香薷、厚朴、白扁豆。祛暑解表，除湿和中。

陈芰裳患淋久不愈，延至溽暑，邀孟英诊之。曰：易事耳，与补中益气汤而愈。其子荷官病痞积腹胀，发热干呛，善食黄瘦，便溏溺赤，儿科药广服无功，已将绝望。孟英闻之，故赠送一方，或有生机。以黄连、白芍、牡蛎、鳖甲、鸡内金、五谷虫、霞天曲、木瓜、山楂、楝实、橘皮、桔梗、旋复、栀子、丹皮等药。一剂知，旬余愈。

患淋久不愈，与补中益气汤而愈。此为中气虚，脾气虚，升举无力，气反下陷，以致淋久不愈。其脉右寸关宜虚弱无力，以补中益气汤（人参、黄芪、升麻、柴胡、甘草、白术、当归、橘皮）调补脾胃，升阳益气。

其子病，痞积腹胀，善食黄瘦，发热干呛，便溏溺赤，儿科治疗不效，孟英予以白芍、川楝子、木瓜、牡蛎、鳖甲清肝，黄连、栀子、丹皮清心肝之热，旋复花疏通肝气祛痰，鸡内金、陈曲、山楂、橘皮、霞天曲消导，桔梗疏通气机。据此分析，患儿本以积食而病，痞积腹胀，医者治疗不当，以致食郁肝热，气机不畅，使病久不愈。其脉宜左浮洪弦，右关沉滑。

段尧卿母，年逾七十，患霍乱转筋，孟英投自制连朴饮，三啜而瘳。

霍乱转筋，此为湿热潜伏于里。予以自制连朴饮：川连苦寒、清热化湿，厚朴苦温、理气化湿，半夏降逆和胃，菖蒲芳香化浊，栀子、豆豉清宣郁热，芦根清利湿热、生津止渴。行食涤痰。主治湿热蕴伏而成霍乱。

此例霍乱转筋，多是脉数、寸滑、右关沉，连朴饮疗效较好。

石诵羲妻久患痰嗽，诸医药之勿瘳。孟英切脉曰：非伤风也，予北沙参、熟地、百合、麦冬、玉竹、贝母、紫菀、枇杷叶、盐水橘红、燕窝一剂知，数剂已。

根据孟英证治，此例为阴虚肺燥痰嗽，其脉右寸宜浮滑大，尺部宜无力，前医以伤风治，投以温散，伤及上焦气分之阴。伤风为外感实证，此证为内伤虚证。以沙参、百合、麦冬养肺阴，贝母、紫菀肃肺，玉竹润心肺，杷叶降气，桔红理气，燕窝清肺，熟地滋补肾阴。枇杷叶宜蜜炙。

其人初秋又患脘痛，上及肩尖，向以为肝气，转服破削之品。孟英曰：亦非也，以砂仁炒熟地、灸橘红、楝实、延胡、枸杞、当归、茯苓、桑椹、蒺藜为方，服之良效，继即受孕。

一般脘痛多责于气，以用药观察，必是以脉测证，其脉左关宜弦软，左尺宜弦而无力，右关宜弦兼滑，证属阴虚肝旺，肝木乘胃。治疗重点在治肝肾，以熟地、桑椹、枸杞补肾水而滋肝，白蒺藜既散肝阳之盛，也有助补肾之功能，肝藏血，血不足温养肝脏，则肝阳益旺，宜当归以温养之，肝旺乘胃，而胃最易分泌涎沫。涎沫已多增加脘痛，因此用橘皮调中理气，和茯苓蠲痰除胃中涎沫，配楝实、延胡索为金铃子散，理气止痛，则脘痛必愈。

石芷卿患感，张某连投柴、葛药，热果渐退，而复热之后，热更甚，延至孟英诊之，先以栀、豉、芩、连之药清解其升浮之热，俟归于腑，脉来弦滑而实，径用承气汤下之。他医以太峻，且腹不坚满，妄攻虑变，家属请孟英再诊，孟英坚主前议，服后果下黑矢，次日大热大汗大渴引饮，孟英曰，此为腑垢行而经热，与竹叶石膏汤二剂而安，继以育阴充液调理而康。

石注：大凡实热挟感，初误温散，热无不退，以其人本身固有之阴，尚能供温剂劫汗之取。迨劫汗以后，阴伤热炽，热势更甚。其论很对，宜熟记之！

患感服用柴、葛之类，虽热退，继而发热更甚，此为外感邪热用柴、葛升散药使热邪更甚，孟英以栀、豉、黄芩、黄连清解上升之浮热，使邪热归于腑。

凡外感由气传至胃腑为顺传，既归胃腑热邪结实，其胃脉宜沉实而滑，舌苔宜黄，宜用承气汤下之去腑实。服药后下黑矢，并出现大热大汗、大渴引饮，此为腑实已去而经热，因热已伤津。以竹叶石膏汤去半夏，人参改为沙参，清热生津，益气降逆。二剂而安，继以育阴充液调理。

石注中竹茹不宜姜制。阳明经热妄加枳实、蚕沙、木瓜无根据用药，有损无益。

朱某患痢，表散、荡涤、滋腻等药备尝之矣，势濒于危。孟英诊之，神气昏沉，耳聋脘闷，口干身热，环脐硬痛异常，昼夜下五色者数十行，小溲涩痛，四肢抽搐，时时晕厥，曰：此暑湿之邪，失于清解、表散、荡涤，正气伤残，而邪乃传入厥阴，再以滋腻之品补而锢之，遂成牢不可拔之势，正虚邪实，危险极矣。予白头翁汤加楝实、苁蓉、芩、连、栀、芍、银花、

石斛、桑叶、桔叶、羚羊角、牡蛎、海蜇、鳖甲、鸡金等药，大剂频灌。一帖抽厥减半，四帖抽搐始息，旬日后便色始正，溲渐清长，粥食渐进，半月后脐间之硬始得尽消，改用养阴调理逾日而康。

此例因暑湿而泄，失于清解，诸医误用表散、荡涤使正气伤，使邪热传至厥阴肝，又误用滋腻法，使之邪固，热势愈炽，此时正虚邪实，故出现身热口干，耳聋脘闷，神气昏沉，热势下迫故作五色痢，此为厥阴热盛，故风动晕厥。

此例邪入厥阴肝风动，吴谦谓厥阴下利，脉沉，口渴者，白头翁汤主之。我在临床常见厥阴下利，脉浮弦者较多，厥阴热利，白头翁汤是必用的方药，孟英处方以白头翁汤加用楝实、白芍清肝，羚羊角、桑叶、桔叶宣风，黄芩、连翘、双花清热解毒，海蜇清热祛痰，石斛养津，牡蛎、鳖甲清肝潜阳，苁蓉甘酸咸入肾血分，滋润五脏，鸡内金消导。大剂频灌，四帖抽搐停止，旬日而康。

石注中白头翁汤仅有取白头翁、黄连，有失治厥阴热用白头翁汤之意义。黄连一钱（3 g）、白芍一钱半（5 g）用量太少，牡蛎为镇肝息风，宜生用，黄连不宜酒炒，栀子不宜用黑栀皮。

王叟仲秋患痰嗽不食，气喘不卧，囊缩便秘，心摇不能把握，势极可危。孟英诊之，曰：根底欲脱耳，非病也。以八味地黄汤去丹、泽，合生脉加紫石英、青铅、龙、牡、胡桃、楝实、苁蓉投之，大解行而诸恙减，乃去苁蓉、麦冬服旬日以瘳。

此例系肾亏阳虚，阴阳不能互根，阴不为阳之守，则阳浮欲脱，其左脉宜弦细而无力，两寸虚大无力。主以八味地黄汤加减。以八味地黄丸去丹皮、泽泻（因无热，无湿），胡桃仁、肉苁蓉补肾阴阳，加生脉散补肺气，紫石英潜降、青铅下降，龙骨、牡蛎收敛，川楝子降肝气。

方以熟地24 g、山药12 g、山萸肉12 g、茯苓9 g、附子6 g、肉桂6 g、人参12 g、五味子9 g、麦冬9 g、紫石英15 g、青铅30 g、煅龙骨30 g、煅牡蛎60 g、胡桃五个去壳、楝实6 g、苁蓉9 g。

石注中生脉散无人参不能谓生脉散。补用黄柏、知母。此例为肾阴肾阳两虚，根底欲拔不可用。

八味地黄丸：熟地、山药、山萸肉、茯苓、泽泻、丹皮、肉桂、附子。

生脉散：人参、麦冬、五味子。益气生津，敛阴止汗。

邵可亭冬患痰嗽，面浮微喘，医进温补纳气之药，喘嗽日甚，口涎自流，茎囊渐肿，两腿肿硬至踵，不能稍立，开口则喘逆欲死，不敢发言，头仰则咳呛咽痛，不容略卧，痰色黄脓带血，小便微黄而长。孟英视之，脉形弦滑有力，曰：此高年孤阳炽于内，时令燥火薄其外，外病或可图治，真阴未必能复，且平昔便如羊矢，津液素干，再投温补，其火益热矣。乃以白虎汤合泻白散加西洋参、贝母、花粉、黄芩大剂投之，并用北梨捣汁频饮润喉，以缓其上僭之火，数帖后势渐减。

改投苇茎汤合清燥救肺汤加海蜇、蛤壳、青黛、荸荠、竹沥为方，旬日外梨已用百斤，而喘始息。继加龟板、鳖甲、犀角，以猪肉煮汤代水煎药，大滋其阴而潜其阳，火始下行，小溲如苏木汁，而诸证悉平，下部之肿随病递消，一月以来共用梨二百斤。

平素阳盛之体质，每患痰嗽最忌温补，常见患咳嗽食羊肉，其咳嗽必然重，甚则日久不愈。此例阳火素盛，外热又侵于气分，热气郁滞，肺不能行其治节，热滞之处，最易发生肿胀，痰色黄脓带血，其证肺热之甚，其脉弦滑有力，右寸应表现明显，药用清热泻肺生津之品，以白虎汤加泻白散（地骨皮、桑白皮）清肺热止咳平喘，西洋参养肺阴，贝母、花粉清热祛痰，黄芩清热，用大剂北梨汁清热润肺。数帖病势渐减。

其脉宜变，右寸宜浮洪滑而躁，此时不宜用泻肺之药，以苇茎汤肃肺，清燥救肺汤清肺润燥，配以止嗽消痰之品治之。

拟苇茎汤合清燥救肺汤方以桑叶 9 g、生石膏 18 g、麦冬 9 g、杏仁 9 g、沙参 12 g、蜜炙枇杷叶 9 g、芦根 30 g、生苡仁 30 g、冬瓜子 30 g、甘草 3 g、蛤壳 12 g、青黛 3 g、海蜇 60 g、地栗 30 g、竹沥一酒杯冲、阿胶 3 g、火麻仁 9 g。

喘始息，于上方加龟板、鳖甲，犀角，猪肉急火急煎汤，吹去浮油，用汤煎药，以滋阴潜其阳。诸证悉平。

适大雪祁寒，更衣时略感冷风，腹中微痛，自啜姜汤两碗，而喘嗽复作，口干咽痛，大渴舌破，仍不能眠，复用前方以绿豆煎清汤代水煎药，始渐

王氏医案

向安。

服用姜汤，喘嗽又发作，口干咽痛大渴，其邪热未净，肺不得清肃，故以千金苇茎汤和清燥救肺汤以清热育阴，加绿豆煎汤代水煎药以解除姜毒。

石注中白虎汤和泻白散，补入川贝母用量太大一两（30 g）这不是气机郁滞，只为治喘咳用9～12 g即可，桑白皮、地骨皮6～9 g即可。

泻白散：地骨皮、桑白皮、甘草、粳米。清泻肺热，止咳平喘。

千金苇茎汤：苇茎、瓜瓣、薏苡仁、桃仁。清肺化痰，逐瘀排脓。

清燥救肺汤：桑叶、石膏、甘草、胡麻仁、真阿胶、枇杷叶、人参、麦门冬、杏仁。清燥润肺，养阴益气。主治温燥伤肺，气阴两伤证。

一卖酒人极窘，而又遭颠沛，久而患一异疾，形消善痒，虫从皮肤而出，搔之蠕蠕，医治罔效。孟英曰：悲哀劳苦，阳气受伤，曲糵浸淫，乃从虫化，与补气药加杉木、桑枝而愈。

卖酒之人患异疾，虫从皮下出。哀则伤肺，悲哀劳苦，伤阳气，酒气浸蚀生虫，予以补气之药：党参、黄芪、茯苓、白术、甘草，杉木去恶气散风毒，桑枝通络。

另方以苦参水煎服，以祛风、酒毒、去虫。此方治湿热生虫。

陈芰裳祖母陡然呕吐彻夜不止，次早孟英诊之，自述因寒而致，孟英漫应之，而疏方则芩、连、楝、栀，以大苦寒为剂，投之良愈。

老人陡患呕吐，自以为因寒而病，肯定需用热药治疗，孟英诊为因热而病，故用苦寒之剂而不给患者解析，以免患者不易接受治疗。以黄芩、黄连、姜炒栀子清肝胃热，川楝子引肝火下行。服之而愈。此为肝胃热而致呕吐。其关脉宜弦滑。

张郑封妻，娩后即发热，服生化汤二帖，热益甚而发赤疹。顾听泉予清解三剂不应，拟进犀角地黄汤，质之孟英，脉弦滑而数，面赤热躁，胸闷善悲，肢肿而疼，两肘白疱如扁豆大者数十颗，舌上亦有一颗，痛碍水饮，大便不解已旬日，曰：此不但胎前伏暑，且有蕴毒，误服生化汤以助其虐，幸入手即清解，尚不至昏陷，犀角地黄极是治法，犹恐不能胜任，商加西洋参、滑石、知母、银花、人中白、蒌仁、竺黄、贝母、桑叶、栀子为剂。

病者虽渴而喜热饮，凡胸中有热痰阻碍气机者，所以方中多用痰药，进四帖始得大解，频吐稠痰，各恙皆减，饮食渐加。专科隔靴搔痒，纪律全无，旬日余火复燃，孟英仍用甘寒疗之，周身皮肤脱如蛇皮，爪甲更新，继予滋补真阴而起。

产后服生化汤，一般服之不适，大都表现口目干燥、发热汗出、二便热灼等症。此例仅服生化汤二剂，而发病若此，因其已有内在热邪因素，与误用温热药一触即发，既发热又发生赤疹，其热多在心胃营血，又有伏暑蕴毒，其气血俱已受热邪并现赤疹，使用犀角地黄汤全方，依然不足胜任。须加西洋参、花粉、知母清热生津，双花、栀子清热，瓜蒌、贝母、天竺黄、楼仁肃肺清热痰，滑石祛暑湿，桑叶以宣之，人中白性咸、清热降火。

余火复燃，灰烬中可以引火起，孟英仍以甘寒疗之，所用甘寒，宜考虑麦冬、知母、花粉、生石膏、天冬、沙参、生地、元参、银花、丹皮、地骨皮、茅根等品。

石注中误认为以病邪在上焦气分，只取犀角、生地二味，而且生地也不是上焦气分之药，错误诊断，其用药必然成问题，楼仁不宜姜炒，栀子不宜用栀子皮。

叶昼三患咳逆上气，头偏左痛，口渴不饥，便泄如水。孟英视之，曰：肝阴胃汁交虚，时令燥邪外薄，与育阴息风，清燥滋液之法，日以渐安，服及两月，大解反形干结而痊。

此例咳而上逆，头痛、口渴不饥，便泄如水，孟英视之，认为肝阴胃津皆虚，正逢秋燥，肝阴不足，肝阳上逆故头痛，胃阴虚，胃热之热邪上逆，故口渴不饥，热邪急于出路，下行水样便。可见阴分不足也可出现水泻。其脉宜左关浮弦而软，右寸滑大，右关软滑。与清燥滋液法而痊。药以黄芩汤去大枣：黄芩、白芍、炙甘草清热止泻，主药白芍泻热敛阴不便泄，元参、花粉、旱莲草、女贞子养阴生津。

不可用生地、麦冬之类，因为滋腻而滑肠。

黄芩汤：黄芩、甘草、芍药、大枣。清热止痢，和中止痛。

郑某吐血盈碗，孟英脉之，右关洪滑，自汗口渴，稍一动摇，血即上溢，人皆虑其脱，意欲补之。孟英曰：如脱唯我是问，与白虎汤加西洋参、大黄炭一剂霍然。

此例是肺胃热甚而吐血，所谓阳络伤则血上溢，热邪伤津，方中加大黄炭甚妙，大黄入阳明胃血分之药，能泄热化瘀，制炭有清热止血的功能，病轻者用量 3 g，此例稍一动摇血即上溢，其热甚盛，迫血外溢，大黄应倍用，宜入煎中，或研细末冲服。

石注中谓洪脉为虚，滑脉为实，如脉洪而有力为实，洪而无力为虚，滑而有力为实，滑大无力为虚，洪滑就是实证，所以治疗用白虎汤清阳明之热，大黄炭泄热止血，西洋参生津。

临床可用大黄 3 g、加三七 3 g 研末水冲服，治胃热出血效果好。

孟英切康伯侯脉滑数而左歇右促，且肝部间雀啄，气口又兼解索，望其面宛如熏黄，头汗自出，呼吸粗促，似不接续，坐卧无须臾之宁，便溺涩滞，浑赤极臭，心下坚硬拒按，形若覆碗，舌色边紫苔黄，殊不甚干燥，问其所苦，曰：口渴甜腻，不欲饮食，苟一合眼，即气升欲喘，烦躁不能自持，胸中懊恼莫可言状。孟英曰：此由湿热误补，漫无出路，充斥三焦，气机为其阻塞而不流行，蔓延日久，津液为之凝滞而成痰饮，医见肢冷自汗，不知病由壅闭而然，予以培正……凡脉证多怪皆属于痰，今胸痞如斯，略无痰吐，由痰能阻气，气不能运痰，宜于温胆中加薤白、楼仁通其胸中之阳，又合小陷胸为治饮痞之圣法，参以栀、豉泄其久郁之热以除懊恼，佐以兰草涤其陈腐之气以醒脾胃。

此例以头汗自出，呼吸急促，便溺涩滞，浑赤极臭，心下坚硬，胸中懊恼，脉滑数而左歇右促，且肝部间雀啄，此为湿热误补而致，邪热充斥三焦，邪无出路，气机壅塞，热邪燔津为痰，医者以肢冷自汗进补，使病情越发严重。凡脉象怪异，多属于痰，今胸痞如此，而无痰吐，是由于痰能阻气。应首要清热祛痰理气。以温胆汤加瓜蒌、薤白通其胸中之阳；合小陷胸汤祛热痰，栀子、豆豉清久郁之热以除烦恼，佩兰荡涤陈腐之气，除其湿热，使脾胃醒。

连投二剂各恙皆减，脉亦略和，病者误服大黄丸二次，承气汤半帖，孟英急止之，曰：畏虚进补固非，欲速妄攻亦谬，盖湿蒸为热，灼津为痰，病非一朝一夕而成，治以上下分消为是，不必热邪传腑，可一荡而愈也。越日下部果渐肿，以前法加黄芩合泻心意，再配雪羹投之。

病者误用大黄丸、承气汤下之，患者出现下部渐肿，这是欲速妄攻而致。

此例虽不能进补，也不能妄攻，因为湿热病，湿蒸为热，灼津为痰，并非一朝一日而成，治以上下分消之法，以上清热、下利湿为宜。以前方加黄芩合泻心汤：半夏、黄芩、黄连加雪羹。

痰果渐吐，痞亦日消，而自腹至足以及茎囊，肿势日加，孟英谓已如此，难以遽消，但从三焦设法，病必无虞，前药嫌力不足，拟用河间桂苓甘露饮意，众议仍投前药，次日痰中带血甚多。孟英曰：湿热熏蒸不已，自气及营矣，以知、柏、生地、犀角、鳖甲、白芍、薏仁、贝母、石斛、茅根、麦冬、滑石、栀子、藕汁、童溺投之而止。

用药后痰出，胸痞亦消，但肿势加重。病已如此，难以立即消肿。以河间桂苓甘露饮：白术、茯苓、猪苓、泽泻、桂枝健脾利水，生石膏、滑石、寒水石清热。患者未能服用，仍投前药，次日痰中带血，此为湿热熏蒸自气及营，改用滋阴清热之法：以犀角地黄汤去丹皮加知母、黄柏、龟板清热养阴，贝母、薏米、茅根、麦冬、童溺清肺，滑石、栀子清热，藕汁凉血散瘀。

逾数日又吐，且肢冷自汗，心馁畏脱。孟英曰：脉来屡变，无怪疑为大虚，然望闻问切，不可独凭于指下，今溲如赭石汤，混赤有滓，其为湿热之病，昭昭若揭，初伤于气分，则津液受灼以为痰，继及于营分，则阴血不安而妄溢，邪气内盛，岂非病实，而真实类虚，前方令服二剂，血果止。孟英曰：血之复吐，由于气分之邪扰之，欲清气道之邪，必先去其邪所依附之痰，盖津液既为邪热灼烁以成痰，痰即为邪热之窝巢，不妨峻攻其实，而缓行其势，初进滚痰丸9g，得下泄气一次，为四旬余未有之通畅，连投滚痰丸数日，始解胶痰黑矢多遍，而溲赤渐清长，苔色亦退，寝食遂安。

病情又有反复，呕吐，肢冷自汗，其溲如赭石，浑赤，此仍为湿热之病，初伤于气，则津液受灼为痰，继及于营分，阴血不安而妄溢，继服前方清营血止。血之复吐，是由于气分之邪所致，应清气分祛痰，以滚痰丸攻痰，连续投滚痰丸，始解黑屎多遍，溲赤变清长，苔色已退，患者自觉几十天来未有之通畅。

惟下部之肿犹尔，孟英曰：谛参脉证，病不在脾，况善饥便燥，口渴溺多，吾方虑转消证，亟投甘润之不遑，乌可渗利伤阴劫液耶（投甘润之药还来不及，怎能用渗利伤阴之剂）。且脾下陷之肿，与湿盛而肿之肿，其膝上下内外，形势必然相贯，今膝之上下内外凹凸回判，毫不毗连，盖由湿热所酿制痰饮，既误补而痞塞中焦，复妄攻以流窜隧络，所谓不能一荡而蠲，势必旁趋四射，吾当以法取之。会又咳痰带血，而精神食饮如常，孟英曰：无恐也，乃前此嚼三七太多，兜涩留淤，最不宜用，吐而去之极妙，但须金木同治，冀咳止而血络不振动为要耳。予甘露饮加藕汁、童溺，服之四剂而止咳嗽亦宁。

病情惟有下部肿未解，孟英认为病不在脾，不是脾湿盛，患者善饥便燥，口渴溺多，可能转为消渴证，应以甘润之法为宜。不应以脾虚湿盛为治，以防止津伤。湿热所酿痰饮，误补痞塞中焦，复妄攻以流窜于经络，不能一荡而蠲，热邪必旁趋四射，此咳嗽带血，精神饮食如常，乃是患者吃三七过多，留滞不宜止，吐去（陈旧的血）为宜。以金木同治法，用甘露饮：熟地黄、生地黄、天门冬、麦门冬、石斛养阴，黄芩、茵陈、甘草清湿热，枇杷叶、枳壳调达气机。加藕汁凉血散瘀，童溺降火滋阴。咳嗽已止，此后专治下部肿。

于是专治其下部之肿，以固本加知母、柏、贝母、花粉、旋复、橘络、丝瓜络、羚羊角、川楝子、葱须、豆卷、苡仁、竹沥出入为剂。二三帖间，其高突隆肿之处，即觉甚痒，搔之皮水如汗而作葱气。

此为专治下部肿。以固本丸：人参、二冬、生熟地，加知母、黄柏养阴清热；贝母、花粉、旋复花、竹沥清热祛痰理气；羚羊角粉、川楝子清肝热；豆卷、薏米祛湿；橘络、丝瓜络通络；葱须宣通。此方用润药消肿。

六七日后两腿反觉干瘦燥痛，茎囊亦随之而消矣。孟英曰：用此润药消肿，尚且干燥咽痛，设从群议投燥脾利水之剂，当更如何，盖寒湿则伤阳，热湿则伤阴，血液皆阴也，善后之法，还宜滋养血液，稍佐竹沥以搜络中未涤之痰，使愈后不为他日之患，更属法中之法，服之饮食中节，便溺有权，幸无消渴之虞竟愈。

以润药治肿，肿消，仍感干燥咽痛，如果以燥脾利水之剂，显然易见。寒湿伤阳，热湿伤阴，血液属阴，善后应以滋养血液稍加竹沥去络中之痰。

此例述证述脉，分析病情用药法度及药物特性，历历如绘，提供后学临证方法，所述脉象肝部间有雀啄，气口又兼解索，虽是脾绝现雀啄，肾绝现解索，但在肝与气口发现这种脉象，也是不良的反映。以症状呼吸粗促，似不接续，脉现歇止促像，一般必按心脏病进行治疗则必误，凡有心脏症状脉象，必须诊察联系其他因素，来确定心脏是否受其影响。若心脏受其他因素影响，不宜直治心脏，治疗其他因素而心脏自安。

湿热有时自气及营，营血受热迫则血溢，临床见证必须分析其证之由来，不一定见证而治证。

真实类虚之证，虽然虚像，也必有一二主要实证可凭，孟英从二便、口味、目色、舌苔辨出真实病情。此例脉来屡变，其是虚实互变，切脉必须四诊合参，而脉理离不开病理，离开病理是知脉不知病，如芤脉为虚证，但病暑也有脉现芤象，这就是真实类虚的表现，孟英在临证必要时，指出病情重点，以免后学者临证有所误解。

石注中盐水炒陈皮，姜制竹茹、栀皮、楼仁、黄连。这些制法与病情相悖，况且病势之重，所补药分量不足胜任。

温胆汤：陈皮、半夏、枳实、竹茹、茯苓、甘草。理气化痰，和胃利胆。

小陷胸汤：半夏、黄连、瓜蒌。清热化痰，宽胸散结。

半夏薤白瓜蒌汤：半夏、薤白、瓜蒌。通阳散结，祛痰宽胸。

雪羹：地栗、海蜇。泄热止痛。

甘露饮：熟地黄、生地黄、天门冬、麦门冬、石斛、黄芩、茵陈、甘草、枇杷叶、枳壳。清热养阴，行气利湿。

河间桂苓甘露饮：肉桂、白茯苓、白术、猪苓、滑石、寒水石、甘草、生石膏、泽泻。清暑化气利水。治伏暑引饮过度，肚腹膨胀，霍乱吐泻。

固本丸：人参、熟地、生地、麦冬、天冬。滋阴补气，清肺降火。用于气阴两虚，症见潮热，咳嗽，形体瘦弱，自汗盗汗，乏力或病后津伤。

人参固本丸：人参、生地黄、熟地黄、山茱萸、山药、泽泻、牡丹皮、茯苓、麦冬、天冬。具有滋阴益气、固本培元的功效。

礞石滚痰丸：大黄、黄芩、礞石、沉香。降火逐痰。

孔广愚久患溏泄，而舌黑气短，自春徂冬，治而不效。孟英视之，曰：劳心太过，阳烁其阴，人见其溏泄，辄予温中，不知肺受火刑，气失清肃而短促于上，则水源不生，自然溺少便泄泻矣。投肃肺清心凉肝滋肾执法，果得渐瘳。

此例辨证主要在舌黑气短，劳心过度，则心火盛，心火盛则阴虚，以致表现舌黑，心火盛则火刑肺，而使气短。其溏泄病理变化在于肺，肺与大肠为表里，肺热移于大肠，肠热亦溏泄，小便量少，因肺热蒸发水分，上源不清，通调水道下输膀胱，其尿量必少。阴虚火盛而肝火自旺，肝旺疏泄失职，亦使因热溏泄。

拟肃肺清心凉肝滋肾方：以沙参 18 g、芦根 30 g、黄连 6 g、黄芩 9 g、生苡仁 30 g、白芍 12 g、竹叶 9 g、元参 9 g、麦冬 9 g。

周菊生妻，患少腹瘕坠，小溲频数而痛，医投通利不效，继以升提温补，诸法备试，至于不食不寐，大解不行，口渴不敢饮水，闻声即生惊悸，孟英脉之，曰：厥阴为病也，不可陆治其太阳，先与咸苦以治其热，续用甘润以滋其阴，毫不犯通渗之药而愈。

小腹痛，小溲频数而痛，此为膀胱热，医者以通利升提温补，使热邪更甚，阴分耗损，以致不食不寐，闻声惊悸。孟英曰厥阴病，其脉宜左寸洪，左关浮弦软，以咸苦治其热，甘润滋阴法：以元参、木通、黄连养阴治热，麦冬、生地顾阴，茅根、竹叶清心热，甘草和中，白芍敛肝阴，白薇泻火。临床多用导赤散加白芍、白薇之类。

王氏医案续编

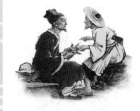

· 卷一 ·

高若舟偶患腹胀，医投温运，渐至有形如痞，时欲冲逆吐酸，误信虚寒，温补之药备尝，饮食日减，其痞日增，肌肉渐消，卧榻半载。孟英春诊，脉沉弦而软滑，大解不畅，小便浑短，苔色黄腻，乃肝郁气结，郁则生热，补则凝痰，予栀、楝、萸、连、元胡、乌药、旋、枳、鸡金、鳖甲、茹、桔、苓、夏等药。

其脉弦滑为肝热挟痰，脉沉为肝郁气结，软为不足之象。以左金丸：黄连、吴茱萸合栀子清肝热，元胡、乌药、枳实理气，鳖甲、川楝子和肝，鸡内金和胃，陈皮、半夏、竹茹、茯苓清热祛痰。

服之证虽递减，时发寒热，四肢酸痛，或疑为疟。孟英曰：此气机宣达，郁热外泄，病之出路，岂可截乎，参以秦艽、柴胡、豆卷、羚羊、蚕沙、桑枝之类，迎而导之。

服药后症状已减，时有寒热，四肢酸痛。此为气机宣达，邪有出路，但仍有邪热不正，不应截疟。宜疏肝清热息风，上方参以羚羊角清热息肝风，秦艽、蚕沙、大豆卷、桑枝祛风通络，柴胡少许引经。

寒热渐息，攻冲亦止，按其腹尚坚硬，时以龙荟丸、滚痰丸缓导之，饮食递加，渐次向愈。

寒热已停，上冲已止，仅感腹胀，其脉宜弦数明显，为肝热痰结，以当归龙荟丸泄肝胆之热，滚痰丸祛痰结。饮食递加，渐次病愈。

凡腹胀不计病因如何，即用一套温运消胀药，视此例诊断治疗应有所戒。

凡见证肝郁，用药多喜用柴胡疏肝，岂不知有气结痰凝，宜先理气祛痰清热为法，此时用柴胡不一定能发挥疏肝作用，反而升散痰火上逆，凡用药必须恰如其分，不得妄用或过用。

服药后，气机活动痰滞流行，所郁气机向外宣泄，故有寒热症状，孟英恰于此时用柴胡，使其从少阳和解。或曰：既用柴胡何不早用，此论自以为明见，实是粗工之谈，邪未至而用药，正犯诛伐无过之戒。凡本病若被当前其他病邪蒙蔽，必须先除掉当前病邪障碍，再治疗本病，方能凑效。若不注意当前病邪障碍蒙蔽本病，如直治其本病，既不能治其本病，反而愈促使病情变化。

方中所用秦艽、蚕沙、豆卷、桑枝，因四肢酸痛，患者必素有风湿郁滞，气机宣，风湿外泄，所取此四味去湿通络。

孟英参以秦艽等药，是前方加入，而不是去栀、连、鳖甲，加秦艽等药。

赵听樵妻去冬偶患脘痛，黄某治之，渐增眩晕气逆呕吐，痰多不寐，便溏不食，经事不行，始疑气虚，继疑其娠，诸药遍试，病日以进。孟英脉之，左弦而数，右滑以驰，曰：病药也，旬余可瘳，该病者体质虽丰，阴虚有素，是以木少水涵，肝阳偏盛，上侮于胃，则为脘痛，斯时投以酸苦泄肝，甘凉养胃，数日而愈矣，乃温补妄施，油添火上，肺津胃液，灼烁无余，怒木直升，枢机窒塞，水饮入胃，凝结为痰，虽见证多端，皆气失下降，岂可指眠食废以为劳，月汛爽以为妊耶，予以大剂清淡之品肃清气道，俾一身治节之令，肝胆逆升之火，胃腑逗留之浊，枢机郁遏之热，水饮凝滞之痰，咸得下趋，自可向愈。投匕即效，逾旬果安，又一月经至。

偶患脘痛，投以温补出现眩晕气逆呕吐，痰多不寐，便溏不食，其脉左弦数为肝热，右滑以驰为痰热。此为病者阴虚，肝阳偏盛，肝木侮土则脘痛，如用酸苦泻肝，甘凉养胃，病情可以治愈，但妄用温补，肝火愈盛，肺胃津液耗损，水饮凝结为痰，症状多端，皆为气失下降。

如此辨证洞彻心胸，使人认识辨证清楚，症状虽多，应重点认识为气失降，治疗应以大剂清淡之品肃清气道，气道既清，气自下降，则诸症亦随之消失，此即所谓整体治疗的方法。

孟英谓予以大剂清淡之品肃清气道，麦冬于水饮凝滞成痰，服之最易滞胸，况且气道肃清，津液自生。若气道已肃清，肺阴虚甚，津液不复，用麦冬、沙参、花粉为适应证。

清淡肃清气道方药：以芦根 60 g、竹茹 9 g、冬瓜子 30 g、生薏仁 30 g、川贝母 9 g、知母 9 g、花粉 18 g、杏仁 9 g、蛤壳 12 g、生枇杷叶 30 g、荸荠 30 g、海蜇 60 g 洗净、梨半个去核、旋复花 9 g。

马某年三十余，素用力患发热恶寒，肢振自汗，少腹气上冲胸，头痛口渴。孟英诊曰：卫虚风袭，而络脉久伤，肝风内动，与建中去饴加龙、牡、石英、苁蓉、楝实、桑枝，数帖而痊。

孟英诊为卫虚风袭，络伤，肝风内动，其脉宜浮缓，肝脉弦。其发热恶寒，头痛自汗为桂枝汤证。此人必津液素亏，因汗出而更耗津液，肝失所养而上冲，出现气上冲胸，头痛。脾胃失养而口渴。与以小建中汤去饴糖温养中气，平补阴阳，调和营卫，加龙骨、牡蛎、紫石英镇肝潜阳，楝实清肝，苁蓉滋润肝肾，桑枝通达四肢以去痛。

生桑枝苦平，清肺，治痰嗽、通经络。炒桑枝祛风止痛通络。

小建中汤：桂枝、白芍、炙甘草、饴糖、生姜、大枣。温中散寒。

李燕标夏项后患疽，外科皆不治，孟英荐老医朱嵩年疗之渐安，孟英偶诊其脉，曰，李证有可愈之机，脉难久享其年，问之所以。孟英曰，左尺坚搏，真阴已伤，非善像也，果今春卒于京。

左尺主肾阴，右尺主肾阳，阴阳互根，孤阴不生，独阳不长。项后患疽，治疗渐安，孟英诊脉，左尺坚搏为真阴已伤，非善像，虽病可治，但寿命不久。

李叟年越古稀，易于纳妾，而子孙不敢从，因此渐病狂惑，群医谓神志不足，广投热补之药，愈服愈剧，孟英诊之，脉劲搏指，面赤不言，口涎自流，力大无制，曰：此禀赋过强，阳气偏盛，姑勿论其脉证，即起病一端，概可见亦，如果命门火衰，早已萎靡不振，安能兴此念头……徐灵胎所谓千年之木，往往自焚，阴尽火炎，万物皆然。去冬吾治邵可亭，孤阳喘逆，壮水清火之外，天生甘露饮——梨汁，灌之二百余斤，病已渐平。仅误于两盏姜汤，前功尽弃，可见阴难充长，火易燎原。今附、桂、仙茅、鹿茸、参、戟、河车等药服之已久，更将何物以生其涸竭之水，而和其亢极之阳乎，寻果不起。

此人禀赋过强，阳气偏盛，于是有娶妾的欲望，儿孙不敢从，因此渐病狂。群医以神志不足广投热补之药，服之愈剧。其证面赤不言，力大无制，其脉劲搏指，为阳火过盛，热补之药，使阳火耗尽津液，火盛阴尽，难以生存。徐灵胎治疗一病案，孤阳喘逆，急以壮水制火之外，又以大剂天生甘露饮即梨汁频灌，使病渐平，仅误与两盏姜汤，前功尽弃。可见阴难充长，火易燎原。

附：《医案》阳盛一病案

王某，男，55 岁，1950 年 6 月 10 日就诊。

自述三年以来经常眩晕，心中迷乱，烦躁不安，於凉风处较好，子午时特别烦躁若狂一小时。初病时，用凉水洗头面，虽欲狂但心中不惑，半年后虽用凉水洗头面仍烦躁欲狂。证见身体较强壮，面色赤红，脉两尺滑数搏指，左关浮弦，以年过五旬因何阳亢若此。主以滋阴降火兼以镇肝方：知母 12 g、盐水炒黄柏 9 g、生地 30 g、元参 60 g、龟板 24 g、煅石决明 30 g、铁落 120 g。服六帖，狂及眩晕减轻，而烦躁依然，问妻室身体健康情况如何，患者仰天痛哭，云已丧四年了，问起何不再续，谓其子作梗，劝其子为其续娶，次年来谢云，回家服药二十帖见效，但病根未除，自续了伴侣，两个月后其病如洗，并能劳动持家，诊其脉缓和，阳需阴济，自然之理也。

程芷香今春病温，而精关不固，旬日后陡然茎缩寒颤，自问不支，人皆谓为虚疟，欲投参、附。孟英曰：非疟也，平日体丰多湿，厚味酿痰，是以苔腻不渴，善噫易吐，而吸受风温，即以痰湿为山险，乘其阴亏阳扰，流入厥阴。岂容再投温补，以劫液锢邪，而速其痉厥。午后进肃清肺胃方，以解客邪，蠲痰湿而斡枢机，早晨投凉肾舒肝法，以靖（平定）浮越，搜隧络而守关键，病果递减。奈善生嗔怒，易招外感，不甘淡泊，反复多次，每复必茎缩寒战，甚至牙缝见紫血瓣，指甲有微红色，溺短而混黑极臭。孟英曰：幸上焦已清，中枢已运，宜填肾阴，清肝热，以西洋参、二冬、二地、苁蓉、花粉、知、柏、连、楝、斛、芍、石英、牡蛎、龟板、鳖甲、阿胶、鸡子黄之类，大剂连服二十余剂，各恙渐退。继以此药熬膏晨服，午用缪氏资生丸方。以枇杷叶汤送服，服之入秋，始得康健。

此例体丰多湿，酒腻饮食，舌苔腻，感受风温，温邪借助痰湿，乘其阴虚阳扰，入肝厥阴，因此出现茎缩及风动，其脉宜右寸滑，左脉弦细。此时不可温补，否则劫液锢邪。孟英采用午后进肃清肺胃以解客邪之方：以贝母、桔梗、陈皮、半夏、花粉、杏仁、茯苓、竹茹、双花、芦根、冬瓜子、栀子、豆豉之类清肺去痰湿，使肺胃之气得以疏通。早晨投凉肾舒肝法，以生地、元参、白芍、知母、川楝子、白蒺藜、黄柏之类以养阴舒肝，后病减。但易生气，易外感，每次皆发作茎缩，寒战，齿缝紫血瓣，尿短黑，极臭。好在上中焦已清，宜清肝滋肾。以西洋参、二冬、二地固本滋阴补气，清肺降火；知母、黄柏清肾热；黄连、芍药、川楝子清肝热；紫石英、牡蛎、龟板、鳖甲养肝阴潜阳；阿胶、鸡子黄养心阴；花粉、石斛育阴。二十剂症状改善。继以此药熬膏晨服。午用缪氏资生丸，各品不炒，研末竹沥为丸，用枇杷叶汤送服。

缪氏资生丸：党参、於术、砂仁、木香、茯苓、陈皮、柏子仁、焦三仙、山药、厚朴、枳实、炙甘草、黄连、薏苡仁、白扁豆、白豆蔻、藿香叶、莲肉、泽泻、桔梗、芡实。健脾开胃，消食止泻，调和脏腑，滋养荣卫。

翁嘉顺妻娩后发热，竹林寺僧治之不应。温、龚二医皆主生化汤加减，病益剧。孟英诊之，脉软滑微数，曰：素体阴亏，热自内生，新产血去，是以发热，惟谵妄昏瞀，最是吓医之症，渴喜热饮，宛似虚寒之据，宜其猜风寒而表散，疑瘀血以攻通，贴贴炮姜，人人桃、桂，阴愈受劫，病乃日加，幸而痰饮内盛，津液未致涸竭。予蠲饮六神汤去桔、半，加西洋参、生地、花粉、竹茹、知母、生白芍为剂，数日而瘳。

蠲饮六神汤，去半夏、橘皮是治风痰为主，其脉软滑微数，应兼有弦象，风痰蠲除，谵妄昏瞀自愈。阴虚热生，用攻通热药，益伤其阴。孟英用药由四物汤中取生地、白芍二味阴药，滋养被姜、桂所劫之阴，又能益养肝脏阴血，生地配知母清滋肾阴以退热，西洋参、花粉以复被热所耗之津液，知母、花粉并用，有蠲热痰的功能，因阴津虚，所以不用半夏、橘皮之燥性，竹茹清膈上，以助清涤痰邪，如此治法，对产后阴亏发热兼有风痰有效。方以石菖蒲 9 g、胆星 9 g、旋复花 9 g、茯苓 9 g、生地 24 g、白芍 24 g、知母 12 g、西洋参 9 g、竹茹 9 g。

愈旬复发热，仍乞诊孟英，曰：脉浮数而弦，是风温也，与前病异，便泄无溺，肺热所迫，大渴无苔，胃汁受烁，亟予天生建中汤频灌，即蔗汁也，药主大剂甘凉，果得津回舌润渐以瘳。

风温为病，其脉气口脉大，一般临证遇见便泄无溺，不分析病理，若见用大剂甘凉治疗，必然惊而却步。孟英认证，于大渴无苔，胃汁受烁，急救其内在之津液。应体会伤寒下利清谷，身痛疼者，急当救里，温病津液枯涸，

王氏医案续编

急当救内在之津液，与伤寒之治疗异曲同工。

甘凉方：以沙参30 g、麦冬24 g、石斛12 g、花粉24 g、甘草3 g、生石膏18 g、知母9 g、竹茹9 g、银花24 g。

天生建中汤：即甘蔗榨汁。

石注中谓脉兼弦，为津枯风动，但案中未有风动的症状，以脉弦津枯而论，如有风动，或防其风动，予大剂甘凉滋阴生津，肝肾既得滋润，则风无由而起。

翁嘉顺染温病，初发热即舌赤而渴，脉数且涩。孟英曰：非善证也，盖阴虚有素，因母病故值此忧劳哀痛之余，五志内燔，温邪外迫，不必由卫及气，自气而营，急予清营，继投凉卫，病来颇恶，治虽合法，势必转重，病果日重，昏瞀耳聋，自利红水，目赤妄言，孟英惟以晋三犀角地黄汤加银花、石膏、知母、石斛、栀、贝、花粉、兰草、菖蒲、竹沥、竹茹、竹叶、地栗、海蜇等出入互用。

凡素禀阴虚内热之体，如感温热邪在卫气，其舌已现赤绛，急宜清营，使安未受邪之地，但清营有表邪也需加清解辛凉解表的药物。昏瞀耳聋，自利红水，目赤妄言是气血皆病的表现，营阴渐振，推邪外出，此时其脉，大都浮数。

用药需视病邪在气分营分，津液和痰的变化酌情增减有关药物。以晋三犀角地黄汤：犀角9 g、连翘12 g、生地15 g、甘草1.5 g。我每用此汤加竹叶9 g、银花30 g较原方治疗效果好；合石膏24 g、知母12 g、清气分之热；竹叶9 g、栀子9 g清心，使热邪下行；石斛12 g、花粉12 g清热生津；竹沥30 mL合花粉、雪羹：荸荠、淡海蜇各30 g清热祛痰。

石注中不以晋三犀角地黄汤加药，而分服药次序，有失孟英用药之义。

至十余剂，舌上忽布秽浊垢苔，口气喷出，臭难向近，手冷如冰，头面自汗。孟英曰：生机也，阴虚热邪深入，予以清营凉血之法，服已逾旬，始得营阴渐振，推邪外出，乃现此苔，惟本元素弱，不能战解，故显肢冷而汗，仅出于头面，非阳虚欲脱也。

复予甘寒频灌，越三日，汗收热退，苔化肢温。自始至终犀角共用三两许，未犯一毫相搏之药，继以滋填肾阴而康。

凡温热、热邪侵营，服清营药，营阴渐振，透邪外出，脉不定形，须视舌苔表现。若忽现舌苔满布，是营阴有力，生机表现，则易于战汗而邪外出，其肢冷口臭，热邪内伏，脉像大都皆沉，治宜大剂清营泄热舒展气机使邪外达，若得汗出是邪外出之象。若舌苔微少，是营阴虽欲使邪外达；若营阴力量薄弱，不能将邪透出外解，而邪有再向内陷之虞，舌再现赤绛无苔，是邪内陷之象，治疗仍宜急用大剂清营，以视营阴能否有力再向外透解；若舌仍绛无苔，身热肢冷，精神萎靡不振，是营阴被热消耗枯竭，必至不救。

翁嘉顺姑母染温病，孟英诊曰：高年阴气太亏，邪气偏盛，玉版论要云：病温虚甚死。言人之真阴甚虚，曷（怎么）足以御邪热而息燎原，可虞在两候之期，至十四日果殒。

《内经》曰：病温虚甚死，指真阴虚不能熄火。

常见年老人，病温高热，或久发热而热不很高，其脉浮数洪大按之无力，或脉急坚搏指，也有脉歇止有一定至数，是真阴枯竭，虽治得法，终不免于死亡。即使壮年之人，病此脉象，也是可虑。脉浮数洪大，按之似乎有脉，宜详审治疗，治疗得法，尚可挽救，如治有误，或不及时服药，也不可能挽回生命。

吴翁氏亦病温，初不服药，七日后始请孟英诊之，曰：此病邪虽不盛，第频吐涎沫，不能出口，须以手撩，不饮不食，不便不眠，或多言不倦，或久问不答，是七情郁结，气久不舒，津液凝痰，邪得依附，治之中肯，尚难即愈，不药而待，病从何去，遂于清解方中寓蠲痰流气通胃舒肝之品，交十四日而热退，又数日痰沫渐少，又旬日大解始行，粥食日加而愈。

此类温病，为常见疾患，临证所见按情况用药。发热无汗，右寸浮洪滑，是痰凝滞皆于胸中，与温邪相并。药用牛蒡子9g、薄荷9g，辛凉解表；竹叶9g、连翘12g、银花24～30g，清解邪热；半夏9g、瓜蒌30g、黄连9g、旋复花9g，蠲痰清热；桔梗9g，引于胸中，并能除痰邪；芦根30g、竹茹9g、陈橘皮9g，清通胃气；桑叶9g、菊花9g以舒肝。

若恶心去瓜蒌，加杏仁9g，舌苔黄加黄芩9g。心烦加豆豉9g、栀子9g。右寸脉沉滑是气郁痰滞，加枳壳6g、川贝母12～18g。右寸脉沉而不滑，是气机郁滞，去半夏、瓜蒌、黄连，加杏仁9g、枳壳6～9g、川贝母

15～30 g。左寸脉沉者，加石菖蒲9 g、郁金9 g辛开胸中。右关脉沉，是胃气郁滞，加橘皮9 g、厚朴6～9 g。恶食，右关脉弦滑，是食滞，加神曲、麦芽各9 g，炒莱菔子9 g。右寸脉弦滑，有风痰，加胆星6～9 g。身热微汗，表邪未尽解，牛蒡子、薄荷酌减用量。

一般出汗表解规律，为先出热汗，再出凉汗，以后出微汗，为邪已消失。

石注中黄芩、黄连、竹茹、枇杷叶皆不宜姜制。

沈东屏年逾八秩（十年），患腹胀便秘，孟英诊曰：耄年脉实，天界独厚，证属阳结，法宜清火，予西洋参、石膏、白芍、知母、花粉、桑皮、橘皮、枳壳、甘草、送更衣丸四剂而愈。

此例腹胀便秘，其脉实是火实阳结，肺与肠俱热，热则伤津，胃肠因热灼津液失润则腹胀，治则以清肺生津润肠而病愈。以白虎汤：生石膏、知母，加花粉、西洋参清肺热养津，枳壳、陈皮理气，白芍、甘草酸甘化阴，加更衣丸：芦荟、火麻仁研丸，泻热通便。

顾石甫患恙医治日剧，孟英诊脉见左寸如钩，曰：病不能夏矣。许子双适至，闻而疑之，谓此证气逆血溢，腹胀囊肿宛似上年康伯候之疾。若以外象视之，似较轻焉。胡彼可愈，此勿治也（怎么他可治愈，而此不可治）。孟英曰：彼为邪气之壅塞，脉虽怪而搏指不挠，证实脉亦实也，此为真气之散漫，脉来瞥瞥如羹上肥而左寸如钩，是心之真脏见矣，壅塞可以疏通，散漫不能收拾，客邪草木能攻，神病刀圭（医术）莫济，证虽相似，病判天渊，总有神丹终无益也，季春果殁。

患者患病日剧，孟英试脉左寸如钩，认为此病不能过夏天。有人问此证气逆血溢、腹胀囊肿与上年康伯候之疾雷同，为甚麽不可治？孟英认为康伯候之症属于邪气壅积实证，脉实，可治。而此为真气散漫，脉来无力，左寸如钩，为心之真脏，脉所见为死证，前者壅积可以疏通，而后者散漫不能收拾，神丹也无济于事，故死。

孙氏女将及笄（十五岁），久患齿衄，多医莫疗。孟英诊曰：六脉缓滑，天癸将至耳，丹参、生地、桃仁、牛膝、茯苓、白薇、滑石、茺蔚子，一剂知，数日愈，寻即起汛，略无他患。

此例久患齿衄，脉缓滑，缓和为正常无疾之脉，滑为血瘀欲动，孟英诊为天癸将至，月经欲行而不行则瘀，瘀则热上逆于齿，以致齿衄，治宜凉血行瘀，以生地、白薇清热凉血，桃仁、丹参、茺蔚子行瘀，滑石清热行水，茯苓淡渗，牛膝引药下行。

每见女子将成人之时，月经未来，偶有它疾与月经无关，医者粗心以为月经行，诸疾皆安，妄行攻通破血，身体蒙受其害，轻者身体萎靡，重者虚不起，或因误治转其他疾患，临证者慎之。

余皆山患疟，范某云春寒所致，用辛温散之，来某谓酒湿之痼，治以五苓，且杂参、归、姜、枣之类，病乃日甚。旬日后脘闷腹胀，便秘气逆，燥渴自汗，昏瞀不眠。孟英视之，曰：蕴湿固然，而温风外袭，已从热化，何必夏秋始有热疟耶，清解之法十剂可安，服之果效。旬日径瘳。

此例所谓患疟，因症状发热似疟，不是真疟，系风温外袭虽有湿邪已从热化，治宜清解，脉宜浮洪。

温热误用辛温，促使热势益盛，以致燥渴自汗，昏瞀不眠。其脘闷腹胀，便秘气逆，系被人参、当归、生姜、大枣温补腻药所造成。凡温热为补腻药，而现脘闷腹胀，其脉浮者，因热气壅滞，而使脘闷腹胀，用清解法，热气消散，脘闷腹胀自除；亦有脉浮，右寸滑，为痰滞胸中，舌苔白者，于清解方中加半夏、橘皮、竹茹、枳实；舌苔黄色，或脉现洪滑，加小陷胸汤，其脉寸沉者，补腻固住气机郁滞不得通畅，治宜清解方中加川贝母、杏仁、枳壳、桔梗、橘皮、白豆蔻散结流动之品。若左寸脉沉加石菖蒲，右关脉沉为中焦郁滞加厚朴、橘皮；也有脉浮而热壅，服清解后仍脘闷腹胀依然未减，宜用清解方中加散结流动之品；也有服清解剂仍脘闷腹胀，而脉反沉者，应按以上寸沉、右关沉法处理。也多有服药气机通畅，其热势反加重，因热被郁遏气机舒展后，其热向外透出之故，治法仍宜清解，此时脘闷腹胀也随之消失。

此例以燥渴自汗为着眼处，其脉浮者，用清解法，方以生石膏30 g、知母9 g、地骨皮12 g、芦根30 g、杏仁9 g、冬瓜子30 g、竹茹9 g、竹叶9 g、连翘12 g、银花24 g、桑叶9 g、花粉24 g、生枇杷叶30 g、橘皮6 g，芦菔250 g，切片煎汤代水煎药。

朱念民患泄泻，自谓春寒偶薄，而饮烧酒，次日转为滞下，左腹起一痞块，痢时绞痛异常，孟英曰：阴虚木燥，侮胃为泄，误饮火酒，怒木愈张，

王氏医案续编

非寒也，亟屏辛温之物，用白头翁汤加芩、楝、栀、连、海蜇、银花、草决明、枳椇子、绿豆皮十余剂而愈。

患泄泻自以为春寒饮烧酒，转为滞下，便有腹痛。孟英诊为阴虚木燥，侮土为泄，其脉宜弦洪有力。所谓肝木克土，为热泄。泄泻轻者可用黄芩汤：黄芩、白芍、甘草、大枣以清热止泻。饮酒后使肝火更甚，此非寒证，不应用辛温之物，可用白头翁汤加黄芩、黄连、川楝子、栀子、双花清热，草决明宣肝，枳椇子解酒，绿豆皮清热。

锁某弱冠吐血，杨医连进归脾丸，吐益甚。孟英视之，面有红光，脉形豁大，因问曰：足冷乎，探之果然。遂与六味地黄丸、肉桂心一钱，覆杯而愈。

患者为十四五岁，吐血。杨医用归脾丸以引血归脾。孟英见之，其面色红光，为虚火上炎故面色红光，用参、芪性皆上升，吐之更甚，其脉形豁大无力，以两尺明显，此为肾阴不足，肾阳亦不足则足冷，肾气不能潜纳。以六味地黄丸补肾，肉桂心引火归元。服之则愈。

石注中补六味地黄汤，不用泽泻适宜，但不能去丹皮，丹皮辛甘味寒，入手足少阴厥阴，泄阴火为阴虚吐血适当之药。

归脾丸：茯苓、白术、黄芪、龙眼肉、人参、木香、当归、甘草、远志、酸枣仁、大枣。益气健脾，养血安神。用于心脾两虚。

附：《医案》一例

患者男性，20岁，患吐血二月余，屡服药无效。我诊之，面有红光，呈娇嫩容颜，手足心发热，脉形豁大，右寸虚散，以为阴虚火炎，取金木同医法，六味地黄汤去泽泻，加生地、元参各30 g，并复入党参12 g、沙参12 g、麦冬9 g、五味子9 g。服四剂，脉敛有力，吐血痊愈。

沈裕昆室偶发脘痛，范某与逍遥法，痛顿止，而发热咽疼。约顾听泉视之，知感风邪与清散法，疼已而热不退，七日后，目闭鼻塞，耳聋肢搐，不言语，不饮食，顾听泉疑证险，请孟英视之。见其外候如是，左手诊毕即缩去，随以右手出之，随曰：非神昏也。继以查看苔色白滑，知其大便未行，曰：病是风温，然不逆传膻中，而顺传胃腑证。温邪传胃世所常有，而此证如此吓人，是因其人素有痰饮盘踞胃中，外邪入之，得以凭借苔色不黄燥，不可以为寒。温为热邪，脉象形弦滑数，但痰饮一降，苔必转黄。此为云遮雾隐之时，庶不为病所欺。昔人舆温证，仅言逆传，不言顺传，后世执定伤寒在足经，温热在手经，不知经络贯串，岂容界限。喻氏（喻嘉言）谓伤寒亦传手经，但足经先受之。孟英谓温热手经先受之，亦传足经。病邪自肺之心包，病机渐进而内陷，故为逆。自肺之胃腑，病机欲出而下行，故曰顺。今邪虽顺传，欲出来未能，所谓胃不和九窍不和，与逆传神昏之犀角地黄汤证大相径庭。予以小陷胸汤合蠲饮六神汤祛痰饮，加枳实、厚朴以理气，以莱菔水煎，加一杯竹沥、礞石滚痰丸四钱（12 g）。服药后大便似胶状，症状减轻，能言语，能进食，舌苔转黄燥，改用轻清其热，后以养阴柔肝法病愈。

目闭鼻塞，耳聋肢搐，不言语，不饮食，孟英诊脉时排除患者神昏，其舌苔白滑，大便未行，诊断为风温，为顺传胃腑。孟英指出温邪传胃为常见的，热入胃腑，大便不通应出现黄苔，但此证如此表现严重，是因为此人素有痰饮盘踞胃中，外邪侵入凭借痰饮将热邪遮蔽，故苔色不黄燥，不要认为是寒邪。温为热邪，其脉象弦滑数，弦数为风热，滑数为痰热。一旦痰饮已降，舌苔必转为黄。邪由肺至心包，病为渐进，病邪内陷为逆，热邪由肺至胃腑，邪有出路为顺传。如今病邪欲出但未出来，胃不和九窍不和，与逆传心包是绝对不同的。本例治疗应清热蠲痰理气之法：以小陷胸汤合蠲饮六神汤、竹沥清热蠲痰，加枳实、厚朴，莱菔水煎药以理气，再加礞石滚痰丸逐痰降火。

服后大便已行，症状减轻，能语言，能进食，舌苔转黄燥，此时痰饮已降，改用芦根、佩兰、黄芩、连翘、竹叶、双花等轻清其热，后用育阴柔肝而愈。

朱氏妇素畏药，虽极淡之品，服之即吐，近患晡寒夜热，寝汗咽干，咳嗽胁疼，月余渐至餐减经少，肌削神疲。孟英诊之，左手弦而数，右部涩且弱，曰：既多悁（愁闷不安）郁，又善思虑，所谓病发心脾是也，而平昔畏药，岂可强药再戕其胃，以甘草、小麦、红枣、藕四味，令其煮汤频饮勿辍，病者日夜服之，逾旬复诊脉证大减。孟英曰：此仲景之脏燥之妙剂，吾以红枣易大枣取其色赤补心，气香悦胃，加藕以舒郁怡情，合之甘草、小麦并能益气养血，润燥缓急，恪守两月，竟得霍然。

患者平日畏药，近来午后寒，夜间发热，睡时出汗咽干，咳嗽胁疼，食量减，经量少，消瘦神疲，其脉左脉弦数宜无力，为思虑忧郁而致，右脉涩弱宜沉，为胃弱，胃津不足，此为心脾病。孟英予以甘草、小麦益气养血；大枣养心；藕健胃舒郁，润燥缓急，即清淡又不损胃，恪守两月而愈。

附：《医案》脏燥一例

李某，女，31岁，1950年3月5日就诊。

丧夫1个月后，晡寒夜热，咽干咳嗽，常不由自主地痛哭流涕，恍惚隔垣见人行走，饮食日减，形消骨立，素畏药，闻药味则吐，脉左关尺弦数，左寸大无力，右寸滑大而数，按之无力，右关软弱，此为脏燥，心脾受伤，法以养心安脾。以甘草3 g、小麦30 g、大枣2枚、麦冬9 g、百合12 g、藕60 g切片，对患者说既不能服药，也不宜服药，可以用食物治疗，久服自愈，即以小麦、红枣、藕、百合等与其视之，将药汁装入小壶严盖，只令口服，不使鼻闻药味。服1个月后，诸疾大减，饮食日增，又服3个月后，而疾痊愈。

江某年三十余，忽两目发赤，牙龈肿痛，奔走骂人，不避亲长。孟英诊之，脉大而数，重按虚散，与东洋参、熟地、辰砂、磁石、龙骨、菖蒲、枣仁、琥珀、肉桂、金箔、龙眼肉为剂，投匕（古代盛汤的餐具）即安。

此例由症状视之，以为重阳则狂。孟英以脉论证而用药，其脉大必浮大，脉大重按虚散，是心肾皆虚，脉数则是君火、龙雷火因虚妄动。由脉测证，不是纯阳盛而狂，是火因虚妄动发狂，所以用高丽参、枣仁、龙眼肉以补心，菖蒲引朱砂、琥珀、生龙骨镇心安神，熟地补肾阴，肉桂引火归元，并借磁石降逆镇火。方以高丽参9 g、枣仁9 g、龙眼肉9 g、菖蒲6 g、琥珀1.5 g冲、生龙骨30 g、熟地24 g、肉桂1.5 g、磁石30 g。

石注中肉桂6 g用量太大，肉桂既是扶肾阳引火归元，宜用1.5~3 g。

金禄卿妻患温，顾听泉连进轻清凉解而病不减，气逆无味，咳吐黏痰，舌绛咽干，耳聋谵语。旬日外孟英诊之，曰：体瘦脉细数，尺中更乱，竟是阴气先伤，阳气独发，所谓"伤寒偏死下虚人"。再四研诘，乃知发热前一日突然带下如崩，是真液早经漏泄矣，否则药治不讹，胡勿燎原益炽，痉厥之变不须旋踵，勉以西洋参、生地、二冬、二至、元参、犀角、黄连、鸡子黄、知母为方，另用石斛、龟板、鳖甲各四两，牡蛎一斤煮汤代水煎药，服两剂果不能减，后服签方温药，四肢拘挛而逝。

凡患温热病，体弱舌绛，脉现细数，尺部紊乱，是阴气已伤，不任温热邪气消耗，虽治之恰当，也不能速愈，也多有热耗阴涸而热不息，预后不良。女子于发热前，徒然带下如崩，或月经暴崩下，或下血球一块，都是真液漏泄的现象，身体强壮，脉较有力，如法治之，多难速愈。其体弱脉细数，尺部紊乱，多属预后不良。

附：《医案》一例

王某，女，30岁，1950年8月16日就诊。

一周前因其子发烧，日夜不离怀地服侍，忽阴道下有血球一块，似肉如李子大，次日发热汗出，口渴多饮，诊之，面如蒸状，自觉精神有昏睡之势，小便色赤黄，舌前部绛，后部白薄苔，前部边缘有小红点，脉数，寸浮洪，关弦细，尺部似乱。此为阴气先伤，感受暑热，法以滋阴清热。方以生地24g、元参24g、知母12g、沙参18g、生石膏24g、犀角3g、黄连3g、黄芩6g、麦冬12g、天冬12g、丹皮9g、竹叶9g、连翘12g、银花24g、白芍9g、女贞子30g。并嘱其服药，不能速效，耐心服药，病可自愈。

患者急不能待，又请某老医处方，以牛黄、犀角、羚羊、真珠、黄连、黄芩、栀子等药，其夫持方征求我的意见，可否服之，嘱其患者阴气残伤，不胜热邪消耗，滋阴清热尚且不及，今纯用凉寒泄火，虑其热不能除，反伤正气，其真阴益不能支持，若服之，恐使展转床头十余年。

该夫妇讨论服药四分之一，如得安，则断续服之，夜十一时服药，服药后未至五分钟，觉腹中如刮，突然饥饿难当，急以烫嫩鸡蛋食之暂安；一时又饥饿，每次只能食鸡蛋一个，至晨四时，食鸡蛋十余个，急求我诊。患者神疲语缓，面容未现大衰，脉虚大，重按似乎有力，此为凉寒伤胃气，则发生虚馁，求食以缓之，正气已不胜药力，以甘草10g浓煎，一匙一匙缓服之，并告其夫，按病情估计二三年恐不能起床，善以饮食调养，可望逐渐好转，如再妄药乱服，必蒙受其害，后果卧床三年，于三年间曾产一子，但不能起床，所知十余年来，身体不任劳动，几成终身之累。

一妪患腰痛胀欲槌，多药不效。孟英视其形虽羸瘦，而脉滑痰多，苔黄舌绛，曰：体虚病实，温补非宜，苟不攻去其痰，徒以疲药因循，则病益实，体益虚。先以雪羹加竹茹、楝实、绿萼梅，杏仁、花粉、橘红、茯苓、旋复送控涎丹，服后果下胶痰，三进而病若失，嗣予调补获痊。

用药以控涎丹为主，除其皮里膜外的痰涎，兼以肃肺涤痰清肝胃，其脉滑宜居右寸关，两关宜弦，痰邪涤除，其痛自见消失。该例腰痛胀，孟英以脉滑痰多为主证，如以腰痛为虚证，治其而用滋补或温补必然将痰固住，其痛更甚，此即所谓实证用补实的方法，治疗是犯了实实的错误。此例最后用调补获痊，必是痰邪实邪消失，而脉现虚像，而用调补获痊。

临床也可采用陈皮、半夏、竹茹、花粉、旋复花祛痰，双花、赤芍、丹皮清热，川楝子、绿萼梅宣肝祛风。但不宜用生地、元参滋腻之品。

控涎丹：甘遂、大戟、白芥子。攻逐痰饮。

杨氏妇孀居患泻，久治不瘥，孟英曰：风木行胃也。误招张某大进温补，乃致腹胀不食，夜热不眠，吐酸经秘，头痛如劈。复乞孟英诊之，先投苦泄佐辛通以治其药，嗣以苦酸息风安胃乃瘳，续予调补而安。

孀居抑郁伤肝，肝阳犯胃，胃不胜而泻，为风木行胃，温补愈助肝阳，故有腹胀不食。此例有证无脉，有治法无用药，只可体会其立法治疗大意，其脉两关宜弦。

孟英示先投苦泄佐辛通，以治其误药为病，宜用黄连 9 g、吴茱萸 2.4 g 同捣，黄芩 9 g、白芍 9 g、陈橘皮 6 g。

拟酸苦息风安胃方：黄连 6 g、乌梅肉 6 g、黄芩 9 g、白芍 24 g、木瓜 6 g、甘草 3 g、梅花 6 g、菊花 12 g。

郁某热逾半月，自胸次（胸间）胀及少腹，痛不可抚摸，便秘溺赤，舌黑口干，自汗烦躁，六脉弦强无胃。孟英曰：此恙酷似伤寒，大结胸证，结胸烦躁无药可治，越二日便行而殁。孟英曰：伤寒之邪在表，误下则邪陷而成结胸，温热之邪在里，逆传心包，而误汗则内闭以外脱，顺传于胃腑而误汗，则盘踞而结胸。前人但云误汗劫夺胃汁，而未及于结胸者，因结胸证不多见耳，然不可不知也，故仅识之。郁病初起，某医用葛根一剂，继则胡某之柴、葛、羌、防十余剂酿成是证。

温病忌汗，不忌下法，汗则津涸而热炽，下则热势可减。此例发热胸间胀及少腹，痛疼不可抚摸，便秘尿赤，自汗烦躁，六脉强无胃，孟英诊之，认为此证似伤寒大结胸。结胸烦躁无药可治必死。伤寒论中，伤寒之邪在表，误下则表邪陷于胸中，此为结胸，未经误下不为结胸。而温热邪在里，逆传心包，误汗则邪内闭，外为脱证；顺传于胃腑而误汗，则邪盘踞胸中而成结胸。前人只讲误汗劫津液，未讲到结胸，因为这种结胸虽然少见，但还是有的。此患者温病顺传于胃腑，一医用葛根，又用柴、葛、羌、防发汗，而致结胸，患者烦躁必不治。

施氏妇产后四肢串痛，药治罔效。孟英视之，膏药遍贴，呻吟不息，脉数而洪，舌绛大渴，此非风湿为病，膏药亟为揭去，近日服药谅（体谅）皆温补去风之剂，营血耗伤，内风欲动。向见体丰血旺，何以娩后若是，必生化汤、砂糖、酒之类所酿，询悉果服生化汤二帖，赤砂糖八斤，幸素其足于阴，恢复尚易。若阴虚血少虽不即死，难免不成蓐（临产）损，因投大剂凉润壮水之药一剂知，旬日安，帀（满）月起。

此例产后四肢串痛，不是风湿为病，在于脉数而洪为热，热邪侵营则舌绛，热耗阴津，无津则大渴，阴虚津液失其运行，以致四肢串痛。此例不宜用茯苓，因阴津虚，不宜用淡渗之药。凉润壮水，津液生而渴自止，不是用乌梅酸味刺激，使之生津。宜凉润壮水，以麦冬为主要药，麦冬气平味甘，其主在肺，肺得麦冬濡润，肝也得以滋养，又能滋育心阴，其滋润之力，不仅阴气受益，而且营血也可借以滋润，其滋肺阴，气分之阴，行津液以润四肢。产后阴虚，虚热方张之际，误用温散药劫伤阴液，阴血失润，津液不行，麦冬尤为要药，同时应用大剂甘寒之剂以生地、元参壮水，丹皮、赤芍清营热，知母、花粉养阴生津，石斛育阴，双花清热，桑枝清热通络。

拟凉润壮水方：麦冬24 g、生地24 g、元参24 g、丹皮9 g、赤芍9 g、花粉24 g、知母12 g、银花30 g、百合18 g、桑枝15 g。

王士干妻素多郁怒，气聚于腹，上攻脘痛，旋发旋安，花甲外病益甚，医治益剧。孟英诊不出方，因论曰：腹中聚气为瘕，攻痛呕吐，原属于肝，第病已三十载，从前服药谅不外温补一途，如今服逍遥散最劫肝阴，理中汤极伤胃液，人但知呕吐为寒，未识风阳内煽，水自沸腾，专用温补津液渐形涸竭，医者妄谓水已不吐，病势渐轻，不查其水已吐尽，仅能哕逆空呕，所以不能纳谷，便秘不行，脉弦无胃，舌痿难伸，可谓女人亦有孤阳之病矣。勉以西洋参、苁蓉、麦冬、玉竹、生白芍、石斛、竹茹、柏子霜、石英为方，猪肉煮汤煎药，和入青蔗浆、人乳，服后呕哕皆止，人以为转机。孟英曰：譬草木干枯已久，骤加灌溉枝叶似转青葱，根荄以槁，生气不存，奈何。继而米粥渐进，颇思肉味，越数日，大便颇畅。孟英曰：脉不柔和，舌不润泽，虽进谷便行，生津化液之源已绝，夏至后果殁。

花甲之年素多郁怒，气聚于腹，医治愈重，腹痛呕吐三十年，病本属于肝气，以前多用温补，近用逍遥散其柴胡劫阴，又用理中汤伤胃津，这些药助病。肝风动，水亦动即呕吐，津液缺失则干呕，不纳食，不大便，脉弦无胃，舌痿难伸。孟英勉以西洋参、二冬、玉竹、石斛生津，白芍制肝，竹茹清胃热，紫石英入心肝经，降逆，肉苁蓉滋润五脏，猪肉汤养阴，甘蔗汁、人乳清热育阴，可加枇杷叶更好。服药后吐止可进食，大便通畅，本应六脉相和，但脉不柔和，舌不润泽，内已干枯，虽能食，大便已通，但生津化液已绝，根底已拔，无药可治。

此类病情，无胃气脉弦，所见大都弦劲硬，或弦劲数，亦有弦缓无神。

孟英论证论药，精辟透彻，可师可法。凡病生化之源已绝，无生生之气，用药虽然对病适当，症状虽有些改善，而终不免于死亡。每治此类疾患，最感伤心。

孟英用有生之品猪肉煎汤生津，每选净猪肉，急火煎吹浮油用汤，未用干猪皮为生津用。

五月下旬，天即酷热异常，道路受暑而卒死者甚多，即故所谓中暍也，而不出户庭之人，亦有是病，延医不及，医亦不识此证。虽死，身不遽冷，且有口鼻流血者。孟英曰：是暑从吸入，直犯心脏也。惟新产妇人阴血大去，热邪易袭，故死者尤多，奈愚者不知，因时制宜，尚扃（关闭门窗）其窗户，幂以帘帷，环侍多人，皆能致病，又粗工不察天时，人秉之不齐，动辄生化汤，以致覆杯而毙者比比，即砂糖酒亦能杀人，不可不慎。孟英曰：六一散既清暑又行瘀血，当此酷暑之令诚为产后第一妙方，特为拈出，幸救将来。孟英曰：吾闻姚氏妇，妊已临月，腹中作痛，家人谓其将娩，急煎参汤，令服，服后痛益甚，浑身赤斑，喘逆昏狂，虽知受暑，竟不及救。又曹氏妇亦怀妊，临月腹痛，家人疑其欲产，而煎参汤，迨汤成已止。察其情景，知不即娩，参汤由其姑服下，甫下咽，即觉气闷躁扰，霎时危殆，多方拯治，逾刻而终。予按富贵人之死于温补者，固为常事，当酷暑之令，漫不少惩，诚下愚之不可移矣。附录于此。

五月下旬天气酷热，受暑突然死亡的人很多，甚至不出门的人也患此病，死后身热，口鼻出血。新产妇因阴血已去，阴分不足，此时医者给予温补及热药亦能杀人。孟英认为六一散既清暑，又行瘀血，是酷暑产后第一妙方。暑湿以六一散治疗。

暑热以白虎汤治疗。六一散：滑石、甘草。清暑祛湿。临床上往往两者皆用。

酷热之际，疟疾盛行，储丽波患此，陆某泥于今岁寒水司天，湿土在泉，中运又从湿化，是以多疟，率投平胃、理中之法，渐至危殆。孟英视之，热炽神昏，胸高气逆，苔若姜黄，溺如赭赤，脉伏口渴，不食不便，曰：舍现病之暑热，拘司气而论治，为执死书以困活人，幸其体丰阴足，尚可救药，然非白虎汤十剂不能愈也，随以生石膏、知母、双花、枳、贝、黄连、木通、花粉、茹、芩、杏、斛、海蜇、竹叶等相选为方。服旬日，疟果断。

酷热之际患疟，医者以燥湿、温中法，用药后病情加重，孟英以身热神昏，胸高气逆，苔姜黄色，口渴，不食不便，脉伏，诊为暑热。予以白虎汤加双花清解，枳壳、贝母、杏仁开气机，黄连、黄芩、木通清湿热，竹茹清胃热，花粉、石斛养津。

孟英指出暑热，拘司气而论，为执死书以困活人，举一反三，临床上有许多疾病，都需要认真思考，不要拘于天气、拘于某方，应灵活贯通。

庄迪卿患疟，大渴而喜热饮，脘闷脉伏，苔腻欲呕。孟英曰：蕴湿内盛，暑热外侵，法当清解，然脉证如是，乃痰阻气道使然，清之无益，温之阻桀，宜以礞石滚痰丸先为开导。

此证脉伏，必重按沉滑有力搏指，此为痰热阻滞气道，故渴而喜热饮，脘闷欲呕，苔腻。以礞石滚痰丸（礞石、大黄、黄芩、沉香）逐痰降火。

服后痰出甚多，脉即现弦滑而数，呕止胸舒，苔引黄燥，予石膏、知母、连、朴、杏仁、桔、半、茯、滑、斛、菖蒲、花粉等药而安。

服药后，呕止胸舒，脉弦滑而数，舌苔黄燥，此为痰减，热盛，气机不畅。以白虎汤加黄连、陈皮、半夏、茯苓、滑石、花粉清热去痰湿，石斛以养津，杏仁、厚朴理气，石菖蒲解心郁。其左寸及右关脉宜沉。

黄连、知母不宜姜炒。

庄晓村侄孙病疟，孟英曰：吸受暑热，清涤即瘳。阅数日疟作甚剧，目赤狂言，汗如雨下，按其脉洪滑无论，视其舌深黄厚燥，询悉恣饮姜枣汤三日。今取西瓜一枚，任食之，方从白虎，而生石膏用一两六钱。

此证本为暑热，清解即可，出现日疟加剧，原因在于饮姜枣汤。姜、枣虽微，对暑热温补有力，如火上加油，火炽益盛，则促使其脉洪滑无论，舌苔深黄厚燥，阳明热炽，大便通畅，腑热尚未至结实，方从白虎汤，其舌深黄，宜加黄连、黄芩苦寒清之。

石注中脉不沉伏，不应该加川贝母、枳壳。食欲好，热邪未伤及胃清和之气，不需要枇杷叶。生薏仁、冬瓜子与本病无关。

陈某自黔来浙，一小儿发热肢搐，幼科与惊风药，随神昏气促，汗出无溺。适孟英至而视之曰：暑也。今取蕉叶铺于泥地，于儿卧之，投以辰砂六一散加石膏、知母、竹叶、荷花露。一剂而愈。

发热肢搐，神昏气促，汗出无溺，孟英诊断为暑病，其寸脉宜虚大，患儿有口渴欲饮或渴而不欲饮。于是将患儿放在凉爽的地方以降温，又以白虎汤合益元散清暑热（湿），竹叶清心，西洋参育阴，荷花露清热。一剂病愈。

辰砂六一散：滑石、粉草、辰砂、冰片。主治痘疮热毒太盛，狂言引饮，红紫黑陷。

潘翼廷，酷热啜冷石膏一碗，遂致心下痞闷，四肢渐冷，上过肘膝，脉伏自汗。孟英往视，曰：既受暑热复为冷饮冰伏胸中，大气不能转旋，是以肢冷脉伏，二便不行，速取六一散一两，以淡盐汤搅之，澄去渣，调下紫雪丹一钱。

翌日再诊，脉现胸舒，溺行肢热，口干舌绛，暑象毕呈，化而为疟，予多剂白虎汤而愈。

热用寒治，原属对证，但用法不适当，也能发生病变，石膏性寒，冷则其寒尤甚，饮一碗用量较大，寒热卒遇，必然相激，而生病变，若温饮，或反佐热服，不可能发生病变。孟英治法用六一散易理解，但在胸中大气不能旋转，肢冷脉伏的情况，其用紫雪不敢仿效。

石注中调以紫雪，以辛香通冰伏之气，以治误啜石膏，与理难通，紫雪泄一切实火，方中泄实火占比重大，仅有青木香、沉香、丁香占比重少，不可能以这点辛香通冰伏之气，而反使其泄火的寒药，益助其冰伏。

中暑：分中暑热、中暑湿，其症状同是身热汗出，辨证在于口渴欲多饮水者属暑热，口渴而不欲饮水者属暑湿，暑热治疗一般用白虎汤，暑湿治疗一般用六一散、益元散等，此是中暑正治之药。

中暑冰伏病变者，如此例同样者未见，但中暑饮凉水、凉冰及食大量冰激凌，寒热相激而发生胸闷肢凉脉伏者，所见较多，治疗概先以辛香之药，通达冰伏之气至肢温脉现，诊其属暑热或暑湿按法治之，如实火盛，大小便闭结，也应该加紫雪丹 3～6 g。

辛香通达法：木香 3 g、沉香 3 g、白豆蔻 6 g、杏仁 9 g、丁香 1.5 g、六一散 12 g 水煎，桂心 1.5～3 g 刮取末，调入药汁中温服。

口干舌绛是暑热伤心营，既用白虎汤应加竹叶、连翘、莲子心、黄连、银花、元参、丹参等药。

附：《病案》一例

王某，男，26 岁，1952 年 8 月 6 日就诊。

夏月在外干活，身热汗出，吃了大量冷饮后感心下痞闷，四肢渐冷，上过肘膝，自汗，二便不行，脉伏，此为暑热冰伏胸中，予辛香通达法。以木香 3 g、沉香 3 g、白豆蔻 6 g、杏仁 6 g、丁香 1.5 g、六一散 12 g。水煎，桂心 1.5～3 g，刮取末挑入药汁中温服一剂。

再诊，脉现胸舒，溺行肢热，口干舌绛，予多剂白虎汤加竹叶、连翘、莲子心、黄连、双花、元参、丹参而愈。

金晓耕发热二旬，医予表散，竟无汗泄，嗣投温补而大解泄泻，小水不行，口干肌削。孟英诊之，右寸脉独见沉数，曰：暑热锢于肺经耳，予白虎汤苇茎、天水加芩、桔、杏、贝为方。

脉右寸独见沉数，沉主气机郁滞，数则为热，结合发热症状，诊为暑热锢于肺经。误用温补易使暑热锢于肺经，治疗用白虎汤清暑热，天水散即六一散治暑湿，苇茎汤清肃肺气，开郁散结用川贝母、杏仁、桔梗，气郁轻者川贝母用量15 g，气郁重者宜加倍用量，杏仁宣肺除郁，一般用量9g，黄芩清气分之热，其舌苔宜黄。

服后头面疹遍发，密无针缝，明如水晶光。孟英曰，此肺邪得泄也，果肤润热退，泻止知饥，又服甘凉濡润二十余剂，疹始愈，亦仅见之证也。

凡发热甚或发热日久不解易发白疹（白㾦），此例服药后，热得宣泄则头面遍发疹，明如水晶光，发白疹明如水晶者佳，白如枯骨者不良，久郁之热虽发白疹，而易使气液随之以泄，宜用甘凉濡润药以养阴液。甘凉濡润药以麦冬为主，甘草为佐，配以天冬、沙参、生地、元参等药。

若久服甘凉濡润药，舌仍干，疹陆续发作，日久不解，是真阴生化之源绝，服药虽见少效，预后终属不良。

临床上白疹出现，为湿与热得以宣散，舌苔白腻，可用芦根、滑石、佩兰之类。舌干津液不足，加用甘凉濡润之剂。

附：《医案》一例

曹某，男，12岁，1951年8月2日就诊。

夏季发热无汗，口渴不欲饮水，有时口渴欲多饮水，舌白苔尖赤，脉两寸浮洪数，诊为暑热挟风。方宜薄荷9 g、益元散12 g、竹叶9 g、连翘12 g、银花18 g、芦根30 g、竹茹9 g、生石膏12 g、知母6 g。服一剂。

再诊仍发热，皮肤扪之似有汗，视其胸腹有散在发生白疹，光亮如水晶，方以佩兰叶12 g、滑石12 g、竹叶9 g、芦根30 g、连翘12 g、银花18 g，服一剂。

三诊患者仍发热，白疹出现很少，胸闷憋气，大小便闭结，口渴不欲饮水，脉左寸浮洪数，右寸沉数，患者呻吟反转不宁，家属惶惶不安，我诊审再三，徘徊其院中，考虑以右寸沉数，是暑邪锢於肺经为指证，肺主气，气郁热壅，气机不畅则胸闷憋气，肺与大肠为表里，肺热气郁不行则大便闭结，肺气郁，热不降则肺失通调水道下输膀胱的功能，所以小便不通，暑热锢则发热，热宣疹发则症状自退，法以清暑热舒展气机，方以滑石12 g，清利暑湿；竹叶9g、连翘12g、银花18g、豆豉9g、栀子9g，清解郁热；佩兰叶12g，佩兰其气清香，辛能发散郁热白疹；川贝母15g、桔梗9g、杏仁9g，舒展气机，使郁结热邪外透。服一剂，汗出热减，胸腹腋下遍发，白疹密布，胸舒二便通畅。续服滑石9g、佩兰9g、竹叶3g、连翘12g、银花12g、芦根30g，清其余热。服六剂后、白疹消失，体温正常而头发脱落。

何永昌妻病疟，间二日而作，旬日后势甚危。孟英诊之，脉沉细而数，尺为甚，口渴，目不欲张，两腰收痛，宛如锥刺，寒少热多，心慌不能把握，曰：此暑入足少阴之证，喻氏嘉言所谓汗下温三法皆不可行。书方元参八钱、龟板、石斛各一两，地骨皮六钱，酒炒知母五钱，桑皮、银花各四钱，花粉三钱，丹皮二钱，令用大砂锅煎而频服，不必限制，服三日疟断，而各恙皆减，粥食渐进，不劳余药而起。

脉沉细为阴分不足，脉数为阴虚挟热，尺脉更甚。口渴液耗，目不欲张，目为肝窍，肾为肝之母，肝肾之阴不足则目不张，腰为肾腑，肾亏则腰痛，寒少热多，此为热疟。心为火脏，得肾阴以济心阳，心慌不能把握，为肾阴不能上朝于心，此为暑入足少阴证。暑邪入肾，必伤肾液，故重用滋阴之品。以元参、龟板、石斛、知母、花粉育阴，双花、丹皮清热，地骨皮、桑皮泻热利肺。

临床每治此类疾患，用桑皮之泄，不及用地骨皮之清，如肺脉洪，气粗而喘，桑皮、地骨皮二药皆用。暑热证阴分虚，使邪热直入三阴，有的可以用生地养阴清热。

慎氏妇产后腹胀泄泻，面浮足肿，医与渗湿温补，月余不效，孟英视之，舌色如常，小便通常，宛似气虚之证，惟脉至梗涩，毫无微弱之形，因与丹参、泽兰、滑石、茯苓、茺蔚子、蛤壳、桃仁、海蜇、五灵脂，数服即愈。

产后腹胀泄泻，面浮足肿，医与渗湿、温补不效，舌色正常，小便通畅，其脉梗涩（滑）有力，无微弱之象，滑为郁积不行，有湿血，其恶露不行。恶露不行，其血瘀化热，故腹胀，泄泻为热气下行，邪有出路。面浮足肿为瘀而化热，上伤及肺，肺失肃降。渗湿愈耗其阴，温补则助其热。法以行瘀

王氏医案续编

◀ 541

利湿肃肺，予以丹参、桃仁、茺蔚子、泽兰、五灵脂以活血行瘀，滑石、茯苓清热利湿，蛤壳、海蜇清肺。数服而愈。

孙某患感，医投温散，竟无汗泄，至十一日，孟英视之，业已神昏囊缩，面赤舌绛，目不识人，口不出声，胸膈微斑，便泻而小溲不行者已三日，医拟温补，孟英急止之，曰：阴分素亏而温散劫津，邪热愈炽，则营卫不行，岂可妄云漏底，以温燥竭其欲绝之阴乎。浦上林云，泄泻为热邪之出路求之不得，胡可止也，以西洋参、生地、麦冬、丹皮、连翘、赤芍、石菖蒲、水炒黄连、甘草梢、百合、茯苓、贝母、银花、紫菀为方。

此例为患感误用温散，出现神昏囊缩，面赤舌绛，不识人，胸膈发斑，小便不行，大便泄泻。大便泄泻为邪热有出路。此为阴分素亏，为温散劫津，其热由气分已入营分，邪热未全离气分。故以生地、丹皮、赤芍清血热消斑，西洋参、麦冬、花粉、百合养津，连翘、双花、黄连清邪热，盐水炒黄连清心、胃之火，盐水引之入肾，紫菀、甘草梢清肺利小便，贝母通达气机，石菖蒲解心郁。

一剂即周身微汗而斑退，三剂始得小溲一杯而识人，四剂乃得大汗，而身热退面赤去，茎亦舒，复解小溲二杯。次日于方中减连翘、菖蒲、丹皮、黄连，加知母、玉竹、竹叶投之，舌始润，神始清，知渴索水，孟英令将蔗、梨等汁频灌不歇，其汗如雨下者三昼夜始休。

此证温散劫津，残阴将绝，频灌甘寒，阴平阳祕而后汗解，热邪无不从汗解，亦无不从阴复而后汗解。四剂识人，大汗出热退，斑退，去连翘、丹皮、黄连、石菖蒲，加玉竹、知母、竹叶，用蔗汁、梨汁清热养津。

于是粥渐进，泻渐止，溲渐长，前方又去贝母、银花、紫菀，加石斛、龙眼肉服之痊愈。

此例按一般临证必以为便泄用生地、麦冬滋润益增加其泻泄，此未悉病因徒议其药。此热炽营卫不行，气机郁遏使热邪不得透散，则耗伤阴分，阴分愈亏而热愈盛。体会其脉宜沉数偏细，左寸较有力，气郁宜疏散，阴得润则津液生，热得清则火热息，热息津自能作汗。阴亏之质，既见汗泄斑退仍宜养阴为主，不宜过用连翘、石菖蒲、丹皮清散辛开之品，亦应避免黄连之苦寒。阴复液充，汗出热散，则当去银花清解，紫菀利尿。气机已畅，其脉必浮，宜去贝母，至于加石斛、龙眼肉，其右脉宜现虚像，宜用石斛甘淡养脾，龙眼肉补脾被耗之血，脾胃益则五脏安。

汪子与病革（病危），孟英视之，曰：阴虚之质暑热胶锢，殆误投补药矣。询悉医投熟地药十余剂。孟英曰：暑热证必看邪到血分始可议用生地，何初病即用熟地，岂仅知禀赋之虚，未见外来之疾也，昔贤治暑，但申表散温补之戒，今人于律外更犯滋腻之辜。越日果卒。

凡外感疾患，不治外邪，只视体质之虚，又误解内不虚，外不感之语，蛮用补药，热邪被锢，其热益炽，耗阴伤津，轻者转重，重者倾生（丧生）。每见感暑热，热邪未入营血而用滋腻药使病变加重，或伤生命有之，临证者宜慎之。

可见暑热不可用表散温补，更要慎用滋腻药物。

汪左泉病滞下，昼夜数十行而即日需补岁考，请孟英商急速之策，切脉弦滑，苔黄满布，曰：易事耳。重用芩、连佐以楂、朴，送服青麟丸四钱，服之即愈。

病滞下，昼夜十余行，舌苔黄满布，其脉弦滑宜偏沉，此为热泄，气机不畅，热得以出路。以黄连、黄芩清热，山楂消导，厚朴理气除满，青麟丸清肠热。

青麟丸：大黄、黄柏、黄芩、猪苓、赤苓、泽泻、木通、车前子、米仁、草薢、生侧柏、玄参、陈皮、薄荷、制香附。清热利湿。

陈昼三病滞下，某进通因通用法，通泄无度，呕吐不纳，汗出息微，脉弱眩晕。孟英曰：近多伏暑之痢，此独非其证也，元将脱矣。急投大剂温补，脉候渐安，一月后始得健复。

病滞下，某医用下法，导致泄泻更重，出现呕吐，汗出头晕，其脉微弱。此不为伏暑，而是元气欲脱。本例为虚寒证，又用下法，使之更为微弱，此为虚证。急用人参、白术、甘草、黄芪、附子、肉桂以温补。

金朗然母偶发脘疼呕吐，医予温补药，初若相安，渐至畏寒不寐，四肢不仁，更医云更是风痹，仍投温补，因而不饥不食，二便不行，肌肉尽削，带下如泥。孟英诊之，曰：暑伏肺胃耳，其多投温补而不遽变者，以熟地等阴柔腻滞为之挟制也，然津气灼烁而殆尽，脂液奔迫以妄行，治节无权，阳明涸竭，予白虎汤加西洋参、竹茹、橘皮、丝瓜络、石斛、花粉、竹沥、海蜇。连服二十剂始解黑矢，各恙渐安，嗣予和肝胃调八脉以善后遂安。

偶发脘痛呕吐本为暑热犯胃，先后温补，初病情没有突然的变化，是因为有熟地等滋腻所牵制，然而热邪灼伤气津而殆尽。暑伏肺胃，其脉右寸关宜洪滑而数。此例呕吐，暑热在胃，失于清降，应治暑热，以白虎汤为主，加西洋参、石斛、花粉恢复胃涸竭之津，竹茹、橘皮、竹沥、海蜇涤热灼之涎沫，使呕吐自止，丝瓜络以通达四肢。连服二十剂，各恙渐安，予以和肝胃调八脉善后而安。

知母、竹茹不宜姜制。

李某向患脘痛，孟英频与建中法获瘳，今秋病偶发，他医诊之，闻其温补相投，径依样而画葫芦，服后耳闭腿疼，不饥便滞。孟英视之，曰：暑热内伏，误投补药使然，治宜清涤为先，彼不信，反疑风气，付外科灼灸，致筋不能伸而成痼疾。

凡在夏季秋初，临证须注意暑邪为病，如身热汗出，恶热或不很恶热，头胀昏眩，身倦懈惰，心烦胀闷，口渴欲饮水，或渴不欲饮水，小便赤少等证，都应该考虑暑热暑湿为病。其脉两寸浮洪大，或右寸洪数，甚则芤大，也有两寸右关皆表现为芤象，这是暑邪一般的脉象。有这些脉象表现，应该考虑暑邪。有的患者感受暑邪，促使宿疾发作，也有在旧的疾患又临时感受暑邪，如不注意立即清解暑邪，但治其宿疾，则使病情发生变化，或使病情缠绵日久不愈，重则误治，易倾人生命，不要以暑疾为轻而忽视之。

此例患脘痛，孟英予以建中以温中祛寒法有效。又因发作，他医不细查病因，仍用温补，孟英诊为暑热内伏，其脉宜右寸洪大而数，或沉洪大。温药与暑热二热伤阴津，热邪蒙蔽清窍故耳闭。灸法加重热邪鸱张，使热涸津液，筋失养，故筋不能伸，而成痼疾。

灸法宜治寒湿凝滞之证，乱用灸法对病有误，用灸法应该认真辨证。

乔有南之侄，甫五令，发热数日，儿医与柴葛解肌汤，一剂肢搐而厥，目张不语，延孟英视之，曰：病是暑邪，治以风药，热得风而焰烈，津受烁以风腾，乃风药引起肝风，再按俗尚惊风之剂，稚子根本不牢而狂风不息，折拔堪虞，与王氏犀角地黄汤加羚羊角、生石膏、元参、桑叶、银花、

菊花、牡蛎、知母、麦冬、竹叶诸药，数服而愈。

患儿发热数日，儿医予以辛散，一剂出现肢搐而厥，目张不语，此为暑邪，得以风药，热得风热更甚，津液伤，肝风动，以王氏犀角地黄汤清热凉血、养阴除心热，羚羊角清肝热祛风，生石膏、知母清热生津，桑叶、菊花、双花、竹叶清宣，元参、麦冬育阴，牡蛎清热镇肝，热清肝风息而愈。

王氏（晋三）犀角地黄汤：犀角、生地、连翘、甘草。清热解毒，凉血开窍，除心热客邪。

赵子善因事抑郁，凛寒发热，汤某作血虚治，进以归、芎、丹参之类，多剂不效。孟英诊之，脉涩而兼沉弦以数，然舌无苔，口不渴，便溺如常，纳谷稍减，惟左胁下及小腹自觉梗塞不舒，按之亦无形迹，时欲抚摸似乎稍适，曰：阴虚挟郁，暑邪内伏。夫郁则气机不宣，伏邪无从走泄，连投血药引之深入，血为邪踞，更不流行，胁腹不舒，乃其真谛，第病虽在血，治宜清气为先，气得展布，热象必露，郁滞得行，厥疾如瘳，连投清气。

此脉涩，其涩脉来必然有力，诊为血瘀之象，沉弦是气郁、肝气不舒，数则为热，诊为阴虚挟郁，暑邪内伏，暑热被气郁不得宣泄，其热必盛，热盛益耗其阴。病虽在血，治宜清气为先，以血随气行之故，其先以清气，主要是疏解气分，使气机舒展，则郁滞之暑热借以外泄。每治此类疾患所用之药，以川贝母24 g、杏仁9 g、黄芩9 g、桔梗6 g、枳壳6 g、豆豉9 g、栀子9 g、芦根30 g、竹茹9 g、桑叶9 g、菊花9 g、连翘12 g、银花18 g、竹叶9 g。

热果渐壮，谵妄不眠，口干痰嗽。孟英曰：脉已转为弦滑，瘀血伏邪，皆有欲出之机，继此当用凉血清瘀为治。遂定犀角地黄加味。

热渐壮，谵妄不眠，脉象弦滑为瘀血伏邪皆有欲出之象，继以凉血清瘀。

拟凉血清瘀药，以广犀角9 g、生地18 g、丹皮9 g、白芍12 g、元参18 g、川贝母9 g、杏仁9 g、竹茹9 g、芦根30 g、生薏仁30 g、冬瓜子30 g、桃仁9 g、滑石12 g、知母9 g、花粉12 g。滑石荡热利湿去暑邪，孟英用桃仁、滑石似乎较晚些。

孟英用凉血清瘀方，犀角地黄加味，即是局方犀角地黄汤，石注只用犀角、生地，不用丹皮、白芍以治血，加黄连、黄柏、石菖蒲与本病无益。

适病者鼻衄大流，径煎服治，次日衄复至，苔色转黑。孟英曰：三日不大便，瘀热未能下行也。于前方加滑石、桃仁、木通、海蜇、竹沥、石斛、银花、知母、花粉之类。

鼻衄大流，苔色黑，大便不行，为瘀热不下行，于前方加滑石、木通清热利小便；竹沥、花粉、双花清热祛痰；桃仁活血润便；知母、石斛育阴。

又二剂大解始行，黑如胶漆，三日间共下七十余次而止，乃去木通、桃仁辈，加西洋参、麦冬以生液。

大便七十余次，此为热邪大减，前方去木通苦寒通利、桃仁化瘀润燥，因热耗阴液，加西洋参、麦冬养津。患者应口渴舌干，右寸脉宜滑大似虚。

病者疲惫已极，沉寐三昼夜，人皆危之。孟英曰：听之，使其阴气来复，最是好机。醒后尚有微热谵语，药仍前法，又旬日始解一次黑燥大便，而各恙悉退，惟口尚渴，予大剂甘凉以濡之，又旬日大便甫得复行，色始不黑，乃用滋阴填补而康。

患者疲惫，沉睡，为阴气来复，醒后尚有微热谵语。为其热未净，继以前法，待各恙俱退，予以大量甘凉之剂，继以滋阴填补而康。

圖人妻因雷震火药局惊醒，即觉气不舒畅，半载以来，渐至食减形消，神疲汛少，惟卧则其病如失，药治罔效。孟英诊之，病患坐起，果即面赤如火，气息如奔，似不能接续者，苟登圊溲便，必贲逆欲死（指小便困难的程度），前所服药破气行血和肝补肺运脾纳肾清火安神诸法具备，如水投石，孟英仿喻氏治厥巅疾之法用药。一剂知，旬余愈。

阴虚阴血不足濡养肝脏，肝本虚则易上僭，所谓惊则气散，因此出现气逆、面赤、神疲汛少。仿喻嘉言治厥巅疾之法，治以大剂敛神镇逆养阴之法，以大剂牡蛎入肝镇敛，主要入肝脏血分，配以鳖甲清养肝阴。生地、元参、白芍育阴养血，牡蛎、龙骨、紫石英收敛浮游之气，赭石、龙胆草、黄连以降上逆之气，茯神以安神、蛤壳清肺涤痰，并助牡蛎收敛神气，白蒺藜气温味苦，入厥阴肝经，平肝解郁，行气活血。

高若舟庶母（父亲的妾）年逾花甲，体丰善泄，张某向用参、术取效，今秋患白痢，张谓寒湿滞中，仍与理中加减，病遂日增，又以老年火衰，前药中加附子，白痢果减，而腹胀且痛，不食不溺，哕逆发热，势以危殆。孟英诊之，脉沉而滑数梗梗，曰：暑热未清，得补药早投，与芩、连、杏、朴、芍、曲、滑、楝、银花、海蜇、鸡内金之类，一剂溺行痛减，而痢下仍白，继以清热理气之剂而愈。

　　患白痢，以寒湿为由，用温补之剂，以致腹胀而痛，其脉沉为气滞，滑数宜弦滑而有力，此为暑热（湿）未清，而用补药、热药壅塞气机，则腹胀而痛，其邪不能速去，逆而上冲，故哕逆发热。以黄连、黄芩清热，杏仁、厚朴通达气机，陈曲、鸡内金消导，双花、滑石清热利湿，海蜇清热祛痰，白芍、川楝子敛肝止痛。

　　徐有堂妻病痢，医作寒湿治，广服温补之剂，痢出寒冷，遂谓沉寒，改投燥热，半月后发热无溺，口渴不饥，腹痛而胀，巅痛不眠。孟英查脉弦细，沉取甚数，舌绛无津，肌肉尽削，是暑热胶锢，阴气受烁，予北沙参、肉苁蓉、芩、斛、楝、芍、银花、桑叶、丹皮、阿胶合白头翁汤为剂。次日各患皆减，痢出反热。孟英曰：热证误投热药，热结为大便不行者有之，或热势奔迫，而泄泻如火者有之。若误服热药而痢出反冷者，殊不多见，无怪医者指为久挟之沉寒，吾以脉证参之，显为暑热，然暑热之邪本无形质，其为滞下也，而挟身中有形之垢浊，故治之道，最忌补涩壅滞之品，设误用之，则邪得补而愈炽，浊被壅而愈塞，耗其真液之灌溉，阻其正气之流行，液耗则出艰，气阻则觉冷，大凡有形之邪，皆能阻气机周流，如痰盛于胸中，胸头觉冷，积滞于腑，脐下欲熨之类，皆非真冷，人不易识，吾曾治愈多人矣，仍议育阴涤痰热，病果渐瘳。

　　病痢医以温补、燥热之药，其病证发热无溺，口渴不饥，腹痛而胀，巅痛不眠，其脉弦细为阴虚，沉取甚数为郁热，为暑邪大伤气分之阴。腹疼为温补暑热胶锢。巅痛不眠，为肝阴受烁。邪热被补锢，其热愈盛，浊愈壅塞，耗其津液，阻其正气之流行，液耗则出难，气阻则觉冷，阻其胸中，感胸中冷，阻其肠中，大便反冷。

　　凡痢疾脉沉弦滑，多有以为寒湿作痢，治之必错，痢疾湿热多而寒湿少。

　　此例孟英诊是暑热胶锢，阴气受灼，采用涤热育阴之法，孟英治痢，兼阴虚者，善用苁蓉，痢疾为滞下，以苁蓉温滑，滑以去着，温以散结。

　　方以沙参18 g、苁蓉9 g、黄芩9 g、石斛12 g、川楝子9 g、白芍24 g、银花30 g、桑叶9 g、丹皮6 g、阿胶6 g、白头翁9 g、黄连9 g、秦皮9 g、

王氏医案续编

黄柏9 g。

肖某素患痰多，常服六君子汤，孟英诊之，脉细数而弦滑，曰：六君子当屏绝，病由阴亏火盛，津液受灼而成痰，须壮水之剂，庶（差不多）可杜患将来。肖吸鸦片，自疑虚寒，滋阴不敢频服，继患喉痛，专科治而不效。孟英诊曰：早从吾策，奚至是耶，此阴虚于下，阳浮于上，喉科药不可试也，大剂育阴潜阳。

其痛日瘥，而喉腭皆形白腐。孟英曰：吸烟既久，毒气熏蒸之故耳。令吹锡类散始得渐愈，愈后复患滞下。孟英曰：今秋痢虽盛行，而此独异于人，切勿以痢药治之，盖火迫津液结为痰饮，酿以烟毒，熏成喉患，吾以燃犀之照，而投激浊扬清之治，病虽愈矣，内蕴之痰浊尚多，奈向来为温补药所禁锢于肠胃曲折之间而不得出，今广投壮水之剂，不啻（不只，不止）决江河而涤堑（堑草），岂可与时行暑热之痢同年而语耶。

治不易法，食不减餐，日数十行，精神反加，逾月之后，大解始正，计服甘凉约二百剂，肌肉复充，痰患若失。

此例脉细数宜居左关尺，为肝肾阴亏，弦滑应在右寸关，为肺胃痰热。喉痛是阴虚阳浮，用大剂育阴潜阳，应考虑仿养阴清肺汤，育阴不宜用苦寒药。

方以生地30 g、元参30 g、白芍9 g、丹皮9 g、麦冬12 g、天冬12 g、花粉18 g、知母12 g、川贝母9 g、龟板18 g、鳖甲18 g、生牡蛎30 g。

此例滞下由温补禁锢胃肠，痰浊得清润药，涤肠而下行，其证着眼处，在食不减餐，精神反加。如暑热痢疾，服此类药必然腹胀餐减，精神倦怠，临证必须细心，全面分析病情所由来，不可仅以症状，见证治证。

孟英指出以大剂育阴潜阳，而石注补入黄芩、栀子皮苦寒，不适孟英立法用药。

孙位申患感，证见耳聋，医者泥于少阳小柴胡之例，聋益甚。孟英视之，曰：伏暑也，与伤寒治法何涉。改投清肺之药，聋减病安。

将进善后法矣，忽一日耳复聋，询悉误服葛粉一碗，不啻误服小柴胡一剂，复投肃清肺胃药寻愈。

患者伏暑耳聋，脉宜右寸宜洪大而数，是暑热壅蔽清窍，即所谓耳聋治肺，治疗以白虎汤为主，小柴胡之参、草、枣能胶锢暑热，柴胡、生姜亦能升阳助火，况柴胡耗肺阴，葛根竭胃汁是治温热的定律。应清肺胃之热，以大剂白虎汤清肺胃，滑石清热利湿，芦根、竹茹、生杷叶清胃热，双花、桑叶、连翘、竹叶清宣，石斛、麦冬育阴。

石注中已知清肺，竹茹姜制，于理不合，吴茱萸辛热与病相谬，香薷气温味辛是夏季的麻黄，如中暑邪表为风寒所袭，暑邪内闭，发热无汗，脉浮，用香薷发表出汗，使暑邪外散。若此例用之，耳聋必加重。

顾宗武偶患微寒发热，医进温散法，热虽退而不饥，不大便，复用平胃散数帖，腹渐胀而偏于右，尚疑其中气之虚寒也，遂予温运燥补诸药，胀乃日增，杳不进谷，外科连某作胁疽治，病如故，黄某作肠痈论，以大黄泻之亦不应，严某谓胁疽部位不对，肠痈证据不符，作内疝治，仿子和活人之法及当归龙荟丸相向投之，亦无效。孟英视之，脉极弦细而促、舌绛大渴、小溲赤少，饮而不食者月余矣，证实脉虚坚辞不治。

孟英曰：据述患者素慎起居而薄滋味，显非停滞与痈疽之患，良由暑湿内蕴，热欲外泄，是以初起有微寒发热之候。

误予风寒药，热虽暂退于表，邪仍伏处于中，不饥不便，肺胃失其下行。

误用辛燥温补，气机更形窒滞，伏邪永无出路，以气血流行之脏腑，为暑湿割据之窝巢，补之不可，攻之不能，逾旬径殁。

微寒发热，医投温散，热退而不饥不便，复用平胃散燥湿健脾，感腹胀，又以中寒，予以温运燥补，又用大黄泻之，病证愈重，其脉极弦细而促。舌绛大渴，小便赤少为阴竭热炽，脉极弦细而促，为证实脉虚，为不治之证。

此例乱用药物一误再误，使患者蒙受其害，由于诊断不明即辨证不清，妄投药剂，历代有此，近世有此，临证宜再三详审，应以此为戒。

暑湿伏于肺胃，失其下行，不饥不便，宜清肃肺胃为法，宜用苇茎汤桃仁改杏仁，苡仁生用，杏仁合冬瓜子、芦根、苡仁清降下行，以发挥其下气润肺肠，肺肠清润，大便自行，腑气通畅自可纳食，如口渴欲饮水，加生石膏、知母、花粉，口渴不欲饮水，加滑石、佩兰叶，如舌苔黄则加黄芩、栀子以清气分之热。

暑湿化热，或温热，热伤胃失清和之气不饥不食，用自制清和汤服之较有效。

王氏医案续编

清和汤：水炒枇杷叶 30 g、芦根 30 g、竹茹 9 g、麦芽 6 g、荷梗 6 g，如恶心加枇杷叶生用。

竹茹、黄芩、黄连姜制，不适于病。

戚妪病痢，朱某以其年老为虚，予以补虚，渐至少腹结块，攻痛非常，大渴无溺，杳不知饥，昼夜百余行，五色并见，呼号欲绝。始延孟英诊之，脉至沉滑而数，因谓曰：纵使暑热深受见证，必是温补所酿，夫痢疾古称滞下，明指欲下而涩滞不通也，顾名思义，岂可以守补之品，更滞其气，燥烈之药，再助其虐，少腹聚气如瘕，痢证初起，因淤停滞者有之，今见七八日之后，时欲冲逆，按之不鞭，则显非停滞之可拟，实为药剂之误，以致邪浊盘踞，检所服诸方，果是参、术、姜、萸、附、桂、粟壳、故纸（补骨脂）、川椒、乌梅等，一派与病刺谬之药。孟英曰：岂危老而补之，见痢止之。幸未呕哕，尚可有希望一二。遂与苁蓉、楝、芍、芩、连、斛、楂、曲、元胡、绿梅、龟甲、鸡金、鼠矢、海蜇出入互用，数帖渐安。继加驻车丸吞服，逾月而愈。

老年病痢，医以年老体虚，予以补虚，出现腹痛，大渴，无尿，大便昼夜百余行，五色并见，其脉沉滑而数，沉滑为积滞，数为热，此为暑热，但不至于引起其病证，而是温补药物所误，温补助肝热，耗伤肺胃之阴，热邪燔津为痰。幸无有呕哕、气逆之证，尚可治疗。予以黄芩汤：黄芩、白芍，加黄连清热止利；左金丸：川楝子、元胡疏肝清热止痛，陈皮、山楂、鸡内金、陈曲消导，肉苁蓉、石斛养阴，鼠矢祛除秽浊之气，海蜇清热祛痰，龟甲镇肝育阴。数帖渐安，继加驻车丸滋阴止利。

驻车丸：当归、黄连、阿胶、干姜。滋阴，止痢。用于久痢伤阴。

周某患疟，间日而作，寒少热多，医谓老年三疟，放手温补，渐至杳不进谷。孟英诊治，脉细硬如弦，毫无胃气，右尺洪数，舌色光绛，大渴溺滴。曰：此足少阴暑疟。

患疟，寒少热多，温补后，渐不进谷，其右关脉宜细硬如弦，为胃阴竭；右尺洪数，为肾阴竭；舌色光绛，心肾阴竭；大渴溺滴，肺肝阴竭，宜如另案足少阴暑疟。（何永昌妻病案—暑热如疟）

广服温补，津液尽劫，欲以草木生之，事不及矣，世但知治疟不善有三患，邪留肝络则为疟母，戕及脾元则为疟臌，耗乎肾阴则为疟劳。此证以药助邪，邪将劫命，求转三患，亦不可得，所谓热得补而更炽，阴受灼以速亡，阴亡则邪愈炽，逾日果殁。

孟英论，热得补而更炽，阴受烁以速亡，阴愈亡则邪愈炽，这句理论，不仅限用于疟疾，也适用于其他诸疾。治疟不善有三患：邪留肝络则为疟母，邪留脾则为疟臌—腹胀，耗其肾阴则为疟劳。

治足少阴暑疟，方以生地 12 g、元参 30 g、双花 24 g、知母 12 g、石斛 15 g、龟板 30 g、桑叶 12 g、天冬 20 g、丹皮 10 g，地骨皮用 120～150 g，其效尤良。

一老广倅满来省验看，患眩晕，医谓上虚，进以参、芪等药，因而不食不便，烦燥气逆。孟英诊曰：下虚之证，误补其上，气分实而不降，先当治药，然后疗病。予栀、豉、芩、桔、枳、橘皮、菀、贝一剂，粥进便行，嗣用滋阴息风之法而愈。

眩晕医以气虚进以参、芪，出现不食不便，烦躁气逆，孟英诊为下虚误补于上，先当治药，然后治病，凡患疾病不经杂药乱治，较为易治，如杂药乱投，使病情紊乱治疗较难，必须先治其误药所造成的病，也是所谓属于标病，标病已解，然后露出真情的病象，才能治其本。此例其关尺脉宜弦细或弦大细数，寸洪。下虚则上眩，不食不便，烦燥气逆，病在气，热而实，应清气分热。以栀子、豆豉、桔梗清上，陈皮、枳壳、川贝母、紫菀肃肺，黄芩清心肺热。

对于眩晕用滋阴息风法，药较广泛，必须切脉为依据，如左关尺弦细或弦大细数，是阴虚火浮风动，宜用生地、熟地、麦冬、天冬、女贞子、旱莲草、牛膝、丹皮，重用元参，酌加龟板。如尺虚，是肾亏，宜用杞菊地黄丸加元参、女贞子、牛膝。如右尺微弱，是肾阴肾阳皆不足，宜用八味地黄丸酌加鹿茸、肉苁蓉、菟丝子。如左关尺浮弦或弦大、弦细，是肝肾阴虚，肝阳上僭，宜用龟板、鳖甲、牡蛎、元参、麦冬、沙参、生地、女贞子、旱莲草、知母、天冬、牛膝等药，凡肝脉弦数，必须羚羊角清肝熄风，无羚羊角可加石决明 30～60 g。

石注中滋阴息风用蜜水拌芦根、蜜炙枇杷叶。此药制法不利于病。

陈茂才患头痛，三日一发，发则恶寒，多药不效，饮食渐减，或拟大剂姜、附，或议须投金石，孟英察脉甚弦，重按则滑，曰：热暑伏厥阴也，温补皆为戈戟，与左金加楝、芍、栀、桑、羚、丹、菊、桔为剂，兼吞当归龙荟丸，三服而减，旬日即痊。

头痛发则恶寒，多药不效，其脉弦为风，重按滑为热。此为暑热伏厥阴，不可温补。与左金丸清泄肝火，川楝子、白芍、栀子、丹皮清肝胆之热，桑叶、菊花、羚羊角清肝热祛风，陈皮理气，吞服当归龙荟丸泻肝胆实火。三剂而减。

关颖庵患寒热，医泥其年司天在泉，率投温燥，以致壮热不休，阮某用小柴胡和解之治，遂自汗神昏，苔黑舌强，肢瘛不语，唇茧齿焦，许芷卿诊断伏暑，病家疑便溏不可服凉药。孟英诊曰：阴虚之体，热邪失清最易劫液，幸得溏泄，邪气尚有出路，正宜乘此一线生机迎而导之，切勿迟疑。遂与芷卿商投晋三犀角地黄汤加知、麦、花粉、西洋参、元参、贝母、斛之类。

病者患寒热，某医投以温燥以致壮热不休，又用小柴胡和解出现自汗神昏，苔黑舌强，肢瘛不语，唇茧齿焦，此为温药劫液，热邪由气侵营。虽然便溏，是邪有出路，患者尚有一线生机。予以养阴清热，方以晋三犀角地黄汤：犀角、生地、连翘、甘草，解其心经之络热；元参、知母、麦冬、西洋参、石斛、花粉育阴；川贝母理气。

以用药体会，其证宜有烦热口渴，舌干质绛，其脉宜左数，右寸偏沉滑大。

大剂服八九日甫（刚才）得转机，续予甘凉充液。

甘凉充液方：麦冬12 g、沙参18 g、甘草3 g、石斛15 g、花粉15 g、生地20 g、元参20 g、梨汁1杯、甘蔗汁1杯、竹茹9 g、天冬12 g。

六七剂忽大汗如雨一夜，人皆疑其虚脱。孟英曰：此阴气复而邪气解也，嗣后果渐安谷，投以滋补而愈。

所述服甘凉充液六七剂，忽大汗如雨，是阴气复而邪气解，宜熟记温热病治疗过程的变化规律，大汗如雨，其身凉，脉缓和，为阴气复、邪气解。若大汗虚脱，其脉疾急弦数。

每见论证洋洋大论，牵扯广泛，不切合病情，笼统用语，病不能愈，岂不知万卷书中患者只病其中一点，医者恰当取此一点，对证用药而疾可痊。

此例治疗指明用晋三犀角地黄汤加药解其心经之络热，而石注仅取犀角、生地，况且苔黑是阴虚热盛，生地、元参冲泡去渣，不可能取其滋阴清热壮水制火的有效成分，案中未述胸闷腹胀，因此不考虑生地滋腻之性，宜与诸药共煎之。

余某年三十余，发热数日，医投凉解，遂呕吐自汗，肢冷神疲。孟英诊脉微弱，曰：内伤也，岂可视同伏暑，予黄芪建中去饴，加龙骨、生姜、茯苓、橘皮，投剂即安。

此例发热医投凉解，出现呕吐自汗，肢冷神疲，其脉微弱，为脾胃虚寒，阳虚内伤而不是暑热。予以温中补虚黄芪建中汤去饴，加龙骨镇心安神，茯苓甘温益脾助阳，陈皮和脾胃，生姜温中而痊。

钱氏妇怀妊四月，而患寒热如疟，医与发散安胎，乃至舌黑神昏，大渴便泄，臭痰频吐，腰腹痛坠，人皆不能措手。孟英诊曰：伏暑失于清解，舌虽黑，而脉形数滑，痰虽臭而气息调和，是胎尚未坏，犹可治也，重用气血两清之药，五剂而安。

怀妊者患寒热，医用发散安胎之药，舌黑神昏，大渴便泄，痰臭频吐，腰腹痛。其脉为数滑，数为热，滑为痰。此为伏暑失于清解，热邪燔津为痰，虽然痰臭频吐，但呼吸平和，是指胎儿尚未坏，可治，以气血双清法，仿玉女煎，以白虎汤：知母、生石膏，加麦冬、生地、川贝母、竹沥两酒杯。五剂而安。

方氏女久患泄泻脘痛，间兼齿痛，汛事不调，极其畏热，治不能愈。孟英诊之，体丰脉不甚显，而隐隐然弦且滑焉，曰：此肝强痰盛耳，病家惑医说疑虚，不知医者每以漫无著落之虚字，括尽天下之病，且所谓虚者，不外阴阳，今肌肉不瘦，冬不知寒，是阴虚乎，抑阳虚乎，只因久泻，遂不察其脉证，金（全）疑为虚寒之候，须知痰之为病，虽顽且幻，益以风阳性尤善变，治必先去其病，而后补其虚。病家不信，其颈下起核，又误温补百日，吐泻胶痰斗许而亡。

此例脉证，本不为重病，因治疗一误再误而亡。孟英阐明治法，必先去其病，而后补其虚，凡治疗一切疾患必须以孟英此论为座右铭，如不先去其病，以为素质虚弱，或以虚字横塞胸中，动手蛮补，将病邪锢住，必然使轻病转重，重者危及生命。

王氏医案续编

凡实证误治，临终时多有将原有病邪向外排泄而亡，因邪被郁结，最后一点正气，乘其机体松弛，尽其自然全力向外发泄，以致邪去，所仅残余一点正气，也随之邪尽，以致毁灭。

康康侯夫人泄泻频年，纳食甚少，稍投燥裂，咽喉即疼，治经多年，不能收效。孟英诊曰：脾虚饮滞，肝盛风生之候也。用参、术、桔、半、桂、苓、楝、芍、木瓜、蒺藜，投之渐愈。

此例泄泻数年，纳食少，投燥药咽痛，多年治之不效，孟英诊之，为脾虚饮滞，肝盛风生，其脉宜左关浮弦，右寸滑软。弦为肝旺风生，滑软为脾虚痰湿盛。以参、术、苓健脾利湿，二陈祛痰，桂枝、芍药疏肝，木瓜、蒺藜宣肝（泄泻不用蒺藜），川楝子疏肝止痛。投之渐愈。

今冬又患眩晕，头汗面赤，肢冷，心头似绞，孟英予以石英、苁蓉、牡蛎、绿萼梅、黄芩、蒺藜、川楝、芍、旋复为方，竟剂即康。

眩晕、头汗面赤，此为肝阳盛，火气上浮，其脉左关宜浮弦，右寸滑。以石英、牡蛎、苁蓉养阴潜阳，白芍、川楝子、蒺藜、绿萼梅疏肝，黄芩清热，旋复花祛痰降逆。

鲍继仲患哮，每发于冬，医作虚寒治更剧。孟英诊之，脉滑苔厚，溺赤痰浓，予知母、花粉、冬瓜子、杏仁、贝母、茯苓、滑石、栀子、石斛而安。

患哮医作虚寒治，病剧。孟英诊之，痰浓溺赤，苔厚脉滑，脉滑宜右寸关。此为热痰伏于肺络，每发于冬，则热为寒束，故应时而发。古人治哮法于未寒时，先以滚痰丸下去痰邪，使之冬季无热可束则愈。但其法太峻，人多不敢用，今孟英以轻清通透之品搜络中伏痰有利而无弊，真可补古人所不及。

法以清热蠲痰，以川贝母、杏仁、冬瓜子肃肺，知母、花粉清热痰，栀子清热，石斛养津，茯苓、滑石祛湿。按其用茯苓、滑石利湿，与知母、花粉、石斛生津并用，是津干和湿邪互现，案中只述苔厚溺赤，其舌苔厚宜望之干扪之湿。

栀子为清心肺热而设，孟英明指用栀子，不应用黑栀皮，其用姜炒知母、花粉与病无益，不可为法。

孙渭川侄患喘，气逆欲死，口渴头汗，二便不行，径予生石膏、桔、贝、桂、茯苓、知母、花粉、杏、苑、海蜇等药而愈。

此例哮喘，主证在于口渴头汗，二便不行，其肺热可知，脉象右寸宜浮洪按之滑，因口渴用生石膏、知母、花粉，并以川贝母、杏仁、紫菀以治气逆欲死。又卒（忽然）用大量生石膏清降，因气热壅塞必不能速降其热，尝有服大量石膏而发生呃逆者，此加桂枝宜少量，辛热轻宣，入肺宣达以利气，使石膏清降，无气逆不利之弊，即是反佐之义。方以生石膏30 g、陈皮9 g、川贝母24 g、茯苓9 g、知母9 g、花粉12 g、杏仁9 g、紫菀9 g、海蜇24 g、桂枝1 g。

耳姓回妇病哮，自以为寒，频饮烧酒，不但病加，更兼呕吐泄泻，两脚筋掣，既不能卧，又不能坐。孟英诊曰：口舌而渴乎，泻出如火乎，小溲不行乎，痰黏且韧乎，病者曰诚然，只因时值小寒，哮喘与霍乱人皆误指为寒，予沙参、生苡仁、冬瓜子、丝瓜络、竹茹、石斛、枇杷叶、贝母、知母、栀子、芦根、青果、海蜇、莱菔汁为方，一剂知，二剂已。

此例病哮非寒哮，乃是热邪为患，烧酒为热火之物，入于胃肠，益增肺胃热气，以致呕吐泄泻，热耗津液，津液失于濡润筋脉则脚筋掣，症状类似霍乱，治宜清肃气分，滋养肺阴，则诸症皆减，其脉两寸宜洪滑而数，右关弦数，苔宜较干。法以肃肺清热养津。以川贝母、杏仁、冬瓜子、薏米、芦根肃肺、青果、海蜇、莱菔清热祛痰，沙参、石斛、知母养津，栀子、清热泻火，生枇杷叶与竹茹清胃热降逆，丝瓜络通络。

石注中热证全在痰黏且韧一语，此语不是主证。孟英问口苦而渴乎，泻出如火乎，小溲不行乎，痰黏且韧乎，只痰黏且韧一语，不能够全为主证。清热栀子宜生用，竹茹、枇杷叶皆不宜姜制。

孙午泉患哮，痰多气逆，不能著枕，服温散滋纳药皆不效。孟英予北沙参、桑枝、茯苓、花粉、杏仁、冬瓜子、丝瓜络、枇杷叶、旋复、海石、蛤壳等药，覆杯即卧，数日而痊。

每治哮喘，因肺阴虚气热，痰滞于肺络，其右寸脉宜洪滑而软，仿用此方有效。以肃肺育阴法，方以沙参12 g、生桑枝15～30 g、茯苓9 g、川贝母12 g、花粉、杏仁各9 g、冬瓜子15～30 g、丝瓜络9 g、枇杷叶15 g、旋复花9 g、蛤壳12 g、海浮石12 g。如有恶寒症状，右寸脉明显浮者，因肺主皮毛，加紫苏叶，微恶寒，则加牛蒡子，使邪由皮毛宣解，并有助于缓解肺热。若寸脉沉者，则重用川贝母，加马兜铃，辛散肺郁，桑枝必须生用。

姜炒桑枝及枇杷叶，则失去苦平清肺治喘嗽的作用。

吴云阁因壮年患梅疮，过服寒凉之药，疮虽愈阳气伤残，虚寒病起，改投温补，如金液丹，大造丸之类，始得安然，奈医者昧于药，以补偏救弊而设，漫无节制，率以为常，驯至血液于上，便泄于下，食少痰多，喘逆碍卧，两足不能屈伸，童某云寒湿，进以苓、姜、术、桂汤多剂，其势益甚，溲少色绿，如胆汁。孟英诊之，脉弦鞭无情，曰：从前寒药伐阳，今则热药劫阴矣，胃中津液皆灼烁为痰，五脏咸失养，而见证如上，水源欲绝，小溲自然渐少，木火内焚，乃露东方之色，与章虚谷所治暑结厥阴，用来复丹攻其邪从溺出，而见深碧之色者，彼实此虚，判分天壤，恐和缓再来，亦难为力亦，寻果殁。

梅毒病过服寒凉之药，疮虽愈，阳气受伤，虚寒病起，改用温补，始得好转，但医者一味温补，致使上面鼻口出血，下面泄泻，食少，痰多，气喘，两脚不能屈伸，医又以寒湿，用热药，其热势更重，小便量少色绿。其脉弦硬，无柔和之感，此为前医寒药伤阳，后医热药伤阴，胃中之津液被热灼为痰，小便量少色绿，为水源已绝，木火自焚，病已无法挽回，果殁。

金液丹：硫磺。固真气，暖丹田，坚筋骨，壮阳道，除久寒痼冷，补劳伤虚损。

大造丸：紫河车、黄柏、败龟板、牛膝、杜仲、地黄、人参、麦冬、天冬。治虚损劳伤，咳嗽潮热。

来复丹：硝石、玄精石、陈皮、青皮、硫磺、五灵脂。和济阴阳，理气止痛，祛痰开闭。治心肾不交，上盛下虚。

戴氏妇年五十六，仲冬患感，初服杨某归、柴、丹参药一剂，继服朱某干姜、苍术、厚朴药五剂，遂血崩一阵。孟英诊之，脉形空软促数，苔黑舌绛，足冷而强，息微善笑，询其汛断逾十载。曰：冬温失于清解，营血暴脱于下，岂可与热入血室同年而语耶，必由误服热药所致。检各方叹曰，小柴胡汤与冬温何涉，即以伤寒论，亦不能初感即投，况以丹参代人参，尤为悖谬，夫人参补气，丹参行血，主治天渊，不论风寒暑湿，各气初感，皆禁用血药，为其早用，反致引邪深入也，既引而入，再误于辛热燥烈之数投，安得不将其仅存无几之血，逼迫而使之尽脱于下乎，女人以血为主，天癸既绝，无病者尚不宜有所漏泄，况温邪方炽，而阴从下脱，可不畏哉。病家再四求治，孟英予西洋参、生地、苁蓉、犀角、石斛、生芍、银花、知母、麦冬、甘草、蔗浆、童溺两剂，足温舌润，得解酱粪。

患感其脉空软促数，空软为阴亏，数为热，舌绛为热入阴分。此例月经断了十余年，阴血暴脱于下，是由于服用热药所致，与热入血室不同。小柴胡汤与冬温无关，尤其伤寒初感不能用，丹参行血，不能代替人参，再误用干姜之辛热，苍术之燥烈，女人以血为主，月经已绝不应再来，热重使阴血下。凡是风寒暑热之疾，初起皆禁用血药，否则引邪入血分，这是正理。

此例其脉左寸宜现浮数而促，足冷是阳浮于上，善笑系热灼心营，方中生地甘寒滋阴壮水，合犀角咸寒清心凉血，心宫热清，而笑自止，生地、知母协同苁蓉、童便有引阳入阴之功，阳随阴附，而足自温，西洋参、石斛、麦冬、蔗浆以养被耗之津液，银花、甘草清解温邪。服两剂足温舌润。

脉数减而软益甚，乃去犀角加高丽参。数帖脉渐和，热退进粥，随以调补而安。

服药后，患者足温，为阳气下达，舌润，大便行，为津行，重热已去，其脉数渐减现出软象，出现气阴两虚。以上方去犀角，加高丽参。

孟英论证、论方、论药物特性确切，治病层次丝毫不乱。

酒炒银花，此制法不利于病。

王开荣素患痰嗽，兼有红证，竟夜病头痛发热，渴饮不饥，便溏溺少，谵语神昏，面赤痰喘，自述胸中冷气上冲。孟英诊之，脉滑且数，曰：温邪挟宿饮上逆，法当清解。予北沙参、冬瓜子、知母、滑石、花粉、石菖蒲、贝母、杏仁、芦根、葱白、淡豆豉、竹沥，两剂后，面赤退，乃去葱、豉，加麦冬、桑叶、枇杷叶。

数帖热退泻减，谵语止，头痛息、喘定神清，乃去菖蒲、滑石，加梨汁、地栗、海蜇。服数日，痰渐少，谷渐安，渴止溺行，始进养阴之法遂愈。

此例温邪挟宿饮上逆，胸中冷气上冲，宜用半夏、橘皮蠲饮降逆，因患者素有痰嗽咯血，其肺阴久虚可知，症状又有渴饮，二陈性燥，所以不宜用，故以知母、花粉、贝母、竹沥治之。

温病在卫未解，宜有头痛，此例病温挟饮而头痛，而不是石注所谓头痛即系阴虚。以清解法，以千金苇茎汤加花粉、知母、贝母、竹沥肃肺祛热痰，滑石清热利湿，葱、豆豉轻散，沙参育肺阴，石菖蒲解心郁。面赤退，卫表热邪解，去葱白、淡豆豉，加桑叶苦甘以轻清之，右寸脉宜浮滑大，加麦冬清养肺阴，枇杷叶降气逆。

热退，谵语头痛止，喘定神清，去菖蒲、滑石，加梨汁、地栗、海蜇以养津祛痰。继以养阴之法而愈。

石注中姜汁拌芦根失去其甘寒清性，不可为法。

石子章患腹胀，朱某与大剂温补之药，殊若相安，孟英见而非也，曰：行瘦脉数，舌色干红，此为阴虚热胀。病初起时，虽胀不碍食，是由于此证不在气分，所以用温补亦不胀，但是阴分愈消耗，络愈痹，胀不增加，而消瘦脉数，干呛气急，寻果不起。

此例患腹胀，用大剂温补，孟英认为不妥。因为患者形瘦脉数，舌色干红，为阴虚热胀。用温补之药虽然不助胀，因为此病不在气分，不影响进食，所以温补亦不胀，但是温补使阴分愈消耗，络愈痹。因此出现消瘦，脉数，气急干呛。故不治。

此病初起可以用白芍、甘草柔肝和营，红花、旋复花、桃仁行血疏通脉络，生地也可用。

沈某患脘痛呕吐，二便闭涩，诸治不效。孟英视之，脉弦软，苔黄腻，曰：此饮证也，岂沉湎于酒乎。沈云不饮酒，素以武彝茶熬浓饮之。孟英曰：茶经蒸遍为红，味变甘浊，全失清肃之气，遂为酿疾之媒，医者不查，仅知呕吐为寒，姜、萸、沉、附，不特与病相反，抑且更煽风阳，饮借风腾，但升不降，是以上不能纳、下不能通，宛似关格，然非阴枯阳结之候，以连、楝、栀、芩、旋复、竹茹、枇杷叶、桔、半、苓、泽、蛤壳、荷茎、生姜衣为方，送服震灵丹数剂平，匝月起。

此例脘痛呕吐，二便闭涩，脉弦软，右寸关应明显，按之宜现滑象，舌苔黄腻，此为饮邪挟热，肝旺阳升，所以用半夏、橘皮以去饮邪，半夏合黄连、黄芩，意味着泻心清热蠲痰之法；竹茹、枇杷叶合以上清热蠲痰之品，清和胃气下降以止呕吐；荷茎升发津液，姜皮辛凉，借其疏和脾胃枢机；旋复花助涤痰饮，又协合楝实疏肝气以下行；栀子清心肺之热；蛤壳清肺热；栀子、蛤壳具有清上源，和茯苓、泽泻，通沟渠导水饮，并且有通小便的功能。震灵丹后世在临床很少用的，取其镇定肝风，其中乳香、没药具有止痛之力。

此类疾患，在临床时有出现，每仿用此法：半夏12 g、黄连9 g、黄芩9 g、橘皮9g、竹茹9 g、生枇杷叶30 g、旋复花9 g、川楝子9 g、荷梗6 g、生姜皮1.5 g、蛤壳12 g、生栀子9 g、茯苓9 g、泽泻9 g，未有震灵丹，加煅石决明30 g、炒元胡9 g，亦效。

震灵丹：禹粮石、赤石脂、紫石英、代赭石、乳香、没药、朱砂、五灵脂。补脾肾，固冲任，镇心神。

石芷卿骤患腹胀，旬日后脐间出脓，外科视为肠痈，予温补内托之药，遂咳嗽不眠，腹中绞痛异常，痰色红绿，大便不行。孟英诊之，脉弦细以数，舌绛而大渴，曰：察脉候是真阴大虚之证，芪、术、归、桂皆为禁剂，以甘露饮加西洋参、花粉、贝母、杏仁、冬瓜子投之，痰咳即安，外科谓此恙最忌泄泻，润药不宜多服。孟英曰：阴虚液燥，津不易生，虽求其泻不可得也，乌可拘泥一偏，不知通变。仍以前法去杏、贝、花粉，加知母、百合、合欢为方，并嘱老医朱嵩年敷治其外，如法施之，果渐向安，久之当脐痂落，如小儿脐带状，脐内新肉莹然而愈。

此例腹胀，其脉弦细而数，弦细为阴虚，数为热，脐间脓出，是湿热之候，湿热外泄，腹胀应宜逐渐消失。此为阴虚湿热误于温补，益伤其阴，益助其热，肺被温补，劫阴耗津，则热生失其清肃之职而咳嗽。所用甘露饮，以生熟地、天冬、麦冬、石斛滋养肺肾之阴，其中茵陈、黄芩、枳壳清利湿热，枳壳行气易使湿热清利，枇杷叶下降其气，热伤阴津则加西洋参、花粉益气生津，川贝母、杏仁、冬瓜子清肺散结，化浊痰以止咳。咳嗽减，则去贝母、杏仁、花粉，加知母、百合清热润肺，合欢皮补阴生肌，同知母、百合能安魄入寐，百合、合欢皮共用，消痈有力。

石注中生地、天冬不宜开水泡冲去渣，宜加熟地，黄芩、知母、枇杷叶、茵陈不宜姜炒。

甘露饮：熟地黄、生地黄、天门冬、麦门冬、石斛、黄芩、枇杷叶、茵陈、枳壳、甘草。治胃中湿热。

袁某患噎，声闻于邻，俞某予理中汤及旋复代赭汤皆不效。孟英诊之，尺中虚大，乃诘之曰：尔自觉气自少腹上冲乎，病者曰：诚然，孟英曰：此病在下焦，用胡桃肉、故纸（补骨脂）、韭子、菟丝子、小茴、鹿角霜、枸杞、当归、茯苓、覆盆子、龙齿、牡蛎服一剂，其冲气即至喉而止，不作声为噎矣，再剂寂然，多服竟愈。

患噎声响，医予以治中焦虚寒之药不效，其尺脉虚大为肾虚，则知是肾阳虚气上冲，孟英予以补肾阳镇摄之剂而愈。

尺脉虚大，不能一概为肾阳虚，一般尺部，左尺属肾中之阴，左尺细弱、虚大、弦细或数为肾阴虚，右尺是肾中之阳，右尺微少、虚大、迟为肾阳虚。肾阴虚肾阳虚也需与症状相联系，测其阴虚或阳虚或阴阳两虚，恰当用药治病方能凑效。

肾阴虚其脉弦大，阴虚气上冲以六味地黄丸加龙骨、牡蛎。

肾虚上冲配龙齿、牡蛎用生的。镇摄下降之力较用煅者佳。

沈春旸母偶患咽喉微痛，服轻清药一剂，即觉稍安，且起居作劳如常，第六日忽云坐立不支，甫就榻即昏沉如寐。王瘦石用犀角地黄汤化万氏牛黄丸灌之，孟英切其脉左数右滑。皆极虚软。

此证咽痛服用轻清药一剂，第六日出现昏沉如寐，其脉左数为血分热，右滑为气分挟痰，皆极虚软。此为冬温因久劳体虚所致。阴虚之体，肝阳灼痰，逆升而厥，不可拘先气后营常治之法，以犀角地黄汤清营，以万氏牛黄丸化痰热，清营中仍兼清气。阴液素虚，阳气不随津液为流布，阴虚病温，治最棘手。

曰：所见极是，但虽感冬温，邪尚轻微，因积劳久虚之体，肝阳内动，烁液成痰，逆升而厥，俨似温邪内陷之候，方中犀角靖（平）内风，牛黄化痰热，不妨借用，病可无虞，今日不必再投药饵矣。翼日复诊，神气虽清苔色将黑。

孟英认为此病虽是冬温入营，已投犀角地黄汤尚可，但不要再用。第二天复诊神清苔色将黑，此为犀角地黄及牛黄丸之效力，犀角地黄息风充液，牛黄化痰热，阴稍复，热稍轻，乃能托邪外出现此将黑之苔。

孟英予肃肺蠲痰息风充液之剂。

根据诊断病情立法用药，孟英予以肃肺蠲痰息风充液。可用竹茹9 g、川贝母12 g、冬瓜子24 g、芦根60 g、知母9 g、花粉18 g、元参24 g、桑叶9 g、菊花9 g、海蜇水洗60 g、柿蒂6 g，竹沥一酒杯冲入药汁。

热退而苔色松浮，孟英曰：舌将蜕矣，仍与前药，越宿视之，苔果尽褪，宛如脱液之舌，且呕恶时作，大解未行，孟英予甘润生津药内，仍佐竹茹、柿蒂、海蜇。

热退，舌苔蜕，呕恶作，大便不行，阴虚体质娇嫩，不任热邪烧灼，外候舌质最嫩，因热灼过度，至热退舌皮亦蜕。胃液虚则热甚，热气上逆，而发生呕吐恶心，津液不足润溉肠道，则大便不行，其脉右寸关似应浮大。拟甘润生津药以沙参12 g、麦冬12 g、知母9 g、花粉18 g、石斛12 g、芦根60 g、生枇杷叶30 g、竹茹9 g、柿蒂6 g、海蜇水洗60 g，竹沥一酒杯入药汁。

数剂，呕止便行，而舌上忽布白腐之苔，以及齿龈唇颊满口偏生，揩拭不去，孟英坚守肃清肺胃，仍佐茹、沥、青果、银花、佩兰叶。

舌上忽布白腐苔，系用甘润生津之药，正气有力，透出温热外泄，其脉应数而有力。孟英嘱坚守肃清肺胃，方中加银花甘寒清热解毒，佩兰叶芳香，去其陈腐，使热邪外解，竹沥、青果清肺化痰，并有助肃清肺胃。拟肃清肺胃之药：竹茹9 g、川贝母9 g、冬瓜子24 g、芦根60 g、知母9 g、花粉18 g、生枇杷叶30 g、连翘12 g、竹叶9 g、银花30 g、佩兰叶12 g、青果4枚连核捣碎，竹沥两大酒杯冲入药汁，梨汁一茶杯冲入药汁。

数剂后白腐渐脱下，舌色始露，惟啜粥，则胸次梗梗不舒，夜不成眠，孟英曰：胃汁不充，热痰为未净，仍守前议。

胸次不舒，应体会孟英之意，胃汁不充，热痰未净，仍守前议用药，胸为胃之府，胃津虚有热痰，亦影响胸不舒，其脉右寸宜滑而软、右关弦滑而大。此非气郁滞则不用枳实。

既而吐痰减渐少，纳谷颇适，两胁又添辣痛，孟英曰：诊脉左关弦数，曰：必犯忿怒，诘之果然，加栀、楝、旱莲、女贞、白芍、绿萼梅等。

痰少，食欲改善，两胁辣痛，左关浮弦数，此为怒气肝旺。方中加栀子、川楝子、白芍、绿萼梅清肝热疏肝，二至养肝阴。

王氏医案续编

数服，各恙皆安，肤脱成片，而左腿肿痛，不能屈伸，或疑风气，思用艾灸．孟英急止曰：此阴亏耳，误灸必成废疾，但难速效，书方以西洋参、熟地、苁蓉、桑椹、石斛、木瓜、归、芍、二冬、杞、菊、楝实、牛膝、无核白葡萄干为剂，久服果得向愈。

各恙皆安，皮肤脱皮，左腿肿痛，为阴亏，万不能用艾灸。应以育阴法，以西洋参、熟地、苁蓉、二冬、枸杞、桑椹养阴，当归、白芍养血，牛膝、木瓜通达经脉。

此例孟英自切脉至论证，以为俨似温邪内陷，其病情变化，孟英及时阐明分析，掌握治疗，对临床启发非浅。

石注中以肃肺蠲痰息风充液入半夏曲、桔红、半夏、乌梅性燥，不利于阴虚阳动烁津之体；温热未解，应忌乌梅酸敛；枇杷叶、竹茹不宜姜制。

孙执中春前四日，忽患鼻衄如注，诸法莫塞。孟英视之，脉弦而数，曰：冬暖气泄，天令不主闭藏，今晚雷声大震，人身应之，肝阳乃动。投以元参、生地、犀角、牡蛎、知母、生白芍、牛膝、茯苓、侧柏叶、童溺诸药。

此例必是平素阴虚肝火盛，肝体阴而用阳，阴液本虚，不足以濡养肝脏，经过冬季气候过暖，闭藏失职，则阴不为阳之守，而阳易泄。身与天地参，人身之阴虚，与天气感应，即阴虚阳泄，而肝脏益失其阴液滋养，其肝阳最易伺机待动，况春应于肝，肝阳升发之际，雷震心肝应之，则肝阳君火即发动，血随阳上升而溢，以致忽然鼻衄如注，弦为肝脉，数为阳火盛，正适其侯。

药以元参、生地、知母养阴，犀角清热，牡蛎、白芍清热敛肝，牛膝引药下行；侧柏叶、童便清热止血。

既而胁痛流乳，孟英予甘露饮加女贞、旱莲、龟板、鳖甲、牡蛎而瘳。

此例胁痛，是肝旺阴虚作痛，至于流乳，厥阴络乳，厥阴阳不潜藏则液妄行。以甘露饮：生熟地、枳壳、二冬、杷叶、茵陈、石斛、甘草、黄芩以养阴清湿热，加二至养肝肾，牡蛎、龟板、鳖甲养阴镇肝。

·卷二·

汪震官春前陡患赤痢，孟英诊之，脉滑数而沉，面赤苔黄，手足冷过肘膝，当脐硬痛，小便涩少，伏热为病也，予大剂芩、连、栀、楝、滑石、丹皮、砂仁、延胡、楂、曲、银花、草决明等药。两服手足渐温，两脚背红肿，起泡如葡萄大一二十枚。四服后腹痛减，苔退而渴，于原方去楂、曲、砂仁，加白头翁、赤芍、海蜇，旬日后痢色转白，而腿筋抽痛，乃去丹皮、滑石、赤芍，加鸡金、橘红、生苡、石斛，两服痛止溲长，粪色亦正，脚疱溃黄水而平，谷食逐安，改用养胃阴清余热之法而愈。每剂银花辄两许，尚需半月而瘳。

热邪容易伤阴，所见此类热邪，治疗大都用清热法，热邪渐退可能逐渐出现阴虚现象，则宜滋养阴分，也多有热去除而阴分自然恢复，不必一定要养阴。

凡伏热炽盛，气不能外达，不误药，也有手足发凉，甚至冷过肘膝，此谓热亦深，厥益深。此例伏热治以苦寒泄热，一般用黄连、黄芩 6～9 g，不宜酒炒，既小便涩少，需用生栀子清热利小便，川楝子、元胡宜用同等量。腹痛减，苔色退而渴，胃中郁滞已消，所以去楂、曲、砂仁，其脉宜浮起，因为气机通畅，热邪已得宣达，其手足渐温，脚背红肿起泡，是伏湿下降，向外宣泄。继以上方加白头翁、赤芍清热凉血，海蜇清热祛痰。

痢色转白，热邪不在血分，而转气分，所以不用丹皮、赤芍，去滑石、丹皮、赤芍而不是所谓凉泄伤脾，如果以凉泄，而用黄连、黄芩、栀子苦寒之凉，甚于该品。孟英去滑石，因脾胃阴虚不足，虽有湿热而使抽筋作痛，但不胜任滑石之通利。主以生苡仁，性寒泄热，上清肺热，下理脾湿，以静筋急，兼配以鸡内金、橘红，运脾调中，石斛甘平，补益脾胃之阴虚。

养胃阴清余热方以沙参 9 g、石斛 15 g、桑叶 9 g、生枇杷叶 9 g、银花 30 g、生苡仁 30 g、芦根 30 g、花粉 9 g。

石注中脉滑数而沉，为痰热遏伏而兼阴虚，孟英只述伏热为病，用药既无祛痰。又无养阴，因此不是痰热遏伏兼阴虚。

吴馥斋室新产后呕不止，汤水不能下咽，头痛痰多，苔色白滑，孟英用苏梗、桔、半、吴萸、茯苓、旋复、姜皮、柿蒂、紫石英、竹茹一剂知，二剂已。

观孟英用药可知，以治痰降逆为主，患者述头痛痰多，苔色白滑，是属于痰为病的表现。此例患者必平素胃阳清降司职薄弱，易生痰涎，新产阴虚阳升，胃阳借机挟痰上逆，以致呕吐不止，痰浊壅滞清窍则头痛，其脉右寸宜浮滑，关宜浮弦。

治疗以二陈祛痰为主，苏梗顺气，治痰气，加以柿蒂降逆，姜皮辛凉和胃，橘皮、竹茹取竹皮丸治恶心呕吐之义，紫石英味甘质重，能降气逆，同旋复花下气消痰，吴茱萸辛苦解郁去痰，协和诸药，引痰气下行，吴茱萸用量宜0.9~1.2 g。

石注中谓苏梗、姜皮治客感，此例患者无外感征象。又谓柿蒂、竹茹微顾阴虚头痛，此论不恰当，患者因痰浊壅滞清窍，以致头痛，迫胃阳清和呕吐止，头痛自然消失。

郑妪患咳嗽，自觉痰从腰下而起，吐出甚冷，医作肾虚水泛治，渐至咽喉阻塞，饮食碍进，即勉强咽之，而胸次梗不能下，便溏溲频，无一人不从虚论。孟英诊曰：脉虽不甚有力，右部微有弦滑，苔色黄腻，岂属虚证。以苇茎汤合雪羹加贝母、知母、花粉、竹茹、麦冬、枇杷叶、柿蒂等药，进十余剂而瘥。

右部脉微有弦滑，宜右寸，苔色黄腻不为虚证，应为肺内痰热。此人本属肺内有热痰，痰热壅滞肺络，气机不畅以致痰吐甚冷，医者未去邪，而专补虚，则邪无出路，以致咽喉阻塞，饮食碍进，胸次梗不能下。孟英以清热蠲痰为治。方以芦根30 g、冬瓜子30 g、杏仁9 g、生薏米30 g、连皮荸荠30 g、淡海蜇30 g、川贝母15 g、知母9 g、花粉12 g、竹茹9 g、麦冬9 g、枇杷叶30 g、柿蒂9 g。

前医作肾虚水泛治，误用温补脾肾之药，故现证如是。肾虚水泛，左尺脉必虚软，右脉亦必无力，水泛则痰为虚痰。

石注中姜汁拌芦根，失其甘寒清肺降火之功能，知母、枇杷叶、麦冬不宜姜制。

满洲少妇怀妊漏血，医投补药，漏如故，间或不漏，则吐血，延逾二载，腹中渐动，孕已无疑，然血久溢于上下，甚至纳食即吐，多医不能治。孟英诊之，脉滑数有力，是气实而血热也，证不属虚，补药反能助病，愈补愈漏，胎无血荫不长，所以不坠者，气分坚实耳，与大剂清营药。血溢遂止，而稀沫频吐，得饮即呕，口渴心忡，气短似促，乃用西洋参、麦冬、知母、石斛、枇杷叶、竹茹、柿蒂、生白芍、木瓜，加乌梅投之，覆杯而安，次日能吃饭矣。

脉滑数有力，为气实血热，不为虚证，反之愈补愈漏，宜用清营凉血之剂，可用元参、生地、赤白芍、茅根等，妊娠不宜用丹皮。血止后，频吐涎沫，气短，为肺胃阴虚，气不降，其脉宜两关弦。法以清肺柔肝益气生津，以西洋参、麦冬、知母、石斛益养肺阴，生杷叶、竹茹、柿蒂清胃热降气；白芍、木瓜、乌梅柔肝酸敛。

珠少辉女骤患颐肿，连及唇鼻，乃至口不能开，舌不能伸。孟英视之，曰：温毒也，用射干、山豆根、马勃、羚羊角、薄荷、银花、贝母、花粉、杏仁、竹黄为剂，并以紫雪擦于唇内，锡类散吹入咽喉，外将榄核磨涂肿处，果吐韧涎，而肿渐消，数日而愈。

患女腮肿，连及唇鼻，口不能开，舌不能伸，其脉宜浮弦数，宜两寸明显。此为外感风热，心肺热盛。孟英以仿普济消毒饮清热解毒，祛风散邪。以射干、山豆根、马勃治咽喉清热散结，羚羊角清热息风，薄荷辛凉解表，双花清热解毒，贝母、花粉、知母、杏仁、天竺黄肃肺祛痰，紫雪清热解毒，镇惊息风。另用榄核磨水涂腮上，锡类散吹入咽喉。吐韧痰后，肿渐消。

普济消毒饮：黄芩、黄连、陈皮、甘草、玄参、柴胡、桔梗、连翘、板蓝根、马勃、牛蒡子、薄荷、僵蚕。风热疫毒，壅于上焦，发于头面。

一男子患便血，医投温补，血虽止而反泄泻浮肿，延及半年，脉数，舌绛。孟英视之曰：此病原湿热，温补反伤阴液，予芩、连、栀、芍、桑叶、丹皮、银花、石斛、楝实、冬瓜皮、鳖甲、鸡金等药，旬余而愈。

此例便血，脉数舌绛，推考其因湿热为病误于温补。因热便血，常见用温补、补中或兼用涩药后而使便血暂止，患者认为其疾已愈，医者也满足现状，其不知热邪被补，势必伤阴，热邪受补锢，其热势益增，所谓压迫益大，反抗力益甚，易使湿热之邪向其他部分冲去，侵入其他脏腑则发生疾患，胃肠为腑，消化流通之道，最易先受其邪。也有湿热不很重，用温补便血止，而后引起一些慢性疾患为终身之累，不但湿热病邪误补引起病变，而其他病邪，如误用温补也同样发生疾病的变化。

此例阴液已伤，治疗除清营养阴生津为必用药，其主要药在黄连、黄芩、栀子、芍药、银花泄阳救阴，热退泄泻止，浮肿亦消，其用苦寒药对泄泻是苦以坚之义，配入鸡内金辅以健脾，石斛生津；丹皮、鳖甲清热敛阴；桑叶宣之；冬瓜皮味甘淡性寒，宜用于热邪实证利水消肿，忌用于寒邪及虚为病。

湿热不在上焦为病，黄连、黄芩不宜酒炒。

陆厚甫妻产后经旬，偶发脘痛，专用于温补药，寒热气逆，自汗不寐，登圊（厕所）不能解，而卧则稀水自流，口渴善呕，杳（无音信）不纳谷，金（全）云不起。孟英诊之，脉弦数而滑，曰：**本属阴亏肝阳侮胃，误投温补涩滞之剂，气机全不下降，以致诸证蜂起，医者见之却步，是未明其故也**，与沙参、竹茹、楝实、元胡、栀、连、桔、贝、杏、斛、枇杷叶，**为肃肺以和肝胃法，但少腹隐隐作痛，于前方去杏、贝、竹茹，加知母、花粉、苁蓉、白芍、桔核、海蜇，乃解宿垢而愈。**

产后阴血大亏，所以阴亏，肝失血养，阳热炽，故脉弦数而滑，肝旺侮胃，偶发脘痛，误用温补涩滞之剂，使气机不得下降，而致诸证。孟英以肃肺和肝胃之法，以沙参、川贝母、杏仁、知母、杷叶肃肺养阴，石斛益胃生津、滋阴清热，竹茹、黄连、陈皮、栀子清热，金铃子散清肝热舒肝，覆杯而安。

仅有少腹痛，去杏、贝、竹茹，加知母、花粉、苁蓉、海蜇养阴润肠，白芍、桔核疏肝。解宿便而愈。

周子朝患恶寒头痛发热，酷似伤寒，而兼心下痛胀。孟英脉之，右部沉滑，苔黄不渴，尿如苏木汁，先以葱豉汤加栀、连、杏、贝、楼、桔为方，服后微汗，而不恶寒反恶热，虽汤饮微略温，即气逆欲死。孟英曰：**客邪解矣，清其痰热可也，与知母、花粉、杏、贝、旋、滑、斛、桔、枇杷、茅根、芦根、地栗、海蜇等药，果吐胶痰甚多，惟动则于喘，于肃上之中佐以滋下，为善其后而瘥。**

临证诊断最为主要，酷似伤寒，恶寒头痛发热，也必有身体疼痛及脉浮紧。此例脉右部沉滑，其沉滑宜在右寸，其症状虽同伤寒，但其脉则与伤寒不同，不得以伤寒而论证，以其脉沉滑，因痰火素盛，再由外感所引起的疾患。

葱豉宣散表邪，栀豉清热解表，黄连既清热又与贝母、瓜蒌、橘皮清理痰火，溲如苏木汁，其热可知，宜用生栀子。脉沉滑，是气机郁结，川贝母散郁结之气，宜15~30 g。每治疗此类疾患很多，可仿用此方，因脉沉滑，气郁痰滞，加枳壳6~9 g，桔梗6~9 g疗效尤好。

服药后，不恶寒反恶热，因得微汗，表邪已解，内热炽盛，其脉应浮，川贝母可用9 g。虽汤饮略温，即气逆欲死，是热伤胃清和之气。

凡一切外感疾患，痰火盛者，治至痰火大减后，最易发生动则喘的症状，因热邪伤阴，肺失清肃，其脉右寸多浮洪或滑大，尺部无力，或弦大、弦细，常用药物：沙参24 g、蛤粉12 g、生薏仁30 g、芦根30 g、杏仁9 g、冬瓜子30 g、百合12 g、天冬12 g、熟地18~24 g。天冬、熟地开水泡十分钟取汁去渣，以汁入煎，即是所谓浊药轻投方法，如口渴加知母、花粉、麦冬、石斛。

石注中欠妥当，头痛为外感引起，与肝阳无关，心下痛胀，因痰火郁滞，与肝阳侮胃无涉。瓜蒌、栀子不宜用皮。枇杷叶、黄连、芦根不宜姜制。

此例患者可以不采用二步手法治疗，应一步走即可，即清热通达气机祛热痰。

濮树堂室怀妊五月患春温，口渴善呕，壮热无汗，旬日后孟英视之，见其烦躁谵语，苔黄不燥，曰：痰热阻气也，病不传营，血药禁用，试令按其胸次果然坚痛，而大解仍行，法当开上，用小陷胸汤加石菖蒲、枳实、杏、贝、茹、郁、栀、翘等药，莱菔汤煎服，服二剂神情即安，四剂心下豁然，惟心腹如烙，呕止不纳，改投大甘寒加乌梅频啜，渐康，秋间得子亦无恙。

患春温，孟英诊为痰热阻气，病未传营分，不能用血分之药。其脉宜右寸沉洪滑（浮亦可），左寸沉洪。法以清开上焦。方以小陷胸汤：半夏9 g、黄连6 g、瓜蒌15 g，宽胸祛痰热；加石菖蒲9 g、郁金9 g解心郁，杏仁9 g、贝母9 g、枳实9 g理气，栀子9 g、连翘12 g，清心肝之热。莱菔汤煎服。

王氏医案续编

四剂后，仅感上腹部热灼感，呕止不纳，此为热邪伤胃津。用甘凉药以沙参、石斛、麦冬、竹茹、芦根、麦芽、荷梗、桑椹等药加乌梅频服。

胡振华以花甲之年，患溺后出血水甚痛，自云溲颇长激，似非火证，孟英查脉有滑数之象，予元参、生地、犀角、栀、楝、槐蕾、侧柏、知母、花粉、石斛、银花、甘草梢、绿豆等药，旬日而瘥，逾四载以他疾终。

临证时患者自述其病是寒是热，医者不可颟顸依据，必须评查病因，此例自云溲颇长激，似非火证，但其脉滑数仍是火证，溺后出血水甚痛是热，此为阴虚，君相火动，阴虚无力摄血，火动阴络则血下溢。方以元参、生地育阴，犀角、栀子、双花、甘草梢、槐蕾清热，川楝子疏肝，知母、花粉祛热痰，侧柏叶清热止血。方中所用绿豆，可能前医误药，以绿豆解除药毒。

石注中栀子不宜用栀子皮，宜用炒栀子。槐花不宜酒炒。

管氏妇自去秋患赤痢，多医罔效，延至暮春，孟英诊脉，弦数，苔黄渴饮，腹胀而坠，日热夜甚，用白头翁汤合金铃子散，加芩、芍、栀、斛，吞驻车丸浃旬（一旬、十天）而愈。

患赤痢，其脉弦数，苔黄渴饮，腹胀而坠，热甚，此为厥阴热利。以白头翁汤（白头翁、黄连、黄柏、秦皮）清热痢，合金铃子散（川楝子、元胡）疏肝止痛，黄芩汤（黄芩、白芍）清热止泻，栀子清热，石斛生津，吞驻车丸（黄连、当归、炮姜、阿胶）滋阴止痢。

濮树堂病，起即四肢厥逆，脉伏，恶寒发热，头痛左为甚，惟口渴，因予葱豉二剂，热虽退，脉仍伏，四肢冷过肘膝，大解频行，人皆疑为虚寒。孟英曰：此证俨似阴厥，然渴饮溲赤，真情已露，岂可泥于一起即厥，而必定其为寒乎。径投凉解，热果复发，而肢冷脉伏如故，幸病者坚信，服药不疑，至第七日大便泻出红水，溺则管痛，呕恶烦躁，彻夜不瞑，人更危之。孟英曰：热邪既已下行，可望转机。以白头翁汤加银花、通草、芩、芍、茹、滑、栀、斛、知、楝、羚角之类投三日，红水始止，四肢渐和，颇有昏瞀谵语，用王氏犀角地黄汤一剂，四肢热而脉滑数，苔转灰黄，大渴遗溺，患者自述如卧烘箱上，于昨方入元参、银花、竹叶、生石膏、知母、贝、栀、斛，服一剂，夜间即安寐，而苔转黑燥，与昨方复加花粉一剂，热退而头面汗多，懒言倦寐，小溲欲解不通。孟英论曰：此证幸初起即予诊视，得尽力以为死里求生之举，非比他人之病，皆因误治致危，然不明言其险者，恐病家惶惑，而筑室于道旁也，今生机已得，不过邪去真阴未复，但当恪守予法，自然水到渠成，且勿二三其德，以致为山亏篑（功亏一篑）。赖有一二知音，竟从孟英议，服西洋参、生地、苁蓉、麦冬、楝、芍、知、斛药，一剂溺行索粥，再服而黑苔退，三服而神清音朗，舌润津回，惟有韧痰不能吐，左偏头微痛，于原方加二至、桑、菊、贝母、牡蛎，又服五剂，得解硬矢一次，各患始安，眠食渐适而瘳。

此例起病即四肢厥逆，脉伏，恶寒发热头痛，口渴，与葱豉二剂（葱白、豆豉、栀子、银花、连翘、川贝、杏仁、荸荠、海蜇、桑叶、菊花），表虽解，热虽退，脉伏，仍有肢厥，便行，渴饮溲赤，为热愈深，厥益深，伏热无疑。投以凉解方：栀子、豆豉、双花、滑石、芦根、连翘、花粉、杏仁、川贝、雪羹（荸荠、海蜇）。服药后热邪果发，但肢冷脉伏，此为热邪郁积在里。

至第七日大便泄出红水，溺则管痛，此为热邪下行，病有转机，此脉宜弦数有力。以白头翁汤清热止泄，加双花、黄芩、栀子清热，白芍与黄芩清热敛肝，通草、滑石清热利湿，知母、石斛生津，川楝子、白芍疏肝，羚羊角镇肝息风。

三日后红水止，四肢渐和，患者昏瞀谵语，此为热邪入心包。以王氏（晋三）犀角地黄汤（犀角、生地、连翘、生甘草）一剂四肢热，其脉滑数，苔灰黄，大渴，小便失禁，自觉热重，此为热盛耗阴。以前方加元参壮水滋阴，白虎汤清气分热，双花、竹叶、栀子清热，贝母理气，石斛育阴。一剂苔转黑又燥，此为热伤津，前方加大量花粉清热生津。

热退，懒言倦寐，小便欲解不通，此为热退阴津不足。以西洋参、生地、苁蓉、麦冬、石斛、知母养津，白芍、川楝子疏肝。三剂后，津液生，小便行，舌润，只是有韧痰，偏头痛，此为痰热肝风。以原方加二至养阴，桑叶、菊花宣风，贝母清热痰，牡蛎使肝阳潜降。

阴虚者感温，头痛用元参较生地疗效好，元参是甘寒药中的咸寒，色黑性润，壮水制火，使阳得阴归，而无滞气之弊，不似地黄禀性纯阴，滋阴壮水，而有滞气之患，用生地以开水泡10分钟到20分钟去渣，取泡汁煎药，即是浊药轻投之法。如气不滞者，仍宜重煎，元参、生地合用滋阴之力尤为充足。

此例脉伏，有表证者也应当解表，适当清热、通达气机同时进行。

石注中对此案议论可取，至于温病头痛，非一概用加元参、生地，而必须阴虚者感温头痛用之。

石注中葱豉剂中加药，只宜加栀子、花粉、银花、连翘、川贝、杏仁、荸荠、海蜇等，其他加的药不适病情。

陈足甫溲后见血，管痛异常，减餐气短，孟英以元参、生地、知母、棟实、银花、侧柏叶、栀子、桑叶、丹皮、绿豆为方，煎服二剂病大减，乃去丹皮、柏叶，加西洋参、熟地，服之而愈。

此例排尿后见血，管痛，根据孟英用药，以清热养阴法，其脉宜浮弦细。此为阴虚火盛，阴虚无力摄血，火动阴络则血下溢。以元参、生地、知母养阴，双花、栀子、丹皮、绿豆清热，川楝子疏肝，侧柏叶止血。二剂后血减，去丹皮，柏叶，加西洋参、熟地育阴而愈。

王开荣偶患腹中绞痛，自服治瘀诸药，而大便泻血如注。孟英诊之，脉左颇和，右关尺弦大而滑，面色油红，喘逆不寐，予苇茎汤合金铃子散加银花、侧柏叶、栀、斛、芩、连。二剂后面红退、血亦止，乃裁柏叶、银花，加雪羹、枯荷杆又二剂，始发热一夜得大汗周身，而腹之痛胀爽然若失，既能安寐进粥，改投沙参、知母、花粉、桑叶、枇杷叶、石斛、白芍、橘络、杏仁、冬瓜子、茅根、荷杆，三剂大解行而脉柔安谷。

此例由其治疗中体会，患者必由外感邪热久蕴于肺，邪热侵入肺中，初始无明显表现，其邪日久热盛，热邪顺传，由肺传至胃肠，而肺与肠为表里，相互关系，最易使病邪下趋于肠，热邪至肠，未能自行通泄调整，势必弥漫蕴滞不退。邪热久蕴，也必耗阴伤津，肺被热困，热邪虽然一部分下传于胃肠，其热未得排解，但肺仍热，肺热失去清肃之职，则金不能制木，而肝最易挟热，乘于胃肠，以刑脾胃，皆可发生腹痛，其因热势甚重，则偶发腹中绞痛，肺热传于肠，肝热又乘于肠，二热入胃肠，又误用治瘀香燥药，入于胃肠，热与香燥其热益甚，致使迫血而大便泻血如注。

此例只述右关尺脉弦大，未述及右寸脉象，以面色油红，喘逆不寐，方中又首用苇茎汤，清肃肺中邪热，其右寸脉宜浮洪按之滑大。二次用药加减方始发热汗，其功效主要在清肃肺气，肺气宣达，气机流动，肺合皮毛。其邪借汗腺排泄，凡机体受邪，一般邪气向外排泄，由汗及大小便三条出路。此例肃肺清热，便血自止，邪由汗解，其腹痛自然消失，若对症状用药，对此例治疗，当有所悟。

清热肃肺方以苇茎汤（芦根、杏仁、冬瓜子、生薏米）肃肺，金铃子散疏肝止痛，银花、黄芩、黄连清解，石斛育阴，柏叶清热止血。

热退，血止，去柏叶、双花，加雪羹、荷梗以通津液。大汗出后，改用养津轻清法，方以沙参、知母、花粉、石斛养阴，茅根、杏仁、冬瓜子、桑叶、杷叶肃肺，白芍敛肝，橘络通络。

苇茎汤中必用薏仁，薏仁色白入肺，其性微寒泻热，味甘入肺，上清肺热，下理脾湿，升少降多用于清肺降热的佳品。侧柏叶、黄连、黄芩，对此例用药皆不宜酒炒，不宜用黑栀皮宜用炒黑栀子。

陈叟久患痰嗽气逆，夏初自服理中汤，遂痰中带血，气喘而厥，二便不通，冷汗腹胀。孟英察其脉洪大，按腹如烙，与苇茎汤加栀、楝、旋、贝、花粉、海蜇，外以田螺、大蒜、车前子捣贴脐下，即溺行而平。

此例久患痰嗽气逆，夏初可因恶寒，自服理中汤，出现痰中带血，气逆，二便不行等证。其脉洪大，宜右寸，此为肺热，经热药使之肺气热盛，肺气不降，而气喘而厥，二便不通。肺热，金不克木，肝也热，肝木克土，故感腹胀。热伤经络故咳血。以苇茎汤肃肺，加栀子、川楝子清热疏肝，贝母、花粉、旋复花、海蜇祛热痰，外用田螺、大蒜、车前子以利小便而平。

高某患两膝筋络酸痛，略不红肿，卧则痛不可当，彻夜危坐。孟英切脉虚细，苔色黄腻，咽燥溺赤，予知、斛、栀、楝、牛膝、豆卷、桑枝、竹沥为方，送虎潜丸，旬日而瘳。

此例是肾阴不足，湿热挟风乘机侵袭为病，其治疗妙在以汤药送服虎潜丸。丸药性迟，汤药行速，先以清宣风湿热汤药之力导虎潜丸清滋归于肾。虎潜丸本治阴虚火盛，有滋阴养血清热燥湿之功能，如此用药，虽有熟地等滋腻之药，亦无所碍。

脉只述虚细太笼统，常见似此类疾患，其脉寸虚，尺部细，或左关尺细，也有浮取虚按之细，脉浮者多，数者少。

每仿此案治法用炒桑枝 30～60 g，大豆卷 30 g，此例咽燥溺赤，栀子需用生栀为适宜。凡阴虚挟热而腿膝酸痛，石斛为必用之药，石斛气平味甘，补五脏，益虚劳，除痹强阴。

豆卷能宣风湿，不足上升，石注所谓以豆卷升知母、川楝子之苦寒于咽喉之高处。此论不妥。

清热养阴方以知母 12 g、石斛 12 g、川楝子 9 g、栀子 9 g、桑枝 30～60 g、大豆卷 30 g、竹沥两酒杯冲。药送虎潜丸 9 g。

虎潜丸：黄柏、知母、熟地、龟板、当归、白芍、锁阳、虎骨、干姜、陈皮、牛膝。滋阴降火，强壮筋骨。

杨某方做事，不知背后有人潜立，回顾失惊，遂不言不食，不寐不便，别无他苦。孟英按脉沉弦，以石菖蒲、远志、琥珀、胆星、旋、贝、竹黄（天竺黄）、杏仁、省头草、羚羊角为剂，化服苏合香，二剂大解行，而啜粥，夜得寐而能言，复予调气宁神蠲饮药数日霍然。

经云："惊则心无所倚，神无所归，虑无所定，故气乱矣。"惊使气上浮，则脉亦浮，多敏感易动，惊使气下郁，多迟钝呆默。此例脉沉弦，沉为气郁，故以石菖蒲、远志以畅心气，川贝母、杏仁、省头草以散结气。气郁则津不行，凝结成痰涎，脉弦主饮主痰，居于右寸关，左关尤多，取胆星、旋复花、竹茹、天竺黄以蠲痰饮。肝藏魂，肺藏魄，心主神明，所谓魂魄神明皆属精神，弦脉属于肝之脉象，以羚羊角苦咸微寒，宁神而安魂魄，我每治此类脉证，左关浮弦，加铁落四两（120 g）良效，因肝性条达，气郁而肝气被迫不得畅达，气愈郁而肝愈旺，气愈压迫益甚，而肝阳反抗之力益大，故宜解郁散结中加羚羊角、铁落等，清平镇定。此方汤中化服苏合香丸以宣通行气透窍。二剂大解行，夜得寐而能言，继以调气宁神蠲饮药。以上方可加枳壳、香附理气，半夏蠲饮祛痰，脉浮可加朱砂使气降。

苏合香丸：苏合香、安息香、冰片、水牛角、麝香、檀香、沉香、丁香、香附、木香、乳香（制）、荜拨、白术、诃子肉、朱砂。芳香开窍，行气止痛。

赵听樵妹，每汛至腹胀呕吐，腰脊酸疼，两腿肿痛，筋掣腕痛，甚至痉挛，多药不效。孟英以金铃子散和左金丸加二陈、竹茹、枳实、桂、苓数剂而愈。续用苁蓉、菟丝子、淫羊藿、杜仲、桑椹、木瓜、续断、香附、

当归、白芍、茴、楝调之。汛至如期，略无痛苦。

此例每逢月经至腹胀呕吐，腰脊酸疼，两腿肿痛，筋掣脘痛，其脉右寸宜滑或弦滑，关尺宜弦。此为肝气不舒，肝木侮胃，有痰饮，肝肾亦不足。为虚中挟实，先治其实，后治其虚，以平肝祛痰之法，以金铃子散以行肝气，左金丸为泻肝火之剂，黄连泄实火以折上炎，吴茱萸从类相引，引热下行，并具有辛味可以开肝郁，所配二陈等药是温胆汤方剂，因消化道痰涎久滞，乘月经来潮机体失调，则痰气上逆，以致呕吐。肾不足滋养肝脏而肝益旺，肾虚，所谓子盗母气，用桂取其辛散肝风，甘益脾土，但桂之用量少，0.6～1.2 g即可。

后以治虚，以养血柔肝之法，续以当归、白芍以养血、淫羊藿、杜仲、续断、菟丝子、桑椹、苁蓉补肝肾，木瓜与白芍舒肝养筋，香附与川楝子疏肝降气。

凡用金铃子散元胡用量不得过少于川楝子，否则失金铃子散治疗的意义。

濮东明孙女素禀阴虚，时发夜热，少餐不寐，仲夏患发疹，汛不当期而至。孟英用犀角、羚、知、贝、石膏、生地、栀、翘、花粉、甘草、竹叶、芦根等药，疹透神情，唯鼻燥异常，吸气入喉，辣痛难忍，甚至肢冷，复与方中加元参、竹茹、菊叶、荷杆，各恙始减，而心忡吐沫，彻夜不瞑，渴汗便黑，改投西洋参、生地、麦冬、小麦、竹叶、黄连、珍珠、百合、石斛、牡蛎、龟板、蔗汁，诸药而愈。

根据症状用药分析，此为阴虚，心肺热发疹。其脉宜弦，右寸浮洪滑。阴虚夜热，阳不入阴，故不寐，心肺热，热欲外散故发疹。心热，其母肝亦热。以犀角、羚羊角清心肝，白虎汤加贝母清肺胃之热，栀子、连翘、竹叶清心肝，生地清热生津凉血，芦根清肺胃之热。也可加茅根清心肺之热。

疹透鼻燥，为阴津不足，肺有余热，方中加元参、竹茹、荷梗以清热生津。

心慌吐沫，不眠，为心虚，阳气不降，肺津不足。其脉宜左寸洪大，左关浮弦，右寸软。改用西洋参、生地、麦冬养阴，竹叶、黄连清心热，百合、川贝母肃肺，石斛、花粉、蔗汁生津，龟板、生牡蛎、珍珠养阴潜降，浮小麦敛汗。

此病不甚重，虽治亦合法，而难收捷效，是因为阴虚之体不胜温热之气，此即四损之一（大劳、大欲及大病、久病后，气血两虚，阴阳并竭，名为四损），不可正治之例。若治不如法，则病情恶化。

金亚伯室产后恶露不行，渴泻痰多。孟英以北沙参、滑石、生薏米、生扁豆、蛤壳、豆卷、石斛、竹茹、杷叶、琥珀、茯苓等药，数剂而愈。

此例产后恶露不行，渴为阴津不足，泻为有湿，此为阴虚挟湿。以沙参、石斛养阴，滑石、薏米、扁豆、豆卷去痰湿，蛤壳化痰，竹茹、杷叶清热降逆，茯苓、琥珀、滑石治恶露不行。也可用红花、桃仁，重者可用五灵脂、蒲黄等。

顾女患感十余日，耳聋不语，昏不识人，而客未入室，彼反先知。医以为祟（鬼祟），凡犀角、牛黄清心、复脉等汤遍服无效。延于孟英，脉至滑数，舌不能伸，苔色黄腻，遗溺便秘，目不交睫者已四昼夜，胸腹按之不柔，予白虎汤去米草，加石菖蒲、玄参、犀角、鳖甲、花粉、杏仁、竹叶、竹黄（天竺黄）、竹沥，投一剂，即谵语滔滔。孟英论曰：不语者欲其语，是转机也。大渴而喜极热之饮，渠父母又疑凉药非宜，孟英故应之，曰：再服一剂，更方可也。三投之痰果渐吐，四剂后舌伸便下，神识渐清，乃去菖蒲、石膏、犀角、鳖甲，加生地、石斛、麦冬、贝母数剂，热尽退而痰味甚咸，又去杏、贝、天竺黄，加西洋参、牡蛎、龟板、苁蓉，服之痊愈。

凡平素阴虚火浮之质，每感温热较重时，最易敏感，古人谓精神飞跃，故客未入室，而彼反先知之。舌不能伸，肾阴枯涸者有之，痰热阻滞舌不能伸者，在临床最为多见的。此例是痰热阻滞，脉至滑数，宜居于右寸。

耳聋治肺，生石膏、知母以清肺热；昏不识人，热侵神明，用犀角、竹叶以清心热；石菖蒲芳香辛通开窍，引药以至心宫；不语是热盛与热邪阻塞，方中知母、花粉、天竺黄、竹沥去其热痰，用元参、鳖甲以滋阴退热，其脉左关尺宜弦大或弦细。

一剂后谵语滔滔，大渴而喜热饮，此为热痰，继服上药三四剂痰出舌伸，便下，神志渐清。去菖蒲、石膏、犀角、鳖甲，加生地、石斛、麦冬、贝母以养阴肃肺。热退，痰咸，为阴虚，去杏仁、贝母、天竺黄，加西洋参、牡蛎、龟板、苁蓉养阴潜阳而病去。

邵鱼竹患感，杨某作疟治不应。孟英诊之，脉软汗多，热不甚壮，苔

色厚腻，呕恶烦躁，痰多腿酸，显是湿温。论曰：湿温者湿蕴久而从时令之感以化热也，不可从表治，更畏虚率补。予宣解一剂，各恙颇减。

凡患湿温，多有发热不很重，或发热不明显，不可不知。湿温症状一般口渴不引饮，胸闷腹胀，身重肢酸，小便频数而量少，舌苔白，或白腻，或黄腻，或舌无变化，脉无定体，或缓，或伏，或濡，或滑，或滑数，各随证见。而症状也不是以上一系列的症状悉具，其中有一二证者，则宜考虑湿温，其口渴不引饮及胸闷，身重肢酸为主要症状。此例只述症状，未述脉象，有立法未写药，只可体会其义。临床可考虑酌情用药：二陈、竹茹、芦根、滑石、佩兰、茯苓、竹叶、白术、苍术、薏仁等药，气机郁滞者，可加川贝母、枳壳、桔梗、厚朴等药。

孟英特别强调湿温不可表解，不可温补。

康伯候夫人久伤谋虑，心火外浮，面赤齿痛，因食西瓜，遂脘闷不舒，喜得热按，泄泻不食。自觉舌厚数寸，苔色灰腻，孟英与厚朴、滑石、葱白、薤白、枇杷叶、橘皮、薄荷、旋复、省头草，一剂霍然。

西瓜甘寒，能清热利尿，谓之天生白虎汤，是消暑热的佳品，暴食多食有时也容易寒湿滞，郁遏脾胃之阳。此例脉宜右寸关沉滑，故以厚朴辛温散湿满，滑石散结利尿，上开腠理而发表，下走膀胱而行水，葱白薄之辛升，杷叶、旋复花以降逆，薤白助升降通阳借以调胸，橘皮能燥能宣，可升可降以调中宫，疏和脾胃，省头草即佩兰叶走气分除郁滞浊气，如此疏调脾胃，而疾自愈。

如暴食多食西瓜甘寒伤脾，饮烧酒半两至一两即解。

石注中"阴虚误食甘寒伤脾，以辛凉分别升泄之，自然泄止苔化"。此论错误。西瓜甘寒伤脾，用药在于厚朴、陈皮辛温，滑石利湿，自能脘舒、泄止、苔化。

叶杏江子患发热泄泻，医治十七日不效，骨瘦如柴，音嘶气逆。孟英诊之，脉数大渴，汗多苔黄，以竹叶石膏汤加减十余剂，渐以向愈，大解反极坚燥，继予滋养而康。

患者发热泄泻，因热而泄，医不辨证，多以通套健脾利湿，不效则用温补法，或因发热而用柴葛解肌，如此治法，益助其热，火灼肌肉以致消瘦，热伤肺阴，其音则嘶。孟英认证，在脉数、大渴汗多、舌苔色黄，证明其发热在气分，热伤津液，所用竹叶石膏汤，粗工闻泄泻用石膏、知母、麦冬等药，必掩耳却步，是辨证不清、诊断不确切，就不了解用药的意义。应用竹叶石膏汤去半夏之燥性，可加黄芩、栀子清气分之热。至于用石膏后大便反极坚燥，因热渐除，阴津被热所耗，失于下行润肠，故用滋养而康。

石注中只取石膏、竹叶、知母，热伤肺阴声嘶，竹叶石膏汤中应加麦冬，所加芦根、竹茹、生枇杷叶清降气逆尚可用，但不应用海浮石、蛤壳、旋复花等药。

张某患发热，医知其非寒邪也，用清解药数剂，腿痛异常，身面渐黄，孟英诊之，脉滑实，腹胀口干，与茵陈大黄汤，两剂便行，而各恙霍然。

此例湿热里实发热，肝脾胃湿热郁滞，胆汁向外流溢，身面渐黄，脾主四肢，湿热易下注，以致腿痛，其与肝筋无涉，发热身黄腹胀，脉滑实，为湿热实证，虽用茵陈大黄汤，实是用茵陈蒿汤，茵陈 30 g、生栀子 9 g、大黄 9 g。

魏女患脚肿呕吐，寒热便秘，孟英与龙胆泻肝汤而立效。

此例脚肿呕吐，寒热便秘，孟英与龙胆泻肝汤立效，其脉宜浮弦滑数，浮弦为肝胆火盛，滑数为湿热，此为肝胆湿热。以龙胆草大苦大寒，泄肝胆之实火，下清下焦湿热，黄芩、栀子助龙胆草清热，木通、车前草、泽泻引湿热从小便出，肝胆火盛，必耗阴，故用当归、生地养肝血，柴胡以疏肝胆之气，甘草以和中。

龙胆泻肝汤：龙胆草、黄芩、山栀子、泽泻、木通、车前子、当归、生地黄、柴胡、生甘草。泻肝胆实火，清下焦湿热。

冯媪患左目起瘰，继而痛及眉棱额角巅顶，脑后筋掣难忍，医投风剂，病势加重。孟英诊，脉弦劲，舌绛不饥，与固本合二至、桑、菊、犀、羚、元参、牡蛎、鳖甲、白芍、知母、石斛、丹皮、细茶等出入，匝月始愈。

脉弦劲，其脉宜左关，此为阴虚肝旺。医投风剂热燥之药，使阴液伤，心肝热盛气逆。肝主风，肝热，肝风生，故痛疼加重。法以清热养阴息风。以人参固本丸：人参宜用沙参，二冬、生熟地补血益气，生精固本，加元参、石斛、知母养阴，二至、桑叶、菊花、细茶息内风，犀角、丹皮、羚羊角清热息风，牡蛎、鳖甲潜阳。

濮妪于酷热之秋，浑身生疖如疔，痛楚难堪，小溲或秘或频，大便登圊非努挣不下，卧则不能收摄，人皆为气虚也。孟英诊，脉滑数，舌紫苔黄而渴，予白虎加花粉、竹叶、栀子、白薇、紫菀、石斛、黄柏，十余剂而愈。

生疖如疔，以白虎汤为主，体会因天时酷热，证以口渴，脉以滑数，依据诸证，其疖由于暑热壅滞于气血而产生。心肺热甚则上源不澄，而小便秘，热甚则挺孔，则小便频数，但其量必少。白虎汤清肺，加竹叶、栀子、紫菀使热邪由小便排出，栀子宜生用。暑热蕴于肠间，肺与大肠为表里，肺热大肠亦热，肠热动则而津虚气结，欲便难行，卧则气机松弛，松弛则粪便不自主地排泄出。此热在下焦肠间，因用黄柏苦寒沉降以泄热，即苦以坚之之义，宜生用不宜酒炒，舌紫血热而瘀，白薇泻血热，不宜酒炒，花粉、石斛顾阴。

暑疖外贴千槌膏有效。

千槌膏：木鳖子去壳5个、白嫩松香120 g、铜绿3 g、乳香6 g、没药6 g、蓖麻子21 g去壳、巴豆肉5粒、杏仁去皮3 g，和一处，石臼捣三千余下即成膏取起，浸入凉水中，用时随疮大小，用手蘸水捻成薄片贴疮上，用绢盖之。

姚女初秋患寒热而汛适至，医用正气散两剂，遂壮热狂烦，目赤谵语，甚至于刎自缢，势不可制。孟英按脉洪滑且数，苔色干黄尖绛，脘闷腹胀拒按，畏明口渴，气逆痰多，予桃仁承气汤加犀角、石膏、知母、花粉、竹沥、甘菊，人谓热虽炽而汛尚行，何必大破其血而又加以极寒之药哉？孟英曰：勿过虑，恐一二剂尚不足以济事。果服两大剂，始得大便，而神清苔化，目赤亦退，改用甘寒以清之，继而因为更衣，即脉滑苔黄而腹胀，更予小承气汤二剂，便行而各恙渐已，数日后又如故，仍投小承气汤二剂，凡前后六投下剂，才得波浪不兴，渐以清养而瘳。

外感邪热，将入阳明，误用温药，益助其热，加速阳明腑结，壮热狂烦，目赤谵语，其胃肠热结而血亦滞，所以用桃仁承气汤宜去桂枝，清导胃肠热结及血滞。口渴壮热是阳明经热炽盛，经腑皆病，所以复入白虎汤，舌尖绛其心热可知，加犀角以清心胃之热。

王氏医案续编

清导热结方：桃仁承气汤（桃仁 12 g、大黄 18 g、芒硝 12 g、甘草 3 g）清血分热；白虎汤（生石膏 30 g、知母 12 g）清肺胃之热，犀角 5 g 清心肝、清胃中大热，花粉 12 g、竹沥两大酒杯清热养津，甘菊 9 g 清肝明目。

更衣大便以苔黄腹胀，而用小承气汤，可能由于再受外感，表邪乘旧有胃肠之热未净而并入腑，则里更实，或肠中积结数段，大便后其积结下行作病，其述前后六投下剂，此例可能属于此种情况，承气汤方中厚朴用量不得少于枳实。

清导胃肠热结方：小承气汤（生大黄 18 g、枳实 6 g、厚朴 9 g）。

石注中此方主泄痰火以息风阳，此论不恰当，此例主要热结胃肠，仿仲景桃仁承气汤清导热结。石注病重药轻，对病无济于事。花粉不宜姜炒，增入蚕沙、省头草不切病情。

藿香正气散：藿香、紫苏、厚朴、茯苓、陈皮、白芷、半夏、桔梗、大腹皮、白术、甘草。解表化湿，理气和中。

董晓书妻患脘痛，甚至晕厥，今秋腰痛腿木，胸闷气逆，不能卧，胡某进温补，而喘汗欲脱，杳不思谷，孟英切脉，虚细中有弦滑，舌绛而渴，乃阴虚挟痰耳，与沙参、苁蓉、木瓜、石斛、蛤壳、蒺藜、石英、茯苓、紫菀、杏仁、楝实、首乌、牛膝诸药，旬日而安，继加熟地服之痊愈。

其脉虚细中兼弦滑，虚细为阴虚，弦为肝旺，滑为痰，舌绛而渴，此证为阴虚挟痰。患者素为阴虚肝旺，肝木克土，肝失疏泄，脾土受剋，故脘痛，肝主筋，脾主四肢，故腰痛腿木，脾土运化水湿不利，气机不畅，故胸闷气逆。此证理应疏肝健脾理气可以缓解，反以温补，热药使肝愈旺，热邪燔津为痰，气机郁滞，津液耗损愈重，故喘汗欲脱。以沙参、石斛、苁蓉、何首乌养阴，木瓜、蒺藜、川楝子疏肝，石英潜阳，蛤壳祛痰镇肝，合杏仁、紫菀肃肺，牛膝引药下行，此为滋阴调肝而不腻，蠲饮利痰而不燥，这是孟英独到之处。胸闷气逆消后，加熟地滋阴立效。

王苇塘患滞下，医投枳、朴、槟、楂之药，数服后肢冷自汗，杳不进谷，脘闷腹胀，小溲牵疼，举家皇皇。孟英视之，脉细涩，舌绛无津，是高年阴亏伏暑伤阴，况平昔茹素，胃汁不充，加以燥烈之药，津何以为堪。因与沙参、银花、苁蓉、白芍、石斛、木瓜、甘草、楝实、扁豆花、鲜稻

头数剂，痛闷渐去，汗止肢温，乃加生地、阿胶、麦冬、柿饼、葡萄干等以滋之。居然而痢止餐加，惟舌色至匝月，始津润复常，阴液之难充也如此。

老年患滞下，医投理气燥烈之药，肢冷自汗，脘闷腹胀，小便疼，其脉细涩，为阴亏，舌绛无津，为阴津不充，此证为高年阴亏伏暑伤阴。阴亏之体受暑热，其热邪下行，本以清解即可，反服用燥烈之药，使阴津耗损更甚。胃津不足不欲进食。肝阴不足，肝旺，肝失疏泄，气机阻滞，故脘闷腹胀。阴液不足，小便涩疼。法以清热养津舒肝和胃。方以沙参、苁蓉、石斛养津，双花、鲜稻头清热，白芍、木瓜、川楝子疏肝，扁豆花、甘草和胃。痛闷渐去，汗止肢温，加生地、阿胶、麦冬、柿饼滋阴，葡萄干养肝肾，苁蓉、白芍、甘草养阴敛肝，对于阴虚肝旺腹胀效果好。一月后津润复常，可谓阴液难充。

此例根据热邪程度，可酌情加犀角以清热，但不可用犀角地黄汤，因为地黄滋腻，对脘闷腹胀者不适宜。

石注中脉细涩是阴虚中兼挟阳虚，此论与孟英论理相悖。

沈绶斋母患滞下色白，医予温运，病势日剧，腹胀昏瞀，汤饮不下。孟英诊为伏暑，用芩、连、滑、朴等药，沈疑高年且素患脘痛，岂可辄用苦寒，孟英再四剖陈，始服半剂，病果大减，不数剂即愈。

滞下白色，用温运，必以为白痢属寒，赤痢属热的错误论断，一般的痢疾，不论赤白多属于热症，也有属于寒症，但在临床所见痢疾属寒的极少。须详审脉证，而脉象是疾病尤为重要的指证。

热证用温药，益增其热，热势弥盛，热邪蒙蔽神明，则使昏瞀，热邪壅滞其腹必胀，其脉宜右寸关沉弦滑数。方以黄连、黄芩化热，滑石清暑，厚朴、香附理气，白芍敛肝。

石注中黄连、黄芩、竹茹不宜姜制，增入蚕沙、石菖蒲不切病情。

一叟患滞下，色白不黏，不饥不渴，腹微痛而不胀，孟英切脉迟微，进大剂真武汤加参而愈。

此例滞下，白痢不黏，切脉迟微，诊为阳虚寒症。因脾阳虚，不能制水则用真武汤。如下痢精神萎靡，欲寐脉细，两尺部脉细，宜用桃花汤。如腹痛下痢，口渴不嗜饮，粪便不黏，而现清冷，舌色淡白，或红润，无干黄黑燥之苔，脉数大按之豁然空空者，酌用大顺散或冷香饮子。但以上种种寒痢

王氏医案续编

极少见，临证须审证再三，认证准确，方可用药以免误治成患。

如下痢脉沉缓而弦，为气痢，用温中下气，荜拔散：荜拔 6 g 研细面，牛乳 120 mL 温调毕茇面服，或牛乳半斤、毕拔 6 g，煎牛乳至半，去毕拔服。

真武汤加参方：以茯苓、白术健脾利水，芍药敛阴和里，生姜通阳散水，附子补肾阳，加人参或党参以补脾气。

石注中不应用木瓜、薤白、故纸。

桃花汤：赤石脂、干姜、粳米。用于少阴下利。

大顺散：干姜、桂、杏仁、甘草。冒暑伏热，引饮过多，脾胃受湿。

冷香饮子：草果、附子、桔红、炙甘草。伏暑烦躁，引饮无度，呕吐下利。

程秋霞子患脑漏，医予辛荑、苍耳之药，渐有寒热，改用柴、葛、羌、防数剂，遂致寒热日发数次，神昏自汗，热甚可危。孟英用竹叶石膏汤一剂，寒热退而神清进粥，继以甘凉清肃，复投滋润填阴，旬日而健。

脑漏是鼻常流涕的疾患，流浊涕是风热侵肺，流清涕是风寒外束，风寒久郁化热，因此风热、风寒皆可以使肺热，肺开窍于鼻，肺热必然向其窍孔宣泄，鼻孔因通过热气宣泄，则易发生炎热，炎热易使敏感，因此常流涕或鼻塞。可知鼻流清涕也不是皆属风寒，也有因风热而流清涕者，如属于风寒未至郁化热者，宜用辛温宣散，辛夷、苍耳是适应药。

此例因肺热而胃亦热，治宜清解肺胃为主，兼以轻宣之品，若专一辛温宣散，益使肺火如焚而伤阴津。不细查其寒热，由肺热炽而来，徒以寒热症状而用柴、葛、羌、防，不知前辛夷、苍耳已误，此次误柴胡、葛根升散耗其津液，羌活、防风性燥，火得风而愈炽，肺胃气津被耗首当其冲，以致误药成病。

孟英用竹叶石膏汤（竹叶、生石膏、麦冬、半夏、甘草、人参改沙参、粳米）一剂，寒热退而神清，必是误药不多，机体尚能缓解，至恰当用药易使转机而愈。其用甘寒清肃，是指甘寒滋养肺胃，清肃肺气，可用花粉、沙参、芦根、竹茹、杏仁、黄芩、杷叶、连皮梨等药。至于用滋润填阴之法是滋填肾阴可用生地、二冬、女贞子、石斛、苁蓉、阿胶等药。

孟英用竹叶石膏汤，宜用全剂，人参改沙参，石注加入菖蒲、黑栀皮、干莲蓬、是赘药，对病无意义。

朱浚宣母患滞下，医闻白色而予升提温补，旬日后，肢冷自汗，液脱肛坠，群医束手，虑其虚脱，延诊于孟英，曰：药误也，与大剂行气蠲痰清热之药，果渐吐痰而痢愈。

其弟同时患此，五色并见，神昏肢搐，大渴茎肿，腹痛后热，危险异常，孟英查脉细数，予白头翁汤加犀角、生地、银花、石斛、楝实、元胡、芩、连、滑石、丹皮、木通、甘草梢等药，三剂后热退神情，溺行搐止，乃去犀角、草梢、丹皮、滑石、木通，加砂仁拌炒熟地、山楂炭服之渐安，半月而愈。

滞下热症误用升提温补，热邪被锢，气机郁而不畅，阳气阻隔，表现如虚像，如不详细认真，误认为是真虚蛮用补法，最易误人生命。

前例以行气蠲痰清热药治之而痢愈，此属实热，不是所谓阴虚之证。

行气蠲痰清热方：枳壳、木香行气，小陷胸汤（半夏、黄连、瓜蒌）蠲痰，黄连、黄芩清热，石斛育阴，花粉、竹沥清热祛痰。痰出病退。其脉宜沉滑有力。

后者五色痢，神昏肢搐，危险异常，其热毒侵及神明，热极风动，为重型的痢疾，其脉细数，其人为平素阴虚，感受湿热炽盛，治热痢重剂，用白头翁汤苦寒清热，以苦坚之；所加金铃子散以舒痛；黄芩、木通、滑石、甘草梢清利湿热由小便下行；犀角、生地、丹皮清泄营血郁热，以复神明；犀角合银花泄热解毒，银花甘寒配入苦寒，加强清热，里热得清，则神清风息；生地得石斛于苦寒清热药中，而有滋阴生津之功。服药至神清溺行，湿热下泄，营血毒热缓解，则去犀角、木通、丹皮、滑石、草梢等品，以苦寒清热，甘寒育养，并配以熟地，甘而微温，使阴生阳长，熟地、砂仁拌炒，减少其滋滞之性，山楂炭健肠胃行结气，服之渐安。

姚小蔺儿患疟，寒微热甚，日作二次，汪某与柴胡药二剂，势遂剧，舌绛大渴，小溲全无。孟英曰：津欲涸矣，与西洋参、生地、知母、花粉、石斛、麦冬、栀子、百合、竹叶投之，五剂而疟止。

患疟寒少热甚，此为温疟，本以清解法即可，汪某与柴胡二剂，柴胡耗阴，以致病势益重，舌绛大渴，小溲全无，为津液欲涸，急以清热养阴生津。以西洋参、生地、石斛、麦冬养阴生津，栀子、竹叶清热，使热气下行，知母、

王氏医案续编

花粉、百合养阴生津祛痰。热清津回病愈。

其同事同时患疟，呕吐胁痛，畏寒不渴，苔色微白，孟英与柴胡汤三剂而瘥。

此例患疟，畏寒不渴，呕吐胁痛，苔白，为少阳经病证，与小柴胡汤病愈。

孙渭川年逾七旬，脉象六阴，按之如无，偶患音嘶痰嗽，舌绛无津，孟英用甘凉清润法，音开而嗽不已，仍与前药，转为滞下，色酱溺赤，脐旁坚鞕，按之趯趯（同跃），舌犹枯绛，汤饮不饥，人皆危之。孟英曰：脏热由腑而出，痢不足虑，第高年阴液难充，不能舍凉润为方，苟犯温燥，其败可必，以犀角、地黄、知母、银花、苁蓉、花粉、麦冬、白芍、石斛、楝实等药十余剂痢止，脐旁柔软，去犀角，加西洋参，又服两旬，始解燥屎，而溲彻胃苏，又服半月，复得畅解，舌亦润泽而愈。

年逾七十，脉象六阴，沉而微弱无力，按之如无，此脉象多为阳气不足，寒病较多。但患者偶有声音嘶哑，痰嗽，舌绛无津，此为阴亏，阴液欲涸。孟英予以甘凉清润法，可用元参、知母、花粉、沙参、石斛、二冬、生地、桔梗、甘草等药。病情转为滞下，色酱溺赤，脐旁坚鞕，舌绛无津，此滞下为脏热由腑而出，邪有出路。但老年阴分不足，坚不能用温补药，因脐旁坚鞕，此肝脉宜弦细，属于厥阴，其以白芍为主，以川楝子下达肝气，予以犀角、地黄、麦冬清热养阴，花粉、石斛、苁蓉育阴，双花清热，白芍、楝实疏肝行肝气。痢止，脐旁柔软，去犀角，加西洋参养阴，半月余病瘥。

王耕蓝室，素患脘痛，近发寒热，医予温补，渐至胸痞呕呃，谵语神昏，舌绛面赤，足冷自汗，疟仍不休。孟英用元参、犀角、石膏、石菖蒲、连翘、杏仁、贝母、旋复、竹茹、枇杷叶、竹黄、柿蒂、竹沥、郁金诸药，化服万氏牛黄清心丸数服而愈。

脘痛大多数是肝木乘胃土，其脉右关宜弦，医者不察脘痛之因，又不理会寒热之来，蛮以为虚，温补使气机郁滞，以致胸痞呕呃。温热之邪被温补郁闭，其热益盛，势必进一步侵入营血，则舌现绛色。温热传胃腑为顺，温补胃腑被锢，气不得通畅，热邪必逆陷心包，发生谵语神昏，火浮于上，以致面赤足冷，气机郁遏则疟发作。

以其用药体会，邪入心包，用石菖蒲、郁金治心气郁陷，用川贝母、杏仁治肺胃痰热郁滞气机不畅，其脉两寸宜沉，右寸宜洪滑，右关脉宜浮弦滑。邪入心包用石菖蒲、郁金分量相等，方以元参24 g、犀角9 g、生石膏24 g、石菖蒲9 g、连翘12 g、杏仁9 g、川贝母24 g、旋复花9 g、竹茹9 g、生枇杷叶30 g、天竺黄9 g、郁金9 g、柿蒂9 g，竹沥两大酒杯冲入药汁，万氏牛黄清心丸二丸化于药汁。

此例养阴不用生地，因为胸痞。清热不用丹皮，因为有呕呃。

万氏牛黄清心丸：牛黄、朱砂、黄连、黄芩、栀子、郁金。清热解毒，镇惊安神。

潘祥行患疟，孟英视之，曰：苔腻脉软，伏邪所化，不与正疟同科，风寒药一味不可犯，姜、枣一滴不可啜，与知、芩、桔、半、滑、朴、杏、斛、花粉、佩兰草，一剂而病若失，此等案极多，始载一二。

苔腻属湿邪表现，脉软也是湿的反映，其患疟宜热多寒少，其发病时间，在暑后秋季，孟英诊为伏暑，系暑湿，此疾似宜有身重胸闷、腹胀、四肢酸沉、口渴欲饮，有时不欲饮等症。知母、黄芩以清热，滑石泄热利湿，以治暑湿，热久伤津，则用石斛、花粉以生津。凡暑为气机郁滞，郁滞必有痰邪阻塞，不得即发则伏，必须用辛开之半夏、陈皮、厚朴等品，湿邪郁闭则气腐浊，滑石清热而佐以佩兰走气分，芳香化浊，以除陈腐之气则使湿易解。此疾决不可用风寒药，也不能用姜、枣温补之剂，不然热邪更炽，阴液更耗。临床这种病情极多见。

张与之母久患痰嗽，碍卧，素不投补药。孟英偶持其脉曰：非补不可，予大熟地药，一饮而睡。孟英因论曰：脉细痰咸，阴虚水泛，非此不为功，从前服之增病者，想必杂以参、术之助气，昔人云，勿执一药以论方，故处方者，贵于用药之恰当病情，而取舍得宜也。

此例痰嗽碍卧，孟英诊为阴虚水泛，尺脉细为肾阴虚，右寸宜浮滑大。阴虚则阳无以化生，阴阳互根，无阳阴无以生，无阴则阳无以化，阴精亏虚阳气不化，水液不行，泛滥妄行为害，阴虚不能制阳，可致阴虚火旺，水不克火，虚火内盛，不能蒸津化液，反而消烁阴津，以致水湿内泛，或津聚为痰。一言以蔽之，即肾阴虚，水分受阳气鼓动而上升，使肺受邪，故痰嗽。查前服补气之剂，气有余便是火，因此加重病情。方以大剂熟地、元参、山萸肉、龟板、麦冬、天冬、石斛滋养肾阴，山药、冬虫夏草益气补肾。此谓肺病治肾。

陈足甫室，怀妊九月而患疟目不能瞑，口渴自汗，便溏气短，医进育阴清解法，数剂不应，改用小柴胡一剂而咽疼舌黑，心头绞痛，其家人疑为胎坏，延孟英诊之曰：右脉洪滑，虽舌黑而胎固无恙也，病由伏暑育阴嫌其滋腻，小柴胡乃正疟之主方，古人谓为和剂，须知是伤寒之和剂，在温暑等证，不特手足异经，而人参、半夏、姜、枣，皆不可轻用之药，虽有黄芩之苦寒，而仲圣於伤寒之治，犹有渴者，去半夏加瓜蒌根之文，古人立方之严密，何后人不加体察，投以竹叶石膏汤，四剂疟止。便秘口渴不休，与甘凉濡润法，数剂，忽肠鸣泄泻，或疑寒凉所致。孟英曰，当以凉药解之，果以白头翁汤两剂而愈。

此例妊娠患疟，口渴自汗，便溏气短，本为伏暑，不应过早育阴，滋阴会将热邪固住，又用小柴胡汤，使阴分耗伤，故舌黑咽痛，心头绞疼。其脉右脉洪滑，洪为热，滑为孕脉。以竹叶石膏汤清热生津，益气降逆。

四剂后，疟止，便秘，口渴不休，此为阴液不足，以甘凉濡润药：知母、花粉、沙参、二冬、石斛、生地、苁蓉、元参等。数剂后，肠鸣泄泻，此脉宜沉弦有力，为热气下行，脏热由腑而出。应用白头翁汤，所谓苦以坚之，以苦药治疗腹泻，变为正常排便。

追秋娩后，发热不蒸乳，恶露淡且少，家人欲用生化汤。孟英急止之，曰：血去阴更伤，岂可妄疑瘀停而攻之。与西洋参、生地、茯苓、石斛、女贞子、旱莲草、甘草为大剂数日而安。

该患者分娩后，无乳，恶露淡而少，此为血去阴更伤，不能用生化汤（当归、桃仁、川芎、黑姜、炙甘草）活血化淤。应用养阴之药，西洋参、生地、茯苓、石斛、女贞子、旱莲草、甘草。

继因怒，少腹如瘕，酸痛夜甚，孟英与橘核、橘叶、橘络、楝实、苁蓉、木香、栀炭、乌药、丝瓜络、海蜇、藕、石斛、两头尖（鼠粪）等药，外以葱头捣烂贴之，两剂后腹中雷鸣，周身汗出而痛止。人见汗出虑虚脱，孟英曰：此气行病解矣，但脉形细数，阴津大伤，苔黄苦渴，宜润补，奈枢机窒滞，滋腻难投，以润养八脉为法服之，各恙皆蠲。眠食渐适。

患者因生气，感少腹痛，其脉宜沉弦，此为肝气郁滞。以橘核、川楝子使肝气下达止痛；橘叶疏肝理气；木香通达三焦气分，止痛；石斛、藕养津精神舒畅；栀炭清心肝之热；两头尖宣通脐中浊气；丝瓜络、橘络通经；葱头外敷腹部宣通。

用药后，肠鸣，周身出汗而痛止，其脉细数，为津液大伤，而苔黄苦渴，此有痰饮，气机不畅，此时不能立即用滋腻药物，而需用濡养奇经八脉，疏通气机之药。以知母、花粉、石斛、沙参、乌药、木香、楝实等药为宜。痰饮已去，眠食渐适。

胡季权子甫六岁，目患内障，继则夜热痰嗽，小溲过多，医作童损治，服滋补数月，病日以甚。孟英持脉右大，口渴苔黄，曰伏热在肺，法当清解。及详诘其因，始言病起疹后，盖余热未净，而投补太早，予滑石、知母、花粉、桑叶、茅根、枇杷叶、芦根、冬瓜子、杏仁服二剂，遍身发出斑块，又二剂斑退苔化，乃去滑石，加沙参饵之，其热头面先退，次退四肢，以及胸背，又数日甫退于腹。人皆诧其热退之异，孟英谓热伏既久，复为半年之补药腻滞于其间，焉能一旦尽涤，其势必渐清而渐去也。热退既净，溺亦有节，痰嗽递蠲，餐加肌润，而内障亦渐除矣。

其脉右大必是右寸大，伏热在肺，口渴，不用石膏而用滑石，苔黄必是而腻，肺伏热是湿热，而热已伤阴津，又久用滋补，肺气被锢，其津液不能四布，所以水液下趋，则小溲过多。如用石膏清热有余不能利湿，用滑石清热利湿兼备，滑石入肺上开腠理，通利水液；滑石、桑叶二味合用，宣通有力，气随津行，津液四布，而气通畅；又得清肃肺气的茅根、芦根、冬瓜子、杏仁、枇杷叶等药，则郁热外泄，以致遍身出斑块。斑退苔化，则知湿热疏散，故去滑石之通泄，而用沙参以养肺阴，其方取知母苦寒伴茅根、芦根甘寒以清肺；而知母、花粉既能化痰治嗽，又能生津止渴；更协同冬瓜子、杏仁、枇杷叶、茅根、芦根清肃肺气，甚为得力。

孟英善于掌握病情变化规律，指出退热之机理，由临床细心观察，结合病情变化，研究而得出来，是实践，不是臆度的。至于内障因此治疗亦渐消失，其目患内障，是在疹后余热未净，热邪上蒸而害目清明。

以姜汁制药，于病有害，不可为法。

顾奏云季秋患感，医作虚治，补及旬日，舌卷痉厥，腰以下不能略动，

王氏医案续编

危在须臾。孟英设死里求生之策，察脉虚促欲绝，先灌紫雪一钱，随溉犀角地黄汤二大剂，服下厥虽止而舌腭满黑，目赤如鸠，仍用前汤。三日间计服犀角两许，黑苔渐退，神识乃清，而呃忒频作，人犹疑其虚也。孟英曰：营热虽解，气道未肃耳，以犀角、元参、石斛、连翘、银花、竹茹、知母、花粉、贝母、竹叶为方服之，次日即下黑韧矢甚多而呃忒止，又三剂连解胶黑矢四次，舌色始润，略进米饮，腿能稍动，然臀部已磨穿也，予甘凉育阴药，续解黑矢又五次，便溺之色始正，投以滋养，日渐向安。

有感温热证不明显，脉右寸及气口浮大，多误认为虚，治疗用人参、黄芪补之，邪热受补益锢，势必内侵营血，舌为心之苗，心主血脉，营血热甚，舌被热灼而卷，热极内风动则痉，热邪上侵神明则昏厥，阴分被热所伤，下焦津液失润，以致腰下不能略动，脉虚因热耗气血而现虚，不是真虚，阳火极盛壅塞则脉促、脉数，紫雪是清解穿经入藏之邪火毒火之佳药，犀角地黄汤清泄营热。

犀角地黄汤加减方：犀角9 g、生地18 g、丹皮9 g、连翘12 g、甘草3 g、竹叶9 g、赤芍9 g、元参24 g、银花30 g。

石注中补入生白蒺藜、木瓜、地骨皮、牡蛎、龟板、楝实等药，不适合病情。

此例之呃忒，孟英先生谓气道未肃，系指肺胃而言，肺与大肠为表里，肺气清肃，而肠间被热所蒸之积垢，必然能通泄，积垢涤去，胃肠气机流通，浊气不至上逆，而呃忒自止，此时脉象大都右寸浮洪滑，右关浮弦大。以清热肃通气道方以犀角9 g、元参24 g、花粉20 g、知母12 g、双花24 g、连翘12 g、竹茹9 g、贝母15 g、竹叶9 g。

石注谓呃忒为风阳之呃，非用犀角、知母、银花不止，是有悖于孟英先生的论理。

凡外感温热，久郁伤阴以及内伤积热日久，服甘凉育阴药，便下黑矢数次，是病向愈之机。

其弟顾翰云左胯间肿硬而疼，暮热溺赤，舌绛而渴，孟英持脉细数，径用西洋参、生地、麦冬、楝实、知母、花粉、银花、连翘、甘草、黄柏等药服旬日而愈。

胯间发生肿硬而疼,属阳证痈类,以溺赤、口渴为热症,暮热多属阴虚,脉细数,细为阴虚,数为热毒,以滋阴生津泄热解毒之品治之。方以生地、西洋参、麦冬、花粉、知母养阴,双花、连翘、黄柏清热,楝实下达,甘草以缓之。孟英治痈每用银花180 g,孟英治外科之疾,不执成方,以辨证灵活用药,疗效良好,可师之。

康康侯子,患心悸自汗,气短面赤,霎时溲溺数十次,澄澈如水,医金谓虚,补之日剧。孟英诊之,脉左寸关数,右弦滑,心下似阻,因作痰火阻气,心热移肺,治用蛤壳、黄连、枳实、楝实、旋复、花粉、桔红、杏仁、百合、丝瓜络、冬瓜子、海蜇、荸荠、竹茹、竹沥、梨汁等,出入为方,服之良愈。

此例由症状看以为虚,溺频而色清必以为虚证。孟英不惑于症状,以脉测证,左寸关数,是心肝有火,右弦滑,宜在右寸,心下似阻,结合右脉弦滑为痰火阻气,心热移肺,是真实病象,心热痰火皆能促使心忡气短,阳火阻于上则面赤,热蒸则汗泄,阳火不降,虽实火证而溲亦清,心肝火盛,而肝过职疏泄,致使小便频数。

用药不从症状,而针对切诊情况着手治疗,其方中黄连苦寒入心泄火,心火清澄,忡宁气平,并治肺受热之困,宜生用,此种病情一般用量6~9g。用药须根据病证变化出入为方,不得无根据安排出入用药次序。法以清热肃肺疏肝理气。以蛤壳、旋复花、花粉、雪羹、竹沥、橘红清肺蠲痰,杏仁、百合、冬瓜子、丝瓜络肃肺,黄连加竹叶清心热,楝实、枳实少许疏肝理气、竹茹清心、胃热,梨汁清热生津。

石注中姜炒黄连,此例用黄连清心,宜生用,竹茹不宜姜制。

许自堂孙患感,延至秋杪(末),证交二十八日,诸医束手。孟英诊之,左部数,右手俨若鱼翔,痰嗽气促,自汗瘼疭,苔色灰厚,渴无一息一停,垂危若是。孟英曰:据脉莫能下手,吾且竭力勉图,于是先以竹叶石膏汤加减至五剂,气平嗽减,汗亦渐收,苔色转黑,舌尖露绛,改投元参、生地、犀角、石膏、知母、花粉、竹叶、银花等药。又五剂瘼疭渐减,舌绛渐退,病者闻鼓乐喧阗(鼓声)即谵妄不安,神昏如醉,夜速孟英视之,予紫雪钱余,神即清爽,仍用前方,重用加竹沥,服八剂,始解黑如胶漆之大便,

而黑苔渐退，右脉之至数始清，惟烦渴不减，令其恣啖北梨，舌才不燥，痰出亦多，又六剂舌色乃淡，溲出管痛，热邪得从下行矣，凡十二日之间，共服大剂寒凉已二十四剂，计用犀角三两有奇，而险浪始平。续以前法缓制，服六剂又解胶矢五次，手足始知为己有，又五剂筋络之振惕始定，略能侧卧，呓语乃息，渐进稀糜，继灌甘润充其胃汁，七八剂后渴止知饥，脉皆和缓，又浃旬谷食乃复，又旬余便溺之色始正，前后共下黑矢四十余次，苔色亦净，授滋填善后而康。

怪绝之脉，除本藏本位表现绝脉，是无生理，如表现在其他部位，不可尽无生理而论，如按法治疗，也有生望。凡病重脉象模糊，指辨不清，为病乱正气，治之得法，其脉表现逐渐清晰。

按此例邪热甚重，以痰嗽气促、口渴自汗为治病重点，虽有瘕疝，知其热邪伤阴，热极风动，先以清肺养津为主。体会病情，以竹叶石膏汤加减：竹叶 9 g、生石膏 60 g、知母 12 g、麦冬 18 g、沙参 24 g、冬瓜子 30 g、蛤壳 12 g、芦根 30 g、竹茹 9 g、花粉 24 g、生桑枝 15 g、桑叶 9 g、菊花 9 g，去半夏之燥、甘草之壅。

治疗外感温热疾患，察舌以辨邪在卫气营血，主要看舌尖现绛，是心营热势已露，治以心肺两清，壮水制火，泄热解毒。以生石膏、知母清热生津，双花、竹叶清心肺之热，元参、生地育阴，犀角清心肝胃之热。

凡外感疾患，按法治之，患者大便泄下黄油样，或黑胶粪便数次，是热邪由肠道排泄为佳象，医者多有误以为脾气大伤，也有侈谈是漏下伤寒，必用固补燥湿之药。热邪被锢，热邪受束迫，其热益大，热邪势必冲入机体弱处，转变发生它病，如侵于藏，重则易戕人生命。

石注中竹叶、生枇杷叶不宜姜制。

段春木秋患发热，而腰腿痛如刀割。孟英视之，略不红肿，脉至细数，苔色黑燥，溺赤便黑，与西洋参、麦冬、生地、犀角、银花、楝实、石斛、知母、甘草、竹沥、蔗汁，为大剂投之，热减退，痛减已，惟舌绛无津，仍与甘凉濡润为方，数日后，忽舌绛倍加燥，及水饮不能下咽。孟英曰：真阴涸竭，药难奏绩矣，然疑其何以少愈之后，骤然阴枯，或者背与而服别药乎，继其友询云，段死于舌出，此曷（代词，怎么）故欤，孟英闻之大悟，因撷（采用）伤寒女劳复之文示之，彼于少愈后，曾宿于外，次日归来即转剧。……今少腹无绞痛之苦，原非他人之病易于我，真是女劳之复，以致真阴枯涸，将何药以骤复其真阴哉。

发热为外感温邪，腰腿痛如刀割，苔黑燥，溺赤便黑，脉细数，为真阴内损，热伤少阴。阴虚热盛，热邪耗阴，肝肾阴虚筋脉不得濡养，故痛疼。应清热养阴生津法，以西洋参、石斛、生地、麦冬、知母、竹沥、蔗汁养阴生津，双花、犀角清热，川楝子疏肝下行。热退痛减，但舌绛无津，为阴亏。仍以甘凉濡润为方，病情应该有向愈的转机，但忽然出现舌绛倍加燥，水饮不得下咽，孟英认为真阴涸竭，药物已不能救治此病，通过患者挚友知道，此人死时其舌伸出，了解到该患者病情为什么会突然恶化，正如伤寒论女劳复，此人无少腹痛，不是他人之病易于我，而是女劳复致阴分更亏，阴液枯涸以致死亡。其舌伸出为热邪所逼。

顾升庵子久患多疑善恐，不出房者数年，食则不肯与人共案，卧则需人防护，寡言善笑，时或遗精，多医广药，略无寸效。孟英切脉，甚滑数，予玄参、丹参、竹黄、竹茹、丹皮、黄连、花粉、栀子、海蜇、荸荠为剂，送服当归龙荟丸四剂，即能出署观剧。

此例多疑善恐，以善笑可知病邪居于心，恐则虚在肾，多疑病属于肝。脉滑数，宜表现在两寸，左寸属心，心火旺则易使心阴虚，所用黄连直泻心火，宜生用或盐水炒；元参壮水制火，滋肾益心阴，元参对有痰邪者无滞胸之弊；丹参养心神以定志；丹皮、栀子清心包及肝胆相火，使热下行。右寸脉滑数是主痰火，天竺黄、花粉、海蜇、荸荠蠲痰火以免阻碍气机，蒙蔽神明。左关脉宜弦滑数，为肝火，肝阳横厥，则神明乱，合当归龙荟丸清泄肝火以奏效。

此种疾患，按法治之，故能有效，但也可以因为某些因素患者不适，因而使疾病反复，需使患者环境舒适，予以温暖悦志畅心，可能持久不发作。

遗精之因，在肾亏而心火妄动则遗精，滋阴清心也是治遗精之法。

陈某偶患溏泄，某以温补健脾之药，数日后泻虽减，而发热昏痉，咽喉黑腐，肝肾之阴两竭。孟英诊曰：迟矣，病起泄泻何必为寒，正是伏邪自寻出路，而温补以固留之，自然内陷厥阴，不可救药。果即殒焉。

继有高小垞弟因食蟹患泻，黄某用大剂温补药，泻虽止而颈筋酸痛，舌绛呕渴，口气甚臭。孟英持脉沉数，曰：食蟹而后泻，逢会其适耳，脉证如斯，理应清润。患者自畏凉药，服吴某温补，服及旬日，昏痉舌黑而毙。

溏泄一般喜用温补健脾，不细审脉象，以测病因，仅以症状治疗易误，常有饮食某种食物，多有适逢其会，而发生疾病，医者不由脉证具体分析，只以为食物所引起的成见，横塞胸中，从症状治疗多易误人。此种情况不但昔若此，迄今仍然如此。

凡泄泻脉实数洪滑，或弦数，皆是热邪实证，如热邪内伏，其脉沉数，脉沉数为伏热，其热势较重，患泄泻是因热而泄，宜用苦寒清剂，即是苦以坚之之义。如服温补健脾，多有便泄减少，患者以为对证，医也炫以为得法，既至热邪被锢，变证发生，患者以为另有疾病，实不知其病之由来是医者所造成，临证应以此例误治为警戒。

金某久患脘痛，按之漉漉有声，便秘溲赤，口渴苔黄，杳不知饥，绝粒五日，诸药下咽，倾吐无余，孟英查脉，沉弱而弦，用海蜇、荸荠各四两煎汤饮之，径不吐，痛亦大减，继以此汤煎高丽参、黄连、楝实、延胡、栀子、枳椇、石斛、竹茹、柿蒂等药，送服当归龙荟丸旬日而安，续予春泽汤调补收绩，盖其人善饮而嗜瓜果以成疾也。

此例久患脘痛，药下咽倾吐，先以雪羹汤治其标，凫茈即是荸荠又名地栗，甘寒清热，消食疗膈泄胀。海蜇咸平，清热消痰，行瘀化积，开胃润肠止痛。

胃热则使痰滞，胃热痰滞以致脘痛，痰热上逆则倾吐，胃腑以通为顺，雪羹清热涤痰，胃腑得通不倾吐，脘痛亦大减，再按脉证治其本。

脘痛按之漉漉有声，是有痰饮。便秘溲赤，口渴苔黄，是胃肠热，心肝亦热。不饥不食，药下倾吐，胃火挟痰，清降失职。脉沉弱而弦，沉为肝郁，弱在气虚，弦属饮邪，也主肝脉，实在肝火。治先以大剂雪羹清热涤痰得安，按脉证加入高丽参补气，石斛除热生津，竹茹、柿蒂清胃降逆气，栀子、黄连清郁热利小便，楝实、延胡索为金铃子散，舒肝气止脘痛，患者善饮酒，虑水酒伤脏，配入枳椇子甘平止渴，润五脏解酒毒，送服当归龙荟丸以重泄肝火，以免肝阳侮胃贼肺之患，至于火退病安，其脾久困于饮及瓜果所伤，故用春泽汤补气健脾，使气化水湿之邪。

春泽汤：泽泻、猪苓、茯苓、白术、桂心、人参。主伤暑泄泻，泻

定仍渴，小便不利。

乔有南年三十九岁，患牡疟二旬，医治罔效。孟英往诊，脉微无神，倦卧奄奄，便秘半月，溺赤不饥，痰多口甘，稍呷米饮，必揉胸捶背而始下，苔色黑腻，而有蒙茸之象，乃曰：此精气神三者交虚之证，不可与时行伏暑晚发同年而语也，幸前手之药，法主运中尚无大害，予参、术、桂、附、沉香拌熟地、鹿角、石英、苁、杞、归、茯、杜仲、枣仁、菟丝、山萸、橘皮、霞天曲、胡桃肉等出入为大剂。投十余剂，寒后始有热，而苔色乃退，口不作渴，甘痰亦日少，粥食渐加，即裁桂、附、白术加石斛，又服七剂，解黑燥大便甚多，凡不更衣四旬二日，寒热亦断，安谷溲澄而竟愈……孟英曰：温补亦治病之一法，何可废也，第用较少耳。

口甜为脾土之味，分虚实二证，实证为脾瘅，湿热之气聚结于中宫，盈余充满，则上泛甘味，其舌鲜明质赤红，有白腻苔或黄腻苔，也有白黄相间的腻苔，有少数舌苔无表现，其脉滑数，或濡按之滑数，或弦滑；虚症为脾虚不摄津液，则浊气上泛，涎沫凝痰，小便也有的黄赤色，其舌质淡红，右寸关脉微弱无力，一般治疗四君子汤加益智仁。

此例属虚症，虽有便秘溺赤，但脉微无神，倦卧奄奄，苔色黑腻有蒙茸之象。此种舌苔一般属热极表现，此例是虚寒症的表现，体会其用药，沉香拌熟地，沉香气沉降，助熟地下达入肾，借其理气之能，不至滞脾，但此例脾阳虚若此，虽有此沉香制法，而脾亦难有运化布药之机能，以参、术、桂、附补气回阳，胡桃、菟丝子、鹿角、杜仲、枸杞、当归、苁蓉补肾，山药健脾肾，枣仁养肝安神。脾肾阳气已恢复，所以去白术燥湿及桂、附辛热刚药，加石斛甘平清润，益脾胃滋阴精，气阴受药温养滋濡，津液溉通，则大便畅行，即气随津行，而病渐解。

前贤著作多以常见某种疾患，有所发明、有所创造，而后人多有误解，以为偏于某种疗法，由孟英口述，可见当时医风情况，其所以治热性病和阴虚及湿热较多，因当时无识者，有识其偏，以致孟英特述，温补亦治病之一法。

陈媪患牡疟月余，腹胀便秘，嗳多不饥，口淡脉滑，孟英主连、朴、桔、贝、杏、茹、旋、苑、杷、蒺为方，数剂即瘳。

此例由用药体会，其右寸关脉宜沉滑，病在中焦，以厚朴、橘皮气温味苦，开泄中焦，消腹胀以散寒热，川贝母、杏仁以舒展气机郁结，合紫菀之气温味苦，以散寒热结气，并使肺气利，则大便行。无痰不成疟，黄连于开气散结中发挥清泄火邪，又助去痰药以清痰火，一般疟疾蠲痰药以半夏为主，此例痰邪属于燥痰，用川贝母既辛散肺郁，又适宜去其燥痰，故不用半夏辛温助其燥，于散结调中药中加枇杷叶、旋复花、竹茹降气逆调中宫，自然思纳口和，由此可知，口淡非皆胃阳不旺之证，白蒺藜气温味苦，温能行，苦能泄，以助辛开散结，况气郁结，而肝气亦郁，白蒺藜亦具有条达肝气之功能，郁结可解，气畅痰除，邪气自散，其疟可愈。

其令弟因夜间未寐，清晨饮酒解寒，适见人争谇（责骂），即觉心跳欲吐，家人疑其醉也，而欲吐不出气即逆奔如喘，且肢麻手握，语言难出，又疑为急痧而欲刺之。孟英闻而视之，脉象弦驶，曰：夜坐阳升，饮醇则肝阳益浮，见人争谇，是惊则气更上逆，不可刺也，灌以苏合香丸一颗，下咽即愈。

清晨饮酒解寒，见人责骂，感心慌欲吐，其脉弦数，弦为肝旺，数为热。此为夜坐阳升，饮酒使肝阳上浮，见人责骂，受惊，其气上逆更明显，痰闭气结，以苏合香丸（白术、朱砂、麝香、香附子、丁香、沉香、荜拨、檀香、青木香、安息香、犀角、薰陆香、苏合香、龙脑、呵黎勒皮）辛香通气，解郁开窍即愈。

黄履吉截疟后患浮肿，赵某闻其体素虚，切其脉弦细，遂用温补，驯致呃忒不休，气冲碍卧，饮食不进，势濒于危。孟英视之曰：脉虽弦细而有力，子必误服温补矣，肯服吾药，犹可无恐，因予瓜蒌、薤白合小陷胸汤，橘皮竹茹汤，加柿蒂、旋复、苏子、香附、赭石、紫菀、杷叶为方，四剂而瘳。

此例痰邪未净，误用截疟，以致痰滞气郁，经气不行，则浮肿，医者仅从闻其体虚，局限脉形，不辨脉理，又不识证，因误于截疟药而病变，又用温补而使痰气益郁，胃气上冲。孟英用瓜蒌、薤白合小陷胸汤橘皮竹茹汤一语，可知三方为主有互用之妙，通达阳气，清豁痰火。肺胃之气，以降为顺，橘皮竹茹汤清和胃气，又借柿蒂、苏子、枇杷叶、紫菀以降肺胃之气，其冲逆之势较重，恐以上所用之药，不足胜任，则复入代赭石、旋复花以重镇其逆。

香附性平气味辛，通行气分，利三焦，解诸郁，生用除胸中郁气，由肺气也可达于皮表。其脉弦细有力，必右寸沉弦滑数，右关浮。方以瓜蒌30 g、薤白9 g、半夏9 g、黄连6 g、橘皮9 g、竹茹9 g、柿蒂9 g、旋复花9 g、苏子9 g、生香附9 g、赭石5 g、紫菀9 g、生枇杷叶30 g。

陈皮竹茹汤：陈皮、白茯苓、黄连、竹茹。用于痘疮之后呕吐者。

小陷胸汤：半夏、黄连、瓜蒌。主治小结胸病，心下痞满而软，按之则痛，脉浮滑者。

瓜蒌薤白汤：半夏、瓜蒌、薤白。行气解郁，通阳散结，祛痰宽胸。

吴馥斋室春间娩子不育，汛事亦未一行，偶患呕吐，发热眩晕，心中嘈杂，大解溏泄，口渴溲痛，或疑其妊娠，或疑为损。孟英诊曰：产及一载，而经不至，腹不胀，脉弦缓，非妊娠非损，乃血虚痰滞而感冬温也，以羚羊、淡豉、竹茹、白薇、栀子、杷叶、知母、葱白、花粉投之，三剂热退吐止，去葱、豉、羚羊，加生地、甘草、橘皮，调之而愈。

春间分娩后孩子已死，偶有发热眩晕，呕吐，心中嘈杂，大便溏，小便痛，口渴，无腹胀，一年来月经未至，其脉弦缓，弦为肝旺，缓为血虚不足。产后血分不足，又感受冬温，热邪燔津为痰，故眩晕，热邪伤心胃，则心中嘈杂，热邪下行，大解必溏，小便热，热耗津液故口渴。以羚羊角清热祛风，葱、豉解表，知母、花粉祛热痰，栀子清热去嘈杂，白薇清血分之热，竹茹、杷叶清胃热降逆。热退吐止，去葱、豉、羚羊角，加生地育阴，橘皮、甘草和胃。

盛犀林仆患血痢，自秋徂（到）冬，半年罔效，孟英察脉细弱，而口干，腰膝酸疼，与鹿角霜、苁蓉、枸杞、杜仲、菟丝子、续断、血余、石脂、木瓜、砂仁炒熟地，十余剂而痊。

患血痢半年罔效，其脉细弱，为肾阴虚中阳气亦衰弱。肾阴气虚不能摄血，故患血痢之久。肾阴阳衰弱，气血运行无力，故腰膝酸疼。枸杞、菟丝子、苁蓉、熟地滋补肝肾，鹿角霜补肾阳，杜仲、续断补肝肾，赤石脂涩肠，血余炭化瘀，木瓜平肝舒筋。

徐月严室，患周身麻木，四肢瘫痪，口苦而渴，痰冷如冰，气逆欲呕，汛延腹胀，频饮极热姜汤，似乎畅适，深秋延至季冬，服药不愈。孟英诊脉沉弦而数，曰：溺热如火乎，间有发厥乎，病者唯唯，遂以雪羹、旋、赭、栀、楝、茹、斛、知母、花粉、桑枝、羚羊、橄榄、蛤壳为方，送下当归龙荟丸，服之递效，二十剂即能起榻，乃去羚、赭，加西洋参、生地、苁蓉、藕，投之渐愈。

人知口苦而渴为热，不知痰冷如冰，为热邪深锢，肺气不行现证，溺热如火，时或发厥，皆热结肝经之证，其脉沉弦而数，沉为气滞，弦为肝旺，数为热，此为肝经感受热邪。肝主疏泄，肝受热邪，其疏泄脾胃之功能失司，故腹胀，口苦而渴，气逆欲呕。热邪燔津为痰，痰热阻滞气机，气血不畅则周身麻木，痰冷如冰。本病是受热而致，反用热姜汤，使热更甚，热愈盛，厥愈深，热邪耗阴液，肝主筋脉，阴液不足润养筋脉，故四肢瘫痪。小便热为邪有出路。以雪羹、旋复花、花粉清热祛痰，蛤壳清肝祛痰，旋复花、赭石祛痰降逆，栀子清心肝之热，竹茹清胃热止呕，知母清金润肾，石斛育阴，羚羊角清肝热息风，桑枝清热通络。送服当归龙荟丸清肝胆实火。继以去赭、羚，加西洋参、生地、苁蓉育阴生津而愈。

常见治瘫痪病，多有不辨证用药，概执以经验成方补气活血宣风去痰，使肝热痰火受芪、参补锢，病势益重，以致濒危，大都受补锢甚者其脉多沉，受补锢轻，其脉亦有浮者。此例脉沉弦而数，是受补锢重的，方中可加川贝母、枳壳、石菖蒲疏畅气机，如用莱菔汤带水煎药，既能除痰并能解人参补锢之力。

溺热如火，宜用生栀子9～12 g。姜栀皮不适病情。

张肖江妹暮冬患感，朱某进温散药数服，病日剧。孟英视之，目瞪不语，面赤气逆，昼夜需人抱坐，四日不著枕矣，乃冬温挟痰，误提而气不肃降也，以旋、赭、杏、贝、花粉、茅根、冬瓜子、紫菀、薤白、楼仁、苏子、石菖蒲、竹沥为剂，芦菔汤煎，三剂大便行而能卧矣。自言胸中迷闷，改用小陷胸汤合三子养亲加沙参、知母、旋、贝、竹茹、枇杷叶数剂，热退知饥而愈。

一般温病，误用温散升提，气不肃降，其脉浮数，右寸必过浮，甚至上溢。此例温病挟痰，气宜郁结，其脉两寸偏沉，右寸宜滑，气口浮大，所以用贝母、杏仁、薤白、石菖蒲辛开散结，并助消痰降气，肺得清肃之药，其气下降，则大便必行。

胸中迷闷，是痰火仍盛，肺气不利，以小陷胸汤清热豁痰，合三子宽胸利膈，消痰降气，脉右寸沉取宜滑大，加沙参清养肺阴，使痰火消，肺阴易于恢复。

小陷胸汤及三子养亲方：半夏9 g、黄连9 g、瓜蒌30 g，苏子降气定喘止嗽，白芥子蠲痰下气宽中，莱菔子化痰开痞降气，各味微炒，用量皆宜各6～9 g。

知母、竹茹、枇杷叶、楼仁、黄连不宜姜制，莱菔煎汤代水煎，不宜煨煎药。

王炳华子患感，叶某用温散而气逆碍卧，王医作肾虚不能纳气治，连用温补，喘嗽益剧，面浮跗肿，抬肩自汗，大渴胁痛，乞治于孟英，已半月不交睫，诊其脉，右部弦大而强，舌根黑苔如煤者两条，面黧形瘦，幸而大解溏泄，得能消受许多误药，与旋、赭、黄连、枳实、瓜蒌、苏子、杏仁、紫菀、生石膏、莱菔汁，六大剂始能就枕，而大渴不止，脘腹反行痞胀，按之坚痛，乃去旋、赭，少加白芥子、半夏、薤白，兼令日啖北梨数十枚。服旬日，胸腹皆舒，苔色尽退，惟嗽未已，改用西洋参、杏、贝、芦根、知母、冬瓜子、花粉、柿霜、杷叶、竹沥，十许剂而跗肿、渴泄亦皆霍然矣。凡啖梨三百余斤，闻者莫不诧异。

医认证不清，不识温散伤肺，温补痰热窒肺其肺热益炽，治疗不知主要治肺炎热及热燔津为痰之邪，所以愈治而病愈重。

孟英诊其脉右部弦大而强，必以右寸及气口为主，肩抬自汗，大渴胁痛，为痰热滞胸，所幸大解溏泄。予以肃肺降气法，以生石膏清肺胃之热，杏仁、瓜蒌、紫菀肃肺祛痰热，苏子利膈宽胸，旋复花、赭石降逆气，莱菔汁祛痰理气。服药后，其脘腹反形痞胀，按之坚痛，体会其用药，上方去旋复、赭石之降，用白芥子利气去痰，宽中止痛，加半夏，同瓜蒌、黄连为小陷胸汤清豁痰热，合薤白散痞通阳，其脘腹自舒，其脉宜现偏沉洪滑。继用养阴肃肺之剂病愈。

王氏医案续编

·卷三·

　　高汉芳患滞下色酱，日数十行，年已七十七岁，自去秋以来，渐形疲惫，即服补药，驯致见痢，黄某径用温补，势乃剧。孟英诊之，右脉弦细芤迟，口渴溲涩，时时面赤自汗，乃吸暑邪，误作虚治，幸其所禀极坚，尚能转痢，一误再误邪愈盛，而正反虚矣，以白头翁汤加参、术、银花、芩、芍、楝、斛、延胡，二剂即减，五剂而安，继予调补竟得霍然。

　　暑邪一般脉象现数、洪大或洪滑或现虚大，如脉现弦细芤迟，是暑邪伤气，是假虚象，而暑热仍是实证。

　　此例滞下酱色是热证，口渴溲涩，时时面赤自汗，皆是热证表现，用白头翁汤和黄芩、白芍、银花等清之。暑热伤气，邪愈盛而证反虚，复入党参、白术、石斛，益正气养阴液，其入金铃子散，因脉弦腹痛之故。

　　正气虚甚，过于热邪，用苦寒药较参、斛用量减半，热邪盛甚，过于正气，党参、白术、石斛用量较苦寒药减半。

　　方以白头翁 9 g、黄连 9 g、秦皮 9 g、黄柏 9 g、黄芩 9 g、白芍 9 g、银花 24 g、川楝子 6 g、元胡 6 g、党参 9 g、白术 6 g、石斛 9 g。

　　叶昼三侄女上年四月分娩，七月患赤痢，其家谓产后之病，不敢服药，延至今春，肌消膝软，见食欲呕。孟英诊之，左细软，右滑数，伏暑为病，辛未误药，与沙参、陈仓米、归、芍、续断、木瓜、扁豆、连、斛、石莲子、荷蒂、柿蒂、枇杷叶、橘皮为方，送驻车丸而愈。

　　患赤痢，其脉左细软为肝血不足，右滑数为伏暑为病，暑热伤脾胃故见食呕吐，肌消膝软。热邪伤血络则便血。法以和胃为主，以陈仓米、扁豆、石斛、石莲子清养胃气健脾，杷叶、柿蒂、荷蒂、陈皮降逆止呕，当归、白芍调血治痢，黄连、石斛清热养津，续断宣通血脉补肝肾，木瓜平肝和胃。继以养阴清热而愈。

　　脓血便以调血而止血，后重以调气而止痢。禁口痢治疗以黄连、石莲子为主。后送驻车丸而愈。

驻车丸：黄连、阿胶、当归、干姜。滋阴，止痢。用于久痢伤阴、赤痢腹痛，里急后重。

郑芷塘妻母年逾华甲，仲春患右手不遂，舌謇不语，面赤便秘，医予疏风不效。延诊孟英，脉右洪滑，左弦数，为阳明腑实之候，疏石菖蒲、胆星、知母、花粉、枳实、蒌仁、秦艽、旋复、麻仁、竹沥为方，盖"人中脏宜下之"，脏字乃腑字之误。书方未服，延至二旬，苔裂舌绛，米饮不沾，腹胀息粗，阴津欲竭，非急下不可，即以前方加大黄四钱绞汁服，连下黑矢五次，舌謇顿减，渐啜稀糜，乃去大黄，加西洋参、生地、麦冬、丹皮、薄荷，服五剂，复更衣，语言乃清，专用甘凉，充津涤热，又旬日，舌色始淡，纳谷如常，改以滋阴渐收全绩。

此例中风，其脉右洪滑，洪为热盛，滑为痰，为痰火，肺胃之实证，左弦数为肝风。其人平素阴虚，阳明热气久蕴，热灼津为痰，便秘使热气不得宣泄，势必热气挟痰上涌引动肝风，使气血并走于上。其病初步治疗在阳明腑实，所用清痰治标，以麻仁、蒌仁润下通腑以治本，因患者当时腑实情况较缓，所以仅以润药行之，用润胃肠之麻仁用量宜30～60 g，蒌仁30 g为适。方以麻仁、蒌仁润便，石菖蒲、胆星、知母、花粉、蒌仁、旋复花、竹沥祛痰热，枳实理气。去肝风可加羚羊角、桑叶、菊花。

案中虽未述痰邪外露的现象，而脉洪滑之滑，即系痰火内滞，必须治痰。方药未服，苔裂舌绛，腹胀气粗，是腑实热耗津，需急下以存津，上方加大黄泄其腑实热，其痰火也随之亦降，如大便不秘结，但粪便量较少，舌上有一点黄苔，即腑实反映，也需要加大黄、芒硝急泄下之，以免热邪耗津。如舌苔白而干，痰火壅盛，大便秘结，需用沙参、麦冬、知母、花粉养肺阴清痰火，药中加大黄以泄之。

方中去大黄是热去阴津虚，加西洋参、生地等药，如加入元参壮水制火滋阴息风更佳。

石注谓气分暑邪略尽，其为暑邪，应当是热邪为适。

章养云室患感，适遇猝惊，黄包二医皆主温补，乃至昏谵痉厥，势极危殆。求诊孟英，证交三十八日，脉至细数无伦，两手拘挛，宛如角弓之反张，痰升自汗，渴饮苔黄，面赤臀穿，昼夜不能合眼，先予犀、羚、贝、斛、元参、连翘、知母、花粉、胆星、牛黄、鳖甲、珍珠、竹黄、竹叶、竹茹、竹沥为方，三剂两手渐柔，汗亦渐收，又五剂，热退痰降，脉较和，而自言自答，日夜不休，乃去羚、斛、珠黄，加西洋参、生地、大块朱砂两许，服之聒絮不减，复于方中加青黛、龙、牡，服二剂，仍喋喋不已。孟英苦思数四，径于前方加木通一钱，投匕即效。次日病者自云：前此小溲业已通畅，不甚觉热，昨药服后，似有一团热气从心头直趋于下，由溺而泄，从此神气安谧，粥食渐加，两腿能动，大解亦坚。忽咽肿大痛，水饮不下，孟英曰：余火上炎也，仍予前方，更吹锡类散而安，惟臀疮未敛，腿痛不已，乃下焦气血伤残，改用参、芪、归、芍、生地、合欢、山药、麦冬、牛膝、石斛、木瓜、桑枝、藕肉，数服痛止餐加，又予峻补生肌而愈。

此例脉细数无伦，是阴虚热邪炽盛，病势很重，以元参、鳖甲、石斛清热养阴，犀角、羚羊角、珍珠、牛黄清神息痉，连翘、竹叶清心热，川贝母、知母、花粉、胆星、竹茹、竹沥以去痰，综其治法，清热息风安神化痰。

热退痰减，自言自答，日夜不休，邪热居于心宫，昏谵痉厥消失，上方去羚羊角、石斛、珍珠、牛黄，只留犀角咸寒清心凉血，加生地滋水养心阴，大块朱砂煎取其气味，不取其质，入心解热定神，加西洋参益气生津，以其用西洋参而论，石斛应留方中。用以上药治心热未效，因左关脉弦数，肝藏魂，用青黛、龙骨、牡蛎清肝敛神。如此用药仍不效，因热未能下行，自言热在心，心热不下行，可取导赤散之义，用木通味淡而苦，上通心包降心火，下通膀胱导热由小便出，又同黄连苦寒，清心火之力，所以服药后，似有一团热气，从心头直趋于下，由小便而泄。

忽咽肿大痛，为余火上炎，前方宜去胆星，重用元参、生地滋补于下，加银花、山豆根清于上。热邪已净，气血伤残，褥疮不易生肌，用补益药恢复气血，其中应重用合欢皮，补阴生肌肉，消痛肿止痛，又便于褥疮愈合，合欢皮用量12～15 g。

竹茹清热，不宜姜制，元参滋阴不滞胸，不需开水泡冲去渣，宜共煎之，龙骨、牡蛎宜生用，胆星用量宜6～9 g，石斛不需大量，只需12～15 g即可。

吴女患感，诸医首以升散，继进温补，至三月下旬，证交三十五日，昏痉谵语，六昼夜不交睫，旬日不粘米饮。孟英会诊，脉弦滑而微数，齿不能开，窥其舌缩苔垢。孟英曰：尖虽卷，色犹红润，且二便不秘，尚有一线生机未绝，揆（揣测）其受病，原不甚重，只因谬治逾月，并谓病已逾月，腰以下得毋磨坏。书方以犀角四钱、石菖蒲二钱、贝母二两、整块朱砂两许、竹沥碗许，佐以竹叶、竹黄、竹茹、知母、花粉、元参、旋复、丝瓜络、苇茎、银花、鳖甲，调下紫雪丹。次日渠母曰，王君明视隔垣，小女腰下果已磨穿，糜溃如拌，昨药服后证亦少减。孟英仍主原方，四服后夜始眠，痉才息，舌甫伸，苔乃黑，孟英于前方去鳖甲、朱砂、菖蒲，加生地、栀子，数服后苔转黄，大便黑如胶漆，且有痰色。盖从前大解黄色，似乎无甚大热，不知热由补药所酿，滞于肠胃曲折之地而不能下行，势必熏蒸于上，致有内陷入藏之逆也，黑矢下而神识渐清，余热复从气分而达，痰嗽不爽，右脉滑搏，孟英主用竹叶石膏汤加减，四剂渐安而外患痛楚，彻夜呻吟，虽敷以珠黄（珠黄散），滋以甘润未能向愈，孟英令以大蟾蜍洗净煎汤，煎育阴充液之药服之，果痛止肌生，眠食渐进，汛事如期而瘳。

此例原受病不重，只因误治逾月，使病情加重。舌色红润为阴液未竭，二便不秘为热有出路，且正气亦能推邪下行，尚有一线生机。热灼心宫使舌缩尖卷，热蒸痰滞则苔垢，其脉在寸宜弦滑微数，较诸脉有力，故以石菖蒲、犀角、朱砂等入心清热。痉脉弦滑微数，宜加羚羊角，可能因羚羊角价昂，用元参、鳖甲、紫雪滋阴清热以息痉。其用大量贝母舒展气机、急开肺络，与天竺黄、旋复花、知母、花粉祛痰，川贝母并治褥疮，双花、竹茹、竹叶清热，丝瓜络通络。

郁热得伸则热邪外露，因而舌现黑苔，热郁消耗阴分，所以去鳖甲、朱砂、菖蒲，加生地清热滋阴，复入生栀子苦寒清解郁热。

黑矢下，神识渐清，痰嗽不爽，为余热在气分，其右脉滑搏，以竹叶石膏汤清热生津，加杏仁、贝母肃肺，双花清心肺之热。

褥疮痛楚为毒热未消，虽外用珍珠、牛黄，即珍黄散敷之，也不足解其毒热。蟾蜍气味辛寒，辛有发散之能，寒有逐热之力，善消肿毒，为疔疮痛疽要药。以蟾蜍煎育阴充液之剂而痊。

竹茹不宜姜制。元参不宜泡冲去渣，宜入药共煎。

吴酝香仆患感鼻衄数升，苔黄大渴，脉滑而洪，孟英投白虎汤二剂而

安，遽食肥甘，复发壮热，脘闷昏倦。孟英以枳实栀豉汤二剂而瘥，数日后又昏沉欲寐，发热自汗，舌绛溺涩，孟英诊之，左尺细数而芤，右尺洪大，是女劳复也，细诘之，果然予大剂滋阴清热药，吞羖（公猪）鼠矢而愈。

此例患感鼻衄，用白虎汤，因苔黄大渴，脉洪而滑，也当有汗出之证，脉洪滑宜居右寸关。阳明经证，热邪循经上冲，以致鼻衄，用白虎汤清阳明之热，衄血自止。白虎汤如加茅根、炒黑栀子较好。

食复发热脘闷，枳实栀豉汤是适应证，孟英只述枳实栀豉汤并未有加味。每治此类病，右关脉滑或弦滑，寸浮洪，枳实栀豉汤加神曲、麦芽，消肉食加焦山楂，舌苔黄，大便不行加大黄宜3g。

孟英诊脉左尺细数而芤，右尺洪大，是女劳复，阴虚发热浊气充塞。以滋阴清热方以生地24 g、元参24 g、天冬18 g、女贞子30 g、石斛12 g、知母9 g、黄柏6 g、龟板18 g、麦冬18 g、地骨皮6 g，药汁送服鼠矢3 g。

石注中在白虎汤二剂中加蚕沙等药与病不符。

王月锄媳于庙见时，忽目偏左视，扬手妄言。孟英视之，脉弦滑而微数，苔黄脘闷，盖时虽春暮，天气酷热，兼以劳则火升，挟其素有之痰而使然也。予犀、羚、栀、翘、元参、丹参、薄荷、花粉、礞石滚痰丸，三服而痰下神清，改投清养遂愈。

素有痰饮，感受春暮之热邪，劳则火升，其脉必弦滑有力，弦为肝热，滑为痰实，数兼阴虚，以犀角、羚羊角、元参清热息风顾阴，花粉、滚痰丸清肺豁痰，栀子、连翘、薄荷清解浮热，丹参清营安神。三服神清痰下，继以清养而愈。

一妇患证年余，药治罔效，初夏延孟英诊之，发热甚于未申，足冷须以火烘，痰嗽苔黄，间有谵语，渴饮无汗，急令撤去火盆，以生附子捣贴涌泉穴，且嘱恣啖梨蔗，方用人参白虎汤投之，七剂而年余之热尽退。继予养阴药而瘥。

发热下午二三点时明显，口渴欲饮，痰嗽苔黄，足冷须火烘，此为肺胃热盛，热愈深，厥愈深。热伤神明，故时有谵语。其脉宜右洪大。应立即撤去火盆，以人参白虎汤清热养津，恣啖梨、甘蔗清热生津；热在内，以生附子捣贴涌泉穴，引热下行。热退，继以养阴之药而愈。

临床用人参白虎汤加黄芩、栀子等即可。

单小圆患右胁痛，医与温运药，病益甚，甚至音瘖（喑、哑）不能出声，仰卧不能反侧，坐起则气逆如奔，便溺不行，汤饮不进，已三日。孟英诊其脉，沉而弦，与旋复、赭石、薤白、瓜蒌仁、连、夏、茹、贝、枳实、紫菀，加雪羹服之。一剂知，数剂愈。

胁痛多为肝气郁滞而致，本应以疏肝理气即可，医与温运之药，使之热愈盛，气愈郁。热盛，痰热生，气机郁滞，只升不降，则气逆如奔，便溺不行。其脉沉弦，弦为肝旺，沉为气郁于内。以瓜蒌半夏薤白汤通其胸阳，合小陷胸汤：半夏、黄连、瓜蒌祛热痰开胸，瓜蒌亦舒肝气，川贝母、枳实通达气机，黄连、竹茹清热，旋复花、赭石降之，雪羹清热祛痰，紫菀润肺下气，通调水道。一剂气畅，二便行，数剂愈。

一妇患带下腰痛，足心如烙不能移步，孟英投大剂甘露饮而瘳。

带下腰痛此为湿热，足心如烙为阴虚。其脉宜两寸滑大，尺脉弦细。孟英以甘露饮治之。

甘露饮为治阴虚湿热而设，按此例症状孟英用大剂甘露饮：二冬、生熟地、甘草、石斛养阴清热，黄芩、茵陈清热化湿，杷叶、枳壳降逆理气。甘露饮应以全剂，不需添加其他不必要的药物。

赵女患发热呕吐，口渴便秘，而年甫三龄，不能自言痛苦，孟英视其舌，微绛而苔色干黄，与海蜇、鼠矢、竹茹、知母、花粉、杏仁、贝、栀、斛之药二剂，果下未化宿食，色酱黏腻。

儿科不能自言病，除家属代诉，属于哑相。此例以苔色干黄，热在气分，舌干是津液伤，所以用清气分及养津之药，其中海蜇、贝母、杏仁合以润肺解肠结，使鼠矢清热下其浊气，便下宿食，其疾可愈。

此例本质为津亏肺胃有火，其右脉宜沉洪滑，左脉宜弦细。用药以竹茹、杷叶清胃热止呕吐，川贝母、杏仁通达气机，通大便，脉沉不用白虎汤清肺胃，而用知母、花粉、海蜇祛热痰，石斛养津。阴亏之人消化道不好，禁忌用温运、温补之药，否则引起阴竭而亡。

此类积食发热呕吐，是儿科常见的疾患，患儿积食发热，不宜治其发热，积食消失则热自退，积食患儿多厌食物，积食易热，使口渴便秘，热上逆则呕吐，如积食泄泻，不宜治其泄泻，治其积食泄泻自止。常治儿童积食发热方：槟榔3 g、神曲3 g、陈皮1.5 g、麦芽3 g、炒莱菔子3 g、焦山楂3 g、莱菔捣汁二大盅冲入药汁、竹茹3 g、芦根15 g。口渴加花粉3～6 g；呕吐加生枇杷叶6 g，橘皮改用3 g；痰多橘皮用3 g，竹茹用5 g，莱菔汁三大盅。

许某于醉饱后，腹中胀闷，大解不行，自持强壮，乃饮酒食肉。二日后，腹痛，又疑为寒，又饮火酒兼吸洋烟，并小便不通，继而大渴引饮，饮而即吐，而起居正常。孟英诊之，脉促歇止，满舌黄苔，极其秽腻，而体丰肉颤，证颇可危。因婉言告曰，不过停食耳，且饮山楂神曲汤可也，午后始觉肢冷倦怠，尚能坐轿出行，到家气逆，夜分痰升。比晓，胸腹额上俱胀裂而死，益知下之不及，故不予药。

强壮之人，醉饱后，腹中胀满，大解不行应以清导通便之剂即可，但继续饮酒食肉，以致食滞生热，又饮火酒吸洋烟（大烟），热火盛，肺胃皆热，阳明热则大渴引饮，饮而即吐，满舌黄苔。热邪燔津为痰，痰热阻滞气机，故脉促歇止。热极生风，故体丰肉颤。热耗阴津，液枯津涸，则小便不行，病势危重，孟英勉以山楂神曲汤，午后觉肢冷倦怠，仍外出行，以致阳气不降而气逆，夜间痰升，继胸腹额上胀裂，其证重而脉不足，下之不及，故死。

生活中饮食应有节制，不可任性，此例反复饮食不节，自以为是，反害自己。

何新之患感旬日，胡某诊谓势欲内陷。孟英视之，呃忒苔腻，便秘痰多，心下拒按，持其脉，右手洪大滑数，予小陷胸加沙参、菖、贝、菀、薤、茹、杏、旋、杷之类，数剂而安，继以甘凉，二旬后得大解而愈。

外感如此病变，是常见的疾患，热邪搏津为痰，居于肺胃，尤其平素痰火盛者，外感最易如此变化，胡医不认证空谈理论，以吓患者，非只昔日若此。孟英以脉测证，治疗首用小陷胸汤，清热蠲痰，合薤白以通胸阳，川贝母、杏仁、石菖蒲舒展气机，以散其结，枇杷叶、竹茹、旋复花清降肺胃逆气。此外感属温病，温邪首先犯肺，热伤肺阴，故用沙参清热养肺。

黄连宜生用，瓜蒌甘寒蠲胸降火涤痰结，宜用量30 g，半夏9 g、薤白9 g。

黄连、竹茹、枇杷叶不宜姜制。

翁氏妇患目疾，自春徂夏，治不能瘳，渐至腹中痞胀，痛不可当，食不能下，便秘形消。孟英视之，乃肝郁痰滞，而误补以致殆也，脉弦数而滑，予金铃子散合雪羹煎，吞当归龙荟丸，暨（给与）礞石滚痰丸，三投即效，服至二十余日各恙皆蠲。

患目疾，经治疗感腹中痞闷而痛，此脉弦数而滑，左关脉宜沉弦滑，弦为肝旺，数为热，滑为痰，沉为气滞，此为肝郁痰气阻塞误用温补而致。以金铃子散去肝气，止痛疼，加雪羹清热祛痰，当归龙荟丸清肝火，礞石滚痰丸逐痰降火。服后即效。

仲夏瘄疹流行，幼科执用套药，夭折实多。刘某子甫五龄，陆某见其瘄点不绽，连进柽柳（柳，叫三春柳，红柳）等药，壮热无汗，面赤静卧，二便不行。孟英视之，投犀、羚、白虎汤而转机，陆某力阻石膏不可再饵，仍进温散，以致气喘痰升，复加麻黄八分，欲图定喘而喘汗濒危，二便复秘。再恳孟英救之，投白虎加西洋参、竹叶而愈。继有房氏子亦为陆某误用温散致剧，痰喘便秘、口渴神昏、溲碧肢瘛。孟英予大剂白虎汤加犀角、元参、竹叶、木通、调紫雪四剂始安。

疹毒由血络向外透泄，因误服温散药气热闭其血，皮表郁闭热邪不能尽向外宣泄，则发热无汗，其状似如有表证，宜里清外散之法，使其毒热由皮表排泄，热毒解表宜清散，不宜温散。所以治疹解表宜用薄荷、牛蒡子辛凉药解表，使疹毒外透。

治疹用柽柳、麻黄辛温发表，体质强壮毒热不盛者，服之不至于明显不适，即一般疾患服不对证之药，身体能支持及反应迟钝者，可以没有明显变化。但患疹外有表寒者，径用麻黄温散，病有所改善，切不可恃辛温解表是治疹的适当药，还有以为配入石膏之清凉药，用麻黄不妨，也不可轻视玩忽之。疹热表不解，必须清解用辛凉解表，使热毒外透，必至汗出，疹出齐全，有内热则专清里。

此例壮热无汗，因温散使热强不能作汗，孟英用犀角、羚羊角、白虎汤清之，热清自能作汗。但虽因温散，使壮热无汗，也须防其有一部分表邪未解，犀角、羚羊角、白虎汤配入薄荷、牛蒡子、蝉蜕解表等品，为稳妥治法，如忽略表邪未解，专用清里药，易使表邪内陷，病势变化加重。不可强调石

◀ 603

膏辛能发汗，由于热强不能作汗，石膏有清热的作用，热清汗泄，营卫调和，不是石膏有发汗的作用。此例脉寸宜浮洪滑数。

用麻黄欲定喘，反而喘汗加重，是温散热炽伤其津液。舌苔宜白干，每治这类病情，用白虎汤加杏仁、沙参、茅根、银花、竹茹、绿豆及苇茎汤良好。

房氏子病较重，孟英予大剂白虎汤加药调服紫雪，其毒热已穿经入脏，热已伤阴，用元参滋阴壮水，其脉两寸宜洪滑而数，左脉宜弦细。

溲碧色，毒热在脏弥盛，用木通、竹叶导热由腑从小便排泄而去。

治疹用犀角应注意：

犀角性寒，泄热解毒，退热凉心，泄肝清胃，清心止惊，治热入心营，昏厥谵语狂妄，以及吐血、衄血为要药，能解百药毒。

有谓犀角治疹是特效药，有谓犀角不适于治疹。犀角确实是治疹良药，但在于是否恰如其分，所谓犀角对治疹特效，在疹表邪已解内热炽盛，或热侵心营，用之特效；所谓犀角不适于治疹，疹表未解而专用犀角，表未解，清其里易使表邪内陷，病变为坏证，或引起死亡，如表实里热，于解表药中加犀角，是为有效的药物。

李子瘄未齐，而痰嗽气喘，苔色白滑，小溲不赤，或主犀角地黄汤加紫雪，服之不效。孟英诊之，右脉洪滑，而口渴，乃天时酷热，暑邪薄肺，挟其素有之痰，而阻其治节，所以气机不行，而疹不能达，苔不能化，溺不能赤也，温散大忌，凉血亦非，予竹叶石膏汤合苇茎加杏、苑、旋、杷、海石投之，气平疹透，苔退舌红，小溲亦红，数日而愈。

此例疹未出齐，必身有汗，无气闭表郁的现象，苔色白滑，右脉洪滑，天热口渴，邪热在气分，而犀角地黄汤入血分药，气热未穿经入脏而服紫雪，服之不效尚幸，病邪在气分而用血分药治疗，最易引邪内陷或滞留气分发生病变。

治疗用竹叶石膏汤人参改为沙参，生石膏、知母、竹叶、麦冬、半夏清热生津，芦根、杏仁、紫菀肃肺，枇杷叶、旋复花降逆，海浮石清肺化痰。

石注中竹叶石膏汤混似白虎汤，有失孟英用药的意义。疹最忌用姜，其加入芦根、枇杷叶不宜姜制，儿科用海浮石宜3~6 g即可。

魏氏女因事惊吓，次日即不知饥，眩晕便祕，医谓神虚，投补数帖，

反致时欲昏厥，更医作中风治，势益甚。旬日后，孟英持其脉，弦伏而滑，胸腹无胀闷之苦，旬日余不更衣，是惊则气乱，挟痰逆升，正仲圣所谓诸厥应下者，应下其痰与气也，以旋、赭、栀、连、雪羹、楝、贝、金箔、竹沥、莱菔汁为方，并以铁器烧红淬醋令吸其气。二剂厥止旬日而瘳。

此例脉弦伏而滑，弦为肝脉，滑为痰饮，脉伏为投补使痰饮被锢，以致脉象变化，以脉参证，故以旋复花下降之性，治其伏饮痰结，并偕赭石、金箔、楝实镇惊逆而使肝气下行，脉伏为气郁，用川贝母散结解郁，舒展气机，惊则心气浮而君火动，以黄连、栀子清心宁神，黄连宜生用，栀子宜用栀仁，竹沥、雪羹、莱菔汁清热祛痰。铁器烧淬醋法，对惊厥、气厥、产后晕厥用之甚效。

某媪年六十余，患腰腿串痛，闻响声即两腿筋瘛不可耐，日必二三十次，卧榻数载，诸药罔效。孟英查脉沉弦，苔腻便秘，亦广服温补而致病日剧也，予雪羹、羚、楝、胆星、橘络、竹沥、丝瓜络、吞礞石滚痰丸及当归龙荟丸四剂，大泻数十次，臭韧异常，筋瘛即已，乃去二丸，加栀、连、羊藿（淫羊藿）服六剂即健饭而可扶腋以行矣。

凡病闻响声，四肢筋瘛者，多因风热、痰热、肝火阳实之邪，阳盛则易敏感，以阴静阳动之故。

此例治疗过程，如以为肾虚，补药也需要对证，肾阴虚反温补肾阳，则肾阴益虚，肾阴虚不足滋育肝脏，则肝阳炽盛，益增火燔液为痰涎，痰涎淤滞，经络被滞塞，肝阳实盛则易敏感，以致闻响声，即两腿筋瘛不可耐。孟英治法亦是先救药误为多，后滋养血液之药。

先以蠲痰通络清泄肝火，其热邪由大便排泄而出，则筋瘛消失，重邪既去，久滞痰热不能尽涤，吞滚痰、龙荟二丸。于清肝蠲痰通络方中，加黄连、栀子清除余热，其两寸脉宜浮洪，表现心肺有火，其尺部表现肾虚，加淫羊藿以补肾，治腰腿虚痛。

按一般痰火淤滞为病，脉现沉，宜用疏畅气分之药较好，但痰火滞气、清其痰火，气机无痰火阻滞，则气自能畅达，其脉自然浮起，虽不必泥于用疏气之药，若加疏气之药较为有益。

清肝蠲痰通络方：荸荠 30 g、淡海蜇 30 g、胆星 9 g、橘红 9 g、竹沥二酒杯祛痰，羚羊角6 g、川楝子9 g、橘络9 g清肝，丝瓜络9 g，与橘络通络。当归龙荟丸9 g清肝热，礞石滚痰丸3 g祛痰。

姚子瘵后两腿筋掣，卧则更痛，幼科作风治而愈剧。孟英以犀角、生地、木通、豆卷、葳蕤、桑枝、丹皮、栀子、丝瓜络投而效。

此例麻疹后两腿筋掣，为疹后营血为热毒所耗，不足以养肝，热毒入筋络，余邪在营血未净挟湿热为病。所以用犀角、生地走心经解营热，丹皮清泄血热，栀子清心肺合木通入心经，导湿热由小便排出，木通是通利湿热的主药，配以豆卷、玉竹、桑枝、丝瓜络助其清利湿热，通达经络以息两腿筋掣疼痛。其舌宜绛，宜有烦躁症状，脉两寸宜洪滑，左关尺宜弦细滑数。

徐艮生室，年四十余，于酷暑之时，患瘵，沈某予以清解，不能杀其势。孟英视之，体厚痰多，脉甚滑数，扬掷（同扬簸）谵妄，舌绛面赤，渴饮便涩，乃与大剂白虎汤加犀角、元参、银花、花粉、贝母、竹黄、竹叶、竹茹、竹沥，送礞石滚痰丸，服后大便下如胶漆，脉诊渐和，数日后去丸药，其势复剧，甚至发厥，仍加丸药乃平，如是者三次，险浪始息。复以白金丸涤其膈下流痰，续用甘凉濡润法，充津液而搜余热，渐以告愈。

成年人患麻疹，其症状比较严重，用清解之法，病势不减，其体厚痰多，脉滑数，数为热盛，滑为痰，其舌绛是热邪由气分入营分，口渴阳明热盛。热扰神明故谵妄。以大剂白虎汤清阳明之热，犀角、元参、银花清营分之热，花粉、竹沥、竺黄清热痰，贝母理肺气，竹叶、竹茹、银花清热解毒，配以礞石滚痰丸祛实痰。因病势反复，加用礞石滚痰丸，险情缓解，又用白金丸去膈下余痰，继以甘凉濡润药，充津液搜余热而愈。

白金丸：白矾、郁金、薄荷。豁痰通窍，清心安神。

沈新予妻母徒患昏厥，孟英视之，病者楼居，酷热如蒸，因曰：此阴虚肝阳素盛之体，暑邪吸入包络，亟宜移榻清凉之地，随以紫雪丹一钱，新汲水调下可安。如法灌药，果即帖然。

对于紫雪丹的功用，徐洄溪谓：邪火毒火传经入藏，无药可治，此能消解，其效如神。此例用紫雪丹清之，其舌鲜明前部宜绛，脉关尺宜弦数，寸宜洪数。此类疾患脉沉数者较多，但紫雪丹制法，有的规格不同影响疗效。

徐氏妇重身而患四肢疼痛，不可屈伸，药之罔效，疑为瘫痪，孟英诊

之曰：暑热入隧络耳，以桑枝、竹叶、扁豆叶、丝瓜络、羚羊、豆卷、知母、黄芩、白薇、栀子，服之果愈。

四肢疼痛，不可屈伸，药之无效，孟英诊断为暑热入隧络，其脉宜弦滑数。药以羚羊角清热宣风，合丝瓜络、桑枝、豆卷清热通络，黄芩、栀子、白薇、竹叶清热，扁豆叶清和胃气。

如寒邪入经络，其脉浮紧，有汗，用桂枝汤，无汗用麻黄汤，挟湿加薏米。

陈氏妇素无病，娩后甚健，乳极多而善饭。六月初，形忽遽瘦，犹以天气使然，渐至减餐。孟英视之脉细数，舌光绛，曰：急劳也，无以药为，夫乳者血之所化，乳之多寡，可征血之盛衰，兹乳溢过中，与草木将枯，精华尽发于外者何疑，即今断乳亦不及也，其家闻之，尚未深信，即日断乳服药，及秋而死。

乳汁过多，其脉细数，细为阴虚，数为火，其舌光绛，此为急性虚劳，无药可治。乳为血生，乳之多少，可见血之多寡，乳汁过多，与草木将枯，正如老竹开花，将要枯竭，亦是同理。即使马上断乳也是来不及的。

吴酝香令孙患发热洞泄（腹泄），大渴溲少，涕泪全无。孟英曰：暑风行于脾胃也，以沙参、生薏仁、生扁豆、银花、石斛、滑石、甘草、竹叶、冬瓜皮、澄地浆煎服，数日痊愈。

暑风伤脾胃，其脉宜弦数。热风伤脾胃，热气下行，洞泄热伤津，故大渴溲少。以清热养津法，药用沙参、石斛、甘草养津，生薏米、生扁豆健脾，银花、冬瓜皮清热，滑石去湿热，澄地浆（为新掘黄土加水搅混或煎煮后澄取的上清液，具有清热解毒的作用），泻热解毒。

蒋某患疟，医予小柴胡、平胃散而渐甚，继以大剂温补，势濒于危，复用桂枝白虎，狂乱如故。孟英视之，曰：暑疟也，桂枝白虎用于起病之时，则妙矣，今为温散补燥诸药，助邪烁液，脉数无论，汗渴不已，虽宜白虎，岂可监以桂枝，助热耗津，而自掣肘耶。因予大剂白虎加花粉、竹叶、西洋参、元参、石斛，服之即安，至十余帖疟始瘳，而舌尚无苔，渴犹不止，甘凉濡润三十余剂始告痊。

暑疟脉浮洪，发热汗出，大渴饮水，骨节烦痛，宜用桂枝白虎汤。暑疟误于升提温燥后，不可再用桂枝白虎。此类疾患，如误治未致津液过伤，脉未至数而无论，如仍有口渴关节烦痛，于大剂白虎加生津药中也可酌加桂枝几分，和营卫通经络，不犯自掣其肘。疟瘳，舌无苔，渴不止，是肺胃津液过于伤损，用甘凉濡润药治之，宜用西洋参、沙参、麦冬、天冬、花粉、知母、石斛、生地、元参、甘草等品，并宜多服梨汁、甘蔗汁，大便干结可加阿胶、麻仁以润之。

　　孙心言以七十之年患滞下，胡某知为暑热，以青麟丸下之，治颇不谬，继则连投术、朴、夏、葛等药，渐至咽疼口糜，呃忒禁口，诸医进补，其势恐亟。孟英诊之，右脉滑数，上溢身热，面赤溲涩无眠，体厚痰多，时欲出汗，在痢疾门中，固为危候，第以脉证参之，岂是阳虚欲脱，实由升散温燥之剂灼其阴液，肺胃之气，窒塞而不能下行也，与大剂肃清之药，一剂知，二剂已，随以生津药灌之，痢亦寻愈。

　　暑热滞下以清热利湿不误，但用升散温燥之药，继用温补，其热势愈烈，其右脉滑数上溢，为肺胃热盛，其气不降，则呃忒禁口，身热、嗳气、禁口为痢之危象。此不为阳虚欲脱，而是用升散温燥药物消耗津液，肺胃之气壅滞不得下行，用大剂肃清肺胃之药方可。药用苇茎汤：芦根、杏仁、冬瓜子、薏米肃清肺气，黄芩、双花、竹茹清胃热，生杷叶清胃合旋复花降逆，石斛生津，知母、花粉清热祛痰，雪羹清热祛痰。后服生津药物而痢止。

　　青麟丸：大黄、黄柏、黄芩、猪苓、赤苓、泽泻、木通、车前子、薏米仁、粉萆薢、生侧柏、玄参、陈皮、薄荷、制香附。清热利湿。

　　曹泳之疟痢并作，寒少热多，滞下五色。孟英视之，面垢苔黄，干呕口渴，痛胀溺赤，汗出神疲，脉至洪数不清，与大剂芩、连、滑、朴、知母、花粉、银花、石膏、连翘、竹茹等药，投匕即减，三服而起。

　　疟痢并作，系受暑热之邪，寒少热多因热邪郁而不伸，滞下五色，多因服温补滞涩的药使浊邪郁滞而发生变化，也有因热邪过盛，并素有气滞，产生壅滞而下五色滞下。

　　其脉洪数不清，是暑热过盛，挟郁滞之象，其胀痛，因气郁滞中焦，右关洪数，可能偏沉不清，所以用厚朴行气消胀，合黄连、黄芩辛开苦降以散邪，石膏、知母、双花、连翘清暑热，滑石清暑湿，竹茹清胃热，花粉清热祛痰生津。

脉洪数与证相参，明显暑热之证，不是阴虚挟热之病。凡阴虚挟热，热邪耗阴，热退宜滋养阴分。此例服药三帖而起，未用善后养阴之剂，足以证明为暑热。

陈子孟秋患感，医予表散温补，病随药剧。至八月初，孟英视之，目瞪神呆，气喘时作，舌绛不语，便泻稀水，肢搐而厥，察其脉弦而软数。乃阴亏肝盛之质，提表助其升逆，温补滞其枢机，痰饮胶着，风阳肆横，予鳖甲、龙、牡、旋、赭、芩、连、楝、贝、菖、茹、胆星、犀、羚等药，息风镇逆，清热蠲痰，数帖而平。

此例述及症状辨证立法用药俱全，可供参考。我每治此类疾患，以舌绛是热侵营血，热盛水泄，用黄连、黄芩泄阳救阴，并因泄以苦坚之，加入丹皮、赤芍、银花等清热凉营，泄止则用元参以滋阴。每用龙骨、牡蛎在息风镇逆剂中，生用较煅者良。方以犀角9 g，羚羊角6 g，川贝母12 g，石菖蒲9 g，川楝子9 g，黄连6 g，黄芩9 g，栀子9 g，丹皮9 g，赤芍9 g，银花24 g，鳖甲24 g，生牡蛎、龙骨各30 g，旋复花9 g，赭石9 g，竹茹9 g，胆星用量6～9 g。肢搐而厥随清营血之热、息风降逆之剂而瘳。阴虚便泄不用元参，因此药有滋润作用，而生地较此药更甚。

黄连、黄芩宜生用，竹茹不宜姜制。

龚妇秋感，服温散药而日重，请孟英诊之，脉见弦数软滑，苔黑肢瘛，书方用沙参、元参、知母、花粉、犀、羚、茹、贝、栀、菖等药，曰：亟（急）饵之，否将厥也，灌之遂得生机，次日复诊，脉较和，一致清凉渐以向愈。

此感属温热，温热袭人，机体主要抵抗依赖阴分，热邪最易消耗阴分，误用温散，伤阴助热，以致阴虚火盛、肝阳风动，发生苔黑、四肢抽动，脉弦数软滑，弦为肝风，数为热盛，软属阴虚，滑脉主痰，风动以犀角、羚羊角、栀子、竹茹清热，羚羊角合元参滋阴息风，知母配元参退热并滋肝肾之阴，沙参、花粉清养肺胃而生津，并合贝母、知母以去痰热，肺部得清，亦助制肝风肆横，用药面面俱到，帷石菖蒲一药无脉证可释，可能心肺气郁，合贝母以辛畅之。

吴某乡试后患恙，自述坐于水号，浸及于膝，人皆以为寒湿之病。孟英切脉甚数，溲赤苔黄，口渴燥呛，病由暑湿，而体极阴亏，已从热化，不可以便泄而稍犯温燥之药，先予轻清肃解，继用甘凉撤热，渐能安谷。半月后热始退尽，而寝汗不眠，投以大剂滋填潜摄之药，兼吞五味子磁珠丸数十帖乃得康复。

溲赤苔黄，口渴燥呛，其脉甚数，此为热证，暑湿阴虚。

阴虚暑湿以轻清肃解方：竹叶 9 g、连翘 12 g、双花 24 g、芦根 30 g、滑石 12 g、生石膏 30 g、知母 12 g、花粉 12 g、元参 30 g 泡冲去渣、沙参 30 g。

甘凉撤热方：知母 12 g、元参 30 g、花粉 20 g、芦根 30 g、双花 15 g、竹叶 9 g、沙参 24 g。

热退后，寝汗不眠，大剂滋填潜摄方：熟地 24 g、生地 24 g、天冬 18 g、麦冬 12 g、元参 24 g、石斛 12 g、龙骨、牡蛎各 30 g、鳖甲 30 g、龟板 30 g、紫石英 15 g、枣仁 15 g。药送五味子 3 g、磁珠丸 6 g。

磁珠丸：磁石、朱砂、六神曲。镇心，安神，明目。

张室自春间半产后，发热有时，迄于季秋，广服滋阴之药，竟不能愈。延孟英诊脉，按之豁然，投当归补血汤而热退，继以小建中愈之。

发热其脉豁然洪大，易误认为白虎汤证，古有名训，需要细心审查。此例发热，脉按之豁然。由于半产伤其血，因血虚发热，用当归补血汤是适应证，其广服滋阴药是不对证的，但较服白虎汤不至有损。当归补血汤只当归、黄芪二味药，黄芪用量大于当归四倍，黄芪补无形之气，以生有形之血，当归用量少引以生血，虽名当归补血汤，实是有形之血，生于无形之气，以黄芪为主药。

孟英谓以小建中愈之，小建中汤：桂枝、白芍、炙甘草、生姜、大枣、饴糖。

当归补血汤：黄芪 24～30 g、当归 6～9 g。

石注中应用当归补血汤及小建中汤同时又添加诸药，违背孟英诊疗的原意。

俞子患感，即兼腹痛而胀，胡某投以温散，二便不行，昏谵大渴，舌苔黑刺。孟英以犀、翘、楝、薄、栀、连、花粉、元参、大黄服之，便下神清，为去犀角，加丹皮，二帖苔化热退，惟少腹梗胀，不甚知饥，改投栀、连、楝、蒺、延胡、橘核、苁蓉、花粉、制大黄诸药，连解黑矢，渐以向安。

由其治疗体会，患感兼腹痛而胀，平素阴虚肝旺，感温热之邪，误用温散，其热益炽，心与胃肠热甚，则现二便不行，昏谵大渴，舌苔黑刺。其脉宜洪实而数，左关宜浮弦而软，用犀角、黄连、栀子、连翘、大黄清心胃，导热邪由大小便排泄。热则耗津伤液，花粉清热生津，元参清热滋阴，川楝子清疏肝旺，薄荷的用意分为两方面，一腹胀之恶气，从肝而来，薄荷辛凉能消散恶气使肝气平，一温热身热无汗，薄荷具有辛凉解表，于此方中合里清外散之义。

便泄神清，心热减，其舌宜现绛色，所以去犀角清心的重要药，加丹皮清营凉血，又合栀子清肝胆之热。

苔化热退，惟少腹梗胀，不甚知饥，因胃肠热滞，肝旺不舒，用制大黄，取其清热下泄力缓，合黄连寓义大黄黄连泻心汤，清导胃肠，使热浊由大便排泄，而胃籍以恢复清和之机能。栀子宜生用，清心肺之热由小便下行。白蒺藜气温味苦，入厥阴肝经，宣散肝经风邪，能破郁散结，使肝气条达。元胡、川楝子为金铃子散，配以橘核而下达，治肝气少腹痛胀尤为良药。苁蓉甘温滑润，能滋元阴不足，并有益于肝脾肾，对热邪下行具有滑润之力，可助使热邪由大便排泄，此例治疗调整，主要关键表现在连解黑矢，病由大便排泄而去，机体借以逐渐而安。

周同甫患疟多汗，医恐其脱，予救逆汤而势剧。孟英视之，曰：湿疟耳，湿家多汗无恐也。口渴溺赤，温补勿投，予清解药渐安。继而乃翁秋叔病，初服温补病进，更医知为伏暑，予药数剂热果减退，偶延孟英诊治，尺中甚乱，因谓其侄曰，令叔之证，必不能起，吾不能药也，已而果然。

湿疟口渴、溺赤、多汗是湿热之邪，气机淤滞不解则发为疟，湿热脉无定体，各随证见，治疗予以清解，可考虑用普济解疫丹：滑石、茵陈、黄芩、川贝母、射干、连翘、白豆蔻，可加佩兰叶、竹叶等药。

暑热初服温补药，其脉尺中甚乱，是热炽肾阴枯竭，不但伏暑疟疾之病，必不能起，一切疾患尺脉表现如此，预后必然不良。

许守存久患痰嗽，孟英主滋水舒肝法，以阴虚而兼郁也，业已向愈，所亲某以涉猎医术，谓滋阴药不可过服，投以温补，已而咳嗽复作，渐至咽痛。冬初又延诊于孟英曰：六脉皆数，见于水令，其不能春乎，果验，

世人不辨证之阴阳，但论药之凉热，因而偾事者多矣。

阴虚兼肝郁久患咳嗽，孟英予以滋水舒肝法，见好转，另医投以温补咳嗽复作，咽痛，其六脉皆数（无根），见于冬季（水令），于春天阳气上升则必死。

此案为辨证用药及病情变化规律，启示后学。

世人不但不辨阴阳，只从症状用药，如痰嗽只知祛痰止嗽，而不诊断痰嗽的原因，诊病辨别阴阳，审查病因，也需要诊求病在某脏，所病之脏与其他脏腑相互关系和相互影响，具体归纳分析，得出诊断，对症用药，方可有效。每见阴亏兼郁之痰嗽，其脉大都左关尺弦大、或弦细、或尺部细弱、右寸滑大、右寸多有沉者，治法虽宗滋水舒肝，滋水中宜滋育肺肾，所谓金水同医，舒肝禁用辛燥药，舒展肺气，肝气亦可借以条达，也不必再对于肝脏用药。

朱夫人屡患半产每怀妊，服保胎药卒无效，今秋受孕后病嗽。孟英视之，尽屏温补，纯与清肺，或诘其故，曰：胎之不固，或由元气之弱者，宜补正，或由病气之侵者宜治病，今右脉寸滑大搏指，吾治其病，正所以保胎，苟不知所以然，而徒以俗尚保胎之药投之，则肺气愈壅，咳逆愈甚，震动胞系，其胎必坠矣，服之良效，次年诞子甚茁壮。

孕妇病嗽，孟英屏除温补，纯以清肺。其脉右寸滑大搏指，此为肺热致肺阴不足。肺气郁滞，则咳逆愈重，胞系不保，只有肃肺，才能够保胎。以芦根、杏仁、川贝母、冬瓜子、竹茹、沙参、麦冬、知母等药清肺，不用薏米，因其滑胎。

项肖卿家拥厚赀，人极好善，年甫三十五岁，体甚壮伟，微感冬温，门下医者进以姜、桂之剂，即觉躁扰，更医迎媚，径用大剂温补，两帖后发狂莫制，又招多医会诊，仅以青麟丸数服之。孟英视之，业已决裂，不可救药，甚矣，服药之不可不慎也。

此例体甚壮伟，必阳盛阴虚，加以生活优裕，奉养过度，肉类浊质动火生痰，使阳益旺而阴益虚，所感冬温虽微，与内热合化，全身为热气充斥，以致服姜、桂辛热之剂，即觉躁扰，又服大剂温补是火上加油，而使阳火发狂莫制，火劫阴竭，必然殒命。

邵奕堂以花甲之年，仲冬患喘嗽，药之罔效，坐而不能卧者旬日矣。

乞诊孟英，邵述病源云，每进参汤则喘稍定，虽服补剂仍易出汗，虑其欲脱，及察脉，弦滑右甚。孟英曰：甚矣，望闻问切之难，不可胸无权衡也，此证当凭脉设治，参汤切勿沾唇，以瓜蒌、薤白、旋复、苏子、花粉、杏仁、蛤壳、茯苓、青黛、海蜇为方而以竹沥、莱菔汁和服。投匕即减，十余服痊愈。

脉弦为风，脉滑为痰热，右甚为痰热在肺，服用参汤，则喘稍定，世人多有以为效不更方之说。若以大量参汤及补气药继续多服，则锢住病邪在肺，最易造成轻者病易缠绵或成痼疾，重者促使痰火在肺酿成大患。以蛤壳、青黛为黛蛤散与杏仁肃肺，花粉、海蜇祛痰；因为肺热不宜用半夏。瓜蒌、薤白通胸阳，旋复花、苏子降气，竹沥、莱菔汁清热祛痰、茯苓淡渗祛湿。

清热蠲痰火方：以瓜蒌30 g、薤白9 g、旋复花9 g、苏子9 g、花粉12 g、杏仁9 g、蛤壳12 g、茯苓9 g、青黛1.5 g、海蜇洗净60 g，水煎、竹沥一酒杯，莱菔汁半杯和服。

同时有石媪者患此极相似，脉见虚弦细滑，孟英予沙参、蛤壳、旋复、杏仁、苏子、桑枝、茯苓中，重加熟地而瘥。所治病同体异难执成方也。

石媪所患病与邵病相似，切脉辨证病同因异，邵脉弦滑右甚，痰热在肺，用清热蠲痰，脉弦滑配以黛蛤散即蛤壳、青黛。石媪脉虚弦细滑，虚细为阴虚，弦滑是痰饮，宜首用沙参清肺养肺阴，配以清肃除痰降气之品，重加熟地滋肾补阴。孟英特嘱重加熟地，宜用30 g开水浸泡半小时取汤去渣入药煎，以浊药轻投法。方以旋复花9 g、苏子9 g、杏仁9 g、川贝母12 g、蛤壳12 g、沙参15 g、茯苓9 g、生桑枝15 g、熟地30 g，开水泡半小时，去渣煎药。二者病同体异，方药亦不同。

石注谓脉见虚弦细滑，认为阴虚中兼阳虚挟痰浊，以孟英用药而论，阳虚是无根据的。此例宜用生桑枝，取其苦平清肺止嗽。

许妇患腿痛，而素多噫气，若指头一搓或眉间一抹，其噫气即不已，向以为虚，时服补剂，竟不能愈。孟英诊脉弦滑，乃痰阻气络不得宣也，以丝瓜络、竹茹、旋复、橘络、羚羊、茯苓、豆卷、金铃、柿蒂、海蜇、荸荠、藕为方，吞当归龙荟丸而安。

脉弦滑，滑脉主痰，弦脉也主痰饮，肝旺，但需与症状联系分析。此例脉弦滑，诊为痰阻于络，气不得宣，胃热浊气上逆合痰阻气则噫。药以丝瓜络、橘络、海蜇、荸荠、旋复花除痰通络，而旋复花、雪羹又助柿蒂、茯苓下降噫气，竹茹、藕清热，使脾胃清和，当归龙荟丸清泻肝火，羚羊角、金铃子、大豆卷，以舒筋脉，腿痛自止，虽法去痰通络，但清肝胃之药力占多数。

其媳因丧子悲哀，患发厥，屡服补药，以致汛延，或为妊娠。孟英曰：脉虽弦数以滑，乃痰挟风阳而为厥也，与大剂蠲痰息风舒郁清营之剂，渐以获愈。

悲哀发厥，屡用温补，其脉弦数而滑，弦为肝热风生，数为热，滑为痰热。此为痰火挟肝风，法以蠲痰清热息风解郁。以丹皮、栀子清肝热，羚羊角清肝热息风，知母、花粉、瓜蒌、旋复花、天竺黄、竹茹清热蠲痰，川楝子降肝气，川贝母、枳壳调气解郁。

吴永言于十年前，读《论语》不撤姜食之文，因日服之，虽盛夏不辍，至三年前患大溢血，虽以凉药治瘳，而时时火升，迄今不愈。季冬就诊孟英，身不衣锦，头面之汗蓬蓬也，且云服芩、连则烦渴益甚，以苦能化燥也，用生地即闷滞不饥，以甘能缓中也，蔗梨入口亦然，按其脉沉取滑数，是从前积热伏于内，予白虎汤去草、米，加竹叶、竹茹、花粉、荸荠、银花、绿豆恣服，渐吐胶痰而愈。

凡谷畜果菜久食皆能使人脏腑之偏盛，即俗话说，人吃五谷杂粮不能无病，就是说食物用之适量有益，过量则不适。姜味辛气温，虽无毒能调味，阳盛的体质多食久食，易生热性病。古人谓，食姜久积热患目疾、痈疮人久食姜则生恶肉，病痔多食姜椒及酒，甚疾发作甚速，足证久食姜积热为病，是必然的。此例久食姜积热，积热迫血妄行以致大溢血，凉药治热溢血可瘳，虽血不溢而火未已，时时火升，冬季身不衣锦，头面出汗，明知是火，而清火亦需对证，必须切脉审证，其脉沉取滑数，应居于右寸关。火在阳明之经，因用白虎汤去草、米之壅，加清痰解热之品，热已清，肺气肃，痰邪自化，如热被痰缠恋，其热不易解除，去其痰而积热无所依靠，清其热，其热自然消失。方以生石膏 50 g、知母 12 g、竹茹 9 g、竹叶 9 g、双花 24 g、荸荠 30 g、海蜇 30 g、花粉 12 g。绿豆水恣服。

赵子循每啖蔗则鼻衄，或疑蔗为大热之性。孟英曰，蔗甘而凉，甘味

太重，生津之力有余，凉性甚微，荡热之功不足，津虚热不太盛者，最属相宜，风温中救液之良药，吾名之曰天生复脉汤。若湿热痰火内盛者服之，则喻氏所谓翻受胃变（痰火内盛者，服用甘蔗，则火化，为化热），从而化热矣，凡药皆当量人之体气而施，岂可拘乎一定之寒热。子循之体，水虚而火旺也，蔗性不能敌，反从其气而化热。正如蔗经火炼则成糖，全无清凉之本气矣。枸杞子亦然。

孟英将蔗之本性，阐明清楚，甘蔗性甘而凉，甘重，而凉不足，亦是退热不足。它适用于热不重，而阴液不足者。若湿热，痰火内盛者，服之，至胃则化火为热。甘蔗为风温救液之良药，谓天然复脉汤。

其子为水虚火旺，甘蔗不能抵御其化热，全失去清凉的本气，枸杞子也是如此。

水虚火旺方：元参 30 g、生地 24 g、麦冬 12 g、天冬 12 g、知母 9 g、龟板 24 g、茅根 30 g、黑栀子 9 g、丹皮 9 g、地骨皮 9 g、竹茹 9 g。

李华甫继室娠三月而崩，孟英按脉，弦洪而数，予大剂生地、银花、茅根、柏叶、青蒿、白薇、黄芩、续断、驴皮胶、藕节、胎发灰、海螵蛸而安。奈不能安佚（同逸），越数日胎坠复崩，孟英于前方去后六味加犀角、竹茹、元参为治。或谓胎前宜凉，产后则否，乃招专科治之，咸（全、都）用温药，且执暴崩宜补，服药数剂，虚像日著，时时汗出昏晕，畏闻人声，懒言息微，不食不眠，间有呃忒，崩仍不止。复邀孟英视之，曰：此执死书以治活病也。夫血因热而崩，胎因崩而坠，岂胎坠之后热即化寒乎？参、术、姜、桂、棕灰之类，温补酸涩既助其热，血益奔流，又窒其气，津亦潜消，致现以上诸证，脉或不知，而苔黄黑燥岂不见乎？因予犀角、石膏、元参、知母、花粉、竹沥、麦冬、银花、栀子、石斛、旋复、青蒿、白薇等大剂投之，神气渐清。旬日后各恙始平，继去犀角，加生地服两月痊愈。

凡失血之脉一般弦、弦洪、暴发失血很少见芤脉，仅久病失血者或现芤脉。

此例血崩脉弦洪而数，是阴虚挟热，弦属于肝，洪为热，征象肝因热不藏血。方中首用生地滋阴摄血；驴皮胶气味具阴，既入肝经养血复入肾经滋阴，有效于经枯崩漏；海螵蛸气味温、味咸，入肝肾主女赤白漏下；续断气微温味辛，补肝经不足，肝为罢极之本，又为阳中之少阳，以生血气之脏，其辛温入肝助少阳生发之气，以生血气。以上三味在生地滋阴基础上以养肝脏，但肝被热所困，阴分被热所伤，白薇对阴虚火动，血枯热盛，具有苦咸退热之功；青蒿味甘微辛气寒无毒，性秉芬芳入肝肾及三焦血分，泄热除蒸；茅根味甘寒，入肺胃肝，能除热理血；黄芩苦寒清热，制炭可止血，方中既有若干止血药，宜用淡黄芩取其清有余之热；银花用于崩证不属正规药，但因其挟热，银花甘寒，入内清热使热除，有助养血补阴虚，用之不背谬；侧柏叶凉血止血炒黑用；发灰为血之余，能止血而补益精气，胎发为元阳初生，其生生之气尤为充足。以上三味合力止血，虽是治标，也寓有佐助治本之义，血中有滞块用藕节取化瘀并以助止血。

阴虚挟热，劳则热，热甚则迫血妄行，需清热滋阴，所以前方去后六味补药止血及苦寒药，加元参滋阴清热，壮水制火，以犀角咸寒清热为主药，竹茹清热甘缓，使脾得以行统血之职。

服温补数剂，虚像日著，如认定症状以虚为真谛，益投温补，愈治愈错。孟英不惑于症状，由病史、脉、舌苔，从实际表现情况辨证，其论证辨药可师法。误治病变，热伤气津，其脉右寸关宜洪滑，治用白虎汤为主，加清热生津之品，不早用生地，防其腻滞性对痰热不利，至神气渐清，则去犀角，加生地气阴两清，热息阴复，孟英用药前后步骤分明，丝毫不紊，而厥疾可瘳。

以其不食、间有呃忒，系伤胃气清和，宜加竹茹、生杷叶。

·卷四·

金朗然母陡吐狂血，肢冷自汗。孟英切脉弦涩，察血紫暗，乃肝郁凝瘀也，证虽可愈，复发难瘳，与丹参、丹皮、茺蔚子、旋复花、芩、栀、柏叶、郁金、海蜇之方，覆杯而安，不能郁忿。逾二年后复吐竟不起。

吐血，脉弦涩，弦为肝旺，涩为不足，郁滞不通。其血紫暗，此为肝郁凝瘀，孟英指出此病可以好转，但不能生气，否则易复发难治。以丹参、茺蔚子、郁金，合旋复花疏肝化瘀，丹皮、黄芩、栀子清热，海蜇祛痰，侧柏叶止血。二年后因郁忿复吐而亡。

张孟皋母年逾古稀，患气逆殿屎，烦躁不寐，孟英切脉滑实，且便闭面赤，舌绛痰多，以承气汤下之，霍然。

古稀老人，气逆大便不下，烦躁不寐，面赤，其脉滑实，宜右部脉明显，此为烦满燥实，腑实证，予以大承气汤（枳实、厚朴、大黄、芒硝）下之而愈。

王致青妻患痰喘，胡某进补肾纳气及二陈三子诸方，证濒于危。孟英诊之，脉沉而涩，体冷自汗，宛似虚脱之证，二便不通，脘闷苔腻，是痰热为补药所遏，一身之气机窒痹而不行也，予楼、薤、旋、赭、杏、贝、栀、菀、兜铃、海蜇、竹沥等以开降，覆杯即减，再服而安。

脉沉而涩，体冷自汗，很似虚证，惟二便不通，脘闷苔腻，是实证，痰热被补药所遏，气机窒痹，所以脉现沉而涩，涩脉必然现有力之象，体冷自汗是假虚证，辨证不仅辨症状，更需要辨脉象之所由来。

临床常见初步诊为痰热被药所遏，气机窒痹不行，经用清豁痰热舒展气机，气畅脉浮，病虽有所减轻，而疾仍不痊愈，需要切脉审证辨其病情变化，察其致病因素层层治疗，调整机体，而疾可愈。药以川贝母、杏仁、马兜铃通气机，瓜蒌、薤白通胸阳，旋复花、赭石降逆，栀子清热，紫菀、竹沥、海蜇祛痰。

瓜蒌不宜用楼皮，栀子用生的，不宜姜炒。

王氏医案续编

王汇涵妻久患痰嗽，年逾六十，食减形消，夜不能眠，寝汗舌绛，广服补剂，病日以增。孟英视之，曰：固虚证之当补者，想未分经辨证，而囫囵颠顶，反与证悖，是以无功。投以熟地、苁蓉、龟板、胡桃、百合、石英、茯苓、冬虫草等药一剂知，旬日愈。以其左脉弦细而虚，右寸尺皆数，为阴亏气不潜纳之候，及阅前服方，果杂芪、参、术以助气，二陈、故纸、附、桂等以劫阴也，宜乎愈补而愈剧矣。

此例以脉审证，可知寝汗舌绛为阴亏，夜不能眠是阴亏阳不入阴，食减营养不足而形体自然消瘦，多有一遇食减，不细辨脉因，即投以人参、黄芪、白术、甘草、山药、莲子温健脾胃，或以神曲、麦芽、山楂消导纳食，甚至以辛热补脾胃之阳，不识阴亏津虚，胃阴已虚，津液不足濡养胃土纳食功能，又不识此阴亏，气不潜纳，而病痰嗽，因而气上升逆，多有胃气也借以上逆，胃气以降为顺，胃气逆则清和失职，愈使纳食减少。此例痰嗽不眠，寝汗舌绛，主要在阴亏气不潜纳，是以左脉弦细而虚为阴亏，右寸尺皆数是阴亏气不潜纳之候。以熟地、苁蓉、龟板，以滋阴潜降，百合润肺，冬草夏草益肺补肾，以胡桃仁、石英潜纳。

如气降痰嗽减，而仍纳食减少是胃阴虚，宜用叶氏养胃阴法：麦冬、沙参、桑叶、玉竹、扁豆、石斛、枇杷叶。

张室患感，连服温散，旬日后倏然昏厥，自寅正至辰初不苏。孟英视之，脉伏而弦滑，予大剂犀、羚、茹、贝、知母、花粉、元参、银花，调局方至宝丹灌下即安。

热性病误用温散，伤阴助热，热邪乘机内陷，以致脉伏。邪入心包，发生昏厥，其脉弦滑，弦为肝脉亦为痰饮，滑脉主痰，故以犀角、羚羊角清心肝之热，川贝、知母、花粉、竹茹以清痰热，元参滋阴清热，银花清温热，在大剂犀角、羚羊角方中，重用川贝母舒展气机，去痰清热散结，使伏邪得以外透，因脉沉伏用局方至宝丹治热入心包，从里透表，使之立展神明。此种疾患，舌色大都鲜明，绛色者多，或兼有黑色。

昏厥是邪入心包，不是风木陡动所引起，不能限于昏厥自寅正至辰初（凌晨三点至七八点）不苏为风木司令解释，也不能以肝阳贼肺解释，是因邪伏肺郁不行，可以随时发作。

元参不宜泡冲去渣，宜与药共煎。竹茹不宜姜制。

局方至宝丹：水牛角、朱砂、雄黄、生玳、琥珀、麝香、冰片、金箔、银箔、牛黄、安息香。清热解毒，开窍定惊。用于热病，痰热内闭，高热惊厥，神昏谵语。其宣通力大。

紫雪丹：石膏、寒水石、磁石、滑石、犀角、羚羊角、木香、沉香、元参、升麻、甘草、丁香、朴硝、硝石、麝香、朱砂。清热解毒，镇痉熄风，开窍定惊。

万氏牛黄清心丸：牛黄、朱砂、黄连、黄芩、栀子、郁金。清热解毒，镇惊安神。主治热入心包、热盛动风症，症见高热烦躁、神昏谵语及小儿高热惊厥。

赵子循患喉痹，渠叔用大剂生军下之，而药不能入，孟英以锡类散吹之即开，予白虎法而瘥。

热在阳明之经，不在阳明之腑，妄以生军下之，则使热上闭。其脉右寸宜洪滑，症状亦有口渴欲饮水。孟英只述予白虎汤法而瘥，可便利对证灵活运用。

方以生石膏60 g、知母12 g、甘草3 g、桔梗6 g、竹叶9 g、银花30 g、连翘12 g、花粉18 g、山豆根6 g、板蓝根6 g。

石注中薤白、豆卷、半夏曲不适用于此病。

王雪山令媳，患心悸眩晕，广服补剂，初若甚效，继乃日剧，时时出汗，肢冷息微，气逆欲脱，灌以参汤，稍有把握延逾半载。孟英诊之，脉沉弦且滑，舌绛而有黄腻之苔，口苦溲热，汛事仍行，病属痰热胶滞，误补则气机壅塞，予大剂清热涤痰药，吞当归龙荟丸，服之渐向安，嗣娠后停药，去疾未尽，娩后复患悸晕不眠，气短不饥，或作产后血虚治不效。孟英视之，脉极滑动，曰病根未刈（除）也，予蠲痰清气法果应。

此例脉沉弦且滑，舌绛苔黄腻，口苦溲赤，皆是痰热实证，汗出肢冷是阳郁于内，阳气被阻隔，则卫阳不固而汗出，阳气不得外达则肢冷，气逆欲脱是内热消耗其气，阳气内郁不得伸展则现虚象，用参汤仅能维持被热所耗之气，纯属假虚之象。

心悸是痰邪影响心脏，眩晕是痰热壅塞清阳，气息微是痰热阻碍气机，

王氏医案续编

肺气不得清降，左脉弦，是肝阳上僭，其脉弦见于两寸，是肝阳上冲心肺，助痰热为虐，所以用当归龙荟丸清泄肝火。对痰热只述法未立方药，根据气机壅塞，宜用川贝母、枳壳、石菖蒲以利气机使痰邪行，也可酌用薤白，以通胸中之阳，痰邪使心悸眩晕，无痰不作眩晕，当以半夏、茯苓为主药，以半夏、黄连、瓜蒌、橘红、竹茹、栀子、茯苓、知母、花粉、海蜇清热涤痰，旋复花、生枇杷叶降逆气，并助消痰。

脉极滑动为痰热未除，予蠲痰清热法：方以半夏、橘红、竹茹、瓜蒌、黄连、黄芩、知母、花粉、旋复花、芦根、冬瓜子、生苡仁、竹沥等药。左寸脉沉加石菖蒲辛开心胸之气；右寸脉沉，加川贝母、杏仁以辛散肺胸郁结；右关沉，酌加厚朴调中降气。

许子双母仲春偶患微感，医与温散，热已渐退。孟英偶过诊，右寸脉促数不调，此谓风温，其误表散，恐有骤变，前医仍用温燥。越二日，即见酣睡，再延孟英诊之，促数尤甚，曰：鼻息鼾也，必至语言难出，仲圣岂欺我哉，风温误汗，往往皆然，况在高年，殊难救药，果浃旬（一旬、十天）而逝。

春温以辛温发汗必然损失津液，又用温燥之药，阴液耗损更重，热邪更猖狂，热盛神昏则多睡眠，热痰上闭，气壅不利，则鼻息必鼾，津亏喉失养，则语言难出，一误温散，再误温燥，无药可治，果逝。正是一逆尚引日，再逆促命期。

姚某年未三旬，烟瘾甚大，适其母温病而殁，劳累悲哀之际，吸受温邪，胁痛筋瘛，气逆痰多，热壮神昏，茎缩自汗，医皆束手。孟英诊之，脉见芤数，舌绛无津，有阴虚阳越，热炽液枯之险，况初发即尔，其根蒂之不坚可知，与犀角、羚、元参、知母壮水息风，苁蓉、楝实、鼠矢、石英潜阳镇逆，沙参、麦冬、石斛、玉竹益气充津，花粉、栀子、银花、丝瓜络蠲痰清热一剂知，四剂安，随以大剂养阴而愈。

抽大烟（吸鸦片）之人津液素亏，因劳累悲哀吸受温邪，较平常人倍重阴液不足，邪火更甚，火燔津为痰，其气上逆，热伤神明故神昏，其脉芤数，舌绛无津，此为热炽液枯，阴虚阳越。与元参、知母壮水，犀角、羚羊角清热熄风，石英、川楝子、苁蓉、鼠矢潜阳镇逆，沙参、麦冬、石斛、玉竹益气充津，栀子、双花、花粉、丝瓜络清热蠲痰通络。四剂而安，继以养阴而愈。

　　周母年逾七旬，丧子光远惨痛，渐生咳嗽，气逆痰咸，夜多旋溺，口苦不饥。孟英曰：根底虚而兼怫（忧郁）郁也，予沙参、甘草、麦冬、熟地、龟板、石斛、贝母、蛤壳、小麦而安。迨夏间吸暑而腹痛滞下，小溲热涩，其嗽复作，脉仍虚弦，略加软数，但于前方增滑石、吞香连丸而瘳。因平昔畏药，既愈即停，至中秋嗽又作，惟口不苦而能食，因于前方去沙参，加高丽参、五味、石英、牛膝熬膏频服而痊。

　　次年周母夫人患温邪痰嗽，脘闷汗多，孟英投石膏、竹茹、知母、花粉、旋复、贝母、楼仁、紫菀等药三十余剂而愈。

　　于周母第二诊，述其脉仍虚弦，可以了解初诊时脉虚弦，咳嗽痰咸，足证是阴虚水泛之象，故用熟地、龟板、石斛以滋养肾阴，沙参、麦冬清肺养肺阴，而使金水相生之义，并用贝母、蛤壳清痰止咳以治其标，怫郁伤心，其左寸脉宜较诸脉虚大，以甘草、小麦、大枣营心神，口苦不饥乃虚火上炎，治以沙参清之。

　　时际夏间，腹痛滞下，小溲热涩，其嗽复作，脉虚弦软数，依证据脉，是在旧病基础上又感暑湿，其根底久虚，恐正不胜邪，所以于前方中加滑石清暑湿利小便，用香连丸：以木香味辛而苦，下气宣滞，黄连苦寒清热燥湿，以治一般痢疾为适应证。此方是标本兼顾的治法。

　　仲秋嗽又发作，于前方去沙参清养肺阴，加高丽参、五味子，与前方麦冬寓有生脉散之义，体会其脉，右寸必然虚大而散。

　　次年夏患温邪痰嗽，脘闷汗多，孟英治以白虎汤清温邪加以清痰热药而愈。

　　以上同是一人病痰嗽，而患痰嗽病因不同所以治法迥然，切忌执一方而治诸疾。

　　周光远妻因悲郁而患崩漏，面黄腹胀，寝食皆废。孟英用龟板、海螵蛸、女贞子、旱莲、贝母、柏叶、青蒿、白薇、小麦、茯苓、藕肉、莲子心而康。

　　此例用药体会，患者平素体质阴虚肝旺，悲郁则气结，动心肝之气而致热生，阴分因热而阴益虚，肝失阴液濡养则更旺，肝旺则易影响脾胃吸收及消化，以致面黄腹胀。心生血、肝藏血、心肝热而血亦热，血因热而溢，脾土被侮，易失统血之职，而肝藉机鸥行其疏泄，因病崩漏，治疗不用地黄、芍药，因腹胀气郁湿盛，避地黄腻滞，芍药敛气，而以龟板滋肾通心以治崩漏，并且具有甘平益脾去湿之功能；海螵蛸入肝肾，走血分助治崩漏；养阴不滋湿选用二至：女贞子、旱莲草以滋补肝肾，能入血理血、凉血止血，并能补精化血，用于阴虚可生血摄血；白薇治阴虚火动，对崩漏血枯热盛者为宜，并配青蒿以清少阳，使少阳气静，发挥少阳生生血气；小麦、茯苓营心安神，茯苓甘淡使脾有所安以统血；莲子心清心凉血；藕肉入心脾血分，清热散郁瘀；莲心、藕肉使心脾清净，血有所归；侧柏叶养阴清脾，能凉血止血，助肺金以制肝木，炒黑止血有力；川贝母能舒气散郁结，使气机流畅而可愈。

胡妻患乳房结核，外科杂投温补，核渐增而痛胀日甚，驯致形消汛衍，夜热减餐，骨痿于床。孟英诊曰：郁损情怀，徒补奚（代词）益。初以蠲痰开郁之剂，吞当归龙荟丸，痛胀递减，热退能餐，月事乃行，改投虎潜加减法，服半年余而起。凡前后计用川贝母七八斤，他药称是，今春因哭母悲哀，陡然发厥，予甘、麦、大枣加龙、牡、龟、鳖、磁珠、金箔、龙眼而安。

乳房结核，即是乳房出现肿块，肿块者易治，坚硬如石者难治。乳房属厥阴阳明之经，忿怒及气郁，厥阴阳明之气不畅行，则郁结成疾，女性多郁，乳房易结肿块。此例为一般性乳房结核，外科不识辨证，陡执成方杂投温补治疗，以致误诊误药，发生病变。郁则火盛，津液不行，聚结成痰，初以蠲痰开郁，其右寸脉沉滑，或沉弦滑，所取药物，需切近于化核散结，其述服大量川贝母，可以以川贝母为主药。孟英只立法，未述方药，蠲痰开郁药方以：川贝母30 g、生香附12 g、瓜蒌30 g、橘叶9 g、半夏9 g、橘皮去白9 g、黄连6 g、丝瓜络12 g、竹茹9 g、旋复花9 g、枳壳9 g。当归龙荟丸9 g药汁送服。当归龙荟丸因肝火而用，其左脉宜弦数。

此例骨痿于床，因热邪被温补锢郁下焦，消耗阴分，以致肾虚液枯，而血也随之虚，肾兼水火，火盛烁阴，筋骨失养，则痿不起。此类疾患其脉尺部滑数或弦数，宜取黄柏清下焦之火，其苦寒能坚肾，是治痿的要药；龟板、熟地滋肾补水；虎骨健强筋骨；高源之水不下行滋润，则肾阴难复，母虚子亦虚，宜用知母；而知母、黄柏滋阴清热，治此例痿病是相辅相成；当归、芍药养肝血以荣筋脉；牛膝气平苦酸入肝肾，药下行至腿；陈皮调气，有气化血行之功用。

悲哀动心，肝风乘势上逆，陡然发厥，由用药体会其脉寸宜浮大，左关尺宜浮弦，用小麦、甘草、大枣、龙眼肉荣心，平脏燥；龙骨、牡蛎、龟板、鳖甲潜肝阳；朱砂、金箔镇心神，而厥自复。

虎潜丸：虎胫骨、牛膝、陈皮、熟地、锁阳、龟板、干姜、当归、知母、黄柏、白芍。滋阴降火，强壮筋骨。

王小谷体丰善饮，偶患气逆，多医咸从虚治，渐至一身尽肿，请孟英诊之，其脉甚细数，舌绛无津，间有谵语，乃真阴欲匮，外候虽较轻于康（医案中康伯候），然不能收绩也。再四求疏，方与西洋参、元参、二冬、二地、知母、花粉、贝母、竹沥、葱须等药，三剂囊肿全消，举家欣辛，孟英以脉象依然，坚辞不肯承手，寻果不起。

脉甚细数为阴竭阳亢，不拘何病均忌此脉，而虚劳为尤甚。此例体丰多痰，善饮多湿热，湿热滞肺气，可有胸闷气逆。多医以肺肾虚，予以补之，使之热邪愈盛，阴液损竭，故脉细数，舌绛无津。热邪燔津为痰，使肺气不行，水气留滞，热火盛则肿。勉以西洋参、元参、二冬、二地养阴，知母、花粉清热祛痰，贝母清热祛痰开气机，葱须通络。服药后尽管囊肿已消，其脉依然，为不治。正是人病脉不病则生，而脉病患不病者死。

朱女患感，医投温散，服二剂遍身麻疹，汛事适来，医进小柴胡汤，遂狂妄莫制。乞援孟英，脉至洪滑弦数，目赤苔黄，大渴不寐，是疹因温邪而发，时时大汗，何必再攻其表，汛行为热迫于营，胡反以姜、枣温之，参、柴升之，宜其燎原而不可遏也。予大剂犀角、元参、生地、石膏、知母、花粉、银花、竹叶、贝母、白薇以清卫凉营，服后即眠，久而未醒，或疑昏沉也，屡呼惊瘖狂易，孟英复视，脉象依然，仍以前方加重，和以竹沥、童便灌下即安，继用养阴清热而愈。

狂妄莫制，由于温病发疹汗出，误用温散再攻其表，其热益重，以致热迫于营，再误用小柴胡汤生姜、大枣、人参温之，益助其热而耗其阴，柴胡升之热冲于上，遂发狂妄。以犀角清心凉血，生石膏、知母清肺热降热逆，元参、生地以凉营，银花、竹叶、川贝母、花粉、白薇以清卫并消痰热。热邪由卫侵营，未表现出内风已动的现象。所谓脉至洪滑弦数，按此证的脉象，两寸宜洪滑数，关尺宜弦数。

瞿媳患舌糜，沈悦亭知其素禀阴亏，虚火上炎，予清凉滋降之法及珠黄敷而不愈。孟英往视，舌心糜腐黄厚，边尖俱已无皮，汤饮入口痛不可当，此服药所不能愈者，令将锡类散敷之果即霍然。或疑喉药治舌何以敏捷如斯。孟英曰：此散擅生肌蚀腐之长，不但喉舌之相者可以借用，苟能隅反未言馨。贵用者之善悟耳，且糜腐厚腻不仅阴虚，要须识此自知其故。

阴亏虚火上炎，使所发炎部分发生糜腐，其糜腐轻者，服清凉滋降药，阴静火熄，而糜腐处虽不用外治药，也逐渐自愈。如所发炎部分被炎热烧灼糜腐程度过甚，虽服药阴平火静，而糜腐部分不能自愈，也需要外用药治疗，但外用敷药也需对症。锡类散对喉舌糜腐不论虚火、实火，只以糜腐形成用之有效，并且对口腔溃疡糜腐厚腻用之也有效，锡类散药料必须真实，否则无效。并可用蔷薇根煎水频漱口已有效。

高绿卿室，孟夏分娩发热，初疑蒸乳，数日不退，产科治之，知挟温邪进以清解，而大便溏泄，遂改温燥其泄不减，张某予参、芪、姜、术、鹿角、肉果（肉豆蔻）等药，泄泻愈甚，连服之，热壮神昏、汗出不止，势濒于危。孟英按脉，洪数七至，口渴舌黄，洞泄如火，小溲不行，书白头翁汤加石膏、犀角、银花、知母、花粉、竹叶、栀、楝、桑叶予之，次日复诊，脉证较减，仍用前方大剂凉解，服之七剂，泻全止，热尽退，乃去白头翁汤，加生地、元参、竹茹、贝母，服半月，始解黑色燥矢，而眠食渐安。第腑脏之邪虽已清涤，而从前温补，将热邪壅滞于膜络之间者，复发数痛于胸乳之间，孟英令其恪守前法，复入蒲公英、丝瓜络、橘叶、菊叶等药，服百剂，始告痊愈，而天癸亦至。

温邪服清解剂，而大便溏泄，是热邪下行，其热邪由大便排泄，所谓热邪有出路。认证不清，改用温燥药已误药，更医温补一误再误，欲向外排泄热邪，变为壮火，补锢热邪使泄泻加重，热壮神昏，汗出不止，热邪已上攻神明，病势濒于危险。孟英由口渴汗出，洞泄如火，脉洪数七至，用白头翁汤，指出用白头翁汤全剂治热泄，邪居阳明，口渴汗出，以白虎汤之石膏、知母清阳明救津液，犀角咸凉以清神明，花粉清润以助生津液，银花、竹叶以清温热，栀子、楝实解被郁之热，桑叶解卫气未尽之邪。

泄止热退，产后阴虚，热邪耗伤阴分，其舌质宜嫩绛，尺部脉宜弦大或弦细、或弦软，去白头翁汤，加生地、元参滋阴清营，竹茹清肺胃进饮食，川贝母辛散被补锢郁结之气。

痈发于乳之间，方中银花、犀角、花粉泄热解毒，更加蒲公英味苦甘、性寒，凉血解热，合银花、鲜菊叶治痈尤以为有利，橘叶散痈滞，丝瓜络引诸药达膜络。

石注中不是用白头翁汤全剂，误解孟英用药之意。

赵秋令去秋患左半身不遂，伊弟主清热蠲痰，治之未能遽效。孟英诊之，脉甚迟缓，苔极黄腻，便秘多言，令于药中和入竹沥一碗，且以龙荟、滚痰二丸相间而投，各用斤许，证始向愈，今春出房，眠食已复，而素嗜厚味，不戒肥甘，孟夏其病陡发。孟英诊，脉行滑驶如蛇，断其不起，秋初果殁。

中风苔极黄腻，是火实挟痰，便秘为热结于肠，多言火邪盛于心宫，证皆属实证，而脉迟缓不是阳虚湿盛之侯，此是痰阻气机脉不流畅，其迟缓脉中宜弦滑。治以清热蠲痰未能遂效，因蠲痰之药力不足，故加入竹沥、滚痰丸而有效，肝火如炽盛加当归龙荟丸，才可有效。

我每治中风半身不遂，用清热蠲痰方，以半夏9g、竹茹9g、橘红9g、胆星6g、旋复花9g、枳壳6g、瓜蒌30g、石菖蒲3g、黄连6g、黄芩9g、桑枝15g、丝瓜络9g，无竹沥用青莱菔汁60g调入药汁。大便秘结加大黄，不秘结加茯苓。如舌苔现黄，大便不秘结，是热盛宜加黄连、黄芩。右寸脉沉加川贝母，多言者加广犀角、竹叶、生栀、木通、盐水炒黄连。大便闭结者急加大黄，或二三日未大便，舌苔现一点黄色，即加大黄、芒硝，清导胃肠之热。

春天病情好转，眠食已复，素喜嗜肥腻，夏病又复发，其脉呈滑驰如蛇，宜左关，肝脉之绝脉，故不治。

吴某年逾花甲，素患脘痛以为虚寒，辄服温补，久而益剧。孟英诊曰：肝火宜清。彼不之信，延至仲夏，形已消瘦，倏然浮肿，胁背刺痛，气逆不眠，心辣如焚，善嗔畏热，大便时泻，饮食下咽即吐，诸医束手，垦治

王氏医案续编

孟英，脉弦软而数，予竹茹、黄连、枇杷叶、知母、栀、楝、旋、赭等药而吐止，饮食虽进，各恙未已，投大剂沙参、生地、龟板、鳖甲、女贞子、旱莲草、桑叶、丹皮、银花、茅根、茹、贝、知、柏、枇杷叶、菊花等药出入为方。二三十剂后，周身发疥疮，而肿渐消，右耳出黏稠浓水而泻止。此诸经之伏热得以宣泄也。仍以此药令其久服，迨秋始愈。

脉弦属肝，数为肝火，弦软为肝火而阴分虚，脘痛其脉右弦数是肝阳侮胃，误于温补，益使肝阳得热横肆，肝阳旺失于条达，则气郁不畅，以致胁背刺痛。肝胃火盛，则使心辣如焚，肝火旺必善嗔怒，一团火气自然畏热。金水失养，水道不行，所谓火盛则肿。阳升多而降少，阳不入阴，阴不为阳守，阴不和则不眠。肠火热而作泄，脾胃火热，火烁肌肉自然消瘦。胃被火邪弥漫，失其清降之职，而饮食下咽即吐，肺胃失于清降，则使气逆，肝火上冲益助虐气逆。

治疗先以清降胃火，使吐止、饮食进、脘不痛，以黄连、生栀子苦寒清火为主，其用量宜6～9 g。生枇杷叶、竹茹清和胃气，并借旋复、赭石以同降肝胃之气逆；川楝子解肝郁泄热，使肝火下行，以缓和侮胃之势；知母清火退热，滋肾水以缓和被火灼的阴分，又为治火盛而肿的主药。继以沙参、生地、二至养津，桑叶、菊花、双花、丹皮清热，竹茹、杷叶清胃热降逆，川贝母理肺气祛痰，龟板、鳖甲潜降，用知母、黄柏，其两尺宜洪数。伏热得以宣泄而愈。

黄连、竹茹、知母、栀子、枇杷叶等药不宜姜制，茅根、丹皮也不宜酒炒。

比丘尼体厚蹒跚，偶眩悸，医以为虚，久服温补，渐至发肿不饥。仲夏孟英视之，脉甚弦滑，舌色光绛，主清痰热，尽撤补药，彼不之信，仍服八味丸等药，至季夏再屈孟英诊之，脉数七至，眠食尽废，不可救药矣。

眩悸病因不一，此例脉弦滑，弦为肝脉，滑脉属痰，舌色光绛，光绛为阴虚津枯，阴虚水不涵木，风动则眩，痰邪影响心脏则悸，阴虚心火盛亦心悸。

痰热用温补，则使气机壅郁，气机不畅益增其痰火盛，必浮肿之气受痰热所困，水失运化则肿生，脾阴虚而反补其脾阳，则脾阴益虚，脾胃阴虚受热所劫，以致不饥。八味丸补肾阳，肾阴虚反补肾阳，使真阴涸竭，因此促其命期。

孟英对治此例先主以清痰，为先治其标，而后予滋阴潜阳熄风之品，其疾可愈。

金叶仙儿病，其媳刲（割）股以进，因无效也，悲哀欲绝，遂发热。胡某治以伤寒药，而神迷自汗，警惕畏冷，改换补药，乃气逆不进水谷矣。孟英视之，七情有伤，痰因火迫，堵塞空灵之所也，与沙参、元参、丹皮、茯苓、麦冬、连翘、竹茹、竹叶、莲子心、小麦，加川贝母一两投之，数剂而瘳。

悲哀过度而发热，医用治伤寒药辛散，伤其阴，阴亏热盛，上扰头窍则神昏，热则生痰，痰火阻滞气机，补药使气机壅塞则气逆，热伤脾胃则不进水谷。孟英诊为七情有伤，痰因火迫。其脉右寸宜沉滑，右关浮弦，左寸洪大。以沙参、元参、麦冬养阴，丹皮清肝热，连翘、莲子心、竹叶清心热，小麦养心除烦，竹茹清胃热，大剂川贝母开气郁祛痰。

李竹虚儿初秋患感，医闻便溏而止之，乃至目赤谵妄，舌绛苔黄，溲涩善呕，粒米不能下咽。孟英先与犀角、石膏、竹叶、竹茹、枇杷叶、茅根、知母、花粉、栀子以清之，呕止神清，热已渐缓，继以承气汤加减三下黑矢，黄苔始退，即能啜粥，以其右关尺迟缓有力，故知有燥屎也，续投甘凉，调理而瘳。

患感便溏，本以热气下行为顺，医闻便溏，用温燥之药涩之，以致热邪未有出路，反而伤阴液，热邪上行则目赤谵妄，舌绛。热邪伤肺胃，则苔黄，溲涩善呕，粒米不得下咽。予以犀角清心胃之热，石膏清肺胃之热，竹叶、栀子、茅根清心热，竹茹、杷叶清胃热降逆气，知母、花粉清热祛痰。神清呕止，热缓。其脉右关尺迟缓有力，迟缓有阻塞之象，患者定有腹胀，大便不爽，有燥屎之证，予以承气汤加减下之。继以甘凉养津而愈。

朱妇初患目赤，服药后渐至满面红肿，壮热神昏，医皆束手。孟英切脉洪实滑数，舌绛大渴，腹微胀，以酒洗大黄、犀角、元参、滑石、甘草、知母、花粉、银花、黄芩、连翘、薄荷、菊花、丹皮两下之径愈。

此例目赤为阴虚有热，经套用温散之药，其热更甚。其脉为洪实滑数。洪实为实热，滑数为痰热。热邪炽盛，舌绛为营血热，热伤神明致壮热神昏，

王氏医案续编

热伤肺胃，故口渴，肺与大肠相表里，肺胃热亦肠热，肠热则腹胀。热邪燔津为痰，痰热生风显面赤肿。以酒洗大黄清上焦血分之热毒，其泄下缓和，犀角、元参、知母、银花、黄芩、连翘、丹皮清热养阴，知母、花粉清热痰养津，丹皮清营血热，滑石祛湿，薄荷、菊花清热息风。

都城售透士长寿丹，极言其功之大，能治诸病，而价甚廉，人皆喜之。孟英谓勿论其所用何药，执一方以疗百病，无此治法，况以禀赋不齐，证因有别，劝人切勿轻尝，况以绿豆汤为引，必有热毒之品存内，不可不慎也。继而张孟皋饵之患疽，广粤亭服之咽烂，孟英投多剂甘寒而愈，王雪山久患下部畏冷，吞末百丸，齿痛目赤，诸恙蜂起，孟英察脉弦滑，与多剂石膏药，兼以当归龙荟丸频服，新疾既瘳，腿亦渐温，令其常饮柿蒂汤，以堵将来之恙。伊弟患腹胀而喜服温补，久而不效。孟英曰，湿热也，宜清化，彼不信，因服透士丹，初颇应，已而血大溢，始得悔悟，志以数则，以为世之好药者戒。

都城售卖透士长寿丹，其药能治诸病，价格便宜，很受人喜欢。孟英认为，世上没有一个方是能治百病的，尤其每人禀赋不同，是有区别的，而且这种药物须以绿豆汤送服，肯定丹中有热毒性的药物，应该慎用。并介绍几个因服用此丹出现咽烂，齿痛目赤，诸恙蜂起，甚至大出血病例。望世人引以为戒。

此例古时有之，如今也不例外，如某一种药能治多种疾病，大肆宣传，人人皆知，甚至出现商业行为，买二送一，真是无知者无畏！需要慎之！

广孔愚子仲秋患间疟，寒少热多，面目甚黄，苔腻大渴，腹胀溺赤，仍能纳谷，且素嗜肥甘，不能撙（节省）节。孟英按其脉滑实而数，予承气加知、芩、半、贝、翘、连、滑石、石膏、大腹、花粉之类二十余剂而始愈，是膏粱挟暑湿热之疾也。

寒少热多为温疟，面目甚黄，苔腻，为湿热黄疸，大渴是热胜于湿，脉实数为实热，脉滑实而数为实证，滑脉属痰属湿，湿热灼津为痰，况且素嗜肥甘，最易发湿热生痰，治用承气加味，脉实腹胀溺赤，热邪积结，仍能纳谷，是胃气健旺，以大黄、黄连、黄芩、滑石、连翘泄湿热，大承气汤：大黄、枳实、厚朴、芒硝通泄积结以消黄疸而治腹胀，若加茵陈清利湿热对消黄疸更佳，半夏、川贝母蠲痰，无痰不成疟，脉现滑是痰邪的明证，而贝母又合枳实、厚朴、大腹皮辛通气机，使所郁滞湿热易于解泄，而疟可愈，大渴热已伤津，石膏、知母、花粉清热生津止渴。

王瘦石禀属亏，卒闻惊吓之声，而气逆肢冷，自汗息微。孟英视之，身面皆青绿之色，脉沉弦而细，乃素伤忧虑而风阳陡动也，予牡蛎四两、鳖甲二两、蛤壳一两、石英五钱、龙齿、小麦、辰砂、麦冬、茯神、贝母、竹茹为方，一剂知、二剂已，续以滋养而瘳。

此例阴素亏受惊吓表现脱象，身面青绿为肝色，脉弦属肝，细为阴亏，沉则气郁。平素阴亏阴血不足濡养肝脏，卒然遇到外来刺激，肝本虚则易上僭，所谓惊则肝虚而气散，用大剂敛神镇逆养阴解郁法，首用生牡蛎入肝镇敛，主要入肝脏血分，配以鳖甲清养肝阴，石英补肝气虚，小麦养心肝，龙齿入心肝镇惊，牡蛎、鳖甲、石英、龙齿不令浮越欲脱之气，使汗止气归于元，辰砂色赤质重镇心神，使水升火降，合茯神安心神，蛤壳清肺涤痰，并助牡蛎收敛神气，脉沉气郁，宜用川贝母以散结解郁，惊则火浮津液不行，麦冬、竹茹清热行津，但气郁用麦冬，须防麦冬滞胸气。方以生牡蛎 60 g、龙骨 30 g、鳖甲 30 g、蛤壳 15 g、石英 15 g、小麦 30 g、茯神 12 g、川贝母 15 g、竹茹 9 g、麦冬 9 g、辰砂 0.5 g。

陈书伯弟患失音咽痛，孟英与犀、羚、石膏、元参、豆根、牛蒡、射干等大剂清肃之药，音开而咽糜，吹以锡类散，糜愈而疹点满布，左目及耳后皆肿，方中加以鲜菊花二两，疹愈痰嗽不已，仍主前法，服三十余帖而痊。此证脉滑且数，口大渴，初终未曾误药，故能愈。

失音咽痛，孟英予以犀角、羚羊角、元参清热滋阴息风，合石膏清肺胃之热，山豆根、牛子、射干清热散结。根据使用药物，推理此为风热咽痛，此证脉滑数，其脉宜两寸浮洪大，左关浮弦。肝主风，风煽火盛而上炎，心肺皆热，热耗阴津，咽喉必痛，口大渴。服药后，音开咽糜，吹以锡类散糜愈。疹点满布，左目耳后肿，为热邪外散，方中加鲜菊花清热解毒。疹愈痰嗽，为热邪不尽，继服上方而愈。

庶母同时患喉糜而头偏左痛，心悸欲呕，壮热烦躁，脉弦细数。孟英曰：此兼阴虚风动也。初以犀、羚、元参、菊花、丹参、栀子、桑叶、马勃投之，外吹锡类散，咽愈热退，续用二至、二冬、生地、石英、苁蓉、龟板、茯苓滋阴潜阳而瘳。

此类喉糜头痛，孟英诊为阴虚风动，其脉弦细数，先以犀角、羚羊、元参、丹参清热熄风育阴，羚羊角合菊花、桑叶清热熄风，栀子清心肺之热，马勃清热利咽。外用锡类散。续用滋阴潜阳之剂而愈。

又其妹亦患喉疹，汛事适行，四肢酸疼，略难举动，气塞于咽。孟英诊脉弦滑，以犀、羚、旋、赭、茹、贝、兜铃、牛蒡、射干、豆根、花粉、双花、海蜇、竹沥、丝瓜络等出入为方，兼吹锡类散而痊。

此例患喉疹，其脉弦滑，弦为风，滑为痰，此为痰热风动。以犀角、羚羊角清热息风，川贝母、马兜铃通达气机，双花、山豆根、花粉、射干、牛子清热利咽，旋复花、赭石降逆，海蜇、竹沥清热祛痰，丝瓜络通络。外用锡类散而痊。

上述三病例，同样都是咽喉疼痛，其病因不同，用药自然有区别。孟英辨证清晰，用药合理，这给我们很大的启示。

吴尔纯八月下旬患滞下，腹痛异常。孟英视之，形瘦脉数而弦，口渴音微溺涩，乃阴分极虚，肝阳炽盛，伏暑为痢，治法不但与寒痢迥异，即与他人之伏暑成痢者，亦当有分别用药也。与白头翁汤加知母、花粉、银花、丹皮、金铃、元胡、沙参、芩连服之，次日复视，痢减音开，而右腹疼胀拒按，为加冬瓜子、乌药、鼠矢三剂而消，滞下亦愈，惟薄暮火升，面赤自汗，重加蚧类潜阳而痊。

滞下腹痛，其脉数而弦，数为热盛，弦脉宜弦细，弦为肝旺，细为阴虚。孟英诊为阴虚、肝阳炽盛，伏暑为病。患者为阴虚肝旺，伏天中热，肝热侮胃，故腹痛，迫热下行则滞下。阴虚阳盛，受热后阴津消耗重，故口渴音微溺涩。此例为热痢，而且阴分极虚，用药不同于用温涩治寒痢者，与用清热解毒、消荡积滞治伏暑成痢者也不同。该例以白头翁汤加金铃子散清热止痛治痢，双花、丹皮、黄芩、黄连清热，知母、花粉清热祛痰生津，沙参养阴。服药后痢减音开，而腹痛为肠中之宿垢及积气，以上方加冬瓜子排宿浊，乌药顺气，鼠矢下浊气，腹痛消，滞下亦愈。惟薄暮火升，面赤出汗，为虚火上浮，重用龟板、鳖甲、牡蛎、蛤壳等潜阳而愈。

杨某患感旬日，初则便溏，医予温散，泻止热不退，昼夜静卧，饮食

不进。孟英诊脉迟缓，浮取甚微，目眵（眼屎），舌色光红，口不渴，溲亦行，胸腹无所苦，语嫩音低，寻即睡去，是暑湿内伏而有燥矢在胃，机关为之不利也。先予清营通胃二剂，热退舌淡而脉证依然，加以酒洗大黄、省头草即下坚黑燥矢甚多，而睡减啜粥，继以凉润旬日而痊。

暑湿内伏，此类脉证临床有时有之，所见之脉迟缓，浮取多现濡象。对于有燥矢在胃一证，孟英诊断并未指出征象，可能患者初则便溏，医误温散，泻止后便结，或寸关脉沉取滑实，因滑实的实邪阻碍气机而使脉现迟缓，否则不可能知有燥矢，所谓燥矢在胃，系仿伤寒语，实是燥矢在肠，以胃字示意。

由治疗过程观之，暑湿结矢，因湿邪先避大黄下之，故用清营通胃，增强肠胃蠕动，可能排除燥矢。服清营通胃药，热退舌淡，清营已凑效，而燥矢依然未动，于此时始采用大黄下之，省头草即佩兰叶入气分，芳香化浊消渴生津，除陈腐之气，在清营通胃药中与大黄同入，下燥屎甚多，睡减啜粥。

我每以清营通胃之法，用银花、连翘、丹皮、元参、广犀角、赤芍、川贝母、省头草、杏仁、枳壳、芦根、瓜蒌，发热加豆豉、栀子，溺赤涩加竹叶、滑石、木通。

陈春湖子体素弱，季秋患腹痛自汗，肢冷息微，咸谓元虚欲脱。孟英诊之，脉虽沉伏难寻，而苔色黄腻，口干溺赤，当从证也，予连、朴、楝、栀、元胡、蚕沙、省头草等药而康。又孟英视钱妪腹痛欲绝，证因见弦滑之脉予当归龙荟丸而安。

临证诊察必须详细周到，切诊必须要细心，不得仓促草率从事，否则每每容易造成以假象而误认为病因，忽略了病因真谛。此例以体质及症状脉象很容易误认为元虚欲脱，而孟英以苔色黄腻、口干溺赤为主要征象，结合脉象分析，得出真实病因。苔色黄腻为湿热，口干溺赤又为湿热之明证，脉沉伏难寻是湿热滞留气郁。阳气被湿阻隔不得外达，则肢冷息微；阳气既郁，气机不利，则息微。因此显出一派假虚之候。若用补元固脱之剂，则错误。气郁湿热滞于胃肠，以致腹痛，所以用黄连清湿热，生栀子清热利小便，厚朴入胃肠，辛开除湿散满而调气郁，省头草芳香化湿浊，泄陈腐之气，蚕沙大都用于祛风除湿，其对于水火相激而腹鸣腹痛，得此辛行甘和，肠胃自调。以上诸药辛开散郁，清热利湿已达到治疗作用，再以楝实、元胡疏气止痛，对腹痛尤为有利。

方以黄连 6 g、厚朴 9 g、生栀子 9 g、省头草 12 g、晚蚕沙 15 g、楝实 9 g、元胡索 9 g。

钱妪腹痛欲绝，其脉弦滑，此为肝旺热盛侮胃，予以当归龙荟丸而安。

当归龙荟丸：当归、龙胆、芦荟、青黛、栀子、黄连、黄芩、黄柏、大黄、木香、麝香。泻火通便。

朱妇患小溲涩痛，医予渗利，反发热头痛，不饥口渴，夜不成眠。孟英诊之，脉细数，乃阴虚肝郁，化热生风，津液已烁，岂容再利，予白薇、栀子、金铃、知母、花粉、紫菀、麦冬、石斛、菊花服之即愈。

阴虚津弱小便不利，治宜滋阴生津，津液足则小便自利，阴虚津弱切忌用渗利，津液涸无水可行，渗利药反伤阴分。

临证在于诊断，用药根据立法，选药物的功能也需与症状相联系。

此例因小溲涩痛，误用渗利发生病变，脉细数，为阴虚肝郁，化热生风，津液已灼，用白薇性寒，苦泄咸降，治阴虚火动、内热生风、火气焚灼、身体壮热。小溲涩痛，由于肺阴虚，金水不相滋生，阴虚生热，热则小便涩痛，知母、麦冬、花粉、石斛滋阴生津，主要滋养肺胃之阴，使上源清，津液生，津液足而溲自行，即所谓水到渠成之意；生栀子解郁热合紫菀通调水道下输膀胱；菊花味甘，治风热内炽，平肝制火，养肺滋肾，使肝清风息，火降热除并治头痛；楝实解肝郁、泄肝热、引热下行，合以收功。

其侄媳怀孕患痢，医投温燥止涩，腹痛甚，而发遍身黄，饮食不思。孟英视之，暑湿也，与芩、连、银花、茅根、桑叶、栀、楝、竹叶、茵陈、冬瓜皮而愈。

患痢误用温燥止涩，腹痛身黄，孟英诊为暑湿。本以大便利，为热气下行，反用温燥使之脾胃热邪愈盛，水湿郁滞，出现身黄，气机不畅故腹痛重，脾胃热反不欲饮食。法以清热利湿。以黄芩、黄连、栀子、竹叶、茵陈、双花清热退黄，冬瓜皮清热利水，茅根甘寒入肺，胃以清热，桑叶宣之，川楝子疏肝泻热。

吴媳汛延而崩之后，脘痛发厥，自汗肢冷。孟英诊之，脉细而弦滑，口苦便涩，乃素体多痰，风阳内鼓，虽当崩后，病不在血，予旋、赭、羚、

茹、枳、贝、薤、楼、蛤壳为方，痛乃渐下，厥亦止，再加金铃、延胡、苁蓉、鼠屎服之而愈。迨季冬因卒惊发狂，笑骂不避亲疏，孟英查脉弦滑而数，予犀、羚、元参、丹皮、丹参、栀子、菖蒲、竹叶、鳖甲、竹沥，吞当归龙荟丸，息风阳以涤痰热，果数剂而安。然平时喜服补药，或有眩晕，不知为风痰内动，益疑为元气大虚，孟英尝谏阻之，而彼不能从，至次年春因伤感而狂证陡发，毁器登高，更甚于昔。孟英视之，苔黑大渴，予前方加珍珠、牛黄服之，苔色转黄，弦滑之脉略减，而狂莫可治，改以石膏、朱砂、铁落、菖蒲、青黛、知母、胆星、鳖甲、金铃、旋复、元参、竹沥为大剂，送礞石滚痰丸四服而平。继而脚气大发，腹痛便秘，上冲于心，肢冷汗出，昏晕欲厥，予连、楝、栀、茹、小麦、百合、旋、贝、元胡、乌药、雪羹、石英、鼠矢、黄柏、藕等药而安。

　　脘痛发厥，自汗肢冷，为实证的假虚像，口苦便涩是内热的真象，脉细而弦滑，细为阴虚，弦为肝脉，滑主痰邪，由用药体会，其右寸脉宜沉弦滑，右关宜浮，以枳实、川贝母、瓜蒌、薤白开胸痹结气，解气滞除痰浊，羚羊角消肝肺热息风阳，旋复花、赭石、蛤壳既消痰而且降逆气，竹茹为胃受风阳所侮，以甘缓火炎而设。

　　服药后，痰解气畅，阳气外达则冷厥止，痛乃渐下，痛移至小腹，小腹为厥阴经，宜加金铃子、元胡疏调肝气，以止痛疼，肉苁蓉既能滋元阴不足，并能治寒热结痛，以其滑润滑去肝着，使肠间滞浊下达排泄而去，并引鼠矢微寒，浊以引浊，使结邪而下行。瓜蒌、竹茹不宜用姜制。

　　有风痰实邪，以为虚而用补，使风痰不但留滞，而且增加疾患，患者自惑于症状可哀，医者惑于症状可叹，学者宜戒之。

　　狂病苔黑大渴，加珍珠、牛黄清肝热痰，舌脉虽有改变，而狂之主证依然，必须重用清镇及重泻痰火之品，生石膏清肺泄热，此例宜90～120 g，整块朱砂宜用30 g许，铁落用120～180 g。以上三味皆宜先煎重煎，黑栀无力，应用生栀子，元参泡冲无力宜入药重煎。

　　继而脚气大发，腹痛便秘，上冲于心三句，指证明显，脚气湿热浊气，浊气上冲神明，则昏晕欲厥，气逆则阳不四布，以致肢冷汗出，气不顺则便秘，既有脘痛宿疾，邪气冲入，乘机脘痛发作，其用黄连、栀子、黄柏、竹茹清湿热，旋复花、贝母、雪羹消痰降冲气，石英味淡质重，助降邪气逆冲，乌药善顺行脚气，其性辛温上入脾肺，下通肾经，为胸腹邪上逆之要药，并同百合治邪入腹作痛良效，楝实、元胡疏肝气止痛疼，合鼠矢引浊气以下行，小麦、藕甘缓清养被冲之心脏。

治脘腹痛经验方：乌药6 g、百合24 g，水煎。百合开白花者为真百合，开红黄花者为山丹不是百合。

徐氏妇怀妊患痢，医投温补，胸腹痛极，昏厥咽糜，水饮碍下，孟英诊之，脉洪数，舌绛燥，亟吹锡类散，灌以犀角、元参、海蜇、茹、贝、紫菀、知、斛、射干、银花、楝实诸药，胎下已朽，咽腹之疾遂愈，续用甘凉清热存津调之。

患热痢用温补，以致出现坏病，其脉洪数，舌绛而燥，此为阴虚热盛，热入营分，温补使热更盛，热邪燔津为痰热，痰热使气机郁滞不行，故腹痛。以犀角、元参清营热，双花、竹茹清热，石斛、知母养津，射干清热解毒去痰利咽，贝母理肺气，合海蜇祛热痰，合紫菀润肺下气，川楝子苦寒、降肝气止痛。续用甘凉清热存津之剂而愈。

许培之祖母年逾七旬，久患淋漏，屡发风斑。孟英持其脉弦滑，舌绛口干，每以犀角、生地、二至、芩、蒿、白薇、元参、龟板、海螵蛸之类，息其暴，甘露饮增损调其常，人皆疑药过凉。孟英曰：量体裁衣，病属阳旺，气血有余，查其脉色治当如是。病者乃云，十余年前偶患崩，而广服温补遂成此恙，始知先天阳气虽充，亦由药酿为病。秋杪（末，秋末）患寒热如疟，善怒不眠，苦渴易饥，不能纳食，孟英查脉弦数倍常，予清肺蠲痰柔肝充液之法，渐以向安。今冬某诊询知病原，作高年脱营论，以血脱益气裁方，初服三四剂饮食骤增，已而血漏以甚多，眠食欲废，复延孟英视之，仍主前议，果得渐康。

阳盛应泄其阳，亦即可以救阴。阳盛阴虚治以滋阴降火；阴虚火浮治以壮水制火。阴者，肾为阴之元真，而各脏皆有阴司，各藏之阴互相联系。

妇人先天阳气过盛之人，偶因劳动热生，或因七情激动、郁抑不畅皆能促使暂发崩疾，一般治疗清之则愈，轻者适当休息不治也可自愈。此例广服温补，以助其阳，阳盛则阴热，热能迫血妄行。若补锢而阳火郁留，则酿成久病淋漏下血。其脉弦而滑，弦滑为阴虚热盛，滑是血动不安于经，弦为肝脉，肝阳盛必然疏泄过职，而使血溢淋漏。舌绛口干，为阴虚营热。以犀角、生地、元参滋阴清营，使血有所归，冬至采女贞子，夏至采旱莲草谓之二至，养阴合生地以摄血，龟板滋肾阴，海螵蛸达肝阳，具有治女子漏下功能，青蒿、白薇清肝之虚热，黄芩清其有余之热，以免阳旺扰阴而促使血溢。

秋杪所患症状很似丹栀逍遥证，但脉弦数倍常，其热盛可知，病史阳旺阴虚，阴虚不宜柴胡，胃热不适用白术，孟英示以清肺蠲痰柔肝充液法，由此体会，是痰热郁滞于胸中，阻三焦气机流行，则发生寒热如疟。肝阴虚阳旺，也可发生寒热如疟，肝阳旺则善怒，阴虚阳盛有升无降，阴不静所以不眠，热侵肺则口渴，热灼胃则易饥，胃被热伤失其清和之气，以致不能纳食。

石注中"豆卷针治寒热如疟"没有依据。

清肺蠲痰柔肝充液方：生石膏 24 g、沙参 18 g、知母 12 g、花粉 18 g、黄芩 6 g、竹茹 9 g、元参 30 g、龟板 18 g、鳖甲 18 g、生牡蛎 30 g、石斛 9 g、旋复花 9 g、瓜蒌 15 g。

王妇年五十余，初患左目赤，渐发热，医投温散，便泄而厥，进以补剂，少腹宿瘕攻痛，势极危殆。孟英诊之，脉甚弦软，舌绛而渴，予苁蓉、橘核、当归、元胡、龟板、石英、螵蛸、茯苓、栀、楝、萸、连数服而安。

此例目赤发热，因血虚肝旺，医不细审证因，以治目通套温散伤血中阳而厥。此厥是四肢凉，不是肝风内动神昏厥。舌绛而渴，是营血虚热，不但血之阳虚，而血之阴也虚，虚则火生，火上浮作渴，当归养血中之阳，得苁蓉使阳下潜，阳入于阴，以达成阴阳和谐，以此而论，其脉宜浮弦软，重用龟板、石英滋阴潜阳。所服温散药助资肝阳，肝阳动则侮脾而泄，以吴茱萸、黄连泄肝和脾，以止其泄，栀子轻清上焦之热，引其热由小便下行，目疾可愈。服补剂肝气益旺，势必引动宿瘕攻痛，海螵蛸咸可软坚，温可散寒热，以消宿瘕，川楝子、元胡、橘核疏肝气而下达，使气行而瘕消痛止，茯苓上渗肺脾之湿，下伐肝肾水邪，使泄水行火有去路，而津液自复，病可瘥。

何新之女孟冬分娩，次日便泄一次，即发热痉挛，谵语昏狂，举家惶恐。孟英审之，脉弦滑，恶露仍行，曰：此胎前伏暑，乘新产血虚痰滞而发，与大剂犀、羚、元参、竹叶、知母、花粉、栀、楝、银花投之，遍身得赤疹，

而痉止神清随以清肃调之而愈。

胎前伏暑，乘新产血虚而发，热邪最易伤阴，热邪燔津为痰，痰火助肝阳，肝热盛风动，故发热痉挛，上扰头窍则谵语昏狂。其脉宜弦滑偏细。法以清热熄风祛痰。以犀角、羚羊角、银花清热熄风，元参滋阴，知母、花粉清热养津祛痰，栀子、川楝子清肝热疏肝，竹叶清心热消痰。服药后遍身赤疹，此为热邪外散，继以清肃调之，以芦根、茅根、双花、连翘、竹叶等药。

胡女年甫笄（女子十五岁为笄）往岁患眩晕，孟英切其脉滑，作痰治，服一二剂未愈，更医谓虚，进以补药颇效，渠信为实。然今冬复病，径服补药半月后，眠食皆废，闻声警惕，寒战自汗，肢冷如冰，以为久虚欲脱，乞援孟英，脉极细数，目赤便秘，胸下痞塞如拌，力辩其非虚症，盖痰饮为患乍补每若相安，具只眼者始不为病所欺也，投以旋、赭、茹、贝、蛤壳、花粉、桑、栀、楼、薤、连、枳等药数服而安，而运（晕）不能止，乃去赭、薤、楼、枳，加元参、菊花、二至、三甲之类，服匝月始能起榻。

此例阴虚痰实，治之必先治其痰实，如不治其痰实，而滋其阴，势必滞留其痰，而反增眩晕，以致杂症丛出。此例经误补，而痰滞火盛，火邪耗阴，其阴益虚，治之仍宜先治其痰，使滞痰得行。由于误补出现的症状，可以消退。如久用补药，其痰滞气郁，阳被阻，则寒颤自汗，肢冷如冰，痰邪滞结，则胸痞塞如拌，药用枳实、薤白、瓜蒌、川贝母蠲痰通阳气开胸痞。体会其脉，虽极细数，其右寸宜现沉，如右寸脉不沉，而有此类症状，也可酌用此类药，行其郁气，消除痰邪，初诊脉滑，因误补气滞，气郁而火益盛，热耗阴分，脉也可形成细数。

惊惕止不用赭石之镇，胸痞开不用薤白、瓜蒌、枳实，其晕仍不能止，为阴虚风动，诸风眩掉皆属于肝，肝阳上僭则眩晕，重用滋阴潜阳，而避用滋阴地黄滞腻之药，加三甲、二至、元参、菊花，使水滋木润，火静风息，其疾自愈。

竹茹、花粉、栀子、瓜蒌、黄连皆不宜姜制，胸下痞塞如拌，用瓜蒌皮不能胜任，需用全瓜蒌。

汪氏妇自孟秋患痢之后，大解溏泄未愈，已而怀妊，恐其坠也，投补不辍延至仲冬，两目赤障满遮，气逆碍卧，脘痛拒按，痰嗽不食，苦渴不溺。

孟英诊之，脉甚滑数，曰：此为温补所酿之疾，秋间滞下之令，原属湿热为病，既失清解，逗留而为溏泄，受孕以来，业已四月，虑其坠而补益峻，将肺胃下行之令皆挽以逆升，是以胸次堵塞而疼，喘嗽不能卧，又恐上喘下泄而脱也，补之愈力，治节尽废，溲闭不饥，浊气壅至清窍，两目之所以蒙障而蔽也，与沙参、蛤壳、枇杷叶、冬瓜子、海石、旋复、苏子、杏仁、连、枳实、海蜇、栀子，重用贝母，服二剂，即知饥下榻，目能睹物矣。

秋间患滞下，原为湿热为病，失去清解而溏泄，受孕后用温补药以保胎，温补使之肺胃之气不得下行，反逆上升，出现胸闷，气逆碍卧，医者仍以温补使气机愈窒塞，温补耗阴，热愈盛。心肝火盛，火盛燔津为痰，故脉甚滑数。痰火阻气，患者喘嗽难卧，胸闷而疼，温补使之治节皆废，溲闭不饥，浊邪壅至清窍，以致两目蒙蔽。孟英重用开气机之药川贝母合蛤壳、杏仁、冬瓜子、旋复花、海蜇、苏子、海浮石肃肺祛痰降逆，栀子、黄连清心肝之热，枳实泻肺气疏肝气。服药两剂而瘥。

黄履吉患腹痛而吐，孟英已为治愈，仲冬复发，他医药之，已七日不进谷矣，二便秘涩，形肉遂消，再托孟英诊之，予旋、赭、茹、芩、连、萸、柿蒂、楝实、延胡等药，一剂知、三剂愈。

此例腹痛而吐，为肝旺侮脾胃以致腹痛，胃气上逆则吐，其脉宜弦，他医药之不进谷及二便秘涩，因误用温补中焦，胃气益逆而不纳食，肝胃之气有升无降，二便不畅。病之主要关键在肝旺胃逆，故以旋复花、代赭石降肝胃之逆气，柿蒂降胃气，使关格通，肝病侮脾胃，病在脾胃，而脾胃病也可能反使肝气不舒，胃失清和以竹茹、黄芩清之，胃不和而脾亦病，胃气失降，肺气亦不降，采用茯苓甘淡养脾肃肺，肺肃脾和而肝阳也借以平静，吴茱萸、黄连清肝火而治肝旺，楝实、元胡疏肝气而止疼痛。楝实、元胡用量宜相等。黄连不宜姜制，黄连、吴茱萸宜同捣。

许仲筠患腹痛不饥，医与参、术、姜、附诸药，痛胀日加，水饮不沾，沉沉如寐。孟英诊脉弦细，苔色黄腻，投以枳、朴、萸、黄连、栀、楝、香附、蒺藜、元胡等药。二剂便行，脉起苔退，知饥而愈。

腹痛多以肝木侮胃，医与温补使之气愈滞，肝热愈重，痛胀日加，其脉弦细，弦为肝旺，细为阴虚，也属湿证表现，与苔色黄腻联系为湿热。以服药后脉浮起，可知右寸关脉沉，所以用枳实、厚朴开泄中焦滞气，香附解郁行气，郁气畅脉自浮起，黄连、吴茱萸清肝热和胃，金铃子散疏肝气止痛，黄连、栀子清心肝热利湿，白蒺藜入肝经，温能散火，苦可去结，能解郁畅达肝气。二剂而愈。

栀子宜生用，黄连不宜姜制。

毕室患痰嗽碍眠，医予补摄而至涕泪全无，目闭不饥，二便涩滞，干嗽无痰，气逆自汗。孟英切脉，右寸沉滑，左手细数而弦，乃高年阴亏，温邪在肺未经清化，率为补药所锢，宜开其痹而通其胃，予蒌、薤、紫菀、兜铃、杏、贝、冬瓜子、甘、桔、旋、茹之剂而安。

痰嗽温邪在肺，被补摄之药，锢滞其肺，切脉右寸沉滑，应开其痹，开肺气机之痹闭，通其胃，清通肺胃。涕泪全无不是津液枯涸，由于被补摄锢塞气痹而津液不得行，方中薤白、桔梗开泄胸中通阳气，川贝母、杏仁、马兜铃舒展气机以开肺痹，合瓜蒌、紫菀、冬瓜子肃肺降逆止嗽，竹茹、甘草以清胃气，主要在肺窍既通，气即宣泄，而诸疾自然消失。

年高阴亏，左脉细数而弦，虽误用补摄药，但未至耗伤津液涸枯，经过恰当治疗，所以邪去不需滋阴生津以善其后。

赖母年近古稀，患左半不遂，医与再造丸，即补剂，服二旬，病如故。孟英按脉缓而滑，颧赤苔黄，音微舌蹇，便涩无痰，曰此痰中也，伏而未化，与犀、羚、茹、贝、菖、半夏、花粉、知母、白薇、豆卷、桑枝、丝瓜络等药，服三剂，而苔化音渐晴朗，六七剂腿知痛，痰渐吐，便亦通，继而腿痛难忍，其热如烙，孟英令涂葱蜜以吸其热，痛果渐止，半月后眠食渐安，二旬外手能握，月余可扶腋以行矣。

指下不明，以为无痰表现，必以为无痰可中，痰中以脉滑为主，浮缓为风，痰邪滞涩气血流行也可使脉缓，颧赤是主风热，苔黄属热，音微因痰气郁滞不得通畅，舌蹇是痰邪阻塞舌络，便涩也因痰滞气郁，气痹不行，则腑通失调。以犀角、羚羊清心肝以息风动；白薇息内热生风，并能泻肺热去痰气壅盛；川贝母、半夏辛开郁结，蠲除痰邪；知母、花粉、竹茹去其痰并生津液；菖蒲辛温芳香开窍，使痰气行，而使舌蹇恢复；豆卷、桑枝、丝瓜络通络以活其痹。

我每治似此类证加橘络、橘红、枳壳、菊花、秦艽助其行气，消痰通络息风良效。

石注中桑枝不宜姜汁炒。

再造丸：蕲蛇肉、全蝎、地龙、僵蚕（炒）、醋山甲、豹骨（油制）、人工麝香、水牛角浓缩粉、人工牛黄、龟甲（制）、朱砂、天麻、防风、羌活、白芷、川芎、葛根、麻黄、肉桂、细辛、附子（制）、油松节、桑寄生、骨碎补（炒）、威灵仙（酒炒）、粉草薢、当归、赤芍、片姜黄、血竭、三七、乳香（制）、没药（制）、人参、黄芪、白术（炒）、茯苓、甘草、天竺黄、制首乌、熟地黄、玄参、黄连、大黄、化橘红、青皮（醋炒）、沉香、檀香、广藿香、母丁香、冰片、乌药、豆蔻、草豆蔻、香附（醋制）、两头尖（醋制）、红曲、建曲。祛风化痰，活血通络。

胡子右颧偶发紫斑一块，时当季冬，孟英予犀角、石膏凉解之药，二三帖后始发热、斑渐透，犀角服二十帖始撤，素有目疾，余热复从目发，令以石膏药久服，居然渐愈，且能食肌充，略无他患。

季冬偶发紫斑一块，系温热久伏，侵胃入营已深，服犀角、石膏凉解药二三帖，全身斑透出，其热毒之甚，可想而知，幸而发现颧部一块紫斑即进凉解，迟则最易使热炽无制而倾生命。此疾脉像大都洪实而数，或伏浑不清。

每治温热发紫斑，采用生石膏30～60 g、广犀角9 g、知母12 g、生地18 g、元参30 g、丹皮12 g、生白芍9 g、大青叶18 g、银花30 g、茅根30 g、芦根30 g、麦冬12 g、生甘草3 g。若恶心呕吐，为热毒炽盛，去甘草，加竹茹9 g、芦根30 g、生石膏90～120 g、广犀角12 g。丹皮虽易动恶心，但必须用其凉泄营血，热毒清，恶心呕吐自止，恶心呕吐重者，丹皮改用紫草。

石注谓病情肝风贼肺没有根据，所补入石斛、桑叶、菊花、栀子与治斑无关，冬瓜皮、薤白、半夏对斑病有损无益。

赵春山向患痰嗽，自秋仲以来，屡发寒热，吴某以伏暑化疟治，颇为应手，而一旬半月之后，病必复至，延至季冬，孟英按脉滑数，舌绛苔黄，渴饮溲赤，动则喘逆，夜不成眠，痰多畏冷，自问不能起矣。孟英曰无恐也，不过高粱酿痰，温补助热，是为病根。迨夏吸暑邪，互相交杂，秋半而发，

王氏医案续编

势颇类疟，古年虽识其证，惜手段小耳，因与羚羊、豆豉、连翘、薄荷、知母、花粉、竹茹、贝母、旋复、海蜇、元参、栀子、省头草、梨汁等药五剂，热退不畏冷，去前四味药，加沙参、麦冬、玉竹、枇杷叶，渐能安寐，各恙渐减，再加生地，服匝月而体健胜昔。

此例痰嗽，屡发寒热，其脉滑数，为痰火而致，痰火阻气，故喘逆痰多畏冷，痰火耗阴，故舌绛、口渴溺赤。以羚羊角入肝心肺，清肝熄风；栀子、豆豉清郁热，知母、花粉、旋复花、海蜇、竹茹清热祛痰；佩兰除痰除秽；连翘清心热生津；元参滋阴降火；薄荷宣散；梨汁清热化痰。五剂后不畏冷，表证已去，去羚羊角、薄荷、豆豉、连翘。痰减，胸不闷，可加生地、麦冬、枇杷叶、沙参、玉竹育阴。

·卷五·

戊申元旦陈秋槎大便骤下黑血数升，继即大吐鲜红之血，而汗出神昏肢冷，搐搦躁乱妄言。孟英查其脉，左手如无，右弦软，按之数，以六十八岁之年，佥虑其脱，参汤煎就，将与灌之。孟英急止勿服，曰：高年阴分久亏，肝血大去，而风阳陡动，迨由忿怒，兼服热药所致耶。其夫人云日来颇有郁怒，热药未付，惟冬间久服姜枣汤，且饮中药烧酒一瓶，孟英曰：是矣。以西洋参、犀角、生地、银花、绿豆、栀子、元参、茯苓、羚羊、茅根为剂，冲入热童便灌之，外以烧铁淬醋，令吸其气，龙骨、牡蛎粉扑汗，生附子捣贴涌泉穴，引纳浮阳，服两剂血止，左脉渐起，又加龟板、鳖甲，服三帖，神气如常，各恙渐息，稍能啜粥，乃去犀羚，加麦冬、天冬、女贞子、旱莲草投之，眠食日安。半月后始解黑燥矢，两旬外便溺之色皆正，与滋阴药调痊。

老年突然大量便血及吐血，病势很重，皆虑其脱，予以参汤，孟英察脉，左脉如无，为阴亏至极，阴血大去，右脉弦为肝旺，软为阴津不足。此为肝血去，风阳陡动，因恼怒热药而致。因此不能服人参汤。经查明虽然未服温热药，但久服姜枣汤，中药烧酒，这两者都是热性，皆可火上浇油，血为热迫妄行，心无血养故神昏，肝无血养故痉厥。以养阴清热熄风法，以犀角、羚羊角、元参、生地、西洋参清热养阴息风，绿豆、双花、栀子清热，茅根清热止血，童便滋阴降火，外用烧铁淬醋吸其气，牡蛎、龙骨粉扑汗，生附子捣贴涌泉穴，引阳气下行。血止，左脉起，加龟板、鳖甲潜阳，各恙渐息，去犀角、羚羊角，加二冬、二至养阴，以滋阴药物调理而痊。

姚令舆室素患喘嗽，而病春温，医知其本元久亏，投以温补，痉厥神昏，耳聋谵语，面青舌绛，痰嗽不眠。孟英诊之，脉犹弦滑，曰：证虽危险，生机未绝，予犀角、羚羊、元参、沙参、知母、花粉、石膏以清热熄风救阴生液，佐苁蓉、石英、鳖甲、金铃、旋复、贝母、竹沥，以潜阳镇逆通络蠲痰。三剂而平，继去犀、羚、石膏，加生地，服旬日而愈。

素患喘嗽，体质素亏，既病春温，宜先治其温病，不细察病情，只知其本元久亏，蛮用温补，温补则热邪益盛，热邪耗阴，而阴益虚。补则温热之邪不得外泄，势必内陷，陷于心肝则痉厥神昏。热邪侵肺，则使耳聋，所以谓耳聋治肺。凡热邪炽盛，上腾火炎，皆能危及神明，发生谵语。肝色青，肝病面现青色，热邪炽盛，青有光泽，若湿热郁滞，青色如蒙尘。方以犀角、羚羊角清热熄风，白虎汤清肺胃之热，元参、知母育阴救津，花粉降火生津祛痰，佐苁蓉甘温滑润，滋元阴不足，金铃子降肝逆，川贝母理肺气合竹沥、旋复花祛痰，石英、鳖甲潜肝阳。三剂而平。继去犀角、羚羊角、石膏，加生地，服旬日而愈。

马香谷，患溺秘欲死。孟英视之，脉坚体厚，口渴苔黄，投知、柏、栀、楝、犀、苑、楼、茹之药，送当归龙荟丸而瘳，竟不复发。

此例溺秘，以脉舌及体质相参，是因热而溺秘，用药首以知母、黄柏，黄柏苦寒大泄肾及膀胱热，知母味辛而苦，上清肺金而泻火，下润肾燥而滋阴入二经气分，沉中有浮，降中有升，既能下佐黄柏泄肾火，又能上行润心肺，使肺清水滋而水道行，栀子宜生用，同犀角、竹茹泄心肺之热，使热清水行，

王氏医案续编

配以紫菀下降利水，通调水道，肺热则口渴，瓜蒌气味甘寒，降火下气其渴自止。其脉坚，是坚实有力之意，其两寸脉宜洪滑数，左脉宜弦数。因肝热采用当归龙荟丸合川楝子，使肝热下泄，行其疏泄，以利小便。虽肝热，其热未现风动之象，不得谓内风升。

谢某患嗽，卧难偏左。孟英切其脉，右寸软滑，曰：此病肺虚而痰贮于络，以苇茎、丝瓜络、生蛤壳、贝母、冬瓜子、茯苓、玉竹、枇杷叶、燕窝、梨肉投之果愈。

患嗽，其脉右寸软为肺虚，滑为痰，此为肺虚痰贮。法以清养肺气通络。以芦根、冬瓜子、蛤壳、川贝母肃清肺气，茯苓使水气下行，枇杷叶以降肺胃气，燕窝、玉竹育养肺气，梨肉清肺生津，丝瓜络化痰通经络。

许叔超祖母患疟，孟英治之，脉弦滑而数，脘闷便秘，合目汗出，口渴不饥，或虑高年欲脱。孟英曰：此温邪挟素盛之痰所化，补药断不可投，予知、芩、楼、杏、翘、贝、旋、茹、连、斛、雪羹为方，服果渐效。

此例未述疟疾的症状，只说脘闷便秘等症，由于温邪挟痰，其合目汗出，一般是三阳合病的表现，口渴是在阳明，不饥热伤胃阴，胃失清和。脉弦滑而数，宜表现在右寸关。治疗首用知母，其气寒味苦清肺泻火；消痰治疟不用石膏，而用黄芩、黄连、连翘以清温热之邪；因石膏质重，如脘闷用此药，于气不利；川贝、瓜蒌、旋复花散郁结消痰浊；川贝母、杏仁合以辛散宣肺，于清热消痰药中，使气机畅达，似疟症状自能解散；所配入海蜇、地栗既助消痰又清肃肺胃；石斛、竹茹清热养胃以进饮食，用药组织面面俱到，因而有效。

弦脉为肝脉，痰饮脉亦弦，此例弦滑为痰，数为热，不是数为阴虚挟热。

知母、黄芩、黄连、竹茹不宜姜制。

蒲艾田，年逾花甲，陡患鼻衄，诸法不止。孟英诊之，面色黯而有红光，脉洪而芤，询知冬间广服阳药，是热亢阴虚之质，予大剂犀角、元参、茅根、女贞子、旱莲、石斛、茯苓、泽泻、天冬、知母，投匕而安。

一般视人面有红光，以为气色充足，健康征象。实不知红光是病色的表现。此例面色黑黯而有红光，合参脉证为热亢阴虚，孟英临证询疾细微，得悉服阳药为祸，治疗首以犀角清其热亢，血不为热迫，则循行正常，犀角并能解阳药之毒热，茅根甘寒上清肺火，甘能和血，寒能凉血，引火下降，元参、女贞子、旱莲草滋阴摄血，天冬、知母清热养阴，使肺肾阴液相生，石斛甘淡清养五脏之阴分，使阴有所守。但茯苓、泽泻无脉可凭，可能面黑黯属湿滞之像。孟英治病用药量体裁衣，药不妄用，按热亢阴虚宜用生地，生地为滋阴摄血适应之药，治衄血用犀角、生地有相辅相成的作用，方中无生地可能患者阴虚挟湿，因生地有滋湿滞胸之弊，因而取女贞子、旱莲草、元参、知母、天冬之类以滋阴，或者方有生地漏写之故。旱莲草有补阴止血功能，其用量不宜少于女贞子。

方以犀角9 g、茅根30 g、元参30 g、女贞子30 g、旱莲草30 g、知母12 g、石斛15 g、天冬12 g、泽泻9 g、茯苓9 g。

许少卿妻夏初患感，何某十进清解，病不略减。邀诊孟英，脉至弦洪豁大，左手为尤，大渴大汗，能食妄言，面赤足冷，彻夜不瞑。孟英曰：证虽属温，而真阴素亏，久伤思虑，心阳外越，内风鸱张，幸未投温散，尚可无恐，予龙、牡、犀、珠、龟板、鳖甲、贝母、竹沥、竹叶、辰砂、小麦、元参、丹参、生地、麦冬为大剂投之。

凡阴亏火浮的体质，感受温热，最易因热邪耗阴，阴被热耗，而阴益虚，其热益盛。机体足以抵抗热邪，实赖阴质之力，所以说阴不制阳而热不退，多有初由温热伤阴，而阴伤过甚，则变为病本，外证表现，大致与温热相同，而脉象舌苔有异，临证以脉测证为必要。此例脉弦洪豁大，为阴虚受热伤之象，左手为尤，可知心阴久虚，热伤其阴，心阳外越，肝风鸱张。大渴是热耗津液，大汗为阴虚阳越，阳外泄则汗不止。能食是热灼胃阴，求食以救之。心肝之热，上冲神明则妄言，面赤足冷，彻夜不瞑，是阳上浮有升无降。故以龙骨、牡蛎、龟板、鳖甲潜其阳，生地、元参壮水之主以制阳光，犀角、珍珠、辰砂、丹参、竹叶清心热以复神明，麦冬、生地、元参滋阴生津以复心阴，小麦养心敛汗，热灼津为痰，用贝母、竹沥清热化痰。

外以烧铁淬醋令吸其气，蛎粉扑止其汗，生附子贴于涌泉穴。渐以向愈，而阴不易复，频灌甘柔滋镇，月余始能起榻。季夏汛行，惟情志不怡，易生惊恐。予麦、参、熟地、石英、茯神、龙眼、甘、麦、大枣、三甲等药善其后。

情志不怡，心藏神，肾藏志，惊于心，恐于肾，甘草、小麦、大枣、茯神、麦冬、龙眼肉以养心脏，肾水虚不足涵养肝脏，以熟地补肾水，沙参清养肺胃育阴，三甲、石英滋阴潜阳，其脉寸宜虚，左关尺宜浮弦细或浮弦大。

秋杪（末）归宁，微吸客邪，孟英投以清解，已得向安。

微吸客邪，投以清解，可知外来微邪，由口鼻侵入犯肺，清解方可考虑用银翘散、桑菊饮之方较妥。

石注中元参、生地、麦冬开水冲泡去渣，不能取其滋阴成分，需要大煎之，每用甘麦大枣汤，小麦用量一般用 30 g 方胜任。

周鹤亭子，年甫五令，痘后月余，清凉药尚未辍，忽发壮热，幼科治之，势益张，肢瘈面赤，呕吐苔黄，渴而溺清，时或昏厥，证交六日，其外祖何新之邀孟英诊之，脉甚弦洪滑，心下拒按，便秘汗多，投以小陷胸汤加石膏、知母、花粉、竹叶、枇杷叶、贝母、雪羹，二剂各恙皆减，溲赤便行，继予清养而安。

此例患水痘月余，服用清凉药未停，忽发热病势重，呕吐，苔黄，口渴，此为新感温邪，其脉甚弦洪滑，弦为肝热，洪为热，滑为痰。此为热入阳明，故热邪内盛，呕吐苔黄，口渴溺清，汗多。热邪扰神时有昏厥，热邪燔津为痰，热邪伤肝，肝热合痰火盛风动，故肢瘈。以清热蠲痰法，药以小陷胸汤蠲除热痰，白虎汤清肺胃之热，贝母、雪羹清热祛痰，枇杷叶清胃热降逆止呕吐，竹叶清心肺，使热气下行。服药后溲赤便行，此为邪热由内向外而出，故小便由清变为赤。继用清养之剂而安。

费伯元患烦躁不眠，医见苔白，投以温药，因而狂妄瘈疭，多方不应。孟英视之，左脉弦细而数，右软滑，乃阴虚之体，心火炽肝风动而痰盛于中也。先以犀、羚、桑、菊息其风，元参、丹皮、莲心、童溲清其火，茹、贝、雪羹化其痰，随与三甲、二至、磁珠潜其阳，甘、麦、大枣缓其急，地黄、麦冬养其阴，渐次康复。

此例为烦躁不眠属阴虚，误用温药，使心火炽肝风动，火燔津为痰。

以犀角、羚羊角、桑叶、菊花清热熄风，元参滋阴清热，丹皮清肝血热，莲子心清心热，童便清热，竹茹清胃热化痰，川贝母、雪羹清热化痰，其左脉弦细而数为阴虚，水不涵木，内风未息，宜加三甲、二至，而地黄、麦冬也是本方滋养阴分的要药。如无瘰疬可酌去犀角、羚羊角、桑叶、菊花。如无痰证及右寸脉不滑，为痰已化，则去贝母、竹沥、雪羹，如不狂妄而神清，可去丹皮、莲子心、童便清火之品。桑叶、菊花宜用同等量，川贝母为化痰而用，不是舒展气郁滞，用量12~15 g即可。三甲潜阳，牡蛎宜生用，女贞子、旱莲草宜用同等量，小麦用量30 g。

临床常见烦躁不眠，一般用酸枣仁汤：炒酸枣仁12 g、知母12 g、茯苓12 g、甘草3 g、川芎3 g。我每用此方去川芎，加竹叶9 g、元参12 g疗效良好，烦躁不眠多为阴虚火浮，元参清火滋阴为适宜药。

烦躁不眠属于阴虚水不涵木，肝脏失荣，肝阳上僭，阳不入阴，用三甲（龟板、鳖甲、牡蛎）、二至（女贞子、旱莲草）、生地、麦冬、元参，加知母清热滋阴，阴滋阳降，自能入寐，如两寸虚，加甘草3 g、小麦30 g、大枣2枚，以荣养心脏，并缓肝之急，而使安眠。

何摺塽妻素患肝厥，仲夏患感，沈某按温证法治之，内风不至陡动，而大便泄泻，脉细而弦，渴饮痰多，不饥不寐，邀孟英商之，投白头翁汤，加三甲、石斛、茯苓、竹茹，随以峻补善后而痊。

素患肝病昏厥，夏患感医予清解法，内风未起，但大便泄泻，其脉细而弦。细为阴虚，弦为肝旺。此为热邪仍盛，肝阳上僭，阳气不降故不寐，胃热耗津则不饥，热燔津液为痰，故渴饮痰多，热邪下行则泄泻。以白头翁汤苦以坚之，它不仅对热入厥阴有效，而且对热性泄泻亦可。石斛养津，竹茹清胃热化痰，茯苓上调肺脾之气，下输肝肾之水，三甲（龟板、鳖甲、牡蛎）镇肝潜阳。

许氏妇患间疟，寒少热多，大饥大渴，善呕无汗，脉滑而弦.孟英投以白虎汤加花粉、柴胡而愈。

患间疟，其脉弦为肝旺，滑为痰。热邪入里，其热在阳明，则大饥大渴；其热在少阳，则善呕、无汗。孟英投以白虎汤加花粉清阳明之热以生津，柴胡引入少阳经。其脉右寸宜洪滑，左关浮弦。

吴酝香媳时患腹胀减餐，牙龂腿痛久治不效，肌肉渐消。孟英诊脉弦细而数，肝气虽滞，而阴虚营热，岂辛通温运之可投耶，以乌梅、黄连、楝、芍、栀子、木瓜、首乌、鳖甲、茹、贝服之果愈。肌充胃旺汎准脉和，

积岁沉疴若失。

一般治疗腹胀法，大都采用辛通、温运消胀，但临证必须审证切脉，以脉测证，不能固执成见。此例腹胀餐减，牙衄腿痛，脉宜左弦细而数，系肝气郁滞，阴虚营热，右关脉宜弦，是肝旺侮胃，故以乌梅、木瓜伐肝泄木，黄连清热消胀，牙衄为阴虚营热，用首乌、鳖甲益阴退热，以治肝之本体，配以栀子、竹茹清热止衄。肝气郁滞，筋脉不舒，脾主肌肉，脾受肝侮，迫使肌肉作痛，以致腿痛之由来，以白芍、楝实、木瓜理肝和脾调营卫止疼痛，贝母辛散解郁，用隔治之法，肺气畅，肝气郁滞亦通。

阴虚挟热其脉弦细数，细脉属阴虚，亦属湿盛，不是石注脉细为阴虚中挟阳虚。肌肉渐消，是因为腹胀减餐，营养不足充实肌肉，而不是肝风消烁。黄连不宜酒炒，竹茹不宜姜制，不宜黑栀皮，宜炒黑栀子。

顾云罗妻久患脚气，屡治屡发，驯至周身筋掣，上及于巅，龈痛齿麻，腰痛目眩，夜不能眠。孟英察其脉，芤而弦数，真阴大亏，大腿虽痛，从无赤肿之形，脚气药，岂徒无益而已，与二地、二冬、二至、知、柏、桑、菊、楝、栀、蒿、薇、龟板、鳖甲等药服之，各恙渐减。盖平素带下太甚，阴液漏泄，而筋骨失其濡养也，故治病须澄源以洁流，秋间以海螵蛸、鱼鳔、黄柏、阿胶为丸，服之痊愈。

脚气病多由湿盛所致，亦有阴亏等虚症而发。此例其脉芤而弦数，芤为阴亏，弦数为肝热。燥湿之剂伤阴，使阴分大亏，肝阳升而不降，故上至巅，齿龈痛麻、目眩。阳不入阴，则夜不能眠。肝阴虚不足濡养筋膜，故周身筋掣，腰腿痛。以二冬、二至、二地养阴，合黄柏、知母清肝肾之热养阴，龟板、鳖甲潜阳育阴，桑叶、菊花清热宣风，川楝子引肝气下行，青蒿、白薇散其虚热，栀子清肝热。服药后各恙渐减。

追其病因，其平素带下多，此为阴液泄漏，使之筋骨失养，应除病因，秋天用黄柏清热，海螵蛸入肝肾血分以固之，阿胶、鱼鳔养血。四味为丸，服之而愈。

石北涯妻久患龈疼，渐至身面浮肿，或以为虚，或以为湿，病日以剧，气逆不饥。孟英察脉，左洪数，右弦滑，阴分虽虚，先当清其肺胃之痰热者，投白虎汤加沙参、花粉、冬瓜子、枇杷叶、栀子、竹茹、芦根服之，即消肿继佐滋阴，龈痛亦止。

久患齿龈疼，身面渐肿，其脉左洪数为心肝热，右弦滑为痰。此为肺胃痰热。应先清肺胃痰热，以白虎汤清肺胃之热，芦根、竹茹、杷叶清胃热，合冬瓜子肃肺热降逆，栀子清心肝之热，沙参养阴、花粉清热蠲痰生津。继以滋阴而痊。

金畹香媳半产后营分不摄，淋漓数月，治之勿瘳。孟英季夏诊视，两尺脉皆浮，左寸关弦，与三甲、二至、二地、蒿、薇、螵蛸、黄柏为方，服之渐愈，中秋诊其脉，即断受孕，渠谓受孕必无病矣，而不知病久初痊，正需培养，虽即受孕，涵蓄无权，仲冬而胎坠矣。

肝主疏泄，肾主闭藏，两尺脉皆浮而不沉，是肾失其闭藏之职。左寸关弦，是肝木太过，独行其疏泄之权，故半产后阴道出血数月。治以填补肾阴，即以涵养肝木。以三甲、二至、二地养阴潜阳，青蒿、白薇清虚热，侧柏叶止血，海螵蛸之涩以固之，黄柏苦以坚之。服药后渐愈。中秋怀妊，但因久病初愈，津血不足培育胎儿，故胎坠。

蔡初泉陡发寒热，咽痛大渴，脘闷舌绛。孟英诊脉甚数，径投大剂犀、羚、元参、丹皮、桑、栀、银花、花粉、翘、蒡之药，服后遍身发赤疹，而热退知饥矣。

陡发寒热，咽痛大渴，舌绛，脉甚数，此为热邪盛由气分入营分。治宜泄营透卫。应以大剂犀角、羚羊角、元参、丹皮清营热，双花、连翘、桑叶、栀子、牛蒡透卫，花粉清热生津祛痰。服后遍身发赤疹，此为热邪由里外散，热退病愈。

吴茂林患右颊肿痛，颔下结核，牙关仅能呷稀糜，外科称名不一。孟英投以天麻、僵蚕、羚羊、石膏、省头草、升麻、当归、秦艽、花粉、黄芩等药渐愈。

右颊肿痛，根据孟英用药，以羚羊、钩藤、天麻祛风，以石膏、黄芩清热，升麻引石膏上行，佩兰祛湿芳香化浊，当归、秦艽养血，花粉清热生津，推理其脉宜左浮弦为风邪，右寸洪滑为肺胃热。风热袭入，邪盛使其气血壅滞，故局部肿痛，以治风先治血，血生风自灭，服药后病愈。

吴诵青室，年近五旬，天癸已绝，偶患腹胀，黄某投以肾气汤，而寒热惭作，改从建中法，旬日后病剧而崩，愈补愈甚。孟英查脉洪而数，渴饮苔黄，是吸暑邪，得温补而血下漏也。与犀角、元参、茅根、柏叶、栀子、楝、知、斛、花粉、白薇等药，数剂始安，续加生地、二至、二冬滋养而愈。

感受暑邪，得温补而血下漏，其脉洪数，为热邪重，迫血妄行，阴津不足，故渴饮苔黄。以知母、花粉、石斛、元参清热养津，犀角、栀子、茅根、白薇清热，侧柏叶凉血止血，也可稍加黄芩。继用生地、二至、二冬养阴而愈。

阮范书室腹痛欲厥，医见其体甚弱，予镇逆通补之法，而势日甚。孟英查脉弦数左溢，是忿怒肝阳勃升也，便秘不饥，口苦而渴，予雪羹、栀、楝、旋、绛、元胡、丹皮、茹、贝、左金丸而愈。

此例腹痛欲厥，脉弦数左溢，孟英指出是忿怒而肝阳勃升，是肝旺实火，不是阴虚挟肝热。便秘不饥是肝阳旺火热表现。一般来说阴虚火浮，治疗宜用甘寒如元参、生地滋阴熄火，所谓壮水之源以镇阳光，阴虚火盛治疗宜用甘寒苦寒并用，苦寒药如黄连、黄芩、黄柏、栀子等，因证选用。阴虚火盛，仅火盛，只用苦寒泄火，火退而阴分自能恢复，如阴被火劫，火退阴分不能骤复，或因阴虚而成病，则需用甘寒滋养阴分，俾（使）使阴质来复。

方中旋复花、新绛（茜草）治肝着，因久病在络，宜通肝络，川楝子、元胡疏肝止痛，宜用同等剂量。左金丸既清肝热治口苦而能缓解忿怒，栀子、丹皮清肝胆之热，宜用同等分量。贝母、竹茹、雪羹清热涤痰，竹茹不宜姜制。

周子因，体素弱，偶患间疟，黄某用首乌、鳖甲、姜、枣等药，病日以甚，加以参、桂，狂躁妄言。孟英视之，面赤舌绛，溲涩便溏，渴饮汗多，脉形细数，是暑证也，与元参、银花、知、芩、茹、贝、竹叶、荷杆、莲心、西瓜皮为剂。寻愈。

此例因暑热病疟，以首乌、鳖甲、姜、枣、人参、肉桂温补，助其热势益炽，以致狂躁妄言，舌绛病在营血，不是尚在气分，脉细数，细为阴虚，数为暑热，并有渴饮汗多的症状。因此孟英处方，重用元参居于首位，清热不滞胸，双花、知母、黄芩清热，竹叶、莲子心清心，西瓜皮清暑热，荷杆升津液，竹茹清胃热，使用川贝母，其右寸脉宜沉。方以：元参30 g、双花30 g、知母9 g、黄芩9 g、竹茹9 g、川贝母12 g、莲子心9 g、竹叶9 g、荷杆9 g、西瓜皮30 g。

元参不宜冲泡，宜重煎之，竹茹不宜姜制。

吴薇客母患痰嗽喘逆，便秘不眠，微热不饥，口干畏热。孟英切其脉，右寸关弦滑而浮，左关尺细软无神，是阴虚于下痰实于上，微兼客热也。予茹、贝、旋、斛、浮石、芦根、冬瓜子、枇杷叶、杏仁、花粉为剂，以熟地泡汤煎服，则浊药轻投，清上滋下，是一举两全之策也，投匕果应，再服而大便行，渐次调瘳。

右寸关弦滑而浮，为痰实于上，左关尺细软无神为阴虚于下。此方除熟地外，皆蠲痰肃肺之品，以熟地汤煎服，则阴复而后气行，气行而后在上之痰热悉降。此非独孟英已试之法，凡阴虚痰湿之证，悉仿此法，以百用百效。

凡阴虚于下，痰实于上，用浊药轻投之法，其疗效良好，不可思议，但是必须诊断确切，才能有效。

枇杷叶、竹茹不宜姜制。

谢谱香素属阴亏，情亏抑郁，因远行持重而患咳逆，左胁刺痛，寸步难移，杳不知饥，卧难著枕。孟英诊之，脉象弦细软数，苔腻痰黏，便艰涩少，乃肾气不纳，肝气不舒，肺气不清，胃气不降。

投以沙参、枇杷叶、茹、贝、旋、栀、龟板、鳖甲、丝瓜络、冬瓜子、青铅、白前、金铃、藕肉，以熟地泡汤煎服，数剂而平，继渐滋镇向愈。

此例与治吴薇客母痰嗽同是阴虚痰实，同用浊药轻投之法，而此例用药有些不同，因其见证及脉象不同。吴薇客母痰嗽之脉象，右寸关弦滑而浮，左关尺细软无神。此为痰实在上，阴虚于下。此例脉弦细软数，此脉象系孟英笼统而言，其左关尺宜浮弦细软数，右寸关宜弦数。咳逆为肺气不清，左胁刺痛，寸步难移，为肝气不舒，脉弦细软数，为肾虚肝郁，苔腻痰黏，杳不知饥，便艰涩少，为胃气不降。治疗以清肃肺气，舒肝降逆，浊药轻投。因左关尺弦细，故用龟板、鳖甲、青铅育阴潜阳，川楝子舒肝，藕肉解郁，如此治疗效果明显，如囫囵临证，不以见证和脉象具体分析，只依样画葫芦，其病必无效。由此可以体会到，切脉要详细，辨证要周密，才能诊断确切，用药恰当。

叶承恩妻怀妊患感，昏谵不眠，善呕便秘，汗出不解，脉涩口干，乃营阴素亏，邪热内炽，以元参、石膏、知、芩、茹、贝、枇杷叶、薇、栀、楝、斛投数剂而愈。

脉涩口干为营阴素亏，邪热内盛，热伤神明则昏谵不眠，热伤肝胃则善呕便秘，以元参、石斛养阴，白虎汤合黄芩、竹茹清肺胃之热，栀子清心肝之热，青蒿、白薇清虚热，川贝母清肺胃之气，杷叶合竹茹清胃热降逆，川楝子疏肝降逆。数剂而愈。

江梦花妾患两目肿痛，不能略张，医投风药，昏痉欲厥。孟英诊之，脉至洪滑，大渴便秘，予白虎汤二剂霍然。

此例两目肿痛，大渴便秘，脉至洪滑宜居右寸关，为肺胃热盛，服白虎汤可去粳米。

昏痉欲厥是阳明热炽盛，白虎汤可以清解。方以石膏30 g、知母12 g。酌加桑叶9 g、菊花12 g、芦根30 g、竹茹9 g、生桑枝15 g、竹叶9 g、花粉15 g、瓜蒌15 g。

石注中生薏仁、冬瓜子、竹叶、青果、旋复花、赭石、豆豉、石斛、海蜇不适用。

潘馥堂女患感，沈悦亭治之渐愈，惟咽阻无形，水谷碍下，孟英以竹叶石膏汤加紫菀、白前、旋复、枇杷以清肺而降肺气，果即帖然。

此疾是临床常见的病，也多有食饭无阻，饮水和咽津碍下，也是肺有热，热燔津为痰，痰黏附于咽喉，肺气不降，用此治法清肺降气，竹叶石膏汤：取竹叶9 g、石膏30 g、半夏6 g，加川贝母9 g、青果四枚打碎、紫菀9 g、生枇杷叶30 g、瓜蒌15 g、橘皮6 g、竹茹9 g、花粉15 g。服之即愈。

竹叶石膏汤：竹叶、石膏、半夏、麦门冬、人参、甘草（炙）、粳米。

吴西瀍患疟，寒微热甚，旬余不愈。孟英诊之，脉滑而长，疏大剂白虎汤与之，渠兄瀍仲云沈顾二君，皆主是方，屡服无效。孟英索方阅之，汤虽是白虎，而石膏既少而煨，兼不去米，因谓其兄曰，汤虽同，君药已重用，而去米加花粉、竹茹等，气力不同科矣。其兄大悟，服之寻愈。可见服药不可徒其汤头之名也。

吴某患疟其脉滑而长，此为暑热。孟英予以大剂白虎汤而愈。瀍某与沈某亦用此方，但无效。孟英阅方，只见石膏用量少，而且是煨石膏，不去粳米，虽然汤头是相同的，孟英用药生石膏剂量大，去粳米，加花粉、竹茹等，其气力则不相同，可见服药不可徒其汤头之名，应该根据病情适当加减方可。

曹稼梅女，患眩晕脘痛，筋瘈吐酸，渴饮不饥，咽中如有炙脔（小块的肉），朱某予温胃药，病日剧。孟英诊脉弦滑，投茹、贝、萸、连、旋、赭、栀、楝、枳、郁、雪羹之药，十余剂始愈。

眩晕脘痛，脉弦，弦为肝脉，诸风旋掉皆属于肝，肝阳旺上冲则发生眩晕，胃脉弦是肝旺乘胃，而使脘痛。以咽中有炙脔症状而论，脉弦滑为凝痰阻塞咽嗌之间，一般治疗必用半夏厚朴汤，辛以散结，苦以降逆，茯苓佐半夏利痰，苏叶入肺以宣其气，但孟英对于此例应用川贝母散结，合旋复花、地栗、海蜇降逆消痰。

半夏厚朴汤治属寒湿痰凝阻，其寸脉宜沉弦滑，肝阳乘胃，热燔津为痰，是为热痰，况且有渴饮不饥，明证其热，此例治热痰阻滞，用川贝母、枳壳、郁金等，川楝子、栀子清肝热，使热气下行，旋复花、赭石降逆气，雪羹清热蠲痰，黄连、吴茱萸合用，即左金丸之义。肝胃不调挟痰，无痰不作眩，痰蠲肝胃和眩晕自愈。

黄连不宜酒炒，竹茹不宜姜制。

半夏厚朴汤：半夏、厚朴、茯苓、生姜、苏叶。

夏氏妇怀妊患感，医投温散，渐至气逆不寐，时欲痉厥，脘闷呻吟，渴难受饮。孟英诊之，脉滑数而溢，与小陷胸汤加旋、薤、石膏、知、竹茹、杏、腹皮、苏子、竹沥、海蜇大剂，投旬日而愈。

感受温邪误用温散，使之热重耗阴，燔津为痰，痰火阻气，肺胃之气不降，其脉滑数而溢。以小陷胸汤加旋复花、薤白、杏仁开胸祛痰，白虎汤清肺胃之热，栀子、竹茹清热，竹沥、海蜇清热祛痰，大腹皮行气宽中，苏子降气化痰。

怀孕之人，慎用瓜蒌及半夏。

沈悦亭妻齿衄，五日不止，去血已多，诸方不应。孟英脉之弦滑上溢，投犀角、泽兰、元参、旋复、生地、花粉、茯苓、牛膝、桃仁、泽泻而安。嗣询经事，本月果已延期，盖即逆行之候也，继用滋阴清热，乃渐康。

凡吐血衄血，脉现滑是血动不安之象，不是阴涸风升，燔痰上逆。脉弦滑上溢，齿衄不止，是阴虚火升，火迫血上溢，血上溢而月经延期，是有升无降，治疗用滋阴清热，引血下行之法。孟英已述，月经延期，即逆行之候，病因齿衄，去血过多，血上逆多，下降少。所谓逆行，不是倒行经之语，以犀角、生地、元参、花粉清热养阴，旋复花降逆，牛膝、桃仁引血下行，茯苓、泽泻渗湿，泽兰通经行血，方中如加丹皮更好。

王雪山于上年误饵透士丹之时，孟英诊治向愈，即嘱其常饮柿饼汤，以杜关格于将来。迨今四月间，形体日瘦，张某进以疏风补气之药，孟英偶见之，力劝莫投温补，奈仍服补剂，延至秋间延孟英视之，胁痛畏风，周身络胀，时欲敲扑，食少便难，日哺（下午3~5点）微有寒热，脉来弦涩而数，右寸关弦软以滑，是升降之久窒，痰邪袭于隧络，关格（指小便不通与呕吐并现的临床危重病例）之势将成，再四求治，与沙参、贝母、薇、蒿、旋、斛、栀、楝、兰草、枇杷叶、丝瓜络、冬瓜子、芦根、茅根等出入为方服之，寒热既蠲，胁痛已减，雪山大喜，复请诊之脉颇转和，第肝阴为谋虑所伤，最怕情志不怡，必生枝节。小愈奚足为恃？嘱其另邀明眼图之。无如嗔怒萦思，诸多牴触（触犯），频有转关，屡生枝节，以致大便必极捶背尻而始解，上则吐痰恶谷，果成关格之候，复误于温散、温补，舌色干紫，津涸而亡。

此例因误饵透士丹，孟英治愈后，嘱其常服柿蒂汤，以其降逆下气防治上逆之关格证。凡物遇火则瘦，得滋则肥胖。又因形体瘦，进疏风补气之剂，孟英阻止，雪山仍服补剂，出现胁痛畏风，周身络胀，食少便难，寒热，其脉弦涩而数，右关弦软而滑。此为肝热耗阴，热邪燔津为痰，使气机升降窒涩，痰邪壅滞经络，关格将成。勉予以川贝母、冬瓜子肃肺气，祛痰饮；栀子、川楝子疏肝降肝气；沙参补肺气清肝；石斛益胃生津，滋阴清热；白薇、青蒿除虚热；旋复花消痰结下气；丝瓜络化痰通经络；芦根、枇杷叶、茅根清热降逆；服药后稍有改善，终因肝阴亏，用脑过度，情志不怡，复误温散、温补津涸而亡。

徐梦香年近六旬，患手颤不能握管，孟英以通补息风药吞指迷茯苓丸而安。仲秋类中，遗溺痰升，昏瞀妄言，汗多面赤。孟英视之，脉浮弦洪滑，盖吸受暑邪，而连日适服参汤也，予羚角、石菖蒲、连翘、栀子、桑叶、菊花、楝、斛、知母、花粉、竹沥、银花、蒿、薇等药。一剂知，二剂神清，乃去羚、菖，加茹、贝、滑石投之。下利赤白如脓垢者数日，始知饥纳谷，以调理而愈。

　　患类中风，脑血管疾患，每在季节气候变化，易受天气感应而发作，而夏季更易发生。此例吸受暑邪，连日服人参助其热势，因热上加热，热气上冲，风因热动，使气血并走于上，而使脑血管疾患发生，其脉浮弦洪滑，浮弦是肝风上冲，洪为暑热，滑脉主痰，方中羚羊角清肝肺，泄热息风，脑血管疾患属于心肝肺热者，用于药中良效；羚羊角、菊花、桑叶平肝熄风；菊花既能平肝熄风，又能清热补阴，通利血脉，用量宜18～24 g；川楝实清肝热降肝逆；白薇性寒，清阳明治风热，汗多遗溺；石菖蒲辛通开窍；青蒿清肝胆血分之热；知母、花粉、竹沥消热痰，合石斛清热生津；连翘、银花、栀子清暑热，服二剂神清，去羚羊角、菖蒲，加竹茹、川贝母清热消痰，加滑石因暑邪属于暑湿，下利白如脓垢，是热邪下行排泄而病除。

　　张月波弟陛患腹痛，适饱啖羊肉面条之后，医皆以为食滞，连进消导，痛甚而渴，得饮大吐，二便不行，又疑寒结，叠投燥烈，其病益加，呻吟欲绝，已四日矣。孟英视之，脉弦数，苔干微黄，按腹不坚，以海蜇一斤、荸荠半斤煎汤频灌，果不吐，将余汤煎栀、连、楝、斛、茹、芩、枇杷叶、知母、延胡索、柿蒂、旋复为剂，吞服龙荟丸，投匕而溲行痛减，次日更衣而愈。

　　此例为肝胃热盛，胃热则分泌痰涎蕴滞于胃，则易发生腹痛，饱啖羊肉面条是适逢其会，但也是一个诱因。脉弦数是肝旺侮胃而腹痛，苔干微黄是肝胃热实，热耗津液，按腹不坚没有实积现象。治疗首用海蜇、荸荠大剂频灌，清胃热涤痰涎，胃腑得通则不吐，余汤煎黄连、黄芩、栀子、竹茹以清肝胃之热，生枇杷叶、柿蒂、旋复花降胃逆，川楝子、元胡舒肝止痛，当归龙荟丸以清肝火，小便行，热下降，热邪由大便排泄，痛去而愈。

　　黄连、黄芩、川楝子、知母不宜酒炒，川楝子、元胡宜用等量。

　　黄鼎如母七十七岁，季秋患间疟，每发加剧，寒甚微而热则昏痉，舌不能伸，三发后，孟英视之，颧赤目垂，鼻冷额颏微汗，苔色黄腻，舌根纯红，口渴痰多，不思粥饮，脉至弦数，重按少神，证属伏暑挟痰，而阴虚阳越，先与苁蓉、鳖甲、楝实、茹、贝母、燕窝、藕。

　　此例年老，阴分已虚，口渴痰多而病间日疟，发热必昏痉，是暑热挟痰，舌不能伸，是痰热阻滞舌络，舌根纯红表现阴虚，颧红、额颊微汗，是阳越现象，脉弦数，重按少神为阴虚阳越的明证，目垂是神不足，鼻属脾肺，鼻冷虽阳外越，而气被痰所阻，阳被阻不能通达，以致鼻冷，病三发，即现阴虚阳越，可知其平素阴虚之甚。病有先治其标，也有先治其本，或标本兼治。此例伏暑挟痰为标，阴虚阳越为本。此例以治本为主，方用苁蓉、鳖甲、石斛、燕窝以治阴虚阳越，苁蓉味甘强阴，有敛汗潜阳的功能，燕窝甘平，养胃液滋肺阴，根能下达，鳖甲补阴除热，藕养心开胃并能舒郁，治阴虚肝旺血少，石斛养五脏之阴，综合诸药之力，滋阴敛阳，川楝子清肝热，引热下行，川贝母、竹茹清伏暑挟痰，汗多便秘，苁蓉用之尤佳，而且有滑肠下降作用。

两剂而颧红颊汗皆蠲，继佐沙参、沥、薤、麦、枇杷叶、旋复，去竹茹、苁蓉。

颧红颊汗消失为阳越已敛，所以去苁蓉，热减去竹茹，其脉右寸宜沉，右关宜浮，加薤白以通胸阳，旋复花、生枇杷叶消痰降逆，小麦养心，沙参养肺胃之阴。

投三帖而昏痉不作，又去薤、楝，加生地、花粉服五日而疟休。

胸阳通，肝热降，而痰不滞，其昏痉消失，所以去薤、川楝子，加生地、花粉滋阴生津。

石注谓此系足厥阴肝疟，此说不恰当。患者阴虚又病伏暑挟痰，暑热耗伤阴分，阴虚益甚，以致阴虚阳越，阴虚重在肝肾，首用苁蓉、鳖甲，肺胃阴虚故用沙参、燕窝、藕等，清养肺胃，其病间日疟是由伏暑挟痰，不得谓之足厥阴肝疟。

许芷卿患外感，须覆重衾（被子），内热饮不解渴，仍能安谷，便溺皆行，或以为虚寒，或以为疬患，投以温散，即现咽疼。孟英脉之，沉弦而缓，作痰热，投以犀、羚、元参、丹皮、白薇、黑栀、茹、贝、旋、蒡之剂，两帖而寒渴咽疼皆减，乃去犀、羚、牛蒡，加二至、知母、花粉、银花，解酱屎而瘳。

此例外寒内热，服温散即显咽痛，系阴虚热盛，但脉沉弦而缓，沉为气机郁滞，弦主痰饮，缓因气郁痰阻，弦主肝脉，宜有肝热，因痰热内伏，方中犀角、羚羊角、川贝母、旋复花、竹茹去其痰热，川贝母清热散郁结，舒展气机，此例用量宜24～30 g。表邪外寒被气郁痰热阻滞不易解散，需乘气机通畅清豁痰热，用牛蒡子去表邪易解外寒，而内热亦借机清散。栀子、丹皮清肝胆之热，既用黑栀子必有心烦之证。热邪耗阴，内风易动，疑患者可能出现痉证，元参滋阴清热合犀角、羚羊角、白薇清热熄风。

元参泡冲力缓，宜入煎，牛蒡子不宜姜炒。

韩组林年近古稀，孟冬患肢厥头肿，谵语遗尿，包某作虚风类，进以温补，势益剧。孟英脉之，脉弦数，右滑溢，乃痰热内阻，风温外侵，与羚、贝、茹、栀、翘、薇、桑、菊、丹皮、花粉、旋复，以莱菔汤煎服而瘳。

此例四肢发凉，是内热盛，阳气不能外达于四肢，即热益深、厥益深之义，头肿谵语是痰热风温二热上壅，遗溺。书云热甚挺孔，即是因热遗尿。脉左弦是肝旺而热，用生栀子、丹皮清肝，热则风生，以羚羊角、白薇、桑叶、菊花清热熄风。右脉滑上溢，是痰热甚盛，以川贝母、旋复花、花粉、竹茹清热涤痰，连翘、栀子、桑叶、菊花清解风温。莱菔行气化痰，既前用温补药必用人参，莱菔能缓解人参之药力，凡痰热炽盛风阳动，风阳息，则痰热也容易随之下降。

石注谓左脉弦数为阴虚挟肝热，当然阴虚易使肝热，但此例只是肝热不是阴虚，因孟英用药只有清肝热的药，而无滋阴的药，证明其为肝热，如系阴虚挟肝热，其脉应弦数而软。用药方面也应该注意分量适应病情，栀子、丹皮、桑叶、菊花皆用同等量，白薇宜用9g，竹茹不宜姜制。

钱闻远子患感，汤某进桂、朴、姜、柴等药，而血痰频咯，神瞀耳聋，谵语便溏，不饥大渴，苔黑溲少，彻夜无眠，顾某叠进轻清，黑苔渐退，舌绛无津，外证依然，不能措手。孟英诊之，脉皆细数，乃真阴素亏，营液受灼，不必以便溏不食而畏滋腻也。授以西洋参、生地、二至、二冬、龟板、燕窝、茹、贝、银花、藕汁、梨汁、玉竹、百合等药。二剂咯血渐止，痰出甚多，渐进稀糜，夜能稍寐；五剂热退泻止，渴始减，脉渐和。旬日后解燥矢而愈。

此例患感，属于温热之类，服桂枝、厚朴、生姜、柴胡，辛温升散之药，益助其热邪耗阴，热伤肺气，痰血频咯，热邪侵心则神瞀谵语，肺热甚使耳聋大渴，热劫胃津则不饥，便溏是热邪有出路，以苔黑津少，是热邪耗阴的

王氏医案续编

征象，阳升无降，以致彻夜不眠，用清解法治疗是对证的，所以黑苔渐退，舌绛无津，但脉细数，是阴亏营液受灼。凡外感温热辨舌切脉为必要的，便溏如因脾肾虚，脾湿盛，胃肠弱而用滋阴药，益助其滑肠作泄。此例便溏，是因热便溏，便泄是热有去路。不食，如脾胃虚，服滋腻药易滞脾胃，不但不能纳食，而且易使腹胀不舒。此例不饥，因热劫伤胃阴，滋润生津对胃有益，而使纳食。

朱湘槎子忽于饱食后，大吐而厥，冷汗息微，急延孟英视之，厥甫回而腹痛异常，口极苦渴，二便不行，脉来弦缓，乃痰滞而热伏厥阴，肝气无从疏泄也，投雪羹、栀、楝、元胡、苁蓉、萸、连、橘核、旋复、竹茹、莱菔汁。一剂痛减，再服便行而愈。

此例其脉弦缓，宜滑，弦为肝热，滑为痰，缓为气滞不畅。此为痰滞而热伏厥阴，肝气无从疏泄，故腹痛异常，二便不行。予雪羹、旋复花、竹茹、莱菔汁清热祛痰，金铃子散（川楝子、元胡）疏肝止痛，左金丸（黄连、吴茱萸）清肝热，苁蓉甘润引热下行，橘核引肝气下达。痰热清，热气下行，痛减便行而愈。

韩妪年近花甲，患三疟于仲冬，朱某主温散，并以姜枣汤恣饮，旬日后粒食不沾，疟至大吐，黄某以热补，进势益甚，又浃旬（一旬十日），孟英视之，胸中痞结，苔黄苦渴，溲如热汤，脉弦滑，右甚，带下如注，投小陷胸合温胆加薤白，服后大吐胶痰。十余日，胸痞始消，改授甘凉，疟亦渐罢，递参滋阴，遂以霍然。

此例患温邪，热邪未能及时清散，反以温散及热药，使病势加重，热耗胃阴粒食不沾，胃气不降则呕吐，热邪燔津为痰，痰热窒塞肺气，肺气不降，故胸痞，苔黄苦渴，其脉弦滑，以右脉甚，右寸宜沉弦滑，右关浮。以小陷胸汤加薤白蠲除痰热，通胸阳；合温胆汤理气化痰和胃；服后大吐胶痰，胸痞消失，继以甘凉，疟罢，再以滋阴之药病愈。

魏西林侄女娩后恶露，延至两月，及闻公公及两弟卒于京，悲哀不释，而为干嗽吐血，头痛偏左，不饥不食，不眠不便，渴饮而溲，间日一行，久治不愈。孟英切脉，虚弦豁大，与甘、麦、大枣，加熟地、首乌、鳖甲、二至、菊花、旋复、芍药、贝母、麻仁、青盐等药，服后脉渐敛，血亦止，

七八剂，头痛始息。旬日后便行安谷。

此例娩后恶露延至两月，为阴分不足，不能摄血，故脉虚弦豁大。肺在志为悲，脾在志为思，过度悲忧最伤肺精，导致肺气宣降失常，出现干咳。过度思虑，影响脾气运化，脾之气不能升清，胃气不能降浊，故不得饮食。阴血不足，肝阳不得潜降，故头痛，不眠不便。以甘麦大枣汤安神养血，益气补精；熟地、二至、芍药、首乌、青盐养阴；鳖甲清虚热、潜降肝阳；菊花宣风；川贝母通气机，旋复花降逆，麻仁润便。服后脉渐敛，血亦止，头痛消而病愈。

韩石甫妻患感发疹，某治以清解，热渐退而神气不爽，舌黑难伸，太息便秘，胸次拒按，脉弦缓而滑，投凉膈散加花粉、知母、枳实、竹茹一帖苔即退黄，再服而黑矢下，神气清即以向愈。

此例症状、脉、舌及用药俱全，患感发疹，清解是正治之法。此例必是内热炽盛。舌黑难伸，胸次拒按，脉弦缓而滑，是痰火阻气。舌黑便秘是热结腑实，可用凉膈散加知母、花粉、竹茹消热痰。

此例诊断用药，是用舍脉从证法，以舌黑难伸，便秘，胸次拒按，是膈热用凉膈散。方以黄芩、栀子、竹叶、连翘各9 g、芒硝9 g、大黄12 g、知母12 g、花粉12 g、枳实9 g、竹茹9 g、甘草6 g。

石注中"脉弦缓而滑，文义弦缓在脉的浮分，滑在脉的沉分，故用凉膈散之硝黄。若文义为弦滑而缓，则凉膈散不可投入。"此例以此论解释不通，此例诊断用药，是舍脉从证，以舌黑难伸，便秘、胸次拒按，是膈热用凉膈散。

石注中凉膈散去连翘、甘草，妄加无用的豆豉。连翘清热散结不能去，凉膈散用甘草之甘缓，使苦寒清膈上热，得甘草缓其下行，使其清膈之药发生作用。若无甘草，不得谓之凉膈。

陈赤堂妻患感，面赤不眠，烦躁谵语，口甘渴腻，溲涩而痛，某多剂清解未应。孟英切脉左弦洪而数，右滑而溢，胸次痞结，大解未行，肝阳上浮，肺气不降，痰热阻痹，邪乃逗留，与小陷胸合温胆、雪羹，加旋、薤投之。

此例宜平素有肝热痰火的疾患，外感热邪入里，益助肝热痰火，所以多剂清解无效。其脉左弦洪而数为肝热，肝阳上浮宜左关浮弦，痰火过盛，右寸脉滑而上溢，治疗暂用清豁痰火法，以旋复花下降结气消痰，薤白上通胸阳散结气，一升一降，而使小陷胸汤、温胆汤、地栗、海蜇发挥其清热祛痰的作用，以其口甘渴腻，属湿热郁于气分，应加省头草 12～18 g。

方以半夏 9 g、黄连 9 g、瓜蒌 30 g、橘红 9 g、竹茹 9 g、茯苓 9 g、炒枳实 3 g、旋复花 9 g、薤白 9 g、地栗 30 g、海蜇 60 g、佩兰 12 g。

胸结渐开，去薤、半，送当归龙荟丸。谵语止，且能眠，参以通幽汤下其黑矢，三剂后始养阴和胃而瘥。

胸结去，去半夏、薤白，加当归龙荟丸，清肝热。继以通幽汤养血活血，润燥通幽，下其矢。

再用养阴和胃方：麦冬 9 g、沙参 9 g、石斛 9 g、生枇杷叶 9 g、花粉 12 g、元参 12 g、生地 12 g、竹茹 9 g。

通幽汤：桃仁泥、红花、生地黄、熟地黄、当归身、炙甘草、升麻。润燥通塞。

翁嘉顺妻娩后，阴户坠下一物，形色如肺，多方治疗不收，求治于孟英，令以泽兰二两煎浓汤，熏而温洗，随以海螵蛸、五倍子等分，研细粉掺之，果即收上，继而恶露不行，白带时下，乳汁全无，两股作痛，尤求方以通之。孟英曰：此血虚也，乳与恶露虽无，其腹必不胀。前证亦属大虚，和而论之，毋需诊视，因与黄芪、当归、甘草、生地、杜仲、大枣、糯米、芝麻、藕，浓煎羊肉汤。煮药服后，乳汁渐充，久服乃健。

娩后阴户坠一物，形色如肺，孟英以辛温通经脉，用收敛涩经的泽兰熏洗，外用五倍子酸涩收敛，与海螵蛸通血脉，坠物即收上。继而恶露不行，白带时下，乳汁全无，而且腹不胀，此为血虚。娩后气血虚，尤其血虚，肝主血，肝血不足，则恶露不行，乳汁全无，肝血不足养筋脉，故两股作痛。肝疏泄不利，脾之运化水湿无力故带下。予以黄芪、当归合生地益气养血；甘草、大枣、糯米补土益气；杜仲甘温，补肝肾强筋骨；芝麻补肝肾益精血；藕健脾生津；羊肉补气补虚。久服气血充盈而愈。

屠某患梦遗久治不愈，耳出脓水，目泪难开，肩胁胸背酸痛，微有寒热，食减神疲。孟英查脉左弦数，右虚软，以三才封髓加龙、牡、黄芪、桑、丹皮、栀、菊，旬日而瘳。

左弦数，为肝肾热，肾热则耳出脓水，肝热目泪难开，肩胁胸背酸痛，微有寒热为肝热风生。食减神疲，右脉虚为气虚。肾为坚脏，多虚少实，因肝为其子，偏喜疏泄母气，肝火一动则神不静，梦则精即外溢。肾热宜用黄柏，肝热宜用丹皮、栀子清肝热，桑叶、菊花制肝以息风。气虚治以黄芪、人参。

此梦遗治以三才封髓加龙骨、牡蛎，天冬补肺以资生肾水，地黄补肾以益精，人参补脾，从饮食中化生阴精，黄柏入肾滋阴，寒能清火，则肝火不至奋扬，砂仁入脾行滞，甘草甘能缓急，泄诸火与肝火之内扰，龙骨、牡蛎安神固精。

方以天冬 12 g、地黄 18 g、党参 12 g、黄芪 12 g、砂仁 6 g、甘草 3 g、黄柏 5 g、丹皮 9 g、栀子 9 g、桑叶 9 g、菊花 9 g、煅牡蛎 15 g、煅龙骨 15 g。

三才封髓丹：人参、天冬、熟地、黄柏、砂仁、甘草。泻火坚阴，固精封髓。用于阴虚火旺、相火妄动、扰动精室之梦遗滑精、失眠多梦、腰膝酸软、五心烦热、口舌干燥等症。

李华甫妻患头震，孟英脉之弦滑，乃肝经郁怒火升也，投当归龙荟丸而瘥。然不能惩忿，其病屡发之后，更兼溺秘腹胀，喘汗欲绝，急邀孟英视之，脉甚弦涩，口苦苔黄，舌色紫暗，汛虽不延，内有瘀滞也，以雪羹加金铃、旋复、栀子、滑石、桃仁、茺蔚子、车前子、木通，仍吞当归龙荟丸，外以田蠃（螺）、大蒜、车前草捣贴脐下，服后，果即下黑血，溲即随通，继而更衣，粪色亦黑，遂愈。

此例患头震（痛），其脉弦滑为肝经郁火盛，孟英予以当归龙荟丸清肝火而愈。但此病不能生气，其病屡发。屡发后，出现溺秘腹胀，喘汗欲绝，口苦苔黄，舌色紫暗，脉甚弦涩，弦为肝旺，涩为血瘀。仍以当归龙荟丸清肝之实火，川楝子、元胡疏通肝气；栀子、木通、车前子、滑石清肝热，使热由小便下行；桃仁、茺蔚子活血祛瘀。外用田螺、车前草、大蒜捣贴脐下，引水气下行。继而大小便通畅而瘥。

·卷六·

胡孟绅患疑，坐卧不安，如畏人捕，自知为痰，饵白金丸吐之，汗出头面，神躁妄闻。孟英切其脉，弦滑洪数，不为指挠，投石膏、竹茹、枳实、黄连、旋复、花粉、胆星、石菖蒲，加雪羹、竹沥、童溲，吞礞石滚痰丸下其痰火，连得大解，夜分较安，惟不能断酒，为加绿豆、银花、枳椇子，吞当归龙荟丸，旬日脉证渐平，神气亦静，尚多疑惧。改犀角、元参、丹皮、竹叶、竹茹、贝母、百合、莲心、猪胆炒枣仁、盐水炒黄连、吞枕中丹，以清包络肝胆之有余而调神志。又旬日各恙皆瘳，继予十味温胆法善其后。

该例服白金丸，不一定就起了很大的病势的变化作用。其病势变化在于吐之，病邪在上，因而越之，即是吐出之义。不宜吐病，而妄吐之，最易发生头面出汗、神躁、耳听不清的现象。脉弦数宜在左部为肝热，洪滑宜在右寸是痰火的表现。肝热为病本，痰火是病标，急则治其标，所以先治其痰火。药以石膏、黄连、竹茹清热；胆星、旋复花、石菖蒲、花粉、竹沥、雪羹祛痰饮；枳实行气；吞礞石滚痰丸。痰火较减，即加当归龙荟丸清其肝热，孟英以其不能断酒，只述为绿豆、银花、枳椇子等药，是在前方中加药，不应该去石膏、竹茹、黄连、枳实。旬日脉证渐平，仍有疑惧，予以犀角、丹皮、竹叶、竹茹、莲子心、黄连清心胞、肝、胆之余热；盐水炒黄连引热下行；炒枣仁敛肝气；枕中丹：石菖蒲、远志、龟板、龙骨安神。旬日各恙已除，继以温胆汤祛痰清热善其后。

清痰火方：生石膏30 g、竹茹9 g、黄连6～9 g、童溲一酒杯、枳实9 g、旋复花9 g、花粉24 g、胆星9 g、石菖蒲9 g、荸荠60 g、海蜇60 g、竹沥二酒杯。吞礞石滚痰丸9 g。因不能断酒，方中加绿豆60 g、双花30 g、枳椇子12 g。痰减，加当归龙荟丸9 g。

清包络肝胆余热方：犀角12 g、百合9 g、莲子心6 g、丹皮9 g、竹叶9 g、竹茹9 g、元参24 g、川贝母12 g、猪胆汁炒枣仁12 g。盐水炒黄连6 g。吞服枕中丹9 g。

白金丸：白矾、郁金。豁痰安神。

其弟胡季权患黑斑，苔秽脉浑，气粗面垢。孟英即以凉膈散投之，大解得行，脘亦不闷，斑皆透绽，脉显滑数而洪，遂予大剂凉润清肃之药，直俟其旬日外大解不泻，药始缓授，复又沉卧不醒。孟英曰，痰热尚炽也，仍投大剂数帖，果频吐胶痰累日，而眠食渐安。

余师愚论斑疹，大者斑，小者为疹，赤者胃热极，五死一生，紫黑者胃烂，九死一生，余断生死则又不在斑之大小紫黑，总以其形之松浮紧束为凭耳，如斑一出，松活浮于皮面，红如珠点纸，黑如墨涂肤。此毒之松活外见者，虽紫黑成片可生，一出虽小如黍，紧束有根，如履透针，如矢贯的，此毒之有根锢结者，纵不紫黑亦死。

此例患黑斑，不一定是胃烂，是胃热极盛，凡热极盛，其脉多浑不清，孟英以凉膈散治之是适应证。凉膈散：黄芩9 g、栀子9 g、竹叶9 g、连翘9 g、薄荷6 g、大黄12～24 g、芒硝9～12 g、甘草6 g。服药后，斑皆透，脉滑数而洪，为胃热仍盛耗阴，痰热亦盛。与以凉润清肃之药。

凉润清肃，甘寒合苦寒，方以生石膏60 g、黄芩9 g、知母12 g、生栀子9 g、花粉24 g、元参24 g、生地24 g、丹皮9 g、芦根30 g、茅根30 g、竹茹9 g、大青叶18 g、川贝母9 g、冬瓜子15 g。

黑斑在临床上很少见，我曾治过二例，用凉膈散加广犀角、生石膏、知母、大青叶皆愈。

治斑疹确实应按余师愚先生对斑疹观察，斑疹发出其周围，松活于皮面，或连成片者症状虽重，也易于治疗。斑疹发出其周围，紧束有根，如履透针者，症状虽轻，也难以治疗。临床上发疹较多，发斑较少。

石注中凉膈散无连翘、薄荷，反加豆豉；甘草宜用6 g反用9 g；凉膈散栀子宜生用。

屠敬思体气素弱，去冬子殇于痘，医与舒郁填阴，病日以剧，金云不治，延孟英诊之，两关甚数，寸上洪滑，嗽逆痰多，卧不着枕，溺赤便难，是冬温未罢，误补热郁之候，世间之死于劳损者，何尝尽是虚症，每为补药债（破坏）事，授以清肺胃之药，周身发疥，各恙渐安，蕴伏既清，始投滋阴善后。

两关脉甚数为肝胃热盛，寸上洪滑，宜右寸洪滑，为痰火。感受温邪误补，以致热郁于内，则嗽逆痰多，卧不着枕，溺赤便难。以清肺胃之剂：川贝母、杏仁、芦根、冬瓜子清肃肺气，黄连、黄芩、半夏祛痰火，栀子、丹皮、连翘、川楝子清心肝之热，紫菀润肺下气，芦根、竹茹、生杷叶清胃热降逆，白薇利阴气下水气，花粉、旋复花祛痰。服药后周身发疹，此为热邪外散，迨各恙渐安，予以滋阴善后。

许芷卿亦精于医，偶患外感，即服清散之药而证不减，或疑其非春温也，邀孟英质之，诊脉迟涩，二便皆行，筋掣不眠，畏寒能食，喉舌皆赤，予大剂清营药数服而瘳。

凡患外感疾患，辨舌为主要，以喉舌皆赤，是热邪侵入营分，肝主筋，肝热则风动而筋掣，营被热扰则阳不静，所以不眠，脉迟涩必然有力，系热壅营血，脉络被阻流行不利，则脉现迟涩。

清营方以元参30 g、生地24 g、赤芍18 g、丹皮9 g、丹参9 g、银花30 g、菊花18 g、竹叶9 g，羚羊角粉3 g冲入。

石注中补清营药除生地、银花、羚羊角适用于清营，其余无清营之药（茅根、桑枝、豆豉、大豆卷、黄柏、丝瓜络等）。

迨夏两股患疖，外科治之而不愈。孟英谓其平昔善饮，蕴热深沉，疡科药亟宜概屏，以雪羹汤送当归龙荟丸，果得渐瘳。

蕴积热深，股发似疖，用雪羹汤送当归龙荟丸，其热必属于肝热，其脉左部宜弦洪数，右寸宜弦滑。

秋间其母患感，迭（屡）服温散，转为肢厥便秘，面赤冷汗，脉一息一歇，举家惶惶，虑即脱变。孟英视其苔黄腻不渴，按其胸闷不舒，且闻其嗅诸食物，无不极臭，断为暑湿内伏，挟痰阻肺，肺主一身之气，气壅不行，法宜开降，与虚脱证相反，设投补药，则内闭而外脱，昧（愚昧）者犹以为投补迟而不及救，孰知真实类虚，不必以老年怀成见，总须以对证为良药，果一剂而脉至不歇，转为弦滑，再服汗止肢和，便行进粥，数贴而痊，方用紫菀、白前、竹茹、枳实、旋、贝、杏、楼、兜铃、枇杷叶也。

许母病，其脉一息一歇，属于代绝之脉，此为暑湿内伏挟痰阻肺，气机壅滞不行，使脉歇止，但也不一定是一息一歇，可有一息脉搏中有一歇止，是不规律的歇止，由用药体会其脉右寸宜沉滑。

方以紫菀 9 g、白前 9 g、竹茹 9 g、枳实 6 g、旋复花 9 g、川贝母 15 g、杏仁 9 g、瓜蒌 18 g、马兜铃 9 g、枇杷叶 18 g。

沈辛甫妻体素弱而勤于操作，年逾四秩（十年）汛事过多，兼以便溏，冷汗气逆，参、芪屡进，病日以危。孟英诊曰：心脾之脉尚有根犹可望也，予龙骨、牡蛎、龟板、鳖甲、海螵蛸、石英、石脂、余粮、熟地、茯苓为方，一剂转机渐以向愈。

此例失血过多，但心脾脉尚有根，心能生血，脾能统血，所以其病可治。冷汗气逆病不在心脾，而在肝肾阴虚，所以屡服人参、黄芪无效，反而病重，病在阴虚妄补其气，益使阴虚，其脉宜左关尺浮弦细。用牡蛎、龟板、鳖甲、石英、茯苓滋阴降逆，熟地、龟板育养肾阴，合龙骨、牡蛎、海螵蛸敛汗固经，便溏是下焦虚，不是便溏为热寻出路，故用赤石脂、禹余粮以固涩下焦虚便溏。

龙骨、牡蛎宜用同等剂量。

陈舜廷患疟久不愈，其体素弱，医皆束手。孟英视之，舌绛无津，微寒溺赤，原属春温，化疟体与病，皆不是小柴胡之例，过投温散，热炽阴伤，与竹叶石膏汤，撤热存津而愈。

温病过投温散，使之热盛津耗，则舌绛无津溺赤。其脉宜右寸洪滑，孟英与以竹叶石膏汤：竹叶、石膏、人参、甘草、麦冬、粳米、半夏清热生津，益气降逆，加沙参、双花、石斛以清热养津。

谢再华室素患肝厥，孟英于癸卯岁授药一剂六载安然，今夏偶患齿衄，继渐臭腐，头痛汛阻，彻夜无眠，盖秦某作格阳证治，进以肾气汤数服而致剧也，孟英予大剂神犀汤加知、柏，旬日而瘳。

今夏偶患齿衄，头痛汛阻，某医认为格阳证，予以肾气汤以致症状加重。孟英应用神犀汤，必是暑热入营血，予神犀汤加知母、黄柏，必是尺脉洪实，为肾热而设。

神犀汤系神犀丹，不用丹药而用汤，可能无丹药而用汤，神犀丹成分为犀角、石菖蒲、黄芩、生地、银花、金汁、连翘、板蓝根、香豉、元参、花粉、紫草。以凉血解毒，清心开窍。用于温湿暑疫，高热不退，痉厥昏狂，谵语发斑。

石注中鳖甲、龟板、赭石、青果等不宜于病。

　　胡韵梅年已逾冠，因夜坐感寒，患头疼恶冷，呕吐肢冷。孟英视之，曰：舌绛脉数，斑疹之候，断非受寒也，予以清透药服之，次日点形圆绽，细询果未出痘，但火势甚炽，一路清凉，自发起至落痂，毫不杂一味温升攻托之药，而满身密布，形色粗紫，浆浓痂黑，便秘不饥，渴无一息之停，苟不如是用药，其能免乎，此建中琐言之（指费启泰（字建中）撰《救偏锁言》）所以有功于世也。

　　头痛恶冷，其舌绛脉数，不为受寒，而是温热，邪不得清解，邪热内陷，营血热，为斑疹之候。予以清透方：犀角、元参、生地、丹皮清心凉血；连翘、双花清热散结；板蓝根、茅根清热凉血。服药后出痘，继用清凉之剂而愈。

　　朱大镛新婚后神呆目瞪，言语失伦，或疑其体弱神怯，予镇补安神诸药，驯致善饥善怒，骂詈如狂。孟英诊之，右脉洪滑，予犀角、石菖蒲、胆星、竹沥、知母，吞礞石磙痰丸而愈。

　　神呆目瞪、言语失伦，在症状上仅以想象其新婚体弱神怯，未切脉审证，只以症状论治，所用镇补安神之药益助其火，痰热愈盛，其右脉洪滑。方义重涤痰热，参以清心之品，不需所谓参以息风。方以犀角9 g清心胃之热，生石膏60 g、知母12 g清肺胃之热，石菖蒲9 g、胆星6～9 g、竹沥一杯祛痰热。吞礞石滚痰丸祛实痰而愈。

　　其大父患四肢冷颤，常服温补，延久不瘥，孟英切其脉弦而缓，曰：非虚也，予通络方，吞指迷茯苓丸而瘥。

　　四肢冷颤，常服温补，其脉弦而缓，宜滑，此不为虚证，而为痰滞经络。药以指迷茯苓丸而瘥。方以橘络9 g、冬瓜子30 g、丝瓜络9 g、桑枝15 g通络，陈皮、半夏、茯苓、枳壳各9 g理气祛痰饮。

　　指迷茯苓丸：半夏、茯苓、玄明粉、枳壳。燥湿和中，化痰通络。

　　许安卿患咽痛，疡科连予升散之药，延及龈肿牙关不开，舌不出齿，自汗脉涩，绝谷濒危。孟英往勘，即洗去满颈敷药，以菊叶捣涂，吹以锡类散，煎犀、羚、射干、马勃、栀、贝、山豆根等药灌之，数日而瘥。

　　此例不是肝风逆上，而是心肺火盛，肺气郁结，脉涩宜有力，是气火窒遏气机。方以犀角9 g、羚羊角9 g、元参15 g，清热养阴；射干9 g、山豆根6 g、马勃6 g，清热散结；栀子9 g，清心肺之热；川贝母12 g，通达气机。射干、山豆根不宜姜制。清心肺火，宜用生栀子。

《医案》中咽痛病案

男性，23岁，咽喉肿痛1周．口仅能开一缝，口渴痰多，汗出额热，脉寸洪滑而缓，右寸偏沉，系心肺火盛，痰火阻遏气机，以致脉缓，方以生石膏60g、知母12g、花粉24g、射干9g、山豆根9g、川贝母18g、瓜蒌18g、旋复花9g、竹叶9g、连翘12g、银花24g、栀子9g、黄芩9g、桔梗6g、甘草3g。服一剂咽痛减，口可张开，舌短少，苔黄尖赤，脉两寸浮洪滑，前方加广犀角6g；服二剂痰少汗止，额不热，舌形大正常，苔微黄，脉右寸洪，去广犀角；服三剂，咽肿痛大减，口渴也减轻，舌白苔，主以轻清余热，竹叶9g、连翘12g、银花18g、生石膏18g、知母9g、花粉12g、射干5g、山豆根5g、桔梗6g、甘草3g。服三剂而痊愈。

庄芝阶媳患搐搦间日而作，孟英诊脉弦数，泛泛欲呕，口苦不饥，凛寒头痛，汛事延期，溲热如火，乃足厥阴暑疟也。投以大剂犀、羚、元参、栀、菊、木通、知、楝、花粉、银花之药，数日而愈。

搐搦脉弦数，是肝热风动，泛泛欲呕是肝热上逆，肝热息而呕自止，热郁口苦，不饥为热伤胃津。治宜用犀角、羚羊清热息风；元参滋阴息风；菊花制肝息风，并治凛寒头痛；楝实舒肝清热；银花甘寒清热；栀子、木通清热利小便，治溲热如火；知母、花粉清热养津。

元参无滞胸之弊，不宜泡煎去渣，应该用栀子，不宜用栀皮，更不宜姜制。

仲夏淫雨匝月，泛滥为灾，季夏酷暑如焚，人多热病，沈小园病，医但知湿甚，不知化热，投以平胃散数帖，壮热昏狂，证极危殆。孟英视之，脉滑实而数，大渴溲赤，稀水旁流，予石膏、大黄下而愈。孟英因论曰：考古惟叶天士甘露消毒丹、神犀丹二方为湿温暑疫最妥之药，一治气分，一治营分。规模已具，即有兼证，尚可通融，司天在泉不必拘泥，今岁奇荒，明年恐有奇疫。但甘露二字，人必以为大寒之药，消毒二字，世人或误作外证之方，因易其名曰普济解疫丹，依方合送，救活极多。

湿已化热，以清热为主，服温燥药，益助其热，热甚则壮热昏狂，孟英只述予石膏、大黄，石膏清阳明经热，大黄下阳明腑实，其他配药，体会壮热昏狂，大渴溲赤，稀水旁流的症状用药，一般宜用知母、花粉、黄连、黄芩、栀子、竹叶、犀角等，但是必须临床具体诊察，适当采取用药方能恰当，不应该无根据乱补药，反而易于有误。

附1：普济解疫丹（甘露消毒丹），雍正癸丑叶天士先生定

飞滑石十五两，绵茵陈十一两，淡黄芩十两，石菖蒲六两，川贝母五两，木通五两，藿香、射干、连翘、薄荷、白豆蔻各四两。右药晒燥，生研细末，见火则药尽热，每服三钱，开水调服，日二次，或以神曲糊丸如弹子大，开水化服亦可。

孟英自注云，此治湿温时疫之主方也。每岁仲夏温湿蒸腾，更加烈日之暑，烁石流金，人在气交之中，口鼻吸收其气，留而不去，乃成温热暑疫之病，则为发热倦怠，胸闷腹胀，肢酸咽肿，斑疹身黄，颐肿口渴，溺赤便秘，吐泄疟痢，淋浊疮疡等症，但看患者舌苔淡白，或厚腻，或干黄者，是暑湿热疫之邪尚在气分，悉以此丹治之立效，而薄滋味，远酒色，尤为避疫之主要，医家临证准此化裁，失之者鲜。右参喻嘉言、张石顽、叶天士、沈尧封诸家。

附2：神犀丹

犀角尖磨汁、石菖蒲、黄芩各六两，生地冷水洗净浸透绞汁、银花各一斤、如有鲜者，捣汁用尤良，金汁、连翘各十两，板蓝根九两，无则以飞青黛代之，香豉八两，元参七两，花粉、紫草各四两。各药生晒，切忌火炒，研细以犀角、地黄汁、金汁即数十年陈粪清，和捣为丸，切勿加蜜，如难丸可将香豉煮烂，每重三钱凉开水化服，小儿用半丸。如无金汁，可加入人中黄四两研入。

孟英自注云，温热暑疫诸病，邪不即解，耗液伤营，逆传内陷，痉厥昏狂，谵语发斑等证，但看患者舌色干光，或紫绛，或园硬，或苔黑，皆以此丹救之。若初病即觉神情昏躁而舌赤口干者，是温暑径入营分，酷热之时，阴虚之体，及新产妇人患此类最多，急须用此，多可挽回，切勿拘泥日数，误投别药，以偾事也，兼治痘疹毒重，夹带紫斑危证，暨痘疹后余毒内炽，口糜咽腐，目赤神烦诸证。

姚禄皆遇水复受酷热患感，顾某诊为湿邪，予桂枝、葛根药三帖，病乃剧，赵某知其误治，连用清解，因见蓝斑，不肯接诊。孟英视之，脉细

数而体瘦，平昔阴亏，热邪借风药而披猖，营液得温燥而干涸，斑色既绀，危险万分，勉投大剂石膏、知母、栀子、白薇、青蒿、丹皮、竹叶、竹沥、童溲之药，调以神犀丹，三服大解下，如胶漆。斑色渐退，而昏狂遗溺，大渴不已，仍予前方，调紫雪数剂，热退神情而言出无伦，犹如梦呓，或虑其成癫。孟英曰：痰留包络也，予犀角、菖蒲、元参、鳖甲、花粉、竹茹、黄连、生地、木通、甘草为方，调以真珠、牛黄，始得渐安，改授存阴调理而愈。

其脉细数，细为阴虚，数为热。此例为阴虚受暑予以桂枝、葛根，热邪借风药愈猖，营液得温燥而干涸，蓝斑的出现，病情危险。予以大剂生石膏等药清肺胃之热，加神犀丹清热凉血。

方以生石膏120 g、知母12 g、白薇9 g、栀子12 g、青蒿9 g、丹皮12 g、竹叶9 g、竹沥30 g，童便两大酒杯，调入神犀丹二丸。

服药后斑色渐退，昏狂遗溺，大渴，为热炽盛，热邪入心包，前方加紫雪6 g，数剂后热退神清，言无伦次。此为痰留包络，以犀角9 g、黄连6 g、木通3 g清心热，石菖蒲9 g开窍豁痰，元参30 g、生地24 g养阴，花粉9 g、竹茹9 g清热祛痰，鳖甲24 g滋阴潜阳，调以真珠、牛黄清热定惊。继以存阴调理而愈。

陈蕴泉陡患昏谵，乞诊孟英，脉甚滑数，苔色腻黄，乃平素多痰，兼吸暑热，予清解一剂，化而为疟，脉亦较平。或谓体弱不宜凉药，须用人参。孟英坚持不可，盖暑脉颇类乎虚，而痰阻于肺，呼吸不调，又与气虚短促者相似，平昔虽虚，有病必先去病，况热能伤气，清暑热即所以顾元虚也，遂连投白虎汤加减而愈。

孟英对此例论暑脉及病理变化，可谓至要，不但指暑热如此，治其热性病也应该依此类推。

脉甚滑数，苔色黄腻，平素多痰，服清解药即化为疟，是有痰热存在，热邪外透被痰阻而化疟，是热邪外透的佳象。

白虎汤加减方以生石膏24 g、知母12 g、花粉18 g、半夏9 g、橘皮9 g、黄连6 g、黄芩9 g、瓜蒌30 g、竹茹9 g、芦根30 g。

高若舟庶母患脱肛，孟英脉之，弦而滑，溲涩苔黄，虽属高年，非虚

证也，清其湿热而痊。

老年脱肛，溲涩苔黄，其脉弦滑，此为感受湿热之邪，湿热蕴结则脱出物。法以清热利湿。药以茵陈辛凉，苦燥湿，寒胜热；黄连、黄芩清热燥湿，滑石清热利湿；冬瓜子润肺通肠。尺脉洪滑，可加黄柏、知母清下焦之湿热。

孟英治乍浦（地名）人滞下证，昼夜百余行，不饥不渴，而欲呕腹痛，上及于心胸，脉颇平和，是寒湿也。与时行暑湿痢大相径庭，投姜、桂、萸、朴之剂，数服然。

有人谓孟英偏用清凉药，由此例观之，自利不渴者，属于太阴证，寒湿滞下，也用辛温之药，病需诊断确切，用药恰当，不能说偏寒偏热用药。从医学史来看，古时虚寒病较多，金元时代以后，热性病逐渐增多，而现在临床观察，患热性病尤多，这是与气候、生活、饮食有关。治病不能固执古方一成不变，必须具体情况具体分析，灵活运用。方以干姜6 g、吴茱萸3 g、厚朴9 g、半夏9 g、陈皮9 g、佩兰9 g、肉桂3 g。

石注中除用干姜、肉桂、吴茱萸、厚朴四味。自加之药，由症状观之尚可，但木瓜不为适宜。

赵子善患疟，畏冷不饥。孟英诊之，脉滑数，苔黄溲赤，脘闷善呕，投竹叶石膏汤加减，以清伏暑而痊。

此例患疟，只以畏冷不饥，以症状而论，必以为虚寒，但脉滑数，苔黄溲赤，机体内热情况已露，内热则现外寒，诊为伏暑，脉滑数，数为热，滑主痰，痰热而使胸闷，热挟痰上逆则呕吐。

方以竹叶9 g、生石膏30 g、知母12 g、半夏9 g、黄连9 g、黄芩9 g、竹茹9 g、橘皮9 g、芦根30 g、生枇杷叶30 g、滑石12 g、佩兰12 g。凡内热畏冷，清其内热，畏冷自除，但内热畏冷，很多兼有表邪未解而畏冷，如挟有表邪畏冷，只清内热而病益加重，宜清内热加以辛凉解表之药，如薄荷、牛蒡子等。内热畏冷无汗，加一些辛凉解表，所谓火郁发之，也是有益无损的，内热畏冷一般是有汗，内热有表邪畏冷，一般是无汗。

王一峰子患疟，多服姜、枣温散之药，因致壮热耳聋，谵语遗屎，不寐昏狂，见人欲咬，顾某从伏暑治亦不效，延至初冬，求诊孟英，按脉皆滑，即以顾疏犀角等药内加菖蒲、胆星、竹沥、珍珠、牛黄为剂，吞白金丸。

一服即，旬日霍然。

　　患疟服用姜、枣温散之剂，热耗津液，热邪更甚，虽从伏暑治不效，但脉皆滑，此为痰火盛，痰火扰神，故不寐昏狂。应以清热蠲痰方可，药以犀角、黄连、木通清热，川贝母肃肺祛痰；石菖蒲、胆星、竹沥、牛黄、天竺黄清热蠲痰；吞白金丸（白矾、郁金）祛痰安神。

　　继其母发热善呕，频吐黏沫，头痛如劈，口苦耳聋，神识昏瞀，脉弦而数，乃伏暑挟内风鸱张。予犀角、元参、竹茹、花粉、知、翘、芩、斛、栀、菊、雪羹等药，七日而瘳。

　　脉弦数，为肝热风发，可诊为伏暑挟痰。以犀角、元参、石斛、知母清热养阴，连翘、栀子、菊花、黄芩清心肝热息风，竹茹、花粉、雪羹清热祛痰。热除痰去病愈。

　　王子能妻久患吐血，医不能愈。孟英视之，脉弦滑而搏指，右手较甚，渴喜冷饮，米谷碍于下咽，小溲如沸，夜不成眠，久服滋阴，毫无寸效。孟英以苇茎汤合雪羹加石膏、知母、花粉、枇杷叶、竹茹、旋复、滑石、梨汁大剂。投三十剂而愈。

　　脉弦滑而搏指，右手较甚，此为肺胃热盛。痰热窒肺，久服滋阴药，愈使其滋阴腻滞之性，窒滞肺络，而痰热益炽。

　　方以芦根 60 g、冬瓜子 30 g、生苡仁 30 g、桃仁 6 g、地栗 60 g、净洗海蜇 60 g、生石膏 24 g、知母 9 g、花粉 18 g、生枇杷叶 30 g、竹茹 9 g、旋复花 9 g、滑石 12 g，梨 1 个，捣取汁冲入药汁。

　　余朗斋母秋间患伏暑，孟英已为治愈，失于调理，复患气冲自汗，肢冷少餐，攻补不投，仍邀孟英治之，予填补冲任，清涤伏痰法，合甘麦大枣以补血而愈。

　　伏暑治愈后，失于调理，气冲自汗，肢冷少餐，孟英以填补冲任，清涤伏痰法，合甘、麦、大枣以补血，是一方合成。而石注分段用药，并述孟英用方义不泥方药，大枣温腻非宜，孟英必说只用小麦、甘草，而不多赘大枣以补血，石注只知当归补血，不识大枣有滋润营血的功能，其脉关尺宜浮弦软，寸脉滑，此为肝阴不足，肝阳上亢，痰饮滞胸。

　　方以龟板 18 g、紫石英 24 g、白薇 9 g、知母 12 g、花粉 18 g、旋复花9 g、竹茹9 g、川贝母15 g、甘草3 g、小麦30 g、大枣4枚。

高瑞生弟疟久不瘥，形消不食，医谓虚也，投补药而更增自汗。孟英诊之，脉弦滑，脘下聚气，投小陷胸加竹茹、旋、枳以开痰结，渐能纳谷，继以清养，病去肌充。

疟久不瘥，医与补药，病势加重，其脉弦滑，此证非虚，而是感受温邪发疟，服用温补药使热势加重，痰热生，痰热滞胸，故脘下聚气。法以豁痰清胸。

小陷胸汤加药：半夏9 g、黄连9 g、瓜蒌30 g、旋复花9 g、竹茹9 g、枳实6 g。

清养方：沙参12 g、石斛9 g、花粉12 g、知母9 g、陈皮6 g、竹茹9 g、生枇杷叶12 g、甘草3 g。

李贵患感数日，忽然昏厥，孟英见其面色灰黯，戴眼（瞪眼仰视）口开，按其脉尚不绝，予菖蒲、胆星、竹茹、旋复等剂，和入童便，调以牛黄至宝丹灌之，覆杯而起。

患者昏厥是痰热盛，邪入心包，其脉宜左寸沉，右弦滑。医者以其面色灰黯，戴眼口开，必以为虚，在临床常见。实证类虚的现象，此例即属这一类的。

方以石菖蒲9 g、胆星9 g、竹茹9 g、竹沥一酒杯、旋复花9 g、天竺黄9 g、黄连9 g、陈皮9 g，孟英述和入童便，调以牛黄至宝丹，由其语中，童便和入，不是只用牛黄和至宝丹，而是调入万氏牛黄清心丸及局方至宝丹二药，牛黄清心丸宜3 g，至宝丹3 g。

石注中补入天竺黄、黄连尚可，但黄连不宜姜炒，用橘皮也可，不宜用橘络无用的赘药。

吴酝香自仲春感冒而起，迨夏徂秋，痰多气逆，肌肉消瘦，延至初冬，诸症蜂起，耳鸣腰痛，卧即火升，梦必干戈，凛（怕冷）寒善怒，多医咸主补虚，迄今无效。孟英诊脉弦细，而左寸与右尺甚数，右寸关急搏不调，且病者颈垂不仰，气促难言，舌黯无苔，面黧不渴。孟英曰：病虽起于劳伤挟感，而延已经年，然溯其所自，平昔善饮，三十年来期在必醉，非仅外来之客邪失于清解，殆由内伏之积热久锢深沉，温补杂投，互相煽动，营津受烁，肉削痰多，升降愆（过失）常，火浮足冷，病机错杂，求愈殊难．姑且按经设法，以石膏、知母、花粉、黄芩清肺涤痰，青蒿、鳖甲、栀子、金铃等柔肝泄热，元参、女贞、天冬、黄柏壮水制火，竹茹、旋复、枇叶、橘红等宣中降气。出入为方，间佐龙荟丸直泻胆经之酒毒，紫雪丹搜逐隧络之留邪，服三剂而舌布黄苔，蕴热渐泄；服六剂而嗽病减知饥，渴喜热饮，伏痰渐化。十剂后凛寒始罢，足亦见温，肺气已得下降，继而梦清夜寐，方中参以西洋参、生地、麦冬充其液，银花、绿豆、雪羹化其积，肌肉渐丰，面黑亦退。

此例孟英诊断论证及用药，宜反复学习。痰多气逆，耳鸣腰痛，头垂不仰，气促难言，舌黯无苔，面黧不渴，很似虚证，所以诸医认为虚证用补法，而孟英以脉取证，联系平素生活和当时病情分析，治以清肺涤痰，柔肝泄热，壮水制火，宣中降气为剂，至于出入为方，需要观察病情变化来确定加减药物，不是采用分段用药。

脉左寸与右尺甚数，为心肾阴亏火炽，右寸关急搏不调，是肺热炽盛，热燔津为痰，愈用补药，而热愈盛，热益盛而痰益多，痰阻滞升降气机，益使病变错杂。方以石膏 24 g、知母 12 g、花粉 12 g、黄芩 6 g 清肺涤痰，青蒿 9 g、鳖甲 24 g、栀子 9 g、川楝子 9 g，柔肝泄热；元参 24 g、女贞子 30 g、天冬 18 g、黄柏 6 g，壮水制火；竹茹 9 g、旋复花 9 g、生枇叶 30 g、橘红 9 g，宣中降气。出入为方，间佐当归龙荟丸 6 g 直泻胆经之酒毒，紫雪丹 3 g 搜逐隧络之留邪。十剂后足温，肺气降，改用清养法，以西洋参、生地、麦冬充液，双花、绿豆、雪羹化其积而愈。

石注中花粉、竹茹、枇杷叶皆不宜姜制。

杨素园精医，妻多病自治不痊，孟英据信述病状拟方立案云，细阅病原，证延二十余年，始因啖杏，生冷伤乎胃阳，肝木乘虚，遂患胁痛挛掣，身躯素厚，湿盛为痰，温药相投，与湿似合，是其效也，驯致积温成热，反助风阳，消烁胃津，渐形瘦削，而痰饮者，本水谷之悍气，肝升太过，胃降无权，另辟窠（鸟巢）囊，据为山险，初则气滞以停饮，继则饮蟠而气阻，气既阻痹，血亦愆其行度，积以为瘀，前此神术丸、控涎丹之涤饮，丹参饮、桃核承气之逐血，迨延久元虚，即其气滞而实者，亦将转为散漫而无把握矣。

是以气升火浮，颧红面肿，气降火息，黄瘦日增，苟情志不怡，病必陡发，以肝为刚脏，在志为怒，血不濡养，性愈伥张（指肝旺越重，肝风动），胃土属阳，宜通宜降，通则不痛，六腑以通为用，更衣得畅，体觉宽舒，是其征也，体已虚，病似实，虚则虚于胃之液，实则实于肝之阳，中虚原欲纳食，而肝逆蛔扰欲呕，吐出之水，已见黑色，胃底浊阴，风鼓波澜，翻空向上，势难再攻，脉至两关，中取似形鼓指，重按杳然，讵为细故，际此春令，正鸢飞鱼跃之时，仰屋图维，参彻土绸缪（未雨绸缪）之议（春天正是阳气上升时，应早做准备，以下办法可以考虑）。立方如下：沙参八钱、鲜竹茹四钱、川椒红二分、乌梅肉炭六分、茯苓三钱、旋复三钱、金铃肉二钱、柿蒂十个、仙半夏一钱、淡肉苁蓉一钱五分、吴萸汤炒黄连四分、冬虫夏草一钱五分；另用炙龟板、藕各四两，漂淡陈海蜇二两，凫茈一两，赭石四钱。先煮清汤代水煎药。

【注释】患病延长了二十多年，开始因为吃杏子，生冷伤胃肠，胃阳气虚致肝脏乘胃虚，遂患胁痛挛掣。挛掣是四肢屈不能伸作痛，胁痛挛掣都是肝脏引起为病，患者身躯伟胖，胖人湿盛。湿盛生痰，服温药对湿盛似乎尚可以，但是对于痰邪就不适宜，温药久服，积温成热，热反助肝阳。肝属风，阳为火，风阳消烁胃津，脾胃主肌肉，所以逐渐消瘦。痰饮是水谷激动之气凝结而成的，肝主升清、胃主降浊两者互相调节，肝升太过、胃失下降。升降失其常度，则痰凝聚如巢囊，这样痰饮就如敌人依据山险要处，攻之逐之，都是不容易的。病的初期，气分淤滞，以致水饮停留，久之而盘踞不动，因而阻碍气机的流行，血不自行，赖气而行，气既然受阻，血受气阻的影响，血失其流行常度，血积不行以为瘀，以前服用神术丸、控涎丹涤痰饮，丹参饮、桃核承气汤逐瘀血。这些治疗，皆类似接近病的治疗，延长日久，元气虚弱，这样气滞的实证，也转变散漫，不能定形了。气升火浮时，颧红面肿；气降火息时，面色黄瘦。如有情绪不舒畅或情绪激动时，病必陡然发作。肝为刚脏，其志在怒，血不足濡养肝脏，而肝的性能越发张狂；胃为腑属阳，宜通宜降，通则不痛，六腑宜通，大便通畅则身体就感觉舒适，这是该病的的征象。

机体虽然虚，但其病是实证的，虚是虚在胃的津液不足，实是实在肝的阳火，胃虚欲纳食，肝阳上逆，则使蛔虫扰动欲呕，吐出的水黑色，是胃底黑水，这样的病情不应再采用攻法，两脉两关，中取似行鼓指，重按杳然如无，就两关的脉中取似形搏动，重取杳然如无为虚弱现象。时下正是春天阳气上升，肝阳正旺的时候，没有很好的方法治疗，但是也要尽力而为之。

按其处方分析，虚在胃之液，实在肝之阳，脉两关中取似形鼓指，重按杳然如无，右关虚在胃，左关实在肝，但肝非真实，是虚中之阳实。

治疗首先重用沙参，其微寒，滋养胃中津液，亦兼有养肝阴的作用。胃之津液虚，即胃阴虚，阴虚阳易上逆；胃之气以清降为顺，而使胃气清和，用鲜竹茹以清之，柿蒂以降之。肝胃之气不降，发生恶心呕吐，川椒、乌梅为有效药，乌梅为炭减峻酸之性，椒、梅用量应少，因胃液虚，不胜其用重量，旋复花通肝络止胁痛，并合赭石降肝胃之气逆，金铃肉能舒肝气导热下行，吴茱萸水炒黄莲，其用量很少，因肝是虚中之实，不胜过于苦寒泄之，仙半夏治胃虚有痰并能顺气健脾，茯苓甘淡和脾，治脾即是治胃，荸荠、海蜇、藕开胃，涤胃肠涎沫以通腑气，久病阴虚，龟板、苁蓉、冬虫草夏以滋育之。

另用龟板、藕、海蜇、荸荠、赭石煮清汤，煮水俟其沉淀取清水，以水质混浊难以煎出其他药的有效成分。

逾旬日又亲往复诊，案云：证逾二十年，右胁聚气，有升无降，饮阻不宣，呕逆减餐，亦将半载，二便非攻不畅，容色改换不常，吐苦吞酸，苔黄舌绛，渴喜饮冷，畏食甘甜，甘能缓中，冷堪（可以）沃热，病机于此逗露，根深难即蠲除，标实本虚，求痊匪易，遽述脉亦屡迁，似无定象，显属于痰，兹按脉左缓滑，右软迟，两尺有根，不甚弦涩，是汛愆因乎气阻，尚非阴血之枯，春令肝木乘权。胃土久受戕克，病已入络，法贵缓通，通则不痛。腑以通为补，法虽时变，不能舍通字以图功，立方如下：沙参八钱、鲜竹茹四钱、青黛五分、旋复三钱、酒炒黄连六分、白前一钱、生白蒺三钱、紫菀一钱、海石五钱、川楝肉三钱、川贝一两、黑栀三钱；另以生蛤粉、生冬瓜子、芦根、莱菔各一两，丝瓜络五钱、海蜇二两。柿蒂十个，先煮汤代水煎药，葱须二分后下。

【注释】病症逾过了二十年，右胁聚气，有升无降，因为有痰饮阻碍不得宣通，呕吐减餐，也将近半年，大便小便不用药攻下，是不通畅的，面容的颜色，时常改换，吐苦味，吞酸水，苔黄舌绛，是热的表现，喜冷饮，畏

王氏医案续编

674 ▶

食甘甜。甘甜能壅滞中焦，痰凝滞也畏甜味，冷饮能消热，从这两点症状上看，病根很深，不能即时消除，标实本虚，求愈不易的，脉也屡次变迁，似乎没有一定的脉形。这明显属于痰为病的现象，切脉左缓滑、右软迟，两尺有根底，不很弦涩，说明她的月经衍期是因气阻滞，不是血枯月经不行，正逢春季肝脏正旺的时候，肝旺胃受侵尅，病久在络，治疗的方法主要用缓通，通则不痛，六腑的病用通法就等同补法，虽然治疗方法是要随时变更的，但是不能舍去用通的方法，以图有效。

以沙参补气之阴，竹茹清胃热祛痰，青黛、白蒺藜、川楝子疏肝气，白前、紫菀、海浮石、冬瓜子、蛤壳、芦根、莱菔、海蜇通肺气，旋复花、柿蒂降逆；黄连、栀子清上焦之热，黄连、吴茱萸清肝热，大剂川贝母通达气机，葱须宣通。

再诊左脉如昨兼弦，右寸亦转缓滑，中脘气渐下降，二便欲解不行，盖升降愆期，枢机窒涩，由乎风阳浮动，治节横斜，肺既不主肃清，一身之气皆滞也，轻可去实，先廓上游，前方去海石，加瓜蒌9g、枳实3g。

左脉弦滑，右寸缓滑，此为肝风浮动，肺气不通畅，于前方中去海浮石，加瓜蒌以开胸中，枳实泻肺气，疏肝气。

三诊脉来较静，小溲渐行，虽未更衣，已能安谷，浊得下降，导以清通，前方去贝、楝，加归尾5g，桃仁十粒，送服导水丸十粒。

小便渐行，未大便，已能进谷，此为浊气已降，应清通下行。前方去贝母（其脉宜浮起）、川楝子，加当归、桃仁（通幽汤）润燥下行，导水丸清热通大便。

导水丸：大黄、黄芩、滑石、牵牛。攻下逐水。主水湿肿满，湿热腰痛，痰湿流注身痛，无名肿毒，关节肿痛，疝气，大小便闭者。

四诊腿凉便滞，气少下趋，颧面时红，火炎上僭，两胁较热，络聚痰瘀，叠授清宣，更衣色黑，噫气渐罢，酸水不呕，纳谷颇增，脉稍和缓，法仍缓导，冀刈（除草）根株（希望得以根治）。前方去枳实、归尾，减导水丸五粒。

腿凉便滞，为气机不畅，两胁较热，颧红面红，火炎上僭，为肝胃热，痰火盛阻气。应以清宣。以缓导法，前方去枳实、当归。导水丸减量。

五诊各恙皆减，眠食渐安，火犹易升，头痛面赤，颈酸结核，胁热未蠲，

脉渐柔和，且参清养，前方去白前、青黛、紫菀、黄连，加银花、贝母、黄菊、丹参、陈细茶、橄榄。

各恙皆减，头痛面赤，胁热未除，此为热邪未净，继续清养。前方去黄连之燥湿，白前之泻肺，紫菀之下气，青黛之清热解毒凉血，加双花清热散结；川贝母润心肺，散结清热；黄菊、细茶去肝风清热，治头痛；丹参清心除烦热，橄榄清肺利咽。

六诊积痰下降，颈核渐平，舌紫口干，卯辰热僭，阴虚木旺，气道尚未整肃，养血靖风，自可向愈，前方去陈茶、葱须，加石斛。

痰减，核消，舌紫口干，拂晓时低热，此为阴虚火旺，气道不畅。予以养血分，清肝风，畅通气道。以前方去陈茶、葱须，加石斛养津清热。

留赠善后方：（便色转正用此方）沙参八钱、冬虫夏草二钱、女贞三钱、丹参三钱、鲜竹茹四钱、川斛五钱、盐水泡橘红八分、黄菊三钱、旋复三钱、黑栀三钱、川贝四钱、金铃肉钱半；另炙鳖甲、漂海蜇各一两，苇茎二两，丝瓜络五钱。煮汤代水煎药。

迨便色正常后，善后用方，以清肝肃肺养津为主。以川贝母、竹茹、桔红、芦根肃肺祛痰；鳖甲、川楝子、黄菊、栀子清肝热疏肝；沙参、石斛、女贞子滋阴液；冬虫夏草顾肺肾升降；海蜇、旋复花祛痰降逆；丝瓜络祛痰通络。

又诸恙尽瘳，用此滋养，前方去橘红、菊花、金铃、栀子、旋复，加石英、沙蒺、茯苓、苁蓉、当归各钱半，汤引去苇茎，加炙龟板一两，藕二两。

诸恙皆除，可用以潜镇滋填法。方以沙参、女贞子、石斛育阴，鳖甲、龟板、石英镇肝滋阴，川贝母、海蜇、竹茹祛痰利肺，沙苑蒺藜温补肝肾，当归为血中之阳，合丹参养血，苁蓉入肾之血分，滋润五脏，冬虫夏草益肾补肺，茯苓行上下之水气，藕清热生津。

孟英论证、论方、论药特性确切，治病辨证层次分明。

神术丸：苍术、黑芝麻、大枣。治湿消饮之神剂，并治湿痹及脾湿肿胀。

控涎丸：甘遂、大戟、白芥子。攻逐痰饮。

丹参饮：丹参、檀香、砂仁。活血祛瘀，行气止痛。

桃仁承气汤：桃仁、甘草、芒硝、大黄。治伤寒蓄血，热结膀胱，其人如狂，但小腹结血，下者愈。

通幽汤：桃仁泥、红花各一分，生地黄、熟地黄、当归身、炙甘草、升麻。润燥通塞。

周森伯患发热面赤，渴而微汗，孟英视之，曰：春温也，乘其初犯，邪尚在肺，是以右寸之脉洪大，宜令其下行由腑而出，即可霍然。投知母、花粉、冬瓜子、桑叶、杷叶、黄芩、苇茎、栀子等药。果大便连泻极热之水二次，而脉静身凉，知饥啜粥遂痊。

发热面赤，口渴微寒，右寸脉洪大，此为春温，病在气分，其舌宜现黄色，法以清热肃肺。方以知母9 g、花粉12 g、冬瓜子30 g、桑叶9 g、生杷叶30 g、黄芩9 g、芦根30 g、栀子9 g。热气下行，大便泄出极热之水，症状消失而愈。

栀子、花粉、枇杷叶皆不可姜制，栀子不宜用栀皮。

· 卷七 ·

谢谱香体素阴虚，忽患环跳穴痛，始而下及左骸（腿），继而移于右骸，甚至两足转筋，上冲于腹，间或痛自乳起，下注于髀（大腿），日夜呼号，肢冷自汗，略难反侧，医见其血不华色，辄投补剂。孟英诊脉，弦软微滑，畏热知饥，溲短便坚，舌红不渴，乃阴虚而痰气滞于厥阴也，以苁蓉、鼠矢、竹茹、丝瓜络、橘核，茴香汤炒当归，吴萸汤炒黄连，川椒汤炒乌梅，延胡汤炒楝实，海蜇、荸荠为剂。一服即减，数啜而安，继予虎潜加秦艽而起。

此例脉弦属厥阴肝，软为不足之象，滑脉主痰，诊断为阴虚痰气滞于厥阴，其症状由环跳穴痛，下到左腿，又移于右腿，甚至两脚转筋，上冲于腹。厥阴居于下焦主筋，痰气滞于厥阴之经络，厥阴之络通乳，所以有时自乳起下注髀股，治疗用清热祛痰和肝通络，服然而安。继用虎潜丸加秦艽而起，这是阴虚湿热，加秦艽为必要的药，秦艽苦平，主治寒热邪气，寒湿风痹，肢节疼痛，有养血荣筋的功能。

清热祛痰和肝通络药方：苁蓉9g、鼠矢9g、丝瓜络9g、竹茹9g、橘核6g、茴香6g、当归9g、吴茱萸2g、黄连6g、川椒6g、乌梅9g、元胡9g、川楝子9g、海蜇30g、荸荠30g。

虎潜丸：黄柏、龟板、知母、熟地、陈皮、白芍、锁阳、虎骨、干姜、当归、牛膝。滋阴降火，强壮筋骨。

陈建周子患春温，初起即神气躁乱，惊惧不眠，两脉甚数，孟英谓温邪直入营分也，予神犀丹佐紫雪两剂而瘳。

夏间吴守旃高若舟子胡秋纫女患温，初起即肢瘈妄言，神情瞀乱，孟英皆用此法，寻即霍然。

伤寒有直入三阴，温病也有直入营血。伤寒直入三阴，治疗宜温阳，温病直入营血，治疗宜清泄，伤寒不定按六经次第传病，温病也不一定按卫气营血次第传病，必须依据其具体病情变化，具体分析进行治疗。此二例皆是初感即直入营分，症状肢瘈妄言，神气躁乱，两脉甚数，其舌必绛，治疗用神犀丹、紫雪清营泄热，是固定的药剂，不宜乱加药物。

神犀丹：乌犀角尖、石菖蒲、黄芩、怀生地、银花、金汁、连翘、板蓝根、玄参、香豆豉、花粉、紫草。清热开窍，凉血解毒。

紫雪：石膏、寒水石、滑石、磁石、犀角屑、羚羊角屑、沉香、青木香、玄参、升麻、甘草、丁香、芒硝、硝石、麝香、朱砂、黄金。清热开窍，止痉安神。

鲍继仲季春忽然发冷而喘汗欲厥。孟英视之，脉沉弦而软滑带数，是素患痰饮，必误服温补所致也，据去冬服胡某肾气汤颇若相安，至今久不吐痰。孟英曰：病在肺，肺气展布，痰始能行，虽属久病与少阴水泛迥殊，初服颇若相安，方中附、桂刚猛，直往无前，痰亦不得不为辟易（避开），又得地黄等厚浊下趋之品，迥护其跋扈跳梁之性，然暴戾之气，久而必露，柔腻之质反阻枢机，治节不伸，二便涩少，痰无出路，愈伏愈多，一期卒发，遂壅塞于清阳升降之路，是危险如斯，须知与少阴虚喘，判分霄壤，切勿

畏虚妄补，投薤、楼、枳、杏、旋、赭、橘、半、菀、芦根、蛤粉、雪羹之剂而平，继予肃清肺气而涤留痰，匝月始愈。

突发喘汗欲厥，脉沉弦而软滑带数，沉弦为气滞，滑数为痰热，软为不足之象。此病在肺，肺气展布，痰才能流动，容易排泄出来，虽然病久了，病仍然在肺。曾服药方中附子、肉桂，是刚猛辛热的烈性药物，痰因辛烈药不得不暂时避开，又得地黄等药滋腻厚浊之性，下趋之品，迥（显然）护附子、肉桂其辛热烈性，然而附子、肉桂的辛热暴烈之气，时间久了，必然要暴露出来。地黄滋滞柔腻之质，反而阻止肺气的枢机，肺主全身治节，肺气阻滞，治节不行，所以大小便涩而量少，肺气阻滞，不展布，痰无出路，痰愈伏，而痰分泌愈多，一朝卒然发作，遂壅塞胸中清阳升降的道路以致病情危险，这与少阴肾虚作喘是有区别的。

方以薤白9g、瓜蒌30g、半夏9g、枳实6g、杏仁9g、旋复花9g、橘皮6g、紫菀9g、竹茹9g、芦根30g、蛤粉12g、煅赭石9g、地栗30g、海蜇洗净60g。

王皱石弟患春温，始则谵语发狂，连服清解大剂，遂昏沉不语，肢冷如冰，目闭不开，遗溺不饮，医皆束手。孟英诊其脉弦大而缓滑，黄腻之苔满布，秽气直喷，投承气汤加银花、石斛、黄芩、竹茹、元参、石菖蒲，下胶黑矢甚多，而神稍清略进汤饮，次日去硝、黄，加海蜇、芦菔、黄连、石膏，服二剂而战解肢和，苔退进粥，不劳余力而愈。孟英继治叶某、李某，咸一下而瘳，惟吴妇郑姓，皆下至十余次始愈。

伤寒下不厌迟，温病下不厌早，因为伤寒需要等待胃肠确实热结腑实形成，而后下之，温病是热性病，胃肠最易热结腑实，早下则热易解。此例温病，初感谵语发狂，热结腑实，虽服大剂清解，不对证则病不能除，胃肠热结腑实，热益深，厥益深，以致肢冷如冰，昏沉不语，目闭遗溺，实证表现假虚症状，若以虚症用补则错误。孟英诊脉弦大为实证，缓滑是滞结阻脉气运行，苔满黄腻，秽气直喷，明显实热结于胃肠典型症状，故以承气汤加清热滋阴开窍之品，下黑粪很多，腑热结已解而神自清，去芒硝、大黄，加海蜇、芦菔消痰热，黄连、生石膏清阳明经热，方中厚朴、枳实、石菖蒲畅达气机，使患者战汗，汗出四肢温和。

方以大黄 18g、芒硝 12 g、厚朴 9 g、枳实 6 g、银花 30 g、石斛 12 g、黄芩 9 g、元参 18 g、石菖蒲 9 g、竹茹 9 g。次日去芒硝、大黄，加水洗淡海蜇 60 g、鲜芦菔 60 g、黄连 6 g、生石膏 24 g。

竹茹、黄芩不宜姜制。

褚校书患汛愆寒热，医以为损，辄投温补，驯致腹胀不饥，带淋便秘，溲涩而痛，孟英诊脉，弦劲而数，乃热伏厥阴，误治而肺亦壅塞也，予清肃开上之剂，用当归龙荟丸，两服寒热不作而知饥，旬日诸恙悉安。

此例月经延期并寒热，误用温补，其脉弦劲而数，此为肝热，误用温补后使肺气亦壅滞，气滞致腹胀不适，便秘。肝热使脾胃升降不利故腹胀不饥，溲涩而痛，带淋。治宜肃肺治肝。以川贝母、芦根、冬瓜子、杏仁清肃肺气，黄芩、枳实、枇杷叶、双花、石斛清胃热降逆气，石菖蒲解心郁，加当归龙荟丸治肝热。二剂寒热除而知饥，旬日诸恙悉安。

闻氏妇孟夏患间疟而妊身八月，数发后，热炽昏沉，腰痛欲堕，孟英诊脉来洪滑且数，苔色黄腻垢浊，予黄芩、知母、竹茹、竹叶、银花、桑叶、丝瓜络、石斛、石膏、石菖蒲，一剂而痊。

脉洪滑为痰热，数为热，此为肺胃实热。热炽神昏，热邪燔津为痰，痰滞经络故腰痛欲坠，胃热熏蒸食谷，则苔色黄腻。以白虎汤合黄芩、双花清肺胃之热，竹茹、石菖蒲清热祛痰，石斛生津，丝瓜络祛痰通络，竹叶清心热，桑叶清肝润燥。一剂痊。

朱佳木父患间疟，年逾七旬。孟英切脉弦滑，脘闷苔黄，曰：无恐也，投清热涤痰药数剂霍然。李某妻年逾花甲，素患痰饮，近兼晡热不饥，头痛不食，医治罔效。孟英视之，脉滑数乃痰火内伏，温热外侵，投石膏药二服，而热退知饥，又数剂宿恙均愈。

朱父脉弦滑，疟脉自弦，滑脉为痰，脘闷苔黄是痰凝结的征象，投以清热涤痰药而愈。方以半夏 9 g、黄连 9 g、瓜蒌 30 g、旋复花 9 g、黄芩 9 g、橘皮 9 g、竹茹 9 g、芦根 30 g、炒枳实 3 g、芦菔 60 g、地栗 30 g、海蜇 60 g。

李妻痰嗽晡热，是肺热生痰，治以白虎汤为主，脉滑数，痰火内伏，温热外侵。方以生石膏 30 g、知母 12 g、花粉 18 g、川贝母 9 g、杏仁 9 g、竹茹 9 g、冬瓜子 30 g、生苡仁 30 g、芦根 30 g、桑叶 9 g、紫菀 9 g、竹

王氏医案续编

叶 9 g、连翘 12 g、银花 24 g、生枇杷叶 18 g。

宋氏妇患感反复，已经向痊，忽然腹胀上至心下，气喘便泻溺闭，汤饮不能下咽，自汗不能倚息。孟英拟方以桂枝、石膏、旋、赭、杏、朴、芩、半、黄连、通草为剂，果覆杯而病若失。

据孟英用药，以半夏、黄连、黄芩泻心汤清痰火，石膏清肺胃之热，旋复花、代赭石降逆，杏仁、厚朴利肺胃之气，通草通利水道。可见此例为外感之热虽予以清解，但其余热未除，热邪灼津为痰，痰热阻滞气机，肺气不畅，故气喘，水道不行则溺秘，腑气不畅则腹胀不适。便泻为热气下行。其脉宜两寸洪滑，右关沉。孟英方中用桂枝，有自汗、身体酸痛之症，为白虎加桂枝。

吴某劳伤之后，发热身黄。孟英察脉软数，是湿温重证，故初起即黄，亟予清解，大便渐溏，小溲甚赤，湿热已得下行，其热即减，啜药七八日后复热，谵语昏聋，抽痉遗溺。孟英视之，湿温之邪扰营，以投元参、犀角、菖蒲、连翘、竹茹、竹叶、银花、石膏泄卫清营之法，佐牛黄丸、紫雪丹而瘳。臀皮已塌，亟令贴羊皮金，不致成疮而愈。

湿热扰营其舌宜绛而湿腻，由症状及用药体会，其脉宜弦数，两寸宜洪数。

清解方：香豆豉 9 g、生栀子 12 g、茵陈 60 g、佩兰叶 18 g、芦根 30 g、竹叶 9 g、滑石 18 g、连翘 12 g、黄连 6 g、黄芩 9 g。

湿热扰营用药：元参 24 g、犀角 6 g、石菖蒲 9 g、连翘 12 g、竹茹 9 g、竹叶 9 g、银花 30 g、石膏 24 g。牛黄丸用万氏牛黄丸宜 6 g，紫雪丹宜用 6 g。

石注中湿热扰营用药，不得删去竹叶、石膏。茵陈不宜酒炒，芦根、竹茹不宜姜制，元参不宜冲泡去渣，应该入药共煎，湿温发黄疸重症黑栀皮不足胜任。

朱惇书妻患感，吴某予表药两帖，发出赤疹，神气渐昏，叶某知其素患耳聋目障，为阴虚之体，改用犀角地黄汤二剂，而遗溺痉厥。孟英视之，曰：虽形瘦阴亏，邪易扰营，幸非湿盛之躯，尚可设法，但心下拒按，呃逆便秘，是痰热尚阻气分，误服升提，每成结胸，地黄滋腻，实为禁药，本年感证甚多，余每见神未全昏，便不甚秘，惟胸前痞结，不可救药而死者，非升提之误进，即滋滞之早投。于是以犀角、元参、茹、贝、旋、蒌、杷、菀、白前、菖蒲为方，调紫雪，两服呃逆止，神渐清，而咽痛口渴，乃去紫雪、白前、菖蒲，加射干、山豆根、知母、花粉，吹以锡类散，二日咽喉即愈，胸次渐舒，疹回热退，去犀角、紫菀、射干、豆根，加银花、栀子、竹叶、海蜇、地栗，渐安眠食，惟大解久不行。孟英曰：腹无痛苦，虚体只宜润养。佐以苁蓉、麻仁、当归、生地等药，多服而下遂愈。

凡胸前痞结，不宜用升提药，地黄滋滞也为禁药，不但地黄不宜用，麦冬也能滞胸，也是不适用的，若是痰热很盛，胸不痞闷，地黄、麦冬也不易乱用，但肺阴虚而胸闷者，麦冬不但不为禁药，还是应当用的药。

此例热入营，药以犀角 9 g、元参 24 g，清热养阴，不滞胸；竹茹 9 g、川贝母 24 g、旋复花 9 g、全瓜蒌 30 g、生杷叶 30 g、紫菀 9 g、白前 6 g、石菖蒲 9 g，清热祛痰、通达气机。药调紫雪 1.5~3 g，清热开窍、止痉安神。咽痛口渴去紫雪、白前、石菖蒲，加山豆根 6~9 g、射干 9 g、银花 24 g、栀子 9 g、竹叶 9 g、海蜇 60 g、荸荠 30 g。大便不行，是津液不足以润之，以前方元参、川贝母、竹茹、瓜蒌、枇杷叶、知母、花粉、银花、栀子、竹叶、海蜇、地栗，佐以苁蓉 9 g、麻仁 12 g、当归 9 g、生地 12 g 等药。多服而下遂愈。

李德昌母仲夏患感，医诊为湿，辄予燥剂，大便反泄，遂疑高年气陷，改用补土，驯致气逆神昏，汗多舌缩。乞诊孟英，脉洪数无论，右尺更甚，予大剂犀角、石膏、黄芩、黄连、黄柏、知母、花粉、栀子、石斛、竹叶、莲子心、元参、生地之药，另以冷雪水调紫雪灌一昼夜，舌即出齿，而喉舌赤腐，咽水甚痛，乃去三黄，加银花、射干、豆根，并吹锡类散，三日后脉证渐和，稀糜渐受，改授甘寒缓剂，旬日得坚黑矢而愈。

此例患感，被燥剂和温补助长火势，所以用石膏、黄芩、黄连、黄柏清其三焦之热火。神昏舌缩，是心宫热邪炽盛，心主神明，舌为心之苗，以犀角、黄连、竹叶、莲子心、栀子清心解热，则神清舌出。脉洪数无论，是火炽弥漫，右尺更甚是阴虚火旺，知母、黄柏、生地、元参滋阴降火，黄柏生用以降实火。方以犀角 9 g、生石膏 50 g、黄连 6~9 g、黄芩 9 g、知母 9 g、花粉 12 g、栀子 9 g、竹叶 9 g、莲子心 6~9 g、元参 30 g、生地 24 g、黄柏 6~9 g。调以紫雪 3 g。舌出，喉舌赤，咽痛，此为热减，去三黄，加银花、射干、山豆根，外用锡类散。脉证缓和，改用甘凉之剂而愈。

黄连、黄芩不宜酒炒，栀子宜生用。

余朗斋形瘦体弱，患间日疟，寒少热多，二便涩滞，脘膈闷极，苔腻不渴。孟英切脉，缓滑而上溢，曰：素秉虽阴亏，而痰湿阻痹，既不可以提表助其升逆，亦未宜以凉润碍其枢机。投以滑、朴、茹、旋、通草、枇杷叶、苇茎、郁金、兰叶之方，苔色渐退，即去朴、郁，加连、枳、半夏，胸闷渐开，疟亦减，便乃畅，再去滑、半、连、枳，加沙参、石斛、橘皮、黄芩。浃旬而愈。

无痰不成疟，此例体弱阴亏患疟，二便涩滞，脘膈闷极，苔腻不渴，脉缓滑上溢，是痰湿阻滞为实证，应先治其实，况且致病的因素是痰湿，不是因虚而病的。

脘膈闷极，胸为胃之府，宜用厚朴为主药，厚朴苦辛温能散湿满，消痰下气，开中焦。方以厚朴6～9 g、滑石12 g、竹茹9 g、生枇杷叶12 g、旋复花9 g、通草9 g、芦根24 g、佩兰9 g、郁金6 g、黄连6 g、黄芩6 g、半夏9 g、枳实9 g。中焦开，疟减，便畅，去滑石、半夏、黄连、枳实，加沙参、石斛、橘皮，浃旬而愈。

运枢机，通经络，为孟英用药之特点，无论用补用清之法，都离不开此法，必牢记。

董哲卿妻胎前患嗽，娩后不痊，渐至寝汗减餐，头疼口燥，奄奄而卧，略难起坐。孟英诊脉虚弦软数，视舌光赤无苔，曰：此头疼口燥，乃阳升无液使然，岂可从作感治，是冲经上逆之嗽，初非伤风之证也。予苁蓉、石英、龟板、茯苓、冬虫夏草、牡蛎、豆衣、甘草、小麦、红枣、藕数帖，嗽减餐加，头疼不作，加以熟地，服之遂愈。

脉虚弦软数，舌光赤无苔，为肝肾虚，冲经上逆而咳嗽，不为伤风之证，头痛口燥为阴液不足，肝阳上逆而致。药以苁蓉、石英、龟板、牡蛎达冲任脉，滋阴镇肝；甘草、小麦、大枣养心安神，和中缓急；藕清热生津；冬虫夏草补肺肾。

庆云圃子陡患偏坠，医予茴香、芦巴（胡芦巴）、乌药、荔核等剂，遂痛不可忍。孟英视之，按其脉肤甚热，曰：非疝也，睾丸肿痛，必偏于

右，此湿热时邪也，设以疝治之必成痈，按法治之，果覆杯而减。三服而便行热退。因食羊肉，肿痛复作，再予清解，嘱慎口腹而瘳。

患偏坠，医以温药治疝气，痛疼愈重。孟英以脉肤甚热，诊为湿热时邪，非疝气，而为睾丸肿痛。其脉宜右寸濡滑，左尺宜弦洪滑。予以芦根、滑石、冬瓜子、薏米、茵陈、黄柏，清利湿热；川楝子、桔核，疏肝、降气、止痛；茯苓通利水道。三剂便行热退。因食羊肉而复发，继以清解，需忌口而愈。

吴宪章年逾花甲患感，医知为湿温投药不应，仍能起榻理事。孟英视之，诊脉左寸数疾，余皆软大，谷粮略减，便溏溲少，苔色腻黄，舌尖独黑，孟英不肯予方，论曰，证原不重，吾以脉象舌色察之，是平昔曲运心机，离心内亢，坎（肾）水不制，势必自焚，况兼湿温之感乎。果数日而殂。

舌尖独黑是心火内亢，肾水不能制火，心火必自焚，属难治之疾。

《医案》春温心火内亢一例

患者王某，男，45岁，1951年5月16日前来就诊。

三日前发热汗出，口渴欲饮，小便热灼，苔色黄干，舌尖独黑，脉左寸数疾，左关尺细，右寸浮洪，此为心火内亢，肾水不能制火，以清心壮水之法。广犀角9g、竹叶9g、连翘12g、莲子心9g、元参30g、生地24g、黄连9g、木通6g、生石膏30g、知母12g、麦冬18g、银花24g。服六剂。

再诊服药后，热退汗止，舌尖黑消失，前方去犀角、莲子心。服三剂。

三诊服药后，口渴减少，小便热消失，脉两寸洪，尺脉弦大，前方去黄连、木通，改生地30g、加丹皮9g。三剂而愈。

黄纯光七十八岁，患湿温至旬余，脉形歇代，呃忒连朝。孟英诊曰：脉虽歇而弦搏有根，是得乎天者厚，虽属高年，犹为实证，参以病深声哕，原非小故，而二便窒涩，苔腻而灰，似腑气未宣，痰湿热阻其气化流行之道也，清宣展布，尚可图焉，以旋、茹、栀、楝、杷、杏、黄、连、菀、蒌、雪羹为剂，方通草一两煎汤煮药，投匕即减，数服而大吐胶痰，连次更衣，遂安粥食，惟动则嗷逆，渐露下虚之象，予西洋参、龟板、牡蛎、苁蓉、石斛、牛膝、冬虫草、石英、茯苓、当归等药，各恙递安，继加砂仁炒熟地而起。

脉形歇代，是心脏受痰湿热阻其气化流行之道所影响，去其痰与湿热之邪，而脉自然恢复正常。

法以畅通气机，祛痰热。药以旋复花9 g、生枇杷叶15 g，祛痰降逆祛秽；竹茹9 g、雪羹（地栗、海蜇各30 g），清热祛痰；杏仁9 g、瓜蒌15～30 g、紫菀9 g，理肺气祛痰，除胸中结气，治小便窒涩；黄连6 g、吴茱萸2 g，清肝胃热；川楝子9 g，疏肝气；通草30 g，煮汤煎药，以利小便。

服药后，吐胶痰，排便几次，饮食正常，惟有动则喘，此为下虚，肝肾虚，予以西洋参补气养阴；龟板、牡蛎、石英补肝肾镇逆；苁蓉、石斛、当归育阴；冬虫夏草补肺肾；牛膝补肝肾，引药下行。

石注中枇杷叶、竹茹、瓜蒌不宜姜制，瓜蒌不宜用皮。黄连不宜酒炒，声哕宜用旋复花、生枇杷叶降逆气。孟英未述龟板、牡蛎、石斛、石英先炭煨六盅，取汤代煎药。

钱闻远春间患痰嗽，医投苏、葛而失音，更以大剂滋补，渐至饮水则呛，久延愈剧。孟英诊曰：脉左寸动数，尺细关弦，右则涩，乃心阳过扰，暗耗营阴，肺金受灼，清肃不行，水失化源，根无荫庇，左升太过，右降无权，气之经度既乖（不和），血之络隧亦痹，饮水则呛是其据也，金遇火而伏，其可虑乎。继而瘀血果吐，纳食稍舒，仍殒于伏。

患疾误治，依靠机体的缓解，虽然缓解但是机体无形中付出相当的代价，若机体缓解力薄弱，则使病势增加，或是病情转变，屡次反复误治，机体无力缓解，不但增加疾病，而且最易戕人生命，每由患病很轻，但因误治病势转重，一误再误病势变化，甚至死亡。此种情况并不少见。

汤西塍年逾花甲，感证初起，周身肤赤，满舌苔黄，头痛腰痛，便溏溲痛。孟英诊之，脉见弦细而软，乃阴虚劳倦，湿温毒重之证，清解之中须寓存阴，以犀、羚、茹、银、翘、桑、苇、通草、兰叶为方，煎以冬瓜汤，服之遍身赤疹，而左眼胞忽肿，右臂酸疼不举，耳聋神不清爽，亟以元参、丹皮、栀子、桑枝、丝瓜络、石斛、竹叶，煎调神犀丹为剂，偶邀疡科视外患，亦知病因湿热，连进木通等药，脉更细弱，神益昏惫，饮食不进，溲涩愈痛。孟英论曰：急救阴液，尚可转机。授复脉汤去姜、桂、麻仁，易西洋参加知母、花粉、竹叶、蔗浆灌之。一剂神苏脉起，再服苔退知饥，三啜身凉溺畅，六帖后肤蜕安眠，目开舌润，或疑甘柔滑腻之药，何以能清湿热。孟英曰：

阴虚内热之人，蕴湿易于化火，火能烁液，濡布无权，频灌甘凉，津回气达，徒知利湿，阴气先亡，须脉证详参，法难执一也。又服数剂后，忽然肢肿遍发风块，瘙痒异常。孟英曰：此阴液充，而余邪自寻出路耳，予轻清数帖果瘳。

此例是阴虚湿温转变治疗方法，清解须寓存阴，过于利湿则伤阴，阴虚内热蕴湿易于化火，火能烁阴液，宜甘凉养津，所以说徒知利湿，阴气先亡，清解不用渗利药，即是寓有存的意义，清解湿温，甘凉养阴，在病情变化，恰如其分的用药治疗。

周身肤赤，为湿化热蒸于皮肤，满舌苔黄，为湿化热气不肃降，头疼为肝热，腰痛为肾虚，肺金不能制肝木，则肝上逆，肺肾子母之脏，肺阴不能荫庇肾阴则肾虚，便溏为热寻出路。溲痛为热结肺胃，脉弦为肝热，细为阴虚，软为肺痰阻气，此为阴虚劳倦湿温重症，应以清解中以存阴。以犀角、羚角清热祛风；银花、连翘、桑叶、芦根、竹茹清宣；茯苓、兰草渗湿化浊；通草利小便；连皮冬瓜煎药清热利水。

遍身赤疹，左眼胞忽肿，右臂酸痛，耳聋神不清爽，以用药体会，是湿温侵营，耳聋不是肺热是肾虚，其舌宜绛。用清营通络之法，元参、石斛育阴；丹皮、菊花、黑栀清肝热；桑枝、丝瓜络通络；鲜竹叶清心热、煎调神犀丹清心凉血清营。

疡医连进木通等药，渗湿伤阴，利湿阴气先亡，宜急救阴液，以复脉汤：西洋参、麦冬、生粉草、大生地、大枣、清阿胶滋阴养血；知母、花粉养阴生津祛痰；鲜竹叶清心；连皮青蔗养津。肢肿遍发风块，瘙痒异常，此阴液充，再以轻清去余邪。

轻清方中芦根不宜姜汁拌，清营通络方中银花不宜酒炒。

赵菊斋媳素患阴虚内热，时或咯血，去年孟英已为治愈。既而汛事偶愆，孟英诊曰：病去而孕矣，今春娩后患泻，专科进以温热之方而咳嗽乃作，更医改授养营之剂，则滑泄必加，签药乩（占卜）方，备尝莫效。孟英投以甘、麦、大枣，配梅、连之法，证渐轻减，继为姻党尼之（姻族，亲近的人），多方蛮补，遂腹痛减餐，日下数十行，皆莹白圆，如白葡萄之形，上萦（缠绕）血丝。乞援孟英，予仲景当归生姜羊肉汤，每剂吞鸦胆仁二十一粒，以龙眼肉为衣，果两服而便转为溏，痛即降序。再予温养奇经之龟板、鹿角霜、归、苓、杞、菟、甘、芍、乌贼、苁蓉、蒲桃（葡萄）、藕粉等药调理而痊。（温养奇经方：醋炙龟板八钱，醋炙乌贼骨五钱，同杵先；鹿角霜炖和服三钱，厢归身三钱，云茯苓三钱，炒杞子二钱，炒菟丝饼三钱，炒粉草一钱，酒洗葡萄干三钱，酒炒赤芍一钱半，藕粉包煎三钱。）

该例阴虚内热产后患泻，医与温热之方而咳嗽，可见此泄为热气下行，用温热之药，使肺受热邪，故咳嗽。病在肺，肺与大肠相表里，又误用养营之剂泄泻更甚。孟英予以甘麦大枣汤加乌梅、黄连病减。继又误用补药，腹痛减餐，大便日十余行，并有白葡萄状物，孟英予以当归生姜羊肉汤温中养血，此为泄泻使之气血受伤，其脉宜浮大，或弦大而涩，以鸦胆子、龙眼肉为衣止泻。鸦胆子性味苦寒，归肝、大肠经，清热解毒，止利；龙眼肉性味甘、温，归于心、脾两经，补益心脾、养血安神。二剂病减而愈。再以温养奇经用药：鹿角胶入督脉，温补肝肾，益精养血；龟板咸平，入心肾经，滋阴潜阳，补肾；当归、白芍、枸杞养血；肉苁蓉、菟丝子益肝肾；茯苓、甘草、藕益脾土；葡萄补气血。

甘麦大枣汤：甘草、小麦、大枣。养心安神，和中缓急。治脏燥。

当归生姜羊肉汤：羊肉、当归、生姜。温肝补血、散寒暖肾。

任斐庭季夏患感，黄某闻其身热而时有微寒也，进以姜、萸、柴、枣等药数帖，热愈壮而二便不行，更医连用渗剂，初服溲略通，既而益闭。孟英视焉，证交十四日，骨瘦如柴，脉弦细而涩，舌色光紫，满布白糜，夜不成寐，渴不多饮，粒米不进，少腹拒按，势将喘逆，虽属下证，而形证如斯，法难直授，先令取大田螺一枚，鲜车前草一握，大蒜六瓣，共捣烂加麝香少许，罨（覆盖）脐下水分穴，以元参、紫菀、栀子、知母、花粉、海蜇、凫茈（地栗，荸荠）、苁蓉、牛膝、天冬为剂，加鲜地黄汁服之。其夜小溲即行，气平略寐；又两剂，大解始下，热退而渐进稀糜，乃去雪羹、栀、菀、苁、膝、地黄，加西洋参、麦冬、石斛、干生地、竹茹、银花等药。又服十余帖，凡三解黑矢而舌色复于红润，眠食渐安而起。

患感误用姜、萸、柴、枣等药，舌色光紫，满布白糜，药热留于心胞，冲行经络，热传厥阴，白糜为阴虚热象。少腹拒按，大便不行，是承气汤下证，其脉细而涩是阴虚，虽属下证，其骨如柴，阴虚脉涩，是阴虚已甚，难能任承气汤直下。二便不行，先通其小便，所谓温热病"救阴犹易，通阳最难，救阴不在血，而在津与汗，通阳不在温，而在利小便"。此例用外治利小便法，即服滋阴清热消痰引热下行之品，内外兼治小便已行，气平略寐，大便得解，病势自安。

内服滋阴清热消痰引热下行药：元参、天冬、苁蓉养阴，后者可润便；鲜生地汁清热养阴，不滞胸；栀子、紫菀清热利小便；知母、花粉、雪羹清热祛痰；牛膝引药下行。外用田螺、车前草滑润清凉，大蒜辛温反佐开导利小便。

大小便行，热退，上方去雪羹、栀子、紫菀、苁蓉、牛膝、地黄，加西洋参、麦冬、石斛、干生地育阴，银花、竹茹清热。十余剂大便解，舌色红润，眠食渐安。

石注中竹茹不宜姜制，栀子不宜用黑栀皮。

庄芝阶女孀居在室，陡患气冲欲厥，脘痛莫当，自服沉香、吴萸等药，病益剧，而呕吐发热，略有微寒。孟英按脉弦滑且数，苔色滑腻微黄，而渴喜冷饮，便秘溲赤，眠食皆废，是伏痰内盛，肝逆上升，而兼暑热也，予吴萸水炒黄连、枳实、竹茹、瓜蒌、石膏、旋复、赭石、知母、半夏、雪羹，服二剂，吐止痛减，五剂热退而解犹不畅。旬日始得豁然，乃去石膏、知母、旋复、赭石，调之而愈。

气冲欲绝，脘痛莫当，为肝阳侮胃，自服辛温，愈助肝阳，略有微寒，热极似寒，非真寒。脉弦滑数，弦为肝阳逆升，相火妄动，脉滑数为痰热兼受暑热，皆因热邪盛而引起脉数。苔滑腻微黄，为痰浊尚未全行披露，渴喜冷饮为肺胃热，眠食皆废，为肝热侵凌心肺。药以吴茱萸 2 g、黄连 6 g，清肝热；半夏 9 g、瓜蒌 12 g、雪羹（地栗、海蜇）各 30 g、竹茹 9 g，清热祛痰；旋复花、赭石各 9 g，降逆；石膏 24 g、知母 9 g，清肺胃之热；枳实 9 g，理气。

石注中脉数为阴虚，数脉非补阴不可，故用雪羹，但是荸荠、海蜇不是补阴药，而是清热涤痰生津药。吴茱萸、炒黄连为清肝热，黄连八分不胜任清热涤痰，瓜蒌不宜皮及姜制，知母也不宜姜制。

王氏医案续编

陈书伯弟妇娩后三日，发热汗多，苔黄眩悸。孟英切脉，弦细虚数，乃营阴素亏，酷热外烁，风阳浮动，痉厥之萌也。予元参、白薇、青蒿、生地、小麦、绿豆衣、石斛、鳖甲、竹叶。两剂热退知饥，悸汗不止。去蒿、薇，加龙、牡、莲心、龟板、石英而安，继又暑风外袭，壮热如焚，渴饮不饥，睹物尽赤，改授白虎加西洋参、竹叶、莲杆。一啜而瘳，仍予镇摄滋潜善其后而愈。

此例娩后发热汗多，苔黄眩悸，其脉弦细虚数，为阴分素虚，感受暑热，热邪致肝阳风动，易出现痉厥。法以清热养阴镇肝。以元参、生地、石斛养阴生津；鳖甲清肝热，滋阴潜阳；青蒿入厥阴肝经，去虚热；白薇去内热风火；竹叶、绿豆衣清热；小麦养心除热。两剂后热退知饥，悸汗不止，须以养阴清热，镇肝潜阳。上方去青蒿、白薇，加龙骨、牡蛎、龟板、石英镇肝潜阳；莲子心清心。又感暑风，仍以清热育阴，以生石膏、知母、竹叶清热，加西洋参以育阴，莲杆清暑和胃。再以镇摄滋潜善后而愈。

顾氏妇半产后，因吃饭脘痛，人以为停也，进以消导，痛甚发热，卧则右胁筋掣难忍。孟英曰：此非发散攻消可疗，予旋复、丝瓜络、冬瓜子、莲杆、苇茎、竹茹、贝母、枇杷叶、通草为剂。二剂已。

半产后，因吃饭脘痛，一般的看法，以为停食，进以消导，痛甚发热，卧则右胁筋掣难忍，病由痰热，气机郁滞而脘痛，吃饭脘痛，是适逢其会，以为停食进以消导药是误诊误药。由孟英用药体会，不是清养肺阴则愈，而是因痰热肺失清肃，肺气不得下降，卧则流行之气迟缓，所以卧则右胁筋掣。其脉宜右寸沉洪滑，舌薄腻苔。

宜用生枇杷叶30 g，降肺胃之气；旋复花9 g，祛痰、通络、止胁痛；丝瓜络9 g，通气络；川贝母15～24 g为舒展气机，化痰散结的要药；芦根30 g、竹茹9 g、冬瓜子30 g，清热祛痰肃肺；荷杆6 g，宽中理气；通草6 g，通行水道祛痰饮。

高氏妇因戒鸦片，而服外洋丸药，诸无所苦，惟便闭不通，医两月迄（始终）不能下，且仍安谷，而面赤龈胀欲挑，每以银针嵌入齿缝，拔出时银色已如煤黑。孟英诊脉滑数，予犀角、石膏、硝、黄、升麻、蜣螂为剂，和以鲜银花汁一杯，服后夜登圊三四行，而病去及半，再予清解化毒而痊。

吸鸦片者，毒热消灼阴液，大多数人大便干燥。此例戒烟服西洋丸，便秘面赤龈胀，银针拔出色煤黑，是热毒不得下泄，以致热毒攻于上，此妇体质较强，未至发生其他疾患。切脉滑数，是热毒腑实之证，用犀角、银花、石膏清解热毒，升麻升发郁火，使气升水降，大黄、芒硝、蜣螂下泄其胃肠蕴结热毒及积粪，使其热毒由大便排泄而解除。

陆竹琴陡患心悸，肢冷如冰，孟英查其脉，浮弦而数，视其舌尖赤无苔，乃阴虚阳越，煎厥根萌，予元参、二至、三甲、龙齿、石英、生地、牛膝、茯神、莲子心而愈。

悸分寒热，水凌心下为寒，肝阳勃升为热。此例孟英以脉舌辨证，脉浮弦而数是肝阳陡升，舌无苔是阴虚，舌尖赤是心阳盛。此例心悸诊为阴虚阳越，煎厥根萌。煎厥者阴虚阳越，热似煎熬而四肢冷厥，其病因为阳陡升阴虚阳越所引起。治以滋阴潜阳，清心安神。以元参、二至、生地养阴清热；三甲、石英、龙齿镇肝潜阳；莲子心清心热；牛膝引药下行；茯神安神。

赵子循室娩后服生化汤二帖，更因惊吓，三朝发热，连投四物六合汤，病日以甚。半月后孟英诊，脉象左弦急，右洪滑数，苔黄大渴，谵语嗽痰，恶露仍行，唇齿干燥，是因阴虚之体，血去过多，木火上浮，酷暑外烁，津液大耗，兼有伏痰之候也，亟予营卫两清，冀免他变。母家极畏石膏，坚不予服，越三日势益剧，计无所施。子循之叔笛篯与其表兄许之卿径以白虎汤加减投之，证有转机，翼日再迎孟英会同笛篯及其舅氏许吉斋山长，协商妥治，咸是王议。翼日且以西瓜汁助其药力，热始日渐下行，二便如火，又数日渐安粥，神气亦清，夜能静寐，然热蕴太多，下焦患痈，脓虽即溃，阴液漏伤，脉复空数浮大，便泄善嚏，口干多梦，皆木少水涵，烁津侮胃之见证也。孟英以白头翁汤加龙骨、三甲、甘草、木瓜以育阴潜阳，余粮石脂丸中加梅、连以熄风镇胃，果得疮口脓干，餐加泄止，脉柔热净，苔退神怡。正须善后，甫授滋填，不期酷热兼旬，甘霖忽降，窗开彻夜，复感风邪，身热微寒，鼻流清涕，而阴液久夺，外患未痂，培养碍投，又难发汗，肝气内应，瘛瘲旋形，然此案自堪传也。

产后血去阴虚，服生化汤辛温损其阴分，因惊吓火浮，愈伤其阴。发热因阴虚暑热外侵，反用当归六合汤，以伤阴诸药屡投，耗伤阴液。酷暑之热，赖机体阴液抵抗，阴分虚者，暑热最易侵袭。此例脉象左弦急为营阴热，右洪滑数为肺胃热，有痰热。治疗宜营卫两清，即以白虎汤去草、米，加麦冬、生地、元参、花粉、银花等药。

患者下焦蕴热，患痛，而且便泄善嗔（怒）。孟英以白头翁汤全剂加龙骨、三甲、甘草、木瓜以清热育阴潜阳，余粮石脂丸中加乌梅、黄连以熄风镇胃。症状得以改善。本应滋填善后，复感风邪，因其阴液久夺，外痛未结痂，难以发汗，又碍于培补，肝热之气更甚。虽然用了不少力气，终前功尽弃。

孟英用白头翁全剂，石注中不应去秦皮、黄柏加楝核。

陈某患嗽，嗽则先吐稀痰，次则黄脓甜浊之痰，继之以深红带之血，仍能安谷，别无所苦，多药不愈。孟英切其脉，缓大而右关较甚，乃劳倦伤阳，而兼湿热蕴积也，予沙参、生薏仁、木瓜、茯、杏、竹茹、桑叶、枇杷叶、生扁豆、苇茎、花粉为剂，吞松石猪肚丸而愈。

诊断所谓劳倦伤阳，阳为气，吐黄脓甜浊痰，是湿热郁蒸。予以沙参清肺养津；杏仁、薏米、芦根、竹茹清肺；生扁豆、茯苓健脾祛湿；木瓜以敛之；花粉清热生津祛痰。吞松石猪肚丸（苦参清热利湿，白术、猪肚健脾燥湿，牡蛎收敛固涩）清热利湿。

疑方中遗漏省头草，即佩兰叶，其性芳香化浊，除陈腐之气，因病湿热口出甜味。竹茹不宜姜制，枇杷叶不宜酒炒。

王瘦石夫人患滞下，腹痛微呕，不饥口苦，溲短耳鸣。孟英诊曰：脉见细弱之形，肌无华泽之色汛不行而早断，舌紫黯以无津，是素质阴亏，情怀悒（愁闷）郁，二阳默炽，五液潜消，虽吸暑邪，莫投套药。予白头翁汤加雪羹、银花、栀子、楝实数剂而减，继去雪羹，加生地、苁蓉、柿饼、藕汁而安。改授甘、麦、大枣加西洋参、生地、苁蓉、竹茹、归、芍、蒲桃干，而以藕汤煎服，调养体质以痊。（二阳指心肝之阳，五液指五脏阴液，液消则阳炽，酒炒白头翁一钱半、酒炒川连一钱、楝核杵先三钱、淡海蜇先煎二两、整荸荠打入二两、济银花一两五钱、黑栀皮三钱、酒炒黄柏二钱。）

此例滞下腹痛微呕，溲短耳鸣，舌紫无津，其脉细弱，为阴亏，情绪抑郁，感受暑邪，其心肝火盛，而津液亏损。先以白头翁汤加双花、栀子、川楝子以清热利湿止痛，雪羹泻热止痛。症减，去雪羹，加生地、苁蓉、藕汁、柿饼育阴降逆。继以育阴生津之剂而愈。

·卷八·

　　陈姓次媳于三月间患时感，气逆不眠。孟英按脉甚滑疾，谓是为娠，用药必须顾及，数剂而愈，后果产一男。孟英又曰：昨诊魏子恒室亦妊也，诸医作虚损治，脉虽虚微软而数，而滑象仍形。其女兄伯字关氏未嫁而卒，证非不治，亦为药误，病中阅吾方案，极为折服，且曰先生来暮，侬不能起矣。前此延致诸名家，徒曰虚证宜补，而不治其所以虚，方则群聚补药，必以地黄为之冠，虽有参、芪亦列于后，即使用药不乖，而阳生阴长，气为血帅之旨，尚未分晓，况其他乎……至仲秋果闻魏妇分娩，母子皆亡。

　　寸尺脉滑疾，尤其寸脉明显，一般为妊娠。但脉象也有不为凭，也有大腹片片者，而脉无表现。

　　病中阅方案系乾隆间名医吴颖昭之女孙论医，"虚证宜补，而不治其所以虚"，这对医者而言非常重要，虚证不论气虚、血虚、阴虚、阳虚，五脏那一脏虚及其虚与其他脏腑的关系，必须针对其虚所在处，进行治疗方能奏效。若只谓虚证一味蛮补对病无益，反而增病，以至不救，所以孟英说过，死于病者十之三，死于药者十之七，是确论。

　　沈酝书便血至三十余年，且已形瘦腰疼，嗽痰气逆似宜温补。孟英按脉弦数，视舌苔黄，询溺短赤，曰痔血也。殆误于温补矣，肯服吾药，旬日可瘳，方用苇茎合白头翁加枇杷叶、旋复花、侧柏叶、藕，是肃肺祛痰清肝凉血互用也。

　　此例便血三十余年，为痔血。其脉弦数，弦为肝脉，数则为热，弦数是肝热，而不是脉弦数为阴虚挟热。孟英用肃肺祛痰清肝凉血的治疗方法，方用苇茎汤肃肺祛痰；合白头翁汤清肝凉血；加枇杷叶、旋复花清热降逆；

侧柏叶养阴凉血;藕清热生津凉血。还可加槐米清热凉血。脉数可加地榆入下焦凉血。

使用苇茎汤及白头翁汤应为全剂而言,不是取其义不用其药,枇杷叶不宜姜制,白头翁、黄柏不宜酒炒。

产后诸证首必通瘀,然有不可以常理测者,周鹤庭室新产运汗,目不能开,心若悬旌(旗子),毫无恶露,按脉有虚弦豁大之形。孟英予以三甲、石英、丹参、琥珀、甘草、小麦、绿豆衣等药,覆杯即安,数服而愈。或诘其何以知非瘀血为患,曰:此阴虚之体,既产而营液大脱,风阳上冒,虽无恶露,胸腹皆舒,岂可误作瘀冲,破血之药耶。

此例诊断、症状必须与脉形相结合,患者阴虚之体,产后营液脱,风阳上顶,虽无恶露,胸腹无不适,因此不为瘀血。心若悬旌,是心虚若飘飘之状,其寸脉宜虚豁大之形,故用丹参、甘草、小麦、琥珀荣心安神。运汗目不能开,运汗,运即晕,汗是出汗,为营液大脱,虚汗外泄。阴虚之体产后营液大脱,肝失阴液营养滋育,关脉现虚弦豁大,则风阳上冒,发生眩晕,肝开窍于目,阳浮于目则闭不能开,也有因眩晕目不能睁,因用龟板、鳖甲、牡蛎、紫石英、绿豆衣滋阴潜阳。

每逢此类疾患,用此案方中加党参18 g、沙参18 g、黄芪18 g、麦冬9 g、五味子9 g、生地18 g、元参18 g、女贞子30 g、旱莲草30 g。滋育营液,疗效较好。

许季眉室仲秋患疟,自作寒湿治,势益剧,其从子芷卿以为风暑连进清解,病不减。孟英诊之脉弦滑而洪,体丰多汗,苔黄便血,呕渴妄言,彻夜不瞑,欲卧于地,乃伏痰内盛,暑扰阳明也。投大剂石膏、知母、犀角、元参、石斛、银花、黄芩、花粉、兰叶、竹沥三帖证始平,随以多剂肃清而愈。

此例病是伏痰暑热扰阳明,不是石注病情为风暑挟痰,煽炽风阳。治疗以清暑热除痰为主,用大剂生石膏、知母、犀角、银花、黄芩清暑热;知母、花粉、竹沥以消痰;佩兰叶芳香化浊;元参、石斛为热邪伤阴耗津而设;苔黄、便血用黄芩清肺肠之热,血因热溢,清肠热便血自止。

方以生石膏50 g、知母12 g、犀角12 g、元参30 g、石斛30 g、银花

30 g、花粉 15 g、黄芩 9 g、佩兰 9 g、竹沥两酒杯冲。

知母、黄芩不宜酒炒。

庄芝阶年七十矣，患间疟，寒则颤栗，热则妄言。孟英视之，脉弦数而促，苔黑口干，是素有热痰，暑邪内伏，予知母、花粉、元参、石斛、黄芩、竹茹、连翘、海蜇、芦菔、莲子心等药，数啜而愈。仲冬感冒风邪，痰嗽头痛，不饥寒栗，自服羌、苏、荆芥药二剂，势益甚，而口渴无溺。孟英切其脉，与季秋无异，但兼浮耳，证属风温，既服温散，所谓热得风更炽也。舌绛无津亟宜清化，以菊花、桑叶、栀子、花粉、知母、贝母、冬瓜子、元参、杷叶、梨汁为剂投匕即减，旬日而瘳。

一般素有痰热再感暑邪，痰热阻滞三焦流行之气，发生寒热不是邪入少阳半表半里而使之寒热。此例脉弦数而促，是痰热阻滞气机，以知母、花粉、竹茹、海蜇、芦菔生津液蠲痰热，连翘、莲子心清心热，治其热则妄言除，元参、石斛、黄芩滋阴清热，治其苔黑口干。仲冬感冒风邪误用温散病势益甚，孟英切脉与前证相同，但脉兼浮，诊为风温，舌绛无津，治以清化，桑叶、菊花以宣风，知母、花粉、川贝母、梨汁清痰热，冬瓜子、栀子、枇杷叶清肃肺气，虽用清化，但舌绛无津为阴虚，用元参滋阴。

孙位申室平昔阴虚肝滞，痛胀少餐，暮热形削，咽疼喉癣，不孕者九年矣。往岁汛延，人皆谓将不起，而孟英切其脉，尚不细，肤犹淖（烂泥）泽，许筹带病延年之策，果月事仍行，而诸恙皆缓，且能作劳，惟饭食日不过合米，今秋孟英往诊云，经自三月未转，一切旧恙，弥见其增，君术虽仁，恐难再延其算矣，脉弦滑，左甚，遽曰：岂仅可延其算哉，且有熊罴入梦（用于祝人生子）矣。其家闻之骇异，迨季冬果得一子颇快而健。

此例概述阴虚肝滞患者，腹胀少餐，暮热形瘦，不育已九年，月经延期，人皆认为此病重，孟英诊脉尚不细，皮肤润泽，不为死证，可以调理带病延年。经过调理后，月经仍行，可以起身，只是饮食少，今秋月经三个月未至，旧病未见其增，孟英切脉，其脉弦滑，左寸甚，这不仅可以长寿，而且可以生一子，家人惊异，果冬季生一子后而体健。可见孟英诊病之神奇，医术之高明。

翁嘉顺去秋从梯半跌仆，初无所伤，旬日外陡发寒热，膝旁肿痛，外科汪某治之，溃后不能收攻，另招许某疗之，识为伤络，应手渐效，然培补年余，虽纳食不减，而肌肉渐削，面色黧黑，步履蹇滞，且一旬半月之间，必患处疼肿，大发寒热，卧榻数日，始能强起，大费不赀（同资），愈发愈剧，至冬间咽糜龈腐，睛赤音嘶。孟英按脉滑数，舌绛便艰，口臭溲少，蕴隆虫虫，良由疡医仅知温托一法，既溃之后，更以温补收功，竟未察其体气病情，以致平时所有之湿热痰火一齐关住（锢住），病犹自寻出路，寒热频作，医者不识，妄指为虚，补及逾年，人财两瘠。予元参、黄柏、知母、甘草、银花、花粉、绿豆、栀子、海蜇、凫茈为大剂投之，吹以锡类散，且令日啖梨、蔗、麒麟菜、柿饼等物，至五十日诸恙悉蠲，体腴善步。

从梯跌扑无所伤，旬日外突发寒热，膝旁肿痛属湿热注结，与跌伤无关。

治病补法也是一法，但是必须对证用补，不审查机体有无实邪，不可妄用补药。此例用补药将湿热痰火一齐关住为病。也有气郁无形之邪，妄用补药也是对身体有不良的变化。

其脉滑数是痰火湿热的反应，以黄柏、知母清湿热，舌绛咽糜，龈腐音嘶，为热久伤阴，元参与知母、黄柏滋阴清热，生栀子清心肺之热，使热由小便排出，并治睛赤，甘草、绿豆清解所补之药毒，双花清热解毒，知母、花粉、海蜇、荸荠不但清痰火，而且通行大便，使热有出路。

孟英未述元参泡冲去渣，未述用黑栀皮。

陈肖岩媳，汛愆一度，次月仍行。孟英诊曰：尺虽小弱，来去缓和，是娠也，继而果然。屠仲如弟室经事稍迟，孟英偶诊，亦以孕断，寻验。甫三月患胎漏，别医不克保而堕，堕后恶露虽行，而寒热头疼，时或自汗，且觉冷自心中出，医予温化之药，病日甚，交八日。孟英诊之，脉来沉实而数，舌苔紫黯，乃瘀血为患耳。予桃仁、泽兰、山楂、茺蔚、旋复、红花、丹参、通草、琥珀、蛤壳、丝瓜络之剂，服后腹大痛，下瘀血如肺者一枚，次日诸恙较减，乳汁大流，再以前方去通草，加麦、柏投之，服后仍腹痛，复下瘀块累累而诸恙若失，或问先生尝言产后腹无痛苦者，不可妄行其血，此证恶露已行，腹无疼胀，何以断为瘀阻而再行其血耶。孟英曰：正产如瓜熟蒂落，诸经荫胎之血，贯串流通，苟有瘀停，必形痛胀。堕胎如痈疡未熟，强挤其脓，尚有未化之根，不能一齐尽出，所以胎虽堕而诸经荫胎之血萃而未涣（指诸经之血聚而未散），浅者虽出，深者尚留，况是血旺之躯，加以温升之药，挽其顺行之路，窒其欲出之机，未到腹中，胀疼奚作。吾以循经通络宣气行瘀之法，导使下行，故出路始通，而后腹痛瘀来，然必有脉可证，非谓凡属堕胎，皆有是证也。

陈氏妇月经延期，次月仍行，孟英诊脉尺脉虽小而弱，来去缓和，但寸脉肯定是滑脉，此为妊娠。

屠氏妻怀孕三月坠胎，恶露仍行，寒热头痛，自汗，心中冷，医与以为疟，用温化之剂则病愈重。其脉沉实而数，为实证，舌苔紫暗，此为瘀血所致，以通瘀法：桃仁、泽兰、山楂、红花、丹参、茺蔚子、琥珀活血化淤；蛤壳为肝肾血分药，清烦热；通草通经络；丝瓜络通经络行血脉；旋复花通血脉。服药后下瘀血，痛减，乳汁大流，去通草，以止通乳之作用。加大麦芽、黄柏以去乳。继服通瘀之药，又下瘀血，诸羔皆除。

孟英指出正常生产，如瓜熟蒂落，诸经荫胎之血流通，若有瘀停，定有痛胀。而坠胎如同痛疡未熟，强行挤脓，但病根仍在，各经之瘀血未能完全去掉。此例血旺之体，用温升之药，使之瘀血不能出来，甚至郁滞于经络中，未到腹中，所以未有腹痛，孟英用通络之药，必致腹痛瘀血下。但不是凡坠胎者皆用此法，需要根据脉证来判断才是。

锁容亭姊患时疟，顾某一手清解，业已安谷下榻，忽然气逆肢寒，神疲欲寐，耳聋舌謇（言语不清），杳不知，大便仍行，别无痛苦，顾知其素患脱血，元气久虚，改用参、附等药，势愈剧。孟英切脉弦缓，视苔黄腻，乃胎之初孕，阻气凝痰，窒碍枢机，治当宣豁。以石菖蒲、枳实、旋复、半夏、黄连、茯苓、橘皮、葱白、海蜇、竹沥为方，投匕即效，三啜霍然。

继而锁绳先室患疟，而驯致脘痞呕呃，鼻冷自汗，不食不眠，脉来歇止，医者危之。孟英视之，亦痰为患耳，即以此方去葱、竹沥，加薤白、蒌仁、竹茹投之。果验。

以上两例皆因痰邪阻气而致病。前者感受温邪，虽然经一手清解，病情又变，误用参、附热药，以致病势加重。其脉弦缓，苔色黄腻，孟英诊为初孕，左寸脉必滑，弦为肝热，缓为痰饮阻滞气机，窒塞枢机，法以宣散豁痰。药以旋复花、半夏、竹沥、海蜇、陈皮、石菖蒲清热祛痰；枳实升降诸气；黄连清热，茯苓泻热利水；葱白宣通。但是在临床治疗中，孕者尽量不用半夏，避免流产，祛痰可用瓜蒌。而后者脘痞呕呃，其脉来歇止，较前者痰火更甚，上方去葱、竹沥；加用小陷胸汤加薤白清理痰火通胸阳、竹茹清胃热。

总之感受温邪以及其他疾患，必须先考虑有否痰邪，在清理痰邪的基础上，再用治疗本病的药物。

高石泉媳，骨小肉脆，质本素亏，冬间偶涉烦劳，不饥不寐，心无把握，夜汗耳鸣，冯某连进滋阴，病日甚。孟英查其左寸甚动，两关弦滑，苔色腻黄，乃心肝之火内燔，胃腑之气不降，阴亏固其本病，滋填未可为非，然必升降先调，而后补之有益，授盐水炒黄连、菖蒲、元参、丹参、栀子、石斛、小麦、知母、麦冬、竹叶、莲子心等药，服之即应，续予女贞、旱莲、牡蛎、龟板、地黄善后而瘥。

此例本质素虚，由症状来看也是虚症，但诊其脉，左寸甚动病在心，两关弦滑病在肝胃，苔色腻黄是心肝之火内燔，胃腑之气不降，病本宜滋填，必先调升降而后补之。孟英所谓升降，心火下降，肾水上升，心肝之火内燔，清心即是清肝，心为肝之子，虚则补其母，实则泄其子，胃腑之气不降，因胃热津虚，而胃腑之气不下降，清热生津，腑气自降，心火下降而胃腑之气也可随机下降，因脏腑是相互影响。方药以盐水炒黄连、竹叶、莲子心、栀子是直清折心火下降；丹参入心定志安神；小麦荣心敛汗；石菖蒲之辛，引药入心宫；元参壮水制火，使水升火降；知母清阳明热，并能助凉心去热；麦冬清热生津，能清心热益心阴，也可以因津虚心腹结气，消谷调中；石斛清胃中虚热生津下气，方中苦寒甘寒并用，为清火生阴之良法。

方以盐水炒黄连 9 g、石菖蒲 3 g、元参 30 g、丹参 9 g、栀子 9 g、石斛 12 g、小麦 30 g、知母 9 g、麦冬 9 g、竹叶 9 g、莲子心 6 g。续予女贞子、旱莲草、牡蛎、龟板、地黄善后而痊。

石注中元参、麦冬泡冲去渣失去二药功能，至于善后重用滋填，生地不宜泡煎去渣，用浊药轻投法。栀子不宜用栀皮，因黑栀皮无清心泻火功能。

潘肯堂室仲冬陡然患气喘，医治日剧，何新之诊其脉无常候，嘱请孟英质焉。孟英曰：两气口之脉皆肺经所主，今肺为痰壅，气不流行，虚促虽形，未必即为虚，况年甫三旬，平时善饮，病起于暴，苔腻痰浓，纵有足冷面红，不饥不寐，自汗等证，无非痰阻枢机，有升无降，遂与石膏、黄芩、

知母、花粉、旋复、赭石、楼仁、通草、海蜇、竹沥、莱菔汁、梨汁等药一剂和，二剂平，乃去二石，加元参、杏仁，旬日而安。俟气痰嗽全蠲，始用沙参、地黄、麦冬等以滋善后。

古方讲，喘无善证，喘而汗者更是危证。孟英诊之，指出两气口之脉皆为肺经所主，今肺为痰所壅滞，气机不行，其脉虚促，其人善饮，苔腻痰浓，虽有足冷，不饥不食，自汗，无非是由于痰阻碍气机，有升无降所致。治以白虎汤清肺胃之热；花粉、瓜蒌、竹沥清热豁痰；旋复花、赭石降逆气；黄芩清肺胃之热；通草行水消痰；莱菔汁、梨汁清热祛痰。二剂后症状减轻，去石膏、赭石，加元参养阴，杏仁肃肺。迫痰嗽全蠲，才开始用沙参、地黄、麦冬滋阴善后。滋阴药物必须在痰嗽后再使用，否则会再出现喘憋。

室女多抑郁干嗽为火郁，王杞庭姐年逾标梅（指女子已到结婚年龄），徒患干嗽，无一息之停，目不交睫，服药无功。孟英诊焉，两脉上溢，左兼弦细，口渴无苔，乃真阴久虚，风阳上僭，冲嗽不已，厥脱堪虞（厥脱难受），授牡蛎、龟板、鳖甲、石英、苁蓉、茯苓、熟地、归身、牛膝、冬虫草、胡桃肉之方药甫煎，果欲厥，亟灌之即寐，次日黄昏犹发寒痉，仍灌前药至第三夜仅有寐汗而已，四剂后诸恙不作，眠食就安，设此等潜阳镇逆之方，迟投一二日，变恐不可知矣，况作郁治而再开泄之品耶，故辨证为医家第一要务。

其脉右寸上溢有升无降，左弦细是阴亏，此为真阴久虚，风阳上僭，冲嗽不止，冲嗽表现嗽上冲之状，不是冲脉的关系，病是肝阳侵肺，治以滋阴潜阳，潜阳镇逆，干嗽止，痉厥除。

方以龟板 24 g、鳖甲 24 g、牡蛎 30 g 、石英 12 g 先煎，熟地 30 g、苁蓉 9 g、茯苓 9 g、当归 9 g、牛膝 6 g、冬虫夏草 3 g、胡桃仁 9 g、天冬 12 g、麦冬 12 g、元参 15 g。

熟地宜重煎，不宜用泡汤去渣的轻投法。三甲、石英、熟地皆难煎，宜久煎之。

《寓意草》谓："伤风亦有戴阳证"，此为高年而言，然有似是而非者。黄鼎如母，年登大耋，季冬感冒，痰嗽气逆，额汗颧红，胸痞不饥，神情躁扰。孟英诊脉，左弦疾而促，右滑数而溢，苔色满布。系冬温挟痰阻肺，治节不伸，肝阳鼓舞直升。昔罗谦甫有"治痰火类孤阳"之案，与此颇相似也。以小陷胸汤加薤白、旋复、赭石、花粉、海蜇、凫茈、竹沥，为大剂投之，痰活便通，数日而瘥。

喻嘉言《寓意草》书中，"伤风亦有戴阳证，此为高年者多见"。戴阳证为真寒假热，面赤躁扰，峻补真阳则愈。但临床不多见，而且似是而非。该例冬季患感，痰嗽而喘，面赤而汗，胸痞不饥，其脉左弦急而促，为感受冬温，右滑数而溢，为痰热阻肺，肝阳上僭。类同罗谦甫"治痰火类孤阳"之案。以小陷胸汤加薤白清痰热通胸阳；旋复花、赭石祛痰降逆；花粉、雪羹、竹沥清痰热生津。痰去便通病除。

继有陈舜廷父年逾花甲，患痰嗽气逆，惟饮姜汤则胸次舒畅，医者以为真属虚寒，连投温补之剂，致咽痛不食，苔色灰刺，便秘无溺。孟英诊之，脉至双弦，按之索然，略无胃气，曰渴喜姜汤者，不过为痰阻清阳之证据耳，岂可指为寒，叠投刚烈，胃阴已竭，药不能为矣。

年逾花甲痰嗽气逆，用姜汤可以缓解，医者以虚寒，予以温补病重，其脉至双弦，按之索然（无），此已无胃气。喜喝姜汤，是痰饮阻滞胸阳，而不是虚寒。此病用刚烈之热药，使之胃燥，胃阴早已枯竭，没有生机，因此没有药物可以医治的。

东垣云："中年以后，已行降令，清阳易陷，升举为宜。"吾师赵菊斋者，年逾花甲，偶因奔走之劳，肛翻患痔，小溲不行。医者拟用补中益气汤及肾气丸等法。孟英按其脉：软滑而数，苔色腻滞。曰：此平昔善饮，湿热内蕴，奔走过劳，邪乃下注，想由其强忍肛坠之势，以致膀胱气阻，溲涩不通，既非真火无权，亦拒清阳下陷。师闻而叹曰：论证如见肺肝，虽我自言，无此明切也。方以车前、通草、乌药、延胡、栀子、橘核、金铃子、泽泻、海金沙，调膀胱之气化而渗水。服之溲即渐行。改用防风、地榆、丹皮、银花、荆芥、槐蕊、石斛、黄连、当归，清血分之热而导湿，肛痔亦平。设不辨证而服升提温补之方，则气愈窒塞，浊亦上行，况在高年，告危极易。

脾之清阳以升举为顺，胃之浊气以下降为顺。东垣云"中年以后，已行降令，清阳易陷，升举为宜"。这需要根据病情予以辨证，才能够有正确治疗方案。不可背死书，治活人。此例患痔，其脉软滑而数，苔色腻滞，平素善饮酒，此为湿热内蕴，奔劳过度，其湿热下注而致，而不是清阳下陷，以辛温消阴液，只会使热邪更甚。治以车前子、通草、泽泻、海金沙清利湿热；金铃子散（川楝子、元胡）合栀子清肝热，疏肝理气；乌药、橘核调膀胱之气。服后溲行，改用防风、荆芥祛风（其脉必浮弦——有肠风），地榆、双花、槐花、丹皮、黄连清血分之热；当归以活血。热清湿去病愈。

许芷卿疟起季秋，孟英尝清其伏暑而将愈，其从母亦知医，强投以小柴胡一剂，势复剧，孟英予温胆汤去甘草，加石膏、黄芩、知母、花粉、芦菔而安。继因作劳太早而复发，赵某仍用清解而瘥。迨季冬移居劳顿，疟复间作，且面浮跗肿，喘嗽易嗔（怒）。孟英切脉，左弦劲而数，右滑大不调，苔黄且腻，口渴溺多，乃肺胃之痰热有余，肝胆之风阳上僭，畏虚妄补，必不能瘥，用西洋参、知母、花粉、竹茹、蛤壳、石斛、枇杷叶、青蒿、秦艽、白薇、银花、海蜇为方。连投四剂，大吐胶痰，而各恙悉除。

清其暑，病将愈。有疟症状不是真正疟疾，其从母必以为真疟，投以小柴胡汤，病势复剧，因暑热不任柴胡升提而助其热，人参、甘草、生姜、大枣增其热势，痰因热燔也能加重痰邪，虽有黄芩、半夏也不能缓解其痰热，所以用温胆汤去甘草之甘壅，加清热消痰之品。

季冬因劳疟复间作，也不是真疟，其症状面浮跗肿、喘嗽易怒。切脉左弦劲而数，右滑大不调，苔黄且腻，是肺胃痰热，引起肝阳上僭，治其痰热，痰热消失，肝阳自然下降，如肝阳素旺，痰热虽退，但肝阳不能自息，必须再清降肝阳。

方以温胆汤加减：半夏6 g、陈皮6 g、茯苓9 g、炒枳实3 g、竹茹9 g、生石膏24 g、黄芩6 g、知母12 g、花粉18 g、芦菔带皮60 g。

疟复间作方：西洋参9g、知母12g、花粉24g、竹茹9 g、蛤壳12 g、石斛12 g、生枇杷叶30 g、青蒿6 g、秦艽6 g、白薇9 g、银花24 g、海蜇60 g。

薛氏医案，每以补中益气汤与地黄丸并用为治，虽卢不远之贤亦或效尤，其实非用药之法也，如果清阳下陷而当升举者，则地黄丸之阴凝滞腻，非所宜也。设属真阴不足当用滋填者，则升柴之耗散，不可投也，自相矛盾，纪律毫无，然上下分治，原有矩矱（尺度标准）。屠敬思者，素属阴亏，久患痰嗽，动则气逆，夜不能眠，频服滋潜，纳食渐减，稍沾浓味，呕腐吞酸。孟英视脉，左弦而微数，右则软滑兼弦。水常泛溢，土失堤防，肝木过升，肺金少降。良由久投滋腻，湿浊内蟠（湿，内盛，内蓄），无益于下焦，反碍乎中运。左强右弱，升降不调。以苁蓉、黄柏、当归、芍药、熟地、丹皮、茯苓、楝实、砂仁（研为末）藕粉为丸，早服温肾水以清肝；以党参、白术、枳实、菖蒲、半夏、茯苓、橘皮、黄连、蒺藜（生晒研末）竹沥为丸，午服培中土而消痰，暮吞威喜丸，肃上源以化浊。三焦分治，各恙皆安。悉用丸剂者，避汤药之助痰湿耳。

薛氏医案每以补中益气汤与地黄丸并用，有人仿效此法，这是不对的。如清阳下陷，用补中益气对证，而用地黄丸，因其滋腻不利升提，这是自相矛盾的，上下分治，原本有规矩的，不可乱来。

屠某阴虚咳嗽，用滋潜药物症状加重，其脉左弦而微数为肝阴不足，肝阳过升，右脉软滑兼弦为脾湿水泛，肺气失降。频服滋腻药物，湿浊内蓄无益于下焦，又阻碍中焦运化，其升降不利。治疗采用早服补肾水清肝之剂：苁蓉、熟地、当归、白芍补肝肾；丹皮、黄柏清肝肾；川楝子疏肝理气。中午服培中土祛痰：党参、白术、茯苓培补中土，陈皮、半夏、菖蒲、竹沥祛痰；黄连清热；蒺藜平肝熄风。暮吞威喜丸以肃清上源。以上皆用丸药，避免汤药之助痰湿。此例辨证明晰，用药之贴切，可见孟英医术之高超。

威喜丸：黄蜡、茯苓。利湿，补肾固下，

安徽人程某，仲冬患感。医者闻其病前一日，曾啖生芦菔一枚，而大便又溏，苔色又白，今年又为湿土在泉，遂指为中虚寒湿之病。参、术、附、桂，多剂率投，驯致舌黑神昏，尚疑为大虚之候。禾中沈柳衣见之，知其药误。另招张镜江诊之，曰：冬温也。连与犀角地黄汤而无起色。二十日外，始乞孟英视焉，舌缩底绛，苔黑如漆，口开茎萎，脉细数而弦，右则按之如无，此乃阴液尽灼，温毒深蟠，甘露琼浆不能复其已竭之津矣。俄（短时间）而果败。

此例患感，吃生莱菔一枚，大便溏，苔色白。此为冬温挟湿，只需清解加祛湿热之剂，即可治愈。医者以湿土在泉，认为中虚寒湿，加以温补刚烈之剂，其脉细数而弦，右脉按之如无。此为阴液耗竭，温毒极深，再精华的药物亦是无能为力的。

继有潘圣征者，于仲冬患感，至十四日退热之后，杳不知饥。群医杂治，迨季冬下旬，转为滞下五色，跗肿裂血，溲涩口干。始延孟英诊之，左脉弦细而数，右脉弦滑而空，苔色黄腻根焦，时或自汗。乃气液两竭，热毒逗留之象。必从前过服温补之药，否则热退在十四日之期，何至延今五十余朝，而见证若是之棘手哉？其弟鸿轩云：此番之病，补药不过二三剂；惟仲秋患疟时，医谓其苔白体丰，云是"寒湿"，尝饵桂、附数十剂，且日饮烧酒耳。孟英曰：此即酿病之具矣。治病且难，何况有如许之药毒内伏，更将何法以生之耶？坚不立方，其家必欲求药，以扶持度岁。孟英曰：是则可也。以白头翁汤加银花、绿豆、归身、白芍、陈米、芦茎、兰叶、藕肉为剂，另以补中益气汤大料蒸露代水煎药。服后，焦苔渐退，粪色亦正。举家喜出望外，复丐孟英救之，奈脉无转机，遂力辞之。

冬季患感，应为冬温，热退不知饥，应为温热伤胃液及清和之气，治疗应以清胃热、调养胃阴即可。但经群医杂治后滞下五色，其脉左弦细而数，右脉弦滑而空，苔色黄腻根焦。此为气液两竭，热毒盛。孟英认为从前必用温补之药，以致病情达五十天之久，追问病史，秋天患疟时医以寒湿用桂、附，并饮烧酒十余天，此为酿病之据。此病气液已竭，治疗很难，何况药毒内伏，没有办法治疗此证，虽然碍于家属之诚意，处一方剂，症状有所改善，但脉象没有改变，医者无能为力了。

又有沈听松母，季秋患疟。孟英尝往诊之，曰：伏暑所化，且体属阳强而多痰火，切勿畏虚，辄从温补。奈病者期于速愈，广征医疗。或以为证属"三阴"，或谓是"子母疟"，或指为老年"胎疟"，众楚皆咻（乱说话），病不能愈，延至冬季，亦转为痢，且肌肿臀疮，口糜舌泡，诸医束手，复请诊于孟英，脉与潘圣征案相同，不可药救矣。

此例为伏暑，其阳气盛多痰，孟英指出应禁忌温补。病者急于速愈，找了许多医者，皆以虚症，予以温补，使之病不愈，孟英复诊，同于潘某病案，气液已竭，亦不可药救。

谢谱香体属久虚，初冬患痰嗽减食，施某视之云肾气不纳，命火无权，叠进肾气汤月余，遂致呕恶便溏，不饥无溺。季冬孟英诊之，脉甚弦软，苔腻舌红，乃中虚而健运失职，误投滋腻更滞枢机，附、桂之刚，徒增肝横，予党参、白术、茯苓、泽泻、橘皮、半夏、竹茹、栀子、苡仁、蒺藜、兰叶、柿蒂之剂，培中泄木，行水蠲痰旬日而愈。

脉甚弦软，苔腻舌红，为中虚健运失职，是结合呕恶便溏，不饥无溺的症状，脉弦软宜表现在右寸关，软属脾虚，软主湿盛，痰从湿中生，左关脉弦为肝旺。以党参、白术健脾补中，使纳食；茯苓、泽泻、薏仁甘淡泄湿，行水利小便，健脾利湿，便溏自止；半夏、橘皮、竹茹蠲痰降逆治痰嗽，并结合柿蒂降逆治呕恶；白蒺藜疏泄肝木；栀子清心，即间接清肝旺，并利小便；建兰叶去陈腐滋腻之气，疏和枢机。

古人补肾不如补脾，补脾不如补肾之说，均有至理，而违其宜亦均是败笔。此医所以贵在认证。

藁砧（指丈夫）远出，妇病若狂，似属七情，而亦有不尽然者。陈氏妇患此月余，巫医屡易，所费既钜，厥疾日增。孟英切其脉弦而数，能食便行，气每上冲，腹时痛胀，询其月事，云病起汛后，继多白带。孟英曰：病因如是，而昼则明了，夜多妄言，酷似热入血室之候，径从瘀血治可也。予桃仁、红花、犀角、菖蒲、胆星、旋复、赭石、丹参、琥珀、葱白之剂，两服而瘀血果行，神情爽慧，继去桃仁、红花，加当归、元参数服而瘳。

丈夫远出，其妇病若狂，似属七情，但也不尽然。陈氏患此证月余，虽经过多种治疗，病增。其脉弦而数，能食便行，证明其病不在气分，当气上冲时，腹痛胀，白天清醒，夜间妄言，病起月经之后，而且白带多，似为热入血室。瘀而化热，煽动肝阳而致，故其肝脉弦而数。法以清热化瘀。方以桃仁、红花、丹参、琥珀化瘀血；犀角清营热；石菖蒲开心窍祛痰；合胆星清火化痰定惊；旋复花、赭石降逆气。服后瘀血行，神情，去红花、桃仁血药，加当归和血脉，元参壮水制火而愈。

范廉居患恙，旬日后剧，孟英视之，大解已行，热退未净，气逆不饥，呃忒自汗，脉形虚大，舌紫无苔，为上焦热恋，下部阴亏之象。予西洋参、旋复、竹茹、枇杷叶、石斛、柿蒂、牡蛎、龟板、刀豆、牛膝之剂，两服即舌润知饥，呃汗皆罢，去刀豆、旋复、柿蒂，加熟地、胡桃肉、当归身。

投之而愈。

此例病逾旬日，大解行，热退未净，气逆，呃忒自汗。此为上焦有热，胃热，胃气不降，其脉形虚大，舌紫无苔。此为下部阴亏，肝阳上腾。予以西洋参、石斛育阴，二甲（龟板、牡蛎）滋阴潜肝阳；竹茹、枇杷叶清胃热降胃气；合柿蒂、旋复花、刀豆降逆气。呃忒自汗去，舌润知饥，去刀豆、旋复花、柿蒂，以熟地浊药轻投以养阴；合胡桃仁、当归补下焦。

其室则苔腻口酸耳鸣，不寐不饥，神愦，脘痛头摇，脉至虚弦，按之涩弱，以当归、白芍、枸杞、木瓜、楝实、半夏、石斛、茯神、竹茹、兰叶、白豆蔻为养营调气和胃柔肝之法。数啜而瘳。

苔腻口酸，耳鸣不寐，脘痛头摇，其脉虚弦，按之涩弱。此为肝血不足，阴液不足，肝阳炽逆，侮胃熵痰。法以养阴液，柔肝和胃理气。以当归、白芍养阴血；枸杞、石斛养肝肾；木瓜平肝和胃；川楝子疏肝理气；竹茹清胃祛痰；半夏燥湿化痰；白豆蔻理气宽胸；佩兰叶芳香化浊，去除污浊之气。

渠女则壮热殿屎，二便皆闷，苔黄大渴，胀闷难堪，脉来弦滑数实，系腑证也，投桃核承气加海蜇、芦菔二剂而瘥。

壮热殿屎，二便闷，苔黄大渴，胀闷，其脉弦滑数实。此为腑实。应以下法。以桃仁承气汤（桃仁、大黄、芒硝，甘草）加海蜇、莱菔而愈。

韩组林年虽七十，饮啖兼人，而平时喜服药，医以为老，辄用附、桂、参、茸等药，以期可享遐龄，讵料初八日晚尚健饭，三更睡醒，倏寒栗发颤，俄而四肢瘈疭，越日云亡。孟英曰：此老系阳旺之体，肥甘过度，痰火日增，年至古稀，真阴日耗，久服此等助火烁阴之药，以致风从火出，立拔根荄，与儿科所云急惊风证，殆无异焉。

此例七十岁，饮食过人，而且平时喜服药，医以其年老，予以附、桂、参、茸等药意图延寿。然突然病故。孟英指出，此老属于阳盛之体，过于肥甘，痰热滋生，真阴耗损，又久服温补之药，助火耗津，以致风火起，根基已罢，故死。

古云肥白之人多气虚，又云痰饮须以温药和之，顾听泉体丰色白，平昔多痰，晨起必喘逆，饱食稍安，颇有气虚之象，自服疏散未效。孟英诊之，脉左关弦，寸滑如珠，尺细而干，舌尖甚绛，乃真阴素亏水不涵木，风阳内炽，搏液成痰，谋虑操持，心阳太扰，肺金受烁，治节不伸，苔虽白而已干，热虽微而睛赤，忌投温燥，宜予轻清，用元参、石斛、栀子、竹茹、旋复、蛤壳、贝母、枇杷叶、竹叶、兰叶、莲子心为剂，三啜而安。自谓气虚送服党参、枸杞、当归等药，下咽之后即觉火升气逆，渐之言语支离，溲频自汗，脉已虚促不调，孟英即投三甲、二至、元参、甘草、小麦、竹叶、莲子心，以和心肝之阳而镇龙雷之火。一剂而平，继又作劳复感，仍授轻清之法，两剂后又因怫怒萦思，肝阳复僭，颧红面赤，左耳时聋，夜不成眠，神情烦躁，越日陡然，大汗湿透衣衾，脉极弦数而细，仍为阴虚阳越，不可误认阳虚，妄施附、桂，先令熏以炭醋，扑以沥粉，随灌以大剂二至、二冬、三甲、元参、丹参、人参、黄连、童溲而瘳，继予多剂育阴清肝始得痊愈。

古云肥白之人多气虚，又云痰饮须以温药和之，是指一般而言。凡人有体质强弱，患病必须根据具体情况具体分析，不可执一句成语而不变化，否则有误患者。此例肥白而虚喘，平昔痰多从古云成语和从症状而论，很像气虚，但诊脉左关弦，寸滑如珠，滑如珠，宜居右寸，尺细而干，所谓似劲，尺细而干。为阴虚肾水不足，左弦是肝阳旺，形成水不涵木，寸滑如珠为痰，风阳内炽搏液成痰，舌尖甚绛，是心阴虚心火盛，火盛克金，肺受热灼，舌尖干津液不足，热虽微而虚火上炎则睛赤，以元参、石斛滋阴息风；元参壮水制火，使肾水升，心火降；栀子、竹叶、莲子心直清心热；旋复花、蛤壳、川贝母、枇杷叶、竹茹清肺消痰，降气逆；建兰叶疏和中焦枢机。

阴虚热盛之质，而用补气血之药，益助其热势，愈伤其阴分，所以服药即觉火升气逆，以脉已虚促不调，其左关脉宜浮弦细数，用龟板、鳖甲、生牡蛎、元参、女贞子、旱莲草滋阴潜肝阳，镇龙雷之火；甘草、小麦荣养心脏；竹叶、莲子心清心热。

陡然大汗湿透衣衾，一般必以为阳虚欲脱，而用四逆、参、附、桂等药，但其脉极弦细数为阴虚阳越，如阳虚欲脱之脉微绝不任按。药以二至、二冬、元参、丹参育阴，三甲滋阴潜阳，少量黄连清热，少量人参益气。

孟英未述用橘皮，竹茹、枇杷叶不宜姜制，潜阳宜用生牡蛎。元参不宜冲泡去渣，宜入药共煎。

一妇产后，头痛甚剧。孟英按其脉，右甚滑大，予清阳明法，得大解而瘳。

产后头痛，其右脉甚滑大宜有力。此为产后血去，肝阳侮胃，热壅阳明经，予以清阳明之热。以生石膏 24 g、知母 12 g、双花 12 g、芦根 12 g、蛤壳 9 g、石斛 12 g。大解后病愈。